# Inhalt

AF832672

Th. Dirschka C. Oster-Schmidt L. Schmitz
Unter Mitarbeit von K. Dicke und C. Falkenberg

# Klinikleitfaden Dermatologie

# Klinikleitfaden Dermatologie

4. Auflage

**Herausgeber:**
Prof. Dr. med. Thomas Dirschka, Wuppertal
Dr. med. Claus Oster-Schmidt, Obererbach
Dr. med. Lutz Schmitz, Bonn

**Weitere Autoren:**
Prof. Dr. med. Chalid Assaf, Krefeld; Prof. Dr. med. Joachim Barth, Borna; Prof. Dr. med. Erhard Bierhoff, Bonn; Prof. Dr. med. Jörg Braun, Großhansdorf; Dr. med. Katja Dicke, Wuppertal; Dr. med. Aletta Eberlein, Bamberg; Prof. h.c. PD Dr. med. Stephan El Gammal, Freudenberg/Westf.; Univ.-Prof. Dr. med. Steffen Emmert, Rostock; Dr. med. Conrad Falkenberg, Düsseldorf; Dr. med. Wilma Fischer-Barth, Bonn; Prof. Dr. med. Regina Fölster-Holst, Kiel; Prof. Dr. med. Uwe Gieler, Gießen; Prof. Dr. med. Axel Hauschild, Kiel; Prof. Dr. med. Max Hundeiker, Münster/Westf.; Univ.-Prof. Dr. med. dent. Jochen Jackowski, Witten; PD Dr. med. Katharina Kähler, Kiel; Dr. med. Wolfgang Kimmig, Hamburg; Dr. med. Gregor von Kobyletzki, Nürnberg; Dr. med. Johannes Niesmann, Bochum; Manuel P. Pereira, MD, Ph.D., Münster; Prof. Dr. med. Percy Lehmann, Wuppertal; Dr. med. Bernhard H. Lenhard, Heidelberg; PD Dr. med. Jörg-Martin Pönnighaus, Rosenbach; Dr. med. Peter Radny, Friedrichshafen; Prof. Dr. med. Kristian Reich, Berlin; Dr. med. Volker Schenkelberger, Völklingen; Prof. Dr. med. Sonja Ständer, Münster; Prof. Dr. med. Markus Stücker, Bochum; Prof. Dr. med. habil. Hans-Jürgen Tietz, Berlin.

ELSEVIER

Elsevier GmbH, Hackerbrücke 6, 80335 München, Deutschland
Wir freuen uns über Ihr Feedback und Ihre Anregungen an books.cs.muc@elsevier.com

ISBN 978-3-437-22303-7
eISBN 978-3-437-09853-6



**Wichtiger Hinweis für den Benutzer**
Die medizinischen Wissenschaften unterliegen einem sehr schnellen Wissenszuwachs. Der stetige Wandel von Methoden, Wirkstoffen und Erkenntnissen ist allen an diesem Werk Beteiligten bewusst. Sowohl der Verlag als auch die Autorinnen und Autoren und alle, die an der Entstehung dieses Werkes beteiligt waren, haben große Sorgfalt darauf verwandt, dass die Angaben zu Methoden, Anweisungen, Produkten, Anwendungen oder Konzepten dem aktuellen Wissenstand zum Zeitpunkt der Fertigstellung des Werkes entsprechen.
Der Verlag kann jedoch keine Gewähr für Angaben zu Dosierung und Applikationsformen übernehmen. Es sollte stets eine unabhängige und sorgfältige Überprüfung von Diagnosen und Arzneimitteldosierungen sowie möglicher Kontraindikationen erfolgen. Jede Dosierung oder Applikation liegt in der Verantwortung der Anwenderin oder des Anwenders. Die Elsevier GmbH, die Autorinnen und Autoren und alle, die an der Entstehung des Werkes mitgewirkt haben, können keinerlei Haftung in Bezug auf jegliche Verletzung und/oder Schäden an Personen oder Eigentum, im Rahmen von Produkthaftung, Fahrlässigkeit oder anderweitig übernehmen.

**Für die Vollständigkeit und Auswahl der aufgeführten Medikamente übernimmt der Verlag keine Gewähr.**
Geschützte Warennamen (Warenzeichen) werden in der Regel besonders kenntlich gemacht (®). Aus dem Fehlen eines solchen Hinweises kann jedoch nicht automatisch geschlossen werden, dass es sich um einen freien Warennamen handelt.

**Bibliografische Information der Deutschen Nationalbibliothek**
Die Deutsche Nationalbibliothek verzeichnet diese Publikation in der Deutschen Nationalbibliografie; detaillierte bibliografische Daten sind im Internet über https://www.dnb.de abrufbar.

22 23 24 25 5 4 3 2



In ihren Veröffentlichungen verfolgt die Elsevier GmbH das Ziel, genderneutrale Formulierungen für Personengruppen zu verwenden. Um jedoch den Textfluss nicht zu stören sowie die gestalterische Freiheit nicht einzuschränken, wurden bisweilen Kompromisse eingegangen. Selbstverständlich sind **immer alle Geschlechter** gemeint.

Planung: Dr. Bernhard Gall, München
Projektmanagement: Annekathrin Sichling, München
Redaktion: Sonja Hinte, Bremen
Rechteklärung: Rita Modl, München
Herstellung: Hildegard Graf, Germering
Satz: Thomson Digital, Noida/Indien
Druck und Bindung: CPI books GmbH, Leck
Umschlaggestaltung: SpieszDesign, Neu-Ulm
Titelfotografie: Prof. Dr. Thomas Dirschka, Wuppertal; Dr. Lutz Schmitz, Bonn; istockphoto

Aktuelle Informationen finden Sie im Internet unter **www.elsevier.de.**

# Vorwort der Herausgeber zur 4. Auflage

„Non major sed melior"
Vor 10 Jahren erschien die 3. Auflage des Klinikleitfadens Dermatologie – für die dynamische Entwicklung dieses Fachs eine halbe Ewigkeit! Egal welchen Bereich des Fachs man auch streift, überall haben sich grundlegende Neuerungen in Diagnostik und Therapie von Hautkrankheiten ergeben. Das Verständnis der Immunpathogenese der Psoriasis hat inzwischen zu einer Vielzahl so genannter Biologics geführt, die zielgenau in den Pathomechanismus dieser Krankheit eingreifen und dabei, gerade durch den selektiven Therapieansatz, tolerable Nebenwirkungen zeigen. Die erreichbaren klinischen Verbesserungen und die Nachhaltigkeit der Wirkung waren selbst vor 10 Jahren nicht annähernd vorstellbar. Auch beim atopischen Ekzem werden ähnliche therapeutische Ansätze verfolgt. Beim Melanom konnte gezeigt werden, dass verschiedene Mutationen als Treiber des Tumors anzusehen sind. Spezielle Inhibitoren, die gegen Mutationen von BRAF und MEK gerichtet sind, haben dabei erstmals das Überleben der Patienten signifikant verlängern und die Lebensqualität verbessern können. Checkpoint-Inhibitoren sind in der Lage, das im Normalzustand gebremste Immunsystem zu entkoppeln und damit verschiedene Tumoren mit den „Waffen" des Immunsystems anzugreifen. Diese Entwicklung spielt beim Melanom, aber auch anderen kutanen Malignomen wie dem Merkelzellkarzinom und Plattenepithelkarzinom inzwischen eine wichtige therapeutische Rolle. So schreitet die Dermatologie in immer kürzeren Abständen von einer therapeutischen Ära zur nächsten. Dies zwingt auch zu redaktionellen Eingriffen. So wurden die inhaltlichen Schwerpunkte an der klinischen Relevanz im Klinik- und Praxisalltag bemessen. Kürzungen waren damit unvermeidbar, auch um den Grundsatz zu wahren, das Buch in überschaubarem Umfang zu belassen. Dieses richtet sich in erster Linie an Studierende und junge Kolleginnen und Kollegen vor und nach der Facharztprüfung.

Nach dem Ausscheiden von Herrn Dr. Roland Hartwig wurde Herr Dr. Lutz Schmitz neu ins Herausgeberteam aufgenommen; Frau Dr. Katja Dicke und Herr Dr. Conrad Falkenberg haben wichtige inhaltliche und redaktionelle Unterstützung geleistet. Allen Autoren aus Klinik und Niederlassung, ausgewiesene Experten für die bearbeiteten Kapitel, danken wir für die exzellente und kollegiale Zusammenarbeit. Unser Dank gilt auch dem Elsevier Verlag, im Besonderen unserer Projektmanagerin Frau Annekathrin Sichling und Frau Sonja Hinte für die redaktionelle Unterstützung. Frau Ann-Katrin Woiki, M.Sc., danken wir für die exzellente Einarbeitung von Korrekturen.

So bleiben wir unserem Motto „non major sed melior" verpflichtet und hoffen, dass Sie nicht nur Leser, sondern auch Anhänger dieses Buches werden. Für kritische Anmerkungen haben wir stets ein offenes Ohr. Gebannt schauen wir in die Zukunft –

Prof. Dr. Thomas Dirschka, Wuppertal
Dr. Claus Oster-Schmidt, Obererbach
Dr. Lutz Schmitz, Bonn

# Vorwort der Herausgeber zur 1. Auflage

Die Idee zum Klinikleitfaden Dermatologie entstand zu Beginn der 90er Jahre, als zwei der jetzigen Herausgeber noch Medizinstudenten waren. Das besondere Interesse an der Dermatologie konfrontierte sie sehr früh mit der überflüssigen nomenklatorischen Fülle des Fachs. Die Zergliederung dermatologischer Krankheitsbilder in die zigste Unterform – ohne daraus abzuleitende diagnostische und therapeutische Konsequenzen – haben den Wunsch noch verstärkt, die wichtigsten Inhalte der Dermatologie in einer besonders übersichtlichen Form, knapp, aber präzise und klinisch relevant zusammenzustellen.
Der aus diesen frühen Überlegungen konzipierte Leitfaden Dermatologie sollte strukturell klar und einfach gegliedert sein und keinen scholastischen Ballast aufweisen. Ein wesentlicher Anspruch war, in allen Teilbereichen konkrete Hinweise zu den einzelnen Erkrankungen aufzuzeigen, die das Arbeiten am Krankenbett, aber auch im ambulanten Bereich erleichtern.
Die Diagnose von Hautkrankheiten setzt neben morphologischer Begabung eine große persönliche Erfahrung voraus. Diese Voraussetzungen kann kein Buch ad hoc schaffen. Ein übergreifendes Kapitel zur Differentialdiagnose soll hier jedoch eine Orientierung anhand topographischer, morphologischer und symptombezogener Zusammenhänge bieten. Bewusst wurde darauf verzichtet, sich inhaltlich oder strukturell an bereits bestehenden Lehrbüchern zu orientieren. Gerade im Bereich der Therapie haben wir außerdem versucht, keine zu floskelhaften Umschreibungen zu benutzen, sondern genaue und sofort nachvollziehbare Therapieanleitungen zu geben sowie therapeutische Alternativen aufzuzeigen.
Dieses Konzept konnte nur mit kreativen Kapitelautoren realisiert werden, die renommierte Fachexperten in den von ihnen bearbeiteten Teilkapiteln sind. Unsere Lektorin, Frau Stephanie Engelhardt, war ein kreativer Motor des Projektes; ihr gebührt unser besonderer Dank.
Wir hoffen, dass der Klinikleitfaden Dermatologie tatsächlich die Praxisnähe bietet, um die wir bemüht waren und eine rasche Orientierung am Krankenbett und im ambulanten Bereich ermöglicht.

*Bochum, im März 1998*
Prof. Dr. Peter Altmeyer
Dr. Thomas Dirschka
Dr. Roland Hartwig

# Geleitwort zur 1. Auflage

Dermatologie und Venerologie ist im Wesentlichen ein visuelles Fachgebiet. Deshalb steht nach sorgfältiger Anamnese die bewusste optische Erfassung einer Hautveränderung beim Patienten am Anfang jedweder dermatologischer Bemühung. Diagnostische Erwägungen, ggf. differentialdiagnostische Abgrenzungen unter Einbeziehung technischer Verfahren, sowie notwendige therapeutische Schlussfolgerungen schließen sich an. Ein altbekannter Satz lautet: „Dermatologie kann man nicht allein aus einem Buch erlernen". Dies trifft nur noch partiell zu, da die Entwicklung von Farbphotographie, Computer und Didaktik unsere Medienlandschaft erheblich verändert und dazu geführt haben, dass auch dermatologische Sachverhalte leichter zu begreifen bzw. zu erlernen sind. Gerade für Studenten und junge Kollegen ist dadurch das Eindringen in die Dermatologie nicht mehr so schwierig wie früher und auch wesentlich interessanter geworden.

Es existiert derzeit eine Reihe von ausführlichen oder kürzer gefassten Lehrbüchern, in welchen man sich auch anhand farbiger Darstellung wichtiger Hauterkrankungen gut informieren kann. In Kliniken dienen Handbücher und Fachzeitschriften darüber hinaus zu einer tiefgreifenden Detailinformation.

Eine gute neuere Entwicklung stellt ein „Klinikleitfaden" dar, in welchem sich Kolleginnen und Kollegen in der Praxis, Poliklinik oder Klinik rasch und kompetent orientieren und informieren können. Dies hat auch in anderen Fachgebieten zur Idee von Taschenbüchern geführt, welche als „Kittel-Taschenbuch" eine wegweisende ad hoc-Information ermöglicht. Entsprechend diesem Konzept und der wohl weitverbreiteten „Reihe Klinikleitfaden" haben nunmehr die Herausgeber Dr. Th. Dirschka und Dr. R. Hartwig auch für das Fachgebiet Dermatologie und Venerologie einen kompetenten Klinikleitfaden verfasst. Dies scheint gelungen zu sein. Natürlich kann ein solcher Klinikleitfaden nicht ein Lehr- oder Lesebuch in unserem Fachgebiet ersetzen. Schon allein deshalb nicht, weil es bei der Erfassung der makroskopischen Krankheitserscheinungen auf detaillierte Beschreibung ankommt. Anderseits werden aber in Kürze wichtige Fakten dargestellt, die dem praktisch tätigen Arzt und besonders dem in der fachlichen Weiterbildung befindlichen Kollegen sozusagen patientennah eine rasche und wegweisende Basisinformation zur Diagnostik, Differentialdiagnostik und Therapie ermöglichen. In diesem wohlverstandenen Sinn wird der Klinikleitfaden „Dermatologie" als Kittel-Taschenbuch und als Sofortinformationsquelle im Patienten- und Klinikalltag sicher sehr willkommen sein. Den Herausgebern ist zu danken für die klare Buchkonzeption und die didaktisch gelungene Textgestaltung mit eindrucksvollen Illustrationen. Ich wünsche dieser Publikation viel Erfolg und weite Verbreitung bei Hautärzten und solchen, die es werden möchten.

*München, 24. Februar 1998*

Prof. Dr. Dr. h. c. mult. Otto Braun-Falco †
vorm. Direktor der Dermatologischen Klinik und Poliklinik
der Ludwig-Maximilians-Universität München

# Herausgeber und Autoren

## Herausgeber

Prof. Dr. med. Thomas Dirschka; Centroderm GmbH, Privatklinik für Dermatologie, Heinz-Fangman-Str. 57, 42287 Wuppertal; Private Universität Witten / Herdecke gGmbH, Alfred-Herrhausen-Str. 50, 58455 Witten

Dr. med. Claus Oster-Schmidt, Arzt für Dermatologie, Allergologie, Phlebologie, Hilgenrother Str. 22, 57612 Obererbach

Dr. med. Lutz Schmitz, Heinz-Werner-Seifert-Institut für Dermatopathologie, Trierer Str. 70–72, 53115 Bonn

## Autoren

Prof. Dr. med. Chalid Assaf, Helios Klinikum Krefeld, Klinik für Dermatologie und Venerologie, Lutherplatz 40, 47805 Krefeld

Prof. Dr. med. Joachim Barth, Arzt für Dermatologie, Rudolf-Virchow-Str. 4, 04552 Borna

Prof. Dr. med. Erhard Bierhoff, Heinz-Werner-Seifert-Institut für Dermatopathologie, Trierer Str. 70–72, 53115 Bonn

Prof. Dr. med. Jörg Braun, Park-Klinik Manhagen, Sieker Landstraße 19 22927 Großhansdorf

Dr. med. Katja Dicke, Centroderm GmbH, Privatklinik für Dermatologie, Heinz-Fangman-Str. 57, 42287 Wuppertal

Prof. Dr. med. Thomas Dirschka, Centroderm GmbH, Privatklinik für Dermatologie, Heinz-Fangman-Str. 57, 42287 Wuppertal; Private Universität Witten / Herdecke gGmbH, Alfred-Herrhausen-Str. 50, 58455 Witten

Dr. med. Aletta Eberlein, Willy-Lessing-Str. 16, 96047 Bamberg

Prof. h.c. PD Dr. med. Stephan El Gammal, Krankenhaus Bethesda gGmbH Dermatologische Klinik, Euelsbruchstr. 39, 57258 Freudenberg

Univ.-Prof. Dr. med. Steffen Emmert, Universität Rostock, Medizinische Fakultät, Klinik und Poliklinik für Dermatologie und Venerologie, Strempelstr. 13, 18057 Rostock

Dr. med. Conrad Falkenberg, Universitätsklinikum Düsseldorf, Hautklinik, Moorenstr. 5, 40225 Düsseldorf

Dr. med. Wilma Fischer-Barth, Drachenfelsstr. 30, 53177 Bonn

Prof. Dr. med. Regina Fölster-Holst, Universitätsklinikum Schleswig-Holstein, Klinik für Dermatologie, Venerologie u. Allergologie, Schittenhelmstr. 7, 24105 Kiel

Prof. Dr. med. Uwe Gieler, Justus-Liebig-Universität Gießen, Klinik für Psychosomatik und Psychotherapie, Friedrichstr. 33, 35392 Gießen

Prof. Dr. med. Axel Hauschild, Universitätsklinikum Schleswig-Holstein, Klinik für Dermatologie, Venerologie und Allergologie, Schittenhelmstr. 7, 24105 Kiel

Prof. Dr. med. Max Hundeiker, Immelmannstr. 16, 48157 Münster, Westf.

Prof. Dr. med. dent. Jochen Jackowski, Universität Witten / Herdecke, Abteilung für Zahnärztliche Chirurgie und Poliklinische Ambulanz, Fakultät für Zahn-, Mund- und Kieferheilkunde, Alfred-Herrhausen-Str. 45, 58448 Witten

PD Dr. med. Katharina Kähler, Universitätsklinikum Schleswig-Holstein, Klinik für Dermatologie, Venerologie und Allergologie Schittenhelmstr. 7, 24105 Kiel

Dr. med. Wolfgang Kimmig D.A.L.M., Universitätsklinikum Hamburg-Eppendorf, Zentrum für Innere Medizin, Klinik und Poliklinik für Dermatologie und Venerologie, Martinistraße 52, 20246 Hamburg

Dr. med. Gregor von Kobyletzki, Am Plärrer 19–21, 90443 Nürnberg
Prof. Dr. med. Percy Lehmann, HELIOS Klinikum Wuppertal, Zentrum für Dermatologie, Allergologie und Dermatochirurgie, Heusnerstr. 40, 42283 Wuppertal
Dr. med. Bernhard H. Lenhard, Praxis für Enddarmerkrankungen, Poststr. 2, 69115 Heidelberg
Dr. med. Johannes Niesmann, Hautzentrum Jahrhunderthaus, Alleestr. 80, 44793 Bochum
Dr. med. Claus Oster-Schmidt, Arzt für Dermatologie, Allergologie, Phlebologie, Hilgenrother Str. 22, 57612 Obererbach
Manuel P. Pereira, MD, Ph.D., Universitätsklinikum Münster, Klinik und Poliklinik für Hautkrankheiten, Von-Esmarch-Str. 58, 48149 Münster
PD Dr. med. Jörg-Martin Pönnighaus, Pappelweg 6, 08548 Rosenbach
Dr. med. Peter Radny, Hautarztpraxis, Charlottenstr. 12 / 1, 88045 Friedrichshafen
Prof. Dr. med. Kristian Reich, Dermatologikum Berlin, Friedrichstr. 89, 10117 Berlin
Dr. med. Volker Schenkelberger, Hautärzte Völklingen, Moltkestrasse 5, 66333 Völklingen
Dr. med. Lutz Schmitz, Heinz-Werner-Seifert-Institut für Dermatopathologie, Trierer Str. 70–72, 53115 Bonn
Prof. Dr. med. Sonja Ständer, Universitätsklinikum Münster, Klinik und Poliklinik für Hautkrankheiten, Abteilung für Neurodermatologie, Kompetenzzentrum Pruritus, Von-Esmarch-Str. 58, 48149 Münster
Prof. Dr. med. Markus Stücker, St.-Josef-Hospital, Klinik für Dermatologie, Allergologie und Venerologie der Ruhruniversität Bochum, Gudrunstr. 56, 44791 Bochum
Prof. Dr. med. habil. Hans-Jürgen Tietz, mycoclinic, Institut für Pilzkrankheiten und Innere Medizin, Luisenstr. 50, 10117 Berlin

# Bedienungsanleitung

Der Klinikleitfaden ist ein „Kitteltaschenbuch". Das Motto lautet: Kurz, präzise und praxisnah. Medizinisches Wissen wird komprimiert dargestellt. Im Zentrum stehen die Probleme des klinischen Alltags. Auf theoretische Grundlagen wie Pathophysiologie oder allgemeine Pharmakologie wird daher weitgehend verzichtet.

- Vorangestellt: Tipps für die tägliche Arbeit und Arbeitstechniken.
- Im Zentrum: Fachwissen nach Krankheitsbildern bzw. Organsystemen geordnet – wie es dem klinischen Alltag entspricht.
- Zum Schluss: Praktische Zusatzinformationen

Wie in einem medizinischen Lexikon werden gebräuchliche Abkürzungen verwendet, die im Abkürzungsverzeichnis erklärt werden.
Um Wiederholungen zu vermeiden, wurden viele Querverweise eingefügt. Sie sind mit einem Pfeil (▸ 22) gekennzeichnet

KLF-Punkt: Wichtige Zusatzinformationen sowie Tipps

! Ausrufezeichen: Warnhinweise

**Internetadressen:** Alle Websites wurden vor Redaktionsschluss im Frühjahr 2020 geprüft. Das Internet unterliegt einem stetigen Wandel – sollte eine Adresse nicht mehr aktuell sein, empfiehlt sich der Versuch über eine übergeordnete Adresse (Anhänge nach dem „/" weglassen) oder eine Suchmaschine. Der Verlag übernimmt für Aktualität und Inhalt der angegebenen Websites keine Gewähr.
Die angegebenen Arbeitsanweisungen ersetzen weder Anleitung noch Supervision durch erfahrene Kollegen. Insbesondere sollten Arzneimitteldosierungen und andere Therapierichtlinien überprüft werden – klinische Erfahrung kann durch keine noch so sorgfältig verfasste Publikation ersetzt werden.

# Abkürzungsverzeichnis

| | |
|---|---|
| ↑ / ↑↑ | verlängert, erhöht / stark erhöht |
| ↓ / ↓↓ | erniedrigt / stark erniedrigt |

## A

| | |
|---|---|
| **A.** | Arteria |
| **aa** | zu gleichen Teilen |
| **AB** | Antibiotikum |
| **ACE** | angiotensin converting enzyme |
| **Acid. sal.** | Acetylsalicylsäure |
| **ACLE** | akuter-kutaner Lupus erythematodes |
| **ad** | zu |
| **AD** | autosomal-dominant |
| **ADH** | Alkoholdehydrogenase |
| **AEP** | atopic eruption of pregnancy, atopische Schwangerschaftsdermatose |
| **Ätiol.** | Ätiologie / ätiologisch |
| **AGEP** | akute generalisierte exanthematöse Pustulose |
| **AH** | Antihistaminika |
| **AIDS** | acquired immune deficiency syndrome |
| **Ak** | Antikörper |
| **AK** | aktinische Keratose |
| **allerg.** | allergologisch |
| **allg.** | allgemein |
| **ALM** | akrolentiginöses malignes Melanom |
| **ALT** | Alaninaminotransferase (früher GPT) |
| **altern.** | alternativ |
| **AMA** | antimitochondriale Antikörper |
| **amb.** | ambulant |
| **Amp.** | Ampulle |
| **ANA** | antinukleäre Antikörper |
| **anam.** | anamnestisch |
| **ANCA** | antineutrophile zytoplasmatische Antikörper |
| **Anw.** | Anwendung |
| **AP** | alkalische Phosphatase |
| **APS** | Antiphospholid-Syndrom |
| **AR** | autosomal-rezessiv |
| **ARDS** | acute respiratory distress syndrome, akutes Atemnotsyndrom |
| **art.** | arteriell |
| **ASCA** | Anti-Saccharomyces-cerevisiae-Antikörper |
| **ASL** | Anti-Streptolysin-Titer |
| **ASS** | Acetylsalicylsäure |
| **AST** | Aspartataminotransferase (früher GOT) |
| **AT III** | Antithrombin III |
| **AU** | Arbeitsunfähigkeit |
| **a.v.** | arterio-venös |
| **AVK** | arterielle Verschlusskrankheit |
| **AZ** | Allgemeinzustand |

## B

| | |
|---|---|
| **bakt.** | bakteriell |
| **BB** | Blutbild |
| **BCC** | Basalzellkarzinom |
| **Bef.** | Befund |
| **Bem.** | Bemerkung |
| **bds.** | beidseits |
| **BfArM** | Bundesinstitut für Arzneimittel und Medizinprodukte |
| **β2GPI** | β2-Glykoprotein I |
| **Bili** | Bilirubin |
| **BK** | Berufskrankheit |
| **BKS** | Blutkörperchensenkungsgeschwindigkeit |
| **BMI** | Body-Mass-Index |
| **BMS** | Burning Mouth Syndrome |
| **BMZ** | Basalmembranzone |
| **BP** | bullöses Pemphigoid |
| **BPO** | Benzoylperoxid |
| **BRAF** | rapidly accelerated fibrosarcoma od. rat fibrosarcoma Isoform B |
| **BSA** | (affected) body surface area |
| **BtM** | Betäubungsmittel |
| **BZ** | Blutzucker |

## C

| | |
|---|---|
| **Ca** | Karzinom |
| **CAP-FEIA** | CAP-Fluoreszenz-Enzym-Immuno-Assay |
| **CAST** | cellular antigen stimulation test |
| **CCLE** | chronisch-kutaner Lupus erythematodes |
| **CD** | cluster designation |
| **CED** | chronische entzündliche Darmerkrankung(en) |
| **CHE** | Cholinesterase |
| **Chol.** | Cholesterin |
| **chron.** | Chronisch |
| **CIU** | chronische idiopathische Urtikaria |
| **CLL** | chronische lymphatische Leukämie |
| **cm** | Zentimeter |
| **CML** | chronische myeloische Leukämie |
| **CSU** | chronische spontane Urtikaria |
| **CT** | Computertomogramm |
| **CTCL** | cutaneous T-cell lymphoma |
| **CRP** | C-reaktives Protein |
| **CSA** | Ciclosporin A |
| **CVI** | chronische venöse Insuffizienz |

## D

| | |
|---|---|
| **d** | dies (Tag) |
| **D** | Deutschland |
| **DAB** | Deutsches Arzneibuch |
| **DAC** | Deutscher Arzneikodex |
| **DADPS** | Diaminodiphenylsulfon |
| **DbpA** | Decorin-binding protein A |
| **DD** | Differenzialdiagnose |
| **Def., def.** | Definition, definiert |
| **dermatol.** | dermatologisch |
| **dest.** | destillatum |
| **DHD** | Dermatitis herpetiformis Duhring |
| **DHPDH** | Dihydropyrimidin-Dehydrogenase |
| **Di** | Dienstag |
| **Diab. mell.** | Diabetes mellitus |
| **Diagn./diagn.** | Diagnostik/diagnostisch |
| **DIF** | direkte Immunfluoreszenz |
| **Diff.** | Differenzial- |
| **DIP** | distale Interphalangealgelenke |
| **DLE** | diskoider Lupus erythematodes |
| **DLQI** | dermatology life quality index |
| **DMSO** | Dimethylsulfoxid |
| **DNA** | Desoxyribonukleinsäure |
| **Do** | Donnerstag |
| **DOAC** | direkte orale Antikoagulanzien |
| **DPD** | Dihydropyrimidin-Dehydrogenase (siehe DHPDH) |
| **d-PPG** | dynamische Fotoplethysmografie |
| **DRESS** | drug rash with eosinophilia and systemic symptoms |
| **DSA** | digitale Subtraktionsangiografie |
| **DTIC** | Dimethyl-Triazeno-Imidazol-Carboxamid, Dacarbazin |

## E

| | |
|---|---|
| **EB** | Epidermolysis bullosa |
| **EBH** | Epidermolysis bullosa hereditaria |
| **EBV** | Epstein-Barr-Virus |
| **E. coli** | Escherichia coli |
| **Echo** | Echokardiogramm |
| **ECP** | Eosinophiles kationisches Protein |
| **ED** | Einzeldosis |
| **EEG** | Elektroenzephalogramm |
| **EEM** | Erythema exsudativum multiforme |
| **EET** | Enzymersatztherapie |
| **EI** | Entry-Inhibitoren |
| **E'lyte** | Elektrolyte |
| **EKG** | Elektrokardiogramm |
| **EM** | Elektronenmikroskopie |
| **EMA** | epitheliales Membranantigen |
| **EMG** | Elektromyografie |
| **ENA** | extrahierbare nukleäre Antikörper |

| | |
|---|---|
| **E'phorese** | Elektrophorese |
| **ERK** | extracellular signal regulated kinases |
| **Erkr.** | Erkrankung |
| **Erw.** | Erwachsener |
| **Ery(s)** | Erythrozyt(en) |
| **ESBL** | erweitertes Spektrum Beta-Lactamase(-Bildner) |
| **Essl.** | Esslöffel |
| **EZ** | Ernährungszustand |

## F

| | |
|---|---|
| **F** | Frau(en) |
| **FFP** | filtering face-piece |
| **Fe** | Eisen |
| **FI** | Fusionsinhibitor(en) |
| **Fr** | Freitag |
| **FS** | Fettsalbe |
| **FSH** | follikelstimulierendes Hormon |
| **FT** | Filmtablette |
| **$fT_3$** | freies Trijodthyronin |
| **$fT_4$** | freies Thyroxin |
| **5-FU** | 5-Fluorouracil |

## G

| | |
|---|---|
| **GBFDE** | generalized bullous fixed drug eruption |
| **GFD** | glutenfreie Diät |
| **ggf.** | gegebenenfalls |
| **GI(T)** | Gastrointestinal(trakt) |
| **γ-GT** | Gamma-Glutamyl-Transferase |
| **Gl-6-PDH** | Glukose-6-Phosphat-Dehydrogenase |
| **Gr.** | Granuloma |
| **GvH** | graft versus host |
| **Gy** | Gray |

## H

| | |
|---|---|
| **h** | hora (Stunde) |
| **$H_{1,2,3}$** | Histamin |
| **HAART** | highly active antiretroviral therapy |
| **Hb** | Hämoglobin |
| **HBV** | Hepatitis-B-Virus |
| **HDL** | High-density-lipoprotein-cholesterin |
| **HE** | Hämatoxylin-Eosin |
| **Hep.** | Hepatitis |
| **Hkt** | Hämatokrit |
| **HIV** | humanes Immundefizienzvirus |
| **HPV** | human papilloma virus |
| **HSR** | Hypersensitivitätsreaktion |
| **HSV** | Herpes-simplex-Virus |
| **HV** | Hautveränderung(-en) |
| **HWS** | Halswirbelsäule |
| **HWZ** | Halbwertszeit |

## I

| | |
|---|---|
| **i.a.** | intraarteriell |
| **ICI** | Immun-Checkpoint-Inhibitor(en) |
| **iFOBT** | immunologischer Fäkalokkultbluttest |
| **i.c.** | intrakutan |
| **Icht.** | Ichthyosis |
| **I.E.** | internationale Einheiten |
| **IgA, IgG, IgM** | Immunglobulin A, G, M |
| **IIF** | indirekte Immunfluoreszenz |
| **IKZ** | Inkubationszeit |
| **IL** | Interleukin |
| **i.m.** | intramuskulär |
| **IMID** | Immune-Mediated-Inflammatory Disease |
| **Ind.** | Indikation |
| **Inf. / inf.** | Infektion / infiziert |
| **INR** | International Normalized Ratio |
| **Insuff.** | Insuffizienz |
| **intraop.** | intraoperativ |
| **IRIS** | immunrekonstitutionelles inflammatorisches Syndrom |
| **i.S.** | im Serum |
| **i.v.** | intravenös |
| **IVIg** | i.v. Immunglobuline |

## J

| | |
|---|---|
| **J** | Joule |
| **J.** | Jahr(e) |
| **JÜR** | Jahres-Überlebensrate |

## K

| | |
|---|---|
| **$K^+$** | Kalium |
| **KBE** | koloniebildende Einheit |

| | |
|---|---|
| **KBR** | Komplementbindungsreaktion |
| **kcal** | Kilokalorie |
| **Kdr.** | Kinder |
| **keV** | Kiloelektronenvolt |
| **/kg KG** | pro Kilogramm Körpergewicht |
| **KHK** | koronare Herzkrankheit |
| **KI** | Kontraindikation |
| **kJ** | Kilojoule |
| **klin.** | klinisch(er) |
| **KM** | Knochenmark, Kontrastmittel |
| **KO** | Komplikation |
| **KOF** | Körperoberfläche |
| **Komb./komb** | Kombination/kombiniert |
| **kons.** | konservativ |
| **Konz.** | Konzentration |
| **Kps.** | Kapsel |
| **Krea** | Kreatinin |
| **kV** | Kilovolt |

## L

| | |
|---|---|
| **LA** | Lokalanästhesie/Lokalanästhetikum |
| **LDH** | Laktatdehydrogenase |
| **LDL** | Low-density-lipoprotein-cholesterin |
| **LDS** | Lipodystrophiesyndrom |
| **LE** | Lupus erythematodes |
| **Leuko(s)** | Leukozyt(en) |
| **li** | links/linke(r) |
| **LJ.** | Lebensjahr |
| **LK** | Lymphknoten |
| **LMM** | Lentigo-maligna-Melanom |
| **LSF** | Lichtschutzfaktor |
| **Lsg.** | Lösung |
| **LTBI** | latente Tuberkuloseinfektion |
| **LTT** | Lymphozytentransformationstest |
| **Lufu** | Lungenfunktion |

## M

| | |
|---|---|
| **M** | Mann/Männer |
| **M.** | Morbus, Musculus |
| **m** | Meter |
| **mA** | Milliampère |
| **MAK** | Thyroidea-Peroxidase-Antikörper, TPO-Ak |
| **MAPK** | mitogen-activated protein kinase |
| **max.** | maximal |
| **MBq** | Megabecquerel |
| **MCC** | Merkelzellkarzinom |
| **MCTD** | mixed connective tissue disease |
| **MED** | minimale Erythemdosis |
| **MEDOC** | Mendelian Disorders of Cornification |
| **MEN** | multiple endokrine Neoplasie |
| **MF** | Mycosis fungoides |
| **mg** | Milligramm |
| **$Mg^{2+}$** | Magnesium |
| **Mi** | Mittwoch |
| **Min.** | Minute |
| **mind.** | mindestens |
| **Mio.** | Millionen |
| **MKG** | Mund-Kiefer-Gesichts- |
| **MM** | Melanom |
| **mmol** | Millimol |
| **Mo** | Montag |
| **mod.** | modifiziert(es) |
| **Mon.** | Monat(e) |
| **monatl.** | monatlich |
| **MOP** | Methoxypsoralen |
| **MPD** | minimale fototoxische Dosis |
| **MRSA** | methicillinresistente Staphylococcus-aureus-Stämme |
| **MRSE** | methicillinresistente Staphylococcus-epidermidis-Stämme |
| **MRT** | Magnetresonanztomografie |
| **MS** | Multiple Sklerose/ |
| **MTX** | Methotrexat |
| **µl** | Mikroliter |
| **µm** | Mikrometer |

## N

| | |
|---|---|
| **N., Nn.** | Naevus, Naevi |
| **$Na^+$** | Natrium |
| **NaCl** | Natriumchlorid |

| | |
|---|---|
| **neg.** | negativ |
| **NF** | Neurofibromatose |
| **nm** | Nanometer |
| **NMM** | noduläres Melanom |
| **NNH** | Nasennebenhöhlen |
| **NNR** | Nebennierenrinde |
| **NMH** | niedermolekulare Heparine |
| **NMR** | Kernspintomografie |
| **NRF** | Neues Rezepturformularium |
| **NSAR** | nicht-steroidale Antirheumatika |
| **NW** | Nebenwirkung |
| **NXP-2** | nuclear matrix protein 2 |
| **NZN** | Naevuszellnaevus |

## O

| | |
|---|---|
| **o.** | oder |
| **o.B. /** | ohne Besonderheit |
| **Oberfl. / oberfl.** | Oberfläche / oberflächlich |
| **OH** | Ovulationshemmer |
| **Ol.** | Oleum |
| **OLU** | Off Label Use |
| **OP** | Operation |
| **o.p.B.** | ohne pathologischen Befund |
| **OspC** | outer surface protein C |
| **OTX** | Organtransplantation |
| **O / W** | Öl in Wasser |
| **OVT** | oberflächliche Venenthrombose |

## P

| | |
|---|---|
| **p41int.** | p41 intrinsisch |
| **PASI** | psoriasis area and severity index |
| **Pat.** | Patient |
| **pathol.** | pathologisch |
| **PCP** | primäre chronische Polyarthritis |
| **PCR** | polymerase chain reaction, Polymerasekettenreaktion |
| **PD-1** | programmed cell death 1 protein |
| **PDL** | polymorphe Lichtdermatose |
| **PIP** | proximale Interphalangealgelenke |
| **PLEVA** | Pityriasis lichenoides et varioliformis acuta |
| **p.o.** | per os |
| **pos.** | positiv |
| **postop.** | postoperativ |
| **PPI** | Protonenpumpeninhibitor (en) |
| **PPL** | Penicilloyl-Polylysin |
| **präop.** | präoperativ |
| **Präp.** | Präparat(-e) |
| **Progn. / progn.** | Prognose / prognostisch |
| **Ps.** | Psoriasis |
| **PSA** | prostataspezifische Antigen |
| **PSS** | progressive systemische Sklerodermie |
| **PTA** | perkutane transluminale Angioplastie |
| **PTS** | postthrombotisches Syndrom |
| **PTT** | partielle Thrombinzeit |
| **PUPPP** | pruritic urticarial papules and plaques of pregnancy |
| **PUVA** | Psoralen + UVA-Behandlung |
| **PZN** | Pharmazentralnummer |

## Q

| | |
|---|---|
| **QF** | Querfinger |

## R

| | |
|---|---|
| **RAST** | Radio-Allergo-Sorbent-Test |
| **re** | rechts / rechte(r) |
| **Re-PUVA** | Retinoid + PUVA |
| **Rez. / rez.** | Rezidiv / rezidivierend |
| **RIST** | radioimmunosorbent test |
| **RF** | Rheumafaktor |
| **Rö.** | Röntgen |
| **RR** | Blutdruck nach Riva-Rocci, relatives Risiko |

## S

| | |
|---|---|
| **s.** | siehe |
| **Sa** | Samstag |
| **SAE** | SUMO 1 activating enzyme heterodimer |
| **s.c.** | subkutan |

| | |
|---|---|
| **SCC** | spinozelluläres Karzinom |
| **SCLE** | subakuter kutaner Lupus erythematodes |
| **SDRIFE** | symmetrical drug related intertriginous and flexural exanthema |
| **Sek.** | Sekunde(n) |
| **Sens.** | Sensibilisierung |
| **Sensitiv.** | Sensitivität |
| **serol.** | serologisch |
| **Sgl.** | Säugling(e) |
| **Sign.** | Signatur |
| **SLE** | systemischer Lupus erythematodes |
| **SJS** | Stevens-Johnson-Syndrom |
| **SLNB** | Sentinel-Lymph-Node-Biopsy |
| **SLND** | Sentinel-Lymph-Node-Dissection |
| **So** | Sonntag |
| **sog.** | so genannte(-r, -s) |
| **Sono** | Sonografie, Sonogramm |
| **Spez. / spez.** | Spezifität / spezifisch |
| **SSM** | superfiziell-spreitendes Melanom |
| **SSSS** | Staphylococcal scalded skin syndrome |
| **SSW** | Schwangerschaftswoche |
| **Staph.** | Staphylokokken, Staphylococcus |
| **stat.** | stationär |
| **STI** | sexually transmitted infections |
| **Str.** | Stratum |
| **Strept.** | Streptokokken, Streptococcus |
| **subung.** | subungual |
| **SUP** | selektive UV-Fototherapie |
| **superf.** | superfiziell |
| **Supp.** | Suppositorium / -en |
| **Susp.** | Suspension |
| **Sy.** | Syndrom |
| **Syn.** | Synonym |
| **syst.** | systemisch |
| **Szinti** | Szintigrafie, Szintigramm |

## T

| | |
|---|---|
| **$T_3$** | Trijodthyronin |
| **$T_4$** | Thyroxin |
| **Tab.** | Tabelle |
| **tägl.** | täglich |
| **TAK** | Thyreoglobulin-Antikörper |
| **Tbc** | Tuberkulose |
| **Tbl.** | Tablette(n) |
| **TDM** | therapeutic drug monitoring |
| **Teel.** | Teelöffel |
| **TEM** | Transmissions-EM |
| **Temp.** | Temperatur |
| **TEN** | toxic epidermal necrolysis |
| **TEWL** | transepidermal water loss |
| **TG** | Triglyzeride |
| **TGDS** | Triglyzeroldiisostearat |
| **Ther. / ther.** | Therapie / therapeutisch |
| **Thrombo (s)** | Thrombozyt(en) |
| **TIF1γ** | transcriptional intermediary factor 1γ |
| **TIX** | therapeutischer Index |
| **TNFα** | Tumornekrosefaktor α |
| **TPHA** | Treponema-pallidum-Hämagglutinationstest |
| **TPMT** | Thiopurin-Methyltransferase |
| **TPPA** | Treponema-pallidum-Partikelagglutinationstest |
| **Trpf.** | Tropfen |
| **TSH** | thyroideastimulierendes Hormon |
| **TU** | Tumor |
| **TVT** | tiefe Venenthrombose |
| **Tx** | Transplantation |
| **typ.** | typisch(es) |
| **TZ** | Thrombinzeit |

## U

| | |
|---|---|
| **u.a.** | und andere; unter anderem |
| **IFH** | unfraktionierte Heparine |
| **U / l** | Units pro Liter |
| **Ung.** | Unguis |
| **Ungt.** | Unguentum (emulsificans aquosum [emuls. aquos.]) |
| **Unters.** | Untersuchung |
| **UROD** | Uroporphyrinogendecarboxylase |

| | |
|---|---|
| **USD** | Ultraschall-Doppler |
| **U1snRNP U1** | small ribonucleoprotein |
| **u.U.** | unter Umständen |
| **UVA, B** | ultraviolettes Licht A, B |

## V

| | |
|---|---|
| **V.** | Vena |
| **V.a.** | Verdacht auf |
| **v.a.** | vor allem |
| **VAS** | visuelle Analogskala |
| **VDRL** | Venereal Disease Research Laboratory Test |
| **vgl.** | vergleiche |
| **Vit.** | Vitamin |
| **VKA** | Vitamin-K-Antagonist |
| **VlsE** | variable major protein-like sequence, expressed |
| **VRE** | vancomycinresistente Enterokokken |
| **VSM** | Vena saphena magna |
| **VSP** | Vena saphena parva |
| **VTE** | venöse Thrombembolie |
| **VZV** | Varizella-Zoster-Virus |

## W

| | |
|---|---|
| **Wdh.** | Wiederholung |
| **WHO** | Weltgesundheitsorganisation |
| **Wo.** | Woche(n) |
| **W/O** | Wasser in Öl |
| **WW** | Wechselwirkung (von Arzneimitteln) |

## X

| | |
|---|---|
| **XD** | X-chromosomal dominant |
| **XP** | Xeroderma pigmentosum |
| **XR** | X-chromosomal rezessiv |

## Z

| | |
|---|---|
| **z.A.** | zum Ausschluss |
| **z.B.** | zum Beispiel |
| **Z.n.** | Zustand nach |
| **ZNS** | zentrales Nervensystem |
| **ZVK** | zentraler Venenkatheter |
| **ZZR** | Zehenzwischenraum |

# Abbildungsnachweis

Der Verweis auf die jeweilige Abbildungsquelle befindet sich bei allen Abbildungen im Werk am Ende des Legendentextes in eckigen Klammern.

| | |
|---|---|
| L157 | Susanne Adler, Lübeck. |
| L231 | Stefan Dangl, München. |
| M123 | Prof. Dr. med. Thomas Dirschka, Wuppertal. |
| R299 | Th. Dirschka, R. Hartwig, C. Oster-Schmidt: Klinikleitfaden Dermatologie, 3. Aufl., Elsevier, Urban & Fischer Verlag, München 2011. |
| W329 | Bundesinstitut für Arzneimittel und Medizinprodukte (BfArM). |
| W1128 | Kiedrowski, R. von / et al.: Empfehlungen für die ambulante Versorgung von Psoriasis vulgaris. Aktualisierter praxisnaher Behandlungspfad. In: Psoriasis aktuell. Onkoderm e. V. 2019. |

# Inhaltsverzeichnis

# 1 Tipps für Station, Ambulanz und Praxis

*Claus Oster-Schmidt, Thomas Dirschka, Lutz Schmitz, Katja Dicke, Conrad Falkenberg, Jörg Braun*

1

## 1.1 Erfordernis stationärer Behandlungen

**Grundsatz:** Ambulant vor stationär!
Indikationen für die stationäre Aufnahme:
- schwere generalisierte Hauterkr., die ambulant nicht mehr beherrschbar sind, z. B. Ps. Pustulosa generalisata (▶ 14.6.5)
- schwere Erkr. (z. B. akute / subakute Blutung und / oder interventionsbedürftiger Hämoglobinabfall)
- Notwendigkeit einer intensiven / komplexen Behandlung (z. B. kontinuierliche oder intermittierende i. v. Medikamentengabe)
- Ausbleiben des Erfolgs, Unzumutbarkeit oder Unmöglichkeit der amb. Ther.
- schwerwiegende Systemerkr. bei Diagn. und Ther.-Beginn (z. B. beim SLE [▶ 8.13.4]),
- geplante umfangreiche diagn. Maßnahmen, z. B. zur Aufdeckung einer Systemerkr.
- Notwendigkeit operativer, invasiver Maßnahmen, die unstrittig nicht ambulant erbracht werden können (z. B. freie Lappenplastiken bei Gerinnungsstörungen)
- Komorbidität in Verbindung mit OPs oder krankenhausspez. Maßnahmen (z. B. manifeste Herzinsuff. NYHA III / IV)
- Notwendigkeit intensiver Betreuung in Verbindung mit OPs oder anderen krankenhausspez. Maßnahmen (z. B. kathetergestützte Schmerzther.)
- allergologische Testungen in Notfallbereitschaft, z. B. Medikamententestung
- Einleitung einer Insektengifthyposensibilisierung
- soziale Faktoren, aufgrund derer eine medizinische Versorgung des Pat. nicht möglich wäre, in Verbindung mit OPs oder krankenhausspez. Maßnahmen (z. B. fehlende Kommunikationsmöglichkeit, da Pat. z. B. alleine lebt und kein Telefon erreichen kann)

## 1.2 Patientenaufnahme

**Nach der Aufnahmeuntersuchung müssen festgelegt werden**
- Bettruhe (absolute Ind.), z. B. Lungenembolie, TEN
- Diät (z. B. Diab. mell., Fettstoffwechselstörungen, Gicht, Hypertonie, Niereninsuff., Urtikaria)
- parenterale Ernährung (z. B. TEN)
- Thromboseprophylaxe
- besondere Medikation (z. B. Schmerz-, Schlaf-, Abführmittel, Psychopharmaka, Magenschutz)
- Pat. oder Angehörige fragen, ob eine Patientenverfügung, Betreuungsverfügung oder Vorsorgevollmacht besteht.

## 1.3 Rezept

### 1.3.1 Rezeptausstellung

Rezepte sind Urkunden, die von allen Ärzten ausgestellt werden dürfen. Änderungen durch Dritte sind als Urkundenfälschung anzusehen.
Ein Rezept umfasst:

- Kassenarztstempel mit folgenden Angaben: Vor-, Nachname, Anschrift, Telefonnummer, Betriebsstättenummer (BSNR), fakultativ lebenslange Arztnummer (LANR) und Fachgruppenbezeichnung des Verschreibenden sowie Ausstellungsdatum
- das Kürzel „Rp." (nicht vorgeschrieben)
- Name des Präp., Arzneiform (z. B. Tbl., Supp.), Menge (z. B. 1 mg) pro abgeteilter Arzneiform und Stückzahl (z. B. N 1 = kleinste Packung, N-Kennzeichnung existiert nicht für alle Präp.) und PZN
- Anweisungen zur Dosierung (z. B. 3 × / d), obligatorisch, (Ausnahme: vorhandener Medikationsplan)
- pro Kassenrezept max. 3 Medikamente oder 1 Rezeptur mit max. 2 Wirkstoffen
- Aut idem: Ankreuzen verhindert die Abgabe eines wirkstoffidenten Präp., Ausschluss jeglichen Austausches durch Hinzufügung von: kein Austausch aus medizinisch-therapeutischen Gründen!
- Aut idem: Nichtankreuzen kann aufgrund von Rabattverträgen dazu führen, dass eine geringere oder größere Menge vom Apotheker abgegeben wird, problematisch z. B. bei Antinbiotika
- Vor-, Nachname, Krankenkasse und Adresse des Pat.
- Gültigkeitsdauer der Verschreibung mit einigen Ausnahmen (z. B. Retinoide bei Frauen im gebärfähigen Alter 7 d) 1 Kalendermon. ab Ausstellungsdatum
- eigenhändige Unterschrift
- Vordrucke nur für gesetzliche Krankenkassen- (SPS, Systemformstr. 5, 83209 Prien am Chiemsee, T 08051 602–373, shop@sps-prien.de) und BtM-Rezepte (Bundesopiumstelle, Kurt-Georg-Kiesinger-Allee 3, 53175 Bonn, T 0228 207–4321) Vorschrift. Privatrezepte können in jeder Druckerei bestellt werden.

## 1.3.2 Magistrale dermatologische Rezeptur

Vom Apotheker hergestellte Arzneimittel. Genaue Angaben über Wirkstoffe, Grundlagen, Konzentrationen bzw. Mischungsverhältnisse und Anweisung zum Gebrauch des Präp. (S.) mit Lokalisationsangabe erforderlich. Jede Mengenangabe ist zur Vermeidung von Fehlinterpretationen mit einer Einheit zu versehen (z. B. g, ml, %). Arzt ist aufgrund fehlender Packungsbeilage verpflichtet, den Pat. ausführlich über Wirkungen und NW des Präp. *mündlich* aufzuklären. Ist ein äquivalentes Fertigpräp. zugelassen, ist dieses zu verordnen. Überprüfung einer Rezeptur auf Kompatibilität unter www.plausi-check.de.
Rezepturbeispiele ▶ Tab. 1.1.

## 1.3.3 Betäubungsmittelrezept

▶ Abb. 1.1.

- Liste der BtMVV-(Betäubungsmittelverschreibungsverordnung-)pflichtigen Medikamente, z. B. in den violetten Seiten der „Roten Liste" (von allen Arztgruppen rezeptierbar).
- Die Verordnung für einen Pat. ist als „Praxisbedarf" und „Stationsbedarf" möglich.
- 3-teiliges amtliches Formular des BfArM bei *Bundesopiumstelle, Kurt-Georg-Kiesinger-Allee 3, 53175 Bonn*; bei Erstanforderung beglaubigte Kopie der Approbationsurkunde beilegen.
- Auf allen 3 Durchschlägen des BtM-Rezepts muss dauerhaft (Hand- oder Maschinenschrift) und übereinstimmend, aber nicht eigenhändig vermerkt werden:

**Tab. 1.1 Rezepturbeispiele.**

| | |
|---|---|
| **Beispiel 1:** | Rp.<br>Clioquinol 2,0 g<br>Lotio Cordes® ad 100,0 g<br>S.: 2 % Clioquinol-Lotion 2× tgl. dünn auf die betroffenen Stellen für 2 Wochen auftragen |
| Zu („ad") insgesamt 100 g Grundlage („Lotio Cordes®") wird der Wirkstoff („Clioquinol") mit 2 „Anteilen" gemischt → Lotion mit 2 %iger Konzentration | |
| **Beispiel 2:** | Rp.<br>Ichthyol pur 1,0 g<br>Ungt. molle<br>Pasta zinci mollis aa ad 50,0 g<br>S.: 2 % weiche Ichthyol-Paste zur Nacht im Gesicht dünn auftragen |
| Das Präp. setzt sich zu gleichen Teilen („aa") aus zwei verschiedenen Grundlagen („Ungt. molle" und „Pasta zinci mollis") zusammen. Der Wirkstoff („Ichthyol") wird mit einem „Anteil" zur Gesamtmenge von 50 g Grundlage gemischt → auch hier 2 %ige Konzentration | |

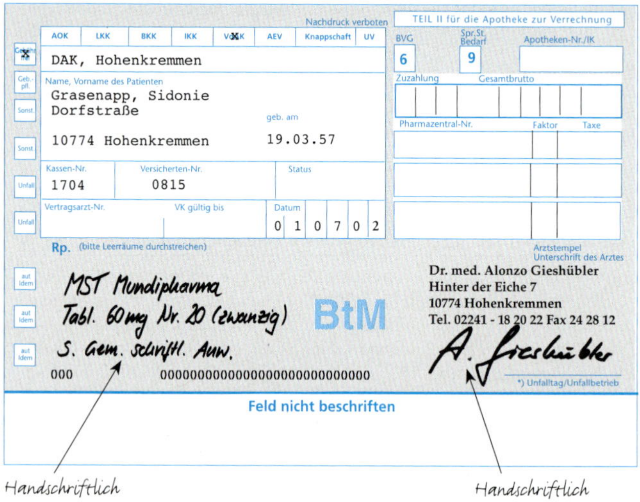


Handschriftlich: Arzneimittelbezeichnung, Stückzahl (in Worten wiederholt), Darreichungsform, Gewichtsmenge, Gebrauchsanweisung mit Einzel- oder Tagesangaben oder Vermerk „gem(äß) schriftl(icher) Anw(eisung)"

Handschriftlich: Unterschrift, evtl. Zusatz „in Vertretung"

Abb. 1.1 BtM-Rezept. [W329].

- Name, Vorname und Anschrift des Pat., Datum (Rezept ist innerhalb von 7 d einzulösen)
- Name des Verschreibenden, Berufsbezeichnung, Anschrift (mit Tel.-Nr., Stempel möglich); ggf. Name bzw. Bezeichnung des Krankenhauses bzw. der anfordernden Station auf Betäubungsmittelanforderungsschein zur Vorlage in der Apotheke; vollständige Anschrift; Ausstellungsdatum

  - Handelsname, Darreichungsform (z. B. Tabl., Supp.)
  - BtM-Menge pro Packungseinheit (in g oder mg) und die Stückzahl in arab. Ziffern
  - Gebrauchsanweisung (z. B. 3 × 1), alternativ: „Gemäß schriftlicher Anweisung".
- Handschriftlich muss erfolgen: Unterschrift des Arztes; ggf. der Zusatz: „In Vertretung".
- Für einen Pat. dürfen max. 2 verschiedene BtM bis zur Höchstmenge auf einem BtM-Rezept verschrieben werden (max. der Bedarf für 30 d, Ausnahmen möglich), in begründeten Einzelfällen auch mehrere.
- Verschreibung eines BtM mit anderen verschreibungspflichtigen Medikamenten möglich (Kombinationsrezept)
- Besonderen Einzelfall durch den Buchstaben „A" (Ausnahme: Überschreiten von 2 BtM und der vorgeschriebenen Höchstmenge) kennzeichnen, einen Notfall durch „N" (kann zunächst auf Normalrezept mit Vermerk „Notfall-Verschreibung" verordnet werden, einlösbar, wenn nicht älter als 1 d; BtM-Rezept mit Kennzeichnung N unverzüglich nachreichen).
- Verbleib des BtM ist auf Karteikarten nach amtlichem Formblatt nachzuweisen; die Unterlagen sind 3 J. vor unerlaubtem Zugriff geschützt aufzubewahren.
- Verlust von BtM-Rezepten muss schriftlich unter Angabe der Rezeptnummer der Bundesopiumstelle gemeldet werden.

### 1.3.4 T-Rezept (Sonderformular)

- Für Verordnung **thalidomid**- oder **lenalidomidhaltiger** Fertigarzneimittel u. Rezepturen.
- Wird durch das *Bundesinstitut für Arzneimittel und Medizinprodukte* (*BfArM*, www.bfarm.de) ausschließlich an Ärzte mit ausreichender Sachkenntnis abgegeben, die zudem versichern, alle vorgeschriebenen Sicherheitsmaßnahmen einzuhalten, und im T-Register registriert sind.
- Gültigkeit: 6 d nach Ausstellung.
- Arzt muss auf Rezept angeben, ob die Verordnung innerhalb der zugelassenen Anwendungsgebiete oder im OLU erfolgt.

## 1.4 Entlassung des Patienten (Entlassmanagement)

Für Krankenhäuser vorgeschriebenes Entlassmanagement nach § 39 Absatz 1a (SGB V) beinhaltet:

- schriftliche Information / Einwilligung jedes Pat. über Entlassmanagement
- frühzeitige Klärung der patientenindividuellen Anschlussversorgung → Entlassplanung mit rechtzeitiger Kontaktaufnahme z. B. zu Pflegediensten / -einrichtungen bei Bedarf
- Entlassbrief mit Rufnummer, die Erreichbarkeit für Rückfragen in der Anschlussbehandlung gewährleistet
- nur Fachärzte (keine Assistenzärzte) dürfen verordnen (u. a. Medikamente, Heilmittel)
- Es gilt das Wirtschaftlichkeitsgebot (z. B. nur Verordnung von N1-Packungsgrößen oder Mitgabe aus Medikamenten- / Verbandsmaterialbestand möglich).

- Bei Entlassung mit Medikation > 3 Präparaten ist die Erstellung eines Medikationsplan obligat.

# 1.5 Sterben und Tod eines Patienten

## 1.5.1 Der sterbende Patient

Liegt ein Pat. im Sterben, folgende Fragen überprüfen:

- Wünsche des Pat. (z. B. Testament, Angehörige noch einmal sehen, zu Hause sterben).
- Besteht eine Patientenverfügung? Inhalte der Patientenverfügung stellen eine Willensbekundung des Pat. dar, der Folge zu leisten ist. Wesentliche Punkte in der Krankenakte gut sichtbar (Notfall, Arzt im Dienst) dokumentieren.
- Besteht eine ausreichende Schmerzmedikation?
- Sind unnötige diagn. Untersuchungen und Ther. abgesetzt?
- Ist ein Hinweis, keine Reanimation vorzunehmen, schriftlich in der Krankenakte oder am Bett fixiert?
- Sind die Angehörigen und ggf. der Hausarzt informiert?
- Ist der Beistand durch einen Seelsorger erwünscht?

### Diagnosekriterien des klinischen Todes

- Pulslosigkeit, Atemstillstand, Bewusstlosigkeit, weite reaktionslose Pupillen
- sichere Todeszeichen: Totenflecken (nach 0–4 h, rotviolette Flecken, v. a. in abhängigen Körperpartien, die nach spätestens 24 h nicht mehr wegdrückbar sind), Leichenstarre (nach 2–6 h, schreitet vom Kopf zur Peripherie hin fort und löst sich nach 2–3 d), nicht mit dem Leben vereinbare Verletzungen, Leichenfäulnis

## 1.5.2 Todesbescheinigung

Landesrechtliches Dokument. Wird von dem Arzt ausgefüllt, der die Leichenschau (möglichst innerhalb von 24 h nach dem Tod) vornimmt. Das Formular besteht aus einem offenen Teil für amtliche Zwecke und einem vertraulichen Teil mit medizinischen Angaben zur Todesursache (Grundlage der amtlichen Todesursachenstatistik).

**Inhalt:**

- Personalien des Toten, Todesfeststellung, Sterbezeitpunkt, Sterbeort, Identifizierungsmöglichkeit (z. B. Personalausweis).
- Todesart (erfordert Kenntnisse der Vorgeschichte). Falls eine übertragbare Krankheit im Sinne des Infektionsschutzgesetzes vorlag, muss der Amtsarzt im örtlichen Gesundheitsamt benachrichtigt werden.
- Todesursache: Ist diese unklar (z. B. unbekannter Pat.) oder haben Gewalt, Verletzungen, Suizid, Alkohol, Vergiftung, Vernachlässigung, OP oder Anästhesie eine Rolle gespielt (V. a. unnatürliche Todesursache), vorläufige Todesbescheinigung ausstellen, Polizei umgehend informieren und deren Eintreffen abwarten.

> Todesbescheinigung nur unterschreiben, wenn mind. ein sicheres Todeszeichen vorhanden ist und eine Untersuchung am komplett unbekleideten Körper möglich war!

### 1.5.3 Obduktion

Eine Obduktion erfolgt nur nach Einwilligung der Angehörigen, evtl. auch nach Ablauf einer 24-h-Frist, innerhalb derer die Angehörigen Einspruch erheben können. Näheres regelt der Krankenhausbehandlungsvertrag zwischen Pat. und Krankenhausträger. Erzwingbar ist die Obduktion bei Seuchenverdacht (nach amtsärztlichem Gutachten!) und vor einer Feuerbestattung, sofern die Todesursache nicht anders geklärt werden kann. Die gerichtliche Sektion wird vom Staatsanwalt beantragt. Berufsgenossenschaften können zur Klärung eines Kausalzusammenhangs zwischen Arbeitsunfall und Tod eines Versicherten eine Obduktion verlangen. Eine versorgungsrechtlich begründete Obduktion kann auch vom Stationsarzt im Einverständnis mit den Angehörigen angeordnet werden, um die spätere Beweislage für die Hinterbliebenen zu verbessern.

## 1.6 Aufklärungspflicht

Pat. muss grundsätzlich über alle relevanten Umstände seiner Krankheit und deren Ther.-Möglichkeiten aufgeklärt werden. Hiervon hängt die juristische Wirksamkeit der Einwilligung zu einem ärztlichen Eingriff ab. Es ist sinnvoll, die Aufklärung vom Pat. (durch Erziehungsberechtigte bzw. den gesetzlichen Vertreter) durch Unterschrift bestätigen zu lassen oder vor Zeugen vorzunehmen, da in fast allen Arzthaftungsprozessen der Arzt beweisen muss, dass der Pat. hinreichend aufgeklärt wurde (▶ 24.1.2)!

Mehr als 50 % der Schadensersatzprozesse gegen Ärzte gründen auf dem Vorwurf einer unzureichenden / nicht ordnungsgemäßen Aufklärung!
Die Aufklärung betrifft:

- dermatochirurgische Eingriffe (OP, Laser- oder Kryochirurgie)
- ästhetische Maßnahmen (z. B. Botulinumtoxin, Faltenther.)
- Systemther. (z. B. Chemotherapeutika, Retinoide)
- diagn. Maßnahmen (z. B. CT, Gastroskopie)
- Beratung bzgl. Behandlungsalternativen

Bei ästhetischen Maßnahmen und Eingriffen wird ein erhöhtes Maß an Beratung und Aufklärung gefordert. Pat. muss hinreichend Zeit gegeben werden, sich mit weiteren Personen (Angehörigen, Ärzten) zu beraten.

## 1.7 Probleme im Arbeitsalltag

### 1.7.1 Nadelstichverletzung

#### Vorgehen nach Verletzung mit kontaminierter Nadel (Hepatitis oder HIV)

##### Vermeidung von Nadelstichverletzungen

- Einsatz stichsicherer Nadeln (z. B. Safety-Kanüle für S-Monovette Sarstedt [Nümbrecht]), Butterfly-Kanülen (z. B. ECOFLO®), Venenverweilkanülen etc.

- Tragen von Nitril-Schutzhandschuhen
- Nadelabwurfbehälter in der Nähe der Anwendung entsorgungspflichtiger Systeme

### Übertragungsrisiken

Übertragungswahrscheinlichkeit für
- HBV: 30 %
- HCV: 3 %
- HIV: 0,3 %

### Vorgehen

- Kein Unterbinden des Blutflusses, keine Manipulation an der Verletzungsstelle.
- Einstichstelle gründlich mit Wasser und Seife oder Hautantiseptikum reinigen.
- Chir. Wundversorgung, großzügige Desinfektion (z. B. Fingerbad in alkoholischer Lsg.), Nadel ggf. für mikrobiologische Unters. asservieren. Keine generelle Meldepflicht bei Kontakt mit Blut oder infektiösem Material. Meldung an die Unfallversicherung zur Erstattung der Kosten für Testung und Maßnahmen der Postexpositionsprophylaxe (PEP). Eine Unfallanzeige ist zwingend, falls der Arbeitsunfall eine Arbeitsunfähigkeit von > 3 d nach sich zieht.
- Blutabnahme bei betroffenem Mitarbeiter: Anti-HCV, Anti-HIV 1 und 2, wenn gegen Hepatitis B geimpft: Anti-HBs (keine Testung nach Boosterimpfung, wenn Impftiter ≥ 100 IE / l und Messung innerhalb von 10 J. liegt), falls nicht geimpft: Anti-HBc, bei unklarem Impfstatus: Anti-HBc und Anti-HBs; beim Indexpatient: Anti-HCV, falls pos. HCV-PCR, Snti-HIV 1 und 2, falls pos. HIV-PCR, HBsAg nur bei nicht gesicherter Immunität (www.rki.de).
- Infektionsdosis (blutgefüllte Nadel, Lanzette, Spritzverletzung) ermitteln; Krankheitsstadium des Pat. schriftlich dokumentieren (höheres Übertragungsrisiko bei aktiver Hepatitis B / C bzw. AIDS-Vollbild).
- Bei fehlender Hepatitis-B-Impfung und Anti-HBs-Wert ≥ 100 IE / l simultan Hepatitis-B-Impfung und Immunglobulin innerhalb von 24 h. Bei aktuellem Anti-HBs-Wert 10–99 IE / l Hepatitis-Impfung.

### Prophylaxe

- Konsequentes Tragen von virusdichten Handschuhen bei jedem möglichen Kontakt mit Körpersekreten.
- Mundschutz und ggf. Schutzbrille bei möglicher Entstehung von Spritzern.
- Kein Zurückstecken gebrauchter Nadeln in die Schutzkappe, sondern sofortiges Abwerfen in geeignete Container, kein Biegen oder Brechen gebrauchter Nadeln oder Skalpelle.
- Nach Nadelstich muss bis zum Beweis des Gegenteils von potenzieller Infektiosität ausgegangen werden → „Safer Sex“, keine Blut- oder Organspende.

## Postexpositionelle Prophylaxe der HIV-Infektion

Bei nicht-beruflichen Expositionen (parenteral, sexuelle Kontakte) sollte die aktuelle Leitlinie zur PEP der HIV-Infektion (www.awmf.org) beachtet werden.

Außerdem sollte mit einem in der HIV-Therapie erfahrenen Arzt Kontakt aufgenommen werden.
Die Indikationsstellung zur HIV-PEP bei beruflicher HIV-Exposition gliedert sich entsprechend dem Expositionsereignis und der Viruslast bei der Indexperson (▶ Tab. 1.2)

**Tab. 1.2 Indikation zur HIV-PEP bei beruflicher HIV-Exposition (Indexperson HIV-positiv) gemäß der Deutsch-Österreichische Leitlinie zur Postexpositionellen Prophylaxe der HIV-Infektion; Stand 2018**

| Expositionsereignis | Viruslast bei Indexperson > 50 Kopien / ml oder unbekannt | Viruslast bei Indexperson < 50 Kopien / ml |
|---|---|---|
| Massive Inokulation (>1 ml) von Blut oder anderer (Körper-) Flüssigkeit mit (potenziell) hoher Viruskonzentration | Empfehlen | Empfehlen |
| (Blutende) Perkutane Stichverletzung mit Injektionsnadel oder anderer Hohlraumnadel; Schnittverletzung mit kontaminiertem Skalpell, Messer o. ä. | Empfehlen | Anbieten |
| Oberflächliche Verletzung (z. B. mit chirurgischer Nadel) ohne Blutfluss Kontakt von Schleimhaut oder verletzter / geschädigter Haut mit Flüssigkeit mit potentiell hoher Viruskonzentration | Anbieten | Nicht indiziert |
| Perkutaner Kontakt mit anderen Körperflüssigkeiten als Blut (wie Urin oder Speichel) Kontakt von intakter Haut mit Blut (auch bei hoher Viruskonzentration) Haut- oder Schleimhautkontakt mit Körperflüssigkeiten wie Urin und Speichel | Nicht indiziert | Nicht indiziert |

Es sollte darauf hingewiesen werden, dass alle für die HIV-PEP eingesetzten Substanzen für diese spezielle Indikation nicht zugelassen sind (OLU).
Beginn der Prophylaxe so früh wie möglich nach einer Exposition (nach Möglichkeit innerhalb von 24h, besser noch innerhalb von 2h). Bei mehr als 72h zwischen Exposition und möglichem Prophylaxe-beginn kann nach derzeitigem Kenntnisstand eine Prophylaxe nicht mehr empfohlen werden.
**Standard-PEP:** Tenofovir disoproxil-Emtricitabin (Truvada®) 1 Tbl. 245 / 200mg 1x / d plus Raltegravir (Isentriss®) 1 Tbl. 400mg 2x / d über 28-30d.
Alternativen: statt Tenofovir disoproxil-Emtricitabin → Zidovudin / Lamicudin (Combivir®) 1 Tbl. 300 / 150mg 2x / d; statt Raltegravir → Lopinavir / Ritonavir (Kaletra®) 2 Tbl. 200 / 50mg 2x / d
**Standard-PEP bei Schwangerschaft:** Tenofovir disoproxil-Emtricitabin (Truvada®) 1 Tbl. 245 / 200mg 1x / d plus Lopinavir / Ritonavir (Kaletra®) 2 Tbl. 200 / 50mg 2x / d
Bei einem akuten, fieberhaften Krankheitsbild innerhalb von 2 Mon. nach Exposition bzw. nach Ende der medikamentösen Prophylaxe sollte eine primäre HIV-Infektion diagnostisch abgeklärt werden, bei negativem Antikörpernachweis ggf. auch durch Nachweis viraler Nukleinsäuren (NAT, HIV-PCR). Besonders verdächtig ist ein akutes Krankheitsbild innerhalb der ersten vier Wo. nach Exposition bzw. Ende der PEP.

1

### 1.7.2 Öffentlich-rechtliche Zwangsunterbringung eines psychisch Kranken

Das Psychisch-Kranken-Gesetz (in den meisten Bundesländern „PsychKG") regelt in §11 die beiden obligaten Voraussetzungen für eine Zwangsunterbringung:

- Person mit Anzeichen für eine psychische Krankheit oder mit einer bestehenden oder mit deren fortbestehenden Folgen und
- Vorliegen einer erheblichen Selbst- oder Fremdgefährdung

Die verfahrensrechtlichen Grundlagen differieren in den einzelnen Bundesländern. Das Verfahren der sofortigen Unterbringung nach §14 des PsychKG durchläuft Stufen:

1. Anordnung durch die Ordnungsbehörde unter Vorlage eines (fach-) ärztlichen Zeugnisses nicht älter als vom Vortag.
2. Sofortige Antragstellung der Zwangsunterbringung durch das Ordnungsamt an das zuständige Amtsgericht.
3. Die Person hat die Möglichkeit, umgehend Beschwerde gegen den Unterbringungsbeschluss nach §19 FGG (Gesetz über die Angelegenheiten der freiwilligen Gerichtsbarkeit) zu erheben, ohne dass die Wirksamkeit des Unterbringungsbeschlusses mit sofortiger Wirkung außer Kraft gesetzt würde.

Mangelnde Behandlungsbereitschaft rechtfertigt keine Zwangsunterbringung.

Die Durchführung obliegt meist dem Ordnungsamt oder der Polizei, gelegentlich auch dem Bereitschaftsdienst des sozialpsychiatrischen Dienstes. Regionale Ausnahmen sind möglich. Die Polizei ist verpflichtet, der zuständigen Behörde Amtshilfe zu leisten. Meist wird von den Behörden ein (fach-)ärztliches Gutachten vom selben Tag verlangt.

Mögliche Diagnosen (Vordruck für die sofortige Unterbringung nach § 17 PsychKG): psychische Störung, Psychose, Suchtkrankheit, Schwachsinn; außerdem Aussage über Eigen- oder Fremdgefährdung eintragen.

Die Ländergesetze sehen vor, dass diese Regelung max. bis 24:00 Uhr des der Ausstellung folgenden Tages gilt, es sei denn, ein Richter verfügt eine einstweilige oder befristete Unterbringung. Ansonsten ist der Pat. zu entlassen.

## 1.8 Die wichtigsten OPS-Ziffern

Die Operations- und Prozedurenschlüssel unterliegen einer ständigen Weiterentwicklung. Onlinerecherche unter www.dimdi.de.

## 1.9 Giftinformationszentralen

Auskünfte über diese erfolgen ausschließlich telefonisch.
D-Berlin: 030 19240
A-Wien: (+43) 14064343
CH-Zürich: (+41) 442515151

# 2 Arbeitstechniken und diagnostische Verfahren

*Thomas Dirschka, Erhard Bierhoff, Claus Oster-Schmidt, Lutz Schmitz, Katja Dicke, Conrad Falkenberg*

# 2.1 Klinisch-dermatologische Untersuchung

## Anamnese

### Eigenanamnese

- Seit wann bestehen die HV?
- Wo hat die HV begonnen? Ausbreitung? Veränderung (dyn. oder stat. Prozess)?
- Allgemeinsymptome (Fieber, Abgeschlagenheit, Kopfschmerz, Übelkeit u. a.)?
- Pruritus? Charakter des Pruritus (brennend, stechend, punktförmig, flächig)?
- Ähnliche HV auch bei Familienangehörigen? Tierkontakt/Haustiere?
- Einnahme von Medikamenten? Zusammenhang der HV mit Nahrungsmittelaufnahme?
- Sonnenexposition? Jahreszeitliche Abhängigkeit?
- Dermatologische Vorerkrankungen (z. B. MM in der Anamnese)?
- Internistische Vorerkrankungen?
- Sexualanamnese (häufiger Partnerwechsel?).
- Besonderheiten, z. B. Schwangerschaft, Drogen, HIV-Inf.?

### Berufsanamnese

- „Risikoberuf?" → z. B. Friseur, Bergmann, Kunststoffindustrie, Outdoorworker
- Mit welchen Berufsstoffen besteht Kontakt? Sind kürzlich neue Stoffe hinzugekommen?

### Familienanamnese

- Atopische Krankheiten in der Familie (Heuschnupfen, Asthma, Ekzem), Ps.?
- Erbkrankheiten (v. a. Genodermatosen, ▶ 17) in der Familie?

## Inspektion

Zur vollständigen Untersuchung gehört die Inspektion des gesamten Integuments (z. B. auch behaarte Kopfhaut, palmoplantar, Zehenzwischenräume) und der angrenzenden Schleimhäute; ggf. mit Lupe und Dermatoskop.

- Verteilung der HV (lokalisiert, systematisiert, generalisiert, symmetrisch, lichtbetonte Areale, bzgl. der Dermatome ▶ Abb. 2.1)
- Primäreffloreszenz? → Nahansicht der Effloreszenzen obligat (z. B. follikuläre Bindung)!
- Inspektion der Adnexstrukturen (Haare, Nägel) und Schleimhäute (oral, anal, genital)

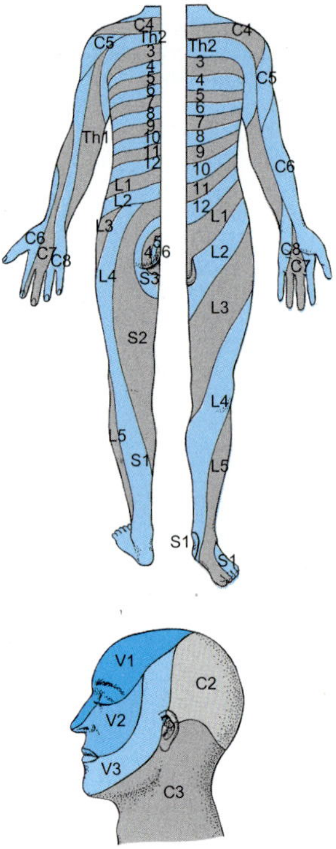


Abb. 2.1 Dermatome. [L157]

- Glasspateldruck: Farbänderung? Wegdrückbarkeit?
- Sondendruck: Fragilität der Haut? Empfindlichkeit?

## 2.1.1 Fokus- und Tumorsuche

Viele dermatologische Krankheiten (z. B. Ps. vulgaris, Pityriasis lichenoides) werden durch entzündliche Foci oder Grunderkrankungen, einige (z. B. Acanthosis nigricans maligna, Dermatomyositis) durch maligne TU ausgelöst, aufrechterhalten oder verschlimmert.



Bei F vor Fokus- und/oder TU-Suche Schwangerschaftsausschluss!

### Suche nach entzündlichem Fokus und Grunderkrankungen

- LK-Palpation
- BB (Leukozytose?), CRP, BSG, ASL-Titer, bakt. Sputumdiagnose (3× wdh., bei V. a. Tbc zusätzlich bakt. Magensaftunters.), Urinstatus
- BZ-Tagesprofil → Diab. mell.
- Hepatitis- und ggf. HIV-Serologie (Zustimmung des Pat. erforderlich)
- Urease-Atem-Schnelltest (Helicobacter-pylori-Inf.?)
- Stuhlunters. auf pathogene Keime (Hefen, Würmer, Wurmglieder)
- NNH-Rö., HNO-Konsil → z. B. chron. Sinusitis, Tubenkatarrh, Tonsillitis u. a.
- Thorax-Rö. → z. B. chron. Lungenabszess, chron. Pneumonie
- Oberbauchsono → z. B. chron. Leberabszess, Leberzyste
- Zahnpanoramaaufnahme (Orthopantomogramm) → z. B. Zahnwurzelgranulom u. a.
- gynäkologisches Konsil

### Tumorsuche

- BB (Anämie?), AST, ALT, γ-GT, AP, BSG
- Immunologischer fäkaler Okkultbluttest (z. B. SENTiFIT® iFOB-Test), bei pos. Befund → Gastroskopie, Koloskopie
- Thorax-Rö., bei unklarem Befund oder Malignitätsverdacht ggf. Thorax-CT, -MRT
- Abdomensono, bei unklarem Befund ggf. Abdomen-CT, -MRT
- LK-Palpation, ggf. LK-Sono, LK-CT
- Skelettszinti
- Schädel-CT (mit und ohne KM), ggf. -MRT
- Konsiliaruntersuchungen

## 2.1.2 Dermatoskopie

**Syn.:** Dermoskopie, Auflichtmikroskopie, Epilumineszenzmikroskopie.

### Definition

Nichtinvasives Verfahren zum In-vivo-Studium von Hautoberfl., epidermalen und dermalen Pigmentierungen sowie oberfl. Gefäßarchitektur bis zum oberen Str. reticulare.

Diagn. Treffsicherheit bei pigmentierten Hautveränderungen im Vergleich zur klin. Diagn. signifikant ↑.

2

### Indikation

DD pigmentierter Haut- und Nagelveränderungen, Unters. von Nagelfalz-Kapillaren bei V.a. Kollagenosen und Haarschaftanomalien, Fremdkörper- und Parasitenerkennung (v.a. Skabies).

### Prinzip und Technik

Geeignete Geräte: z.B. Heine Delta® 20 Plus LED, DermoGenius® basic; DermLite®; FotoFinder medicam® 1000, DermoGenius® ultra, MoleMax™ Konfokale In-vivo-Reflexionsmikroskopie (3-D-Rekonstruktion epithelialer TU in Grautönen).

### Vorgehen

1. Schritt bei der Beurteilung von (pigmentierten) HV: Entscheidung, ob melanozytäre oder nicht-melanozytäre HV. Dann Frage der Dignität klären (benigne, suspekt, maligne). Für den 1. Schritt kann ein **mehrstufiger Algorithmus** verwendet werden:

| | | |
|---|---|---|
| 1 | Pigmentnetzwerk, verzweigte Streifen, aggregierte Schollen (Ausn.: Dermatofibrom, akzessorische Mamille) | → melanozytäre HV |
| 2 | Stahlblaue Areale | → blauer Nävus |
| 3 | Pseudohornzysten, pseudofollikuläre Ostien, Gyri u. Sulci, fingerabdruckartiges Muster, mottenfraßartige Begrenzung, geleeartiger Randsaum | → seborrhoische Keratose |
| 4 | Rote, blaurote oder schwarze Lakunen | → Hämangiom |
| 5 | Ahornblattartige Strukturen, große baumartig verzweigte od. feine oberfl. Gefäße, schiefergraue ovaläre Strukturen, radspeicherartige Strukturen, Ulzerationen | → BCC |
| 6 | Wenn nicht 1–5, wahrscheinlich doch | → melanozytäre HV |

### Erklärung wichtiger dermatoskopischer Strukturelemente

**Pigmentnetzwerk:** Wabenartiges Netzmuster aus dunklen Netzstegen und hellen Maschen. Hervorgerufen durch die Summation des Melaninpigments an den steilen Hängen der Reteleisten bei vertikaler Aufsicht auf die Haut. Abhängig von Länge der Reteleisten und Melaninmenge. Marker für melanozytäre HV. Ferner auch bei Dermatofibrom (häufig zentral weißer Fleck und peripher feines Pigmentnetz) und akzessorischer Mamille. Bei MM häufig sehr intensiv pigmentierte (prominente), verbreiterte (grobtrabekuläre) und irreguläre Netzstege mit abruptem Abbruch sowie weitmaschiges Netz. Bei NZN häufig fließender Übergang zur umgebenden Haut und reguläres, geringer pigmentiertes (diskretes), feintrabekuläres, engmaschiges Netz.

**Strukturlose Areale:** Fehlen eines Pigmentnetzes infolge flacher Reteleisten o. geringer Pigmentierung. Schwarz o. blaugrau v.a. bei MM durch sehr hohen Melaningehalt und destruierendes Wachstum. Weiß durch Regression. Milchig-rot bei amelanotischen Knoten.

**Pigmentierte Schollen:** Pigmentierte melanozytäre Nester in der Junktionszone und oberen Dermis, ≥ 1 mm, häufig pflastersteinartig. Meist bei papillomatösen NZN.

**Punkte:** Kleiner als Schollen, <1 mm. Bräunlich z.B. durch kleine melanozytäre Nester in der Junktionszone, schwarz **(black dots)** z.B. durch aufsteigende Melanozyten o. ins Str. corneum ausgeschleustes Pigment (zentral bei aktiven Naevi, asymmetrisch peripher eher bei MM), grau z.B. durch Melanophagen, rot z.B. durch vertikal aufsteigende Kapillaren.

**Verzweigte Streifen:** Gestörtes Pigmentnetzwerk, unterschiedliche Farbtöne möglich. Asymmetrisch sichtbare **radiäre Streifen (radial streaming)** im Randbereich deuten auf das Vorhandensein eines MM. Bei sehr intensiv pigmentierten und verbreiterten, z. T. fingerartigen bis plump aufgetriebenen Streifen, die den Rand überschreiten, spricht man von **Pseudopodien** → Resultat von konfluierenden pigmentierten junktionalen Nestern ohne Berücksichtigung der ursprünglichen Reteleistenstruktur (beim MM).

**Stahlblaue Areale:** Pigment in der tieferen Dermis bei blauen Naevi.

**Graublaue Areale:** Pigment in der mittleren bis tiefen Dermis in Melanozyten und Melanophagen, z. T. mit Fibrose, bei MM mit Regression.

**Weißer Schleier:** Weißliche oberfl. Zeichnung auf dunkelbraunem bis schwarzem Hintergrund. Kompakte Orthokeratose und Hypergranulose, v. a. bei MM.

**Pseudohornzysten:** Runde gelb-weißliche Areale infolge intraepidermaler Hornperlen. Meist bei seborrhoischen Keratosen, auch bei papillomatösen NZN und gelegentlich bei BCC.

**Pseudofollikuläre Ostien:** Komedoartig, häufig braunschwarz. Durch intraepidermale Hornperlen mit Beziehung zur Hautoberfl. Meist bei seborrhoischen Keratosen, auch bei papillomatösen NZN.

**Gyri und Sulci:** Hirnrindenähnliches Muster bei seborrhoischen Keratosen, deren Farben eher schmutzig und opak und nicht so „rein" wie bei melanozytären HV sind.

**Fingerabdruckartiges Muster:** Feine parallel zueinander verlaufende Leisten bei flachen seborrhoischen Keratosen.

**Mottenfraßartige Begrenzung:** Konkave Begrenzung bei flachen seborrhoischen Keratosen.

**Geleeartiger Rand:** Nahezu transparentes Pigment auf der Hautoberfl. v. a. bei Lentigo senilis.

**Ahornblattartige Strukturen:** Graubraune bis schiefergraue ahornblattartige Strukturen bei BCC.

**Speichenartige Strukturen:** Radiale bis graue Ausläufer von einer oft dunkleren Achse ausgehend bei BCC.

**Graue ovale Areale:** Schiefergraue ovaläre o. größere Areale bei BCC.

**Rötlich-schwarze Lakunen:** Scharf begrenzt, ohne Binnenstruktur, evtl. mit violettem Farbton am Rand. Große dilatierte, evtl. thrombosierte Gefäßräume in der oberen Dermis und evtl. Epidermis bei Hämangiom o. Angiokeratom.

**Rot-schwarze Punkte:** Blutextravasate bei Hämorrhagien.

**Gefäßmuster:** **Hinweis:** Zum Studium des Gefäßmusters möglichst **keinen** Druck mit dem Dermatoskop ausüben (Gefäßkompression!).

| | |
|---|---|
| Baumartig verzweigte Teleangiektasien unterschiedlichen Kalibers: | → V. a. BCC |
| Irregulär haarnadelartige Gefäße: | → V. a. MM |
| Milchig-rote oder blaurote Schollen: | → V. a. MM |
| Irregulär polymorphes Muster: | → V. a. MM |
| Feine haarnadelartige Gefäße: | → z. B. seborrhoische Keratose |

| | |
|---|---|
| Dicke Gefäße, parallel zur Oberfl.: | → V. a. papillomatöser NZN |
| Kranzgefäße, nicht zentral: | → V. a. Talgdrüsenhyperplasie |
| Punktgefäße: | → NZN, MM, seborrhoische und solare Keratosen, epitheliale Malignome |
| Kommagefäße: | → z. B. dermale NZN, MM, irritierte seborrhoische Keratosen |
| Rötlich-schwarze Lakunen: | → Angiom, Angiokeratom |

2

Beurteilung der Dignität von melanozytären HV mittels verschiedener Methoden, z. B. ABCD-Regel der Dermatoskopie (vereinfacht).

**ABCD-Regel der Dermatoskopie nach Stolz:**

Beurteilung der HV hinsichtlich Asymmetrie, Begrenzung, Farbe und dermatoskopischer Strukturen (▶ Tab. 2.1). Aus den Einzelkriterien Berechnung eines sog. dermatoskopischen Punktwerts (▶ Tab. 2.2).

Zuvor einige benigne HV mit besonderem Muster ausschließen: Naevi vom Schollentyp, papillomatöse Naevi, pigmentierte Spitz-/Spindelzellnaevi (s. u.), rez. Naevi, kongenitale Naevi, Naevi spili, agminierte melanozyäre Naevi, Sonnenbrandlentigo. **Pigmentierte Spitz- und Spindelzellnävi** zeigen oft zonalen Auf-

**Tab. 2.1 ABCD-Regel der Dermatoskopie.**

| Kriterium | Beurteilung | Punktwert |
|---|---|---|
| **A**symmetrie | in keiner, 1 od. 2 Achsen (Farbe, Struktur, Form) | 0–2 |
| **B**egrenzung | abrupter Abbruch des Pigmentmusters in 0–8 Segmenten | 0–8 |
| **C**olor (Farbe) | Vorkommen von bis zu 6 Farben: hell-, dunkelbraun, weiß (heller als umgebende Haut, nicht bei Pseudohornzysten), schwarz, blaugrau, rot | 1–5 |
| **D**ermatoskopische Strukturen | Netzwerk, verzweigte Streifen (≥ 3), Schollen (≥ 2), Punkte (≥ 3), strukturlose Areale (> 10 % der Gesamtfläche) | 1–5 |

**Tab. 2.2 Berechnung des dermatoskopischen Punktwerts mit Hilfe der ABCD-Regel der Dermatoskopie.**

| Punktwert | Multiplikator | |
|---|---|---|
| **A**symmetrie-Punktwert | × 1,3 | + |
| **B**egrenzungspunktwert | × 0,1 | + |
| **C**olor-Punktwert | × 0,5 | + |
| **D**ermatoskopischer Struktur-Punktwert | × 0,5 | = |
| **Dermatoskopischer Punktwert** | **Dignität** | **Konsequenz** |
| < 4,75 | → Meist benigne | |
| 4,75–5,45 | → Suspekt | → Exzision od. engmaschige Kontrolle |
| > 5,45 | → Meist maligne | → Rasche Exzision |

bau mit symmetrisch angeordneten radiären Streifen (Strahlenkranz) und peripheren Punkten od. Schollen. Ggf. negatives/inverses Pigmentnetz (retikuläre Depigmentierung) mit dunklen Maschen und hellen Netzstegen durch sehr intensiv pigmentierte Nester. Hinsichtlich der übrigen o. g. HV siehe Dermatoskopie-Lehrbücher.

**Erläuterungen:**

**A** = Asymmetrie an 2 orthogonal zueinanderstehenden Achsen prüfen. Für die Beurteilung der Asymmetrie bzgl. der beiden Achsen sind Farbe, Struktur und Form bedeutsam.

**B** = Begrenzung unregelmäßig

**C** = Colour variation. Die unterschiedlichen Farbtöne bei pigmentierten HV resultieren u. a. aus der Lage des Melanins in der Haut: Str. corneum (schwarz), Junktionszone bis oberes Korium (dunkelbraun bis hellbraun, z. T. grau), tiefes Korium (stahlblau). Bei zunehmender Pigmentmenge erhöht sich die Farbsättigung, bis schließlich schwarz erreicht wird.

**D** = Durchmesser >2 mm od. wachsend

**E** = Entwicklung (z. B. Erhabenheit, Wachstum, Farbwechsel)

**F** = „funny looking" od. „häßliches Entlein-Zeichen"

Bei Zutreffen aller Kriterien hochverdächtig auf MM. Bei als unauffällig bewerteten HV zusätzlich das Gefäßmuster (bei MM: irregulär-haarnadelartig, irregulär-polymorph, milchig-rote od. blaurote Schollen) und eine evtl. Regression (weißlich-narbenartig, ggf. mit grauen Punkten als Korrelat von Melanophagen) prüfen.

Auch bei sehr kleinen (< 5 mm) und sehr wenig pigmentierten HV MM möglich – die meisten MM entwickeln sich **de novo** aus einer Zelle auf zuvor unauffälliger Haut! Wichtig: Klin. und dermatoskopischer Vergleich mit den „normalen" NZN des individuellen Pat.!

#### Besondere Lokalisationen

Bei melanozytären HV der Leistenhaut kein typisches Pigmentnetz, sondern meist streifiges Pigmentmuster parallel zu den Papillarleisten, Gittermuster od. fibrilläres Muster. Beim MM wird diese Architektur aufgehoben (u. a. inverses paralleles od. bizarres Muster, irregulär verteilte Punkte, Schollen und Streifen, zudem Regression und o. g. vaskuläre Muster). Beim NZN finden sich die parallelen Streifen im Bereich der sog. Sulci superficiales, beim MM im Bereich der Cristae superficiales, schließlich mit Zerstörung der Akrosyringien.

In der Gesichtshaut wird das Pigmentmuster durch die unterbrochene Pigmentierung an nicht pigmentierten Ostien der Hautanhangsgebilde geprägt, woraus ein sog. **Pseudopigmentnetz** resultiert. Strukturen bei einem Lentigo-maligna-Melanom: Asymmetrisch pigmentierte Follikelöffnungen, blaugraue Punkte und Schollen, dunkelbraune und schwarze rhomboid angeordnete Streifen, später homogene Areale, anfänglich mit Aussparung, später mit Verlust der Follikelostien.

Trainingsmöglichkeiten unter www.dermoscopy-ids.org.

### 2.1.3 Elektrische Impedanzspektroskopie (EIS)

**Def.:** Nichtinvasives, nichtoptisches Verfahren zur Unterscheidung von benignen Läsionen und MM mit einer sehr hohen Sensitivität, jedoch vergleichweise geringen Spezifität.

**Gerät:** Nevisense-System.

**Funktionsweise:** Die Messung der EIS ist von anatomischen Gegebenheiten (z. B. Zellstruktur, -größe, -dichte, -art, Anordnung der Zellen) abhängig und nutzt unterschiedliche elektrische Eigenschaften von benignen und malignen HV. Mit Hilfe eines Algorithmus werden die Messergebnisse in einen Zahlenwert (EIS Score: 0–10) umgesetzt.

**Anwendung:** bei EIS-Werten > 4: Exzision empfohlen



### 2.1.4 Untersuchung im Wood-Licht

**Def.:** Nutzung einer UVA-Lampe (Wood-Lampe, 366 nm) zur Erzeugung farbiger Fluoreszenz bestimmter erregerbedingter HV als diagn. Hinweis (▶ Tab. 2.3).

**Tab. 2.3 Bewertung der Fluoreszenzen im Wood-Licht.**

| Fluoreszenz | Erkrankung | Erreger |
|---|---|---|
| Ziegelrot | Erythrasma | Corynebacterium minutissimum |
| Gelbgrün | Mikrosporie | Microsporum canis, audouinii, ferrugineum, Nannizzia gypsea (früher M. gypseum-Komplex) |
| Blauweiß | Favus | Trichophyton Schoenleinii |
| Gelbgrün | Trichobacteriosis palmellina | Corynebakterien |
| Goldgelb – grünlich – gelb | Pityriasis versicolor | Malassezia furfur |

## 2.2 Dermatohistopathologische Untersuchung

**Ind.:** Diagn. unklarer HV, Sicherung bzw. Bestätigung einer klin. Diagnose (z. B. Shavebiopsie, Kürettage, Punch-Biopsie, Exzision). Zur Diagnosesicherung wird bei vesikulösen, bullösen und pustulösen HV eine initiale Veränderung, ansonsten eine voll entwickelte HV ausgewählt.
**Anmerkung:** Im Kindesalter Biopsie unter Verwendung eines Oberflächenanästhetikums z. B. EMLA® Pflaster (Einwirkzeit mind. 1 h) oder Anesthesis C Creme (Einwirkzeit ca. 15–20 min) möglich.

**Durchführung:** Repräsentatives Areal für Biopsie markieren (möglichst frische Läsion, keine artifizielle Alteration). Lokalanästhesie (z. B. Xylonest© 1 %/2 %) s. c. um Biopsie-Areal herum: Stichkanal in Gewebeprobe vermeiden! Biopsie in ausreichender Größe entnehmen, Technik entsprechend der Fragestellung wählen (z. B. Shavebiopsie, Kürettage, Punch-Biopsie, tiefe Messerbiopsie oder Exzisionsbiopsie). Sekundäre Wundheilung oder Naht.
**Cave:** Gewebebiopsie muss alle relevanten morpholgischen Strukturen erfassen, d. h. Epidermis, Dermis, bei spez. Fragestellungen auch subkutanes Fettgewebe oder Faszie (z. B. bei Frage nach Erythema nodosum oder eosinophiler Fasziitis). Keine unrepräsentativen „Alibibiopsien"!
Internetseiten: www.pathowiki.org, www.virtualpathology.leeds.ac.uk, www.virtualdermpath.com.

### Techniken in der „Routinehistologie"

#### Färbetechniken

- Hämatoxylin-Eosin (HE): Standardfärbung

- PAS: bei V.a. Mykosen zur Darstellung von Hefen und Sporen, zur Darstellung der Basalmembranzone (z.B. bei LE), bei Adnex-TU (z.B. Zylindrom)
- Giemsa: bei V.a. Lymphom, V.a. Inf. (z.B. Leishmanien), V.a. Mastzell-TU (färbt Mastzellen bläulich)
- Van-Gieson: bei V.a. muskulären TU (färbt Muskelfasern gelb, kollagene Fasern rot)
- Alcian-Blau: bei V.a. muzinbildende entzündliche Dermatosen (z.B. bei LE, Granuloma anulare), V.a. Speicherdermatosen (z.B. Muzinosen), zart bläuliche Anfärbung der Interzellularsubstanz
- Elastica: bei V.a. Cutis laxa (Verlust elastischer Fasern), Elastofibrom (Vermehrung verklumpter elastischer Fasern), elastische Fasern schwärzlich angefärbt
- Kongo-Rot: bei V.a. Amyloidosen, v.a. in der Nähe von Gefäßen, grünliche Interzellularsubstanz im polarisierten Licht
- Kossa: bei V.a. Calciphylaxie (thrombosierte dermale/subkutane Gefäße mit basophilen Kalkablagerungen; auch Kalkablagerungen an elastischen Fasern sowie Bindegewebssepten der Subkutis mgl.), färbt Kalk schwarz
- Fontana-Masson: Versilberungstechnik bei melanozytären TU, färbt Pigment dunkelbraun
- Berliner-Blau: färbt Hämosiderin blau (z.B. Hämatom)
- Ziehl-Neelsen: zur Darstellung von Mykobakterien (rot angefärbt)

**Fixierung**

- Routinehistologie: gepuffertes 10 %iges Formalin (4 %iger Formaldehyd in Wasser)
- Hodenbiopsie: Bouin-Lsg.
- Immunhistologie: gepuffertes 10 %iges Formalin (4 %iger Formaldehyd in Wasser)
- Immunfluoreszenz-Präp.: Kryofixierung in flüssigem Stickstoff, Michel-Lsg.
- Elektronenmikroskopisches Präp.: Glutaraldehyd- oder Paraformaldehyd-Lsg.

## Direkte Immunfluoreszenz

**Def.:** Methode zum Nachweis von Antigenen (z.B. Komplementfaktoren) im Gewebe mit Fluorochrom-gekoppelten AK (Fluoreszenzmikroskop erforderlich!).

**Ind.:** Immunologische Blasen bildende Dermatosen (Pemphigus- und Pemphigoid-Gruppe), LE, Lichen planus, Vaskulitis.

**Cave:** Wird an unfixiertem Gewebe durchgeführt! Ort der Gewebeentnahme für die DIF weicht ggf. je nach Fragestellung von Ort für konventionelle Histologie ab:

- autoimmunbullöse Dermatosen → periläsionale Haut in der Umgebung einer frischen Blase (Biopsien aus der Blase können zu falsch-negativen Ergebnissen führen)
- LE → läsionale und/oder läsionale nichtbelichtete u./o. nichtläsionale nichtbelichtete Haut (z.B. gluteal)
- Vaskulitis → läsional (Läsion, die nicht länger als 24 h besteht)

## Immunhistologie

Immunologische Kennzeichnung von Zellen aufgrund ihres antigenen Musters (▶ Tab. 2.4).

**Tab. 2.4 Wichtige Antikörper für die immunhistologische Differenzierung.**

| Indikation | Antikörper | Definition |
|---|---|---|
| Lymphom | MIB-1 (ki 67) | Proliferationsaktivität |
| | CD 3 | T-Lymphozyten (Pan-T-Zell-Marker) |
| | CD 4 | T-Helfer-Zellen |
| | CD 8 | Suppressorzellen, zytotoxische T-Zellen |
| | CD 20 | B-Lymphozyten (außer Plasmazellen) |
| | CD 30 | aktivierte T- und B-Zellen<br>• Sternberg-Reed-Zellen<br>• Mononukleäre Hodgkin-Zellen<br>• Ki-Lymphome<br>• Lymphomatoide Papulose |
| | CD 79a | B-Lymphozyten (inkl. Plasmazellen) |
| Angiosarkom | CD 31 | Endothelzellen |
| | CD 34 | vaskuläre Endothelzellen |
| | Faktor VIII | Endothelzellen |
| | MIB-1 (ki 67) | Proliferationsaktivität |
| Malignes Melanom | HMB 45 | Prämelanosomen in normalen und neoplastischen Melanozyten |
| | Melan A | wie HMB 45, aber sensitiver |
| | Sox 10 | Marker von Schwannzellen u. Melanozyten, sel. Marker des MM |
| | S100 | • Zellen neuronalen Ursprungs<br>• normale und neoplastische Melanozyten<br>• Langerhans-Zellen<br>• Myoepithelien |
| | MIB-1 (ki 67) | Proliferationsaktivität |
| Neurogene TU | Neurofilament | Neuronenfortsätze, periphere Nerven, sympathische Ganglienzellen |
| | Neuronenspez. Enolase (NSE) | Nervenzellen, neuroendokrine Zellen |
| | S100-Protein | ▶ 11.6 |
| Unbekannter Primär-TU | CEA | V. a. Adnex-TU (Mamma-Ca. 5–10 %) |
| | CD 31 | Endothelzellen |
| | Desmin | glatte und quer gestreifte Muskulatur |
| | Vimentin | Zellen mesenchymalen Ursprungs |
| | Pan-Cytokeratin | Epithelzellen |
| | S100-Protein | ▶ 11.6 |
| | MIB-1 (ki 67) | Proliferationsaktivität |
| Merkelzell-Ca | Chromogranin A | normale und neoplastische Zellen neuroendokrinen Ursprungs |
| | Cytokeratin 20 | punktförmige paranukleäre Anfärbung |
| | S100-Protein | ▶ 11.6 |

**Tab. 2.4 Wichtige Antikörper für die immunhistologische Differenzierung.** *(Forts.)*

| Indikation | Antikörper | Definition |
|---|---|---|
| | Neuronenspez. Enolase (NSE) | Nervenzellen, neuroendokrine Zellen |
| Marker mit bes. Relevanz | EMA | SCC pos., BCC neg. |
| | CEA | Schweißdrüsen-TU, extramamm. M. Paget |
| | BerEP4 | epitheliale Zellen ohne plattenepitheliale Diff.<br>• BCC pos.<br>• SCC neg. |
| | CD34 | vask. Endothelien (z. B. DFSP) |
| | CD68 | Makrophagen, Monozyten |
| | CD10 | atyp. Fibroxanthom, balloon-cell nevus |

2

## Wichtige dermatohistopathologische Grundbegriffe

▶ Tab. 2.5.

**Tab. 2.5 Wichtige dermatohistopathologische Grundbegriffe.**

| Grundbegriff | Definition | Beispiele |
|---|---|---|
| Akantholyse | Auflösung der Verbindung der Epithelzellen untereinander. Bildung von Einzelzellen und intraepithelialer Spaltbildung. Ursache:<br>• Verlust der Zellverbindung (z. B. Pemphigus)<br>• Untergang von Epithelzellen (z. B. Viruskrankheiten) | Pemphiguskrankheiten, M. Hailey-Hailey, M. Grover, Viruskrankheiten (Herpesinf.), TU (z. B. Plattenepithel-Ca.) |
| Akanthose | Verdickung der Epidermis durch Hyperplasie und Hypertrophie des Str. spinosum | Ps. |
| Atrophie | verminderte Dicke von Epidermis und/oder Dermis | LE |
| Ballonierte Degeneration | ballonartige Schwellung der Epithelzellen mit nachfolgender Akantholyse und Ausbildung einer intraepithelialen Blase | Blasenbildung bei Herpes-simplex-Inf. |
| Civatte-Körperchen | dyskeratotische, alterierte homogen-eosinophile Epithelzellen in basaler Epidermis | Lichen planus, LE |
| Corps grains, Corps ronds | akantholytische, dyskeratotische, basophile runde oder ovale Epithelzellen | M. Darier, warziges Dyskeratom |
| Dyskeratose | pathol. verfrühte Einzelzellverhornung, geschrumpfte stark eosinophile Zellen | M. Darier, Plattenepithel-Ca |
| Epidermotropismus | Einwanderung von Entzündungszellen in die Epidermis | kutanes T-Zell-Lymphom |
| Exostose | Erys und Leukos, die sich an einem Ort befinden, an den sie nicht hingehören (z. B. Epithel) | kutanes T-Zell-Lymphom |
| Hornzyste | intraepithelialer, keratingefüllter Raum | seborrhoische Keratose |

2

**Tab. 2.5 Wichtige dermatohistopathologische Grundbegriffe.** *(Forts.)*

| Grundbegriff | Definition | Beispiele |
|---|---|---|
| Hypergranulose | Verbreiterung des Str. granulosum | Lichen planus, Virusinf. |
| Hyperkeratose | Verdickung des Str. corneum | Verruca vulgaris |
| Hyperplasie | Vermehrung der Zellzahl in einem definierten Areal | Ps. vulgaris |
| Hypertrophie | Zunahme der Zellgröße | Lichen planus, Lichen simplex chronicus |
| Kornoide Lamelle | Parakeratosezone schlotartig durch das Str. corneum | Porokeratose |
| Leukozytoklasie | Kerntrümmer von Granulos (Karyorrhexis) | leukozytoklastische Vaskulitis |
| Molluscum-Körperchen | eosinophile Einschlusskörperchen in Epithelzellen, die die Zellen stark aufblähen | Mollusca contagiosa |
| Munro-Mikroabszess | Ansammlung neutrophiler Granulos unmittelbar subkorneal | Ps. |
| Orthokeratose | regelrechte Hautverhornung | Normalbefund |
| Papillomatose | Verlängerung der Reteleisten und dermalen Papillen | Verruca vulgaris |
| Parakeratose | Verhornungsstörung mit Zellkernresten im Str. corneum | Ps. |
| Pautrier-Mikroabszess | kleine Ansammlung atypischer Lymphos in der Epidermis | kutanes T-Zell-Lymphom |
| Pigmentinkontinenz | Ablagerung von Pigment in der Dermis, entweder frei oder in Melanophagen | Lentigo |
| Spongiforme Pustel | Ansammlung von neutrophilen Granulos in der Epidermis | Ps. |
| Spongiose | Auseinanderweichen der Epithelzellen durch interzelluläres Ödem mit nachfolgender intraepithelialer Blasenbildung | akute ekzematöse Dermatitis |
| Squamous eddy | Knäuel keratinisierter Epithelzellen mit eosinophilem Zytoplasma | Plattenepithel-Ca. |
| Vakuoläre Alteration | Ausbildung kleiner Spalträume in der basalen Epithelzellschicht | LE |

## Lokalisation entzündlicher Infiltrate

- subepithelial (lichenoid) → z. B. Lichen planus, Arzneimittelex., GvHD
- um Gefäße des superf. Gefäßplexus → superf. perivaskuläre Dermatitis, z. B. bei Ekzemen
- um Gefäße des superf. und tiefen Gefäßplexus → superf. und tiefe Dermatitis, z. B. bei LE, polymorpher Lichtreaktion, Lymphomen
- im Bereich der Septen des subkutanen Fettgewebes → septale Pannikulitis, z. B. bei Erythema nodosum
- um Adnexstrukturen → periadnexielle Dermatitis, z. B. bei Rosazea, Akne, LE

# 2.3 Mykologische Untersuchungstechniken

Obligate Untersuchungen zur Sicherung der klin. Diagnose „Mykose“:

- Nativpräp.: rascher Nachweis von Pilzelementen → sichert Diagnose → keine Rückschlüsse auf Erregerart und Vitalität der Pilze
- Mykologische Kultur: durch Anzucht der Pilze auf speziellen Nährböden Bestimmung der Erregerart.
- Bei vorangegangener antimyzetischer Ther. Karenzzeiten beachten: 4 Wo. bei Lokalther., 8 Wo. bei Systemther.



## 2.3.1 Materialgewinnung und -transport

- Keine Desinfektion des Entnahmeareals, da Selektivmedien Hemmstoffe gegen kontaminierende Schimmelpilze und Hautbakterien enthalten.
- Krusten und grobe Auflagerungen vor der Materialentnahme entfernen. Vor Entnahme von Nagelproben Nagelplatte soweit wie möglich zurückschneiden und von proximalen Anteilen Nagelspäne mit dem Skalpell abkratzen oder mit der Fräse abschleifen. Nicht geeignet sind große Anteile der distalen Nagelplatte.
- Reichlich Material entnehmen (20–30 Hautschuppen, Haarstümpfe oder Nagelpartikel), möglichst aus den Randbezirken (Übergang kranke – gesunde Haut). Transportmedien: Glas- oder Kunststoffröhrchen, Papier- oder Aluminiumfolietütchen.
- Abstriche von erosiven, nicht schuppenden HV mit sterilem angefeuchtetem Watteträger abnehmen. Watteträger entweder sofort auf Pilznährboden ausstreichen, in Sabouraud-Bouillon überführen oder in sterilem Röhrchen, das vor Austrocknung schützen muss, bzw. Transportmedium ins Labor schicken.

## 2.3.2 Nativpräparat

- Mehrere Untersuchungspartikel in einem Trpf. Kaliumhydroxid (20–30 %ig) auf einen Objektträger bringen und mit einem Deckgläschen abdecken.
- Präp. 5 bis max. 20 min in einer feuchten Kammer inkubieren, zunächst bei 100- bis 150-facher und bei Auffinden verdächtiger Stellen bei 400- bis 600-facher Vergrößerung im Hellfeld mikroskopieren.

### Befund

- Pos. Nativpräp. zeigt in den mazerierten, durchscheinenden Hautschuppen verzweigte, septierte Hyphen, Arthrosporen (Pilzfäden, die zerfallen sind) und/oder Pilzsporen.
- Nativpräp. lässt keine verbindlichen Rückschlüsse auf die Art des Erregers zu. Ausnahme: Pityriasis versicolor (sog. „spaghetti & meatballs“).
- Bei Haaren auf ektotrichen oder endotrichen Pilzbefall achten.

**Merke**

- Pilzelemente werden im Nativpräp. unter dem Fluoreszenzmikroskop besser erkannt. Der Kalilauge optischen Aufheller zusetzen (z. B. 10 µl Blankophor-P® flüssig zu 100 ml 15 %iger Kalilauge geben). UV-Inspektion bei 360–390 nm Wellenlänge. Merke: Fluoreszenz von Baumwollfasern (Zellulose).
- Mosaikfungi, die aus Artefakten, Lipiden und Cholesterol bestehen, können einem pos. Nativpräp. täuschend ähnlich sein.

## 2.3.3 Pilzkultur

- Zur Pilzanzucht aus dermatologischem Material sind Sabouraud-Glukose- und Kimmig-Agar geeignet.
- Durch Zusatz von Chloramphenicol und Cycloheximid (z. B. Actidion®) wird das Bakterienwachstum bzw. das Wachstum von Schimmelpilzen unterdrückt, z. B. Dermatophyten-Agar, modifiziert (SIFIN).
- Von jedem Material ≥ 3 verschiedene Nährböden beimpfen, wobei ein Nährmedium ohne Zusätze bleibt. Die Nährböden können als Schrägagar in Röhrchen (vermindert die Austrocknungsgefahr) oder in Petrischalen (Gefahr der Sedimentation von Schimmelpilzsporen aus der Umgebungsluft) gegeben werden.

### Vorgehen

Jede einzelne Pilzkultur mit 3–5 Partikeln beimpfen. Bei Abstrichen Watteträger unter rollenden Bewegungen gleichmäßig auf der Agaroberfl. ausstreichen. Die beimpften Kulturmedien bei Zimmertemp. aufbewahren und regelmäßig (2 × /Wo.) begutachten. Zur Differenzierung von Sprosspilzen wenig Material auf Reisagar ausstreichen und mit Deckglas bedecken. Nach 24–48 h Petrischälchen direkt unter dem Mikroskop betrachten.

### Beurteilung

- Sprosspilze sind nach 3–5 d, Dermatophyten erst nach 2–4 Wo. zu erkennen.
- Bei V. a. Trichophyton-verrucosum-Inf. (▶ 9.4) Kultur 6–7 Wo. beobachten, da der Erreger sehr langsam wächst.
- Differenzierung von Sprosspilzen: Chlamydosporen sind terminal oder interkalar angeordnete, dickwandige Sporen und für C. albicans beweisend. Candida-Differenzierung mittels AUXACOLOR® (Bio-Rad), ID 32 C® (bio Mérieux) oder ChroMedium Candida (SIFIN). Weitere Hefearten werden anhand morphologischer Kriterien und Stoffwechselleistungen (Fermentation/Assimilation) differenziert.
- Differenzierung von Dermatophyten: Anhand morphologischer Kriterien und Bildung von Farbstoffen (z. B. bei Trichophyton rubrum: Roter Farbstoff auf der Rückseite der Kultur). Ggf. weitere Spezialnährböden (z. B. Kartoffel-Glukose-Agar, Harnstoff-Agar zum Nachweis von Urease) erforderlich.

### Fachgerechte Beseitigung von Pilzkulturen

- Abgabe in den Sondermüll.
- Vernichtung durch Autoklavieren in einem autoklavfesten Beutel bei 1 atm Überdruck (ca. 121 °C) je nach Menge zwischen 10 u. 30 min.

## 2.3.4 Polymerase Kettenreaktion (PCR)

- molekulargenetischer Nachweis von Pilzerreger-DNA
- Durchführung: Entnahme von Material (s. o.) in z. B. Eppendorf-Reaktionsgefäß
- Vorteile: schneller als Kultur (Dermatophyten), Detektion von Mischinfektionen
- Nachteile: Nur Nachweis von mykologischen Erregern, für die Primer vorliegen; Kostenfaktor.

## 2.4 Allergologische Untersuchungsverfahren

Erster und wichtigster Schritt bei der Abklärung allergischer Krankheiten ist die ausführliche Anamnese. Der Begriff „Allergie" wird von Pat. oft synonym für Hautkrankheiten an sich verwendet.
**Hinweis:** Alle Testungen (s. u.) mit Pat.-eigenen Produkten dürfen nach der Novelle des Arzneimittelgesetzes (AMG) nur noch vorgenommen werden, wenn dies der zuständigen Behörde (bundesweit nicht einheitlich geregelt!) gemäß § 67 AMG angezeigt wird. Unterlassung → Ordnungswidrigkeit. Überwachung der Betriebe gemäß § 64. Herstellungserlaubnis für die Testsubstanzen nicht erforderlich!



### 2.4.1 Hauttestungen

#### KI gegen Hauttestung

Schwere Systemkrankheiten (z. B. dekompensierte Herzinsuff.), akute allergische Symptomatik, infektiöse Hautkrankheit (z. B. Impetigo), schwere Dermatitiden, Urticaria factitia (vorher Dermografismus überprüfen), Schwangerschaft (wegen Gefahr einer syst. Reaktion).

#### Durchführung

Optimaler Untersuchungszeitpunkt für Typ-I-Diagn. (nach syst. Reaktionen): ca. 3 Wo. bis 3 Mon. nach allergischer Reaktion.

#### Stationäre Diagnostik

Überwachung über eine Nacht i. d. R. ausreichend.

**Ind.:** Schwerste allergische Reaktionen in der Anamnese; Testung von Substanzen mit hohem „Gefahrenpotenzial".

#### Ambulante Diagnostik

Bei der Allergiediagn. die Regel. Pat. nach der Testung **immer** ½ h nachbeobachten. Bei Auffälligkeiten stat. aufnehmen und für 24 h beobachten, da biphasischer Verlauf in 5–20 %.

#### Notfallbereitschaft

**Ind.:** Allergietestungen mit hohem Risiko für syst. Reaktionen.

**Voraussetzungen:** i. v. Zugang, Volumenersatzlsg. (s. u.), in Spritzen aufgezogene Medikamente (s. u.), Intubationsbesteck, $O_2$-Anschluss, Koniotomiebesteck, Hilfsperson in der Nähe. Testung nahe oder auf Intensivstation.

##### Volumenersatz

z. B. Ringerlaktat als Druckinfusion (1–2 l).

##### Notfallmedikamente

- Glukokortikoide, z. B. Prednisolon 250–1000 mg i. v. (z. B. Solu-Decortin® H)
- Antihistaminika, z. B. Clemastin 2–4 mg i. v. (Tavegil®)
- Adrenalin-Fertiginjektor (z. B. Fastjekt®), 0,5 ml Adrenalin 1 : 1000 i. m. (z. B. Adrenalin 1 : 1000 INFECTOPHARM), wenn nach 5 min Verschlechterung oder keine Besserung 2. Injektion. Bei gleichzeitiger Einnahme von β-Blockern, trizyklischen Antidepressiva, MAO-Inhibitoren nur ½ Adrenalindosis

- Theophyllin 400 mg (z. B. Euphylong® i. v. 200 für **langsame** i. v.-Gabe)

Pat. nicht ohne Aufklärung und schriftliche Einverständniserklärung testen.

## Reibetest

**Ind.:** Klin. V. a. starke Typ-I-Sensibilität auf native Allergene.

**Durchführung:** Mit unbearbeitetem Allergen (ggf. mit einem mit Extrakt befeuchteten Mulltupfer) mehrfach (10 ×) am volaren Unterarm des Pat. reiben oder das Allergen auf der Haut fixieren. Negativkontrolle mit weiterem Mulltupfer durchführen (ggf. mit NaCl 0,9 % befeuchten).

- Testsubstanzen: Nahrungsmittel, Tierhaare, Latex(handschuhe), Hölzer, ggf. Extrakte
- **Beurteilung:** Nach 20 min. Nur urtikarielle Reaktionen, meist follikulär. Bei nicht eindeutigem Ergebnis Test ggf. nach „Stripping" = Hornschichtabriss mit Tesafilm wdh. → Sensitivität ↑ (▶ 2.4.1, „Epikutantest")

Potente Allergene (z. B. Latex, Rizinus, rote Mückenlarven) können bereits im Reibetest anaphylaktische Reaktionen auslösen.

## Prick-Test

**Ind.:** Diagn. von Typ-I-Sens. (▶ 12.1, ▶ 12.2, ▶ 12.3, ▶ 12.4, ▶ 12.5)

**Durchführung:** Allergenlsg. z. B. mit Prick-Lanzette in die Dermis des volaren Unterarms (oder oberen Rückens) im Abstand von 3–5 cm einbringen. **Cave:** Keine Blutung an Teststelle auslösen; erhöhte Fragilität der Alters- oder Steroidhaut beachten. Immer Positiv- (Histaminlsg. 1,0 mg/ml) und Negativkontrolle (allergenfreies, mit Phenol konserviertes Lösungsmittel) durchführen. Lanzette vor jedem Prick mit Tupfer abwischen oder jeweils eine neue Lanzette nehmen. Anmerkung: Test auch bei Kdr. ab 4. Lebensmon. aussagekräftig.

- Testsubstanzen: diverse Allergene (kommerzielle Allergenextrakte von z. B. ALK-Abelló, Allergopharma, Bencard, HAL → Beachtung der 16. AMG-Novelle, s. u. Epikutantest; Lagerung in temperaturkontrollierten Medikamentenkühlschränken mit Mini-Max-Thermometer), z. B. Pollen, Tierepithelien, Hausstaubmilben, Schimmelpilze, Nahrungsmittel, hoch-/niedrigammoniakalische Latexmilch.
- Modifikation: Prick-zu-Prick-Test. Besitzt höhere Sensitivität bei V. a. auf Typ-I-Sens. auf Lebensmittel. Lanzettenspitze in natives Lebensmittel tauchen, danach Prick-Test durchführen.
- **KI:** toxische oder infektiöse Testsubstanzen.

**Beurteilung:** Nach ca. 15–20 min im Vergleich zur Positiv- und Negativkontrolle. Quantitativ (mittlerer Erythem-, Quaddeldurchmesser) oder semiquantitativ.
\+ Quaddel kleiner als Histaminquaddel, mind. 3 mm größer als Negativkontrolle
++ Quaddel ca. gleich groß wie Histaminquaddel
+++ Quaddel größer als Histaminquaddel
++++ Quaddel größer als Histaminquaddel mit Pseudopodien

**Arzneimittel können die Hautreaktivität supprimieren → Karenzzeiten für Medikamente bei Typ-I-Diagn. beachten:**

- Antihistaminika oral: 3–10 d
- Cromoglicinsäure, Nedocromil: Keine Karenz. Ketotifen (z. B. Zaditen®): 4–7 d
- Psychopharmaka mit $H_1$-Blockeraktivität: 1 Wo. (z. B. Atosil®, Atarax®)
- syst. Glukokortikoide: Kurzzeitanwendung ≤ 15 mg/d Prednisolonäquivalent (keine Karenz), ≤ 50 mg/d (3 d), >50 mg/d (1 Wo.). **Cave:** Dauermedikation (z. B. bei Asthma) nicht unkritisch absetzen! Wenn abgesetzt wird, dann für 3 Wo.



## Scratch-Test

Sensitiver als Prick-, jedoch weniger sensitiv als Intrakutantest.

Ind.: Diagn. von Typ-I-Sens., V. a. auf nicht standardisierte Allergene.

KI: Kdr. (schmerzhaft!); toxische oder infektiöse Testsubstanzen.

### Durchführung

- In Notfallbereitschaft (s. o.), v. a. bei Z. n. Anaphylaxie.
- Allergene nativ oder als Lsg. (1 %ig in 0,9 % NaCl).
- Haut mit Lanzette ca. 5 mm lang anritzen (**ohne** Blutaustritt!), Allergen-Lsg. auftragen oder nativen Stoff leicht einreiben.
- Testort: volarer Unterarm oder oberer Rücken.
- Positiv- (Histaminlsg. 1,0 mg/ml) und Negativkontrolle. Ggf. Testung von Kontrollpersonen z. A. toxischer Wirkungen nicht standardisierter Testsubstanzen.
- Testsubstanzen: z. B. Prick-Test-Lsg. oder nicht standardisierte Testsubstanzen (native Lebensmittel, in 0,9 % NaCl gelöste Medikamente). Bei starker Sens. ggf. Testlsg. verdünnen.
- **Beurteilung:** Quaddelbildung im Vergleich zur Positiv- und Negativkontrolle nach 20 min beurteilen (entsprechend Prick-Test ▶ 2.4.1).

**Merke**

- Durch Arzneimittel (Analgetika, Antiphlogistika, Antibiotika) häufig unspez. Erythem am Testort.
- Falsch pos. Reaktionen durch Histaminliberatoren (z. B. Codein) oder unspez. Reizungen (z. B. Konservierungsstoffe).

## Epikutantest

Syn.: Läppchentest, engl. Patch test.

Pat. vor Testung über KO aufklären, schriftliches Einverständnis geben lassen (s. u.).

Ind.: Diagn./Ausschluss von Typ-IV-Sens.: V. a. allergische Kontaktdermatitis und Sonderformen (z. B. pigmentierte purpurische Dermatitis), aber auch andere Ekzemformen; fotoallergische/fototoxische Reaktionen, fixe und makulopapulöse Arzneimittelexantheme, Kontakturtikaria.

KI: Schwangerschaft, floride Dermatitis (auch fern der Teststelle), syst. Glukokortikoidgabe (keine neg. Beeinflussung des Testresultats durch orale Gabe von

≤ 15 mg Prednisolon); andere Immunsuppressiva; längere lokale Anwendung von Glukokortikoiden im Testareal (Karenz: 1 Wo.); intensive UV-Bestrahlung (Karenz mind. 4 Wo.). Antihistaminika sind **keine** KI (Ausnahme: V. a. Kontakturtikaria, Proteinkontaktdermatitis).

### Durchführung

- Seborrhoische Haut evtl. entfetten (z. B. mit Ethanol), bei starker Behaarung Testareal 1–2 d vorher rasieren.
- Testsubstanzen in geeignetem Vehikel (meist Vaseline, seltener $H_2O$) und geeigneter Konz. in industriell vorgefertigte Testkammern einbringen (z. B. Finn-Chambers® auf Scanpor-Pflaster) und für (24–)48 h auf der Haut fixieren (Kdr. tolerieren häufig keinen Zeitraum > 24 h). Hauttestung einer Imitationskontrolle: Natriumlaurylsulfat 0,25 % in $H_20$.
- Testorte: oberer Rücken, lateraler Oberarm; beim fixen Arzneimittelexanthem in loco (jedoch nur geringe Sensitivität).
- Hinweis: kein Duschen/Baden, kein Sport, keine UV-Exposition in der Testphase.
- Testsubstanzen: V. a. auf dem Markt erhältliche standardisierte Allergene (z. B. Fa. Almirall Hermal, Fa. HAL). Häufigste Allergene sind in der Standardreihe der Deutschen Kontaktallergie-Gruppe (DKG) zusammengefasst (für Erw. 27, für Kdr. ab 6. LJ. 12 Stoffe, ▶ 12.9.1). Eltern müssen über das – wenn auch geringe iatrogene – Sensibilisierungsrisiko informiert werden. Daneben existieren verschiedene Spezialtestreihen je nach Fragestellung, z. B. berufliche Tätigkeit, Lokalisation des Ekzems, Übersicht über alle standardisierten Testreihen unter http://dkg.ivdk.org. Zur Testung von nicht standardisierten Stoffen s. u.
- **Beurteilung:** Nach 48 h (30 min nach Entfernung der Testpflaster) und 72 h (obligat), ggf. noch später (z. B. bei fraglicher Reaktion, Steroidallergie, Metallsalzen). Bei V. a. Kontakturtikaria Ablesung nach 20–30 min am Tag 1.

**Bewertung der Hautreaktionen im Epikutantest (nach ICDRG):**

| | |
|---|---|
| **0** | negativ |
| **?/f** | nur schwaches Erythem, kein Infiltrat/wenige follikuläre Papeln = fraglich |
| + | gleichmäßiges Erythem, Infiltrat, diskrete Papeln |
| ++ | deutliches Erythem, Infiltrat, Papeln, Vesikel |
| +++ | starkes Erythem, starke Infiltrat, dichte, konfluierende Vesikel |
| **IRR** | irritative Reaktionen unterschiedlicher Art (z. B. „Seifeneffekt" → zigarettenpapierartige Hautoberflächenfältelung mit scharfrandiger Begrenzung; Blase, Nekrose) |

Nur eindeutig pos. allergische Reaktionen in den Allergiepass eintragen. Sind diese nicht eindeutig, Test frühestens nach 2 Mon. wdh. Wichtig ist, die Relevanz der Typ-IV-Sens. zu klären: Sicher relevant: Allergen in der direkten Umwelt des Pat. vorhanden, Kontaktareal entspricht Ekzemausbreitung, Besserung bei Allergenkarenz bzw. Verschlechterung bei Reexposition. Möglich relevant, wenn nur eines der Kriterien erfüllt ist.
Online-Ablesetraining unter www.dkg.ivdk.org.

### Ursachen falsch neg. Reaktionen

- zu niedrige Testkonz., mangelhafte Freisetzung aus dem Vehikel, überalterte Testallergene, mangelhafte Okklusion/Fixation der Pflaster, zu frühe, nur einmalige Ablesung
- Nichtbeachten von KI (s. o.)
- schlechtere Penetration im Testfeld als im Applikationsgebiet (z. B. Augenlider, Axillen)
- Compound-Allergie: nur Komb. verschiedener Stoffe führt zur allergischen Reaktion
- Kosmetika zeigen oft nur schwach pos. Reaktion, trotz echter Sens.!

### Ursachen falsch pos. Reaktionen

- z. B. zu hohe Testkonz., Vehikel irritierend, Verunreinigungen
- Substanzen mit häufigen fraglichen und schwachen, falsch pos. Reaktionen (Benzalkoniumchlorid, Iodpropinylbutylcarbamat, Amerchol, Cocamidopropylbetain, Sorbitansesquioleat, Triethanolamin, BPO, Polyvidon-Jod, Chlorhexidindigluconat, u. a.).
- Fehlerhafte Abgrenzung zwischen allergischen Reaktionen (z. T. unscharfe Begrenzung, über Testareal hinausgehend, intensives Erythem, Papeln, Vesikeln, „Crescendo-Reaktion", längere Persistenz) und irritativen Reaktionen (häufig scharfe Begrenzung, feine Falten, Erythem mit z. T. bräunlichem Farbton, minimale Infiltration, follikuläre Papeln, Pusteln, Blasen, evtl. Nekrosen, schnelleres Verschwinden, „Decrescendo-Reaktion"). Irritative Reaktionen können jedoch z. T. auch einen Crescendo-Verlauf zeigen.
- „Angry Back" oder „Excited Skin syndrome": Besonders starke Testreaktionen können zu falsch pos. Reaktionen von v. a. in der Nachbarschaft applizierten Allergenen führen („Dominoeffekt"). Häufig bei floriden Ekzemen. → Deshalb bei mehr als 5 (nicht kreuzallergenen) Reaktionen: Spätere Einzeltestung!

**Merke**

- Reaktion auf Pflaster, Aluminiumkammern (sehr selten). Quecksilberhaltige Testlsg. in Aluminiumkammern können zu irritativen Substanzen führen (→ Kunststoffkammern nehmen).
- Artefakte! (→ Testung in zufälliger Reihenfolge mit vielen Negativkontrollen).

### Testung von nicht standardisierten/patienteneigenen nicht zulassungspflichtigen Substanzen

Gemäß § 67 der 16. AMG-Novelle einmalige Anzeigepflicht vor der Testung an die zuständigen GCP-Inspektorate. Bei Nichteinhaltung Vorliegen einer Ordnungswidrigkeit. Beachtung der „Leitlinie zur Good Clinical Practice" (ICH-GCP).

- Informationsmaterial (z. B. Inhaltsstoffe, Sicherheitsdatenblätter) berücksichtigen.
- Bis auf Ausnahmen nicht unverdünnt testen: Bei flüssigen Substanzen immer pH-Wert bestimmen (z. B. Universalindikatorstreifen® der Fa. Merck), damit keine Verätzungen auftreten können. Herstellung direkt vor der Testung.
- Verdünnung je nach Substanz 1 : 10, 1 : 20, 1 : 100, 1 : 1000 oder höher. Testvehikel bei wasserlöslichen Substanzen: Aqua dest., ggf. mit Puffer (pH 5,5); bei lipophilen Substanzen Verdünnung mit Olivenöl, Vaseline, Glycerin, Paraffinum liquidum, evtl. Azeton. Herstellung direkt vor der Testung.

2

- Pat. soll Testpflaster selbstständig entfernen bei starkem Brennen/Stechen. Testort: v. a. Oberarmaußenseite.
- Bei pos. Reaktionen Untersuchung von Kontrollpersonen z. A. toxisch-irritativer Reaktionen.
- Nativ testbare Substanzen: z. B. Dermatika, Kosmetika, getrockneter Nagellack, Parfüm (Löschpapier), Gummi, Textilien, Leder, Kunststoff, Holzstaub.
- Verdünnt testbare Substanzen: z. B. Kühlschmiermittel, Hydrauliköle, Farben/Lacke (mind. 1 : 100/1 : 1000 verdünnen!).

**KO:** Sens. durch den Test, irritative Reaktionen auf nicht standardisierte Stoffe, Wiederaufflammen/Verschlechterung von Ekzemen auch an entfernter Lokalisation, starke Reaktionen, Depigmentierung, Pigmentierung, Narben, Keloide, Granulome, anaphylaktische Reaktionen (z. B. Neomycin, Bacitracin), Inf. Bei bekannter Sens. auf die Testsubstanz (z. B. Nickel) den Pat. Einverständniserklärung über mögliche starke und lang anhaltende Testreaktion unterschreiben lassen.

### Offener Epikutantest

**Ind.:** V. a. Kontakturtikaria, V. a. hochgradige Typ-IV-Sens., evtl. vorab bei nicht standardisierten Testsubstanzen.

**Durchführung:** Applikation der Testsubstanz in leicht flüchtigem Vehikel ohne Okklusion, ca. 0,1 ml für 5 × 5 cm großes Hautareal. Testung auch an ehemals oder akut läsionaler Haut möglich.

**Beurteilung:** Ablesung nach 20–30 min und 1–2 h (Erythem, Quaddel bei Kontakturtikaria), nach 48 und 72 h (Ekzemreaktion bei hochgradiger Sens.).

> Ein neg. offener Epikutantest schließt eine Typ-IV-Sens. nicht aus. Bei V. a. Kontakturtikaria an supprimierende Medikamente denken (▶ 2.4.1, „Prick-Test“), bei nicht immunologischer Kontakturtikaria auch an NSAR und UV-Licht!

### Repeated Open Application Test (ROAT)

**Ind.:** V. a. Kosmetika-/Dermatikaunverträglichkeit bei neg. Epikutantest (v. a. Glukokortikoide, Kosmetika), z. T. auch bei fixen Arzneimittelexanthemen pos.

**Durchführung:** Auftragen der Testsubstanz 2 × /d auf umschriebenes Hautareal am volaren Unterarm über bis zu 2 Wo., bei auftretenden Reaktionen entsprechend kürzer.

### Klebebandabrisstest

**Ind.:** V. a. schwache Typ-IV-Sens., Testung von hartem, festem Material oder z. B. Augenkosmetika. Methode wird von manchen Autoren abgelehnt.

**Durchführung:** Verdünnung des Str. corneum durch mehrmaliges „Stripping“, z. B. mit Tesafilm®, zur Verbesserung der Allergenpenetration.

### Scratch-Chamber-Test

**Ind.:** Allein nicht aussagekräftiger Scratch-Test, z. B. bei V. a. Proteinkontaktdermatitis (Gemüse, Gewürze, Fleisch).

**Durchführung:** Scratch-Test unter Okklusion mit Beurteilung nach 20–30 min, danach Fixierung des Allergens an gleicher Stelle oder Durchführung eines konventionellen Epikutantests.

**Atopie-Patch-Test**

**Ind.:** V. a. Ekzemreaktionen bei Pat. mit atopischem Ekzem auf Aeroallergene.

**Durchführung:** Epikutantestung (s. o.) von Aeroallergenen (Hausstaubmilben, Pollen, Tierepithelien).

- Testsubstanzen: kommerzielle Allergene (z. B. Fa. Stallergenes, Straßburg) oder Prick-Lsg. auf Filterpapier.
- **Beurteilung:** Ekzemreaktion, meist schwächer als bei Testung auf Kontaktallergene. Bei pos. Reaktionen prüfen, ob Allergenkarenz möglich ist.

Fotopatch-Test ▶ 10.3.2.



## 2.4.2 In-vitro-Diagnostik

### Gesamt-IgE im Serum

**Ind.:** Beurteilung einer atopischen Disposition, V. a. andere Krankheiten (s. u.).

**Beurteilung:** Werte >100 kU/l oder IU/ml (Erw.) → atopische Disposition wahrscheinlich. Normalwerte schließen Allergie nie aus und variieren je nach Lebensalter. Gesamt-IgE ebenfalls ↑, z. B. bei Parasitosen, Hyper-IgE-Sy., Krankheiten mit T-Zell-Dysfunktion (AIDS, Wiskott-Aldrich-Sy., Nezelof-Sy., Non-Hodgkin-Lymphome der T-Zell-Reihe, M. Hodgkin), malignen TU, IgE-Gammopathie, IgE-Myelom und anderen Malignomen, infektiöser Mononukleose und anderen viralen Erkrankungen (Masern).

### Spezifisches IgE (CAP-FEIA, „RAST")

**Ind.:** V. a. Typ-I-Sens. bei KI für Hauttest (z. B. floride Ekzeme, Urticaria factitia, antiallergische Medikation), bei extrem starker Sens., im Säuglings-/Kleinkindalter, bei nicht verfügbaren Allergen-Lsg. zur Hauttestung; widersprüchliche Ergebnisse von Anamnese, Haut- und Provokationstests; zur Bestätigung pos. und Abklärung fraglicher Hauttestreaktionen.

**Durchführung**

- Testsysteme (Beispiele): CAP-FEIA-System (CAP-Fluoreszenz-Enzym-Immuno-Assay), RAST (Radio-Allergo-Sorbent-Test), ImmunoCAP ISAC: Allergie-CHIP mit 112 hochaufgereinigten nativen und rekombinanten Allergenkomponenten (Bestimmung des Allergieauslösers und Identifizierung von Kreuzreaktivitäten, keine Kassenleistung).
- **Beurteilung:** Quantitativ in kU/l mit internationalem IgE-Standard WHO 75/502 als Referenzsystem und semiquantitativ in Klassen (z. B. beim CAP-System Klasse I–VI).

> Nur ein Teil der im CAP-FEIA/RAST nachweisbaren Sens. ist klin. relevant (Sens. und klin. Beschwerden = Allergie). Evtl. falsch niedrige Werte durch IgG gleicher Spezifität.

**Suchtest auf inhalativ bedingte Allergien** (z. B. Phadiatop®-Test, SX1): Suchtest zum Nachweis spez. IgE gegen Mischung der häufigsten Aeroallergene. Wenn pos. → Einzelallergene bestimmen.

**RAST-Inhibition:** Zur Standardisierung von Allergenextrakten, Unters. von Kreuzreaktionen.

## Spezifisches IgG, spezifisches $IgG_4$

**Ind.:** V.a. exogen-allerg. Alveolitis; Nachweis einer immunologischen Reaktion nach Insektenstich (Welches Insekt hat gestochen? Bildtafel zur Identifikation hilfreich); Verlaufsparameter bei Insektengifthyposens., ggf. in Komb. mit Immunoblot. **Cave:** Klin. Relevanz ist eher zurückhaltend einzuschätzen.

> **Merke**
> Die Bestimmung von nahrungsmittelspezifischem IgG ist zur Abklärung vermeintlicher Nahrungsmittelallergien ungeeignet und strikt abzulehnen. Etwaige IgG-Erhöhungen haben keine klin. Relevanz, führen aber häufig zu unsinnigen und möglicherweise gefährlichen Diätempfehlungen.

## Leukotrienstimulationstest (LST)

**Ind.:** Spezielle Fragestellungen bei Soforttyp-Reaktionen: z.B. Insektengiftallergien (→ lange zurückliegendes Stichereignis mit evtl. neg. CAP-FEIA/RAST, Differenzierung Bienen-/Wespengiftallergie); pseudoallerg. Reaktionen (z.B. ASS, Nahrungsmittelzusatzstoffe).

### Durchführung

- EDTA-Blut abnehmen (muss binnen 1 h ins Labor); nach Stimulation mit Allergen/Pseudoallergen (und IL-3) Nachweis der in Leukos de novo synthetisierten Sulfidoleukotriene ($LTC_4$, $LTD_4$, $LTE_4$) mittels monoklonalem AK und ELISA (Testsystem: z.B. CAST® = Cellular Antigen Stimulation Test).
- **Beurteilung:** abhängig vom Schwellenwert; für einzelnes Allergen/Pseudoallergen unterschiedlich.

> Syst. Glukokortikoide und Antihistaminika können zelluläre Funktionstests (LST, BDT, HRA) supprimieren (Karenz: mind. 5 d). Moderne Antihistaminika wirken nicht nur am Rezeptor antagonistisch, sondern auch an Entzündungszellen antiinflammatorisch!

## Histaminfreisetzungstest (Histamin-Release-Assay, HRA)

**Ind.:** V.a. Typ-I- und pseudoallergische Reaktionen; als Ergänzung zu anderen diagn. Verfahren, auch mit nicht standardisierten Allergenen. Vorteil gegenüber CAP-FEIA/RAST: Erfasst auch unerwünschte Arzneimittelreaktionen, an denen neben IgE auch IgG und Komplement beteiligt sind.

### Durchführung

- Heparinblut abnehmen (muss binnen 1 h ins Labor), Inkubation der gewaschenen Leukos oder von Vollblut (humorale Faktoren bleiben erhalten) mit Allergen/Pseudoallergen und Messung des freigesetzten Histamins.
- **Beurteilung:** Angabe in % der Totalfreisetzung. Pos. Reaktion spricht für klin. relevante Sens.

## Basophilendegranulationstest (BDT)

**Ind.:** V.a. Typ-I- und pseudoallerg. Reaktionen, auch mit nicht standardisierten Allergenen.

**Durchführung**

- Heparinblut (muss binnen 1 h ins Labor), Inkubation mit Allergen/Pseudoallergen und Bestimmung des Anteils an degranulierten basophilen Granulos in %.
- **Beurteilung:** Pos. Reaktion ab 35 %.

## Tryptase

**Ind.:** Nachweis einer Beteiligung von Mastzellen/basophilen Granulos (Tryptase ist hierfür spez. Protein) an allerg./pseudoallerg. Reaktionen (z. B. Narkosezwischenfälle durch Myorelaxanzien, KM, Insektenstiche, Nahrungsmittelallergie).

## Eosinophiles kationisches Protein (Eosinophilic Cationic Protein, ECP)

**Ind.:** Verlaufsparameter bei atop. Ekzem und Asthma bronchiale. Krankheitsaktivität geht mit Erhöhung des ECP-Spiegels einher. Bei Unterdrückung eines atop. Ekzems z. B. mit Steroiden ist keine Normalisierung zu erwarten → Parameter für möglichen Rebound.

**Durchführung**

- Blutabnahme in bestimmten Röhrchen, Gerinnung unter konstanter Temp. und konstanter Zeit.
- Serumgewinnung durch Zentrifugation innerhalb 1 h nach Blutabnahme.
- **Beurteilung:** nur Verlaufsparameter. Normalwert: <15 µg/l. **Cave:** Bei obstruktiven Atemwegskrankheiten und erhöhtem ECP größte Vorsicht mit SCIT.

## Basophilenaktivierungstest (BAT, z. B. CAST)

**Ind.:** V. a. IgE-vermittelte Reaktionen (z. B. Insektengiftallergie, Medikamente, Nahrungsmittelzusatzstoffe, Latex) bei spez. Fragestellungen. Zellulärer Test zum indirekten Nachweis allergenspez. IgE mit hoher Sensitivität und Spezifität.

**Durchführung:** Flowzytometrische Analyse von den nach Inkubation mit dem Allergen aktivierten basophilen Granulos (Doppelmarkierung mit Anti-IgE und Anti-CD63). Probenmaterial EDTA-Blut. Testsysteme, z. B. Basotest®. Merke: Bei fast ⅓ der gesunden Bevölkerung und bis zu 10 % der Allergiker keine Stimulation der Basophilen mit Anti-IgE-AK möglich.

## Lymphozyten-Transformationstest (LTT)

**Ind.:** Spezielle Diagn. bei T-lymphozytär vermittelten Arzneimittelreaktionen (Allergie-Typen I–IV, Exantheme, Reaktionen an inneren Organen), v. a. jedoch bei Typ-IV-Reaktionen, wenn Epikutantest kontraindiziert o. bei speziellen Fragenstellungen (Endoprothesenunverträglichkeit).

**Durchführung:** Sehr aufwändig, inzwischen gut standardisiert, aber kostenintensiv! Inkubation von isolierten Lymphos mit Allergen, Darstellung und Quantifizierung der zytokinproduzierenden Lymphozyten z. B. im ELISPOT-Test, Messung der Proliferation anhand des radioaktiven $^{3}$H-Thymidin-Einbaus in die DNA der Zellen. Berechnung des sog. Stimulationsindex SI, pos., wenn SI > 3 → Hinweis auf T-Lymphozytensens., kein Beweis für Allergie. Neg. Ausfall kein sicherer Ausschluss für Allergie.

## 2.4.3 Provokationstestungen

**Indikationen**

- Fehlende Übereinstimmung von Symptomatik, Hauttest und In-vitro-Diagn. Bei eindeutiger Anamnese und Befundkonstellation kann meist auf eine Provokation verzichtet werden.
- Überprüfung der klin. Relevanz von Sens./Unverträglichkeiten (v. a. bei Gutachten, vor Sanierungsmaßnahmen, Herausfinden des klin. dominierenden Allergens vor einer Hyposens.)
- Ther.-Kontrolle (z. B. unter Hyposens.)
- Austestung von Ausweich-Medikamenten

**Prinzip:** Testung möglichst immer am Zielorgan (z. B. Augen, Nase, Bronchien) durchführen.

**KO:** Größtes Risiko syst. Reaktionen aller allergologischen Testmethoden. **Cave:** Generell keine i. m.-Provokation wegen des Risikos schwer beherrschbarer, langwieriger Reaktionen durchführen. I.v.-Provokationen nur in Ausnahmefällen.

> Orale, subkutane, nasale, tracheobronchiale und Stichprovokation nur mit schriftlicher Einverständniserklärung des Pat. und nicht bei gleichzeitiger Einnahme von β-Blockern oder ACE-Hemmern. Pat. immer über KO aufklären.

### Konjunktivale Provokation

**Ind.:** Conjunctivitis allergica. Keine Durchführung in der Praxis empfohlen.

**KI:** Augenkrankheiten (z. B. akute Konjunktivitis, Glaukom, Uveitis).

**Durchführung**

- Negativkontrolle (allergenfreies Lösungsmittel: z. B. physiolog. Kochsalzlsg.) in lateralen Bindehautsack träufeln. Phenol kann konjunktivale Reizung hervorrufen!
- Wenn nach 10 min keine Reaktion eintritt, Provokationslsg. (z. B. Fa. Allergopharma, Fa. Bencard, Fa. ALK-Abelló) in das andere Auge applizieren. Allergenlsg. je nach Sensibilisierungsgrad mit 0,9 % NaCl 1 : 10, 1 : 100 oder höher verdünnen. Bei neg. Reaktion nächst höhere Konzentration bzw. andere Allergenlsg. nehmen (max. 2/d) und kontralateral applizieren.
- **Beurteilung:** Nach 5–15 min pos. Reaktion als Pruritus, Tränenfluss, Rötung der Karunkel und Konjunktiven, Ödem von Bindehaut (Chemosis) und Lidern. Bei starker Reaktion Spülung mit 0,9 % NaCl-Lsg. und Applikation vasokonstringierender Augentrpf.
- Insgesamt nur geringes Risiko.

### Nasale Provokation

**Ind.:** V. a. Rhinitis allergica (v. a. Hausstaubmilben- und Tierhaar-, seltener Pollenallergie, Testung möglichst außerhalb der Pollenflugsaison). V. a. Analgetikaintoleranz und Vorliegen eines schweren Bronchialasthmas (KI für orale Provokation).

**KI:** Rhinitis, Sinusitis, akute allerg. nasale Reaktionen, Nasen-OP in den letzten 8 Wo., schwere Allgemeinkrankheiten, schlecht eingestelltes Bronchialasthma.

### Durchführung

- 30 min Adaptation an Untersuchungsumgebung.
- Bestimmung des Ausgangswertes mit Symptombewertung (Pat.-Angaben, rhinoskopischer Befund).
- Bestimmung des Leerwerts/der Negativkontrolle (auf Zimmertemp. gebrachtes allergenfreies Lösungsmittel: z. B. physiolog. Kochsalzlsg.) nach tiefer Inspiration und Atemanhalten des Pat. jeweils einen Sprühstoß in Richtung untere und mittlere (45 Grad-Winkel in Richtung medialer Lidwinkel) Muschel des weiteren Nasenloches geben, dann durch Nase ausatmen lassen. 10 min warten, dann Symptombewertung.
- Bei neg. Reaktion → Applikation der auf Zimmertemp. gebrachten Allergenlsg. in das idente Nasenloch. Pro Testtag max. 2 verschiedene Allergenlsg., jedoch mehrere Verdünnungsstufen (mit NaCl 0,9 %) einer Allergenlsg. möglich.
- **Beurteilung:** nach ca. 15 min durch subjektive semiquantitative Erfassung von Sekretion, Irritation (Niesen), Fernsymptome mit jeweils 0–2 Punkte (pos. Resultat, wenn Gesamtpunktzahl > 3).
- **Cave:** Spätphase-Reaktionen nach 4–6 h möglich → Aufklärung des Pat.; nasale Provokation am Vormittag.

> ! Karenzzeiten für Medikamente beachten: orale/nasale Glukokortikoide 1 Wo., DNCG, Nedocromil, orale/nasale Antihistaminika, trizyklische Psychopharmaka 3 d, α-Mimetika 1 d, inhalative Bronchospasmolytica 0 d (▶ 2.4.1, „Prick-Test").

## Orale Provokation

**Ind.:** V. a. allergische oder pseudoallergische Reaktionen auf Nahrungsmittel/-zusatzstoffe oder Medikamente; Erstellung einer Positivliste vertragener Substanzen.

**KI:** Testung von Salizylaten und NSAR bei Pat. mit chron. obstruktiver Lungenkrankheit (häufig akute Obstruktion!).

### Durchführung

- Pat. grundsätzlich stationär aufnehmen und in Notfallbereitschaft (▶ 2.4) testen.
- Test blind, ggf. doppelblind und placebokontrolliert durchführen. V. a. bei subjektiven Beschwerden mit unklarer Reaktion Substanzen evtl. nachtesten.
- Max. eine Substanz/Substanzgruppe tgl. austesten.
- Nach pos. Reaktion Provokation für 1 (–3) d aussetzen oder Placebo.

## Medikamententestung

**Ind.:** Nur in Ausnahmefällen ein verdächtiges Medikament zur Diagnosesicherung testen (KI: Z. n. schweren Reaktionen wie Stevens-Johnson-Sy., TEN, generalisierte bullöse Exantheme, anaphylaktischer Schock, schweres Angioödem, Vaskulitis, Hautnekrosen, zudem schwere Organreaktionen, schwere Grunderkr.). Pat. über Tage bis Wo. nachbeobachten (z. B. bei Z. n. Arzneimittelexanthem). Ansonsten nur Testung von nicht verwandten Medikamenten. **Cave:** Bei NSAR-Überempfindlichkeit besteht häufig eine breite Intoleranz gegenüber verschiedenen Wirkstoffen.

**Durchführung:** Titration der Testkonz. (1:1000, 1:100, 1:10 der üblichen ED) in stündlichen Abständen, dann Originalmedikament geben. Evtl. auch Applikation der üblichen Tagesdosis eines Medikaments über mehrere d. Provokation von Analgetika bei anaphylaktoiden Reaktionen. Optimaler Testzeitpunkt zwischen 4 Wo. und 6 Mon. nach der Arzneimittelreaktion ▶ Tab. 2.6; bei anamnestisch schwerer Reaktion Dosis reduzieren.

2

**Tab. 2.6 Dosierung von Analgetika zur Provokationstestung.**

| Substanz | Dosierung |
|---|---|
| Standardreihe | |
| Paracetamol | 50/250/500 mg (1000 mg) |
| Acetylsalicylsäure | 50/250/500/1000 mg |
| Ibuprofen | 60/300/600 mg |
| Tramadol | 5/25/50 mg |
| Diclofenac | 5/25/50/100 mg |
| Ergänzende Substanzen | |
| Propyphenazon | 5/50/250/500 mg |
| Metamizol | 50/250/500 mg |
| Phenazon | 50/250/500 mg |
| Indometacin | 5/25/50 mg |
| Piroxicam | 2/10/20 mg |
| Celecoxib | 10/50/100/200 mg |

## Testung von Nahrungsmitteln und -zusatzstoffen

**Voraussetzung:** Weitgehende Beschwerdefreiheit, z. B. durch Eliminationsdiät (z. B. Tee-Kartoffel-Reis-Diät, pseudoallergenarme Diät).

### Indikationen

- Zur Abklärung von verzögerten Reaktionen (Ekzemverschlechterung durch Nahrungsmittel?) Verum-Testung (höher dosiert) nur alle 2–3 d, dazwischen Placebo (z. B. laktosehaltige Kapseln, **cave:** Laktoseintoleranz).
- Bei V. a. Soforttypreaktionen jeden Tag verschiedene Substanz (niedrig dosiert) testen.

**KI:** Lebensbedrohliche anaphylaktische Reaktionen in der Anamnese.

### Durchführung

- Dosierungen: bei Nahrungsmittelzusatzstoffen tgl. eine Substanz bzw. eine Substanzgruppe, Intervall zwischen den Dosen ca. 1–2 h (▶ Tab. 2.7). Zur Provokation von Nahrungsmittelgruppen s. u.
- Ggf. zusätzlich erforderliche Triggerfaktoren zur Auslösung der Reaktion berücksichtigen (z. B. körperliche Anstrengung, heißes oder kaltes Bad, Alkohol).
- **Beurteilung:** Sofortreaktionen (z. B. Urtikaria, Angioödem, Schockfragmente, evtl. GI-Symptome) oder verzögerte Reaktionen (Exanthem, Verschlechterung eines Ekzems bei Nahrungsmitteltestung).

**Tab. 2.7 Dosierungen von Nahrungsmittelzusatzstoffen zur Provokationstestung.**

| Substanz | Dosierung |
|---|---|
| Konservierungsstoffe | |
| Natriumbenzoat | 50/250/500 mg |
| Kaliumdisulfit | 10/50/100/300 mg |
| Sorbinsäure | 500 mg |
| Natriumnitrit | 10/20 mg |
| Natriumsalicylat | 500/1000 mg |
| Natriumpropionat | 500/1000 mg |
| PHB-Ester | 500 mg |
| Farbstoffe | |
| Tartrazin | 10/50 mg |
| Farbenmischung I | |
| Chinolingelb (E 104) | Jeweils 5 mg |
| Gelborange (E 110) | |
| Azorubin (E 122) | |
| Amaranth (E 123) | |
| Cochenillerot (E 124) | |
| Farbenmischung II | |
| Erythrosin (E 127) | Jeweils 5 mg |
| Patentblau (E 131) | |
| Indigotin (E 132) | |
| Brillantschwarz (E 151) | Jeweils 5 mg |
| Eisenoxide und -hydroxide (E 172) | |
| Biogenes Amin | |
| Tyramin* | 50/100 mg |
| Süßstoff | |
| Aspartam | 250 mg |

* Nicht testen bei Behandlung mit MAO-Hemmern.

**Nahrungsmittelgruppen:**
- Kuhmilch und Kuhmilchprodukte
- Gemüse, Obst, Kohlenhydrate
- Fleisch (außer Geflügel)
- Hühnerei und Geflügel
- Fisch

## Subkutane Provokation

**Ind.:** V. a. Allergie/Intoleranz gegen s. c. applizierbare Medikamente (z. B. Lokalanästhetika, Heparine).

2

#### Durchführung

- z. B. Lokalanästhetika: Injektion des Medikaments (konservierungsstofffreie Einmalampullen!) in ansteigender Dosierung, z. B. 0,1–0,2–0,5–1–2(–4) ml in 30-minütigen Intervallen, z. B. NaCl 0,9 % als Placebo mittesten.
- Testort: Streckseiten der Oberarme/Oberschenkel (**nicht** am Arm mit i. v.-Zugang!).
- Vorher immer Prick- und Intrakutantest zum Ausschluss seltener Typ-I-Sens.!
- **Beurteilung:** Sofortreaktionen (s. o.), Spätreaktionen (z. B. Heparine).

KO: Atrophie am Injektionsort bei Testung von Glukokortikoiden.

### Stichprovokation

Ind.: Kontrolle des Ther.-Erfolgs einer Insektengifthyposens., V. a. bei Bienengiftallergie (▶ 12.3.2).

KI: reduzierter AZ, Schwangerschaft, akute Inf./entzündliche Erkr., schwere kardiovaskuläre oder respiratorische Erkr., β-Blocker, ACE-Hemmer, syst. Reaktionen unter der Hyposens.

#### Durchführung

- Stationäre Aufnahme für einen Tag. Ausführliche Aufklärung, schriftliche Einverständniserklärung.
- Testung unter erweiterter Notfallbereitschaft (Pat. 6 h vorher bis 2 h nachher nüchtern lassen, i. v. Zugang, laufende Infusion, $O_2$, Notfallset/Intubationsbesteck). Insekt (Biene oder Wespe) z. B. mit Insektenfalle (Zuckerlsg./Obst in Glas/Flasche) am Vortag besorgen und im Kühlschrank lagern.
- Insekt mit Pinzette oder mit Spritzenkolben (abgeschnittene, mit Kompresse verschlossene 20er-Spritze) auf volaren Unterarm aufbringen, nach Stich Insekt und Stachel 1 min auf der Haut belassen. Intensive Nachbeobachtung (auch RR, Puls, Peak-flow) für mind. 2 h, bei ausbleibenden syst. Reaktionen Entlassung am Folgetag.

#### Beurteilung

- Deutliche Lokalreaktion (Erythem, Quaddel) ist normal; ansonsten evtl. zu geringe Giftapplikation durch Stich → Test nicht verwertbar.
- Pathologisch sind syst. Sofortreaktionen (z. B. Urtikaria, Angioödem, Schockfragmente, evtl. GIT-Symptome).

## 2.4.4 Hautfunktionstests

### Alkali-Resistenz-Test

Ind.: V. a. Minderbelastbarkeit der Haut gegenüber unspez. irritativen Noxen (kumulativ-subtoxisches Handekzem, atopische Hautdiathese).

KI: Florides (Hand-)Ekzem.

#### Durchführung

- 3 Felder (ca. 2,5 × 3 cm) auf volarem Unterarm markieren. Je einen Trpf. 0,5 N NaOH-Lsg. auftropfen → mit Glasblöckchen (ca. 2 × 1,5 × 3 cm) abdecken → nach 10 Min. aufdecken → Felder beurteilen → mit Fließpapier abtrocknen → Vorgang bei Feld 2 + 3 wdh. → nach weiteren 10 Min. gleiche Prozedur: Auftropfen und Abdecken bei Feld 3 → nach weiteren 10 Min.

abschließend beurteilen. **Cave:** Bei V. a. stark verminderte Resistenz evtl. nur ein Feld testen.

- **Beurteilung:** Deutliches (nicht nur reflektorisches) Erythem, Papeln, Erosionen, i. d. R. mit deutlichem Brennen nach:
  - 10 min → Alkaliresistenz ↓↓,
  - 20 min → Alkaliresistenz ↓,
  - 30 min → Alkaliresistenz normal,
  - keine Reaktion → Alkaliresistenz ↑. Vorgang ggf. bis zur pos. Reaktion wdh.
- Zur besseren Darstellung der eingetretenen Hautschädigung kann jeder Durchgang mit einem Nitrazingelb-Test kombiniert werden.

2

### Nitrazingelb-Test

**Ind.:** Nachweis einer (v. a. noch subklin.) Hautschädigung, z. B. beim kumulativ-subtoxischen Handekzem; Beurteilung der Permeabilität/Barrierefunktion der Hornschicht unter einer Ther.

#### Durchführung

- 12 h vor Testung keine Lokalther. oder Hautreinigung.
- Auftragen von 1 %iger Nitrazingelb-Indikatorlsg. (Nitrazingelb 0,5, Tween 80 0,25, Aqua dest. ad 50,0) auf das betroffene Hautareal. Zeitpunkt/Wiederholung: In der Abheilungsphase und danach 1–2 × /Wo., bis der Test neg. ist.
- **Beurteilung:** Ablesung nach 30 s
  - Blaufärbung (Farbumschlag) mit feinen, blauschwarzen Punkten oder Linien → Str. corneum ist geschädigt, Barrierefunktion ↓↓
  - gelbliche Färbung → Test neg.
  - große, blaue Punkte → keine Wertung (Exkoriationen)

### Nikotinsäureestertest

**Syn.:** Rubriment-Test.

**Ind.:** Nachweis einer atopischen Hautdiathese.

#### Durchführung

- Auftragen von Nikotinsäureester-Lsg. 2 % (Nikotinsäurebenzylester 1,0, Ethanol ad 50,0), Benzylnikotinat-Essenz oder -Salbe (Rubriment®, Finalgon®) auf ein kleines Hautareal (in Kreuzform)
- Testort: Rücken oder volarer Unterarm
- **Beurteilung** nach 15 min:
  - Erythem durch Vasodilatation → normal
  - paradoxe Gefäßreaktion mit Abblassen im Zentrum oder Ausbleiben des Erythems → atopische Hautdiathese

## 2.4.5 Tuberkulintestung

**Ind.:** Nachweis/Ausschluss immunologischer Inkompetenz, z. B. bei V. a. Sarkoidose, AIDS; Prüfung der zellulären Immunität nach Impfung oder Exposition (Konversion?).

### Mendel-Mantoux-Test

**Syn.:** Tuberkulin-Hauttest, THT.

Test beweist eine durchgemachte Erstinf. oder eine Impfung. Den Aktivitätsgrad der Erkr. kann er **nicht** anzeigen.

**Durchführung**

- Streng i. c. Injektion von 0,1 ml Tuberkulin (Tuberkulin PPD RT 23 SSI 2 T. E./10 T. E.) am volaren Unterarm (vorzugsweise mittleres Unterarmdrittel), beginnend mit 2 T. E.
- Wenn nach 72 h palpable Induration < 6 mm im Durchmesser (peripheres Erythem **nicht** mitmessen!), Wdh. des Tests mit 10 T. E. Kein Reiben an der Injektionsstelle, keine direkte UV-Exposition!
- Test dient zum Nachweis einer durchgemachten Erstinf. oder eine BCG-Impfung. Kein Hinweis auf Aktivitätsgrad der Tbc.
- **Beurteilung:** Bei Immunkompetenten pos. Reaktion bei Infiltration/Induration > 6 mm, bei Immungeschwächten und Kleinkindern ≥ 5 mm, bei BCG-Geimpften > 15 mm. **Cave:** Kreuzreaktivität mit Umweltmykobakterien. Neg. Testausfall bei frischer Tbc, nach Virusinf. (z. B. Masern, Mumps, HIV), bei Sarkoidose und unter immunsuppressiver Ther.

### Gamma-Interferon-Bluttest

**Syn.:** Interferon-gamma release assay, IGRA.

**Ind.:** z. A. Tbc vor Einleitung bestimmter Biologikatherapien (z. B. bei Psoriasis).

**Durchführung**

- Nach Abnahme von 1 ml Venenblut in 3 Spezialröhrchen diese 5 Sek. schütteln, mit der Abnahmezeit beschriften und ungekühlt ins Labor schicken. Dort müssen die Proben innerhalb von 16 h verarbeitet werden.
- Es wird die γ-IFN-Produktion erregerspez. T-Zellen mittels Antigenen (ESAT-6, CFP-10, TB7.7), die beim M.-tuberculosis-Komplex (M. tuberculosis, bovis, africanum), nicht jedoch bei anderen Mykobakterien (Ausnahme: M. kansasii, szulgai, marinum, gordonae) vorkommen, stimuliert und dann gemessen, z. B. mit dem QuantiFERON® TB Gold In-Tube-Test.
- Der Test gilt als sicher in Ländern mit niedriger Tbc-Prävalenz und dient zur Bestätigung eines pos. THT.
- **Beurteilung:** Falsch neg. (IFN-γ < 35 I. E./ml) bei frischer Tbc und Immunschwäche unterschiedlicher Genese, neg. bei BCG-Geimpften. Falsch pos. bei Inf. mit M. kansasii und marinum.

**Anmerkung:** Vor Einsatz von bestimmten Biologics insb. in der Ps.-Ther. Ausschluss einer aktiven Tbc und einer latenten tuberkulösen Inf. (LTBI) mittels IGRA, wenn Anamnese erhoben und Thorax-Rö. durchgeführt.

## 2.4.6 Dermographismus

**Ind.:** V. a. Urticaria factitia, Druckurtikaria, cholinergische Urtikaria, ▶ 12.18.

**Durchführung**

- An der Rückenhaut oder am volaren Unterarm mit Holzspatel oder stumpfem Kugelschreiberende fest entlangstreichen.
- **Beurteilung:**
  - Dermographismus ruber: hellroter Streifen durch Vasomotorenlähmung (Normalreaktion)

- Dermographismus albus (▶ Abb. 2.2): weißer Streifen durch Vasokonstriktion als Hinweis auf eine atopische Hautdiathese, v. a. bei atopischem Ekzem
- urtikarieller Dermographismus (bei chron. Urtikaria oder konstitutionell): Rötung und Quaddelbildung ohne Pruritus auf Kratzstelle beschränkt innerhalb von 5–10 min
- Urticaria factitia: über die Kratzstelle hinausgehende Rötung und Quaddelbildung mit Pruritus innerhalb von s bis min

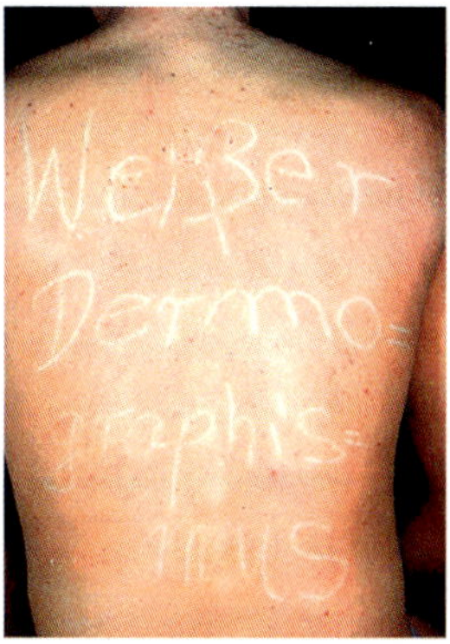

Abb. 2.2 Weißer Dermographismus. [R299]

- verzögerter urtikarieller Dermographismus (bei Druckurtikaria, chron. Urtikaria): Tiefe, lineare, persistierende Schwellung mit diskretem oder ohne Erythem, Entwicklung innerhalb von 1–4 h
- cholinergischer urtikarieller Dermographismus (bei cholinergischer Urtikaria): Lokalisierte Rötung und viele stecknadelkopfgroße Quaddeln nach 5–10 min

## 2.4.7 Kälte-, Wärme-, Druck- und Schwitztest

### Kältetest

**Ind.:** V. a. Kälteurtikaria.

#### Durchführung

- vier Möglichkeiten:
  - Eiswürfel in Plastikbeutel/Becher oder Icepack für ca. 10 min auf den Unterarm legen
  - 8–10 °C kaltes Armbad für bis zu 15 min (DD aquagene Urtikaria)
  - kaltes Vollbad
  - Kaltlufttest (Pat. in leichter Bekleidung in Kühlraum von ca. 4 °C) oder Kaltwindtest (z. B. kalter Luftzug oder Föhn) bei generalisierter Kälteurtikaria
  - TempTest®
- **Beurteilung:** Pos., wenn lokalisierte oder generalisierte Urtikaria auftritt, oft erst bei Wiedererwärmung. Das Zeitminimum bis zur Induktion einer Quaddel kann zur Verlaufs-/Ther.-Kontrolle genutzt werden.

> Pat. sorgfältig überwachen. **KO:** anaphylaktische Reaktionen, v. a. bei Bädern und Ganzkörpertests.

### Wärmetest

**Ind.:** V. a. Wärmeurtikaria.

**Durchführung:** Haut (Arm) wird für ca. 10 min mit Armbad, Wärmflasche oder Wärmemanschette erwärmt. Temp. 38–41 °C (bis 56 °C). TempTest®.
**Beurteilung:** Pos. bei Quaddelbildung, bei verzögerter Reaktion Ablesung nach 2–4 h.

### Drucktest

**Ind.:** V. a. Druckurtikaria.

**Durchführung:** Auflegen/Anhängen eines Gewichts (3–10 kg) auf Oberschenkel, Schulter oder Rücken für 10–30 min
**Beurteilung:** Ablesung sofort (Druckurtikaria vom Soforttyp), nach 4, 6 und 8, evtl. auch nach 20 h (verzögerte Druckurtikaria!). Pos. bei erythematöser tiefer Schwellung, oft mit Orangenhaut-Phänomen.

### Schwitztest

**Ind.:** V. a. cholinergische Urtikaria.

**Durchführung:** Kniebeugen, Treppenlaufen oder Belastung auf dem Fahrradergometer in warmer Kleidung und warmem Raum. Wenn warmes Vollbad (40 °C, 10–15 min), dann jedoch Abgrenzung zur Wärmeurtikaria (s. o.) und aquagenen Urtikaria (feuchte Brustwickel, 35–36 °C, 40 min).
**Beurteilung:** Pos. bei typischer Quaddelbildung.

> Refraktärphase nach kutanen Provokationstestungen möglich → bei mehrfacher oder wiederholter Testung unterschiedliche Testareale wählen.

# 2.5 Bildgebende Verfahren

## 2.5.1 Hochfrequente Sonografie der Haut

Nicht invasives bildgebendes Verfahren zur Darstellung der Haut und des subkutanen Fettgewebes (Eindringtiefe 8–10 mm). Verwendung von Ultraschallbildgeräten mit mehr als 20 MHz.
**Geräte:** z. B. Dermascan®, Cortex Technology; DUB®, Taberna Pro Medicum.

**Indikationen:**

- Hautdickenbestimmung.
- Zur Verlaufsbeobachtung bei zirkumskripter Sklerodermie: Beurteilt werden Koriumtextur und -dicke sowie die subkutanen Fettgewebszüge.
- Als Follow-up bei entzündlichen Dermatosen unter Ther. (z. B. Ps. vulgaris, Lichen planus) zur Beurteilung des entzündlichen Infiltrats im oberen Korium.

## 2.5.2 Lymphknotensonografie

Sono-Geräte mit ≥ 7,5 MHz, Sector- oder Linear-Scan. Farbkodierte Duplex- und Power-Doppler-Sonografie zur Darstellung der Durchblutung.

**Ind.:** Objektive Verlaufskontrolle bei entzündlichen Dermatosen, Lymphomen und TU mit Metastasierungsrisiko (Plattenepithel-Ca, MM, epitheliale TU).

**Beurteilungskriterien im B-Scan:** Nachbarschaftsbeziehungen, räumliche Anordnung (Vermessung in allen 3 Achsen!) und Morphe (echoarme Rinde, echoreiches Mark) der LK. Mit Power-Doppler-Modus kann bei pathol. vergrößerten LK die Blutgefäßversorgung des LK untersucht werden (Hilus, Markregion).

**Befunde:**

- normal: LK ist sehr klein und deshalb sonografisch schwer darstellbar.
- vergrößerte LK: Werden in 2 senkrechten Bildachsen dargestellt und der größte Längs- und Querdurchmesser bestimmt; daraus berechnet sich das L/Q-Verhältnis.
- reaktiv veränderte LK: homogen echoarm, meist ovalär, glatt und i. d.R scharf begrenzt. Bei Parenchyminfiltration, insb. bei Toxoplasmose, unscharf begrenzt! Konglomeration möglich, L/Q > 2. Vermehrte Durchblutung (Duplex, Power-Doppler) in der Hilusregion.
- malignes Lymphom: homogen, sehr echoarm bis zystoid, eher kugelig, L/Q > 2. Eine Randunschärfe ist atypisch! Häufig konglomeratartig angeordnet.
- LK-Metastasen: oft heterogen echoarm (insb. beim Plattenepithel-Ca.). Ovalär bis kugelig, L/Q < 2, meist glatt begrenzt. Bei Kapseldurchbruch unscharfer Rand. Bei schmerzlosen LK sprechen zystoide Areale für Tumornekrosen. Selten Konglomeration. Vermehrte Durchblutung in der Peripherie bei großen Metastasen.

**Merke**

- Im Rahmen der Nachsorge metastasierender MM und Plattenepithel-Ca. sollten die lymphatischen Drainageregionen immer vom gleichen Untersucher sonografiert werden.
- Reaktive LK bilden sich nach Fokussanierung innerhalb von 2 Wo. zurück. Deshalb pathol. veränderte LK immer nach 2 Wo. kontrollieren.

### 2.5.3 Konfokale Laserscanning-Mikroskopie

**Syn.:** Confocal Laser Scanning Microscopy, CLSM.
Bildgebendes, nicht-invasives Diagn.-Verfahren zur In-vivo- und In-vitro-Diagn., Auflösungsvermögen 1–5 µm, Eindringtiefe max. 250 µm.
**Gerät:** z. B. VivaScope® 1500 od. 3000, MAVIG GmbH, München. Anmerkung: VivaCam® CLSM kombiniert mit Videodermatoskopie.
CLSM ermöglicht eine hoch auflösende Darstellung epidermaler und subepidermaler Strukturen bis zu einer Tiefe von 200–250 µm in Horizontalschnitten. Eingeschränkte Beurteilbarkeit bei ausgeprägten Hyperkeratosen und Entzündungen. Keine Beurteilbarkeit von Strukturen tiefer als 250 µm, daher keine Aussage bzgl. Invasivität der meisten TU möglich.

**Indikationen:**

- Differenzierung benigner (Naevi) und maligner melanozytärer Haut-TU (MM)
- Differenzierung von AK, M. Bowen, BCC auf Grund charakteristischer morphologischer Merkmale
- topografische Orientierung z. B. einer TU-Läsion vor Exzision durch gezieltes CLSM-„Mapping“ der Randbezirke der Läsion in vivo
- topografische Orientierung z. B. eines TU-Exzidats nach Exzision durch gezieltes CLSM-„Mapping“ der Randbezirke der Läsion ex vivo (in vitro)
- Verlaufskontrolle nach z. B. TU-Entfernung (Rez.?)
- Ther.-Verlaufskontrolle bei nicht-invasiven Ther.-Verfahren

### 2.5.4 Hochauflösende optische Kohärenztomografie

**Syn.:** High Definition Optical Coherence Tomography (HD-OCT).
Beruht auf dem Prinzip der Michelson-Inferometrie. Bildgebendes, nicht-invasives, in-vivo Diagn.-Verfahren, Auflösungsvermögen je nach Gerät: 5–15 μm.

> Grundsätzlich gilt für die bildgebenden Verfahren (▶ 2.5): Je höher die Auflösung, desto geringer die Eindringtiefe und umgekehrt. Ähnlichkeit zu histologischen Schnitten.

**Gerät:** z. B. VivoSight, Michelson Diagnostics, Kent, UK.
OCT ermöglicht eine hoch auflösende Darstellung von Epidermis, dermoepidermaler Junktionszone (Invasivität?) und oberen Dermisanteilen (vertikale Gewebeschnitte bis zu einer Tiefe von 1–2 mm. Eingeschränkte Beurteilbarkeit bei ausgeprägten Hyperkeratosen und Entzündungen.

**Indikationen:**

- Differenzierung nichtmelanozytärer TU, z. B. AK, SCC, BCC inklusive der Subtypen, Keratoakanthom, Ausnahme: z. B. Merkelzell-Ca
- topografische Orientierung z. B. einer TU-Läsion vor Exzision
- Verlaufskontrolle nach z. B. TU-Entfernung (Rez.?)
- Ther.-Verlaufskontrolle bei nicht-invasiven Ther.-Verfahren, z. B. AK, BCC
- weitere Anwendungen: Sporennachweis bei Onychomykose, Erregernachweis bei Parasitosen (z. B. Skabiesmilbe), Nagelhämatom

### 2.5.5 Skelettszintigrafie

Nuklearmedizinische Darstellung von Knochen und Gelenken. Hohe Sensitivität, geringe Spezifität, geringe Strahlenbelastung.

**Ind. in der Dermatologie:** Suche nach Knochenmetastasen, Osteoarthropathia psoriatica, M. Reiter, Kollagenosen mit arthritischen Beschwerden.

**Durchführung:** Injektion von 10–20 ml $^{99m}$Technetium-Methylendiphosphonat. Nach definierten Zeitabständen Aufnahme mit der γ-Kamera (Ziel- oder Ganzkörperaufnahme).

**Beurteilung:** Pathol. Anreicherungen in Gebieten mit erhöhtem Kalziumumsatz. Vorteil: TU und Metastasen sind erheblich früher erkennbar als im Rö.-Bild.

> In erster Linie suchdiagn. Verfahren. Pathol. Szintigramme erlauben keine sichere Aussage über die Ursache.

# 3 Häufige Leitsymptome und ihre Differenzialdiagnosen

*Claus Oster-Schmidt, Thomas Dirschka, Lutz Schmitz, Katja Dicke*

# 3.1 Differenzialdiagnosen nach Lokalisationen

## 3.1.1 Capillitium

### Haarausfall

**Diagnostische Tipps (▶ 18.3.2)**

- Besteht wirklich Haarausfall („Zupftest positiv") oder handelt es sich nur um eine Empfindung des Pat. (Haarwechsel)? Was versteht Pat. unter „Haarausfall"?
- Ist der Haarausfall diffus oder umschrieben?
- Familienanamnese (v. a. bei androgenetischer Alopezie); auch nach Großeltern fragen; bei F: Virilisierung, Zyklusunregelmäßigkeiten?
- Welcher Teil des Capillitiums ist betroffen?
- Körperhaare ebenfalls betroffen?
- Ist der Haarausfall vernarbend (Follikelostien zerstört, ▶ Tab. 3.1) oder nicht vernarbend (Follikelostien erhalten, ▶ Tab. 3.2)?
- Wie sieht die Kopfhaut aus (Entzündung, Schuppung) → Untersuchung im Woodlicht (Pilzinf.)?
- Bestehen weitere Keratinisierungsdefekte (z. B. Keratosis follicularis, Ulerythema ophryogenes, Nageldefekte, Lichen planus)? Bestehen Haarschaftanomalien (▶ 18.3.8)?
- Besteht Haarlosigkeit seit der Geburt (N. sebaceus ▶ 11.1.1, Aplasia cutis ▶ 18.3.3, Atrichie ▶ 18.3.3)?
- Medikamentenanamnese (z. B. Heparin, Cumarine, β-Blocker, Retinoide). Berufsanamnese (Intoxikationen), Z. n. OPs, schwere Inf.
- Schilddrüsen- und Sexualhormondiagn.
- Ernährungsgewohnheiten (z. B. Effluvium durch Radikaldiäten)

**Tab. 3.1 Nicht-vernarbende Alopezien (Follikelostien erhalten) – Differenzialdiagnosen.**

| Befund | Lokalisation, Manifestation | Erkrankung | Bemerkungen/ Hinweis |
|---|---|---|---|
| Allmählich fortschreitende Haarlichtung über J. | bei M: „Geheimratsecken", Tonsurbildung<br>bei F: Scheitel | androgenetische Alopezie ▶ 18.3.6 | häufigste Ursache des Haarausfalls (95 %)<br>**Diagn.:** bei F mit weiteren Zeichen der Virilisierung hormonbildenden TU (Nebennierenrinde, Ovar) ausschließen |
| Plötzlich einsetzender (vollständiger) Haarverlust möglich | an allen behaarten Körperregionen | akute diffuse Alopezie (anagen dystrophisches Effluvium ▶ 18.3.6) | **Auslöser:** Medikamente (Zytostatika, Antikoagulanzien), Intoxikationen (Schwermetalle, Pflanzengifte) Rö.-Strahlen. Oft ca. 3 Mon. nach größeren OPs oder Blutverlusten |

**Tab. 3.1 Nicht-vernarbende Alopezien (Follikelostien erhalten) – Differenzialdiagnosen.** *(Forts.)*

| Befund | Lokalisation, Manifestation | Erkrankung | Bemerkungen/ Hinweis |
|---|---|---|---|
| Runde/ovale Alopezieherde; „Ausrufezeichenhaar" am Rand, Haare schmerzlos ausziehbar, Haut elfenbeinartig, keine Atrophie | an allen behaarten Körperregionen möglich, v. a. Kapillitium und Bartregion | Alopecia areata ▶ 18.3.6 (kreisrunder Haarausfall) | häufig; eher bei Kdr. und jungen Menschen, oft familiäre Häufung, oft psychische Beeinträchtigung, mögliche Assoziation mit Autoimmunerkr., z. B. Vitiligo |
| Diffuser Haarverlust | Kapillitium | diffuses Effluvium | Häufige Ursache: Eisenmangel → Bestimmung von Ferritin i. S.! |
| Diffuses Effluvium, schleichender Verlauf, ggf. kombiniert mit vernarbendem Alopezie (v. a. bei LE) | Kapillitium | Kollagenosen ▶ 8.13 (PSS, LE, Dermatomyositis) | Weitere klin. Zeichen einer Kollagenose |
| Im „alopezischen" Areal sind Haarstümpfe erhalten (Haare abgebrochen!), ggf. pityriasiforme Schuppung | kleinfleckig disseminiert | Mikrosporie ▶ 9.4.5 | meist bei Kdr., Grünfluoreszenz im Woodlicht, hochkontagiös, Kdr. aus der Umgebung untersuchen! Felltragende Haustiere? |
| Unscharf begrenzte, mottenfraßartige Herde | diffuse kleine Herde parietal und okzipital | Alopecia areolaris syphilitica ▶ 9.3.6 | bei Syphilis II, andere klin. Zeichen der Syphilis II (Exanthem?); sehr selten |
| Mechanisch bedingter Haarverlust (Zopf) | Mädchen und Frauen | Traktionsalopezie | kein Zug, „lockere" Frisuren |
| Haare unterschiedlicher Länge, kurze abgebrochene Haare, perifollikuläre Blutung | Klein- und Schulkinder, häufig | Trichotillomanie | Psychotherapie |
| Stumpfes lichtes Haar, leicht epilierbar | im Kleinkindesalter (Mädchen) | Syndrom des losen Anagenhaars | schmerzloses Herausziehen der Haare |
| Helles, feines, kurzes Haar, nicht leicht epilierbar, keine Haarschaftanomalie | frühe Kindheit | kurzes Anagenhaarsyndrom | reduzierte Wachstumsphase |

3

**Tab. 3.2 Vernarbende Alopezien (Follikelostien zerstört) – Differenzialdiagnosen.**

| Befund | Lokalisation | Erkrankung | Bemerkungen/Hinweise |
|---|---|---|---|
| Haarloses Areal, meist straffe Atrophie | am Ort des Traumas | traumatische Narbe | oft ausgedehnte Haarlosigkeit nach Verbrennungen |
| Vernarbender Haarausfall, Ausbildung einer größeren und progredienten Narbenplatte | meist paramedian, tumorbedingte Alopezie am Ort der Tumorausbreitung | atrophisierende Alopezie (Status pseudopeladicus) ▶ 18.3.7 | • ohne Grunderkr.: Pseudopelade Brocq<br>• bei Grunderkr.: LE, Sklerodermien, Lichen planus<br>• hereditär: Incontinentia pigmenti, Ichthyosen, Epidermolysen, M. Darier<br>• bei TU (z. B. BCC, Plattenepithel-Ca, Metastasen)<br>• bei Tinea amiantacea<br>• bei Pilzinf.: Favus, Tinea profunda |
| Vernarbende Plaques mit peripherem Erythemsaum | Kapillitium, Gesicht | diskoider LE ▶ 8.13.2 | typisches klin. Bild |
| Kleine konfluierende Herde mit Pustel- und Krustenbildung, nachfolgend Haarverlust, Zerstörung der Follikel | meist Scheitel und Hinterkopf | Folliculitis decalvans ▶ 18.3.7 | hoch-chron., Assoziation mit Störungen der zellulären Immunität möglich |
| Follikuläre Papeln und Pusteln, fuchsbauartige Fistelbildung | Behaarte Kopfhaut, Nacken | Folliculitis et perifolliculitis abscedens et suffodiens | I. R. der Akne-Tetrade |
| Follikuläre Hornstacheln | Kapillitium, Gesicht, Extremitätenstreckseiten, gluteal | Keratosis follicularis spinulosa decalvans | XD, selten, oft auch Hornhauttrübungen |
| Perifollikuläre Rötung, vernarbende Alopecie | frontal, temporal | frontal fibrosierende Alopecie Kossard | Variante des Lichen planus F > M |

## Knoten

▶ Tab. 3.3.

**Diagnostische Tipps**

- Ist der Knoten hart (z. B. Trichilemmalzyste, Epithelioma calcificans [Pilomatrikom], Trichoepitheliom, maligner TU, Metastase) oder weich (z. B. Epidermoidzyste, Lipom)?
- Ist ein zentraler Porus vorhanden (Epidermoidzyste)?
- Alter des Pat. berücksichtigen (Zysten und papillomatöse Pigmentnaevi erst postpubertär).

- Führt der Knoten zu Effluvium (Druckatrophie oder möglicher Hinweis auf infiltratives Wachstum)?
- DD seltener knötchenartiger HV:
  - Mastozytom: Schwillt beim Reiben oder Pressen an und wird rot (Darier-Zeichen).
  - Ekkrines Spiradenom: Schmerzhaftes Knötchen, fällt v. a. beim Abtrocknen der Kopfhaut auf.
  - Leiomyom: schmerzhaftes Knötchen mit deutlicher Kälteempfindlichkeit.

**Tab. 3.3 Knoten – Differenzialdiagnosen.**

| Befund | Lokalisation | Erkrankung | Bemerkungen/Hinweis |
|---|---|---|---|
| Prallelastische verschiebliche, kugelige TU, erbs- bis taubeneigroß, oft zentraler Porus | Rumpf, Extremitäten, Gesicht/ Kapillitium | Epidermoidzysten/Trichilemmalzysten ▶ 11.1.2 | harmlos, Verletzung kann zu Fremdkörpergranulomen oder Abszessen führen |
| Meist weiches, hautfarbenes Papillom | alle Lokalisationen | Pigmentnaevi ▶ 11.1.1 | verändert sich mit zunehmendem Alter; zunächst flach, später papillomatös |
| Hautfarbene Knoten mit weicher Oberfl., oft turbanartig aggregiert | solitär oder multipel am Kapillitium | Zylindrome ▶ 11.1.8 | AD, oft rez., wenn multipel, oft Entstehung von sog. Turbantumoren, selten maligne Entartung |
| Verdrängend wachsende Knoten, nicht verschieblich | alle Lokalisationen möglich | Metastasen ▶ 11.11 | oft Haarverlust, Suche nach Primär-TU (oft Mamma-Ca.) |
| Meist leicht verschiebliche, druckschmerzhafte TU | im Bereich der Abflusswege | LK | Suche nach entzündlichem Fokus, Kopfkrankheiten oder TU ▶ 2.1.1 |

## Schuppung, gerötete Kopfhaut

▶ Tab. 3.4.

**Diagnostische Tipps**

- Geht Rötung über Kopfhaut hinaus (Hals, Gesicht?) → Hinweis auf kontaktallergisches Ekzem, z. B. durch Haarfärbemittel, Haarshampoo.
- Auf Retroaurikulärregion achten (hier v. a. Ps. und seborrhoisches Ekzem; Nissen? → LK-Schwellung, Ekzematisation).
- Lokalisierte schuppende Herde bei Kdr. → an Mikrosporie, Favus und atopisches Kopfekzem denken.

- Nach HV an anderen Körperstellen suchen (z. B. Prädilektionsstellen der Ps.).
- Bei unklaren schuppenden HV mykologische Kultur anlegen (Haar ausreißen und ins Nährmedium einbringen), zusätzlich Nativpräp.; alternativ: PCR.
- Typ-I-Diagn. (Prick-Test, CAP-FEIA/RAST-Test, IgE-Bestimmung), bei V. a. atopisches Kopfekzem.
- Typ-IV-Diagn. (Epikutantest), bei V. a. kontaktallergisches Kopfekzem.



**Tab. 3.4 Schuppung, gerötete Kopfhaut – Differenzialdiagnosen.**

| Befund | Lokalisation | Erkrankung | Bemerkungen/Hinweise |
|---|---|---|---|
| Weißliche, kleieförmige Schuppung, oft leichtes Kopfhautekzem | diffus auf dem Kapillitium | einfache Schuppen, Pityriasis simplex | M > F, Verwendung milder Haarshampoos mit Zinkpyrithion günstig (z. B. Head&Shoulders®) |
| Kleieförmige Schuppung auf gerötetem Grund, meist fettige Haare, mäßiger Pruritus | diffus, retroaurikulär akzentuiert | seborrhoisches Ekzem ▶ 12.12 | „kleine Schwester der Ps." |
| Grob lamelläre Schuppung auf erythematösem Grund | herdförmig betont, v. a. retroaurikulär, 1 cm über Stirn-Haar-Grenze hinausreichend | Ps. ▶ 14.6 | meist weitere psoriatische Läsionen (Prädilektionsstellen: Ellenbogen, Knie, Os sacrum, Analfalte) |
| Panzerartige Schuppenauflagerung, Haarumscheidung, oft Haarausfall | diffus | Tinea amiantacea ▶ 12.17.1 | Variante der Psoriasis capitis oder des atopischen Kopfekzems, (vernarbende) Alopezie möglich, wichtigste Maßnahme: Entschuppung |
| Trockene Kopfhaut und Haare, kleieartige Schuppung, oft Nässen, Superinf., Kratzspuren | diffus | atopisches Kopfekzem ▶ 12.17.1 | starker Pruritus, andere Zeichen des atopischen Ekzems (z. B. Beugenekzem); Typ-I-Diagn. (Anamnese, Prick, CAP-FEIA/RAST) |
| Pityriasiforme Schuppung, im „alopezischen" Areal sind Haarstümpfe erhalten, Haare sind abgebrochen | centgroße, regellos verteilte Herde | Mikrosporie ▶ 9.4.5 | meist Kdr. betroffen, Grünfluoreszenz im Woodlicht; hochkontagiös, Kdr. aus der Umgebung untersuchen! Haustier-anamnese? |
| Kratzspuren, Krusten, Superinf., Nissen an den Haarschäften, oft „Nackenekzem", LK-Schwellung am Hals | v. a. retroaurikulär | Pediculosis capitis ▶ 9.5.1 | starker Pruritus; v. a. bei Erwachsenen mit verwahrlostem Habitus an Alkoholismus denken! |

**Tab. 3.4 Schuppung, gerötete Kopfhaut – Differenzialdiagnosen.** *(Forts.)*

| Befund | Lokalisation | Erkrankung | Bemerkungen/Hinweise |
|---|---|---|---|
| Plattenartige Hyperkeratosen, oft berührungsempfindlich, leichte Blutungsinduktion | v. a. in alopezischen Arealen | aktinische Keratosen ▶ 11.2.1 | oft diffus und flächenhaft (reibeisenartiger Tastbefund) |

## 3.1.2 Gesicht

### Entzündungen

**Diagnostische Tipps**

- Immer nach Kontaktstoffen fragen (welche Cremes/Salben werden weshalb angewendet?).
- Besteht eine epidermale Beteiligung (Schuppung, Bläschen)? → Hinweis auf Ekzemerkr.
- Besteht ein Ödem der Dermis und des Unterhautgewebes? → Hinweis auf Urtikaria oder Quincke-Ödem.
- Besteht eine randständige Betonung, Rötung, Schuppung? → Hinweis auf Tinea.
- Wird die Erkr. durch Licht ausgelöst oder verschlimmert? → Hinweis auf Lichtdermatose (▶ 10.3).
- Augenlider, Retroaurikulärregion betroffen? → Hinweis auf atopisches, seborrhoisches Ekzem, allergisches Kontaktekzem → Prick-Test, Bestimmung Gesamt-IgE/spez. IgE, Epikutantest.
- Allgemeines Krankheitsgefühl, Teleangiektasien an Nagelfalzgefäßen → Hinweis auf Kollagenose (SLE, Dermatomyositis) ▶ 8.13.

#### Entzündungen mit follikulärer Bindung (Entzündung am Haarfollikel)

▶ Tab. 3.5.

**Tab. 3.5 Entzündungen mit follikulärer Bindung – Differenzialdiagnosen.**

| Befund | Lokalisation | Erkrankung | Bemerkungen/Hinweise |
|---|---|---|---|
| Komedonen (talggefüllte Follikel), Papeln und Pusteln, Abszesse möglich | Wangen, Nase und Stirn am stärksten betroffen | Acne vulgaris ▶ 18.1.1 | meist im Jugendalter, seltener auch später; Komedonen nur bei Akne! |
| Grobporige Haut, Teleangiektasien, flächige Rötungen, Papeln und Pusteln, Phyme möglich | zentrofazial | Rosazea ▶ 18.1.2 | mittleres Erw.-Alter. Trigger (Alkohol, scharfe Speisen, Temperaturwechsel), genetische Faktoren |

**Tab. 3.5 Entzündungen mit follikulärer Bindung – Differenzialdiagnosen.** *(Forts.)*

| Befund | Lokalisation | Erkrankung | Bemerkungen/Hinweise |
|---|---|---|---|
| Helles Erythem, Mikropapeln, Papulovesikel, selten Pusteln | um Mund und (selten) Augen unter Aussparung eines schmalen Saums um das Lippenrot | periorale Dermatitis ▶ 18.1.4 | F mittleren Alters, auch Kdr., oft ausgeprägtes „Spannungsgefühl", häufig bei übermäßigem Kosmetikgebrauch („Stewardessenkrankheit") und atopischer Diathese |
| Follikuläre Pusteln | Wangen, Stirn und Hals | gramneg. Follikulitis ▶ 9.2.1 | Oft mit Akne verwechselt! Häufig nach topischer antibiotischer Vorbehandlung, keine Komedonen; bakt. Abstrich |
| Vielgestaltig, aber intraindividuell monomorph | seitliches Gesicht, auch andere belichtete Areale (z. B. Hals, Unterarme) | polymorphe Lichtdermatose ▶ 10.3.4 | meist einige d nach Besonnung, Pat. geben Zusammenhang mit Licht oft selbst an, oft im Frühjahr |

## Flächige Rötung im Gesicht

▶ Tab. 3.6.

**Tab. 3.6 Flächige Rötung im Gesicht – Differenzialdiagnosen.**

| Befund | Lokalisation | Erkrankung | Bemerkungen/Hinweise |
|---|---|---|---|
| Flammende Rötung, scharf begrenzt, Überwärmung, Schwellung | in der Nähe von Eintrittspforten | Erysipel ▶ 9.2.7 | oft Fieber, AZ ↓, LK-Schwellung, nach Eintrittspforte (z. B. Erosion, Insektenstich) suchen |
| Akut: Bläschen, Nässen<br>Chron.: Schuppung, Lichenifikation | an Kontaktstellen; evtl. Streureaktion in der Umgebung | kontaktallergisches Ekzem ▶ 12.9/ Airborne contact dermatitis ▶ 12.16.2 | nach Kontaktstoffen (Kosmetika, Berufsstoffe) fahnden, Epikutantest |
| Kleieförmige Schuppung auf gerötetem Grund, meist fettige Haut | v. a. nasolabial, Augenbrauen | seborrhoisches Ekzem ▶ 12.12 | oft auch Kopfschuppung |
| Segmental gruppierte Bläschen auf gerötetem Grund, starke Schmerzen, oft brennend und einschießend<br>**Cave:** Oft zunächst Schmerzen ohne Hautbefund | im Verlauf des N. Trigeminus (V) I–III | Herpes zoster ▶ 9.1.3 | beginnt oft mit flächiger Rötung und Dysästhesien, später Krustenauflagerungen, meist einseitig und segmental, gehäuft bei älteren Menschen (> 60 J.), Zosterneuralgie möglich |
| Kleieförmige Schuppung, Kratzeffekte | Lippen, Lider, Ohren am stärksten betroffen | atopisches Ekzem ▶ 12.10 | starker Pruritus, Symptome meist auch an Prädilektionsstellen, weitere Atopiezeichen? |

| Tab. 3.6 Flächige Rötung im Gesicht – Differenzialdiagnosen. *(Forts.)* | | | |
|---|---|---|---|
| **Befund** | **Lokalisation** | **Erkrankung** | **Bemerkungen/Hinweise** |
| Livide Erytheme, weinerlicher Gesichtsausdruck, AZ ↓, Muskelschwäche | periorbital und Wangen | Dermatomyositis ▶ 8.13.8 | hyperkeratotische Fingerrückenerytheme, Systembeteiligung |
| Flächiges Erythem, „rheumatische" Beschwerden | Schmetterlingserythem (Nasenrücken und Wangen) | LE ▶ 8.13.4 | Systembeteiligung, Lichtempfindlichkeit ↑ HV oft an belichteten Arealen |
| Krusten und Erosionen auf erythematösem Grund, selten Blasen, aktinische Elastose | belichtete Areale, v. a. temporal und Wangen, auch Unterarmaußenseiten, Handrücken | Porphyria cutanea tarda ▶ 8.11 | meist schwere aktinische Elastose, Hypertrichose; auch bei term. Niereninsuff., Dialysepat. |
| Flächige Rötung, Schuppung und Infiltration | belichtete Areale, v. a. Gesicht, auch Arme und Décolleté | chron. aktinische Dermatitis ▶ 10.3.10 | Fotodiagn. ▶ 10.3.2, schwierige Ther. |
| Kleine, oft berührungsempfindliche Hyperkeratosen, oft Kontaktblutungen, bei Feldkanzerisierung flächig | aktinisch belastete Areale | aktinische Keratosen ▶ 11.2.1 | oft als „Ekzem" verkannt |

## Umschriebene Rötung im Gesicht

▶ Tab. 3.7.

| Tab. 3.7 Umschriebene Rötung im Gesicht – Differenzialdiagnosen. | | | |
|---|---|---|---|
| **Befund** | **Lokalisation** | **Erkrankung** | **Bemerkungen/Hinweis** |
| Infiltriertes, umschriebenes, oft kissenartiges Erythem, Oberfl. unverändert | meist solitär im Gesicht (Wange, Ohrläppchen) | Lymphocytic infiltration ▶ 11.12.4 | M mittleren Alters, häufig LE tumidus, PLD oder Lymphadenosis cutis benigna gleichzusetzen |
| Initial: umschriebenes Erythem. Spät: trizonaler Aufbau → Zentral: Hypopigmentierte Narbe. Mitte: Schuppensaum. Rand: Erythem | solitär oder multiple Herde im Gesicht, auch außerhalb möglich | diskoider LE ▶ 8.13.2 | Dysästhesien, Schmerz bei Berührung, schmerzhafte follikuläre Hyperkeratosen (Tapeziernagelphänomen), meist belichtete Areale |
| Dunkelrote, später bräunliche Plaque | meist solitär im Gesicht | Granuloma eosinophilicum faciei ▶ 16.4 | orangenartige Oberfl. |

## „Rote Nase“

▶ Tab. 3.8.

**Diagnostische Tipps**

- Genaue Analyse der Farbe (rot/rosa = LE, Rosazea; livid = Lupus pernio, braun/gelb = Lupus vulgaris).
- Glasspateldruck → apfelgeleeartige Eigenfarbe bei granulomatöser Erkr., aber oft auch bei Rosazea.
- Wurden Steroide angewendet, wenn ja, wie lange? → kaschieren oft das Bild; Verschlimmerung nach Absetzen.
- BCC „versteckt“ sich oft in „Rosazea-Nase“.

3

**Tab. 3.8 „Rote Nase“ – Differenzialdiagnosen.**

| Befund | Lokalisation | Erkrankung | Bemerkungen/ Hinweise |
|---|---|---|---|
| Grobporige Haut, Bindegewebsvermehrung („Rhinophym“), flächige Infiltration, Teleangiektasien, Papeln und Pusteln möglich | Nase, zentrofazial | Rosazea ▶ 18.1.2 | mittleres Erw.-Alter, Trigger (z. B. UV-Licht, Alkohol, scharfe Speisen), genetische Prädisposition |
| Flächige Rötung und kleieförmige Schuppung | Nase, nasolabial | seborrhoisches Ekzem ▶ 12.12 | meist fettige Haut, oft auch Kopfschuppen |
| Beginn mit Erythem, später zentrale, hypopigmentierte Narbe, Follikelkeratosen | scheibenartiger Herd, solitär oder weitere Herde meist im Gesicht | diskoider LE ▶ 8.13.2 | Dysästhesien, Berührungsschmerz |
| Bläulich-rotes Infiltrat, umschrieben, oft mit Teleangiektasien | Nasenspitze, seltener Ohren → akrale Lokalisation | Lupus pernio ▶ 16.1 | Variante der Sarkoidose, Systembeteiligung ausschließen |
| Bläuliches, teigiges Ödem, oft brennende Schmerzen | Nase, oft auch Zehen- und Fingerstreckseiten | Perniones ▶ 10.1.3 | nach Kälteexposition, Blasenbildung und Ulzeration möglich |
| Flächiges bräunlich-rötliches Infiltrat, Erosion und Ulzeration möglich | Gesicht, Kapillitium | Hämangioendotheliom (Angiosarkom) ▶ 11.9.1 | Übergang in multizentrisches Wachstum |

## Pigmentierungen im Gesicht

▶ Tab. 3.9.

**Tab. 3.9 Pigmentierungen im Gesicht – Differenzialdiagnosen.**

| Befund | Lokalisation | Erkrankung | Bemerkungen/Hinweise |
|---|---|---|---|
| Scharf begrenzte hellbraune Maculae | mittleres Gesicht, Arme, Schultern | Epheliden ▶ 10.4.1 | AD, harmlos |

**Tab. 3.9 Pigmentierungen im Gesicht – Differenzialdiagnosen.** *(Forts.)*

| Befund | Lokalisation | Erkrankung | Bemerkungen/Hinweise |
|---|---|---|---|
| Flächige Hyperpigmentierung, scharf begrenzt | Stirn, Schläfen, Wangen | Chloasma ▶ 10.4.1 | oft durch Kontrazeptiva oder Schwangerschaft, auch idiopathisch |
| Scharf begrenzte braune Maculae, dunkler als Epheliden | variabel, nicht nur in belichteten Arealen | Lentigines ▶ 10.4.1 | im Kindesalter beginnend, zunehmende Anzahl |
| Bräunliche Maculae oder Papeln, oft vergröbertes Hautrelief | variabel | NZN ▶ 11.1.1 | im Laufe des Lebens zunehmende Anzahl |
| Solitäre schwärzliche Macula, glatte Oberfl., unscharfe Begrenzung | belichtete Areale | Lentigo maligna, Lentigo maligna Melanom ▶ 11.6 | im höheren Lebensalter auf aktinisch geschädigter Haut, oft aus Lentigo simplex entstehend |
| Glänzende bräunlich-schwarze Papeln, Teleangiektasien | belichtete Areale | pigmentiertes BCC ▶ 11.3 | auf aktinisch geschädigter Haut |
| Hyperkeratotische bräunlich-schwarze Papel | variabel | seborrhoische Keratose ▶ 11.1.3 | Auflichtmikroskop: typisch: Pseudohornzysten und pseudofollikuläre Ostien |

## Lippenschwellung

▶ Tab. 3.10.

**Diagnostische Tipps**

- Einseitig (eher Melkersson-Rosenthal-Sy.) oder beidseitig (eher Quincke-Ödem)?
- Ist das Epithel verändert (Rötung, Schuppung, Nässen)? → Hinweis auf Ekzemerkr.

**Tab. 3.10 Lippenschwellung – Differenzialdiagnosen.**

| Befund | Lokalisation | Erkrankung | Bemerkungen/Hinweise |
|---|---|---|---|
| Monströse Schwellung der Lippen, bizarre Schwellung übriger Gesichtspartien | Ober- und Unterlippe symmetrisch betroffen, weitere Anteile des Gesichts ebenfalls | Angioödem ▶ 12.19 | plötzlicher Beginn, meist schneller Rückgang, oft rez., durch Larynxödem Lebensgefahr, oft durch ACE-Hemmer ausgelöst |
| Initial tiefe Infiltration, später Ödem | asymmetrischer Befall | Melkersson-Rosenthal-Sy. ▶ 16.6 | auch periphere Fazialisparese und Lingua plicata möglich, rez. Verlauf, gehäuft prämonitorische Migräneattacke |

**Tab. 3.10 Lippenschwellung – Differenzialdiagnosen.** *(Forts.)*

| Befund | Lokalisation | Erkrankung | Bemerkungen/Hinweise |
|---|---|---|---|
| Zunächst umschriebene Schwellung; später gruppierte Bläschen | umschriebenes Areal an der Lippe | Herpes labialis ▶ 9.1.2 | Dysästhesien, oft Schmerzen, rez. Verlauf |
| Schwellung, flammende Rötung, Überwärmung, scharf begrenzt | meist im Bereich von Eintrittspforten; über die Lippe hinausreichend | Erysipel ▶ 9.2.7 | meist Fieber, Abgeschlagenheit, Sanierung der Eintrittspforte |
| Schwellung, Schmerz, Überwärmung, Hämorrhagie | akzentuiert an Kontaktstelle, oft gesamte Lippe geschwollen | Insektenstich ▶ 9.6.4 | oft Einstichstelle sichtbar, diese kann Eintrittspforte für Bakterien sein → Erysipel ▶ 9.3.7 |

3

## Lippenekzem

▶ Tab. 3.11.

**Diagnostische Tipps**

- Mykologische Kultur anlegen und bakt. Abstrich anfertigen.
- Diagn. auf Typ-I-Allergie (Prick-Test, Bestimmung Gesamt-IgE/spez. IgE); Diagn. auf Typ-IV-Allergie (Epikutantest).
- Auf Lichtschäden im Gesicht achten.

**Tab. 3.11 Lippenekzem – Differenzialdiagnosen.**

| Befund | Lokalisation | Erkrankung | Bemerkungen/Hinweise |
|---|---|---|---|
| Schwellung, schmerzhafte „aufgesprungene" Lippen, ausgetrocknetes Lippenrot | Unterlippe stärker betroffen als Oberlippe, über das Lippenrot hinausgehend | Cheilitis simplex ▶ 19.1.1 Cheilitis atopica ▶ 12.10 | meist durch habituelles Belecken der Lippen oder bei atopischer Diathese. Lippen fetten und Pat. aufklären |
| Schwellung, Bläschen, Nässen, Streureaktion | meist Ober- und Unterlippe | Kontaktekzem ▶ 12.9 | nach Kontaktstoffen fragen (z. B. Lippenstift, Lippencreme, Zahnpasta, Haftpaste für Zahnprothese, Bleistiftende, Blasinstrument) |
| Rötung, Schuppung, Rhagaden, oft Nässen | auf die Mundwinkel begrenzt | Cheilitis angularis (Perlèche) ▶ 19.1.1 | oft bei atopischem Ekzem, Candidose, bakt. Inf., häufigem Belecken, Anämie, Riboflavinmangel, konsumierender Grunderkr. Bakt. Abstrich, Pilzkultur anlegen, BB, bei Persistenz über Wo. Riboflavinbestimmung und TU-Suche |
| Schmerzhafte Rhagaden und Blutungen, Ödem, weißl. Keratosen | v. a. Unterlippe | Cheilitis actinica ▶ 19.1.2 | bei stärkerer Infiltration PE z. A. Plattenepithel-Ca, Nikotinabusus? |

**Tab. 3.11 Lippenekzem – Differenzialdiagnosen.** *(Forts.)*

| Befund | Lokalisation | Erkrankung | Bemerkungen/Hinweise |
|---|---|---|---|
| Livide Rötung, Lippenrot verstrichen, schmerzhafte Rhagaden | variabel, beide Lippen können befallen sein | diskoider LE ▶ 8.13.2 | s. o. |

## Lippenpigmentierung

▶ Tab. 3.12.

**Tab. 3.12 Pigmentierung der Lippen – Differenzialdiagnosen.**

| Befund | Lokalisation | Erkrankung | Bemerkungen/Hinweise |
|---|---|---|---|
| Umschriebene bräunliche Flecken, regelmäßige Pigmentierung | eher an der Unterlippe | Lentigo simplex ▶ 10.4.1 | weitere Lentigines in UV-belasteten Regionen, immer Zeichen einer zu starken UV-Belastung, Gefahr der malignen Entartung |
| Multiple Lentigines | perioral, labial, oral | Peutz-Jeghers-Sy. ▶ 10.4.1 | AD, abdominelle Symptome bei intestinaler Polypose; gastroenterologisches Konsil |
| Unscharf begrenzt, dunkelbraun bis schwarz, unregelmäßig pigmentiert | eher an der Unterlippe | MM ▶ 11.6 | oft auf dem Boden einer präexistenten Lentigo; Auflichtmikroskopie |

## Lippenulkus

▶ Tab. 3.13.

**Diagnostische Tipps**
- akut: Herpes simplex, EEM, Impetigo, syphilitischer Primäraffekt
- chron.: BCC, Plattenepithel-Ca, Lichen planus

**Tab. 3.13 Lippenulkus – Differenzialdiagnosen.**

| Befund | Lokalisation | Erkrankung | Bemerkungen/Hinweise |
|---|---|---|---|
| Schmerzhafter Einriss an der Lippe | variabel, meist zentral | Rhagade | oft bei atopischem Ekzem, Leckcheilitis |
| Ulzerierender meist bretthharter TU mit aufgeworfenem Rand | meist Unterlippe, paramedian | Plattenepithel-Ca. ▶ 11.5 | meist auf dem Boden einer aktinischen Cheilitis oder bei Rauchern |
| Zunächst glasige, hautfarbene Papel, später knotiger TU mit prominentem Randsaum, Ulkus möglich | eher Oberlippe, paramedian | ulzeriertes BCC ▶ 11.3 | oft ausgedehntes subepitheliales Wachstum |
| Induriertes schmerzloses Ulkus, Schwellung der regionalen LK | solitär, gesamte Lippe und intraoral möglich | syphilitischer Primäraffekt ▶ 9.3.6 | meist rasche, narbenlose Abheilung. Infektionsgefahr! Meldepflicht! |

3

### 3.1.3 Mundschleimhaut

**Diagnostische Tipps**
- Optimale Beleuchtung sicherstellen.
- Schleimhaut, Zunge, Zähne und Rachen inspizieren (vorher Zahnprothese herausnehmen lassen).
- Submentale LK palpieren.

#### Erosion

▶ Tab. 3.14.

**Tab. 3.14 Erosion der Mundschleimhaut – Differenzialdiagnosen.**

| Befund | Lokalisation | Erkrankung | Bemerkungen/Hinweise |
|---|---|---|---|
| Flächig erosives hochentzündliches Areal, oft am Rand netzige weißliche Streifung, ggf. verrukös, auch im Bereich der Lippen mgl. | lokalisiert, meist Wangenschleimhaut | Lichen planus erosivus ▶ 15.1.2 | klin. DD zu Pemphigus sehr schwer, Lichen planus auch an anderen Stellen möglich. Biopsie und DIF durchführen |
| Erosives, oft fibrinbedecktes Areal | lokalisiert, meist Wangenschleimhaut und Gingiva | Pemphigus vulgaris ▶ 13.3.2 | sehr schmerzhaft, Biopsie und DIF |
| Erosive Schleimhautveränderungen, narbige Schrumpfung | v. a. Konjunktiva, seltener oral, pharyngeal, ösophageal, genital | vernarbendes Schleimhautpemphigoid ▶ 13.3.4 | Gefahr des Lidektropiums, ggf. Hornhauttrübung |
| Großflächige flache Erosion | großflächig, Wangen- und Lippenschleimhaut | EEM ▶ 12.21.9, TEN ▶ 12.21.10 | eher bei jungen Erw., schnell entstanden, oft nach vorangegangener Herpes-simplex-Inf., Allgemeinsymptome, ggf. andere Schleimhäute und Konjunktiven betroffen |

#### Ulzeration

▶ Tab. 3.15.

**Tab. 3.15 Ulzerationen der Mundschleimhaut – Differenzialdiagnosen.**

| Befund | Lokalisation | Erkrankung | Bemerkungen/Hinweise |
|---|---|---|---|
| 2–4 mm große, ovale, fibrinbedeckte Ulzerationen, meist mehrere Läsionen | meist Lippen-, Wangen- und Zungenschleimhaut, Mundboden, Umschlagfalten | habituelle Aphthen ▶ 19.3.7 | sehr schmerzhaft; idiopathisch |

**Tab. 3.15 Ulzerationen der Mundschleimhaut – Differenzialdiagnosen.** *(Forts.)*

| Befund | Lokalisation | Erkrankung | Bemerkungen/Hinweise |
|---|---|---|---|
| Wie habituelle Aphthen | wie habituelle Aphthen | symptomatische Aphthen ▶ 19.3.7 | im Rahmen von Grunderkr. (M. Behçet, M. Crohn, Colitis ulcerosa, HIV-Inf.); meist Aphthen in der Anamnese |
| 4–10 mm große Ulzerationen | Mundschleimhaut, ggf. genital, Augen (Uveitis), ZNS, Haut | M. Behçet ▶ 14.8 | achten auf Pathergiephänomen, Kriterien der Behçet-Study-Group |
| Induriertes, schmerzloses Ulkus, Schwellung der regionären LK | solitär, gesamte Mundhöhle möglich | syphilitischer Primäraffekt ▶ 9.3.6 | narbenlose Abheilung nach 3–5 Wo. **Cave:** kontagiös |
| Bretthart induriertes Ulkus, meist schmerzlos, langer Bestand | alle Lokalisationen möglich, bevorzugt Zunge, Mundboden, Wange | Plattenepithel-Ca. ▶ 11.5 | fast ausschließlich bei Rauchern |
| Buntes Bild: Erosionen, Ulzera und Hämorrhagien | variabel | M. Reiter ▶ 14.7 | auf Begleitsymptome achten |
| Plaqueartige Ulzera | variabel | SLE ▶ 8.13.4 | ACR-Kriterien beachten |

## Weißliche Schleimhautveränderung (Leukoplakie)

▶ Tab. 3.16.

**Diagnostische Tipps**

- Wegwischbar? → Hinweis auf Candidose.
- Tastbefund erheben. Brettharte Induration spricht für Ca.
- Streifige Veränderungen: Lichen planus.

**Tab. 3.16 Leukoplakie – Differenzialdiagnosen.**

| Befund | Lokalisation | Erkrankung | Bemerkungen/Hinweise |
|---|---|---|---|
| Scharf begrenzte, kleine Leukoplakie | meist an irritierten Kontaktstellen (z. B. Prothese) | Leukoplakia simplex (Schleimhautschwiele) ▶ 19.3.2 | |
| Umschriebene warzenartige oder z. T. erosive Weißverfärbung der Schleimhaut | Mundboden, Zungenrand, Wange | Leukoplakia verrucosa/erosiva ▶ 19.3.2 | meist im höheren Lebensalter, Entartungstendenz ↑, bei chron. Nikotin- oder Alkoholabusus. Sofortige Ausschaltung der Noxe erforderlich, PE! |
| Warzige oder haarähnliche Keratosen | Ränder des vorderen Zungendrittels | orale Haarleukoplakie | in >50 % wenige Mon. nach Ausbruch von AIDS |

**Tab. 3.16 Leukoplakie – Differenzialdiagnosen.** *(Forts.)*

| Befund | Lokalisation | Erkrankung | Bemerkungen/ Hinweise |
|---|---|---|---|
| Netzartige weißliche Zeichnung, oft auch weißliche Papeln | Wangenschleimhaut (90 %), seltener Zunge, Lippen, Gingiva, Gaumen | Lichen planus mucosae ▶ 15.1.2 | HV oft auch an anderen Prädilektionsstellen |
| Weißliche Stippen, die zu abstreifbaren Belägen konfluieren, nach Abstreifen tief erythematöser Grund | Zunge, Gaumen, Wange | Candidainf. ▶ 9.4.7 | bei Kdr., alten Menschen, Immungeschwächten, Antibiotikather., oft unter Prothesen (Prothesenstomatitis) |
| Unscharf begrenzte weißliche, längliche Schleimhautschwielen | in Höhe der Zahnschlussleiste | Morsicatio buccarum | durch habituelles Kauen oder Ansaugen der Wangenschleimhaut |
| Pflastersteinartig gefelderte weiße Plaques | meist Wange | White sponge nevus | kongenital, familiär, harmlos |

## 3.1.4 Zunge

### Zungenbeläge

▶ Tab. 3.17.

**Tab. 3.17 Zungenbeläge – Differenzialdiagnosen.**

| Befund/Epidemiologie | Ätiologie | Therapie |
|---|---|---|
| Variable gräuliche bis bräunliche Auflagerungen, Foetor ex ore | mangelnde Mundhygiene, Parodontopathien, akute Inf.-Krankheiten, Gastritiden, Pneumonien | Ther. der Grundkrankheit, Belag mit einer spez. Zungenbürste reinigen, Spülung mit 3 % $H_2O_2$-Lsg., Vitamin-C-Tbl. lutschen (z. B. Cebion®-Tbl.) |
| Halbseitige gräuliche bis bräunliche Verfärbung, Spitze und Ränder belagfrei | periphere und zentrale Nervenstörungen, z. B. nach Apoplex | Ther. der Grunderkr.; symptomatisch wie Zungenbelag (s. o.) |
| Lingua villosa nigra (▶ Abb. 19.6) | bakt. und mykot. Inf., Nikotinabusus, insuff. Mundhygiene, GI-Krankheiten, Antibiotika, Kortikosteroide, Kaffee-/Teekonsum, bei Trigeminusneuralgie, Xerostomie | Beseitigung des Auslösers, mehrfach tgl. Zunge bürsten, Vit.-C-Lutschtbl. (z. B. Cebion®-Tbl.) |

## Zungenverfärbung

▶ Tab. 3.18.

**Tab. 3.18 Zungenverfärbung – Differenzialdiagnosen.**

| Befund/Epidemiologie | Ätiologie | Therapie |
|---|---|---|
| Dunkelrote bis blaurote Farbe | Polyzythämie, Eisenmangelanämie, Vit.-$B_{12}$-Mangel | Ther. der Grundkrankheit |
| Zungenbrennen (Glossodynie): Oft rötliche Schwellung der Papillen; evtl. scharf begrenzte rundliche Nekrosen | perniziöse/Eisenmangelanämie, Lymphogranulomatose, Vit.-$B_{12}$-Mangel, hormonelle Dysregulationen (Postmenopause), chron. Gastritis, Colitis ulcerosa, Leber- und Gallenblasenkrankheiten, chron. Pyelonephritis, Diab. mell., arteriosklerotische Gefäßprozesse | Ther. der Grundkrankheit, **Cave:** Bei Vit.-$B_{12}$-Mangel ist Glossodynie Frühsymptom der Möller-Hunter-Glossitis → angiospastische Attacken an der Zunge beim plötzlichen Herausstrecken (Arndt-Zeichen) |

## Veränderungen des Zungenreliefs oder der -konsistenz

▶ Tab. 3.19.

**Tab. 3.19 Veränderungen von Zungenrelief oder -konsistenz – Differenzialdiagnosen.**

| Befund/Epidemiologie | Ätiologie | Therapie |
|---|---|---|
| Exfoliatio areata linguae (Lingua geographica, benigne migratorische Glossitis; ▶ Abb. 19.5), häufig, familiär gehäuft, harmlos, erythemartige Areale mit girlandenartigen, gut abgrenzbaren weißlich erhabenen Rändern. Form und Ausdehnung wechseln rasch (d bis Wo.). Leichtes Zungenbrennen | Desquamation der filiformen Papillen, AD vererbt mit inkompletter Penetranz, gehäuft HLA-DR5 und -DRW6 | keine kausale bekannt; meiden von scharfen Speisen, Alkohol, Rauchen; sorgfältige Mundhygiene; Spontanheilung |
| Indurationen der Zunge | Zungenpressen, scharfe Zahnkanten, Makroglossie, Amyloidose | Grundkrankheit behandeln, mechanische Ursachen durch Zahnarzt beseitigen, bei umschriebener Induration Biopsie → Ca-Ausschluss |
| Lingua plicata (▶ Abb. 19.4), Zunahme der Häufigkeit mit dem Alter, Auftreten nach der Lingua geographica, gehäuft mit Ps. assoziiert | erblich, Folge einer Glossitis, durch Rauchen, Zahnerkr., Nahrungsmittelallergien, Fe-, Biotinmangel, Symptom des Melkersson-Rosenthal-Sy. (▶ 16.6) | keine kausale bekannt; sorgfältige Mundhygiene; ggf. Melkersson-Rosenthal-Sy. behandeln (▶ 16.6); sonst Pat. über Harmlosigkeit aufklären. **Cave:** häufig Entzündungen |
| Glossitis rhombica mediana: Median vor dem Foramen caecum scharf begrenzte längliche, glänzende Veränderung, Papillen fehlen | unbekannt, Prävalenz ↑ bei Pat. mit psychiatrischen Erkr., Stress | über Harmlosigkeit aufklären |

### 3.1.5 Körperstamm

#### Schuppung

▶ Tab. 3.20.

**Tab. 3.20 Schuppung am Körperstamm – Differenzialdiagnosen.**

| Befund | Lokalisation | Erkrankung | Bemerkungen/ Hinweise |
|---|---|---|---|
| Scharf begrenzte erythematosquamöse Plaques | Prädilektionsstellen (Streckseiten, Os sacrum, Kapillitium, Analfalte) | Ps. vulgaris ▶ 14.6 | Ps.-Phänomene auslösbar, auf Befall der Prädilektionsstellen achten, Familienanamnese |
| Nässende oder lichenifizierte Ekzemplaques | Prädilektionsstellen (Beugeseiten, Kapillitium, Hals, Gesicht) | atopisches Ekzem ▶ 12.10 | starker Pruritus, auf Kratzartefakte (meist strichförmig) achten, Familienanamnese |
| Akut nässende, chron. lichenifizierte schuppende Erytheme, Pruritus | variabel, z. B. Nabel bei Nickelallergie | allergisches Kontaktekzem ▶ 12.9.1 | Epikutantestung nach Abheilung |
| Schuppung, Craquelé-Muster, Pruritus | großflächig Rücken, Bauch | Exsikkationsekzem ▶ 12.14 | rückfettende Hautpflege; oft bei älteren Menschen |
| Nummuläre, scharf begr. Plaques mit psoriasiformer Schuppung | Extremiätäten, Stamm | mikrobielles Ekzem ▶ 12.13 | häufig bei Varikosis, Fokalgeschehen und atop. Diathese |
| Gelblich schuppende Erytheme | Stamm (talgdrüsenreiche Areale), Gesicht, Kapillitium | seborrhoisches Ekzem ▶ 12.12.2 | ggf. Beteiligung von Pityrosporum ovale |
| Zentral heilende, rötliche Herde, randständige Schuppung | variabel, oft intertriginös beginnend | Tinea corporis ▶ 9.4.4 | Schuppenmaterial entnehmen, Nativpräp., mykologische Kultur, PCR |
| In Hautspaltlinien gelegene Erytheme mit randständiger Schuppung, Primärmedaillon | Stamm, Hals, proximale Extremitäten | Pityriasis rosea ▶ 14.4 | meist jüngere Erw., wenig Pruritus, Primärmedaillon geht Exanthem voraus; selbstlimitierend |
| Plaqueartige Herde, zigarettenpapierartige Fältelung (Pseudoatrophie), kein/wenig Pruritus | in den Hautspaltlinien | Parapsoriasis en plaques ▶ 14.3.1 | Übergang in kutanes T-Zell-Lymphom möglich |
| Disseminierte Erytheme mit oblatenartiger Schuppung | Stamm, proximale Extremitäten | Pityriasis lichenoides chronica ▶ 14.3.4 | meist infektallergisch; unter Schuppen normale Haut, buntes Bild, da unterschiedliche Entwicklungsstufen der Herde |

| Tab. 3.20 Schuppung am Körperstamm – Differenzialdiagnosen. *(Forts.)* | | | |
|---|---|---|---|
| **Befund** | **Lokalisation** | **Erkrankung** | **Bemerkungen/ Hinweise** |
| Variable schuppende Plaques, oft zigarettenpapierartige Fältelung, später Knoten und Ulzera | variabel, zunächst entlang der Hautspaltlinien akzentuiert | kutanes T-Zell-Lymphom ▶ 11.12 | meist ältere Menschen, Ther.: So viel wie nötig, so wenig wie möglich |

## 3.1.6 Hände und Füße

3

**Diagnostische Tipps**

- Berufsanamnese
- immer Schuppen für mykologisches Nativpräp., mykologische Kultur, PCR entnehmen
- Diagn. auf Typ-I-Allergie (Prick-Test, CAP-FEIA/RAST, Gesamt-IgE), Diagn. auf Typ-IV-Allergie (Epikutantest)
- Biopsie erbringt meistens keinen Beitrag zur DD
- Kommt Pat. wegen HV an den Händen, auch immer Füße ansehen und umgekehrt. Beides betroffen: Spricht für endogenen Auslöser.

### Schuppung

▶ Tab. 3.21.

| Tab. 3.21 Schuppung an Händen und/oder Füßen – Differenzialdiagnosen. | | | |
|---|---|---|---|
| **Befund** | **Lokalisation** | **Erkrankung** | **Bemerkungen/Hinweise** |
| Scharf umschriebene Plaques, Rhagaden | Palmae und Plantae | Ps. palmoplantaris ▶ 14.6 | psoriatische Plaques an anderen Prädilektionsstellen (Streckseiten, Os sacrum), nie Streuphänomene |
| Unscharf begrenzte schuppende Erytheme, Streureaktionen | Hand- und ggf. Fußrücken | kontaktallergisches Ekzem ▶ 12.9 | an „Arbeitshand" akzentuiert, auf Streuphänomene achten; Berufsanamnese, Epikutantest |
| Flächige Schuppung, Rhagaden, ausgeprägte Hyperkeratose | palmar, interdigital, Hände häufiger als Füße | kumulativ-toxisches Handekzem ▶ 12.17.3 | meist Feuchtarbeiten (Berufsanamnese), oft jahrelange Sensibilisierungsphase |
| Plaques, oft randständige Schuppung | Palmae und Plantae | Tinea ▶ 9.4.2 | oft einseitig, meist auch ZZR-Mykose, One-hand-two-feet-Mykose |
| Erosive HV, feine Schuppung und Mazeration | Fingerzwischenräume, meist III/IV | Candidose ▶ 9.4.7 | Nativpräp., Kultur; PCR, oft in Feuchtberufen |

3

**Tab. 3.21 Schuppung an Händen und/oder Füßen – Differenzialdiagnosen.** *(Forts.)*

| Befund | Lokalisation | Erkrankung | Bemerkungen/Hinweise |
|---|---|---|---|
| Bräunliche, helle, flächige Plaques | Palmae und Plantae → „Die Syphilis wird in die Hand geschrieben" | Syphilis II ▶ 9.3.6 | meist auch Exanthem, LK-Schwellung, kein Pruritus. Diagn.: Anamnese, TPPA/TPHA, VDRL |
| Flächige, oberflächl., halskrausenartige Schuppung | v. a. akral akzentuiert | Dyshidrosis lamellosa sicca ▶ 12.17.3 | heilt nach rückfettender Ther. |
| Variable Ausdehnung, meist gelbliche Keratose mit erythematösem Randsaum | palmar, plantar, ggf. weitere Lokalisationen je nach Typ | Palmoplantar-keratosen ▶ 17.5.3 | keratolytische Ther., keine Kausalther. bekannt |
| Schuppende hyperkeratotische unscharfe Erytheme, kein Pruritus | Hand-u. Fußrücken, Ohren, Nase | Akrokeratosis psoriasiformis Basex ▶ 8.12.1 | assoziiert mit Plattenepithelkarzinom von Zunge, Larynx, Pharynx, Oesophagus und Lunge v. a. M > 40 J. |
| Exsudative psoriasiforme HV; hyperkeratotische, teils pustulöse bzw. erosive Herde | Palmae und Plantae | Keratoderma blenorrhagicum, Teilsymptom des Reiter-Syndroms | Ther. analog zur Ps. palmaris et plantaris |

## Bläschen

▶ Tab. 3.22.

**Tab. 3.22 Bläschen an Händen und/oder Füßen – Differenzialdiagnosen.**

| Befund | Lokalisation | Erkrankung | Bemerkungen/Hinweise/ Maßnahmen |
|---|---|---|---|
| Wasserklare Bläschen, später oft Schuppung | Finger-(Zehen-)kanten | atopisches Ekzem ▶ 12.10 | oft Pruritus, oft andere Zeichen der Atopie; Prick-Test, CAP-FEIA/RAST |
| Bläschen, Erosion, Schuppung; oft Streureaktionen | Hand-, Fußrücken und -kanten | kontaktallergisches Ekzem ▶ 12.9 | oft Pruritus. Nach Kontaktstoffen fragen; Berufsanamnese, Epikutantest |
| Bläschen und Pusteln inmitten scharf begrenzter Erytheme | palmar (plantar) akzentuiert | Ps. (dyshidrotische Form) ▶ 14.6 | auf Ps. an anderen Prädilektionsstellen achten, Familienanamnese |
| Sagokornartige Bläschen | palmare Pusteln | Tinea ▶ 9.4.3 | Nativpräp., Kultur, PCR, bei klin. Zweifel Histologie (PAS-Färbung) |

**Tab. 3.22 Bläschen an Händen und/oder Füßen – Differenzialdiagnosen.** *(Forts.)*

| Befund | Lokalisation | Erkrankung | Bemerkungen/Hinweise/ Maßnahmen |
|---|---|---|---|
| Wasserklare Bläschen, später ggf. Pyodermisierung | palmar (plantar) und Finger-(Zehen-)kanten | Id-Reaktion | oft bei Arzneimittelexanthemen, mikrobiellem Ekzem und Tinea. Suche nach anderen Ekzemerkr. |
| Kleine Bläschen, ggf. strichförmige Papeln, ggf. zentrale Hämorrhagie, Dermatoskopie: „Drachenflieger" | Finger-(Zehen-)seiten und -rücken | Skabies ▶ 9.5.2 | meist auch Skabies an anderen Prädilektionsstellen (Brust, Rücken, Penisschaft), infernalischer Pruritus, v. a. bei Bettwärme, im Verlauf auch Granulombildung mgl. (v. a. im Kindesalter) |
| Kleinere und größere Blasen, oft hämorrhagisch | Finger- und Handrücken | Porphyria cutanea tarda ▶ 8.11 | auch Gesichtsbefall, aktinische Elastose, Hypertrichose im Gesicht, Abheilung unter Milienbildung |
| Schmerzhafte bis linsengroße Bläschen mit erythematösem Saum | palmar und plantar | Hand-Fuß-Mund-Krankheit ▶ 9.1.7 | Mundschleimhaut: kleine Bläschen und Pusteln, wenig Allgemeinsymptome, hoch kontagiös |

## 3.1.7 Nägel

▶ Tab. 3.23.

**Diagnostische Tipps**

- Immer Nagelmaterial z. A. einer Nagelmykose abnehmen, Nativpräp. und mykologische Kultur anlegen (**cave:** Bei Anbehandlung sind Tests erst nach 14 d Behandlungsfreiheit aussagekräftig und sinnvoll).
- Berufsanamnese: Feuchtarbeit begünstigt Nagelerkr.
- Auf Erkr. achten, die mit Nagelveränderungen assoziiert sein können: Ps., Pityriasis rubra pilaris, Lichen planus, Alopecia areata, M. Darier, TEN.
- Auf interne Erkr. achten: z. B. Eisen-, Vitaminmangel.

**Tab. 3.23 Nagelveränderungen – Differenzialdiagnosen.**

| Befund | Lokalisation | Erkrankung | Bemerkungen/ Hinweise |
|---|---|---|---|
| Weißliche Streifen, oft Nagelverdickung, oft krümeliger Nagel | distales Nagelende, nach proximal wachsend, oft lateraler Nagelanteil betroffen | Onychomykose ▶ 9.4.6 | oft auch Tinea interdigitalis pedum |

**Tab. 3.23 Nagelveränderungen – Differenzialdiagnosen.** *(Forts.)*

| Befund | Lokalisation | Erkrankung | Bemerkungen/ Hinweise |
|---|---|---|---|
| Nagelwallentzündung, Nagelverdickung und -verfärbung, Nagel aufgequollen | proximal beginnend, Einbeziehung des Nagelwalls | Candidamykose ▶ 9.4.7 | meist bei Feuchtarbeit (Friseure, Pflegepersonal) |
| Totale Ablösung der Nagelplatte vom Nagelbett möglich | distal oder seitlich beginnend | Onycholyse ▶ 18.4.5 | häufigste Nagelveränderung; physikalische/chemische Ursachen, Traumen, bei Entzündungen (z. B. Ps., Ekzem), als Arzneimittelschädigung, Tinea |
| Punktförmige oberfl. Substanzdefekte, einzeln oder in großer Zahl | | Tüpfelnägel/ Grübchen ▶ 14.6.6 | bei Ps., Alopecia areata, idiopathisch |
| Sandpapierartige Oberfläche, verdünnte und brüchige Nagelplatte | | Trachyonychie, Maximalvariante Twenty-Nail-Dystrophie ▶ 18.4.8 | bei Alopecia areata, Atopie, Ps. und Lichen planus, kongenital |
| Querverlaufende Nageldefekte und Farbveränderungen, alle Nägel befallen = syst. Ursachen, einzelne Nägel befallen = lokale Ursachen | | Querfurchen/ Kerben ▶ 18.4.8 Mees-Streifen Beau-Reilsche QF. | meist Intoxikationen (Gifte, Medikamente), Inf., Mangelschäden, Traumen, Kälteschäden |
| Längsfaserige Aufsplitterung der Nagelplatten | | Onychorrhexis ▶ 18.4.8 („brüchiger Nagel", „Lichen-planus-Nagel") | bei Lichen planus, Dehydratation, Hepatopathien, Amyloidosen, Anämien, Gicht, idiopathisch |
| Horizontale Aufspaltung der Nagelplatte von distal | | Onychoschisis ▶ 18.4.8 | Feuchtarbeiten, Retinoide, Lichen planus, Atopiker |
| Längs verlaufende mediane Spaltbildung, unter Lunula hervorwachsend | | Onychodystrophia mediana canaliformis ▶ 18.4.8 | im Alter häufig, auch nach akutem Trauma der Nagelmatrix |
| Weißl. Verfärbung der Nagelplatte Fleckförmig, Querstreifen, Längsstreifen oder komplett | | Leukonychie ▶ 14.6.6 | bei Nagel-Psoriasis (fleckförmig), Tinea unguium, hereditär |
| Rotbraune Verfärbung distaler und weißlich proximaler Nagelanteil | | Halb-Halb-Nägel ▶ 8.4 | v. a. bei Nierenerkrankungen |
| Gesamter Nagel verdickt und gelb (grün) verfärbt | | Yellow-Nail-Syndrom ▶ 18.4.8 | bei Lungenerkr. und Lymphödem |

## Subunguale Pigmentierung

▶ Tab. 3.24.

**Diagnostische Tipps**

- Auflichtmikroskopie, wenn kein sicherer Ausschluss eines MM.
- Nagelhämatom im OCT gut darstellbar
- Bei längerem Bestand (≈ 6 Wo.) einer schwärzlichen Nagelverfärbung immer PE durchführen. Hinweise auf MM: Unregelmäßige braune bis schwarze Längsstreifen, braune bis schwarze Pigmentierung des Nagelfalzes (Mikro-Hutchinson-Zeichen).
- Longitudinale bräunliche Streifung bis zum (histologischen) Beweis des Gegenteils immer als MM ansehen, unbedingt durch PE abklären.

**Tab. 3.24 Subunguale Pigmentierung – Differenzialdiagnosen.**

| Befund | Lokalisation | Erkrankung | Bemerkungen/Hinweise |
|---|---|---|---|
| Umschriebene bläulich-schwärzliche Verfärbung, oft ohne Kontakt zur Nagelmatrix | variabel | Nagelhämatom ▶ 18.4.6 | akut entstanden, schiebt sich als Ganzes nach distal, oft schmerzhaft, Haemoccult®-Test Auflichtmikroskopie, OCT, wenn nicht eindeutig, oder bei längerem Bestand PE z. A. Malignität |
| Umschriebene schwärzliche Verfärbung, oft mit Kontakt zur Nagelmatrix, Pigmentierung des Nagelhäutchens und ggf. des periungualen Gewebes | variabel | MM ▶ 18.4.6 / ▶ 11.6 | langsame Entstehung, meist nicht schmerzhaft, bei Verdacht PE |
| Dunkelgrün bis blau-grüne Verfärbung | variabel | Green-Nail-Syndrom ▶ 18.4.6 | Infektion mit Pseudomonas, Feuchtarbeiten, Ausschluss Tinea |
| Longitudinaler brauner Streifen | variabel | Melanonychia striata ▶ 18.4.6 | idiopat. bei Asiaten und Farbigen, bei Kaukasiern MM ausschließen |

## Schmerzhafter Nagel

▶ Tab. 3.25.

**Tab. 3.25 Schmerzhafter Nagel – Differenzialdiagnosen.**

| Befund | Lokalisation | Erkrankung | Bemerkungen/Hinweise |
|---|---|---|---|
| Je nach Traumatisierungsmechanismus | verschieden | Trauma ▶ 18.4.6 | Anamnese, Suche nach Fremdkörpern |
| Rötung und Druckschmerz des Paronychiums, Nagel eingewachsen | Paronychium, v. a. mediale Großzehe | Unguis incarnatus ▶ 18.4.3 | Granulationsgewebe, Paronychie, „Rundschneiden" der Nägel vermeiden |

**Tab. 3.25 Schmerzhafter Nagel – Differenzialdiagnosen.** *(Forts.)*

| Befund | Lokalisation | Erkrankung | Bemerkungen/Hinweise |
|---|---|---|---|
| Subungual verruköser Tumor, meist den Nagel distal überragend | variabel, meist multipler Befall | subunguale Warze ▶ 18.4.7 | – |
| Blauroter Knoten, erhebliche Druckdolenz | meist subungual | Glomustumor ▶ 11.1.5 | umschriebene Druckdolenz, deutliche Temperaturempfindlichkeit |
| Derbe Papel, erythematöser Saum | variabel | maligner TU (z. B. M. Bowen, Plattenepithel-Ca. ▶ 18.4.7) | akrale Ca. wachsen meist sehr aggressiv, klin. häufig nur „Spitze des Eisbergs" zu sehen |
| Mäßig schmerzhafte Schwellung einer oder mehrerer Finger | variabel, multipel | Enchondrom ▶ 18.4.7 | Rö. der kleinen Röhrenknochen → zystische Auftreibung |
| Bei Druck schmerzhaft, Vorwölbung der Nagelplatte | v. a. Großzehe | Exostose | Röntgen, operative Abtragung, gutartiger Knochentumor |
| Schmerzhafte petechiale Blutungen | variabel | Vaskulitis ▶ 21.6 | meist im Rahmen von Kollagenosen (PSS, SLE) oder rheumatoider Arthritis |

3

## 3.1.8 Genitalbereich

### Rötliche Veränderung an der Glans penis

▶ Tab. 3.26.

**Diagnostische Tipps**

- Mykologisches Nativpräp. und Kultur anlegen; bakt. Abstrich; Stuhl auf Hefen untersuchen.
- Diagn. auf Typ-I-Allergie (Gesamt-IgE/spez. IgE bestimmen); Diagn. auf Typ-IV-Allergie (Anamnese, Epikutantest).
- Bei nicht heilenden Veränderungen immer Biopsie z. A. Malignität vornehmen.
- Partneruntersuchung.

**Tab. 3.26 Rötliche Veränderungen der Glans penis – Differenzialdiagnosen.**

| Befund | Lokalisation | Erkrankung | Bemerkungen/ Hinweise |
|---|---|---|---|
| Flächige Rötung, Pruritus möglich | Glans, oft Übergang auf Präputium | Balanitis simplex ▶ 19.4.2 | Atopie oder kumulativtoxische Noxen, Inkontinenz, chronische Durchfeuchtung, Prick-Test, Gesamt-IgE, Epikutantest |

**Tab. 3.26 Rötliche Veränderungen der Glans penis – Differenzialdiagnosen.** *(Forts.)*

| Befund | Lokalisation | Erkrankung | Bemerkungen/ Hinweise |
|---|---|---|---|
| Kleine fleckige tiefrote Erosionen, die konfluieren, oft randständige Schuppung | Glans, v. a. Sulcus coronarius | Candida-Balanitis ▶ 19.4.2 | Nativpräp., mykologische Kultur, PCR, Pruritus |
| Erytheme, Ödem | Glans, v. a. Sulcus coronarius | bakt. Balanitis ▶ 19.4.2 | Geruch, bakt. Abstrich |
| Samtartiges Erythem | Glans, Übergang auf Präputium möglich | Erythroplasie Queyrat ▶ 19.4.5 | immer PE, Carcinoma in situ |
| Flächiges Erythem, spiegelnde Oberfl. | Glans, oft auch Präputium | Balanitis plasmacellularis Zoon ▶ 19.4.2 | meist bei älteren M., oft bei chron. Durchfeuchtung und Inkontinenz, PE |
| Kleinfleckige, scharf begrenzte polyzyklische Erytheme, randständige Schuppung | Glans | Balanitis erosiva circinata ▶ 19.4.2 | im Rahmen eines M. Reiter, Begleitsymptome |
| Erythematöse, ggf. randständig schuppende Plaque | Glans, andere Prädilektionsstellen | Ps. ▶ 14.6 | Ps. auch an anderen Prädilektionsstellen |
| Weißliche Streifung auf erythematösen Grund, Pruritus | Glans, Präputium, andere Prädilektionsstellen | Lichen planus ▶ 15.1 | andere Prädilektionsstellen (Mundschleimhaut, Analschleimhaut, Handbeugen) |
| Zunächst Rötung, später Erosionen, selten herpetiforme Bläschen auf erythematösem Grund | Meist an der Glans | Herpes genitalis ▶ 9.1.2 | schmerzhaft |
| Düster-rote Färbung, starke Schwellung | Glans (meist total befallen) | fixes toxisches Arzneimittelexanthem ▶ 12.21.5 | meist binnen Stunden entstanden, Arzneimittelanamnese, z. B. Doxycyclin |
| Großflächige Erosion | Glans, ggf. weitere Stellen | EEM ▶ 12.21.9, TEN ▶ 12.21.10 | sehr schmerzhaft, akuter Beginn, oft nach Herpesinf. Arzneimittelanamnese |
| Solitärer Herd, samtartige, oft exophytische Oberfl., evtl. Ulzeration | verschieden | Plattenepithel-Ca. ▶ 19.4.5 | wie Erythroplasie Queyrat |
| Beginn mit rosafarbenem Erythem, später weißlicher Plaque mit atrophischer Oberfl. | Glans u./od. Präputium | Lichen sclerosus ▶ 19.4.3 | Phimose und Urethraverlegung möglich |

3

## 3.1.9 Anal- und Perianalbereich

▶ Tab. 3.27.

**Tab. 3.27 Veränderungen im Anal- und Perianalbereich – Differenzialdiagnosen.**

| Befunde | Lokalisation | Erkrankung | Bemerkungen/ Hinweise |
|---|---|---|---|
| Rötung, Schuppung, Pruritus; meist ringförmig | Ekzematisation, zirkulär perianal | Ekzem ▶ 20.3.4 | Hämorrhoidalleiden, Kontaktallergie, Atopie, Pilzinf. Variierende Lokalther. führt oft zu weiteren Sens., auf Atopiezeichen achten |
| Erythematöse Plaque, Mazeration, Schuppung ggf. weniger ausgeprägt | perianal, meist in die Analfalte übergehend | Ps. ▶ 14.6 | Kontrolle anderer Prädilektionsstellen |
| Weißliche Mazeration, starker Pruritus | perianal | Lichen planus mucosae ▶ 15.1.2 | Lichen planus an anderen Lokalisationen? |
| Rötung, Kratzspuren, Erosionen, schlechter Schlaf | perianal | Oxyuriasis ▶ 9.6.1 | v. a. Kdr.; Tesafilmabriss |
| Zunächst gruppierte Bläschen, später Erosionen und Schuppenkrusten, Fissuren, starkes Brennen, Pruritus | perianal, öfter zervikal, axillär, inguinal | Pemphigus chronicus benignus familiaris ▶ 13.2.2 | querverlaufende Fissuren im Herd (typisch) |
| Beginn mit rosafarbenen Erythemen, später weißlicher Herd mit zigarettenpapierartiger Oberfl. | perianal, M: Öfter Glans penis und Präputium. F: große und kleine Labien, Perineum, seltener Körperstamm | Lichen sclerosus ▶ 19.4.3 | perianale Schrumpfung möglich |
| Schmierige Ulzeration mit Granulationen, Fistelbildung möglich, schmerzhafte blutige Durchfälle | perianal | M. Crohn | evtl. zeitgleich Erythema nodosum, Pyoderma gangraenosum. Immer Darmuntersuchung! |
| Rez. entz. Knoten, Abzesse, Fistelgänge | perianal, Perineal | Akne inversa ▶ 18.2.1 | weitere Prädilektionsstellen, Proktoskopie |
| Braunrötlicher, scharf begrenzter Herd mit Schuppen und Krustenauflagerung | variabel, auch übriges Integument möglich | M. Bowen ▶ 11.4 | keine Besserung bei antiekzematöser Ther. → PE z. A. Malignität, Übergang in invasives Ca möglich |
| Langsam wachsender rötlicher Herd mit Schuppenkruste; später Knoten | variabel | extramammärer M. Paget ▶ 11.10.4 | keine Besserung bei antiekzematöser Ther. → PE z. A. Malignität, in 20 % besteht Ca. anderer Organe (v. a. Rektum, Urethra, Cervix uteri) |

### Perianaler Knoten

▶ Tab. 3.28.

**Tab. 3.28 Perianaler Knoten – Differenzialdiagnosen.**

| Befund | Lokalisation | Erkrankung | Bemerkungen/Hinweise |
|---|---|---|---|
| Rötliche Knoten (Grad I–IV), auf Stuhl hellrote Blutauflagerungen möglich | typisch: bei 3, 7, 11 Uhr in Steinschnittlage | Hämorrhoiden ▶ 20.2.3 | Inspektion, Palpation, Proktoskopie; stadiengerechte Ther. |
| Linea dentata sichtbar, radiäre Schleimhautfältelung | | Analprolaps ▶ 20.2.4 | bei Palpation „dünn", v.a. bei F |
| Prolaps mit zirkulärer Fältelung | | Rektumprolaps | bei Palpation „dick" |
| Mit Haut überzogene Falten, selten symptomatisch | am äußeren Analrand in Ein- oder Mehrzahl | Mariske ▶ 20.2.1 | idiopathisch, seltener sek., z.B. bei chron. Analfissuren, oft Analhygiene erschwert |
| Bläulich-livider Knoten, akut einsetzender Schmerz | Analrand | Analvenenthrombose ▶ 20.2.2 | Stichinzision oder Exzision, größenabhängig |
| Papeln, unterschiedlicher Form, Größe und Zahl | perianal, ggf. auch intraanal, Penisschaft und Glans | Condylomata acuminata ▶ 9.3.2 | Proktoskopie, Partnerunters., Syphilis- u. HIV-Serologie; selten Entartung |
| Flache, ggf. erosive, konfluierende Papeln | perianal | Condylomata lata ▶ 9.3.6 | auf weitere klin. Zeichen der Syphilis II achten (Exanthem, Plaques muqueuses), TPPA/TPHA/VDRL |
| Flacher oder knotiger, meist schwärzlicher TU, mit glänzender Oberfl. | variabel | MM ▶ 11.6 | meist rasche Metastasierung; Staging |
| TU, oft ulzeriert, ggf. peranale Blutung, Schmerz | Analrand | Analrand-Ca. ▶ 20.4.1 | Inspektion, Palpation, Proktoskopie, LK-Status |
| Peranale Blutung, „falscher Freund" | variabel | Rektum-Ca. | Rekto-Koloskopie, Staging |

## 3.1.10 Intertrigines

▶ Tab. 3.29.

**Diagnostische Tipps**

- Mykologisches Nativpräp. und Kultur anlegen, bakt. Abstrich, Stuhl auf Hefen untersuchen.
- Bei nicht heilenden Veränderungen Biopsie z. A. Malignität vornehmen.

3

**Tab. 3.29 Veränderungen in Intertrigines – Differenzialdiagnosen.**

| Befund | Lokalisation | Erkrankung | Bemerkungen/Hinweis |
|---|---|---|---|
| Umschriebene Erosion, oft Mazeration und Rhagadenbildung, schmerzhaft | Intertrigines | Intertrigo | Sammelbezeichnung, ätiologisch unklar; meist bei stark schwitzenden (adipösen) Pat.; ggf. bakt. oder mykotische Superinf. |
| Scharf begrenzte hellrote Erosion, ggf. mit Pustelsaum | Intertrigines | Candidaintertrigo ▶ 9.4.7 | typische kleine „Satellitenerosionen" in der Umgebung |
| Scharf begrenzte bräunliche Erytheme, wenig Schuppung | Intertrigines, v. a. inguinal, axillär | Erythrasma ▶ 9.2.11 | karminrote Fluoreszenz im Woodlicht |
| Ps.-Phänomene auslösbar | Intertrigines | Ps. inversa | auch Befall der Prädilektionsstellen möglich |
| Zunächst gruppierte Bläschen, später Erosionen und Schuppenkrusten, Fissuren, starkes Brennen und Pruritus | zervikal, axillär, inguinal, seltener perianal | Pemphigus chronicus benignus familiaris ▶ 13.2.2 | typische querverlaufende Fissuren im Herd, oft Superinfektionen, häufig therapieresistent |
| Scharf begrenzte Erytheme | gluteal, inguinal, axillär | SDRIFE: symmetrical drug related intertriginous and flexual exanthema | systemische Kontaktdermatitis, fixes Arzneimittelexanthem |
| Schmutzige, papillomatöse bräunliche Hyperpigmentierung | v. a. axillär, ggf. auch zervikal und perioral | Acanthosis nigricans ▶ 8.12.1 | maligne Variante → obligate Paraneoplasie |

## 3.1.11 Lichtexponierte Areale

▶ Tab. 3.30.

**Diagnostische Tipps**

- Lichttreppe, Fotoprovokation und Fotopatch-Test durchführen, bei pos. Reaktion (z. B. Rötung, Schuppung, Infiltration) Biopsie.
- Medikamentenanamnese (fotosensibilisierende Präp.?).
- Kollagenose (▶ 8.13) ausschließen.

**Tab. 3.30 Hautveränderungen in lichtexponierten Arealen – Differenzialdiagnosen.**

| Befund | Lokalisation | Erkrankung | Bemerkungen/Hinweise |
|---|---|---|---|
| Erythematöse, infiltrierte Herde, Neigung zu zentraler Vernarbung, ggf. erythematöse Knoten | lichtexponierte Areale, v. a. Gesicht | LE (DLE, SCLE, SLE) ▶ 8.13.2, ▶ 8.13.3, ▶ 8.13.4 | oft nach Sonnenexposition, jedoch mit Latenz von 1–3 Wo. (im Gegensatz zur polymorphen Lichtdermatose) |
| Von Pat. zu Pat. verschieden, beim einzelnen Pat. jedoch monomorphe Effloreszenzen | v. a. Dekolleté (90 %) | polymorphe Lichtdermatose ▶ 10.3.4 | F:M = 4:1, oft im Sommerurlaub oder Frühjahr, erste Hauterscheinungen bereits nach d. Bei allen Fototypen, v. a. I und II |
| Follikuläre Papeln und Pusteln | v. a. lichtexponierte talgdrüsenreiche Areale (Gesicht, Oberarme, Dekolleté, Rücken) | Acne aestevalis (Mallorca-Akne) ▶ 10.3.5 | oft nach Auftragen öliger Lichtschutzpräp. |
| Bläschen und Blasen auf gerötetem Grund, Hämorrhagien, Ulzerationen, narbige Abheilung | zentrofazial, v. a. Nasenrücken, Wangen | Hidroa vacciniformia ▶ 10.3.6 | im frühen Kindesalter, spontanes Abklingen in der Pubertät, Assoziation mit EBV Infektion |
| Erhabene bläuliche Erytheme, ggf. Bläschenbildung | Handrücken, Unterarme, Ohren | Frühjahrsperniones | v. a. bei Kdr. u. Jugendlichen |
| Flächenhafte Rötung, Bläschen, Schuppung | lichtexponierte Areale, die zuvor mit Allergen Kontakt hatten | fotoallergisches Kontaktekzem ▶ 10.3.9 | Ödem und Bläschen stehen im Vordergrund, Reaktion erst nach mehrfachem Kontakt |
| Flächenhaftes, meist düsteres Erythem | lichtexponierte Areale, die mit fototoxischer Substanz Kontakt hatten | fototoxische Dermatitis ▶ 10.3.8 | Erythem steht im Vordergrund, Reaktion bereits nach Erstkontakt, häufige fototoxische Substanzen: Tetrazykline, 8-MOP |
| Erythematöse, meist streifige o. bizarre HV, oft Blasenbildung | an belichteten Kontaktstellen des Fotoallergens | Wiesengräserdermatitis ▶ 10.3.8 | postinflammatorische Hyperpigmentierung; Fotoallergene: verschiedene Pflanzen |
| Chron. Ekzem mit Lichenifikation, starkem Pruritus, ggf. nässend | Stirn, Wange, Ohrmuscheln, Nacken, Hals, Handrücken | chron. aktinische Dermatitis ▶ 10.3.10 | bei stärkerer Infiltration „Facies leontina", Übergang in kutanes T-Zell-Lymphom möglich |
| Chron. Ekzem mit Lichenifikation, ggf. Papeln, starker Pruritus | Gesicht, Arme, belichtete Prädilektionsstellen des atopischen Ekzems | fotoaggraviertes atopisches Ekzem ▶ 12.10 | Lichtdiagn. ▶ 10.3.2, Prick-Test, Gesamt-IgE, spez. IgE |
| Urtikarielle HV | lichtexponierten Areale, die sonst lichtgeschützt sind | Lichturtikaria ▶ 10.3.7 | sehr selten, Fotoprovokation |

**Tab. 3.30 Hautveränderungen in lichtexponierten Arealen – Differenzialdiagnosen.** *(Forts.)*

| Befund | Lokalisation | Erkrankung | Bemerkungen/Hinweise |
|---|---|---|---|
| Pralle Blasen, die mit Narbenbildung und De- oder Hyperpigmentierung heilen, im Gesicht Hypertrichose, aktinische Elastose | Hand-, Fingerrücken, Gesicht, Wangen | Porphyria cutanea tarda ▶ 8.11 | Vulnerabilität der Haut ↑, oft bei Alkoholabusus, östrogenhaltigen Kontrazeptiva; Suche nach Hepatitis C, Diab. Mell., Hämochomatose |
| Pruritus, infiltrierte chron. Ekzeme, Prurigopapeln | belichteten Areale | aktinische Prurigo ▶ 10.3.11 | idiopathisch, Auftreten im Kindesalter, chronisch persistierend |



# 3.2 Differenzialdiagnosen nach Symptomen

## 3.2.1 Erytheme

Bzgl. figurierter Erythme ▶ Tab. 3.31, bzgl. mulitiformer Erytheme ▶ Tab. 3.32.

**Tab. 3.31 Figurierte Erytheme – Differenzialdiagnosen.**

| Befund | Lokalisation | Erkrankung | Bemerkungen/Hinweise |
|---|---|---|---|
| Bogenförmige urtikarielle Erytheme, Pruritus | Stamm, proximale Extremitäten | Erythema anulare centrifugum ▶ 14.1.1 | häufig infektallergisch oder bei Nahrungsmittelunverträglichkeit, Tastbefund wie „nasser Faden" |
| „Zebrahaut", urtikarielle Erytheme, randständige Schuppung | Stamm, proximale Extremitäten | Erythema gyratum repens Gammel ▶ 14.1.1 | sehr selten, obligate Paraneoplasie, v. a. bei Mamma-, Pharynx-, Lungen-, ZNS-TU, Lymphome |
| Typische Ps.-Phänomene | variabel | Erythema-anulare-centrifugum-artige Ps. ▶ 14.6 | seltene Variante der Ps. |
| Zentrale Vernarbung, randständiger Erythemsaum | belichtete Areale, oft Extremitätenstreckseiten | subakut kutaner LE ▶ 8.13.3 | oft milde syst. Beteiligung (z. B. arthritische Beschwerden), auf Lichtschutz achten |

**Tab. 3.32 Multiforme Erytheme – Differenzialdiagnosen.**

| Befund | Lokalisation | Erkrankung | Bemerkungen/Hinweise |
|---|---|---|---|
| AZ ↓, Erytheme mit zentralen Bläschen (kokarden-artig), ggf. Erosionen | Beginn an Handrücken und Streckseiten, ggf. Generalisation und Schleimhautbefall | Erythema exsudativum multiforme ▶ 12.21.9 | oft nach HSV-Inf. oder medikamentenallergisch, bei Generalisation lebensbedrohlich, starke Infektgefahr |
| AZ ↓, scheibenförmige Erytheme, ggf. schmerzhaft, „illusion of vesiculation" | Gesicht, Hals, Extremitätenstreckseiten | Akute febrile neutrophile Dermatose (Sweet-Sy.) ▶ 14.1.2 | infektallergisch und bei myeloproliferativen Erkr (ca. 20 %). |

## 3.2.2 Exanthem

**Diagnostische Tipps**

Ein Exanthem ist stets symmetrisch angeordnet und endogen (also nie durch äußere Kontaktstoffe) ausgelöst; es tritt generalisiert oder großflächig disseminiert auf. Es kann sämtliche Effloreszenzen (makulös, papulös, pustulös) umfassen. Ätiol.: viral, bakt., infekt-, medikamentenallergisch, durch Nahrungsmittel.

**Diagnostisches Vorgehen**

- Anamnese (v. a. Arzneimittel, Kinderkrankheiten), AZ?
- Körperliche Unters. (Ausdehnung, Mundraum → Enanthem? Temp.-Kontrolle):
  - Virusexanthem: Ausbreitung eher vom Stamm auf Extremitäten (zentrifugal)
  - Arzneimittelexanthem: Ausbreitung eher von Extremitäten auf Stamm (zentripetal)
- Diff.-BB: Virusexanthem → Leukopenie bei relativer Lymphozytose
- Bei V. a. infektiöse Mononukleose → Abdomen-Sono (Splenomegalie?).

Nach den Effloreszenzen unterscheidet man urtikarielle (▶ Tab. 3.33), vesikulöse/bullöse (▶ Tab. 3.34), makulöse (▶ Tab. 3.35), makulosquamöse (▶ Tab. 3.36) und papulöse Exantheme (▶ Tab. 3.37).

**Tab. 3.33 Urtikarielles Exanthem – Differenzialdiagnosen.**

| Befund | Lokalisation | Erkrankung | Bemerkungen/Hinweise |
|---|---|---|---|
| Kleine oder größere, ggf. landkartenartig konfluierende Urticae, starker Pruritus | wechselnd, HV bleiben meist nur für wenige h an einem Ort | Urtikaria ▶ 12.18 | Pat. reibt (streicht) über juckende Hautareale (kein Kratzen!), ggf. Atemnot durch Larynxödem, ggf. anaphylaktischer Schock |
| Meist kleinfleckiges makulopapulöses, an Urtikaria erinnerndes Exanthem, ggf. purpurische Komponente | disseminierte einzelne HV sind über d ortsständig | Urtikariavaskulitis ▶ 21.6.1 | oft mit Arthralgien. **Cave:** Vaskulitis, keine Urtikaria |
| Symmetrische blassrote Maculae oder flache Papeln, selten Pruritus | Stamm, Extremitäten | neutrophile urtikarielle Dermatose | Assoziation zu autoinflammatorischen u. autoimmunen Erkrankungen, Histo: neutrophiler Epidermotropismus |
| Anuläre urtikarielle Erythemstreifen, ggf. leichte collerette-artige Schuppung | v. a. Stamm, proximale Extremitäten. Oft über Wo. bis Mon. persistierend | Erythema anulare centrifugum ▶ 14.1.1 | häufig infektallergisch (z. B. Candida-Inf.) |
| Neben Urticae Papeln, Papulovesikel, Lichenifikationen | meist disseminiert | Hypereosinophilie-Sy. ▶ 14.11.1 | infernalischer Pruritus, Blut-, Gewebe- und Knochenmarkeosinophilie; Herzbeteiligung durch Echo ausschließen |

3

**Tab. 3.34 Vesikulöses/bullöses Exanthem – Differenzialdiagnosen.**

| Befund | Lokalisation | Erkrankung | Bemerkungen/ Hinweise |
|---|---|---|---|
| Zunächst Vesikel (ggf. hämorrhagisch), die eintrüben und austrocknen | Beginn am Stamm (oft Gesicht und Kopfhaut) | Varizellen ▶ 9.1.3 | Pruritus, Mundschleimhaut und Kapillitium befallen, Nebeneinander aller Effloreszenzen („Sternenhimmel"). |
| Wie Varizellen (s. o.), >30 aberrierende Bläschen | gesamtes Integument | Zoster generalisatus ▶ 9.1.3 | nur bei zugrunde liegender Abwehrschwäche (z. B. Lymphom, AIDS) |
| Kleine disseminierte Bläschen, die eintrüben | v. a. Gesicht, Hals, Brust, Arme, ekzematisierte Haut | Ekzema herpeticatum ▶ 9.1.2 | bei zugrunde liegendem Ekzem, meist atopisches Ekzem (▶ 12.10), Gefahr der Impetiginisierung |
| Beginn mit scheibenartigen Erythemen mit zentraler Blase, ggf. Konfluenz, fetzenartige Ablösung der Haut | v. a. Extremitätenstreckseiten oder disseminiert | EEM ▶ 12.21.9, TEN ▶ 12.21.10 | bullös, oft Schleimhautbeteiligung, oft nach HSV-Infektion oder medikamentenallergisch |
| Infiltrierte urtikarielle Plaques und Knoten, druckdolent, starkes Ödem, das zu kleinen Pseudobläschen im Herd führt („Illusion of vesiculation") | v. a. Gesicht, Hals, Streckseiten der Arme | akute febrile neutrophile Dermatose (Sweet-Sy.) ▶ 14.1.2 | selten Schleimhautbeteiligung, neutrophile Leukozytose |
| Disseminierte Bläschen und Erosionen | v. a. Stamm (Os sacrum), Extremitätenstreckseiten | Dermatitis herpetiformis Duhring ▶ 13.3.6 | typischer brennender Schmerz, PE, DIF (▶ 2.2) |
| Schlaffe Blasen auf unveränderter Haut. Erosionen (krustös belegt, schmerzhaft) dominieren | Gesicht, Stamm, Axillen, Leisten (selten symmetrisch) | Pemphigus vulgaris ▶ 13.3.2 | oft Schleimhautbefall, ggf. Kopfhautbefall, PE, DIF (▶ 2.2) |
| Pralle Blasen auf erythematösem Grund | seitliche Halspartien, Axillen, Beugeseiten der Oberarme, ggf. palmoplantar (selten symmetrisch) | bullöses Pemphigoid ▶ 13.3.3 | kein Schleimhautbefall, PE, DIF (▶ 2.2), TU-Suche (▶ 2.1.1) |

**Tab. 3.35 Makulöses Exanthem – Differenzialdiagnosen.**

| Befund | Lokalisation | Erkrankung | Bemerkungen/ Hinweise |
|---|---|---|---|
| Variabel (▶ 9) | generalisiert, meist Ausbreitung vom Stamm auf Extremitäten | Virusexanthem (v. a. Röteln, Masern, Mononukleose, HIV), Scharlachexanthem ▶ 9.1 | Abgeschlagenheit, Temp. ↑, oft Schleimhautbefall, Diff.-BB: Leukopenie mit relativer Lymphozytose |
| Variabel (▶ 12) | oft generalisiert, meist Ausbreitung von Extremitäten auf den Stamm | Arzneimittelexanthem ▶ 12.21 | ggf. in Kombination mit Infekt, spätere Medikamententestung erforderlich (Ausweichpräp. suchen) |
| Schwaches, bräunliches Exanthem, kaum sichtbar | Stamm | Syphilis I (Primärexanthem) ▶ 9.3.6 | Primäraffekt suchen |
| Schwache, flächige Erytheme | meist Extremitäten, lichtexponierte Areale | Kollagenosen (v. a. SLE, Dermatomyositis) ▶ 8.13 | weitere Symptome einer Kollagenose (z. B. Arthralgien), Auto-Ak.? |
| Petechien in ockerfarbenen Herden | zunächst Unterschenkel, später Oberschenkel, Bauch, Arme | Purpura pigmentosa et progressiva ▶ 21.6.1 | Medikamente, Kontaktstoffe, Nahrungsmittel |

**Tab. 3.36 Makulosquamöses Exanthem – Differenzialdiagnosen.**

| Befund | Lokalisation | Erkrankung | Bemerkungen/ Hinweise |
|---|---|---|---|
| Erythematosquamöse Plaques, ggf. Krustenauflagerungen | meist Unterschenkel, ggf. Streuherde | nummuläres Ekzem (streuend) ▶ 12.13 | oft bei Varikosis und/oder infektallergisch |
| Ekzematisierte HV, abnehmende Dichte vom Ort des Primärkontakts | variabel | kontaktallergisches Ekzem ▶ 12.9 | meist bei starker Typ-IV-Sens. |
| Centgroße Herde mit kleieförmiger Schuppung, kein/ kaum Pruritus | v. a. Stamm (Hautspaltlinien). Gesicht und distale Extremitäten i. d. R. ausgespart, Ausnahme: Kdr. | Pityriasis rosea ▶ 14.4 | initial Primärmedaillon; klin. Bild steht im Kontrast zur Harmlosigkeit der Erkr. |
| Buntes Bild, v. a. Papeln mit fest anhaftender Schuppung | Stamm und proximale Extremitäten | Pityriasis lichenoides ▶ 14.3.4 | Allgemeinsymptome fehlen bei chron. Form; bei Hämorrhagien HV schmerzhaft |

3

3

**Tab. 3.36 Makulosquamöses Exanthem – Differenzialdiagnosen.** *(Forts.)*

| Befund | Lokalisation | Erkrankung | Bemerkungen/ Hinweise |
|---|---|---|---|
| Konfluierende rötliche Plaques, zigarettenpapierartige Oberfl., kein/ wenig Pruritus | seitlicher Stamm, Extremitäten; in den Hautspaltlinien angeordnet | Parapsoriasis en plaques ▶ 14.3.1 | großherdige Form kann sich zu kutanem T-Zell-Lymphom entwickeln |
| Atrophische, gering schuppende, ekzemähnliche Herde, meist starker Pruritus | v. a. Axillen, Oberarme, Oberschenkelinnenseiten | kutanes T-Zell-Lymphom (Ekzemstadium) ▶ 11.12.1 | antiekzematöse Ther. bleibt meist erfolglos. PE (Histologie und Immunhistologie) |
| Polymorph, meist makulös oder papulös, in den Hautspaltlinien gelegen | generalisiert, Hand- und Fußflächen, Kapillitium, Mundschleimhaut mitbefallen, oft asymetrisch | Syphilis II ▶ 9.3.6 | nicht juckend, nie vesikulös oder bullös. Haarausfall, Pigmentstörungen, Schleimhautbefall, Anamnese, auf andere STD achten |

**Tab. 3.37 Papulöses Exanthem – Differenzialdiagnosen.**

| Befund | Lokalisation | Erkrankung | Bemerkungen/ Hinweise |
|---|---|---|---|
| Lichenoide Papeln, stark juckend, ggf. mit netzartiger weißlicher Streifung | beugeseitig betont; Mundschleimhautbefall | Lichen planus ▶ 15.1.1 | Köbner-Phänomen pos. |
| Oft generalisierte, konfluierende Papeln, starker Pruritus | wie Lichen planus (s. o.) | lichenoides Arzneimittelexanthem | oft Pigmentinkontinenz mit bräunlicher Verfärbung. Genaue Medikamentenanamnese, Antibiotika |
| Konfluierende bräunliche Papeln, z. T. schmierig belegt | v. a. große Schweißrinnen (z. B. Rücken) | Dyskeratosis follicularis Darier ▶ 17.5.4 | penetranter bakt. Geruch, UV- u. hitzegetriggert |
| Buntes Bild, v. a. Papeln mit fest anhaftender Schuppung | Stamm und proximale Extremitäten | Pityriasis lichenoides ▶ 14.3.4 | Allgemeinsymptome fehlen bei chron. Form, bei Hämorrhagien sind HV schmerzhaft |
| Kleine rötliche Papeln, bräunlich-rot | variabel, v. a. Gesicht und Extremitäten | Sarkoidose (kleinknotige Form) ▶ 16.1 | apfelgeleeartige Eigenfarbe bei Diaskopie, Systembeteiligung ausschließen |
| Follikulär gebundene Papeln und Pusteln | disseminiert, v. a. an follikelreichen Arealen (Gesicht, Schweißrinnen) | Follikulitiden ▶ 9.2.1 | bakt. Abstrich |
| Kleine genabelte Papeln | variabel, in ekzematisierten Arealen akzentuiert | Mollusca contagiosa ▶ 9.1.4 | v. a. bei Kdr. Bei Erw. Immundefekt ausschließen |

## 3.2.3 Pusteln

Man unterscheidet disseminierte (▶ Tab. 3.38) und umschriebene Pusteln (▶ Tab. 3.39).

**Tab. 3.38 Disseminierte Pusteln – Differenzialdiagnosen.**

| Befund | Lokalisation | Erkrankung | Bemerkungen/ Hinweise |
|---|---|---|---|
| Pusteln und Schuppung auf erythematösem Rand, stabile Pusteln | disseminiert | Ps. pustulosa generalisata ▶ 14.6.5 | pos. Familienanamnese, schubartiger Verlauf, Nagelveränderungen |
| Großflächige Erytheme mit disseminierten subkornealen Pusteln | große Beugen, Intertrigines | AGEP (akute generalisierte exanthematische Pustulose/toxisches Pustuloderm) ▶ 12.21.7 | Pusteln neigen zur Konfluenz, durch Medikamente oder Infekt ausgelöst |
| Pusteln und Schuppung auf erythematösem Grund, schlaffe Pusteln | Stamm, proximale Extremitäten; Gesicht, Hände, Füße ausgespart | subkorneale Pustulose ▶ 14.10.1 | chron. rez.; DADPS meist wirksam |
| Urtikarielle Papeln mit Übergang in sterile Pusteln | Stamm, Extremitäten | eosinophile Pustulose ▶ 14.10.3 | Bluteosinophilie |
| Pusteln auf erythematösem Grund; oft Fieber, AZ ↓ | gesamtes Integument; Hände, Füße ausgespart | Pustulosis acuta generalisata ▶ 14.10.2 | medikamenten- oder infektallergisch |
| Fieber, AZ ↓, scheibenartige, ödematöse HV, Pseudovesikel; Druckdolenz | Gesicht und Extremitäten | akute febrile neutrophile Dermatose (Sweet-Sy.) ▶ 14.1.2 | infektallergisch, 1–4 Wo. nach bronchialen oder GI-Inf. |

**Tab. 3.39 Umschriebene Pusteln – Differenzialdiagnosen.**

| Befund | Lokalisation | Erkrankung | Bemerkungen/Hinweise |
|---|---|---|---|
| Plaqueförmig, scharf begrenzt | palmar und/oder plantar | Ps. pustulosa palmoplantaris ▶ 14.6.5 | HV an anderen Prädilektionsstellen |
| Konfluierende Pusteln, Erosion/ Ulzeration, ggf. Mutilation | an den Endphalangen, periungual akzentuiert | Akrodermatitis continua suppurativa ▶ 14.9.1 | Variante der Ps. |
| Psoriasiforme Erytheme mit Bläschen und Pusteln | perioral, perigenital, Endphalangen, Knie | Akrodermatitis enteropathica ▶ 8.10.2 | bei Zinkmangel (Mangelernährung, Alkoholabusus, künstliche Ernährung, spezielle „Diäten") |
| Randständige Schuppung, ggf. Pusteln im Randbereich, zentrale Heilung | variabel | Tinea ▶ 9.4.1 | mykologische Kultur, Nativpräp., PCR |

**Tab. 3.39 Umschriebene Pusteln – Differenzialdiagnosen.** *(Forts.)*

| Befund | Lokalisation | Erkrankung | Bemerkungen/Hinweise |
|---|---|---|---|
| Komedonen, Papeln und Pusteln, Abszesse möglich | Wangen, Nase und Stirn am stärksten betroffen | Acne vulgaris ▶ 18.1.1 | meist im Jugendalter, ggf. auch später. Komedonen nur bei Akne! |
| Grobporige Haut, Teleangiektasien, flächige Rötungen, Papeln und Pusteln, ggf. Rhinophym | zentrofazial | Rosazea ▶ 18.1.2 | mittleres Erw.-Alter. Verstärkt durch Alkoholgenuss, Temperatureinflüsse |
| Helles Erythem, ggf. follikuläre Papulovesikel, selten Pusteln | um Mund und Augen unter Aussparung eines schmalen Saums ums Lippenrot | periorale Dermatitis ▶ 18.1.4 | F mittleren Alters, oft ausgeprägtes „Spannungsgefühl", bei übermäßigem Kosmetikgebrauch („Stewardessenkrankheit"), oft atopische Diathese |
| Follikuläre Pusteln | Wangen und Stirn | gramneg. Follikulitis ▶ 9.2.1 | oft mit Akne verwechselt, häufig nach topischer antibiotischer Vorther., keine Komedonen, bakt. Abstrich |

## 3.2.4 Pruritus

**Diagnostische Tipps**

- Wie kratzt der Pat.?
  - „Herauslöffeln" der HV, bis es blutet → Prurigo simplex subacuta
  - flächiges Reiben auf der Haut → Urtikaria
  - Kratzen mit den Fingernägeln oder Werkzeugen → atopisches Ekzem
  - unerträglicher Pruritus, der in ein schmerzhaftes Brennen übergeht → Dermatitis herpetiformis Duhring (Bläschen werden meist sofort vom Pat. exkoriiert)
- „Heller" Pruritus bei mehreren eng zusammenlebenden Personen → Skabies
- Pruritus ohne HV → innere Auslöser (v. a. Leber, Niere untersuchen), Medikamente
- Bei unklarem Pruritus nach malignem TU suchen.

### Pruritus, generalisiert

▶ Tab. 3.40.

**Tab. 3.40 Pruritus bei extrakutanen Erkrankungen.**

| Erkrankung | Bemerkungen/Hinweise |
|---|---|
| Stoffwechselerkrankungen – DD | |
| Diab. mell. ▶ 8.1 | BZ-TP durchführen, optimale Einstellung des BZ |
| Hyperthyreose ▶ 8.2 | $fT_3$, $fT_4$, TSH bestimmen |
| Hyperurikämie ▶ 8.5 | Harnsäure bestimmen |

**Tab. 3.40 Pruritus bei extrakutanen Erkrankungen.** *(Forts.)*

| Erkrankung | Bemerkungen/Hinweise |
|---|---|
| Organerkrankungen – DD | |
| Nierenerkr. ▶ 8.4, Dialysepflicht | typisch: Kein Ansprechen auf Antihistaminika. Lichtempfindlichkeit der Haut ↑, lehmgraue Hyperpigmentierungen, Urinunters., Krea und Harnstoff bestimmen. UV-Ther. oft wirksam |
| Lebererkr. ▶ 8.3 | typisch: Kein Ansprechen auf Antihistaminika. Ther. mit Colestyramin 8–12 g/d ggf. erfolgreich |
| Maligne Erkrankungen – DD | |
| M. Hodgkin | LK-Vergrößerung, Fieber, B-Symptomatik |
| Non-Hodgkin-Lymphome ▶ 11.12.3 | Diff.-BB, Blutausstrich, ggf. LK-Vergrößerung |
| Leukämien ▶ 8.12.2 | Diff.-BB, Blutausstrich, ggf. LK-Vergrößerung |
| Paraneoplastischer Pruritus | TU-Suche ▶ 2.1.1 |
| Psychische Erkrankungen – DD | |
| Depressionen | auf Antriebslosigkeit des Pat. achten (wichtig: Interesse an Hobbys verloren), psychiatrisches Konsil |
| Neurosen | psychiatrisches Konsil |
| Dermatozoenwahn ▶ 6.3.1 | Pat. zeigt „Tierchen" vor, die aus der Haut kommen; subjektive Gewissheit des Pat. → nicht vom Gegenteil zu überzeugen. Psychiatrisches Konsil. Meist Besserung durch Neuroleptika |

## Pruritus bei Hauterkrankungen

▶ Tab. 3.41.

**Tab. 3.41 Pruritus bei Hauterkrankungen – Differenzialdiagnosen.**

| Befund | Lokalisation | Erkrankung | Bemerkungen/Hinweise |
|---|---|---|---|
| Knotige Papeln, die löffelartig ausgekratzt werden | Extremitäten, proximaler Stamm | Prurigoerkr. ▶ 15.2 | wenn es blutet, juckt die HV typischerweise nicht mehr → Pat. „löffelt", bis es blutet |
| Kleine konfluierende Papeln, netzartige Streifung der Oberfl., ggf. Schleimhautbefall: Hier Streifung gut erkennbar | beugeseitig betont, verruköse Formen an Unterschenkeln, oft Schleimhautbefall | Lichen planus ▶ 15.1.1 | Herde werden oft blutig gekratzt |
| Kleine herpetiform gruppierte Bläschen, kleine Erosionen | v. a. am unteren Rücken | Dermatitis herpetiformis Duhring ▶ 13.3.6 | Qualität des Pruritus: Starkes Brennen oder brennender Schmerz |
| Asymmetrisch verteilte HV (buntes Bild), v. a. Papeln, Exkoriationen | v. a. periareolär, Fingerzwischenräume, Penisschaft, Handgelenke | Skabies ▶ 9.5.2 | Pruritus in Bettwärme verstärkt, oft Partnerbefall |

3

3

**Tab. 3.41 Pruritus bei Hauterkrankungen – Differenzialdiagnosen.** *(Forts.)*

| Befund | Lokalisation | Erkrankung | Bemerkungen/Hinweise |
|---|---|---|---|
| Schuppende Plaques | Streckseiten, Os sacrum, Analfalte, Kapillitium | Ps. ▶ 14.6 | Pruritus v. a. am Kapillitium |
| Urticae variabler Größe | variabel, einzelne HV wechseln den Ort | Urtikaria ▶ 12.18 | flächiger Pruritus (typisch: Pat. streicht über HV), Fokussuche ▶ 2.1.1 |
| Rötung, Nässen, Schuppung | v. a. an Kontaktstellen | Ekzemerkr. ▶ 12 | |
| Stecknadelkopf-große Papeln und Papulovesikel | Stamm und Extremitäten, Kopf ausgespart | Hypereosinophilie-Sy. ▶ 14.11.1 | Diff.-BB (Bluteosinophilie), PE (Gewebeeosinophilie) |
| Variabel (s. u.) | generalisiert, symmetrisch | Exantheme ▶ 9.1, ▶ 12.21 | Exantheme jucken meist relativ wenig, bei Syphilis II typischerweise gar nicht |
| Trockene, ichthyosiforme Schuppung, Pruritus | variabel, je nach Typ | Ichthyosen ▶ 17.5.1 | auf Begleitsymptome achten (z. B. Hornhauttrübungen) |

## Genitaler Pruritus

▶ Tab. 3.42.

**Tab. 3.42 Pruritus am weiblichen Genitale – Differenzialdiagnosen.**

| Befund | Lokalisation | Erkrankung | Bemerkungen/Hinweise |
|---|---|---|---|
| Leichte Rötung und Sekretion | Vulva | psychogener Pruritus ▶ 6.4.6 | sehr häufig, oft bei Partnerkonflikt oder fehlendem Partner, ggf. leichte Sekretion („Sy. der weinenden Vagina") |
| • akut: Rötung, Bläschen, Nässen.<br>• chron.: Lichenifikation | Vulva | Vulvaekzem ▶ 19.4, atopisches Ekzem ▶ 12.10 | nach Kontaktstoffen fragen, nach Typ-I/IV-Allergien suchen |
| Erosion, Nässen, selten Schuppung | variabel, außerhalb der Schleimhaut | Ps. ▶ 14.6 | weitere Stigmata der Ps. |
| Plaqueartiger lichenifizierter Herd | variabel, außerhalb der Schleimhaut | Lichen Vidal ▶ 12.11 | stärkster, umschriebener Pruritus, Herd wird zerkratzt |
| Weißliche, wegwischbare Beläge | variabel | Candidose ▶ 9.4.7 | Kontrazeptiva? Antibiotika? Diab. mell.? Bei langer Persistenz nach Immundefekt suchen |
| Weißliche, porzellanartige Schleimhautveränderungen | v. a. Vulva | Lichen sclerosus ▶ 19.4.3 | bei langem Bestand Übergang in Kraurosis vulvae; maligne Entartung |

## Pruritus in der Anal-/Perianalregion

▶ Tab. 3.43.

**Tab. 3.43 Pruritus in der Anal-/Perianalregion – Differenzialdiagnosen.**

| Befund | Lokalisation | Erkrankung | Bemerkungen/Hinweise |
|---|---|---|---|
| • akut: Rötung, Bläschen, Nässen<br>• chron.: Lichenifikation | perianal | Analekzem ▶ 20.3.4 | Hämorrhoiden? Quälender Pruritus, Kontaktstoffe abklären (Analhygiene?), nach Typ-I/IV-Allergien suchen, Ausschluss Tinea (Nativ, Kultur, PCR) |
| Erosion, Nässen, selten Schuppung | variabel, außerhalb der Schleimhaut | Ps. ▶ 14.6 | nach weiteren Stigmata der Ps. suchen |
| Oft Kratzeffekte | perianal | Oxyuriasis ▶ 9.6.1 | v. a. bei Kdr. mikroskopischer Nachweis von Wurmeiern im Tesafilmabriss. **Typisch:** bei Kdr. Stuhl unter den Fingernägeln |
| Gruppierte Bläschen, Erosionen, oft schmerzhaft | auch Axillae, Leisten | Pemphigus chronicus benignus familiaris ▶ 13.2.2 | Beginn nach Pubertät, Nagelveränderungen (weiße Längsstreifung) |

## 3.2.5 Dunkel pigmentierte Hautveränderungen

▶ Tab. 3.44.

**Diagnostische Tipps**

- ABCDE-Regel konsequent anwenden (▶ 11.6.2).
- Hautrelief erhalten? → Benignitätskriterium.
- Glänzt die Oberfl.? → Hinweis auf Atrophie, Zerstörung der Reteleisten.
- Auflichtmikroskopie durchführen (▶ 2.1.2).
- Anamnestische Angaben des Pat. sind **oft** nicht sehr zuverlässig (z. B. über zeitlichen Verlauf, Befundänderungen).
- Bei V. a. MM möglichst Exzisions-Biopsie anstreben.

**Tab. 3.44 Makulöse/noduläre dunkel pigmentierte Hautveränderungen – Differenzialdiagnosen.**

| Befund | Lokalisation | Erkrankung | Bemerkungen/Hinweise |
|---|---|---|---|
| Scharf begrenzte verruköse HV, wirkt wie aufgesetzt, gepunzte Oberfl. | variabel, nie Leistenhaut | seborrhoische Keratose (pigmentiert) ▶ 11.1.3 | meist ab 50. LJ. Auflichtmikroskopie: Pseudohornzysten erkennbar |
| Knötchenartiger TU mit perlschnurartigem Randsaum, Teleangiektasien, glänzende Oberfl. | meist an „Sonnenterrassen" im Gesicht | BCC (pigmentiert) ▶ 11.3 | Auflichtmikroskopie: Teleangiektasien. OCT: Nester + Rimming |

**Tab. 3.44 Makulöse/noduläre dunkel pigmentierte Hautveränderungen – Differenzialdiagnosen.** *(Forts.)*

| Befund | Lokalisation | Erkrankung | Bemerkungen/Hinweise |
|---|---|---|---|
| Derbes Knötchen, rötlich-bräunliche Farbe | meist am Unterschenkel von F | Histiozytom (pigmentiert) ▶ 11.1.4 | bei seitlichem Druck zieht sich TU ein („Pastillenphänomen"); oft nach Insektenstich (Anamnese) |
| Bläulich-schwärzlicher Knoten, oft bizarrer Rand | variabel | Thrombosiertes Hämangiom ▶ 11.1.5 | oft brombeerartiges Aussehen im auflichtmikroskopischen Bild |
| Rötlich-bläulicher TU mit keratotischer Oberfl. | variabel | Angiokeratom ▶ 11.1.5 | – |
| Bräunliche, meist gleichmäßige Pigmentierung, Hautrelief erhalten, scharfe Begrenzung | variabel | NZN ▶ 11.1.1 | lange Anamnese, keine Veränderung seit J., Auflichtmikroskopie: Netzmuster erkennbar |
| Bläulich-schwärzliches Knötchen, oft glatt glänzende Oberfl., hart | variabel, oft an Extremitäten | N. bleu ▶ 11.1.1 | – |
| Meist tiefschwarze HV, glatte glänzende Oberfl., polyzyklische Begrenzung, Regressionen möglich | variabel | MM ▶ 11.6 | auf Größenzunahme und Farbveränderung achten, ABCDE-Regel, Auflichtmikroskopie: z. B. radiäre Ausläufer, Black Dots, weiße Schleier |

## 3.2.6 Ulkus am Unterschenkel/Fuß

▶ Tab. 3.45.

**Diagnostische Tipps**

- Lokalisation beachten (medial = eher venöse Genese, lateral oder akral = eher art. Genese).
- Schmerzhaftigkeit (venös = nicht/wenig, art. = sehr schmerzhaft, vaskulitische Ulzera = oft unerträgliche Schmerzen).
- Rand beachten: Livider, leicht erhabener Rand oft bei vaskulitischen Ulzera.
- Schmerzlose Ulzera z. B. in (fehl)belasteten Arealen (Malum perforans), oft bei Diab. mell. (Polyneuropathie, Mikroangiopathie).

**Tab. 3.45 Ulzera am Unterschenkel bzw. Fuß – Differenzialdiagnosen.**

| Befund | Lokalisation | Erkrankung | Bemerkungen/Hinweise |
|---|---|---|---|
| Flaches, nicht schmerzhaftes Ulkus, oft mit Granulation | v. a. Innenknöchel, selten Außenknöchel | Ulcus cruris venosum ▶ 21.5 | meist zusätzliche Zeichen der CVI: Purpura jaune d'ocre, Beinödeme, Dermatoliposklerose |

**Tab. 3.45 Ulzera am Unterschenkel bzw. Fuß – Differenzialdiagnosen.** *(Forts.)*

| Befund | Lokalisation | Erkrankung | Bemerkungen/Hinweise |
|---|---|---|---|
| Meist tiefes, schmerzhaftes Ulkus, oft schmierig belegt | v. a. Fußaußenkanten, oft auch Zehen | Ulcus cruris arteriosum ▶ 21.5 | oft verminderte Gehstrecke oder sogar Ruheschmerz |
| Kleine, wie ausgestanzt wirkende Ulzera | meist distaler Unterschenkel | Ecthyma ▶ 9.2.6 | bakt. Abstrich (oft Strept., Staph.), CVI, mangelnde Hygiene (oft bei Nichtsesshaften) |
| Tiefe, sehr schmerzhafte Ulzeration(en), aufgeworfener livider Randwall, am Rand oft petechiale Einblutungen | variabel; meist Unterschenkel | Pyoderma gangraenosum ▶ 21.6.5 | in ⅔ assoziiert mit Grunderkr. (Colitis ulcerosa, M. Crohn, chron. Hepatitis, PCP), Köbner-Phänomen pos., Ausschlussdiag. |
| Ulkus mit hyperkeratotischem Randwall, nicht schmerzhaft, oft unterminiert | druckbelastete Regionen, v. a. Großzehenballen | Ulkus bei Diab. mell. (Malum perforans) ▶ 21.3.4 | wenig Beschwerden (diabetische Neuropathie), sehr schlechte Heilung (Angiopathie); Druckentlastung entscheidend |
| Kleine ausgestanzte Ulzera in direkter Nachbarschaft von weißlich-atrophischen Hautarealen, sehr schmerzhaft | variabel am Unterschenkel | Atrophie blanche (ulzerierend) ▶ 21.5 | bei lange bestehender CVI |
| „Wachsende" Ulzeration, oft schmierig belegt | variabel | ulzerierender maligner TU (BCC, MM) ▶ 11.3, ▶ 11.6 | typisch: keine Heilungstendenz, frustrane Behandlungen, PE erforderlich |
| Flächige Ulzeration, am Rand bräunliche Atrophie | v. a. Unterschenkelvorderseite | Necrobiosis lipoidica ▶ 16.5 | gehäuft bei Diab. mell., oft nach Trauma ulzeriert |

## 3.2.7 Knoten am Unterschenkel

▶ Tab. 3.46.

**Tab. 3.46 Knoten am Unterschenkel – Differenzialdiagnosen.**

| Befund | Lokalisation | Erkrankung | Besonderheiten/ Hinweise |
|---|---|---|---|
| Schmerzhafte hellrote bis livid-rote glatte, tiefe Knoten, Überwärmung später ggf. bläulich | meist Unterschenkelstreckseiten, selten obere Extremität | Erythema nodosum ▶ 14.1.2 | Allgemeinsymptome, Fieber; oft nach vorausgegangenem Inf. oder medikamentenallergisch |
| Schmerzhafte kutane und subkutane livide Knoten, bis pflaumengroß, Ulzerationen möglich | meist Unterschenkelstreckseiten | Panarteriitis nodosa ▶ 21.6.4 | Fieber, schweres Krankheitsgefühl. **Cave:** Systemerkr. mit Multiorganbefall |

3

**Tab. 3.46 Knoten am Unterschenkel – Differenzialdiagnosen.** *(Forts.)*

| Befund | Lokalisation | Erkrankung | Besonderheiten/ Hinweise |
|---|---|---|---|
| Schmerzhafte kutane und subkutane livide Knoten, bis pflaumengroß, Ulzerationen möglich | meist Unterschenkelstreckseiten | Panarteriitis nodosa cutanea benigna ▶ 21.6.4 | isolierter Hautbefall, schubweiser Verlauf, günstige Prognose |
| Asymptomatische, braunrote, scharf begrenzte, plattenartige Infiltrate mit zentraler Atrophie | meist Unterschenkelstreckseiten | Necrobiosis lipoidica ▶ 16.5 | hohe Assoziation mit Diab. mell., Kompressionsther. |
| Harte, ggf. flächig konfluierende Knoten, sehr schmerzhaft, Ulzerationsneigung | Wade | Erythema induratum Bazin ▶ 9.2.16 | Id-Reaktion bei Tbc. Auf weitere Symptome achten, meist bei F mittleren Alters |
| Schwellung, Verhärtung, Berührungsschmerz, Überwärmung, lokale Rötung | meist im Verlauf varikös erweiterter Venen | Thrombophlebitis superficialis ▶ 21.2.3 | oft bei CVI, rez. |
| Isolierte oder gruppierte follikuläre Papeln | v. a. Beine, Gesäß | Hyperkeratosis follicularis et parafollicularis in cutem penetrans ▶ 17.5.4 | Hände, Füße, Kapillitium bleiben frei |
| Eingesunkene schmerzhafte Knoten in der Subkutis; AZ ↓ | untere Extremität, ggf. andere Lokalisationen | Pannikulitis ▶ 21.7 | ggf. medikamenten- oder infektallergisch, oft Genese unklar, Ausschluss Kollagenose |
| Polsterartige Herde, apfelsinenartige Oberfl. | symmetrisch an den Unterschenkelstreckseiten | prätibiales Myxödem ▶ 8.8.1 | Hyperthyreose, weitere Zeichen der Hyperthyreose |
| Akral betonte kleine rötliche Knoten | meist bilateral symmetrisch an den Unterschenkeln | Pseudo-Kaposi-Sarkom ▶ 11.9.4 | fast immer besteht eine ausgeprägte CVI |
| Kleine rötliche bis schwärzliche Knoten, die konfluieren und ggf. ulzerieren | • klassisch: meist distal an den Beinen<br>• HIV-assoziiert: variabel, ggf. Schleimhaut betroffen | Kaposi-Sarkom ▶ 11.9.4 | ggf. HIV-Assoziation: Anamnese, HIV-Test; Infektionsgefahr. Klassisches Kaposi-Sarkom: Oft Pat. aus Mittelmeerraum; HHV-8 Nachweis in Histo |
| Subkutaner Knoten, wenig schmerzhaft, wenig verschieblich, ggf. später Ulzeration | variabel | Lymphom (v. a. B-Zell-Lymphom ▶ 11.12.3) | ggf. KM-Punktion |
| Verbackener, meist derber Knoten, nicht verschieblich, ggf. multipel | variabel | Metastase ▶ 11.11 | Suche nach Primär-TU (▶ 2.1.2) |

## 3.2.8 Lichenoide, juckende Plaque

▶ Tab. 3.47.

**Tab. 3.47 Lichenoide, juckende Plaque – Differenzialdiagnosen.**

| Befund | Lokalisation | Erkrankung | Bemerkungen/ Hinweise |
|---|---|---|---|
| Juckende, ggf. konfluierende Papeln, weißliche Oberflächenstreifung | streckseitig betont | Lichen planus ▶ 15.1.1 | ggf. Befall der Mundschleimhaut, hier ist weißliche Streifung besonders gut zu erkennen |
| Stark juckende, meist solitäre lichenifizierte Plaque | variabel, oft am Bein | Lichen simplex chronicus (Vidal) ▶ 12.11 | schlechtes Ansprechen auf Ther. |
| Braunrote Papeln, extremer Pruritus | variabel, oft Unterschenkelstreckseite | Lichen amyloidosus ▶ 8.9 | schlechtes Ansprechen auf Ther. |



## 3.2.9 Hypo- und depigmentierte Hautveränderungen

▶ Tab. 3.48.

**Tab. 3.48 Hypo- und depigmentierte Hautveränderungen – Differenzialdiagnosen.**

| Befund | Lokalisation | Erkrankung | Bemerkungen/Hinweise |
|---|---|---|---|
| Anfangs linsengroße, später konfluierende, scharf begrenzte weiße Maculae; meist symmetrische Verteilung. | variabel | Vitiligo ▶ 10.4.7 | Autoimmunerkr. assoziiert (z. B. Autoimmunthyreoiditis) |
| Umschriebene, scharf und oft bizarr begrenzte, pigmentfreie Flecken; centgroß | Abdomen, seitlicher Rumpf oder Extremitätenmitte, ggf. Beteiligung der Augenbrauen und Wimpern | Piebaldismus (partieller Albinismus) ▶ 10.4.5 | AD; in 90 % weiße Stirnlocke, bei Geburt oder nach erster Bräunung, ggf. im Rahmen eines Waardenburg-Sy. |
| Atrophisches Epithel (glänzend), fehlendes Hautrelief | variabel | Narbe | nach Trauma (genaue Anamnese wichtig) |
| Rundliche Plaque, zentrale hypopigmentierte Narbe, erythematöser Randsaum | meist Gesicht und belichtete Areale | LE ▶ 8.13.2 | zentral narbige Heilung des LE, oft peripher fortschreitend, druckdolent |
| Flächige, bräunliche Hypopigmentierung | am Ort einer stattgehabten chron. Entzündung | Postinflammatorische Hypopigmentierung ▶ Tab. 10.13 | meist nach chron. entzündlichen Dermatosen, oft bei zirkumskripter Sklerodermie, bleibt meist über J. bestehen |

**Tab. 3.48 Hypo- und depigmentierte Hautveränderungen – Differenzialdiagnosen.** *(Forts.)*

| Befund | Lokalisation | Erkrankung | Bemerkungen/Hinweise |
|---|---|---|---|
| Netzartige Hypopigmentierungen | lichtexponierte Areale, v. a. Unterschenkelstreckseiten | Hypomelanosis guttata idiopathica ▶ Tab. 10.13 | im höheren Lebensalter, F > M |
| Scharf begrenzte Hypopigmentierung | variabel (solitär, segmental oder systematisiert) | N. depigmentosus ▶ 10.4.5 | seit Geburt bestehend, keine Größenprogredienz |
| Konfettiartig verstreute weißliche, porzellanartige Herde, Pruritus | meist am Stamm, oft genital lokalisiert (Glans, Vulva) | Lichen sclerosus ▶ 8.13.11 | Herde können selten bullös oder hämorrhagisch sein, **cave:** Entartungsgefahr in ca. 5 % |
| Blassweiße runde Maculae, collerettartige Schuppung | Stamm, talgdrüsenreiche Areale | Pityriasis versicolor | Tesafilmabriss oder Biopsie: „Spaghetti and meat balls“ |
| Schuppende, schwach hypopigmentierte Maculae | Gesicht u. Extremitäten | Pityriasis alba ▶ 9.4.7 | v. a. Kinder mit atopischer Dermatitis |

## 3.2.10 Subkutane Knoten

▶ Tab. 3.49.

**Tab. 3.49 Subkutane Knoten – Differenzialdiagnosen.**

| Befund | Lokalisation | Erkrankung | Bemerkungen/Hinweise |
|---|---|---|---|
| Weicher, gut verschieblicher Knoten, in Subkutis tastbar | variabel | Lipom ▶ 11.1.4 | ggf. multipel (Lipomatose), ggf. schmerzhaft (Lipomatosis dolorosa) |
| Prall-elastischer Knoten | oft am Kapillitium | Atherom ▶ 11.1.2 | Epidermoidzyste oder Trichilemmalzyste (histologische DD), Porus vorhanden? |
| Schmerzhafte hellrote bis livid-rote glatte, tiefe Knoten, Überwärmung, später ggf. bläulich | meist Unterschenkelstreckseiten, selten obere Extremität | Erythema nodosum ▶ 14.1.2 | Allgemeinsymptome, Fieber; oft nach vorausgegangenem Inf. oder medikamentanallergisch |
| Derber erbsgroßer Knoten, oft bräunlicher Rand | oft bei F an den Unterschenkeln | Histiozytom ▶ 11.1.4 | oft nach Insektenstichen entstanden, beim Zusammendrücken weicht Knoten in die Tiefe aus („Pastilleneffekt“) |
| Oft gelblich-braun bei Diaskopie | variabel, oft akral | Sarkoidose ▶ 16.1 | Systembeteiligung ausschließen |
| Bis pflaumengroße druckdolente rötlich-livide Knoten | v. a. Unterschenkelstreckseiten | Panarteriitis nodosa ▶ 21.6.4 | ggf. Multisystembeteiligung (z. B. Niere, Darm, Herz, ZNS) |
| Narbenähnliche, bräunliche Hautverdickung, ggf. knotig | Rumpf, Schultergürtel | Dermatofibrosarcoma protuberans ▶ 11.8.1 | Rezidive gehäuft, mikrografische Chirurgie ▶ 24.2.3 |

## 3.2.11 Ulzerierter Knoten

▶ Tab. 3.50.

**Tab. 3.50 Ulzerierte Knoten – Differenzialdiagnosen.**

| Befund | Lokalisation | Erkrankung | Bemerkungen/ Hinweise |
|---|---|---|---|
| Perlschnurartiger Randsaum, Teleangiektasien | meist Gesicht oder andere lichtexponierte Areale | BCC ▶ 11.3 | – |
| Bretthorte Induration, schuppig-erythematöser Rand | meist Gesicht oder andere lichtexponierte Areale | Plattenepithel-Ca. ▶ 11.5 | häufiger schmerzhaft (insb. bei Berührung) als BCC, MM oder MCC |
| Bräunlich-schwärzlich, meist knotig | variabel | MM ▶ 11.6 | – |
| Schnell wachsender Knoten mit sek. Ulzeration | variabel | Metastase | bei V. a. unbedingt auf Histoschein vermerken |
| Rotbraune ulzerierende Papel, ggf. schmierig belegt | meist Gesicht | Leishmaniase ▶ 9.6.3 | Heilung binnen Wo. bis 1 J., i. d. R. narbig |
| Gelblich krustös belegte Ulzerationen | variabel | Pyodermie | |
| Druckdolenter, ggf. ulzerierender Knoten, Fluktuation | variabel | Furunkel/ Karbunkel ▶ 9.2.2 | ggf. Entleerung von Eiter |
| Knotige, nach außen perforierende Schwellung | meist Hals | Tuberculosis cutis colliquativa ▶ 9.2.16 | Glasspateldruck → apfelgeleeartige Farbe |
| Schuppige, krustige Ulzeration | variabel, oft Finger | nichttuberkulöse (atypische) Mykobakteriose ▶ 9.2.16 | Glasspateldruck → apfelgeleeartige Farbe |

## 3.2.12 Atrophie

▶ Tab. 3.51.

**Tab. 3.51 Atrophie der Haut – Differenzialdiagnosen.**

| Befund | Lokalisation | Erkrankung | Bemerkungen/Hinweise |
|---|---|---|---|
| Flächiges Erythem, Schuppung, Atrophie, Teleangiektasien, ggf. Follikulitiden | v. a. im Gesicht bei F | Kortikoderm | bei Steroidabusus über Mon. |
| Zigarettenpapierartige Haut, Verlust von Haaren, durchscheinende Gefäße | v. a. Extremitäten | Borreliose (Akrodermatitis chronica atrophicans) ▶ 9.2.20 | oft nach entzündlichem Vorstadium mit flächiger Lividverfärbung; auf Allgemeinsymptome (Arthralgien, Herzbeschwerden, Neuropathien) achten |

**Tab. 3.51 Atrophie der Haut – Differenzialdiagnosen.** *(Forts.)*

| Befund | Lokalisation | Erkrankung | Bemerkungen/Hinweise |
|---|---|---|---|
| Fleckförmige Atrophie der Haut, ggf. Wulstbildung oder Einsenkung | v. a. Stamm | Anetodermie ▶ 17.3.4 | Entstehung nach entzündlichem (ggf. erythematösem, urtikariellem oder bullösem) Vorstadium |
| Übermäßige Dehnbarkeit des Bindegewebes, Gesicht wirkt durch Schlaffheit alt | variabel, auch innere Organe betroffen | Cutis laxa | erblich oder erworben, lokalisiert oder generalisiert → oft auch Lungenemphysem, Hernienbildung |
| Herde mit atrophisch glänzendem, sklerotischem Zentrum und rötlichem Randsaum („Lilac-Ring") | variabel, oft an druckexponierten Stellen oder über Varizen | zirkumskripte Sklerodermie ▶ 8.13.6 | Borrelioseausschluss |
| Akral: Sklerodaktylie, Raynaud-Anfälle, kapillarisiertes Nagelhäutchen Stamm: Meist rasch fortschreitende großflächige Sklerosierung | meist akral, seltener Stamm | PSS ▶ 8.13.7 | Allgemeinsymptome (Dyspnoe, Herzbeschwerden, Arthralgien, Dysphagie) |
| Konfettiartige weißliche Skleroseherde, konfluierend | meist Stamm, häufig genitaler Befall | Lichen sclerosus ▶ 8.13.11 | genital, auch im Kindesalter |
| Trizonal aufgebaute Herde mit zentral atrophischem Zentrum, peripherer Erythem- und Schuppensaum | v. a. Gesicht, belichtete Areale | diskoider LE ▶ 8.13.2 | – |
| Rot-bräunlicher Herd, zentral weißlich atrophische Aufhellung | v. a. Unterschenkelstreckseiten | Necrobiosis lipoidica ▶ 16.5 | v. a. F, gehäuft bei Diab. mell. |

## 3.2.13 Schmerzhafte Hautveränderungen

▶ Tab. 3.52.

LEND AN EGG → Akronym für schmerzhafte HV: L = Leiomyom, E= Ekkrines Spiradenom, N = Neurom, D = Dermatofibrom, A = Angiolipom, N = Neurilemmom, E = Endometriom, G = Glomustumor, G = Granularzelltumor

**Tab. 3.52 Schmerzhafte Hautveränderungen – Differenzialdiagnosen.**

| Befund | Lokalisation | Erkrankung | Bemerkungen/Hinweise |
|---|---|---|---|
| Hautfarbenes Knötchen, manchmal bräunlich | im Bereich von Amputationsstümpfen, tiefen Verletzungen | Neurom ▶ 11.1.4 | – |

**Tab. 3.52 Schmerzhafte Hautveränderungen – Differenzialdiagnosen.** *(Forts.)*

| Befund | Lokalisation | Erkrankung | Bemerkungen/ Hinweise |
|---|---|---|---|
| Blaurotes Knötchen | im Bereich von Finger- oder Zehennägeln | Glomustumor ▶ 11.1.5 | Kälte-, lanzinierender Berührungsschmerz |
| Rötlich-braunes Knötchen | v. a. proximale Extremitäten | Leiomyom ▶ 11.1.4 | Druck-, Berührungs-, Kälteschmerz |
| Schmerzhafte Lipome (s. o.), unscharf begrenzt | Stamm und Extremitäten, symmetrisch | Lipomatosis dolorosa | v. a. bei älteren F mit Depressionen |
| Solitäre oder flächenhafte Hyperkeratose | „Sonnenterrassen" der Haut, v. a. Gesicht, Handrücken | aktinische Keratose ▶ 11.2.1 | Berührungsempfindlichkeit, oft schmerzhaft bei Besonnung |
| Umschriebenes Knötchen | meist Kapillitium | ekkrines Spiradenom | Berührungsempfindlichkeit |
| Weitere schmerzhafte HV: Erysipel ▶ 9.2.7, Phlegmone ▶ 9.2.9, Furunkel ▶ 9.2.2, Paronychie ▶ 9.2.3, Verruca plantaris ▶ 9.1.1, Hidradenitis suppurativa ▶ 18.2.1, Ulcus cruris arteriosum ▶ 21.5, vaskulitisches Ulkus ▶ 21.5, Ecthyma ▶ 9.2.6, Pyoderma gangraenosum ▶ 21.6.5, Aphthen ▶ 19.3.7, Calcinosis cutis ▶ 8.10.1, Druckurtikaria ▶ 12.18.5, perianale Thrombose ▶ 20.2.2 | | | |

## 3.2.14 Teleangiektasien

▶ Tab. 3.53.

**Tab. 3.53 Teleangiektasien – Differenzialdiagnosen.**

| Befund | Lokalisation | Erkrankung | Bemerkungen/ Hinweise |
|---|---|---|---|
| Disseminierte Teleangiektasien | variabel | generalisierte essenzielle Teleangiektasien | selten, Beginn im jugendlichen Alter |
| Teleangiektasien in aktinisch geschädigter Haut | lichtexponierte Hautareale, v. a. Gesicht | chron. Lichtschaden | meist zusätzlich aktinische Elastose, Lentigines |
| Teleangiektasien in atrophischem Hautgebiet, ggf. pergamentdünne Haut, ggf. Sugillationen | an Arealen chron. Steroidgebrauchs, meist im Gesicht | Kortikoderm | meist besteht Grunderkr., wegen derer Kortikoid angewendet wird |
| Teleangiektasien neben Papeln und Pusteln, oft flächiges Erythem | v. a. zentrofazial | Rosazea ▶ 18.1.2 | diverse Trigger (Alkohol, UV-Licht, Kälte, Wärme) |
| Teleangiektasien in gespannter Haut mit glänzend-atrophischer Oberfl. | Gesicht, Akren | Sklerodermie/ CREST-Sy. ▶ 8.13.7 | deutliche Zeichen der Grunderkr. |

3

**Tab. 3.53 Teleangiektasien – Differenzialdiagnosen.** *(Forts.)*

| Befund | Lokalisation | Erkrankung | Bemerkungen/ Hinweise |
|---|---|---|---|
| Kleinfleckige Erytheme mit Teleangiektasien | | Teleangiectasia macularis eruptiva perstans ▶ 11.1.7 | Sonderform der Urticaria pigmentosa, Teleangiektasien persistieren über J. |
| Kleine Teleangiektasien (punktartig), große Blutungsneigung | Gesicht (v. a. Lippen, perioral), Zunge, Hand-, Finger-, Fußrücken | Teleangiectasia hereditaria haemorrhagica (M. Osler) ▶ 21.10.1 | AD. Meist im Erw.-Alter manifestierend. Beginn oft mit Nasenbluten |
| Teleangiektasien, Intelligenzdefekt, Kleinhirndefekt | v. a. Kopf, Ellenbogen, Kniekehle, Hand- und Fußrücken | Ataxia teleangiectatica ▶ 21.10.2 | Manifestation im frühen Kindesalter |

## 3.2.15 Trockener Mund (Xerostomie)

▶ Tab. 3.54.

**Diagnostische Tipps**

- Diagnosesicherung durch Schirmer-Test (▶ 8.13.10).
- Ausschluss einer Kollagenose (Anamnese, Klinik, Auto-AK ANA, AMA, ASMA, ENA, anti-Doppelstrang-DNA); v. a. SS-A (Ro), SS-B (La) pos.
- Speicheldrüsen-TU ausschließen
- Medikamentenanamnese (z. B. Antidepressiva)

**Tab. 3.54 Trockener Mund – Differenzialdiagnosen.**

| Befund | Lokalisation | Erkrankung | Bemerkungen/Hinweise |
|---|---|---|---|
| Trockenheit, Unfähigkeit zu weinen, Hypohidrose, Sebostase, schütteres Haar, schuppende Haut | Mund, Augen, Genitalschleimhäute | primäres Sicca-Sy. ▶ 8.13.10 | keine Assoziation mit weiteren Beschwerden |
| Wie primäres Sicca-Sy. | wie primäres Sicca-Sy. | sek. Sicca-Sy. ▶ 8.13.10 | Assoziation mit PCP, PSS, SLE, Periarteriitis nodosa |
| Trockenheitsgefühl und mangelhafter Speichelfluss | Mund, Augen | Xerostomie, Xerophthalmie | Assoziation mit Arzneimitteln (z. B. Antidepressiva, Antihistaminika, Hormonersatzther. bei F, Antiandrogene bei M wegen Prostata-Ca.) |

## 3.2.16 Erythrodermie

Def.: Generalisierte Rötung der Haut durch Ausbreitung zuvor bestehender Dermatosen (von Kopf bis Fuß). Gemeinsame Endstrecke ätiol. verschiedenartiger Erkr. (▶ Tab. 3.55). Auch idiopathisch möglich. Bild der ggf. zugrunde liegenden Erkr. ist unter der generalisierten Hautrötung verschleiert und die Erkr. deshalb i.d.R. nicht mehr nachweisbar. Schweres, ggf. vital bedrohliches Krankheitsbild durch Elektrolyt- und Flüssigkeitsverluste. Übergang in EEM möglich. Bei vorbestehender Dermatose günstiger als bei hämatologischer Grunderkr.

**Tab. 3.55 Erythrodermie – Differenzialdiagnosen.**

| Befund | Lokalisation | Erkrankung | Bemerkungen/Hinweise |
|---|---|---|---|
| Uniforme, meist schuppende Hautrötung mit generalisierter LK-Schwellung, häufig Haar- und Nagelverlust. Ps. oder Lichen planus oft noch an Nagelveränderungen zu erkennen | generalisiert, ggf. Nagelbefall oder Nagelverlust | Sézary-Sy., kutanes T-Zell-Lymphom ▶ 11.12.2 | ggf. Pigmentierungsneigung, Nagelverlust, Alopezie, „Nappes claires"; typisch: Hyperkeratosen an Palmae und Plantae |
| | | Ps. ▶ 14.6 | Anamnese, Familienanamnese, auf Nagelveränderungen achten (Ölfleck, Tüpfelnägel, Krümelnägel) |
| | | Pityriasis rubra pilaris ▶ 14.5 | unberechenbarer Verlauf, orangefarbener Aspekt, „Nappes claires" |
| | | Lichen planus ▶ 15.1.1 | auf Nagelveränderungen achten (Längsriffelung, Grübchen und Dellen, subunguale Keratosen, ggf. weißliche Streifung der Schleimhaut zu erkennen), oft vernarbende Alopezie |
| | | Ichthyosis ▶ 17.5.1 | – |
| | | atopisches Ekzem ▶ 12.10 | – |
| | | Arzneimittelexanthem ▶ 12.21 | Medikamentenanamnese, neu eingenommene Medikamente? |
| | | Kontaktekzem ▶ 12.9 | Frage nach Kontaktstoffen, neue Salben |
| | | Alterserythrodermie ▶ 5.2 | Bei alten Menschen „aus dem Nichts" entstandene Erythrodermie |
| | | Scabies crustosa (norvegica) ▶ 9.5.2 | nach gangartigen Strukturen suchen, Auflichtmikroskopie: Milbe als kleine dunkelbraune dreieckige Struktur sichtbar (Drachenflieger) |

### 3.2.17 Beinschmerz, Fußschmerz, Empfindungsstörungen

▶ Tab. 3.56.

**Diagnostische Tipps**

- Art. und venösen Doppler durchführen.
- Bei V. a. tiefe Beinvenenthrombose Duplex-Sono oder Pressphlebografie durchführen.
- Bei unklarem Beinschmerz immer Beine röntgen.



**Tab. 3.56 Beinschmerz, Fußschmerz, Empfindungsstörungen – Differenzialdiagnosen.**

| Befund | Lokalisation | Erkrankung | Bemerkungen/ Hinweise |
|---|---|---|---|
| Diffuse Schwellung einer Extremität | Schmerzen in Wade und Fuß | Phlebothrombose ▶ 21.2.4 | Linderung bei Beinhochlagerung |
| Isolierter Schmerz, kleines Areal, Rötung, tastbarer druckdolenter Strang | im Verlauf einer oberfl. Vene | Thrombophlebitis ▶ 21.2.3 | Kompressionsverband |
| Scharf begrenztes Erythem mit Schwellung und Überwärmung, Lymphknotenschwellung, Fieber | meist Unterschenkel, selten Gesicht, Arme, Stamm | Erysipel ▶ 9.2.7 | Eintrittspforte? Schonung der betroffenen Region, Penicillintherapie |
| Lividverfärbung, ggf. Gangrän | Zehenspitzen, Wade | AVK ▶ 21.3.2 | bei Diab. mell. oft schmerzlos |
| Strumpfförmige Parästhesien, ggf. schmerzlose Ulzera an belasteten Arealen | Unterschenkel | Polyneuropathie | – |
| Anlaufschmerz in den Gelenken | gelenknah | rheumatoide Arthritis | Rheumafaktor in 80 % pos. |
| Anfallsartige Schwellung von Gelenken | v. a. Großzehengrundgelenk (Podagra) | Gicht ▶ 8.5 | Hyperurikämie |
| Schmerzhafte Bewegungseinschränkung | gelenknahe Schmerzen | Arthrose | |

### 3.2.18 Rhinitis/Konjunktivitis

▶ Tab. 3.57, ▶ Tab. 3.58.

**Tab. 3.57 Rhinitis (▶ 12.2) – Differenzialdiagnosen.**

| Befund | Erkrankung | Bemerkungen/Hinweise |
|---|---|---|
| Wässriges Sekret, heftiger Niesreiz, attackenartig | Rhinitis allergica | saisonal (Pollen) oder perennial (z. B. Hausstaub), Typ-I-Diagn. (Prick-Test, Gesamt-IgE, spez. IgE) |

**Tab. 3.57 Rhinitis (▶ 12.2) – Differenzialdiagnosen.** *(Forts.)*

| Befund | Erkrankung | Bemerkungen/Hinweise |
|---|---|---|
| Zunächst wässrig, später oft grünlich | inf. Rhinitis | kurze Anamnese, oft mit Erkältungssy. (Kopfschmerz bei NNH-Entzündung) |
| Wässriges Sekret | vasomotorische Rhinitis | ganzjährig, Verstärkung nach dem Aufstehen |
| Wie Rhinitis allergica (s.o.) | medikamentöse Rhinitis | oft nach Einnahme von ASS |
| Dauernde Sekretion | anatomisch bedingt | oft bei Muscheldysplasie oder Septumdeviation; sehr häufig Inf. auch der Nebenhöhlen |



**Tab. 3.58 Konjunktivitis (▶ 12.2) – Differenzialdiagnosen.**

| Befund | Lokalisation | Erkrankung | Bemerkungen/Hinweise |
|---|---|---|---|
| Mäßige wässrige Sekretion | meist beide Augen betroffen | Conjunctivitis simplex | häufigste Form, meist physikalische Ursachen oder durch Überanstrengung |
| Starke wässrige Sekretion | beide Augen betroffen | Conjunctivitis allergica | meist durch Pollen, Tierhaare, (Augen-)Medikamente, Typ-I-Diagn. (Prick-Test, Gesamt-IgE, spez. IgE) |
| Wässriges Sekret, ggf. Bildung von Pseudomembranen | Beginn meist an einem Auge | Conjunctivitis epidemica | hochkontagiös, gestörtes Allgemeinbefinden |
| Bläschenbildung, Membranenbildung | beide Augen betroffen | Arzneimittelreaktion ▶ 12.21 | genaue Medikamentenanamnese |
| Eitrige Sekretion, Symblepharon | beide Augen betroffen | EEM ▶ 12.21.9, TEN ▶ 12.21.10 | Hornhautbeteiligung möglich mit irreversibler Schädigung, Mundhöhle meist mitbeteiligt |
| Konjunktivitis, Arthritis | beide Augen betroffen | M. Reiter ▶ 14.7 | auch Iritis möglich, v.a. junge M, psoriasiforme HV |
| Kleine Knötchen im Lidspaltenbereich, oft als Reizung empfunden | beide Augen betroffen | Rosazea ▶ 18.1.2 | geschwüriger Zerfall der entzündlichen Knötchen möglich, Papulopusteln zentrofazial |
| Narbige Schrumpfung der Bindehaut, Symblepharonbildung | beide Augen betroffen | vernarbendes Schleimhautpemphigoid ▶ 13.3.4 | meist isolierter Schleimhautbefall |

# 4 Chronischer Pruritus

*Manuel P. Pereira, Sonja Ständer*

## 4.1 Definition, Ätiologie, Einteilung

**Def.:** Juckempfindung (Pruritus): unangenehme Hautsensation → Bedürfnis zu kratzen. Chron. Pruritus (≥ 6 Wo. Dauer): meist schwer behandelbares Symptom v. a. von Dermatosen und metabolischen Krankheiten → häufig starke Beeinträchtigung der Lebensqualität.
Geschätzte Inzidenz von bis zu 20 % der Erw. Die Pat. unterscheiden sich hinsichtlich Alter, Geschlecht, Grunderkr., Pruritusqualität, -verlauf und Ther.-Ansprechen.

### Einteilung (lt. IFSI-Klassifikation 2007)

**Nach klinischem Erscheinungsbild: Pruritusgruppen**

- Pruritus auf primär veränderter, entzündlicher Haut: bei Vorliegen einer Hautkrankheit
- Pruritus auf primär nicht veränderter, nicht entzündlicher Haut: ohne initiales Vorliegen von HV
- Pruritus mit chron. Kratzläsionen: Vorherrschen von sek. Kratzläsionen (z. B. chronische Prurigo, Lichen simplex chronicus)



**Nach differenzialdiagnostischen Kriterien: Prurituskategorien**

- dermatologische Krankheiten, bei alten Menschen z. B. Skabies, bullöses Pemphigoid, transitorische akantholytische Dermatose, Mycosis fungoides
- syst. Erkr. (einschließlich medikamentös bedingter Pruritus, z. B. Ca-Antagonisten, Hydrochlorothiazid)
- neurologische Erkr.
- psychosomatische/psychiatrische Erkr.
- gemischt (mehr als eine Ursache verantwortlich)
- andere (Ursache unbekannt)

## 4.2 Anamnese und Klinik

### Anamnese

- Pritusspez. Parameter:
  - Zeitpunkt des Beginns, Dauer der Symptome
  - Lokalisation (Beginn, Ausbreitung)
  - Qualität: reines Jucken, aquagen, mechanisch induzierbar, neuropathische Qualitäten (z. B. Stechen, Brennen)
  - Kratzverhalten, -hilfsmittel
- Zusammenhang mit Erkr. und anderen Faktoren:
  - zeitlicher Zusammenhang zu Vorerkr., OPs, Medikamenteneinnahme, anderen Ereignissen
  - Verlauf: tageszeitliche Schwankungen, kontinuierlicher/attackenartiger Verlauf, spontane Besserung/Verschlechterung im Zusammenhang mit bestimmten Faktoren
  - atopische Diathese
- Ther.-spez. Parameter:
  - Vorther. mit Erfolg/Misserfolg
  - Provokations- bzw. Linderungsfaktoren
  - Intensität: Stärke auf der visuellen Analogskala (VAS) oder numerischen Rating-Skala (NRS); bei kontinuierlicher Dokumentation genaue Bestimmung der Effektivität einzelner Ther. möglich

- Auswirkungen auf den Gesundheitszustand:
  - Lebensqualitätseinschränkung, Leidensdruck, Schlafstörungen
  - psychogene Belastungsfaktoren
- allgemein:
  - Vorerkr. einschließlich Dermatosen
  - Medikamenteneinnahme, Infusionen, Bluttransfusionen
  - vorangegangene OPs
  - bekannte Allergien
  - B-Symptomatik
  - Schwangerschaft

## Klinik

Äußerst variabler Hautbefund von klin. völlig unauffälliger Haut bis hin zu Zeichen für Dermatosen oder Kratzläsionen unterschiedlicher Ausprägung. Häufig Xerosis cutis, v. a. bei nephrogenem Pruritus.

### Hautveränderungen

- typisches Bild bei Dermatosen: z. B. Beugeekzeme bei atopischem Ekzem, entzündl. Plaques mit typischer Schuppung bei Ps. vulgaris
- sek. Kratzläsionen: Hämatome, Blutungen, Erosionen, Exkoriationen, Ulzerationen, runde oder lineare Krusten
- bei fortgeführtem Kratzen: flächige oder papulöse Lichenifikationen, erosive, hyperkeratotische, livid-rote oder hyperpigmentierte Papeln, Plaques oder Knoten, z. B. Lichen simplex chronicus, Lichen amyloidosus oder chronische Prurigo
- Abheilung mit Hyper- bzw. Depigmentierungen oder Vernarbungen
- zusätzlich polierte Nägel oder umschriebener Haarausfall der Augenbrauen

Das typische Bild einer juckenden Dermatose kann oft von unspez. Hautsymptomen überlagert werden, z. B. atopisches Ekzem oder bullöses Pemphigus assoziiert mit chronischer Prurigo → v. a. bei älteren Pat. histologische Untersuchung einschließlich direkter Immunfluoreszenz sinnvoll.

### Dermatologische Symptome

- Alloknesis, weißer Dermographismus → Hinweis auf atopisches Ekzem
- Urticaria factitia
- Darier-Zeichen → Mastozytose

## Diagnostik

Laborchemische und radiologische Diagn. nach Erhebung der Anamnese, klin. Untersuchung und Stellen erster DD individuell abstimmen. Bewährt hat sich eine schrittweise Diagn. und Zusammenarbeit mit anderen Disziplinen. Prinzipiell kann bei klarem anamnestischen Zusammenhang od. Vorliegen einer pruritischen Dermatose auf aufwendige Untersuchungen verzichtet werden. Bei Pruritus unklarer Genese → eingehende Diagn. unverzichtbar.

### Basisuntersuchungen bei Pat. mit chron. unklarem Pruritus (mod. aktuelle AWMF-Leitlinie; www.leitlinien.net):

**Initiale Laboruntersuchungen:**

- BSG, CRP
- BB mit Diff.-BB, Ferritin

- Nierenparameter: Kreatinin, Harnstoff, geschätzte glomeruläre Filtrationsrate (eGFR), $K^+$, Urin (Streifentest)
- Leberwerte: Bilirubin, Transaminasen (GPT, GOT), GGT, AP
- Eiweiß, BZ (oder $HbA_{1c}$, wenn Pat. nicht nüchtern), TSH, LDH
- ggf. Stuhluntersuchungen auf okkultes Blut (iFOBT)
- nur bei analem Pruritus: Wurmeier, Parasiten
- PSA (M > 60 J.)
- ggf. bei Hautveränderungen Abstriche auf Bakt. und Pilze, Skabiesmilbennachweis (nativ od. Hautbiopsie), Hautbiopsie (Histologie, Immunfluoreszenz)

**Initiale apparative Diagn.:**

- Thorax-Rö, Abdomen-Sono
- ggf. LK-Sono bei palpablem pathologischem Befund

## 4.3 Therapie

4

Keine allgemein gültige, einheitliche Ther. von chron. Pruritus → individuell Ther.-Plan erstellen unter Berücksichtigung von Alter, bestehenden Erkr. und Medikation, Schwere der Symptomatik und Einschränkungen der Lebensqualität. Bis auf Antihistaminika, die bei schwerem Pruritus zu Lasten der GKV rezeptiert werden können, handelt es sich bei den meisten Ther. um OLU-Medikamente, die somit einer bes. Aufklärung bedürfen. Zusammenarbeit mit spezialisiertem Zentrum.

Ther. des chron. Pruritus umfasst ein stufenweises Vorgehen, das folgende Elemente enthält (▶ Tab. 4.1):

- Diagnose und Ther. der Grunderkr.
- allg. Ther.-Maßnahmen (▶ 4.3.2)
- ggf. topische Ther. (▶ 4.3.3)
- syst. Ther. (▶ 4.3.4)

**Tab. 4.1 Stufenweises symptomatisch-ther. Vorgehen bei chron. Pruritus (ab 6 Wo. Dauer, aus AWMF-Leitlinie „Chronischer Pruritus" [www.leitlinien.net]).**

| Stufe | Therapie |
|---|---|
| 1. Stufe | • allg. Ther.-Maßnahmen, v. a. rückfettende Basisther. (▶ 4.3.2; Corneother.)<br>• initiale symptomatische Ther.: nichtsedierende $H_1$-Antihistaminika (ggf. Hochdosis; ▶ 4.3.4) |
| 2. Stufe | • symptomatisch-ursächlich angepasste Ther. (▶ 4.3.1) |
| 3. Stufe | • bei unklarer Ursache oder Ther.-Resistenz in der 2. Stufe: symptomatische topische u./o. syst. Ther., z. B. Capsaicin, Naltrexon, Gabapentin, Antidepressiva<br>• i. R. klin. Studien in spezialisierten Zentren |
| Begleitende Ther. in jeder Stufe | • kausale Ther. (ggf. interdisziplinär)<br>• allg. Ther.-Maßnahmen<br>• bei Schlafstörung: sedierende Antidepressiva, niedrig potente Neuroleptika, Hypnotika<br>• bei psychischen/psychosomatischen Faktoren: psychosomatische Grundversorgung, Richtlinienpsychother. (▶ 4.3.5)<br>• bei erosiven Kratzläsionen: topische Antiseptika, topische Steroide (▶ 4.3.3) |

Die Stufen 1 bis 3 können im Baukastenprinzip additiv oder konsekutiv durchgeführt werden.

### 4.3.1 Diagnose und Therapie der Grunderkrankungen

z. B. Diagn. und Ther. eines Malignoms bei paraneoplastischem Pruritus.

### 4.3.2 Allgemeine Therapiemaßnahmen

Zur Linderung des Pruritus unabhängig von zugrunde liegenden Erkr.

- Vermeidung von Faktoren, die Hauttrockenheit fördern, z. B. häufiges und langes heißes Duschen, Verwendung von Eispackungen, Kontakt mit irritierenden Stoffen oder Substanzen.
- Bei Atopikern Vermeidung von externen Allergenen, die den Pruritus aggravieren können.
- Verwendung von rückfettenden Externa als Basisther. (optimal mind. 1 × /d).
- Verwendung von Präp. zur kurzfristigen Prurituslinderung: Cremes, Lotionen, Sprays mit Harnstoff, Kampher (3 %), Levomenthol (1–3 %), Polidocanol 2–5 % in unterschiedlicher Galenik, oftmals mit 3 % Urea komb., z. B. auch kommerziell erhältlich. Individualrezeptur: 1 % Levomenthol, 2 % Campher, 3 % Chloralhydrat in DAC Basiscreme.
- Feuchte und kühlende Umschläge oder Fett-Feucht-Umschläge, Schwarzteeumschläge.

4

### 4.3.3 Topische Therapie (OLU)

- topische Glukokortikoide: vorzugsweise mit günstigem therapeutischem Index (z. B. Fluticasonpropionat, Methylprednisolonaceponat, Mometasonfuroat). **Cave:** Keine alleinige oder langzeitige Anwendung!
- Calcineurininhibitoren (Pimecrolimus, Tacrolimus)
- Capsaicin (TRPV1-Agonist) bei lokalisiertem Pruritus:
  - Anwendung: NRF 11.125. hydrophile Capsaicinoid-Creme, Optimal: langsames Einschleichen der Ther. (0,025 % – 0,05 % – 0,075 % – 0,1 %). Mehrfach tgl. Applikation (3–6 × /d) notwendig. KI: Kdr. und bei sehr empfindlicher Haut (z. B. genitoanal).
  - Bei kontinuierlicher Applikation werden Brennen, Schmerzen und Pruritus nach einigen d unterdrückt.

### 4.3.4 Systemische Therapie

**Ind.:** Schwerer chron. Pruritus, der auf Lokalther. nicht ausreichend anspricht, bei erheblichem Leidensdruck.

Systemther. immer mit Lokalther. als Basisther. komb. → Wirksamkeit ↑.

#### Antihistaminika (AH)

- Beispiele: Cetirizin, Loratadin, Azelastin, Desloratadin
- Ind.: bei NW-günstigem Spektrum Mittel erster Wahl bei Urtikaria, schwacher Effekt bei atopischem Ekzem
- Vorgehen: Einfachdosis, ggf. Hoch-Dosis-Ther.

### Antikonvulsiva (OLU)

- Beispiele: Gabapentin, Pregabalin
- Ind.: neuropathischer Pruritus, z. B. brachioradialer Pruritus, Notalgia paraesthetica, auch bei anderen Formen in Einzelfällen wirksam
- Vorgehen: Gabapentin 100 oder 300 mg langsam individuell steigern bis auf 3 × 100–600 mg/d. Pregabalin langsam aufdosieren in wöchentl. Schritten bis auf 2 × 150 mg/d
- **Cave:** Bei älteren Pat. u./od. Niereninsuff. → Dosisanpassung und engmaschige Kontrolle! Hinweis auf mögliche NW wie Müdigkeit, Benommenheit und Schwindel (Achtung beim Führen schwerer Geräte, Teilnahme am Straßenverkehr). Gabapentin: Depressionen!

### Antidepressiva (OLU)

#### Serotoninwiederaufnahmehemmer (SSRI)

- Beispiele: Paroxetin, Fluvoxamin, Sertralin
- Einsatz: Paroxetin und Fluvoxamin bei Pruritus durch Polycythaemia vera, psychogenem und paraneoplastischem Pruritus, Sertralin bei cholestatischem Pruritus
- Vorgehen: p. o. bis auf 20–40 mg/d Paroxetin, 50–100 mg/d Fluvoxamin, 75–100 mg/d Sertralin
- KI: suizidale Pat.
- **Cave:** Bei älteren Pat. schwere (kardiale) NW möglich → strenge Ind.-Stellung.



#### Tetrazyklische Antidepressiva

- Beispiel: Mirtazapin
- Einsatz: Schlafstörungen bei chron. Pruritus
- Vorgehen: 15–30 mg p. o. zur Nacht
- NW: häufig (siehe Fachinformation) Appetit ↑, Gewicht ↑, lokale und generalisierte Ödeme, Sedierung, orthostatische Hypotonie

### Opioidrezeptorantagonist (OLU)

- Beispiele: μ-Opioidrezeptorantagonisten Naloxon, Naltrexon
- Einsatz: schwerer therapierefraktärer chron.Pruritus
- Vorgehen: Naltrexon 1–2× 50 mg/d p. o., ggf. vorher Einleitung mit Naloxon i. v. (verschiedene Schemata, z. B. 1,6 mg/h für 4 h, i.v; 0,02 μg/kg KG/min über 24 h für 1–2 d)
- **Cave:** Hohe Rate an zu erwartenden NW in den ersten d, z. B. Übelkeit, Erbrechen, Schwindel, Müdigkeit, klingen in den folgenden d ab (s. Fachinformation). Einleitung der Ther. am Wochenende bzw. in arbeitsfreier Zeit, Verzicht auf Autofahren empfehlen.

### Ciclosporin A (OLU)

- Einsatz: schwere Formen entzündlicher Dermatosen, z. B. atopisches Ekzem, Erfahrungen bestehen bei chronischer Prurigo
- Vorgehen: Anfangsdosis: 3–5 mg/kg KG/d oral, nach Besserung Dosisreduktion. Krea ↑ > 30 % → Dosis halbieren, Krea ↑ > 50 % → Präp. absetzen!
- **Cave:** Pat. nach Nierenerkr. und arterieller Hypertonie befragen. Regelmäßige Nieren- und RR-Kontrolle. Auf Sonnenschutz achten.

### UV-Therapie

- Wirksam: UVA/UVB, UVA, UVB (Breit- od. Schmalband), Bade-PUVA, syst. PUVA

- Einsatz.: aquagener Pruritus, nephrogener Pruritus, Pruritus bei Polycythaemia vera, chron. Prurigo, atopisches Ekzem, Ps., kutanes T-Zelllymphom
- Anwendung nicht > 6 Mon.
- KI: Arsenanamnese, MTX, Ciclosporin A (anamnestisch und aktuell), fotosensibilisierende Medikamente, Anwendung ionisierender Strahlen

**Neurokininrezeptor-1 Antagonisten (OLU)**
- Beispiele: Aprepitant (p. o.), Fosaprepitant (i. v.)
- Einsatz: kutanes T-Zell-Lymphom, chron. Prurigo, atopische Dermatitis
- Aprepitant kann in therapierefraktären Fällen erwogen werden.

**Systemische Glukokortikoide**
Syst. Glukokortikoide (oral, i. v., i. m.) als Antipruritika nicht mehr als Langzeitther. einsetzen, kurzzeitig bei schwerstem Pruritus bis zum Einsetzen der Wirkung einer anderen Ther. jedoch möglich.

### 4.3.5 Psychosomatische Faktoren und Begleittherapie

Psychosomatische und psychische Faktoren können Verlauf und Stärke des Pruritus unabhängig von der auslösenden Grunderkr. beeinflussen oder als alleinige Ursache in Frage kommen. „Major life events“ können Symptome wie Pruritus auslösen, v. a. an der Kopfhaut. Psychosomatische/psychische Faktoren auch gehäuft bei Pat. mit unklarem generalisiertem Pruritus und lokalisiertem genitoanalem Pruritus. Bei Pat. mit neurosebedingten Exkoriationen werden in bis zu 58 % der Fälle Major-Depressionen und in 45 % Zwangsstörungen gefunden. Neben der symptomatischen Ther. des Pruritus bei V. a. automatisiertes Kratzverhalten auch psychosomatische Ther., z. B. Verhaltensther. zum Vermeiden des Kratzens (bewusste Kontrolle des Reflexes durch starke Konzentration, Ablenkung oder alternative Kratztechniken, z. B. habit reversal), einleiten.

### 4.3.6 Unterstützung für Pruritus-Patienten

Selbsthilfegruppen: www.mpd-netzwerk.de → Selbsthilfegruppe für Pat. mit myeloproliferativen Erkr.; http://www.facebook.com/PrurigoNodularisLeague → Internetseite für Pat. mit chronischer Prurigo sowie behandelnde Ärzte
Internetadresssen: www.juckreiz-informationen.de → Pat.-Information des Universitätsklinikums Münster; http://www.taskforcepruritus.org → Information über die Aktivitäten einer europäischen Gruppe von Pruritusexperten

## 4.4 Spezielle Pruritusformen (Beispiele)

### Aquagener Pruritus (L29.8)

**Def.:** Pruritus nach Wasserkontakt.
Häufig vergesellschaftet mit Polycythaemia vera, gelegentlich bei Laktoseintoleranz.

**Klinik:**
- attackenartig auftretender generalisierter Pruritus, z. B. mit stechendem, brennendem Schmerz, bes. an Extremitäten, nach Wasserkontakt (Duschen > Baden), Schwitzen und Temperaturwechsel. Linderung durch UV-Exposition

- typisches unauffälliges Integument ohne Kratzläsionen
- häufig jüngere Pat.

**Diagn.:**
- typische Anamnese und Klinik
- neben o. g. Routinediagn. spezielle Hämatologie und Laktose-$H_2$-Atemtest

**Ther.:**
- 1. Wahl: H1-Antihistaminika: (kontinuierlich oder 30–120 min vor dem Wasserkontakt)
- 2. Wahl: Alkalisierung des Badewassers (pH 8) mit Natriumhydrogencarbonat (0,2–0,5 kg/Bad) u./od. orale Gabe von ASS 300–500 mg/d 30 min vor dem Wasserkontakt
- 3. Wahl: UV-Fotother.: z. B. Bade- und syst. PUVA, UVB 311 nm, UVA/UVB
- 4. Wahl: Pregabalin 150–300 mg/d p. o. (langsam steigern)

## Brachioradialer Pruritus (L29.9)



**Def.:** Neuropathischer Pruritus beruhend auf leichtgradigen, nichtmotorisch wirksamen Störungen durch zervikale Kompression von RM- oder Spinalnerven unterschiedlicher Ursache (z. B. knöcherne Wirbelkörper-Randkantenumbauten, Halsrippen, in Einzelfällen durch spinale TU).

**Klinik:**
- lokalisierter Pruritus über dem M. brachioradialis (Dermatom C6), ein- oder beidseitig, attackenartig auftretend
- variables klin. Bild von unauffälligem Integument bis Prurigo
- Trigger: UV-Licht, mechanische Reizung; Linderung durch Kälte, Diab. mell.
- Qualität: Jucken mit schmerzhaften Qualitäten wie Brennen, Stechen, Beißen, Bohren, Kribbeln

**Diagn.:**
- typische Anamnese und Klinik
- neben der o. g. Diagn. v. a. HWS-MRT (z. A. Spinalkompression, Neoplasie) und Thorax-Rö. (z. A. Halsrippe)

**Ther.:**
- Antihistaminika häufig nicht ausreichend wirksam
- Gabapentin oder Pregabalin p. o.
- Alternativ oder in Komb.: SSRI, z. B. Paroxetin oder Mirtazapin
- topisch: Capsaicin-Salbe (z. B. Capsamol®), Pimecrolimus-Creme (Elidel®)

### Andere neuropatischen Pruritussyndrome
- Notalgia paraesthetica: Neuropathischer Pruritus beruhend auf Schädigung der Rami dorsales der Spinalnerven Th2-Th6 durch Kompression beim Durchtritt durch den M. multifidus spinae, oft Nachweis arthrotischer Veränderungen an Brustwirbeln.
- Meralgia paraesthetica: Kompression des N. cutaneus femoris lateralis am Ligamentum inguinale, die zu Missempfindungen (z. B. Pruritus, Brennen, Stechen) an der lateralen Seite des betroffenen Oberschenkels führt.
- Kleinfaserneuropathie: Generalisierter oder distal betonter neuropathischer Pruritus durch Schädigung der kutanen Kleinfasern. Ursächlich kommen u. a. metabolische Erkr. (z. B. Diab. mell.) und Medikamente (z. B. Chemotherapeutika, Alkohol) in Betracht.

## Cholestatischer Pruritus (L29.8)

**Klinik:**

- generalisierter Pruritus, Betonung distale Extremitäten, Beginn oft palmoplantar
- typisch: Triggerung durch enganliegende Kleidung, mechanisch induzierbar. V.a. nachts ausgeprägt
- Qualität: reines Jucken. Durch Kratzen nicht reduzierbar. Kratzen wird vermieden → klin. wenige Kratzspuren

**Diag.:**

- Leberwerte und Cholestaseparameter (AST, ALT, γ-GT, ggf. GLDH, AP, Bili, ggf. Hep. B/C-Serologie, AMA-M2)
- Abdomen-Sono
- bei Schwangeren Gallensäuren (nüchtern)

**Ther.:**

- Antihistaminika sind nicht wirksam.
- Therapeutische Leitlinie mit Stufenschema bei cholestase-assoziiertem Pruritus – EASL (European Association for the Study of the Liver).
- Zu den Medikamenten, deren Wirksamkeit in kontrollierten Studien überprüft ist, ▶ Tab. 4.2.

**Tab. 4.2 Bei cholestatischem Pruritus wirksame Medikamente.**

| Medikament | Dosierung |
|---|---|
| Colestyramin (z. B. Lipocol Merz® Kautabletten) | 4–16 g/d p. o. |
| Ursodesoxycholsäure (v. a. bei intrahepatischer Schwangerschaftscholestase, z. B. Ursofalk®) | 10–20 mg/kg KG/d p. o. |
| Rifampicin (z. B. Eremfat®) | 150–600 mg/d p. o. (Dosis abhängig von Bili) wöchentl. Dosiserhöhung: Bei Langzeitbehandlung. **Cave:** Hepatotoxizität nach 4–12 Wo. |
| Naltrexon | initial 12,5–25 mg p. o., dann 50 mg/d p. o. |
| Naloxon | 0,02 µg/kg KG/min. i.v. |
| Sertralin | 75–10 mg/d p. o. |

## Nephrogener Pruritus (L29.8)

**Klinik:**

- 2–3 Mon. nach Beginn der Dialyse
- generalisiert oder lokalisiert (Rücken, Gesicht, Shuntbereich), häufig zusätzlich Xerosis, häufig chron. Prurigo
- Qualität: reines Jucken, gelegentlich mit Stechen oder attackenartig während od. kurz nach der Dialyse, regelmäßig sehr schwer

**Diagn.:**

- GFR, Krea, Krea-Clearance, Harnstoff, Ca, Phosphor (eingeschränkte Aussagekraft zur alleinigen Diagn.-Stellung)
- anamnestisch zeitliche Korrelation von Auftreten der Symptome und Erstdiagnose oder Verschlechterung einer Nierenerkr. bzw. Dialysepflicht

**Ther.:**
- konsequente Rückfettung als Basisther.
- antiprur. Effekt bestätigt in kontrollierten Studien:
  - **1. Wahl:** Gabapentin nach Dialyse in Dosierung:
    - 100 mg 4 x/Wo. od.
    - 300 mg 3 x/Wo. od.
    - 400 mg 2x/Wo. p.o.
  - **2. Wahl:** Pregabalin (75 mg/d bzw. 2 x/Wo.)
  - **3. Wahl:** UVB-Ther.
  - **4. Wahl:** Capsaicin, topisch 3–5 x/d

## Chronische Prurigo (L29.8)

**Klinik (Kernkriterien)**
- chron. Pruritus (≥ 6 Wo.)
- Anamnese und/oder Hinweis auf wiederholtes Kratzen (z. B. Exkoriationen, Narben)
- multiple lokalisierte oder generalisierte pruriginöse Läsionen (exkoriierte, schuppende, und/oder krustöse Pappeln, Knoten und/oder Plaques häufig mit einem weißlichen oder pinken Zentrum und hyperpigmentierten Rand)



**Diagn.:** Ursachenfindung des zugrunde liegenden Pruritus (▶ 4.2).

**Ther.:**
- multimodale Therapie mit systemischen und topischen Mitteln notwendig
- topisch:
  - 1. Wahl: topische Steroide (z. B. Hydrocortison 1 %, Betamethasonvalerat 0,1 % okklusiv), Pimecrolimus 2x/d (Elidel®, nicht mit UV kombinieren)
  - 2. Wahl: Capsaicincreme 0,025–0,1 % 4–6 x/d, Tacrolimus 0,1 % 1–2x/d (Protopic®)
- systemisch:
  - 1. Wahl: UV-Photoher. (z. B. UVB 311 nm, UVA, Bade-PUVA, Bade-PUVA + 308-nm Excimer UVB)
  - 2. Wahl: Nicht-sedierende H1-Antihistaminika (z. B. Desloratadin, Cetirizin, Fexofenadin) ggf. in Komb. mit UV-Ther.
  - 3. Wahl: Gabapentin 3 × 300 mg/d oder Pregabalin 75–225 mg/d p. o. (Dosisanpassung bei älteren Pat. oder Niereninsuff. erforderlich)
  - 4. Wahl: Ciclosporin A 3–5 mg/kgKG/d p. o. oder MTX 7,5–20 mg/Wo. s.c.
  - 5. Wahl: Naltrexon 50–150 mg/d p. o., Aprepitant 80 mg/d p. o.

# 5 Hautkrankheiten in bestimmten Lebensphasen

*Regina Fölster-Holst, Claus Oster-Schmidt, Thomas Dirschka, Lutz Schmitz, Katja Dicke*

## 5.1 Hautveränderungen im Kindesalter

HV im Kindesalter sind häufig und bieten eine außergewöhnliche Vielfalt infrage kommender DD. Neben den Kriterien Morphe, Lokalisation, Verteilung und Verlauf der HV muss bei den differenzialdiagn. Überlegungen immer das Manifestationsalter beachtet werden.

#### Anamnese

Ggf. über die Eltern erheben. Neben der üblichen Anamnese sind Schwerpunkte:
- Ort und Zeit der ersten HV
- begleitende Empfindungen (Schmerz, Pruritus, Schlafstörungen)
- bisherige diagn. und ther. Maßnahmen
- bekannte HV in der Familie u./od. Umgebung
- verwendete Pflegemittel, Waschmittel, Kosmetika und Kleidung
- Haustiere, Tierkontakte
- Aufenthalte in Masseneinrichtungen (z. B. Heimunterbringung)
- Auslandsaufenthalte
- Blutsverwandtschaft der Eltern (Genodermatosen!)

### Manifestation im Neugeborenenalter (1.–4. Lebenswoche)

#### Physiologische Veränderungen

- Schuppung: Ab dem 2. Lebenstag oft stärker, keine Ther. erforderlich.
- Milien: weißlich-gelbe Papeln v. a. im Gesicht und am Rumpf. Entsprechen Talg- und Detritusansammlung, verschwinden spontan bis zur 3.–6. Lebenswo.
- Vaskuläre Phänomene, wie Cutis marmorata (v. a. bei Kältereiz), Harlekin-Phänomen und Akrozyanose: Ausdruck einer anfänglich instabilen Vasoregulation.
- Neugeborenenexanthem: gutartiges, generalisiertes Exanthem mit Papeln und Pusteln, von einem rotem Hof umgeben. Bis zu 50 % aller Neugeborenen, v. a. in den ersten Lebenstagen; rasch abheilend. **Cave:** Bei Persistenz und Blasen-/Pustelbildung an Inf., z. B. Candida, Pyodermie oder Herpes-Viren, denken!
- Epstein-Epithelperlen: median am harten Gaumen kleine, derbe weißliche Papeln, harmlos und selbstlimitierend.
- Akneiforme Talgdrüsenhyperplasie: multiple, rötlich-gelbe Papeln infolge Stimulus durch Schwangerschaftshormone, v. a. im Gesicht, am Stamm u. an den proximalen Extremitäten.

> Die Talgdrüsenhyperplasie nicht mit der Acne neonatorum und der neonatalen cephalen Pustulose (durch Malassezia spp) verwechseln.

#### HV und alterstypische DD

- pustulös: Neugeborenenexanthem, Acne neonatorum, Candida-Inf., Impetigo, neonatale cephale Pustulose (▶ Tab. 5.1)
- vesikulös/bullös (▶ Tab. 5.2)
- Erythrodermie (▶ Tab. 5.3): u. a. Ichthyosen (▶ 17.5.1), seborrhoisches Ekzem des Sgl. (▶ 12.12.1), TEN (▶ 12.21.10). **Cave:** Wegen Flüssigkeits- und Proteinverlust ggf. vital bedrohlich!
- subkutane Knoten ▶ Tab. 5.4

- Alopezie: i. d. R. kongenital (▶ Tab. 5.5)
- HV in den Blaschko-Linien: einfache epidermale Naevi (▶ 11.1.1), ILVEN (▶ 11.1.1), Schimmelpenning-Feuerstein-Mims-Sy. (▶ 11.1.1); selten Genodermatosen: Incontinentia pigmenti (▶ 10.4.2), fokale dermale Hypoplasie (▶ 17.3.1), Chondrodysplasia punctata (syn. Happle-Sy.; Multisystemerkr., i. d. R. nur F), hypo-/anhidrotische ektodermale Dysplasie (Anhidrose in Blaschkolinien, nur M).

## Manifestation im Säuglingsalter (2.–12. Lebensmonat)

### HV und alterstypische DD

- Dermatosen im Windelbereich („Windeldermatitis", ▶ Tab. 5.6)
- vesikulöse/bullöse HV (▶ Tab. 5.2)
- Papeln im Gesicht (▶ Tab. 5.7)
- Erythrodermie (▶ Tab. 5.3): Neurodermitis (▶ 12.10)
- Knoten: subkutan oder kutan (▶ Tab. 5.4)
- Alopezie: i. d. R. kongenital (▶ Tab. 5.5)
- Lichtdermatosen: erythropoetische Protoporphyrie (▶ 8.11)

## Manifestation im Kleinkindalter (2.–6. LJ.)

### HV und alterstypische DD

- Exantheme: „Kinderkrankheiten" (Gipfel im Frühjahr, ▶ Tab. 5.8)
- Lichtdermatosen: Hidroa vacciniformia (idiopathisch; ▶ 10.3.6)
- Blasen (▶ Tab. 5.2, ▶ 13).
- Knoten: subkutan oder kutan (▶ Tab. 5.4).
- Alopezie: i. d. R. erworben (▶ Tab. 5.5).
- Anogenitale HV mit Juckreiz: Oxyuriasis (▶ 9.6.1).

5

**Tab. 5.1 Pustulöse Hautveränderungen beim Neugeborenen (1.–4. Lebenswo.).**

| Klinik | Lokalisation | Manifestation | Erkrankung | Ätiologie | Diagnostik | Therapie | KO | Progn. |
|---|---|---|---|---|---|---|---|---|
| Infektiös | | | | | | | | |
| Gruppiert stehende Bläschen und Pusteln auf Rötung | v. a. Gesicht und gluteal | Ende 1. Wo./ selten | Herpes-simplex-Inf. (▶ 9.1.2) | HSV Typ 2 (80 %) | vielkernige Riesenzellen, ggf. direkter AG-Nachweis (DIF) | Aciclovir 3 × 10 mg/ kg KG/d i. v. | Krämpfe, Lebervergrößerung, Ateminsuff., ZNS-Beteiligung | bei rechtzeitiger Ther. gut |
| Papeln, Bläschen, Pusteln „Sternenhimmel" | gesamtes Integument, stammbetont | ca. 10. d/ selten | Varizellen (▶ 9.1.3) | Varicella-Zoster-Viren der Mutter | vielkernige Riesenzellen, ggf. direkter AG-Nachweis (DIF) | Aciclovir 3 × 10 mg/ kg KG/d i. v. | Beteiligung anderer Organe, Enzephalitis | bei rechtzeitiger Ther. gut |

**Tab. 5.1 Pustulöse Hautveränderungen beim Neugeborenen (1.–4. Lebenswo.).** *(Forts.)*

| Klinik | Lokalisation | Manifestation | Erkrankung | Ätiologie | Diagnostik | Therapie | KO | Progn. |
|---|---|---|---|---|---|---|---|---|
| Bullae, Erosionen, collerette-artige Schuppenkrustenkrause, honiggelbe Krusten | v. a. Kopf, Gesicht, Windelregion | jederzeit/ selten | Impetigo (▶ 9.2.5) | Staph. aureus, Streptokokken | bakterielle Untersuchung | lokal antiseptisch (z. B. hydrophile Chlorhexidincreme 1 % NRF ▶ 11.116, Cephalosporine der 1. Generation, z. B. Cephaclor) | Sepsis, SSSS | bei rechtzeitiger Ther. gut |
| Infektiös | | | | | | | | |
| Rötung, Erosionen, pustulöse Satellitenherde | gesamtes Integument, v. a. Intertrigines, Schleimhäute | in den ersten d/ selten | Candida-Inf. (▶ 9.5.2) | Candida albicans-Inf. der Mutter | mykologische Untersuchung | Austrocknend; bei Frühgeborenen Amphotericin B 0,3–0,5 mg/ kg KG/d i. v. | Sepsis | bei rechtzeitiger Ther. gut |
| Epizoonosen | | | | | | | | |
| Papeln, Bläschen, Pusteln, Gänge, häufig postskabiöses Ekzem, Skabiesgranulome, Pruritus | palmoplantar, Gesicht (!), Fingerzwischenräume, genital, axillär | jederzeit | Skabies (▶ 9.5.2) | Krätzmilbe | Mikroskopisch; Milben- und Eiernachweis, schneller: auflichtmikroskopisch: Drachenflieger | Permethrin 1× für 6 h, Wdh. nach 8–10 d, externe Glukokortikosteroide. Mitbewohner mitbehandeln! | keine | gut |
| Nichtinfektiös | | | | | | | | |
| Pusteln und Vesikel, bei Heilung Hyperpigmentierung, Wohlbefinden | v. a. am Stamm, palmoplantar | bei Geburt/ sehr selten, v. a. bei Dunkelhäutigen | transiente neonatale pustulöse Melanose | unbekannt | Ausstrich: steril, Neutrophile | nicht erforderlich | keine | gut, Heilung nach einigen Wo. bis wenigen Mon. |

**Tab. 5.1 Pustulöse Hautveränderungen beim Neugeborenen (1.–4. Lebenswo.).** *(Forts.)*

| Klinik | Lokalisation | Manifestation | Erkrankung | Ätiologie | Diagnostik | Therapie | KO | Progn. |
|---|---|---|---|---|---|---|---|---|
| Nichtinfektiös | | | | | | | | |
| Stecknadelkopfgroße Pusteln und Papeln auf Rötung, Wohlbefinden | generalisiert, palmoplantar frei | 2.–3. d/ sehr häufig (60 %) | Neugeborenenexanthem, selten bei Frühgeburten (Erythema „toxicum" neonatorum) | unbekannt | Ausstrich: steril, Eosinophile ↑↑ | nicht erforderlich | keine | gut, Heilung nach 1–2 Wo. |
| Papeln, Pusteln, Komedonen | Gesicht, Hals | 2.–4. Wo./ relativ häufig (ca. 50 %) | Acne neonatorum (DD: neonatale zephale Pustulose durch Malassezia furfur) | vermutlich mütterliche Androgene | Keine | selbstlimitierend, 2,5 %iges Benzoylperoxid-Gel 1×/d | keine | gut |
| Follikuläre Papeln und Pusteln | Gesicht, Nacken, Kapillitium | 2.–4. Woche | neonatale zepahle Pustulose | Malassezia furfur | keine, ggf. Erregernachweis im Pustelausstrich | selbstlimitierend ggf. Ketokonazolcreme oder Ciclopiroxolamincreme | keine | spontane Abheilung innerhalb weniger Wo. |
| Pusteln, Pruritus! | v. a. Hände u. Füße | 1.–3. Wo./ selten | infantile Akropustulose | unbekannt | Ausstrich: Neutrophile ↑↑ | topische Glukokortikosteroide. Bei schwerem Verlauf Dapson 1–3 mg/kg KG/d (Met-Hb kontrollieren!) | keine | gut, Heilung bis zum 3. LJ. |

Tab. 5.2 Vesikulöse und bullöse Hautveränderungen.

| Klinik | Lokalisation | Erkrankung | Ätiologie/ Häufigkeit | Diagnostik | Therapie | KO | Progn. |
|---|---|---|---|---|---|---|---|
| Beim Neugeborenen und jungen Säugling | | | | | | | |
| Gelbrote ovaläre Maculae und Papeln, selten Blasen | solitär, diffus-kutan, Urticaria pigmentosa, extrakutane Manifestation | Mastozytose (▶ 11.1.7) | c-KIT-Punktmutationen auf 4q12/ selten | Darier-Zeichen Histologie: Mastzellproliferation, Tryptase, bei seltener extrakutaner Manifestation ggf. KM-Stanze | symptomatisch; bei Persistenz: Sonnenexposition, $H_1$-Antihistaminika; syst. Mastozytose: interdisziplinär | systemische Mastozytose: Befall von KM, Milz, Leber, GIT | gut, bei Kdr. selten syst. Beteiligung |
| Stadien: Bläschen/ Blasen → verruköse Papeln → Pigmentverschiebungen | generalisiert, in den Blaschkolinien | Incontinentia pigmenti (▶ 10.4.2) | XD (97 % Mädchen)/ selten | Eosinophilie in Haut und Blut, Mutation im Nemo-Gen (Xq28) | | Defekte an ZNS, Herz, Auge, Skelett, Zähnen | abhängig von KO |
| Froschlaichartige Bläschen | lokalisiert, keine Prädilektionsstellen | Lymphangioma circumscriptum cysticum | unbekannt/ selten | klin. Bild | meist nicht erforderlich, nach Exzision oft Rez. | Inf., Blutungen | i. d. R. gut |
| Plötzliches Auftreten von Blasen beim Klein- und Schulkind | | | | | | | |
| Blasen, Urtikae, Seropapeln | keine Prädilektionsstellen | Iktus | Insektenstichreaktion/ häufig | Einstichstellen! | symptomatisch, z. B. Tannosynt® Lotio | Impetiginisierung | gut |
| Formen der Epidermolysis bullosa (EB) | | | | | | | |
| ▶ 13 | | | | | | | |
| Autoimmunerkrankungen | | | | | | | |
| Dermatitis herpetiformis Duhring (▶ 13.3.6); lineare IgA-Dermatose (chron. bullöse Dermatose des Kindesalters [▶ 13.3.7]); Epidermolysis bullosa simplex, Typ Weber-Cockayne (▶ 13.2.1); selten bullöses Pemphigoid und Pemphigus (▶ 13.3.2, ▶ 13.3.3). | | | | | | | |

**Tab. 5.3 Hauterkrankungen mit Erythrodermie (E) im Neugeborenen- und Säuglingsalter.**

| Klinik | Manifestation/Häufigkeit | Erkrankung | Ätiologie/Erbgang | Diagnostik | Therapie | KO/Assoziationen | Progn. |
|---|---|---|---|---|---|---|---|
| E. mit Schuppung, diffuse Alopezie, Atopie | Neugeborene/sehr selten | Netherton-Sy. (▶ 17.5.1) | AR. | Familienanamnese, Haarschaft: Trichorrhexis invaginata | symptomatisch | Dehydratation durch Hypernatriämie, Inf. | i.d.R. gut |
| E. bei Ekzembild mit Kratzspuren | Sgl.-Alter/häufig | atopisches Ekzem (▶ 12.10) | polygene Vererbung, multiple Triggerfaktoren | IgE, spez. IgE-AK | symptomatisch | sek. Inf., Asthma, allerg. Rhinitis | gut |
| E. mit Erosionen und schlaffen Blasen, extrem empfindliche Haut | Neugeborene/selten | SSSS[1] (▶ 9.2.4) | Toxine der Staph.-Gruppe II, Phagentyp 71 | Histologie: subkorneale Blase | Flucloxacillin 40–80 mg/kg KG/d i.v. oder Cephalosporine der 1. Generation | Verlust von Flüssigkeit, Proteinen und E'lyten | unbehandelt in 50 % letal |

[1] SSSS = Staphylococcal scalded skin syndrome, Syn.: M. Ritter von Rittershain (früher: staphylogenes Lyell-Sy.)

**Tab. 5.4 Knoten in Kindesalter und Adoleszenz[1].**

| Klinik | Erkrankung | Ätiologie | Diagnostik | Therapie | Assoziierte Symptome/Erkr. | Progn. |
|---|---|---|---|---|---|---|
| Subkutane Knoten beim Neugeborenen und Säugling | | | | | | |
| Schmerzlose, herdförmige rötlich-livide harte subkutane Knoten (Schulter, gluteal, Oberschenkel) am 2.–4. Lebenstag | Adiponecrosis subcutanea neonatorum | Druckschädigung in utero, selten Asphyxie oder länger andauernde Unterkühlung | Klinik, Histologie: Histiozytäre Riesenzellen mit doppelbrechenden Kristallen | nicht nötig | kerngesunde Kdr., selten: Hyperkalzämie | gut; Rückbildung nach 1–3 Mon., so lange Kontrolle von Ca. i. S. |

**Tab. 5.4 Knoten in Kindesalter und Adoleszenz[1].** *(Forts.)*

| Klinik | Erkrankung | Ätiologie | Diagnostik | Therapie | Assoziierte Symptome/Erkr. | Progn. |
|---|---|---|---|---|---|---|
| Subkutane Knoten beim Neugeborenen und Säugling | | | | | | |
| Wachsartige Verhärtung der Haut, initial am Oberschenkel und gluteal, generalisiert, 2.–10. Lebenstag. | Sclerema adiposum neonatorum („Fettsklerem") | ursächlich sollen sein: Inf., Diarrhö, mangelhafte Ernährung, lobuläre Pannikulitis; sehr selten | klin. Bild Histologie: Kristalle in den Fettzellen | Behandlung der Grundkrankheit, symptomatisch | schwerkranke Neugeborene! Diarrhö, Dyspnoe | schlecht; hohe Letalität |
| Rötlich bläuliche Knoten an den Wangen, Kinn, äußeren Oberschenkelseiten (Reiter) | Kältepannikulitis | Kältekontakt, u. a./ „Eis-am-Stiel-Pannikulitis"; selten | Anamnese | nicht erforderlich | keine | gut |
| Subkutane Knoten beim Kleinkind, Schulkind und Adoleszenten[2] | | | | | | |
| Rötlich livide kutane/ subkutane kontusiforme schmerzhafte Knoten prätibial, Fieber, Kopfschmerz, Gelenkbeschwerden | Erythema nodosum (▶ 14.1.2) | septale Pannikulitis, M:F = 1:5. Inf., Medikamente (u. a. Sulfonamide, Kontrazeptiva); relativ selten | ▶ 14.1.2 | Kompression, topische Steroide unter Okklusion, systemische Steroide | Colitis ulcerosa, M. Crohn, Sarkoidose, diverse Inf. | i. d. R. gut |
| 0,5–1,0 cm große Knoten an Stamm und Extremitäten | Rothmann-Makai-Sy. (▶ 21.7.4) | unbekannt, lobuläre Pannikulitis, sehr selten | klin. Bild | nicht erforderlich | neine | gut; Spontanheilung nach 2–8 Mon. |
| Solitäre kutane Knoten beim Neugeborenen und Säugling | | | | | | |
| An Gesicht und Hals | Dermoidzyste | Epithelzyste durch Störung beim Schluss der embryonalen Spalten; selten | klin. Bild | Exzision | keine | gut |

| Tab. 5.4 Knoten in Kindesalter und Adoleszenz[1]. *(Forts.)* | | | | | | |
|---|---|---|---|---|---|---|
| **Klinik** | **Erkrankung** | **Ätiologie** | **Diagnostik** | **Therapie** | **Assoziierte Symptome/Erkr.** | **Progn.** |
| Solitäre kutane Knoten beim Neugeborenen und Säugling | | | | | | |
| Rötlich harte TU; an Dorsalseite der Finger und Zehen (Daumen und Großzehen frei) | infantile digitale Fibromatose | benigner Bindegewebs-TU an Finger- und Zehenrücken, AR; selten | Histologie: Fibroblastenproliferation mit eosinophilen Zytoplasmaeinschlüssen | Exzision nur bei starker Progredienz, Rez. häufig | keine | gut |
| 0,5–2 cm großer gelber Knoten mit Teleangiektasien. Keine Prädilektion | juveniles Xanthogranulom (noduläre Form; ▶ 11.1.6) | benigner dermaler TU mit Touton-Riesenzellen; relativ selten | augenärztliche Untersuchung | nicht erforderlich, bei Wunsch Exzision | Neurofibromatose, dann Risiko der Leukämie | Spontanheilung nach Mon. bis J. |
| Solitäre kutane Knoten beim Kleinkind, Schulkind und Adoleszenten | | | | | | |
| Rosa-rotbrauner 1–2 cm großer TU. Meist im Gesicht | N. Spitz (Syn.: „juveniles Melanom"; ▶ 11.1.1) | benigner N., relativ häufig | Histologie: symmetrischer Aufbau, Mitosen, fischzugartige Formation der Melanozyten | Exzision | keine | gut |
| 1–5 mm großer derber rotblauer Knoten, Verkalkung bei 80 % der Pat.; > 50 % im Gesicht | Pilomatrikom (▶ 11.1.8) (Syn.: Epithelioma calcificans Malherbe) | benigner Haarmatrix-TU; selten, jedoch typisch im Kindesalter | Histologie: im Zentrum „Schattenzellen" | Exzision | keine | gut |
| Rotbrauner Knoten, Dimple-Phänomen. Meist an unterer Extremität | Histiozytom (▶ 11.1.4) | benigne, dermale Proliferation von Fibro- und Histiozyten, häufig nach Ikti, relativ häufig | klin. Bild | Exzision | keine | gut |

[1] In jedem Alter möglich: Epidermalzyste (Syn.: Atherom; ▶ 11.1.2), Fibrosarkom (▶ 11.8.1), kutane Leishmaniose (▶ 9.6.3).
[2] Sehr selten vor dem Erw.-Alter: Pfeifer-Weber-Christian-Sy. (▶ 21.7.3), Lupus erythematodes profundus (▶ 8.13.2).

**Tab. 5.5 Alopezie im Kindesalter.**

| Klinik/ Assoziationen | Manifestation | Krankheit | Ätiologie | Diagnostik | Therapie; Progn. |
|---|---|---|---|---|---|
| Kongenitale Alopezie, lokalisiert (kongenitale Naevi ▶ 11.1.1, Incontinentia pigmenti ▶ 10.4.2) | | | | | |
| Gut abgegrenzte Ulzeration am Kapillitium (später sternförmige Narbe), selten Fehlbildungen anderer Organe | bei Geburt; selten | Aplasia cutis congenita (▶ 18.3.3) | unbekannt | klin. Bild | Ulkus-Ther.; gut |
| Kongenitale Alopezie, generalisiert (▶ 18.3.3) | | | | | |
| Defekte an ZNS, Wachstumsstörungen | 1. Wo.; selten | Menkes-Sy. (▶ 18.3.8), Kinky-hair-Sy. | XR., X q12–X q13.3 | Kupfer im Serum („gezwirnte Haare") Depigmentierung und Pili torti | Kupferhistidinat s. c.; schlecht, Tod im Kleinkindesalter |
| Stumpfes brüchiges Haar, follikuläre Hyperkeratosen | in den ersten Mon.; selten | Monilethrix-Sy. (▶ 18.3.8) | AD, 14 q32–33 | „Perlschnurhaar", brüchige, kurze, abgebrochene Haare und follikuläre Keratosen | keine wirksame Ther. bekannt; chron. Verlauf |
| Brüchige Haare und Nägel, Kleinwuchs, Fotosensitivität, Katarakt | in den ersten Mon.; selten | Trichothiodystrophie (▶ 18.3.8) | AR, 19q13.2 | Spaltung der Haare, helle und dunkle Banden, Schwefelgehalt ↓ | keine wirksame Ther.: Risiko für Tod vor 10. LJ. ↑↑ |
| Stumpfes lichtes Haar | im Kleinkindesalter (Mädchen) | Loose-anagen-hair-Sy. | AD., abnorme Adhäsionsmoleküle in den Follikeln | schmerzloses Herausziehen der Haare | keine wirksame Ther. bekannt; Rückbildung in der Pubertät |
| Hypodontie, Hypohidrose, häufig Atopie | in den ersten 6 Mon.; selten | hypohidrotische ektodermale Dysplasie | XR, X q12–q13.1, Mutationen im Ectodysplasin-1-Gen | klin. Bild, unklare Fieberschübe! Schweißdrüsenhypoplasie | symptomatisch |

**Tab. 5.5 Alopezie im Kindesalter.** *(Forts.)*

| Klinik/ Assoziationen | Manifestation | Krankheit | Ätiologie | Diagnostik | Therapie; Progn. |
|---|---|---|---|---|---|
| Kongenitale Alopezie, generalisiert (▶ 18.3.3) | | | | | |
| Kommt bei unterschiedlichen Sy. vor | im Sgl.-Alter; selten | Pili torti (häufig Teilsymptom anderer Sy.; ▶ 18.3.8) | AD oder AR | Haarschaft um eigene Achse gedreht | keine wirksame Ther. bekannt; chron. Verlauf |
| Atopie, ichthyosiforme Dermatose, Alopezie | Neugeborenen- oder Sgl.-Alter; sehr selten | Netherton-Sy. | AR, Mutation SPINK5-Gen | Trichorrhexis invaginata, ggf. molekulargenetische Analyse | symptomatisch |
| Poikilodermie an Gesicht u. Extremitäten, Katarakt | ab dem 6. Mon.; selten | Rothmund-Thomson-Sy. | AR, RECQL4-Mutation (8q24.3) | klin. Bild, ggf. molekulargenetische Analyse | symptomatisch |
| Erythematokrustöse HV periorifiziell, Diarrhö, Alopezie | 1–2 Wo. nach der Stillzeit; selten | Akrodermatitis enteropathica (▶ 8.10.2) | SCL39A4-Mutation (8q24.3) | Zink i. S. ↓, AP ↓ | Zinksubstitution 5 mg/kg KG/d; gut |
| Erworbene Alopezie, lokalisiert (▶ 18.3.7) | | | | | |
| Kurze Haarstoppel mit Schuppung | 2.–10. LJ.; häufig | Tinea capitis superficialis (▶ 9.4.5) | v. a. Microsporum canis | Nativpräp., Kultur, PCR | syst. u. lokale Antimykotika; gut |
| Erythem mit Ödem und Pusteln | 2.–10. LJ.; relativ häufig | Tinea capitis profunda (▶ 9.4.5) | Trichophyton verrucosum, mentagrophytes und schoenleinii (Favus) vernarbend | Nativpräp., Kultur, PCR, Biopsie | syst. u. lokales Antimykotikum; bei rechtzeitiger Ther. gut |
| Haare unterschiedlicher Länge, kurze, abgebrochene Haare, perifollikuläre Blutung | Klein- und Schulkinder; relativ häufig | Trichotillomanie (▶ 18.3.5) | Ausreißen der Haare | Anamnese, Klinik | Psychotherapie |

5

**Tab. 5.5 Alopezie im Kindesalter.** *(Forts.)*

| Klinik/ Assoziationen | Manifestation | Krankheit | Ätiologie | Diagnostik | Therapie; Progn. |
|---|---|---|---|---|---|
| Erworbene Alopezie, lokalisiert (▶ 18.3.7) | | | | | |
| Ausrufezeichenhaare, Tüpfelnägel | selten vor dem Schulalter | Alopecia areata (▶ 18.3.6) | unbekannt, Autoimmun-erkrankung? Atopie-assoziiert | Abklärung anderer Autoimmunerkrankung, v. a. Schilddrüsenerkrankung | extern Steroide, z. B. Ecural® Lsg.; relativ gut, frühes Auftreten und langes Bestehen → schlechte Progn. |
| Erworbene Alopezien, generalisiert | | | | | |
| In jedem Alter möglich, telogenes Effluvium, anagenes Effluvium (▶ 18.3) | | | | | |

**Tab. 5.6 Dermatosen im Windelbereich.**

| Klinik | Krankheit | Ätiologie | Diagnostik | Therapie | Assoziierte Erkr. | Progn. |
|---|---|---|---|---|---|---|
| Streng auf Windelbereich begrenzte erosive Rötung | irritative Dermatitis | Stuhl- und Urinkontakt unter Okklusion; häufig | klin. Bild | häufiger Windelwechsel, Zinkpaste | keine | gut |
| Erosive Rötung mit Satellitenpusteln, Mitbefall der Mundschleimhaut | Candida-Inf. (▶ 9.4.7) | Candida albicans; häufig | mykologische Untersuchung genitoanal, Stuhl u. Mundschleimhaut | z. B. 0,1 % Methylrosaliniumchlorid NRF 11.69®, Multilind Heilpaste, evtl. Ampho-Moronal® | i. d. R. keine | gut |
| Scharf begrenzte erythematosquamöse Plaques, exanthematisch oder an typischen Prädilektionsstellen der Ps. vulgaris | Psoriasis (▶ 14.6) | polygene Vererbung; Triggerfaktoren: U. a. Strept.-Inf. (akute Tonsilitis) | Familienanamnese, klin. Bild, assoziiert mit HLA-CW6, Strept.-Inf. | ▶ 14.6.10; im Kindesalter Lokaltherapeutika meist ausreichend | Arthritis (beim Kind selten) | gut |

5

**Tab. 5.6 Dermatosen im Windelbereich.** *(Forts.)*

| Klinik | Krankheit | Ätiologie | Diagnostik | Therapie | Assoziierte Erkr. | Progn. |
|---|---|---|---|---|---|---|
| Rötlich-livide Knoten | Granuloma gluteale infantum | spekulativ (Candida-Antigene, fluorierte Steroide u. a.), als Entität umstritten; selten | klin. Bild | top. Glukokortikosteroide absetzen, Pflege | keine | gut |
| Von Schuppenkrusten bedeckte rötlich-livide Plaques periorifiziell, Alopezie, Diarrhö | Akrodermatitis enteropathica (▸ 8.10.2) | SCL39A-Mutation (8q24.3); auch durch langzeitige parenterale Ernährung | Zinkspiegel i. S., AP ↓↓ | Zink 5 mg/kg KG/d p. o. | Diarrhö, Alopezie | nach Zinksubstitution gut |
| Kleine von schmutzig-braunen Schuppenkrusten bedeckte Papeln, auch an Schläfen und Stamm | Langerhans-Zell-Histiozytose (▸ 11.1.6) | Proliferation von Langerhans-Zellen; sehr selten | CD1-pos. Zellen | Vincaalkaloide, evtl. komb. mit Glukokortikosteroiden | Infiltrate in Lungen, Knochen, Leber, Milz, LK | bei akutem Verlauf mit Multiorganbefall Mortalität ↑↑ |
| Polymorphes Exanthem, Fieber, Konjunktivitis, Ödeme und Rötungen an Händen; Füßen, an den Lippen sowie im Wndelbereich | Kawasaki-Sy. (▸ 9.1.7) | unbekannt (Superantigene?); selten | klin. Bild | Komb. von ASS und Gammaglobulin | Herzbeteiligung (Aneurysmen) | bei rechtzeitiger Ther. gut |
| Intakte perlschnurartig angeordnete Blasen umgeben Erosionen oder Plaques | chron. bullöse Dermatose des Kindes (▸ 13.3.7) juvenile Variante der IgA-Dermatose | Autoimmun-erkrankung, häufig nach Inf.; selten | Histologie: Blasenbildung junktional. DIF: lineare IgA-Ablagerung | Dapson 1–2 mg/kg KG/d (Kontrolle Met-Hb!), ggf. mit Sulfapyridin 50–200 mg/kg KG/d | i. d. R. keine | gut, selbstlimitierend |

5

**Tab. 5.6 Dermatosen im Windelbereich.** *(Forts.)*

| Klinik | Krankheit | Ätiologie | Diagnostik | Therapie | Assoziierte Erkr. | Progn. |
|---|---|---|---|---|---|---|
| Scharf begrenzte Rötung genitoanal, Schmerzen beim Stuhlgang | perianale Streptokokkendermatitis | β-hämolysierende A-Strept.; häufig, neuerdings vermehrt Staph. aureus, dann Papeln/Pusteln | bakterielle Untersuchung, Urinstatus | Penicillin V 50 mg/kg KG/d über 10 d | Triggerfaktor für Ps., Balanoposthitis, Vulvovaginitis, Pharyngitis | gut |

**Tab. 5.7 Multiple Papeln im Gesicht in Kindesalter und Adoleszenz.**

| Klinik | Manifestation | Krankheit | Ätiologie | Diagnostik | Therapie | Assoziierte Erkr. | Progn. |
|---|---|---|---|---|---|---|---|
| Papeln, Pusteln, Komedonen, Knoten (Acne infantum) | Neugeborene; relativ häufig | Acne neonatorum | mütterliche und kindliche Androgene? | Klinik | Azelainsäure, bei Persistenz Tretinoin 2,5 % | selten Endokrinopathie | gut |
| | 4. Mon. bis 4. LJ.; relativ häufig | Acne infantum | kindliche Androgene? | | | | |
| Rote 1–5 mm große Papeln oder Papulovesikel an Extremitäten, Wangen und gluteal | 2. LJ. (6. Mon. bis 12. LJ.); selten | Gianotti-Crosti-Sy. (▶ 9.1.7) | u. a. am häufigsten Epstein-Barr, sonst Coxsackie, Echo, HHV 6, selten Hepatitis B | Klinik, ELISA | symptomatisch | s. Ursache | gut |

**Tab. 5.7 Multiple Papeln im Gesicht in Kindesalter und Adoleszenz.** *(Forts.)*

| Klinik | Manifestation | Krankheit | Ätiologie | Diagnostik | Therapie | Assoziierte Erkr. | Progn. |
|---|---|---|---|---|---|---|---|
| Kleine rosafarbene Papeln an Nase u. Wangen | Pubertät; selten; eschenlaubartige Depigmentierungen in früher Kindheit | Adenoma sebaceum, im Rahmen der tuberösen Sklerose | 60 % Spontanmutation, 40 % AD, Mutationen im TSC1-Gen (9q34) oder im TSC2-Gen (16p13) | weitere kutane Symptome: eschenlaubartige Depigmentierung, Bindegewebsnaevi, Koenen-TU | topisch Sirolimus-Vaseline 0,1 %, interdisziplinär | Retina, Hamartome, kardiale Rhabdomyolyse, Krämpfe | abhängig von assoziierten Erkr. |
| Cremefarbene 1–2 mm große Papeln, v. a. um die Augen/harter Gaumen | ca. 50 % der Neugeborenen, Pubertät; häufig | Milien (▶ 11.1.2)/ Epstein-Perlen (enoral) | Keratinretentionszysten | Klinik | nicht erforderlich | keine | gut, Spontanremission nach einigen Wo. |
| Perlschnurartige Papeln nasolabial | Pubertät; selten | Trichoepitheliome | AD | Familienanamnese, Klinik | ggf. Exzision | Trichoepitheliome können bei Sy. auftreten, u. a. Bazex-Dubré-Christol-Sy. | gut |
| 1–3 mm große flache, hellbraune Papeln im Gesicht und an Handrücken | Pubertät; häufig | Verrucae planae juveniles (▶ 9.1.1) | HPV 3, 10 | Klinik | ▶ 9.1.1 | selten Immundefekte | gut |

**Tab. 5.7 Multiple Papeln im Gesicht in Kindesalter und Adoleszenz.** *(Forts.)*

| Klinik | Manifestation | Krankheit | Ätiologie | Diagnostik | Therapie | Assoziierte Erkr. | Progn. |
|---|---|---|---|---|---|---|---|
| Multiple durchscheinende flach aufsitzende Papeln, v.a. unter dem Auge | Adoleszenz, relativ häufig | Syringome (▶ 11.1.8) | Zysten der ekkrinen Schweißdrüsen | Klinik | nicht erforderlich | keine | gut |
| Kleine Papeln am Kopf, Nacken, Stamm | ab 3. Lebenswo., in jedem Alter möglich; häufig | Miliaria: rubra (▶ 18.2.2) | Obstruktion der ekkrinen Schweißdrüsen | Klinik | Hitze meiden, Lotio zinci NRF ▶ 11.22 | keine | gut |
| Komedonen, Papeln, Pusteln | Adoleszenz; sehr häufig | Acne vulgaris (▶ 18.1.1) | ▶ 18.1.1 | Klinik | ▶ 18.1.1 | ▶ 18.1.1 | gut |

**Tab. 5.8 Exantheme im Kindesalter (Neugeborenenexanthem ▶ Tab. 5.1).**

| Klinik | Lokalisation/ Verteilung | Krankheit | Ursache | IKZ | Diagnostik | Therapie (Prognose) | KO |
|---|---|---|---|---|---|---|---|
| 1. Prodromi 2. hohes Fieber, Koplik Flecken (2.–3. d weißl. Punktf. Flecken der Wangenschleimhaut gegenüber der Backenzähne, großflächig konfluierende Erytheme) | Ausbreitung von retroaurikulär | Masern (▶ 9.1.5) | RNA-Paramyxoviren | 14–21d | ELISA | symptomatisch (gut) | Otitis, Pneumonie, Enzephalitis |
| LK-Vergrößerung (nuchal, retroaurikulär), rote kleine Makulae und Papeln, Fieber bis 39 °C | Ausbreitung vom Gesicht abwärts | Röteln (▶ 9.1.6) | RNA-Togaviren | 7–14 d | ELISA | nicht erforderlich (gut) | Embryopathie (1. Trimenon) |

**Tab. 5.8 Exantheme im Kindesalter (Neugeborenenexanthem ▶ Tab. 5.1).** *(Forts.)*

| Klinik | Lokalisation/ Verteilung | Krankheit | Ursache | IKZ | Diagnostik | Therapie (Prognose) | KO |
|---|---|---|---|---|---|---|---|
| Polymorphes klin. Bild („Sternenhimmel"), Fieber | generalisiert, immer auch Mundschleimhaut und Kapillitium | Varizellen (▶ 9.1.3) | Varicella-Zoster-Virus (DNA) | 14–21d | ELISA, KBR | symptomatisch (gut) | bakterielle Superinf., selten Enzephalitis und Pneumonie |
| 1. Fieber, 2. Rosa Papeln, samtartig, 3. akrale Abschuppung, Himbeer-/ Erdbeerzunge | Ausbreitung von den Leisten oder axillär | Scharlach (▶ 9.2.10) | Toxine der A-Strept. (erythrogenes Toxin) | 2–5 d | Rachenabstrich | Penicillin, bis 100 000 IE/kg KG/d oral über 3–4 ED (gut) | Glomerulonephritis, rheumatisches Fieber, Myokarditis |
| Gyrierte Erytheme, „Ohrfeigengesicht" | Oberarmstreckseiten, Wangen | Ringelröteln (▶ 9.1.7) | Parvovirus B 19 | 5–10 d | ELISA, PCR (bei Gravidität) | nicht erforderlich (gut) | selten aplastische Krisen, Hydrops fetalis, Arthritis |
| Über 3 d Fieber, dann kleinfleckige, diskrete Erytheme | Stammbetont | Exanthema subitum (▶ 9.1.7) Dreitagefieber | humanes Herpes-Virus 6 (HHV6, seltener HHV7) | 5–14 d | Klinik, evtl. ELISA | symptomatisch, antipyretisch (gut) | Krampfanfälle |
| 1. Fieber, konjunktivale Injektion, rote Lacklippen 2. Polymorphes Exanthem 3. Akrale Abschuppung, rissige Lippen | generalisiert, palmoplantar betont | Kawasaki-Sy. (▶ 9.1.7) | unbekannt; selten, aber häufigste syst. Vaskulitis im Kindesalter | | klin. Bild | ▶ 9.1.7 | Koronaraneurysmen |
| Akrale Bläschen, Mundschleimhauterosionen | akral, Mundschleimhaut | Klassische Hand-Fuß-Mund-Krankheit (▶ 9.1.7) | Coxsackie, v. a. A16, A5, 10, Enterovirus 7 | 7–14 d | Klinik, KBR (für epidemiologische Fragestellung) | symptomatisch (gut) | keine |

5

**Tab. 5.8 Exantheme im Kindesalter (Neugeborenenexanthem ▸ Tab. 5.1).** *(Forts.)*

| Klinik | Lokalisation/ Verteilung | Krankheit | Ursache | IKZ | Diagnostik | Therapie (Prognose) | KO |
|---|---|---|---|---|---|---|---|
| Perioral wie „Impetigo", häufig Fieber | auch prox. Extremitäten und Stamm betroffen | atypische Hand-Fuß-Mund-Krankheit | v. a. Coxsackie A6 | 7–14 d | Klinik, PCR aus Blaseninhalt | symptomatisch (gut) | keine |
| Fieber, Tonsilitis, kleinfleckiges Exanthem (5 % der Pat.) | generalisiert | infektiöse Mononukleose (▸ 9.1.7) (Pfeiffersches Drüsenfieber) | Epstein-Barr-Virus | Jugendliche: 10–14d; Erw: 4–8 Wo.! | ELISA, Pfeiffer-Zellen | symptomatisch (gut) | keine Aminopenicilline (Fehldiagnose bakterielle Tonsilitis): obligates morbilliformes Exanthem |
| Morbilliformes Exanthem | generalisiert | Arzneimittelexanthem (▸ 12.21) | v. a. Ampicillin, Amoxycillin | | Arzneimittelanamnese | Medikament absetzen (i. d. R. gut) | Übergang TEN (▸ 12.21.10) |

## 5.2 Hautveränderung(en) im Alter

**Kennzeichen der Alters(schleim)haut**

- Abnahme von Turgor und Durchblutung
- Reduktion der Talg- und Schweißdrüsensekretion; qualitative und quantitative Veränderungen im Lipidhaushalt („natural moisturizing factor"), trockene Haut
- gestörte Thermoregulation und niedrigere Energieproduktion durch Reduktion des subkutanen Fettgewebes
- Verdünnung der Haut um 10–50 % und der Gefäße: Kapillarfragilität und Verletzlichkeit ↑ → Purpura senilis, Pseudocicatrices stellaires (sternförmige kleine Närbchen nach Bagatelltraumen)
- beeinträchtigte Wundheilung und Desquamation durch verlangsamten epidermalen Turnover
- erhöhte Infektanfälligkeit durch Reduktion von Langerhans-Zellen
- Lentigines, Pigmentstörungen, Grauwerden der Haare durch Melanozytenreduktion und Heterogenität

- gestörte sensorische Funktion durch Reduktion der Nervenendigungen
- in lichtexponierten Arealen (Gesicht, Nacken) elastotische Verdickung mit tiefen Falten und Komedonen (M. Favre-Racouchot [▶ Abb. 5.1]) oder Atrophie der Haut, v. a. Männer auf lichtgeschädigter unbehaarter Kopfhaut
- Verdünnung der oralen Mukosa u. zahlenmäßige Reduktion der Acini der Gll. salivariae → Missempfindungen (Mundtrockenheit, Zungen-/Mundbrennen, Dysgeusien)
- sublinguale Venektasien u. Lippenrandangiome (sog. venous lakes) v. a. an der Unterlippe

## Pruritus senilis

**Ätiol.:** Ungeklärt, sehr oft vorkommend. Häufigste Form des Pruritus auf primär nicht-entzündlicher Haut (früher: Pruritus sine materia).

**Klinik:** Pruritus v. a. in talgdrüsenarmen Arealen, Verschlechterung im Winter (trockene Raumluft) sowie bei psychischem Stress.

**Diagn./DD:** Ausschluss innerer Ursachen (myeloproliferative Erkr., z. B. Lymphome, Polycythaemia vera, Hepatopathien, z. B. Cholestase, primäre biliäre Cholangitis u. a., renale Erkr., z. B. Niereninsuff. mit/ohne Dialyse). Medikamentenanamnese (z. B. vorangegangene HAES-Infusionen, Opioide u. a.).

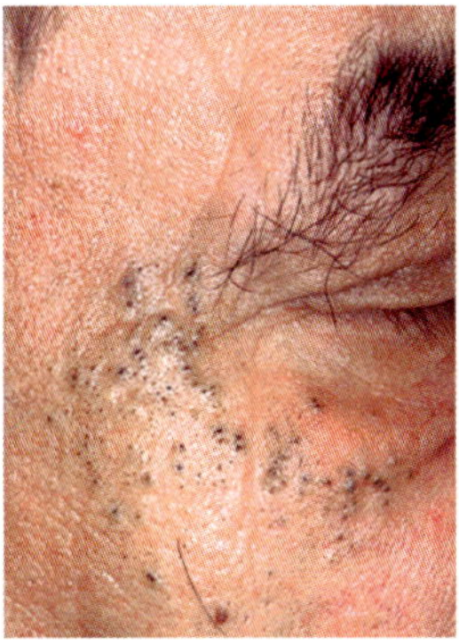

Abb. 5.1 M. Favre-Racouchot. [R299].

### Therapie

- rückfettende Basistherapeutika, z. B. Dexeryl® Creme
- antipruriginöse Externa: mit Polidocanol (z. B. hydrophobe Polidocanol-Creme 5 % NRF 11.119.), Cannabinoidrezeptoragonisten, z. B. Palmitoylethanolamin, Physiogel® Calming Relief A. I. Creme/Lotion
- guter Effekt von UVA/UVB-Bestrahlung (präexistente Lichtschäden, fotosensibilisierende Pharmaka berücksichtigen)

## Erkrankungen mit Inzidenzmaximum im Alter

- Arzneimittelreaktionen
- blasenbildende Dermatosen: bullöses Pemphigoid ▶ 13.3.3, Pemphigus vulgaris ▶ 13.3.2
- Erythrodermien: ▶ Tab. 5.9
- benigne TU: seborrhoische Keratosen ▶ 11.1.3, senile Angiome ▶ 11.1.5, Lentigines solares ▶ 10.4.2, senile Talgdrüsenhyperplasien
- maligne TU: BCC ▶ 11.3, SCC ▶ 11.5, Lentigo maligna ▶ 11.6, LMM ▶ 11.6, Merkelzell-Ca. ▶ 11.7, Lymphome (MF ▶ 11.12.1, Sézary-Sy. ▶ 11.12.2)
- Onychodystrophie (DD: Onychomykose)
- Ekzemkrankheiten: Stauungsdermatitis ▶ 12.16.1, Exsikkationsekzem ▶ 12.14
- Ulcera crurum▶ 21.5, Dekubitalulzera ▶ 10.1.6
- chron. aktinische Dermatitis ▶ 10.3.10

**Tab. 5.9 Differenzialdiagnosen der Erythrodermie im Alter.**

| Erkrankung | Vorkommen | Klinik[1]/Diagnostik[2] | Pruritus |
|---|---|---|---|
| Arzneimittelreaktion (▶ 12.21) | sehr häufig | akuter Verlauf, Medikamentenanamnese, vorangegangenes Exanthem, blasige Akzentuierung → Übergang in Lyell-Sy. möglich (▶ 12.20.9) | initial brennender Schmerz, später meist starker Pruritus |
| Ekzeme, Kontaktdermatitis (▶ 12.9) | häufig | Anamnese, klin. Bild (Seropapeln), Epikutantestung, Ekzemnägel | stark |
| Ps. (▶ 14.6) | häufig | ▶ 14.6 | geringe bis starke Ausprägung mgl. |
| Atopisches Ekzem (▶ 12.10) | häufig | ▶ 12.10 | stark |
| Kutane T-Zell-Lymphome (▶ 11.12) | selten | ▶ 11.12.1 | stark |
| Pityriasis rubra pilaris (▶ 14.5) | selten | ▶ 14.5 | mäßig |
| Seborrhoische Dermatitis (▶ 12.12) | selten | fettiggelbe Schuppung, seborrhoische Hauttypen | leicht |
| Pemphigus foliaceus (▶ 13.3.2) | sehr selten | exsudative Komponente, blätterteigartige Schuppenkrusten, Foetor, Reste flacher Blasen, Histologie, DIF, IIF | nicht typisch |
| Lichen planus (▶ 15.1) | sehr selten | ▶ 15.1 | stark |

[1] **Cave:** Histologien sind häufig in ihrer Aussagekraft eingeschränkt. Wiederholungen im Verlauf.
[2] Wenn typische Einzeleffloreszenzen zugrunde liegender Dermatosen nicht nachweisbar sind, lässt sich die Diagnose oft nur aus dem Verlauf stellen.

- Inf.: Tinea pedum ▶ 9.4.2, Onychomykose ▶ 9.4.6, Tinea corporis ▶ 9.4.4, Intertrigo ▶ 9.4.7, Skabies (v. a. Altenheimpat.) ▶ 9.5.2, Herpes zoster ▶ 9.1.3

**Merke**

- Beim Herpes zoster sind im Alter oft schwere Verläufe bis zum Zoster generalisatus mit gelegentlich varizellenartigem Bild zu beobachten. → Großzügige Ind. zur syst. antiviralen Ther. (**Cave:** Nierenfunktion bei Aciclovir berücksichtigen; nach konsumierenden Grunderkr. suchen ▶ 2.1.1). Inzidenz postzosterischer Neuralgien ↑.
- Bei therapierefraktären ekzematösen HV, v. a. im hohen Lebensalter, immer eine Skabies und ein kutanes T-Zell-Lymphom ausschließen. → wiederholte Dermatoskopie, ggf. mehrfache Biopsie und engmaschige klin. Verlaufskontrollen, an prämonitorisches bullöses Pemphigoid denken.
- An Tinea denken!

**Therapieprinzipien bei Altershaut:**
- Möglichst wenig aggressiv (Meiden von Kernseife und Kratzhänden).
- Hautpflege mit rückfettenden Externa, ggf. mit Harnstoff- (z. B. Iso-Urea Körpermilch) od. Glyzerinzusatz (z. B. Dexeryl® Creme), manchmal v. a. an den Unterschenkeln stark fettende Präp. erforderlich.
- Bei starkem Pruritus sedierende Antihistaminika p. o. (Dimetinden [Fenistil®]).
- Bei Erythrodermien Schutz vor Auskühlung, Substitution von Flüssigkeit, E'lyten u. Eiweiß.
- Luftfeuchtigkeit in beheizten Räumen erhöhen.
- Lichtschutz an exponierten Arealen (textil, chemisch).

**Beachte:**
- andere Erwartungshaltung: Bei alten Menschen Malignome o. in-situ-Ca an der Haut erwarten.
- Frage nach OTC-Präp., z. B. Johanniskraut-Kps., u. eigenen Pflegeprodukten.
- Belastung durch die Ther. für Pat. größer als die durch die Erkr.?
- Durchführbarkeit der Ther. möglich? Berücksichtigung der finanziellen Belastung, von körperlichen Gebrechen, der Einbindung von Angehörigen, Einschaltung des Pflegedienstes (Anziehen von Kompressionsstrümpfen etc.). Anordnungen schriftlich mitgeben!
- Hausärztliche Medikation bekannt? Medikationsplan vorhanden?
- Prinzip: Pragmatisch statt dogmatisch. Vorheriges genaues Abwägen aller Optionen.

**Fallstricke in der Differenzialdiagnose:**
- Arzneimittelreaktionen: Sehr häufig, polymorph, multimorbide Pat. mit Multimedikation.
- Skabies übersehen bei Diagnose Ekzem.
- Tinea übersehen bei Diagnose Ekzem, Ps.
- Prämonitorisches bullöses Pemphigoid als Ursache pruriginöser Effloreszenzen.
- Kutane Lymphome hinter therapieresistenten Ekzemen.
- Ulzerierte epitheliale TU als Ulcera cruris fehlgedeutet.
- Malignome bei Pruritus auf primär nichtentzündlicher Haut übersehen.
- „Therapieresistente" Ekzeme bei zu Hause fortgesetzter Anwendung allergenhaltiger Salben („habe ich doch immer gut vertragen", „nur Naturprodukt").

5

# 5.3 Hautveränderungen in der Schwangerschaft

## 5.3.1 Physiologische Veränderungen von Haut und Laborparametern und unspezifische Dermatosen

### Physiologische Veränderungen

- Melasma: sonnenexponiertes Gesicht, Beginn 2. Schwangerschaftshälfte in bis zu 70 %, Prophylaxe mit Sonnenschutzpräp., und weitere Hyperpigmentierungen (z. B. axillär, genital, Mamillen, Areolae, Linea alba → Linea nigra): häufig; harmlos, meistens postpartale Abblassung 4 Mon. nachdem die Hormone wieder im Normbereich liegen, bei Dunkelhäutigen Persistenz des Melasma in bis zu 70 %, der Hyperpigmentierungen in bis zu 90 %.

- Lichtempfindlichkeit bei Graviden ↑
- Körperfett ↑ → Speicherung lipophiler Substanzen ↑
- Lymphabfluss ↓
- Metabolische Aktivität ↑
- Tränenproduktion ↓ → Kontaktlinsenunvertäglichkeit
- Striae distensae: Beginn Ende 2. Trimenon bei bis zu 90 % der Graviden, bei Dunkelhäutigen u. Asiatinnen selten; keine effektive Prophylaxe bekannt, keine überzeugende Ther. postpartal nachgewiesen
- Eruptive Angiome, Spider-Nävi (Beginn im 1./2. Trimenon bei ⅔ der Graviden, v. a. Gesicht und Dekolleté, meistens reversibel, bei bis zu 15 % der Dunkelhäutigen)
- Palmarerythem (Beginn im 1. Trimenon bei ⅔ der Graviden, i. d. R. spontane Rückbildung wenige Wo. postpartal, bei ca. 30 % der Dunkelhäutigen)
- Veränderte Zusammensetzung und Beschaffenheit des Speichels → Wachstumsförderung bestimmter Bakterien → Risiko für Plaquebildung und Gingivitis gravidarum ↑ (> 50 %, Beginn 2. Lunarmon., wichtigste Maßnahme tgl. suffiziente Mund- und Zahnhygiene; postpartale Spontanheilung innerhalb von d bis Wo., Rez. in Folgeschwangerschaft häufiger; selten Bildung einer Epulis gravidarum → OP postpartal)
- Vulvavarikose (komplett reversibel postpartal)
- Volleres Haupthaar (Anagenarrest) mit postpartalem Telogeneffluvium (Beginn ca. 1–2 Mon. post partum, Dauer 1 J. oder selten länger, bis Haare nachwachsen), bei Primiparae die Spontanheilung ausführlich erläutern, oft Hypertrichose an Unterarmen und Unterschenkeln (passager!).
- Acrochordon („skin tag"): Beginn 2. Trimenon, v. a. axillär, zervikal, inframammär, meistens reversibel postpartal
- Hyperhidrose, v. a. in der Frühschwangerschaft
- weiche Nägel (Beginn im 1. Trimenon, schnelleres Wachstum)

5

### Beeinflussung gleichzeitig bestehender Dermatosen

**Provokation/Verschlechterung von Dermatosen:**

- bakterielle, virale und mykotische Inf., z. B. Condylomata acuminata (▶ 9.3.2) opportunistische Inf. bei AIDS
- atopisches Ekzem (▶ 12.10)
- Kollagenosen, v. a. LE (▶ 8.13)
- Varikosis der unteren Extremitäten (Beginn im 2. Trimenon, partiell oder komplett reversibel postpartal, Risiko für oberfl. und tiefe Phlebothrombosen ↑, Tragen von speziellen Kompressionsstrumpfhosen, ▶ 21.2.1)
- Hämorrhoidalleiden (▶ 20.2.3)
- Akrodermatitis enteropathica (▶ 8.10.2)
- Porphyria cutanea tarda im 1. Trimenon (▶ 8.11), Besserung im 2./3. Trimenon

**Häufiger Verbesserung:**

- Acne vulgaris (▶ 18.1.1)
- Psoriasis (▶ 14.6)

## 5.3.2 Spezifische Schwangerschaftsdermatosen

Im engeren Sinne zählen hierzu nach einer aktuellen Klassifikation in ansteigender Häufigkeit: Pemphigoid gestationis, polymorphe Schwangerschaftsdermatose, intrahepatische Schwangerschaftscholestase und atopische Schwangerschaftsdermatose (▶ Abb. 5.2). Diese juckenden Dermatosen treten in der Gravidität

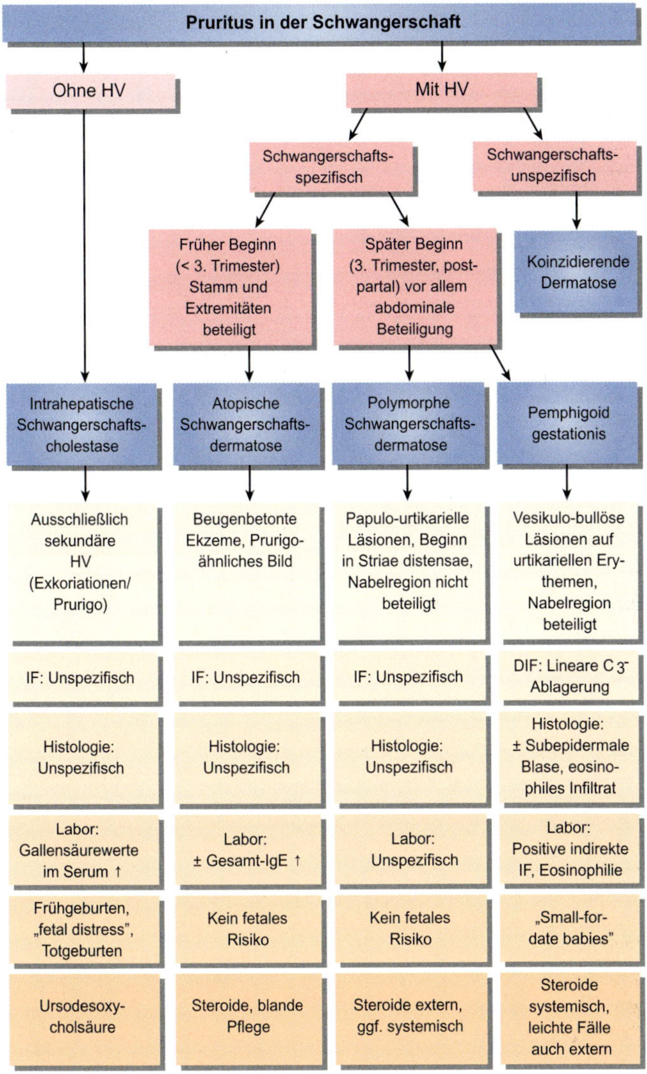


Abb. 5.2 Pruritus in der Schwangerschaft (mod. nach Ambros-Rudolph CM, J Am Acad Dermatol 2006, 54; 395–404). [L157].

(hohe Progesteron- und Östrogenspiegel → Th2-Immunantwort ↑) oder seltener direkt post partum auf. Biopsie mit LA (Bupivacain, Articain) ohne Vasokonstringens, falls erforderlich. Therapeutisch sind meist topische Kortikosteroide und Antihistaminika (Cetirizin, Loratidin) ausreichend.
Falls die Schwangerschaftsdermatose oder die Erkrankung in der Schwangerschaft eine syst. Kortikosteroidther. erfordert, sollte beachtet werden: Prednisolon als Kurzzeitgabe (< 4 Wo.), einschränkend gilt für das 1. Trimester zwischen der 8. und 11. SSW bei einer Dauer > 10 d ein Dosislimit von 10–15 mg/d p. o., da das Risiko für das Auftreten einer Lippen-Kiefer-Gaumen-Spalte erhöht ist.

## Pemphigoid gestationis (O26.4)

**Syn.:** Herpes gestationis, PG.

**Ätiol.:** Komplementfixierende Auto-AK vom $IgG_1$-Typ gegen die NC16A-Domäne des plazentar (ektodermales Chorion- und Amnionepithel) und in der Haut vorkommenden bullösen Pemphigoid-Antigens 2 (BP 180). Stark juckende polymorphe bullöse Autoimmundermatose meist im 2. und 3. Trimenon, aber auch im Puerperium. Selten, fast immer Rez. bei identischem Vater in nachfolgenden Graviditäten. Durch Hormonpräp. provozierbar (z. B. „Pille"). Gehäuft assoziiert mit mütterlichem (DR3, DR4) und väterlichem HLA-Muster (DR2). Kaum bei Dunkelhäutigen, da HLA-DR4 selten.

**Klinik:** Heftiger Pruritus, oft prämonitorisch, dann explosionsartiges Auftreten von Läsionen, periumbilikal betont, später sich auf den übrigen Bauch, die Oberschenkel und Arme ausbreitende urtikarielle Erytheme, später mit gruppierten Papulovesikeln und zuletzt prallen Blasen ohne Bezug zu Striae (▶ Abb. 5.3). Typischerweise nie Schleimhautbefall.

**Diagn.:** Klin. Bild, Nikolski-Zeichen I + II oft pos., Biopsie aus periläsionaler „normaler" Haut für DIF, aus dem Läsionsrand für IIF, BB (Bluteosinophilie konstant vorhanden).
**Histologie:** Spongiose, Ödem, perivaskuläre lymphozytäre Infiltrate, Gewebseosinophilie, subepidermale Blasenbildung.
**DIF:** Stets homogene lineare Ablagerung von $C_3$ entlang der dermoepidermalen Junktionszone und teils auch IgG, selten IgA, IgM. Im NC16A-ELISA komplementbindende Auto-AK vom Typ $IgG_1$ gegen das hemidesmosomale Antigen Kollagen XVII (auch BP 180 oder BP AG2) im Serum immer nachweisbar (gute Korrelation mit Krankheitsaktivität!). **Anmerkung:** Nachweisbarkeit von erhöhten Anti-BP-180-Werten bis 1 J. post partum.

**DD:** PEP, EEM, bullöses Pemphigoid ($IgG_4$-Auto-AK, HLA-Muster normal, Kdr. u. ältere Menschen), Arzneimittelreaktionen und andere bullöse Autoimmundermatosen (z. B. M. Duhring).

**Ther.:** Im Initialstadium topisch austrocknend (z. B. Tannolact® Lotio 2×/d) und lokal kurzzeitig mittelpotentes nichthalogeniertes Glukokortikosteroid (z. B. Prednicarbat-Creme, z. B. DERMATOP® Creme), Methylprednisolonaceponat-Creme (z. B. Advantan® Creme 2×/d), Mometasonfuroat-Creme (z. B. Monovo® Creme 2×/d). Bei schweren

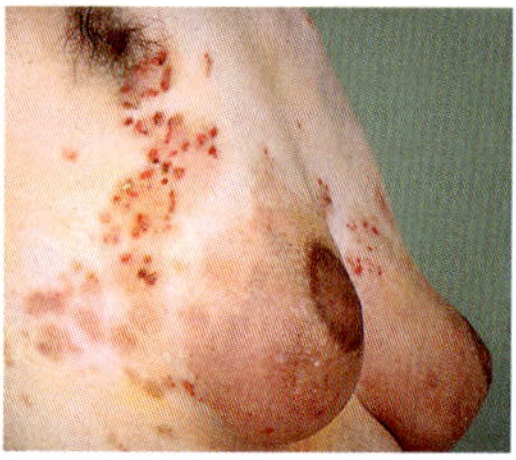

Abb. 5.3 Pemphigoid gestationis.[M123].

Verläufen stat. Ther. und syst. Steroidgabe, initial z. B. Prednisolon (▶ 22) 0,5–1,0 mg/kg KG/d über ca. 10 d, dann langsame Reduktion bis zur PG-supprimierenden Dosis, präpartal wieder Dosiserhöhung. Immunapherese in therapierefraktären Fällen. Bei schwerer postpartaler Persistenz Prednisolon bis zu 2 mg/kg KG/d p. o. bis zur klinischen Besserung, dann langsame Reduktion bis zur geringsten das PG supprimierenden Dosis. Second-line-Therapeutika z. B. IVIg 2 g/kg KG über 3 d alle 4 Wo., Ciclosporin und Rituximab (OLU). Antipruriginöse Externa (▶ 5.3.2, „Atopische Schwangerschaftsdermatose“).

**Progn.:** In den letzten SSW in 75 % Spontanheilung, häufig Aufflammen kurz nach der Geburt, sonst unkomplizierter Verlauf bei der Mutter mit Heilung post partum nach Wo. bis Mon., ohne Kratzen u. Sekundär-Inf. narbenfrei. Übergang in bullöses Pemphigoid beschrieben (sehr selten). Bei 10 % der Neugeborenen gleichartige Erkr. (maternale Anti-Kollagen XVII-AK plazentagängig), selbstlimitierend (d bis ca. 3 Wo.). In bis zu 20 % Small-for-date-Babys und Frühgeburten, wenn PG bereits im 1./2. Trimenon und mit Blasenbildung auftritt. Rez. perimenstruell und in 95 % in Folgeschwangerschaften (oft schwerere Ausprägung). Keine Kontrazeptiva postpartal!

## Polymorphe Schwangerschaftsdermatose (O26.4)

**Syn.:** PEP – polymorphic eruption of pregnancy; früher: PUPPP – pruritic urticarial papules and plaques of pregnancy, pruriginöse urtikarielle Papeln und Plaques in der Schwangerschaft.

**Ätiol.:** Stark pruriginöse selbstlimitierte (Heilung i. A. nach 4–6 Wo.) entzündliche Dermatose unbekannnter Ätiopathogenese, meist im 3. Trimenon oder seltener (15 %) direkt postpartal. Sehr häufig (1 : 160 bis 1 : 200 Schwangerschaften). Oft Atopiezeichen. Seltener bei Dunkelhäutigen.



**Klinik:** In oder nahe der Striae distensae Aufschießen urtikarieller Papeln und Plaques (bei Krankheitsbeginn), zunächst am unteren Abdomen und/oder an den Oberschenkeln, sehr oft bei Primigravidae (70 %); im Krankheitsverlauf in > 50 % der Fälle Auftreten anderer Effloreszenzen (Vesikel, flächige Erytheme u. a., nie Bullae). Gesicht, periumbilikal und palmoplantar typischerweise frei. Köbner-Phänomen pos.

**Diagn.:** Typischer klin. Verlauf. **Keine** spez. laborchemischen u. histologischen Veränderungen. Immer DIF z. A. eines Pemphigoid gestationis im blasenfreien Initialstadium!

**DD:** Frühphase des Pemphigoid gestationis (DIF pos.!), EEM, urtikarielle Exantheme, Skabies.

**Ther.:** Möglichst blande Lokalther., z. B. kühles Abduschen, 5 %ige Polidocanol-Zinkschüttelmixtur (NRF 11.6), Physiogel® Calming Relief A. I. Lotion 2×/d, mittelpotente, nichthalogenierte Steroidexterna ▶ 5.3.2 (max. 20 % der KOF!) für einige d, bei schwerem Verlauf (selten) auch intern mit Prednisolon (▶ 22) 50 mg/d für 3 d, dann 25 mg/d p. o. für weitere 3 d.

**Progn.:** Postpartale Spontanheilung innerhalb von 2 Wo., keine Gefährdung des Kindes. Nur selten beim Neugeborenen transiente HV. Rez. in Folgeschwangerschaften selten, Mehrlingsschwangerschaften und exzessive Gewichtszunahme gelten als Risikofaktoren.

## Intrahepatische Schwangerschaftscholestase (O26.6)

**Syn.:** ICP – intrahepatic cholestasis of pregnancy, obstetric cholestasis. Früher: Pruritus gravidarum.

**Ätiol.:** Intrahepatische, nichtobstruktive Cholestase. 0,2–2 % der Schwangerschaften in Europa. Als Risikofaktoren gelten: Alter ≥ 35 J., Wintermonate, Selenmangel, mehrfache Schwangerschaften und Mehrlingsschwangerschaften, Leberzirrhose, chron. Hepatitis C, Cholestase durch Kontrazeptivum. Familienanamnese in 50 % pos., genetische Disposition. Merke: ICP ist Ausschlussdiagnose!

**Klinik:** Neu auftretender, nächtlich verstärkter Pruritus unterschiedlicher Ausprägung (mild bis unerträglich) ohne Effloreszenzen i. d. R. im 3. Trimenon, zunächst palmoplantar, dann generalisiert. Kratzeffekte, Anorexie, Nausea. Gelegentlich Vollbild eines cholestatischen Ikterus (10–20 %) ca. 1–4 Wo. nach Pruritusbeginn mit erhöhtem Risiko für Cholelithiasis. **Cave:** Erhöhtes fetales Risiko (s. u.)!

**Diagn.:** Klin. Bild, typischer Laborbefund: präprandial bestimmte Gesamt-Gallensäurenkonz. i. S. (TBA) > 10 µmol/l. ALT ≤ 300 U/l ↑, AST/ALT-Quotient < 1. γ-GT nur in 30 % ↑. Leber-Sono unauffällig. Histologie unspez., DIF u. IIF neg.
Kurzformel: Pruritus + TBA > 10 µmol/l = Diagnose wahrscheinlich. Pruritus + TBA >40 µmol/l = Diagnose gesichert.
Da Risikoschwangerschaft, Monitoring inkl. Bestimmung von ALT, AST, Bilirubin und Gallensäuren i. S. 1×/Wo.

**DD:** Pruritus anderer Genese (z. B. AEP, PEP, PG, chron. Nierenerkr., hämatologische Erkr., NW von Medikamenten), erhöhte Aminotransferasen und Gallensalze (Hyperemesis gravidarum im 1. Trimenon, HELLP-Sy., [Prä-]Eklampsie, akute Fettleber in der Schwangerschaft im 3. Trimenon, in allen Trimena Virushepatitis, hepatotoxische Medikamente, PBC, PSC).

**Ther.:** Interdisziplinäre Kooperation (Internist, Gynäkologe). Prurituslindernde Externa (▶ 5.3.2, „Polymorphe Schwangerschaftsdermatose“), im OLU Ursodeoxycholsäure (UDCA, Ursofalk®, laxierende Wirkung) 13–15 mg/kg KG/d p. o. 1 × abends bis zur Geburt (Pruritusreduktion bei der Graviden sowie Verbesserung der fetalen Prognose). UDCA senkt die Gallensäurenkonz. i. S., Nabelschnurblut und Kolostrum. Bei schwerer ICP-Ausprägung zusätzlich Rifampicin 300–600 mg/d p. o. Antihistaminika praktisch sine effectu. Gerinnungskontrolle, da in schweren Fällen (Gallensäurenkonz. >40 µmol/l) aufgrund der Fettresorptionsstörung ein Vit.-K-Mangel entsteht (verlängerte Prothrombinzeit!) → Risiko für peripartale Hämorrhagie ↑ → i. v. Gabe von Vit. K. Geburtseinleitung oft in der 37./38. SSW.

**Progn.:** Spontane Rückbildung des Pruritus wenige Wo. postpartal. Normalisierung der Laborparameter innerhalb von 3–6 Wo. post partum. Risiko für Frühgeburten (≥ 20 %), fetale Notfallsituationen (in 20–30 %, z. B. Mekoniumaspirationssyndrom) und Totgeburten (in 1–2 %, v. a. bei Gallensäurekonz. ≥ 100 µmol/l) ↑. In ⅔ der Fälle Rez. in Folgeschwangerschaften.

**Cave:** ICP muss sicher ausgeschlossen werden, da erhöhtes Risiko für den Fetus besteht. Probabilität für fetale KO steigt ab einer Gallensäurenkonz. > 40 µmol/l um 1–2 % pro µmol/l.

## Atopische Schwangerschaftsdermatose (L30.8)

**Syn.:** AEP – atopic eruption of pregnancy, Prurigo gestationis, pruritic folliculitis of pregnancy, Schwangerschaftsfollikulitis, papular dermatitis of pregnancy. Häufigkeit 1 : 5–1 : 20.

**Ätiol.:** $Th_2$-Shift in der Gravidität. Manifestation in ¾ der Fälle im 1./2. Trimenon, entweder Exazerbation eines vorbestehenden atopischen Ekzems (ca. 20 %) oder dessen Neumanifestation.

**Klinik/Diagn.:** ⅔ der Fälle mit ekzematöser Morphe loco typico (▶ 12.10), der Rest mit papulösen HV, Prurigoläsionen eingeschlossen. DIF und IIF neg. Ausgeprägte Xerosis cutis. Gesamt-IgE in 30–70 % ↑, wie atopisches Ekzem (▶ 12.10).

**DD:** Skabies, allergisches Kontaktekzem, Arzneimittelreaktionen, PEP, Frühstadien eines PG.

**Ther.:** Blande, antipruriginöse Externa, z. B. Excipial® U Lipolotio 2×/d, Antihistaminika und externe Steroide mit TIX 2 (▶ 5.3.2 „Polymorphe Schwangerschaftsdermatose“).

**Progn.:** Heilt 4 ± 3 Wo. nach Entbindung; keine Gefährdung des Kindes.

> Bei Erkr. außerhalb der Gravidität trophoblastische TU (Blasenmole oder Chorion-Ca) ausschließen. Keine hormonale Kontrazeption!

## Pustulöse Schwangerschaftspsoriasis (L40.1)

**Syn.:** pustular psoriasis of pregnancy, PPP, Impetigo herpetiformis.

**Ätiol.:** Außerordentlich seltene, schwangerschaftsprovozierte Variante der Ps. pustulosa vom Typ Zumbusch mit hohem fetalem Risiko und Gefährdung der Mutter. Auftreten typischerweise im 3. Trimenon, aber auch früher und postpartal.

**Klinik:** Großflächige symmetrische Erytheme mit randständiger eruptiver Pustulation normalerweise ohne Pruritus. Prädilektionsstellen: periumbilikal und große Beugen, mit raschem Übergang auf den Körperstamm. Hände, Füße und Gesicht normalerweise ausgespart. Schweres Krankheitsgefühl, Erbrechen, Fieber, Diarrhö. Ggf. Zeichen einer Hypokalzämie (Tetanie, Delir, Parästhesien). Nach abgeklungener Eruption häufig typische psoriatische Plaques.

**Diagn.:** Klinik, Labor (Leukos, BSG, CRP ↑, $Ca^{2+}$ i. S. ↓, Hypoalbuminämie, Albuminurie, Hämaturie). Pustelabstrich auf Bakterien und Pilze (steril!), Biopsie. Histologie: wie Ps. pustulosa (▶ 14.6.5).

**DD:** Pustulöse Arzneimitteleruptionen (z. B. AGEP), Pustulosis subcornealis, Ps. vulgaris cum pustulatione, Pyodermien, Candidiasis, Tinea corporis, PG.

**Ther.:** Stat. Aufnahme, Zusammenarbeit mit Gynäkologen, im Notfall intensivmedizinische Betreuung. Intern Steroide: Prednisolon (▶ 22) 0,5–1,0 mg/kg KG/d p. o. für einige d, langsame Dosisreduktion. E'lyt- und Flüssigkeitshaushalt bilanzieren. Gefahr von Hyperparathyreoidismus! Ciclosporin A 2–3 mg/kg KG/d, wenn steroidrefraktär.

**Progn.:** Ernste Prognose für Mutter und Kind, intensive Überwachung erforderlich; oft fetale KO als Folge der Plazentainsuff. Sectio erwägen. Rez. in Folgeschwangerschaften.

# 6 Psychische Erkrankungen in der Dermatologie

*Uwe Gieler*

## 6.1 Einteilung

- psychiatrisch (▶ 6.3): Entstehung der Dermatose durch psychische Probleme, z. B. Skin Picking, Wahnvorstellungen, somatoforme und Zwangsstörungen (Dermatosen primär psychischer Genese).
- psychosomatisch (▶ 6.4): Psychische Faktoren und somatische Mechanismen greifen ineinander, z. B. Neurodermitis, Psoriasis vulgaris, Akne (multifaktorielle Dermatosen).
- somatopsychisch (▶ 6.5): Somatische Faktoren führen zu psychischen Störungen, z. B. malignes Melanom (sekundär psychische Störungen / Komorbiditäten).

## 6.2 Hinweise auf eine psychosomatische Störung oder psychische Überlagerung

- Auffällige Diskrepanz zwischen Befund und Beschwerden des Pat.
- Diagn. ex non juvantibus, d. h. bei derartigen Beschwerden haben normalerweise indizierte und bewährte Ther. versagt
- Auffällige Fluktuation der Beschwerden in der Verlaufsbeobachtung
- Stärkere emotionale Verhaftung mit den vorgetragenen Beschwerden
- Konkordanz von Beginn und Verlauf der Beschwerden mit der Biografie des Pat.
- Übermäßige Arzt-Pat.-Interaktion in Bezug auf emotionale Beteiligung und Engagement

## 6.3 Psychiatrische Erkrankungen

### 6.3.1 Dermatozoenwahn (F06.0)

6

**Def.:** Körperbezogene monosymptomatische Wahnkrankheit. Durch unkorrigierbare, hohe subjektive Gewissheit bei objektiv nicht fassbarem Befund gekennzeichnet (Jaspers-Kriterien). Trotz Erklärungsversuchen ist Pat. überzeugt, von Erregern, Parasiten, Ungeziefer oder Kleinstlebewesen (oft Insekten oder Würmer) befallen zu sein. Häufigkeit: 2–17 Fälle / 1 Mio. Einwohner.

**Klinik:** Jede kleine HV wird als Beweis für den Ungezieferbefall gesehen. Häufiges Vorzeigen von Beweismaterialien (Hautabschilferungen, Schmutzpartikel) in kleinen Schachteln oder Plastik (sog. „Matchbox-Zeichen“). Sonstige Wahnbildungen selten. Oft Selbstschädigung durch Versuch des Entfernens mittels Pinzetten oder aggressiven chemischen Substanzen. Häufig leichtes hirnorganisches Psychosyndrom. Manifestation auffallend häufig nach Partnerverlust und sozialer Isolation. Mehrheitlich Frauen zwischen 50 und 80 J. Bei 5–15 % auch Folie à deux oder trois, d. h. nahestehende Personen ebenfalls betroffen. Auftreten im Rahmen paranoider (20 %), depressiver (50 %) oder organischer Störungen.

**Diagn.:** Anamnestisch typische Erklärungsversuche; neurologische und psychiatrische Unters. Ausschluss hirnorganisches Psychosyndrom, ggf. MRT Kopf

**DD:** Parasitophobie (Furcht vor Parasitenbefall im Vordergrund); Morgellons (wahnhafter Befall mit unbelebten organischen oder anorganischen Partikeln, häufiges Doctor hopping). Organische Halluzinose, Zwangsstörungen, somatoforme Störungen, Artefakte.

**Therapie**

Gute Arzt-Pat.-Beziehung etablieren; kein konfrontatives Vorgehen. Pat. ggf. zu einer Neuroleptika-Ther. motivieren. Fokus auf Reduktion der Hautschädigung legen und Ursachendiskussion minimieren. Erklärung über Wahrnehmung der Hautnerven „als ob es krabbelt", damit auch Vorschlag einer Ther. mit Neuroleptika. Weg von Annahme, den Wahn durch Erklärung zu ändern. Frage nach gemeinsamen Behandlungskonzept trotz unterschiedlicher Annahme der Ursache. Tangentiale Kommunikation: „Einem ähnlichen Patienten hat es geholfen." Ther. der 1. Wahl ist Risperidon (Risperdal®) 0,5–1 mg/d p.o., kann auf 2 mg gesteigert werden nach 4–6 Wo., 2. Wahl ist Olanzapin (Zyprexa®) 5–10 mg/d p.o., 3. Wahl ist Pimozid (Orap®) 1 mg/d p.o. Ferner Quetiapin (Seroquel®) 50–200 mg/d p.o. möglich. EKG-Kontrolle wg. kardiovaskulärer NW. Gew.-Zunahme v.a. bei Olanzapin häufig, **Cave:** Reaktionsvermögen ↓ und extrapyramidale NW, in der niedrigen Dosierung selten.

- Bei im Vordergrund stehender depressiver Symptomatik zunächst Amitriptylin 25–150 mg/d p.o. oder Fluoxetin 10–40 mg/d p.o.; 3. Wahl: Doxepin 3 × 25 mg/d p.o. ggf. bis 3 × 50 mg/d p.o. steigern.
- Unterstützende Psychother. und soziotherapeutische Maßnahmen.

**Merke**

- Der Hinweis an den Pat., dass sich die Hautsymptome („Die Nerven in der Haut beruhigen sich") erfahrungsgemäß durch ein Antidepressivum/Neuroleptikum bessern lassen, auch wenn er selbst eigentlich keine Psychopharmaka brauche, kann die Adhärenz fördern.
- Auch wenn es sich um eine psychiatrische Krankheit handelt, bleiben die Pat. häufig in dermatologischer Behandlung, da die Krankheitseinsicht fehlt.

Andere Wahnformen in der Dermatologie: Eigengeruchs-, Syphilis-, AIDS-, Karzinomwahn.



## 6.3.2 Artefakte

**Def.:** Selbstschädigung der Haut durch Störung der Impulskontrolle; Pat. kann dem Impuls nicht widerstehen, seine Haut zu schädigen. Verschiedene Entstehungsursachen: mechanisch, toxisch, Medikamente, selbstinduzierte Inf.

### Echte Artefakte (L98.1)

**Syn.:** Dermatitis factitia.

**Def.:** Bewusstseinsferne Selbstschädigung der Haut, meist in dissoziativen Zuständen (Selbstschädigung kann nicht erinnert und zugegeben werden!). Häufiger Hintergrund: posttraumatische Belastungsstörung (PTSB) mit Extremerfahrungen.

**Klinik:** Uncharakteristische Sekundäreffloreszenzen an gut zugänglichen Hautarealen. Oft Aussparung schlecht erreichbarer Körperregionen.

**Diagn.:** Typische Sekundäreffloreszenzen (i.d.R. keinem anderen dermatol. Krankheitsbild zuzuordnen und daher meist leicht diagnostizierbar) bei häufigem

Vorliegen verschiedener Persönlichkeitsstörungen (oft Borderline und PTSB). Anamnese: Häufig Verlust eines oder beider Elternteile, körperlicher Missbrauch bzw. schwere psychische Traumata in Kindheit oder Jugend.

**Therapie**

- Symptomatische, möglichst indifferente topische Ther.
- Aufbau einer stabilen Vertrauensbeziehung (konfrontatives Vorgehen ist kontraindiziert!).
- Besprechung von „Skills" = alternative Handlungen aufbauen (Ablenken, Tresortechnik: Gedanken in einen imaginierten Tresor legen, sonst. Stimulationen: Igelball / Gummiarmband etc.).
- Später versuchen, Pat. für eine möglichst stat. Psychother. zu motivieren.
- Evtl. begleitende kurzzeitige Ther. mit Anxiolytika wie Lorazepam (Tavor®) 0,5–1 mg / d, Zolpidem oder Oxazepam (Adumbran®) initial 10 mg / d p. o. (**cave:** schnelles Suchtpotenzial), Neuroleptika, z. B. Olanzepin 5–10 mg / d, oder Antidepressiva wie Pregabalin (Lyrica®) 35–50 mg / d, Amitriptylin 75 mg / d oder Doxepin 3 × 25 mg / d, ggf. bis 3 × 50 mg / d p. o.

**Progn.:** In ca. 50 % Fortbestehen der Selbstschädigung, abhängig von psychosozialer Situation.

> Bis zu 25 % der Pat. werden im Verlauf der Erkr. suizidal! Artefakte sind immer nonverbale Notrufe des Pat. Eine zu rasche Ther., z. B. mit Zinkleimverbänden, oder verfrühte Konfrontation können zur Dekompensation führen.

## Skin-Picking-Syndrom (L98.1)

**Def.:** Verlust der Impulskontrolle oder Zwangshandlungen, bei denen die Pat. aus einem psychischen Affekt heraus zwangsweise eine schädigende Handlung vornehmen. Selbstschädigung kann i. d. R. nach vorsichtigem Nachfragen zugegeben werden.

**Klinik:** Sekundäreffloreszenzen: Acne excoriée, Cheilitis factitia (Leckekzem), Morsicatio buccarum (Wangenkauen), Onychophagie und Onychotillomanie (Fingerhäutchenmanipulation), Trichotillomanie (zwanghaftes Haarerupfen), Trichoteiromanie (Haare reiben), Trichotemnomanie (Kurzhalten der Haare), Pseudo-knuckle-Pads, Nose-Picking.

**Diagn.:** Keine Primäreffloreszenzen; nachfolgende Narbenbildung erkennbar.

**DD:** Prurigo simplex subacuta ▶ 15.2.1 (Primäreffloreszenz: Seropapel).

**Ther.:** Meist Versagen einer alleinigen topischen Ther. Amb. oder stat. Psycho- und Verhaltensther., v. a. bei Zwangsstörung. „Kleine Verhaltenstherapie" in der Hautarztpraxis: Tagebuch empfehlen, Besprechung von 3 alternativen Handlungen, die immer eingehalten werden sollen, umschriebene erreichbare Ziele (Reduktion des Verhaltens um h oder wenige d) verabreden, pos. Verstärkung durch eigene Belohnung bei Erreichen der Ziele. Kontrolle durch wiederholte Sprechstundentermine.

**Progn.:** Insgesamt wesentlich günstiger als bei echten Artefakten.

## Simulation

**Def.:** Chron. vorgetäuschte Störung, die bewusst vom Pat. zur Erlangung eines materiellen oder subjektiven Vorteils eingesetzt wird, z. B. Entschädigungsneurose, Rentenneurose.

**Klinik: / Diagn.:** wie echte Artefakte (s. o.).

**Ther.:** Zunächst abklären, ob nicht doch rechtliche Ansprüche bestehen (Unfallversicherung, Rente etc.). Psychother. bei hypochondrischer Reaktion oder neurotischer Dekompensation. Ggf. soziale und berufliche Rehabilitation durch Soziother.

### Sonderform: Münchhausen-Syndrom (F68.1)

Automanipulation physischer Symptome; Aggravation oder Simulation einer physischen Krankheit zum Zweck wiederholter oder dauernder Hospitalisation; Pseudologia fantastica, Hospitalismus migrans, Non-Compliance, Querulantentum. Meist Antisoziale Persönlichkeitsstörung.
**Münchhausen by proxy:** Der Erkrankte täuscht bei einem anderen Menschen Krankheiten vor, führt sie bewusst herbei, um anschließend dessen medizinische Behandlung zu verlangen. In der Lebensgeschichte des Erkrankten finden sich häufig **Selbstverletzungen,** sodass anzunehmen ist, dass er oder sie stellvertretend für die eigene Person misshandelt. Oft Kdr. betroffen. Erkr. des Kindes werden durch eine nahe Bezugsperson, z. B. die Mutter, fälschlich angegeben, vorgetäuscht oder künstlich erzeugt bzw. aufrechterhalten. Oft symbiotische Mutter-Kind-Beziehung. Jugendamt einschalten, da lebensbedrohliche Situation für das Kind vorliegt.

## 6.3.3 Somatoforme Störungen

Beschwerden, die eine somatische Störung nahelegen, wobei der Befund sich jedoch nicht objektivieren lässt oder nicht in angemessener Relation zu den vorgebrachten starken Beschwerden steht. Meist zwei oder mehr Organsysteme betroffen. Manifestation in der Dermatologie vorwiegend als Pruritus, Schmerz, Brennen, Hyperhidrosis, Erröten oder Haarverlust. Siehe auch Leitlinie Somatoforme Störungen unter www.awmf.de/leitlinien.

> Bei Pat. mit multiplen Intoleranzen an somatoforme Störung denken und abklären!



### Orofaziales Schmerzsyndrom, Glossodynie, Burning Mouth Syndrome (BMS; K14.6)

**Klinik:** Schmerzen und Brennen sowie gelegentlich metallischer Geschmack im Bereich der Zungen-, Mund- und Rachenschleimhaut (häufig isoliert) ohne nennenswerte klinische Veränderungen. Häufiger bei F. Als psychischer Hintergrund meist somatisierte Depression.

**Diagn.:** Ausschluss organischer Ursachen, vor allem Neurinome, ggf. CT Kopf. Vit.-$B_{12}$-Mangel ausschließen.

**DD:** Schmerzhafte Erkr. der Mundschleimhaut (▶ 3.1.3) und Zunge (▶ 3.1.4), Aphthen (▶ 19.3.7).

**Ther.:** Bei V. a. Depression zur Vermeidung anticholinerger NW Antidepressiva mit geringer anticholinerger Wirkung, z. B. Trazodon initial 3 × 25 mg p. o. (Steigerung bis 3 × 100 mg), ggf. neuere selektive Reuptake-Hemmer (SSRI), z. B. Paroxetin (Seroxat®; Spermaqualität wird neg. beeinflusst). Unterstützende Psychother.

Anmerkung: Ein Teil der Pat. spricht auf Clonazepam (z. B. Rivotril® 2 mg, über OLU aufklären) an. Anwendung: 3 × tgl 3 Minuten lutschen, Speichel über schmerzendes Areal bewegen, ausspucken.

> Alleinige psychother. Maßnahmen zeigen wenig Erfolg, da psychische Einflussfaktoren häufig verleugnet werden. Später Wirkungseintritt der Antidepressiva → Ther.-Versuch über mind. 6 Wo.!

## Körperdysmorphe Störungen (KDS; F22.8)

**Syn.:** Dysmorphophobie.

**Def.:** Übermäßige Beschäftigung mit einem Mangel oder einer subjektiven Entstellung im Aussehen, der / die in seiner / ihrer Existenz bzw. Schwere für den Untersucher nicht / kaum objektivierbar ist. Minimale morphologische HV (z. B. geringfügige Gesichtsasymmetrien) werden dabei subjektiv als entstellend erlebt. Steigende Inzidenz: In der Gesamtbevölkerung ca. 1–4 %, in dermatochirurgischen kosmetologischen Praxen bis 23 %. Schwerwiegendes Krankheitsbild, Ausmaß wird stark unterschätzt.

**Diagn.:** Fragen nach Spiegelsituation (wie lange?), Intensität der Beschäftigung, Verhalten gegenüber anderen (antizipierte Ablehnung ohne reale Klärung). Zwangsverhalten?

**DD:** Dorian-Gray-Syndrom (körperdysmorphe Störung, die mit einem starken Wunsch nach ewiger Jugend und Verleugnung des Altersprozesses einhergeht, sowie Anwendung von kosmetisch-chirurgischen Maßnahmen und Lifestyle-Drugs).

**Ther.:** Verhaltensther. oder tiefenpsychologisch fundierte Psychother.; bei starker Fokussierung Neuroleptika. Konfrontatives Ansprechen sinnvoll, Überweisung in stat. Psychosomatik wenn möglich.

**Progn.:** Abhängig von Bestandsdauer der KDS, deshalb frühzeitiges Ansprechen und intensive Psychother., sonst hinsichtlich sozialer Integration sehr ungünstig (sozialer Tod) oder reale Suizidalität!

6

> Hohe Komorbidität von Depression und sozialer Phobie. Bei Pat. mit KDS auch an Suizidalität denken und unbedingt ansprechen. Entscheidend für die Ther. ist, den Pat. nicht als „Simulanten“ abzutun.

## Erythrophobie (somatoforme autonome Funktionsstörung; F40.2)

**Def.:** Angst vor Erröten. Evtl. Zeichen einer generalisierten Angstneurose.

**DD:** objektive Erytheme bei Rosazea, Erythema e pudore

**Ther.:** Entspannungsverfahren (autogenes Training, progressive Muskelrelaxation), Verhaltensther., Videofeedback oder Sicherheitstraining. In ausgeprägten Fällen tiefenpsychologisch orientierte Psychother.

## Andere somatoforme Störungen

- Umweltsy.: Öko-Sy., MCD (multiple chemical sensitivity), SBD (sick building syndrome), Sonderformen (amalgambezogenes Beschwerdesy., Elektrosmog, Pseudo-Lichtallergie, multiple Nahrungsmittelintoleranzen, Pseudo-Spermaallergie, Waschmittelallergie)

- Botulinophilie
- Tannorexie (Sucht (!) nach Bräunung mit Hautkrebs als Langzeitfolge)
- andere somatoforme autonome Funktionsstörungen: Hyperhidrose, undiff. somatoforme idiopathische Anaphylaxie
- andere somatoforme Schmerzstörungen: Trichodynie, Skalp-Dysästhesie, Anodynie, Phallodynie, Vulvodynie
- sonstige somatoforme Störungen: somatoformer Pruritus (= psychogener Pruritus) oder lokalisierter Pruritus (Notalgia parästhetica), generalisierter Pruritus mit positiver psychosomatischer Anamnese (früher als Pruritus sine materia bezeichnet)

### 6.3.4 Waschzwang

**Def.:** Handlungsimpuls (Waschen) kann nicht unterdrückt werden, obwohl Unsinnigkeit oft erkannt wird. Häufig symbolische Reinigung bei Triebkonflikt oder Reinwaschen von schuldhaft erlebten Aggressionstendenzen. Vom Pat. nicht bewusst wahrnehmbar!

**Klinik:** Exsikkationsekzem oder chron. Handekzeme (▶ 12.17.3).

**Ther.:** Behandlung der Ekzeme. Ansonsten kein konfrontatives Vorgehen! Zwangsverhalten ansprechen. Verhaltens- und tiefenpsychologische Ther. Evtl. unterstützend Psychopharmaka wie retardiertes Clomipramin 75 mg abends (z. B. Anafranil®), Steigerung auf 300 mg / d möglich. (**Cave:** Wirkungseintritt erst nach mehreren Wo.).

## 6.4 Psychosomatische Erkrankungen

### 6.4.1 Atopische Dermatitis (L20.9)

▶ 12.10.

**Syn.:** atopisches Ekzem, Neurodermitis.
Psychische Auslösefaktoren und Stress als Exazerbationsfaktor sind sehr häufig. Typische Problemkonstellationen: sozialer Rückzug und Depression, Nähe-Distanz-Konflikte, Hilflosigkeit im Umgang mit den unvorhersehbaren Schüben, nicht beherrschbarer Pruritus-Kratz-Zirkel, mangelnde Adhärenz bei der Dermatother. Stress häufiger Triggerfaktor. Sek. Folgen durch starken Pruritus: Schlafentzug, mangelnde Konzentration, Müdigkeit, Leistungsabbau, neg. Auswirkungen im sozialen und beruflichen Bereich.

#### Therapie

- phasengerechte dermatol. Ther. (▶ 12.10)
- Entspannungsverfahren, sowohl im Kindes- (ab 4. LJ.) als auch im Erw.-Alter; v. a. progressive Muskelrelaxation und autogenes Training. Babymassagen zum Eincremen bei Säuglingen. Verhaltensther., z. B. Kratzreduktionstraining, Stressbewältigung, Selbstsicherheitstraining, Neurodermitisschulung (wird als amb. Reha von Krankenkassen bis zum 18. LJ. übernommen).
- Bei vorhandener Therapiemotivation: Kurzzeitpsychother. bei umschriebenen Konflikten (ca. 25 h). Bei V. a. Wirksamwerden unbewusster innerer Konflikte und komplizierter Biografie analytische Psychother. Verhaltensther. zum Durchbrechen des Pruritus-Kratz-Zyklus. Im Kindesalter sind

Familienther. am günstigsten. Aufnahme in psychosomatische Fachkliniken (Akut oder Reha).
- Ggf. unterstützende Anwendung von sedierenden Antihistaminika wie Hydroxyzin (Atarax®) 25–50 mg / d abends – **Cave:** P-Q-Verlängerung → EKG erforderlich, oder Psychopharmaka, wie Doxepin (z. B. Aponal®), bei starkem Pruritus ggf. auch Doxylamin (Valocordin Tr. oder Schlafsterne® Tabl. 1–2).

## 6.4.2 Psoriasis (L40.-)

▶ 14.6.
Durch Stigmatisierung gekennzeichnet. Eingeschränkte Lebensqualität. Häufig sozialer Rückzug und depressive Reaktion in ca. 20 %. Überzufällig häufig Alkoholismus und Suizidalität. Stress als Trigger. Life Events haben neg. Einfluss. Nicht selten soziale Phobien (Rückzug aus sozialem Leben: Vermeidung von Schwimmen etc.).

**Ther.:** Symptomgerechte dermatol. Ther. (▶ 14.6.10). Verbesserung der QoL und Depression häufig durch Systemtherapeutika. Stresstraining, autogenes Training. Bei Motivation Psychother. / Adipositas-Ther. Psychiatrische Behandlung bei Alkoholismus oder Suizidalität.

> Psoriatiker neigen dazu, sek. Krankheitsstörungen zu verdrängen, und präsentieren sich nach außen problemfrei: Dissimulation.

## 6.4.3 Urtikaria (L50.-)

▶ 12.18.
Psychologische Faktoren haben große Bedeutung für Manifestation und Aufrechterhaltung v. a. der chron. Urtikaria. Häufig Aggressionshemmung und Vermeidung von Wut. **Cave:** Andere nachgewiesene Urtikariaursachen schließen eine psychische Mitverursachung nicht aus. Nach Life Events in zeitlicher Korrelation zur Erstmanifestation fragen.

**Ther.:** Fokalther. (5–15 h). Stressbewältigung, Entspannungsverfahren.

## 6.4.4 Akne (L70.-)

▶ 18.1.1.

**Psychosomatische Einteilung**
- Akne des Pubertätsalters (i. d. R. keine Psychother.-Ind.)
- persistierende Akne, nach dem 25. LJ. beginnende oder sich verschlechternde Pubertätsakne; häufig neurotische Hintergründe
- Acne excoriée, Skin-Picking-Sy. (Paraartefakt) ▶ 6.3.: max. Knibbeln bei minimaler Akne
- körperdysmorphe Störung = Dysmorphophobie bei minimaler Akne

**Ther.:** Psychother., v. a. bei beginnenden Aspekten einer sozialen Phobie. Auch vor gewünschter Dermabrasion von Aknenarben sollte routinemäßig ein psychother. Gespräch z. A. von Suizidalität erfolgen. Oft Besserung bei optimaler dermatologischer Ther.

6

**!** Im Rahmen von Dermatosen sind Suizide bei Akne am häufigsten, v. a. bei M mit Acne conglobata. Der Krankheitsschweregrad korreliert meistens nicht mit dem Leidensdruck, der fast immer vom Arzt unterschätzt wird!

### 6.4.5 Periorale Dermatitis (L71.0)

▶ 18.1.4.
Psychischer Hintergrund: häufig Ablösungskonflikte bei F. Externer Steroidmissbrauch (Dysmorphophobie)

**Ther.:** Kurzzeitpsychother. wegen Problemen in der Krankheitsverarbeitung (Entstellung / kosmetische Einschränkung).

### 6.4.6 Somatoformer Pruritus (früher: Pruritus sine materia; L29.8)

▶ 3.2.4.

**Ther.:** Nach frustraner dermatologischer Ther. und Versagen von Antihistaminika auch in höherer Dosierung (▶ 3.2.4) Versuch bei ängstlich-depressiven Pat. mit Doxepin (z. B. Aponal®) initial einschleichend mit 10–25 mg / d p. o., max. 75–150 mg / d p. o.; bei Pat. > 60 J. Dosisreduktion. Ther. ausschleichen. Nach neueren Studien haben sich auch Mirtazapin (Remergil®) 15–30 mg / d p. o. und Pregabalin (Lyrica®) 25–50–300 mg p. o. bewährt. In schwierigen Fällen kommt auch Naloxon (OLU) infrage.

### 6.4.7 Prurigo simplex subacuta (L28.2)

▶ 15.2.1.
Häufig Störung des Selbstwertgefühls, Autoaggression und Triebkonflikte als psychischer Hintergrund.

**Ther.:** Psychother. bei ausreichender Motivation. Adäquate dermatol. Ther., z. B. Ciclosporin (OLU). Adjuvante Therapie mit juckreizmildernden Antidepressiva, s. Pruritus (▶ 6.4.6).

### 6.4.8 Alopecia areata (L63.8)

▶ 18.3.6.
Bei Disposition durch psychische Konflikte auslösbar. Nicht selten lassen sich anamnestisch akute Lebensereignisse kurz vor Beginn der Erkr. eruieren. Krankheitsverarbeitung ist oft mit erheblichen psychischen Problemen verbunden (Stigmatisierung-Scham-Ekel)

**Ther.:** Tiefenpsychologische oder verhaltensorientierte Ther.

### 6.4.9 Kollagenosen

▶ 8.13.
Durch ggf. lebensbedrohlichen Aspekt häufig psychosoziale Konflikte.

**!** Bei LE und psychischen Auffälligkeiten auch an Hirnbeteiligung denken!

**Ther.:** Psychother., bei Depressionen Opipramol (z. B. Insidon®) initial 1–2 Tbl. zur Nacht. Bei Sklerodermie Entspannungstraining und Biofeedback günstig. Hinweis auf Selbsthilfegruppe.

### 6.4.10 Viruserkrankungen

▶ 9.1.

- Herpes simplex: häufig durch Ekelgefühle oder Stress ausgelöst
- Herpes zoster: Schmerzverstärkung bei postzosterischer Neuralgie durch psychische Konflikte

**Ther.:** In der Schmerzther. neben Opioid-Analgetika auch Antiepileptika wie Carbamazepin frühzeitig einsetzen, initial 200 mg / d, max. bis zu 800 mg / d, oder Gabapentin, initial 300–900 mg / d, max. bis zu 1200–2400 mg / d, Pregabalin (Lyrica®) 25–50–300 mg p. o., ggf. unterstützende Psychother.

## 6.5 Somatopsychische Erkrankungen

- z. B. malignes Melanom (▶ 11.6) oder andere potenziell lebensbedrohliche TU-Erkrankungen: Psychoonkologisches Angebot ist Standard. Wunsch nach Unterstützung abfragen. Stützende und fokale Psychother. bei ausgeprägter psychosozialer Beeinträchtigung, Psychopharmaka bei tumortherapeutisch bedingter Depression.
- Naevuszellnaevi (▶ 11.1.1): Gleichzeitiges Vorliegen einer Karzinophobie oder Hypochondrie und eines massiven masochistischen OP-Wunsches ist möglich. Ther.: Psychother.

## 6.6 Panikstörung als Differenzialdiagnose zum anaphylaktischen Schock

6

Symptome bei Panikstörung (ICD-10 F41.0 und DMS-IVR der APA) als DD zum anaphylaktischen / anaphylaktoiden Schock (Stadium I und II nach Ring 2002):

- plötzlich auftretendes Herzklopfen (Tachykardie) und Palpitationen
- Brustschmerz
- Erstickungsgefühl
- Atemnot (Dyspnoe)
- Schwindel
- Zittern
- Hitzewallungen und Kälteschauer
- Depersonalisations- oder Derealisationsgefühle (Entfremdungs- und Unwirklichkeitsgefühle)
- Todesangst
- Angst, wahnsinnig zu werden
- Angst vor Kontrollverlust

# 7 Berufskrankheiten und deren Begutachtung

*Volker Schenkelberger*

# 7.1 Berufsdermatologie

## 7.1.1 Rechtliche Grundlagen

### Berufskrankheit (SGB VII)

Krankheiten, die die Bundesregierung durch Rechtsverordnung mit Zustimmung des Bundesrats bezeichnet und die eine Person während einer versicherten Tätigkeit erleidet. Anerkannte BK sind in der BK-Liste (▶ 7.1.2) erfasst.

- Jeder Arbeitnehmer muss gegen Arbeitsunfall und BK abgesichert sein (auch Geringbeschäftigte). Gleiches gilt für Schüler, Studenten, Krankenhauspat., Häftlinge.
- Träger der gesetzlichen Unfallversicherung (GUV) sind Berufsgenossenschaften (BG) sowie Gemeindeunfallversicherungsträger.
- Die einzelnen Berufe sind unterschiedlichen BGen zugeordnet.

#### Aufgaben der Unfallversicherungsträger

- Übernahme der Kosten für die Ther. von beruflich bedingten Krankheiten
- Maßnahmen der sozialen und beruflichen Rehabilitation
- Entschädigung von BK / Arbeitsunfällen sowie deren Prophylaxe durch Aufklärung und Überwachung im Rahmen des Arbeitsschutzes.

### Berufskrankheitenverordnung (BeKV)

#### §3 – Maßnahmen gegen Berufskrankheiten; Übergangsleistung

1) Besteht für den Versicherten die Gefahr, dass eine Berufskrankheit entsteht, wiederauflebt oder sich verschlimmert, so hat der Träger der Unfallversicherung mit allen geeigneten Mitteln dieser Gefahr entgegenzuwirken. Ist die Gefahr für den Versicherten nicht zu beseitigen, hat der Träger der Unfallversicherung ihn aufzufordern, die gefährdende Tätigkeit zu unterlassen. Der für den medizinischen Arbeitsschutz zuständigen Stelle ist Gelegenheit zur Äußerung zu geben.
2) Stellt der Versicherte die Tätigkeit ein, weil die Gefahr für ihn nicht zu beseitigen ist, so hat ihm der Träger der Unfallversicherung zum Ausgleich einer hierdurch verursachten Minderung des Verdienstes oder sonstiger wirtschaftlicher Nachteile eine Übergangsleistung zu gewähren. Als Übergangsleistung wird ein einmaliger Betrag bis zur Höhe der Jahresvollrente oder eine monatlich wiederkehrende Zahlung bis zur Höhe der Vollrente, längstens für die Dauer von 5 J., gewährt.
3) Die Rente wegen Minderung der Erwerbsfähigkeit ist neben der Übergangsleistung zu gewähren.

Der Unfallversicherungsträger ist laut § 3 BeKV auch dann verpflichtet, Kosten für Ther. und Prophylaxe von Berufsdermatosen zu übernehmen, wenn noch keine BK im rechtlichen Sinne vorliegt, jedoch die konkrete Gefahr ihrer Entstehung gegeben ist (gilt auch für Maßnahmen der beruflichen Rehabilitation, z. B. Umschulung). Er ist weiter verpflichtet, mit allen geeigneten Mitteln einer BK vorzubeugen (z. B. Übernahme der Kosten für Ther., Hautschutz, Hautpflege, Hautreinigung; ▶ 7.1.5).

## 7.1.2 Berufskrankheiten in der Dermatologie

Als BK können nur solche Krankheiten anerkannt werden, die vom Gesetzgeber in die BK-Liste (Anlage 1 BeKV) aufgenommen wurden. Jeder Krankheit ist eine Listennummer zugeordnet (Ausnahme „Öffnungsklausel“: SGB VII § 9 Abs).

Bedeutung in der dermatologischen Praxis haben BK 5101 und BK 5103. BK 5102 und BK 1108 betreffen quasi nur noch Altfälle. Alle weiteren sind absolute Exoten (s. „Bamberger Empfehlung“ 2017: www.abd.dermis.net).

## BK 1108

Krankheiten durch Arsen und seine Verbindungen: Rarität, früher in zahlreichen Berufen relevant. Anerkannte Malignome: Carcinomata in situ, SCC, BCC.

## BK 1302

Krankheiten durch Halogenkohlenwasserstoffe: Chlorakne ▶ 18.1.1.

## BK 2402

Krankheiten durch ionisierende Strahlen. Klinik: Radioderm ▶ 10.1.5. Anerkannte Malignome: Carcinomata in situ, SCC, BCC.

## BK 3101

Infektionskrankheiten, wenn der Versicherte im Gesundheitsdienst, in der Wohlfahrtspflege oder in einem Labor tätig oder durch eine andere Tätigkeit der Infektionsgefahr in ähnlichem Maße ausgesetzt war.

## BK 3102

Von Tieren auf Menschen übertragbare Krankheiten.

## BK 3104

Durch Infektionserreger oder Parasiten verursachte Krankheiten sowie Tropenkrankheiten.

## BK 5102

Hautkrebs oder zur Krebsbildung neigende HV durch Ruß, Rohparaffin, Teer, Anthrazen, Pech oder ähnliche Stoffe. Betroffene: Kokerei- und Raffineriearbeiter. Auslösende Destillationsprodukte aus Stein- und Braunkohle, Holz, Torf oder Erdöl bewirken erhöhte Lichtsensibilisierung.

**Klinik:**

- Erhöhte Lichtempfindlichkeit und Neigung zu Sonnenbränden in lichtexponierten Arealen (Gesicht, Hals, Dekolleté, Händen und Unterarmen), später fleckige De- und Hyperpigmentierungen.
- Mit einer Latenz von einigen J. Entwicklung von Teleangiektasien, Follikulitiden und Komedonen; Zeichen der aktinischen Schädigung mit Elastose und Atrophie; Auftreten von filiformen Papillomen, breitflächigen, flachen Papillomen und umschriebenen Keratosen (Pechwarzen).
- In der letzten Phase präinvasive und maligne HV. Anerkannte Malignome: Carcinomata in situ, SCC, BCC.
- **Cave:** Nicht selten Malignome im Genitalbereich.

## BK 5103

SCC oder multiple AKs durch beruflich bedingte natürliche UV-Exposition (UVB um 300 nm stärkste mutagene und TU-initiierende Wirkung). Multiple AKs definiert als > 5 Einzelläsionen / J. einzeln oder konfluierend in einer Fläche und in der Summe > 4 $cm^2$ (Feldkanzerisierung).

7

Anerkannt unter BK 5103 sind derzeit: AKs und SCC. Nicht anerkannt: MM, BCC, Keratoakanthom. M. Bowen und Cheilitis actinica werden als Carcinomata in situ zu den AKs gezählt (s. „Bamberger Empfehlung“ 2017: www.abd.dermis.net).

## BK 5101 (BK Haut)

Schwere und / oder wiederholt rückfällige Hautkrankheiten, die zur Unterlassung aller Tätigkeiten gezwungen haben, die für die Entstehung, die Verschlimmerung oder das Wiederaufleben der Krankheit ursächlich waren oder sein können.
Nicht durch Ätiol., sondern durch Verlauf und versicherungsrechtliche Kriterien definiert. I.d.R. ekzematöse Hautkrankheiten, vornehmlich Handekzeme (> 90 % der Berufsdermatosen). Alle Formen des exogen ausgelösten Handekzems, auch Ekzemformen, die auf eine anlagemäßige Ekzemneigung zurückgehen, aber durch den Beruf wesentlich mitverursacht werden, gelten als BK, wenn die wesentliche Teilverursachung durch die berufliche Tätigkeit mit hinreichender Wahrscheinlichkeit angenommen werden kann – je nach Tätigkeit liegen häufig Mischformen von Handekzemen vor (z. B. kumulativ-toxisches Handekzem mit aufgepfropfter Kontaktsensibilisierung; s. „Bamberger Empfehlung“: www.abd.dermis.net).

### Kumulativ-toxisches Ekzem

**Syn.:** Abnutzungsekzem.
Häufigste Ekzemform, v. a. bei Personen, die eine feuchte Tätigkeit ausüben oder regelmäßigen Kontakt mit hautirritativen Substanzen haben (tgl. kumulative Hautschädigung). Vorwiegend betroffen: Friseure, Maurer, Bäcker, Fleischer, Zerspanungsberufe, Reinigungs- und Pflegekräfte.

**Klinik:** Wie Handekzem ▶ 12.17.3.

**Progn.:** Bei durchführbarem Hautschutz relativ gut, schlecht in Nahrungsmittelberufen (Bäcker).

### Atopisches (Hand-)Ekzem

Auslösende Noxen wie beim kumulativ-toxischen Handekzem (s. o.). Atopische Diathese ist Grundvoraussetzung (Betroffener eigentlich für den ausgeübten hautschädigenden Beruf ungeeignet!). Dies entbindet den Unfallversicherungsträger jedoch nicht von seiner Haftungspflicht, wenn eine wesentliche Teilverursachung durch den Beruf (Erstauftreten im Beruf, arbeitskongruentes Verhalten der Hautkrankheit) nachzuweisen ist. Versicherungsrechtliche Relevanz besteht auch bei vor der Tätigkeit bereits manifest gewordenen atopischen Ekzemen und wesentlicher Verschlimmerung durch den Beruf.

**Klinik:** Wie Handekzem ▶ 12.17.3.

**Progn.:** Schlechter als beim kumulativ-toxischen Handekzem.

### Kontaktallergisches (Hand-)Ekzem

Bis auf wenige Ausnahmen (Proteinkontaktdermatitis ▶ 12.18.3) Typ-IV-Sensibilisierung. Abhängig von Dauer und Ort des Allergenkontakts, der Penetrationsfähigkeit durch die Epidermis und dem Sensibilisierungsgrad. Häufig sek. entstanden durch Aufpfropfung auf zuvor bestehende unspez. Ekzemformen.

**Klinik:** ▶ 12.17.3.

**Progn.:** Wenn Austausch am Arbeitsplatz oder ausreichender Schutz durch Schutzhandschuhe möglich ist, günstig; ansonsten häufig innerbetriebliche Umsetzung oder Berufsaufgabe auf Dauer unumgänglich, v. a. bei im Beruf nicht zu meidenden u. / od. bei durch Handschuhmaterial rasch penetrierenden Allergenen (Acrylate: Zahntechniker, Modellbauer, Kosmetikerin).

**Sonderform: Proteinkontaktdermatitis**
Seltene Ekzemform; durch spez. IgE-AK gegen körperfremde Proteine und Glykoproteine vermittelt; i. d. R. Proteine in Nahrungsmitteln (Tomate, Zwiebel, Fleisch, Fisch) oder Hölzern mit Relevanz in den entsprechenden Berufen.

**Klinik:** Klin. unspez. Ekzembild; Nachweis schwierig. Typisch ist das nach wenigen Min. bis h auftretende Erythem mit starkem Pruritus, typische Urticae selten; Epikutantestungen mit den betreffenden Allergenen i. d. R. neg.; Diagn. durch Klinik, Verlauf, pos. Intrakutan- / Prick-Test, CAP-FEIA / RAST. Manchmal Aufflammen der ekzematösen HV nach dem Intrakutantest.
Allergene: Mehle, Gemüse (Kartoffel), Gewürze (Zwiebel, Knoblauch), Früchte, Fisch, Fleisch, Hölzer, Latex.

**Kontakturtikaria**
Durch beruflichen, direkten Hautkontakt mit dem Allergen (v. a. Latex). Betroffen: Beschäftigte im Gesundheitswesen, Friseure, Reinigungspersonal.

**Klinik:** Kontakturtikaria ▶ 12.18.3, Latexallergie ▶ 12.5.

**Progn.:** Bei alleiniger Hautsymptomatik durch Latexallergie Allergenkarenz leicht durch Verwendung latexfreier Handschuhe möglich (keine Tätigkeitsaufgabe, keine BK 5101); bei allerg. Rhinitis / allerg. Asthma durch indirekten Kontakt mit Latexpartikeln in der Luft häufig Tätigkeitswechsel zwingend (BK 4301 allerg.-obstruktive Atemwegserkr.).

## 7.1.3 Diagnostik des Berufsekzems

Zur Diagn. ▶ Tab. 7.1 , zu den häufigsten Kontakallergenen ▶ Tab. 7.2.

**Tab. 7.1 Diagnostikschema „Berufsekzem".**

| Anamnese / Diagnostik | Details |
|---|---|
| Familienanamnese | atopische Diathese, atopisches Ekzem, Ps. |
| Verlaufsanamnese | Krankheitsdauer, Verlauf („persistierend, kommt und geht, tritt bei bestimmter Tätigkeit auf") |
| Klärung des beruflichen Zusammenhangs | Abheilung in AU-Zeit oder Urlaub, Besserung oder Persistenz |
| Klinik | Morphe und Lokalisation |
| Typ-IV-Diagn. | Epikutantest mit den infrage kommenden standardisierten Allergenen sowie, wenn möglich, mit Nativstoffen (von Pat. mitbringen lassen), Abrissepikutantest mit höherer Testempfindlichkeit (▶ 2.4.1) |
| Atopiediagnostik | Typ-I-Diagn., Gesamt-IgE, spez. IgE, Atopiescore |
| Hautfunktionstests | Alkali-Resistenztest (▶ 2.4.4) |

**Tab. 7.2 Häufigste Kontaktallergene nach Berufsgruppen.**

| Berufsgruppe | Kontaktallergene |
|---|---|
| Bergleute | Chromat, Gummiinhaltsstoffe |
| Fliesenleger | Chromat, Epoxidharze, Acrylate, Gummiinhaltsstoffe |
| Floristen | Blumen (Korbblütler), Pestizide |
| Friseure | P-Phenylendiamin-Derivate (Färbemittel), Ammoniumpersulfat (Bleichmittel), Duftstoffe, Gummiinhaltsstoffe |
| Karosserieschlosser | Epoxidharze, Öl-Additiva |
| Landwirte, Agrarökonom | Gummiinhaltsstoffe, Pestizide, Arzneimittel |
| Maurer | Chromat, Gummiinhaltsstoffe |
| Nahrungsmittelberufe | Desinfektionsmittel, Nahrungsmittel, Konservierungsstoffe |
| Pflegeberufe | Gummiinhaltsstoffe, Desinfektionsmittel, Arzneimittel, Kosmetikinhaltsstoffe |
| Reinigungsberufe | Desinfektionsmittel, Gummiinhaltsstoffe |
| Schlosser | Öl-Additiva (Gummiinhaltsstoffe u.a.), Konservierungsstoffe |
| Schreiner | Hölzer, Lacke, Harze, Klebstoffe |
| Zahntechniker | Acrylate, Metalle |
| Zerspanungsberufe | Konservierungsstoffe, Öl-Additiva |

## 7.1.4 Therapie des Berufsekzems

Bei beruflich bedingten Hauterkr. die Übernahme der Ther.-Kosten durch den Unfallversicherungsträger im Sinne § 3 BeKV anstreben (▶ 7.1.1) → Vorteile:

- Erweiterung des ther. Spielraums unter Einbeziehung von Hautschutz, Hautreinigungs- und Hautpflegepräp. (in Einzelfällen auch Schutzhandschuhe), auch Einsatz von „Off-label-Präp." möglich (z.B. Pimecrolimus, Tacrolimus).
- Fortlaufender Kontakt mit dem Unfallversicherungsträger, gute Dokumentation von Verlauf, AU-Zeiten und durchgeführten prophylaktischen Maßnahmen (wichtig für evtl. notwendiges Feststellungsverfahren, ▶ 7.1.6)
- Entlastung des Arzneimittelbudgets.
- Bessere Honorierung der erbrachten Leistungen.

Ziel: Mit allen geeigneten Mitteln der Entstehung einer BK vorbeugen und den Verbleib im Beruf (am Arbeitsplatz) ermöglichen. Da Maßnahmen über einen längeren Zeitraum durchgeführt werden müssen, blande, nebenwirkungsarme Präp. anwenden.

7

### Dermatikatherapie

Durchführung bei Handekzem ▶ 12.17.3.

Prinzipien:

- Steroide nur in akuten Phasen anwenden.
- Bei relevanter Kontaktsensibilisierung gegenüber einem am Arbeitsplatz (durch Austausch oder Handschuhe) nicht meidbaren Allergen sind permanente ther. Maßnahmen nicht sinnvoll → Arbeitsplatzwechsel, Umschulung.
- Mögliche Ausnahmen: soziale Situation des Pat. (Alter), Aufgabe der Tätigkeit wird abgelehnt.
- Ther. mit Alitretinoin (Toctino®) zu Lasten des GUV-Trägers nur nach dessen Zustimmung.

### Fototherapie und Rezidivprophylaxe durch UVA / PUVA (Hardening)

Hardening = Abhärtung / Gewöhnung durch kumulative UV-Exposition.
Lokale PUVA-Bad-Ther. ▶ 23.4.2 (höchste Wirksamkeit unter UV-Ther.), UVA-Ther. ▶ 23.2, Leitungswasseriontophorese.

## 7.1.5 Prophylaxe des Berufsekzems – Maßnahmen am Arbeitsplatz

Hautschutzmaßnahmen sind abhängig von Qualität der schädigenden Noxe, Gegebenheiten am Arbeitsplatz.

- Bei Kontaktallergie Meidung (Austausch) des Allergens. Ist dies nicht möglich: Schutzhandschuhe (erlauben ggf. Verbleib am Arbeitsplatz).
- Bei unspez. Noxen (kumulativ-toxisch): Schutzhandschuhe (1. Priorität), Hautschutzpräp. (2. Priorität), begleitend hautschonende Reinigung und Rückfettung (z. B. Cetaphil pro itch control protect®, Cetaphil pro itch control clean®, Cetaphil pro itch control repair®).

> Technische Änderungen am Arbeitsplatz und im Arbeitsprozess sind oft allein ausreichend, um einem Rez. vorzubeugen.

Um Interventionsmöglichkeiten zu eruieren und durchzuführen, immer Kontakt mit dem Betriebsarzt aufnehmen (v. a. Erfolg versprechend in Großbetrieben mit permanenter betriebsärztlicher Versorgung) und ihm möglichst die Befunde mitteilen (Kopie des Hautarztberichts); beides setzt Zustimmung des Pat. voraus (entweder schriftliche Zustimmung od. den Bericht an den Betriebsarzt dem Pat. persönlich mitgeben) → Kam der Pat. mit Überweisungsverfahren-Schein (ÜV-Schein) vom Betriebsarzt, kann Zustimmung vorausgesetzt werden.

### Schutzhandschuhe

Nicht jeder Handschuh ist für jede Tätigkeit geeignet (▶ Tab. 7.3). Handschuhe sind in einigen Berufen aus Sicherheitsgründen nicht erlaubt (Dreher) oder nicht praktikabel (z. B. Goldschmied, Bäcker).

> **Merke**
> - Gummihandschuhe nicht zu empfehlen: Enthalten potente Allergene (Vulkanisationsbeschleuniger, Altersschutzmittel, u. a.), häufig Sensibilisierung! Alternative: Vinyl-Handschuhe (keine Additiva!). Unter okkludierenden Schutzhandschuhen immer Baumwollhandschuhe tragen!
> - Zum Schutz bei Kontakt mit toxischen / giftigen Chemikalien 4-h-Handschuhe mit Durchbruchs- und Permeationsprofil verschiedenster Substanzen (z. B. Fa. GIA).

### Hautschutz, Hautreinigung und Hautpflege im Beruf

#### Hautschutzpräparate

▶ Tab. 7.4.

Grundprinzip: Noxe soll im Präp. nicht lösbar sein, um Penetration in die Haut zu erschweren. Hautschutz gegen wasserlösliche Substanzen daher mit W / O-Grundlagen, Hautschutz gegen wasserunlösliche Substanzen mit O / W-Grundlagen.

7

**Tab. 7.3 Schutzhandschuhe in den unterschiedlichen Berufen.**

| Beruf | Tätigkeit | Geeigneter Handschuh (HS) | Bemerkungen |
|---|---|---|---|
| Friseurhandwerk | Haare waschen | Wasch-HS (z. B. Ansell Edmont, Eislingen Waschhandschuh Art. Nr. 79–100) | Vorgabe und Tragen geeigneter HS ist vorgeschrieben (TRGS 530 Friseurhandwerk!) |
| | Färben, Bleichen, Dauerwellen | Vinyl-HS (z. B. Marygold Industrial long „Suretech“, Fa. London, Mönchengladbach), Nitril-HS (z. B. Ansell Edmond industrial: Touch N tuff) | „Industrial long“ reicht bis zu den Oberarmen |
| Metallberufe | | Ansell Solknit 39–112 Ansell Alfatec 58–270 KCL Camatril 730 | Tragen von HS häufig aus Sicherheitsgründen nicht erlaubt |
| Bauberufe | | Vinyl-HS (z. B. Sempersoftantiallergic, Fa. GIA, Bochum), kunststoffgetauchte (synthet. Nitrillatexbeschichtung) Baumwoll-HS (z. B. Hylite) | |
| Nahrungsmittelberufe | | PVC-(Vinyl-)HS (einmal), Haushalts-HS (Ansell), Semper soft antiallergic | |
| Metzger/Schlachter | Verkauf | Vinyl-HS (z. B. Industrial long „Suretech“ von Fa. London) | „Industrial long“ reicht bis zu den Oberarmen |
| | Schlachten, Ausbeinen | Vinyl-HS (z. B. Haushalts-HS über Ketten-HS) | |
| Reinigungsberufe | | Vinyl-HS (z. B. Haushalts-HS, Fa. Ansell Edmont, Art. Nr. 79–100) | |
| Gesundheitswesen | unsterile Tätigkeiten | Vinyl-HS | puderfrei |
| | sterile Tätigkeiten | ungepuderte Latex-HS (z. B. Ansell, Manex puderfrei) oder besser latexfreie HS (Preisfrage) | bei Latex-Allergie sterile Nitril- oder Neopren-HS (z. B. Dermaprene, Fa Ansell, Manex Neoderm) |
| Modellbauer, Zahntechniker | Acrylatsensibilisierung | 4-h-gloves (z. B. Fa. GIA Bochum) schützen für 4 h (auch als Stulpen, Schürzen, Schutzschuhe) oder alternativ Polyethylen-HS | bei Acrylatsensibilisierung ist Tätigkeitswechsel häufig nicht zu umgehen |

7

Tab. 7.4 Hautschutz bei unterschiedlichen Noxen.

| Maßnahme | Berufsstoffe | Präparatebeispiele | | |
|---|---|---|---|---|
| | | Stockhausen[1] | Fa. Physioderm[2] | verschiedene Hersteller |
| Hautschutz gegen wasserlösliche Substanzen | Waschwasser, wassermischbarer Kühlschmierstoff, Beton, Säuren, Laugen, Salze, Beizmittel, Kalk, Reinigungsmittel, Feuchttätigkeiten | Stoko Protect® Tactosan Emulsion | Saniwip® Saniwip® F | Cetaphil PRO itch Control Protect (Galderma), Reinol Aquagard[4] |
| | wassergemischte Lacke | Fulguran | | |
| | Nahrungsmittel | Stoko Progel® | | |
| | wässrige Lösungen und formaldehydhaltige Arbeitsstoffe | Kosmosan | | |
| | Feuchtigkeitsstau und Mazeration: Tragen okklusiver Schutzkleidung, Handschuhe | Stokoderm aqua | Protexsan | Reinol Epidry[4], |
| | Gummistiefel | Stoko Foot Care® | Pro Glove | Reinol Epidry[4] |
| Hautschutz gegen wasserunlösliche Substanzen | Öle, Ruß | Travabon®, Stoko Prelabo® | Sansibal® | Reinol Drygard[4] |
| | stark haftende Arbeitsstoffe (Kleber, Lacke) | Travabon® | Sansibal® | |
| | Harze | Arretil® | | |
| | organische Lösungsmittel | Arretil® | | |
| Abdruckfreie Hautschutzmittel | Glas, Textil, Pelze, Elektronik | Fulguran, Stoko Progel® unparf. | Sineprint® | |
| Nicht klar definierbare oder wechselnde Arbeitsstoffe | | Stokoderm® | Dualin® | |

**Tab. 7.4 Hautschutz bei unterschiedlichen Noxen.** *(Forts.)*

| Maßnahme | Berufsstoffe | Präparatebeispiele | | |
|---|---|---|---|---|
| | | Stockhausen[1] | Fa. Physioderm[2] | verschiedene Hersteller |
| UV-Belastung | Schweißen | UV 27 Special | Physio® UV 20 | |
| Hautreinigung | leichte Verschmutzung | Estesol®, Frapantol®, Praecutan® Plus | Saniklin-Waschliquid, Stephalen® | Eucerin® Handwaschöl (Fa. Beiersdorf), Physiogel® Shampoo (Fa. Stiefel) |
| | mittlere Verschmutzung | Neopol® | Topscrub® Soft | |
| | starke Verschmutzung | Solopol®Krestopol®, Kresto Paste | Topscrub® extra, Topscrub® nature, Saniscrub Rubbelcreme | |
| | Lacke | Slig®, Slig® Spezial | Rapituff®, Contra Color | |
| | Farben, Farbstoffe | Reduran® Spezial | Rapituff®, Contra Color | |
| | Teere | Cupran | Contra Color | |
| Hautpflege | | Estolan®, Stoko® Lotion, Stoko® Glycerin | Physioderm® Creme, Stefatop® Lotio | Cetaphil PRO itch Control Repair sens. (Galderma), Alfason® repair |

[1] Stockhausen GmbH (Krefeld). www.stoko.com
[2] Fa. Physioderm (Hanau) www.Physioderm.de
[3] Fa. Galderma Laboratorium GmbH (Düsseldorf). https://www.galderma.com/de/
[4] Fa. JohnsonDiversey (Mannheim)

! Eine falsche Grundlage kann Penetration der Noxe in die Haut verbessern und Hautschaden erhöhen! Zu jeder hautbelastenden Tätigkeit Hautschutzplan aufstellen (beinhaltet der Noxe entsprechend angepasste Hautreinigung, Hautschutz und Hautpflege).

**Merke**

- Präp. sind dem Apotheker oft unbekannt, daher Herstelleradresse mit der Erstverschreibung mitgeben!
- Industriell vorgefertige Präp. enthalten immer Konservierungs- und i. d. R. auch Duftstoffe (ggf. Sens.). Der verwendete Konservierungsstoff variiert von Präp. zu Präp. Bei entsprechender Sens. vorherige Abklärung, Meiden von Präp. mit Duftstoffen. Nach neuen Symptomen in Zusammenhang mit der Anwendung fragen.

## 7.1.6 Hautarztverfahren – BK-Anzeige

- Zur Früherfassung und Prophylaxe von Berufsdermatosen, die unter BK 5101 fallen, wurde das sog. Hautarztverfahren etabliert. Es ist nur vom Hautarzt einzuleiten (s. a. www.abd.dermis.net)
- Hautarztberichte in 2 Varianten:
  - Erstbericht Hautarzt BK 5101 (Vordruck F 6050; durch ihn erfährt der Unfallversicherungsträger erstmalig vom Vorliegen einer Hauterkr. bei einem Versicherten und kann im Rahmen von §3-Maßnahmen prophylaktisch aktiv werden)
  - Verlaufsbericht Hautarzt BK 5101 (Vordruck F 6052; Nachbericht zur Verlaufsdokumentation)
  - Aktuelle Versionen: www.abd.dermis.net

### Erstbericht Hautarzt (F 6050)

Jeder Hautarzt kann einen Hautarztbericht erstellen, wenn die Möglichkeit einer berufsbedingten Hauterkr. besteht (zumindest im Sinne einer wesentlichen Teilursache) und wenn §3-Maßnahmen (s. o.) eingeleitet werden sollen.

- Bereits bei der *Möglichkeit einer Berufsdermatose* erstellen und weiterleiten. Es handelt sich hierbei um Hauterkr., die die Ziffer 5101 der BK-Liste betreffen.
- Die Möglichkeit einer Berufsdermatose ist gegeben, wenn bei einem berufstätigen Pat., der eine potenziell schädigende Tätigkeit ausübt
  - die Lokalisation der Hauterscheinungen dafür spricht (üblicherweise Hände),
  - ein zeitlicher Zusammenhang zwischen Befund und Verwendung eines neuen Arbeitsstoffes besteht,
  - die Hauterkr. unter Arbeitskarenz (Wochenende, Urlaub, AU-Zeit) abklingt,
  - Sensibilisierungen gegenüber potenziellen Berufsstoffen vorliegen.
- Dies gilt auch für zuvor schon bestehende Erkr., die sich durch berufliche Noxen verschlimmert hat, oder anlagemäßige Erkr., die durch den Beruf zum Ausbruch kam (wesentliche Teilursache).
- Abrufbar unter dguv.de. F 5060 in Suchmaske eingeben.

### Erstellung des Erstberichts

- Auch wenn Pat. von einem anderen Arzt (Hausarzt, Betriebsarzt) unter dem V. a. eine Berufsdermatose mit Überweisungsverfahren-Schein (F 2900) überwiesen worden ist. Einwilligungserklärung des Versicherten als letzte Seite des Erstberichts.
- Hautarztbericht setzt Aufklärung und Einwilligung des Pat. voraus. Nach Aufforderung des Unfallversicherungsträgers muss ein Bericht erstattet werden, auch ohne Zustimmung des Pat., da ansonsten eine Ordnungsstrafe droht!
- Nach Meldung wird der Unfallversicherungsträger in der Regel mittels Patientenschulungen (Hautschutzseminare) und ggf. Vorstellung beim Beratungsarzt aktiv.

### Abrechnung

Im Erstbericht wird die Übernahme der weiteren Ther.- sowie Prophylaxekosten gemäß §3-BeKV durch den Unfallversicherungsträger beantragt; erst *nach* seiner Zustimmung kann zu dessen Lasten verordnet und liquidiert werden. Alleinige Erstellung des Hautarztberichts wird pauschal vergütet. Daneben können ohne

Zustimmung des Unfallversicherungsträgers zur Diagnose erforderliche Testungen in Rechnung gestellt werden: Prick-Testungen zur Eruierung einer Atopie (bis 20), Epikutantestungen beruflich relevanter Allergene; spez. IgE nur in Ausnahmefällen (Latex-, Proteinkontaktdermatitis). (s. „Honorarleitfaden DGUV": www.abd.dermis.net)

## Verlaufsbericht Hautarzt (F 6052)

Er dient zur Dokumentation des Krankheitsverlaufs nach Beginn der (Hautschutz-) Maßnahmen im Rahmen von § 3. In regelmäßigen Abständen und nach Aufforderung durch die BG zu erstellen.
Vergütung: pauschal (Untersuchung inkl.).
Abrufbar unter dguv.de. F 6052 in Suchmaske eingeben.

## BK-Anzeige (F 6000)

Jeder Arzt (auch Zahnarzt) ist dazu verpflichtet, bei V. a. Vorliegen einer BK dies dem GUV-Träger zu melden.
Ärztliche Anzeige über eine BK wird erstattet, wenn der begründete V. a. eine BK besteht. Bei Dermatosen, die nicht unter Ziffer 5101 und Ziffer 5103 (s. u.) BeKV fallen, liegt der begründete Verdacht vor, wenn eine berufliche Bedingtheit anzunehmen ist, bei Erkr. nach Ziffer 5101 erst dann, wenn auch die formaljuristischen Kriterien als erfüllt anzusehen sind:

- Es besteht eine Berufsdermatose, also ein Zusammenhang zwischen der beruflichen Tätigkeit und der Hauterkr. bzw. des Hautbefunds (bei beruflich verschlimmerten Hauterkr.).
- Die Hauterkr. war schwer und / oder wiederholt rückfällig.
- Schwer ist die Hauterkr., wenn
  - sie mind. 6 Mon. ununterbrochen behandelt werden musste,
  - sie aufgrund des klin. Bildes als schwer einzustufen ist,
  - eine Sensibilisierung gegenüber einem weitverbreiteten und in dem Betrieb mit organisatorischen Maßnahmen nicht meidbaren Allergen vorliegt.
- Wiederholt rückfällig ist die Hauterkr., wenn mind. 3 Krankheitsschübe, also 2 Rückfälle, vorliegen. Zwischen jedem Krankheitsschub muss die Hauterkr. so weit zurückgegangen sein, dass ein deutliches behandlungsfreies Intervall mit Arbeitsfähigkeit bestanden hat. Da dies i. d. R. nur durch zwischenzeitliche Zeiten der Arbeitskarenz erreicht werden kann, sollten im optimalen Fall 3 AU-Zeiten vorgelegen haben.
- Der objektive Zwang zur Unterlassung der schädigenden Tätigkeit ist gegeben.

Die BK-Anzeige ist also erst angezeigt, wenn der Pat. aus dermatologischer Sicht die schädigende Tätigkeit aufgeben muss, ein Verbleib mit prophylaktischen Maßnahmen nicht erreicht werden kann oder die Tätigkeit tatsächlich schon aufgegeben wurde. Als Aufgabe der schädigenden Tätigkeit gilt auch eine innerbetriebliche Umsetzung auf einen geeigneten Arbeitsplatz.

## BK 5103

**(„Plattenepithelkarzinome oder multiple aktinische Keratosen der Haut durch natürliche UV-Strahlung"** ▶ 7.1.2)
Im Gegensatz zur BK 5101 erfolgt eine Meldung nicht bereits bei der Möglichkeit des Vorliegens einer Berufsdermatose, sondern erst bei begründetem Verdacht (deshalb Meldung mittels BK-Anzeige [s.o]). Ein begründeter Verdacht bei der BK 5103 liegt bei Erfüllung aller nachfolgenden Kriterien vor:

- Auftreten eines SCC der Haut (histologisch gesichert) oder multipler AK (> 5 neu auftretend in 12 Mon.), bzw. Flächenkanzerisierung in der Summe > 4 $cm^2$ (letztere beiden klinisch oder histologisch gesichert).
- Lokalisation der Hautveränderungen an arbeitsbedingt UV-exponierten Körperstellen.
- Ausreichend intensive berufliche UV-Exposition: entsprechend lange Outdoor-Tätigkeit (z. B. Landwirt, Bauarbeiter, Gärtner, Straßenarbeiter, Bademeister, Dachdecker). Faustregel 1 / 3 × Lebensalter (in J.), d. h. ein 50-Jähriger muss mindestens 15 J., ein 60-Jähriger mindestens 18 J. im Freien gearbeitet haben.

Im Gegensatz zur BK 5101 werden derzeit therapeutische und prophylaktische Maßnahmen zu Lasten des Unfallversicherungsträgers erst nach formaler Anerkennung als BK übernommen.

Für die BK 5103 sind (nach BK-Anzeige) zwei Vordrucke für das Feststellungsverfahren (s. u.) und den Krankheitsverlauf eingeführt (www.abd.dermis.net) :

1. Hautkrebsbericht (F 6120): zu erstellen nur nach Aufforderung durch den Unfallversicherungsträger. Wird auch für BK 5102, BK 1108, BK 2402 verwendet, deshalb auch Fragen über BCC (letztere sind nicht Gegenstand der BK 5103). Vergütung: pauschal.
2. Hautkrebs-Nachsorge-Bericht (F 6122): wird nach Anerkennung der BK 5103 einmal im Jahr (derzeit noch auf Veranlassung der Unfallversicherungsträger) empfohlen. Beinhaltet Ganzkörperuntersuchung (Ziff. 6 BG-GOÄ) und ggf. Anpassung der UV-Prophylaxe.

Bei Auftreten weiterer SCCs, Metastasierung oder erforderlicher stationärer Behandlung als Folge der BK unverzüglich kurze Krankheitsauskunft (Vergütung: Ziff. 110 BG-GOÄ).

### Feststellungsverfahren

Beinhaltet Voruntersuchung durch den Unfallversicherungsträger (Behandlungsberichte, Auskünfte von Versicherten, Arbeitgeber und Krankenkasse, Arbeitsplatzanalyse des Technischen Aufsichtsdienstes) und schließt mit einem Zusammenhangsgutachten ab (kann 1–2 J. dauern). Im Rahmen des Feststellungsverfahrens findet die dermatologische Begutachtung statt (Feststellungsgutachten). Gemäß SGB VII hat der Versicherte das Recht, bei der Auswahl des Gutachters mitzuwirken. Gängige Praxis: Von der BG werden dem Versicherten 3 Gutachter vorgeschlagen, von denen er einen auswählen kann (▶ Abb. 7.1).

7

## 7.1.7 Berufsgenossenschaft als Kostenträger

Nach Übernahme der Behandlungskosten (schriftliche Mitteilung), i. d. R. zeitlich begrenzt, Liquidation über den Unfallversicherungsträger. Wenn nichts anderes im Behandlungsauftrag angegeben, gelten die Beträge der allgemeinen Heilbehandlung. Gebührenordnung der Unfallversicherungsträger („Honorarleitfaden DGUV“: www.abd.dermis.net).

**Durchgeführt bzw. verordnet werden dürfen:**

**BK 5101:** Therapeutika, Mittel zur Prophylaxe (abhängig vom Unfallversicherungsträger): z. B. Baumwollhandschuhe, Hautschutzpräp., Hautreinigungsmittel, Hautpflegepräp., Badeöle u. a. **Cave:** Schutzhandschuhe werden i. d. R. nicht übernommen (Arbeitgeber!), Verordnung (Vinyl-Handschuhe) nur, wenn ausdrücklich genehmigt!

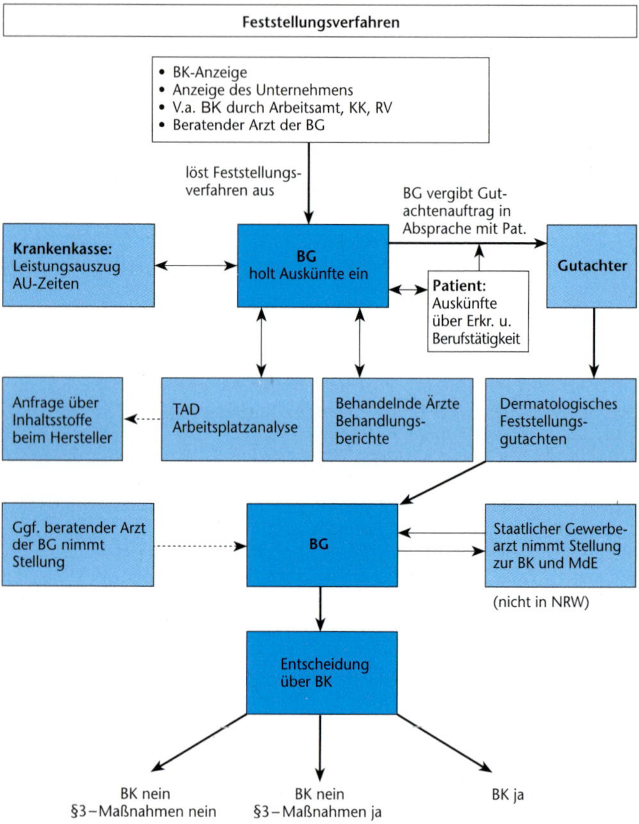


Abb. 7.1 Feststellungsverfahren. [L157]

**BK 5103, BK 5102, BK 2402, BK 1108:** als Ther. alle geeigneten Verfahren (operativ, wie konservativ), bei BK 5103 zusätzlich UV-Schutzpräp.
Rezeptiert wird auf Kassenrezept (Kopf UV ankreuzen, Name und Sitz der BG, Aktenzeichen der BG, Gebühr frei).

BG-Verordnungen laufen außerhalb des Arzneimittelbudgets.

## 7.1.8 Berufsekzem in der Sprechstunde

- Möglichst rasch Erstbericht erstellen und Hautschutzmaßnahmen beantragen (wenn nötig, AU bescheinigen, um Verlauf der Hauterkr. zu beurteilen und Testfähigkeit herzustellen). I. d. R. kommt Zusage nach 4–8 Wo. Falls der

Unfallversicherungsträger nicht reagiert, erneuter Hautarztbericht oder Rücksprache.
- Nach Zusage mit Hautschutzmaßnahmen beginnen und regelmäßigen Behandlungsbericht mit Empfehlung der weiteren Übernahme erstellen.
- Pat. regelmäßig einbestellen (Verlaufsbeobachtung); bei Rez. Verlaufsbericht.

### Arbeitsunfähigkeit

- Kosten von AU bei laufenden §3-Maßnahmen werden vom Unfallversicherungsträger getragen. Die Krankenversicherung tritt jedoch in Vorleistung: Übliche AU-Bescheinigung mit Krankenkassenkopf, Arbeitsunfall ankreuzen, unter der Diagnose §3-Maßnahmen übernommen von … BG, Aktenzeichen …
- AU-Zeiten können für Nachweis der beruflichen Relevanz wichtig sein, wichtiges Kriterium für den Gutachter.
- I. d. R. keine Anerkennung einer schweren Hauterkr. oder des Zwangs zur Unterlassung der schädigenden Tätigkeit ohne AU-Bescheinigung! Auch wiederholte Rückfälligkeit kann i. d. R. nur durch AU-Zeit nachgewiesen werden (AU → Abheilung = zwischenzeitlich deutliche Besserung → Arbeit → Rez.).

#### Indikationen zur Aufgabe der schädigenden Tätigkeit: allgemeines Vorgehen

- Die durchführbaren prophylaktischen Maßnahmen erzielen kein zufriedenstellendes Ergebnis, Verbleib ist nicht zu verantworten → BK-Anzeige erstatten.
- Kann der Pat. innerbetrieblich nicht auf einen geeigneten Arbeitsplatz wechseln und muss die Tätigkeit aufgegeben werden → AU attestieren, bis es zu einer beruflichen Reha-Maßnahme (z. B. Umschulung) kommt.
- Vorstellung beim Reha-Berater des Arbeitsamts, um möglichst zügig eine berufliche Rehamaßnahme einzuleiten.
- Arbeitsamt tritt in Vorleistung; nach Anerkennung der Zuständigkeit durch die BG werden die übernommenen Kosten zurückerstattet (gilt auch für das höhere Verletztengeld an den Umschüler).
- Zu Beginn der Reha-Maßnahme wird der Pat. wieder „gesundgeschrieben".

## 7.1.9 Rehabilitationsberatung

- Ob ein Pat. endgültig aus dem Beruf (seiner Tätigkeit) genommen werden soll, hängt von Verlauf, Schwere und Progn. der Hauterkr. (soziale Kriterien berücksichtigen!) ab.
- Kompetente Beratung bezüglich eines BG-Bescheids gewährleisten: Klagen – ja oder nein? (Alleinige Empfehlung, den Beruf aufzugeben ist unprofessionell und kann finanziellen Schaden zufügen.)
- Verschiedene Absicherungs- und Förderungsmaßnahmen der Unfallversicherungsträger berücksichtigen.



### Umschulung in einen geeigneten Beruf (i. d. R. Trockenberuf)

- Gilt für jüngere Betroffene.
- Oft entsteht auf Dauer ein Minderverdienst, da i. d. R. in einen schlechter bezahlten Beruf umgeschult wird.

#### Übergangsleistung (gem. § 3 Abs. 2)

Zum Ausgleich eines Minderverdienstes nach Umschulung, bei Arbeitslosigkeit, dauernder AU oder wenn der Betroffene eine geringer bezahlte Tätigkeit ergriffen hat. Ziel: Allmähliche Gewöhnung an den Minderverdienst (Abstaffelung über 5 J. in Fünftelschritten). Wird von BG entschieden und ggf. gewährt.

### Eingliederungshilfe

Wenn sich der Betroffene einen Arbeitsplatz auf dem Arbeitsmarkt sucht, Vollfinanzierung des Arbeitsplatzes in der Einarbeitungszeit über i. d. R. 6 Mon. möglich.

### Berufskrankheitenrente

Unabhängig von der Verdienstsituation ab einer Minderung der Erwerbsfähigkeit (MdE) von 20 % (▶ 7.2.2).

### Problemlösungen, wenn innerbetriebliche Umsetzung nicht möglich ist

- Auszubildender: Wenn möglich, Ausbildung beenden lassen, danach Umschulung.
- Betroffener relativ jung, umschulbar und auf dem Arbeitsmarkt noch vermittelbar: Umschulung.
- Wegen Alters nicht umschulbar, schwer vermittelbar, Renten- oder Frührentenalter binnen 5 J. nicht zu erreichen: Aufnahme einer anderen Tätigkeit mit vorübergehender Absicherung (Übergangsleistung) oder, falls vom Betroffenen ein späterer Minderverdienst nicht toleriert wird, Versuch, ihn am Arbeitsplatz zu halten (Inkaufnahme von gelegentlichen AU-Zeiten), bis Rente in 5 J. erreichbar.
- Fortgeschrittenes Alter, Rente „in Sicht“: Aufgabe der Tätigkeit, Arbeitslosengeld u. Übergangsleistung, dann Berentung.

> Entscheidend kann sich auswirken, ob mit weiteren finanziellen Mitteln zu rechnen ist (z. B. BK-Rente, private Berufsunfähigkeitsversicherung). Bei Selbstständigen wird i. d. R. erst die vollständige Übergabe des Betriebs (z. B. Verkauf) als Aufgabe aller schädigenden Tätigkeiten anerkannt. Ein Tätigkeitswechsel innerhalb des Betriebs (z. B. Kasse) wird häufig nicht vom Unfallversicherungsträger akzeptiert, da gelegentliches „zur Hand gehen“ unterstellt wird.



# 7.2 Begutachtung

## 7.2.1 Grundsätze der Begutachtung

- Gutachtenauftrag möglichst schnell bearbeiten.
- Strikt an den Fragen des Auftraggebers orientieren.
- Gängige Lehrmeinung zugrunde legen, andernfalls darauf hinweisen.
- Bei fehlenden Befunden, die zur Beurteilung notwendig sind (AU-Zeiten, Untersuchung des technischen Aufsichtsdienstes über das Vorkommen einer Noxe am Arbeitsplatz, u. a.) Rückgabe der Akte an den Auftraggeber zur Nachermittlung.
- Verpflichtung zur Objektivität; der Grundsatz „im Zweifel für den Pat.“ gilt nicht.
- Die Begutachtung eigener oder früherer Pat. kann wegen Befangenheit abgelehnt werden.

- Das Ergebnis der Begutachtung sollte dem Begutachteten nicht mitgeteilt werden, da Entscheidung beim Auftraggeber liegt.
- Der Versicherte hat Rechtsanspruch auf Akteneinsicht, deshalb missverständliche Formulierungen vermeiden.
- Das Gutachten ist Eigentum des Auftraggebers und darf nicht in Kopie an den Begutachteten weitergegeben werden (muss über den Auftraggeber angefordert werden).
- Die Liquidation bei BG-Gutachten erfolgt nach den Beträgen der besonderen Heilbehandlung.

## 7.2.2 Berufsgenossenschaftliches Gutachten

### Aufbau eines Gutachtens

Seit 2003 sind Standards für die Erstellung von BG-Gutachten vorgegeben (Aufbau und obligate Inhalte s. „Empfehlungen zur Begutachtung von arbeitsbedingten Hauterkrankungen und Hautkrebserkrankungen" Stand 2017: www.abd.dermis.net).

Folgende Gutachtentypen sind zu unterscheiden:

- Zusammenhangsgutachten
- Gutachten zur Feststellung einer vorläufigen Rente
- Gutachten zur Feststellung einer Rente auf unbestimmte Zeit (früher Dauerrente)
- Nachuntersuchungsgutachten

### Zusammenhangsgutachten BK 5101

Steht am Ende des Feststellungsverfahrens (Feststellung einer vorläufigen Entschädigung). Es soll klären, ob die Hauterkr. eine BK im Sinne der BeKV ist, i. d. R. nach BK 5101:

- Bei Annahme einer BK Einschätzung der dadurch bedingten MdE und des Zeitpunkts des Eintritts des Versicherungsfalls.
- Liegt keine BK vor, Klärung der Frage, ob Maßnahmen im Sinne des § 3 BeKV angezeigt sind (prophylaktische Maßnahmen am Arbeitsplatz, medizinische Reha-Maßnahmen, Aufgabe der schädigenden Tätigkeit mit damit verbundenen beruflichen Reha-Maßnahmen).

#### Fragestellung BK 5101

**Liegt eine berufsbedingte Hauterkrankung vor?**

Nachweis des ursächlichen Zusammenhangs erforderlich; Zusammenhang muss mit hinreichender Wahrscheinlichkeit nachgewiesen werden (es müssen mehr Fakten für als gegen die berufliche Bedingtheit sprechen.)

Folgende Kausalitäten müssen gegeben sein:

- Haftungsbegründende Kausalität: Zur Krankheit führende Noxe muss tatsächlich am Arbeitsplatz vorgelegen haben. Bei berufstypischen Noxen (Chromat / Maurer, Persulfat / Friseur) kann Kausalität angenommen werden (Prima-facie-Beweis bei typischem Sachverhalt).
- Haftungsausfüllende Kausalität: Schädigende Einwirkung muss prinzipiell das vorliegende Krankheitsbild hervorrufen können (betrifft auch Relevanz nachgewiesener Kontaktsensibilisierung).

Gutachter muss beurteilen, ob die Noxe am Arbeitsplatz **wesentliche Teilursache** beim Krankheitsgeschehen (Entstehung oder wesentliche Verschlimmerung) einer vorbestehenden Dermatose war → I. d. R. kein Problem bei kontaktallerg.

Erkr., schwieriger bei Erkr., bei denen ein konstitutioneller Faktor mitspielt (atopisches [Hand-]Ekzem); hier Verlauf (Arbeitskongruenz) i. d. R. beweisend. Berufliche Bedingtheit ist **nicht** anzunehmen, wenn die Noxe am Arbeitsplatz eine **Gelegenheitsursache** darstellte, d. h. wenn die Erkr. in etwa demselben Umfang zu derselben Zeit auch ohne die beruflichen Einflüsse entstanden wäre.

**Bei Bejahung des beruflichen Zusammenhangs folgen die formaljuristischen Kriterien der BK 5101**

**War die Hauterkrankung schwer oder wiederholt rückfällig?**

**Alternativen, nur ein Kriterium muss vorliegen!**

**Cave:** Einschätzung ggf. schwierig, wenn keine Dokumentation des Verlaufs in der Akte erfolgte. Aufgrund des klin. Bilds kann die Schwere gegeben sein, wenn ein generalisiertes Ekzem vorlag. Die Kriterien der Schwere und wiederholten Rückfälligkeit erfordern den **Vollbeweis,** d. h. sie sollten aktenkundig sein. Persistierende geringgradige HV, die keine regelmäßige (Fach-)Arztbehandlung erforderlich machten, können nicht als schwer anerkannt werden, da angemessene Behandlung vorausgesetzt wird. Bei wiederholt rez. Hauterkr. darf zwischen den einzelnen Schüben (insgesamt mind. 3) weder Behandlungsbedürftigkeit noch AU vorgelegen haben.

**Bestand ein Zwang zur Unterlassung aller Tätigkeiten, die für die Entstehung, Verschlimmerung oder das Wiederaufleben der Erkr. ursächlich waren oder sein können?**

- Bejahung setzt i. d. R. voraus, dass alle Möglichkeiten des Hautschutzes ausgeschöpft wurden.
- Bestand dennoch weiterhin die konkrete Gefahr der Verschlimmerung oder Rez., lag der Zwang vor. Die Einschätzung hängt auch von der Art der einwirkenden Noxe und der Effektivität von Schutzmaßnahmen ab.
- Hat der Versicherte die Tätigkeit schon aufgegeben (Kündigung, Konkurs), ist die Frage retrospektiv zu beurteilen.
- Auch die innerbetriebliche Umsetzung stellt rechtlich eine Aufgabe der Tätigkeit dar, wenn tatsächlich **alle** schädigenden Tätigkeiten aufgegeben wurden (in diesem Fall auch Anerkennung einer BK): Seit dem BSG-Urteil vom 9.12.2003 (B2U5 / 03R) liegt auch bei Maßnahmen des Arbeitgebers (z. B. Austausch eines Kontaktstoffs und dadurch Entfernung des Allergens vom Arbeitsplatz), durch die die Hautgefährdung beseitigt wird, eine Aufgabe der schädigenden Tätigkeit vor. In diesem Fall ist eine BK anzuerkennen, obwohl der Versicherte am gleichen Arbeitsplatz weiterarbeitet. Gleiches gilt für MdE-Einschätzung und ggf. BK-Rente!
- Bei Bejahung der Frage (prospektiv oder retrospektiv) Empfehlung, welche Tätigkeiten in Zukunft gemieden werden sollten bzw. Empfehlung eines zukünftigen Tätigkeitsbereichs unter Berücksichtigung der Berufswünsche des Versicherten.
- BK liegt erst vor, wenn alle Kriterien erfüllt sind, d. h. i. d. R. die Tätigkeit auch tatsächlich aufgegeben worden ist. Dieses Datum bedeutet auch den Eintritt des Versicherungsfalls. **Anmerkung**: Ab 1.1.2021 ist für die BK-Anerkennung die Aufgabe der gefährdenden Tätigkeit nicht mehr erforderlich.

**Höhe der Minderung der Erwerbsfähigkeit (MdE)?**

Wenn alle Kriterien der BK 5101 erfüllt sind, Einschätzung anhand der aktuellen MdE-Tabelle (s. „Bamberger Empfehlung": www.abd.dermis.net). Rentenrelevanz mit Zahlung einer Unfallrente besteht erst ab einer MdE von 20 %. Eine Rentenzahlung erfolgt ausnahmsweise auch dann, wenn eine weitere MdE (z. B.

Arbeitsunfall) vorliegt und sich durch beide zusammen eine Gesamt-MdE von 20 % ergibt **(Stützrente).**

### Sind Maßnahmen im Rahmen von § 3 BeKV angezeigt?

Konnten nicht alle Fragen bejaht werden, liegt also keine BK 5101 vor, besteht jedoch in Zukunft die konkrete Gefahr deren Entstehung, so sind Maßnahmen im Rahmen von § 3 angezeigt: Übernahme von Ther.-Kosten, Hautschutzmaßnahmen durch die BG, oder, wenn diese keinen Erfolg zeigten: Empfehlung der Tätigkeitsaufgabe und Übernahme von Kosten der beruflichen Rehabilitation.

## Gutachten zur Feststellung einer Rente auf unbestimmte Zeit (früher Dauerrente)

- Nach Gewährung einer vorläufigen Entschädigung wird innerhalb von 3 J. überprüft, ob die Rente künftig als Dauerrente gezahlt werden muss, niedriger festgesetzt oder entzogen werden kann.
- MdE kann völlig unabhängig vom Erstgutachten aufgrund des derzeitigen Befunds eingeschätzt werden.
- Nachweis einer Besserung ist nicht erforderlich.
- Neue Einschätzung, der Nachgutachter ist nicht an Einschätzung des Vorgutachters gebunden.

> **Cave** eilige Gutachten: Bei nicht fristgerechter Bearbeitung kann sich der Gutachter schadensersatzpflichtig machen.

## Nachuntersuchungsgutachten

Renten auf unbestimmte Zeit können nur geändert werden, wenn im Vergleich zum maßgeblichen Gutachten im Erkr.-Zustand eine wesentliche Besserung nachgewiesen ist (Änderung > 5 %), deshalb Änderungen nur in 10 %-Schritten möglich.

- Die wesentliche Änderung muss durch Vergleich der Befunde nachgewiesen werden.
- Ergibt sich die MdE lediglich aufgrund einer Kontaktsensibilisierung, ist keine Änderung möglich.

## Zusammenhangsgutachten BK 5103

Siehe „Bamberger Empfehlung“: www.abd.dermis.net.
Fragestellung BK 5103:

- Beantwortet werden müssen im Zusammenhangsgutachten die Fragen welche auch schon vor Meldung mittels BK-Anzeige gestellt wurden (▶ 7.1.6).
- Vom Gutachter abzuklären sind Kriterien 1. und 2. Die Frage, ob eine ausreichende UV-Exposition während der beruflichen Tätigkeit gegeben war, hat zuvor schon der Präventionsdienst der GUV beantwortet. (Die tatsächliche berufliche UV-Exposition (Hb) muss größer als die minimal erforderliche UV-Exposition sein (Hbmin), wobei Hb mindestens 40 % der bisherigen privaten UV-Belastung (Hp) sein muss). Ohne diese Voraussetzungen ergeht kein Gutachtenauftrag.
- Bei anzuerkennender BK 5103 ist die MdE gemäß Tabelle („Bamberger Empfehlung“) einzuschätzen. In der Regel führen erst 2 SCC innerhalb von 2 J. zu einer MdE ab 20 % und somit zu einer (zeitlich begrenzten) Rentenzahlung (Ausnahme: „Stützrente“ s. o.).

Nachbegutachtungen bei neu auftretenden SCC, Rezidiven, Metastasierung oder Verschlechterung des Hautzustandes (AKs, Flächenkanzerisierung).

### 7.2.3 Gutachten für das Versorgungsamt

- Beurteilung nach dem Schwerbehindertengesetz.
- Einschätzung des Grads der Behinderung (GdB).
- Im Prinzip vergleichbar mit MdE, tendenziell höher (auch Einbeziehung der außerberuflichen Einschränkung) sowie Berücksichtigung von Dauer, Rezidivneigung, Pflegebedürftigkeit, Bewegungs- und Gehbehinderung, subjektiver Beschwerden (Pruritus, Brennen) oder ästhetischer Aspekte.
- Bei malignen Prozessen (MM, ab Clark-Level II ▶ 11.6) GdB ab 50 % (mind. über 5 J.).
- GdB / MdE-Tabelle s. „Versorgungsmedizinische Grundsätze" als Anlage zu § 2 der Versorgungsmedizin-Verordnung (seit 1.1.2009 als Ersatz für Anhaltspunkte für die ärztliche Gutachtertätigkeit). Download: www.vmg.vsbinfo.de.

### 7.2.4 Gutachten für die gesetzliche Rentenversicherung

Träger: Deutsche Rentenversicherung Bund, Deutsche Rentenversicherung Knappschaft - Bahn - See.

#### Berufsunfähigkeit (SGB VI 6 § 240)

Berufsunfähig sind Versicherte, deren Erwerbsfähigkeit wegen Krankheit oder Behinderung im Vergleich zur Erwerbsfähigkeit von körperlich, geistig und seelisch gesunden Versicherten mit ähnlicher Ausbildung und gleichwertigen Kenntnissen und Fähigkeiten auf weniger als 6 h gesunken ist.

Aufgrund von Hauterkr. im eigentlichen Sinn selten gegeben. Berufsunfähigkeit durch chron. Dermatosen je nach Ausprägung häufiger: Schweres atopisches Ekzem, Ps., Autoimmunerkr. (SLE, PSS, Dermatomyositis), Lymphome. Die Beurteilung hängt vom ausgeübten Beruf und der Beeinträchtigung durch die Erkr. ab. Je nach Erkr. ggf. auch Berufswechsel.

#### Teilweise oder volle Erwerbsminderung (SGB VI 6 § 43)

- Teilweise erwerbsgemindert sind Versicherte, die wegen Krankheit oder Behinderung auf nicht absehbare Zeit außerstande sind, unter den üblichen Bedingungen des allgemeinen Arbeitsmarkts mind. 6 h tgl. erwerbstätig zu sein.
- Voll erwerbsgemindert sind Versicherte, die wegen Krankheit oder Behinderung auf nicht absehbare Zeit außerstande sind, unter den üblichen Bedingungen des allgemeinen Arbeitsmarkts mind. 3 h tgl. erwerbstätig zu sein.
- Im Gutachten Nennung von Verweisungsberufen (z. B. „trockene" Berufe, d. h. nicht Haut schädigende berufliche Alternativen) → Umschulung zur Lehrschwester; primär administrative Aufgaben, kaufmännische Berufe, sowie Angabe einer zeitlichen Begrenzung der tgl. Einsatzfähigkeit (2, 4, 6 oder 8 h).
- Nennung von einschränkenden Kriterien wie Arbeitsqualität, Arbeitsleistung und Arbeitsbedingungen.
- Zeitpunkt des Beginns der Minderung der Leistungsfähigkeit sowie Einschätzung, ob sie in absehbarer Zeit (26 Wo.) behoben werden kann.

- Einschätzung ob kur- und reisefähig, ob öffentliche Verkehrsmittel benutzt werden können oder Arbeitsplatz- oder Berufswechsel notwendig ist.

Berufs- oder Erwerbsunfähigkeitsrenten werden auf Zeit gewährt (i. d. R. 2 J., ausnahmsweise 4 J.).

Im Gutachten keine Aussage machen, ob Berufs- bzw. Erwerbsunfähigkeit vorliegt (wird vom Rentenversicherer entschieden!)

## 7.2.5 Sozialgerichtsgutachten

Je nach Fragestellung Begutachtung nach Berufskrankheiten-, Renten- oder Schwerbehindertenrecht (prinzipiell gleicher Gutachtenaufbau). Ein besonderer Wert wird auf den Aktenauszug gelegt.

# 8 Systemerkrankungen mit Hautbeteiligung

*Thomas Dirschka, Claus Oster-Schmidt, Lutz Schmitz, Conrad Falkenberg, Katja Dicke*

# 8.1 Diabetes mellitus

▶ Tab. 8.1.

**Tab. 8.1 Hauterkrankungen bei Diabetes mellitus.**

| | Diagnose | Leitsymptome / Befunde | Assoziation mit Diab. mell. |
|---|---|---|---|
| **Mikroangio-pathie** | pretibial pigmented patches | unscharf begrenzte, bräunliche Maculae prätibial | ++ + + |
| | erysipelähnliches Erythem | scharf begrenztes, nicht überwärmtes Erythem an Unterschenkeln, meist bei älteren Pat. | ++ + + |
| | Rubeosis faciei | persistierende Wangen-rötung; nach anderen mikroangiopath. KO suchen | + |
| **Makroangio-pathie** | AVK (▶ 21.3.2) | Claudicatio intermittens, Unterschenkel und Füße blass oder livide und kühl, fehlende Fußpulse, ggf. Ulzera | ++ |
| **Polyneuro-pathie** | Malum perforans pedis(▶ 21.3.4) | torpide, schmerzlose Ulzerationen mit kallösem Randwall, loco typico Caput ossis metatarsalis II | ++ |
| **Granuloma-töse Krankheiten** | Necrobiosis lipoidica (▶ 16.5) | v. a. an Unterschenkeln bei F: Asymptomatische, braunrote, scharf begrenzte, platten-artige Infiltrate mit atrophischer Oberfl.→ Ulzeration in → d. Fälle | +++ |
| | Granuloma anulare disseminatum (▶ 16.2) | disseminierte, livide, asymptomatische, konfluie-rende, teils randbetonte Infiltrate, v. a. Stamm | ++ |
| **Infektionen** | Furunkulose (▶ 9.2.2) | multiple und rez. Furunkel | + |
| | rez. Erysipel (▶ 9.2.22) | assoziiert mit diabetischer Angiopathie | + |
| | Candidose (▶ 9.4.7) | v. a. Intertrigines, auch Mundschleimhaut, Paronychie, Perlèche, Balanoposthitis, Vulvovagini-tis, Interdigitalmykose | ++ |
| | Tinea corporis/pe-dum, "one hand two feet syndrome",Ony-chomykose (▶ 9.4.6) | bei großflächigem Befall und therapieresistentem Verlauf an Diab. mell. denken | + |

**Tab. 8.1 Hauterkrankungen bei Diabetes mellitus.** *(Forts.)*

| | Diagnose | Leitsymptome / Befunde | Assoziation mit Diab. mell. |
|---|---|---|---|
| **Autoimmunkrankheiten** | Vitiligo (▶ 10.4.7) | scharf begrenzte Depigmentierungen, v. a. akral, periorifiziell | +, nur Typ-1-Diab. |
| | Lichen sclerosus (▶ 8.13.11) | porzellanartige, weißlich-atrophische Herde. Bei extragenitalem Befall und jugendlichem Pat. an Diab. mell. denken | (+), nur Typ-1-Diab. |
| **Sonstige** | Pruritus (▶ 3.2.4, ▶ 4) | bei generalisiertem Pruritus ohne pathol. Hautbefund immer BZ-Diagn. | + |
| | Prurigo simplex subacuta (▶ 15.2.1) | v. a. Schultergürtel und Arme sehr stark juckende Papeln, die zentral exkoriiert werden, v. a. F | + |
| | Bullosis diabeticorum | selten, spontan, ohne Entzündungszeichen auftretende wasserklare Blasen (mm bis cm), v. a. an Unterschenkeln und Füßen, i. d. R. nicht vernarbend, Neigung zu Rez. | +++ |
| | Scleroedema adultorum Buschke/Subtyp S. diabeticorum | v. a. übergewichtige M mittleren Alters, Nacken, oberer Rücken, Brust, starke Zunahme der Dicke und Induration der Haut → Beweglichkeit ↓ | ++ |
| | Acanthosis nigricans | oft bei Adipositas, schmutzig-braune Hautverfärbung mit samtartiger Verdickung, v. a. Hals, Axillen, Leisten, asymptomatisch, meist symmetrisch | ++, mit Insulinresistenz |
| | Fingerpebbels, Knuckle pads | hautfarbene Papeln, v. a. über den dorsalen Fingergelenken | +++ |
| | Xerosis cutis | Pruritus als Folge der red. Talgdrüsenaktivität | + |
| | Wundheilungsstörung | Folge einer Keratinozytendysfunktion | + |



# 8.2 Schilddrüsenerkrankungen

**Hypothyreose**

Nicht alle Befunde sind obligat: diffuses und zirkumskriptes Myxödem (▶ 8.8.1), kühle, blasse Haut, Schweißbildung ↓, diffuses Effluvium(!); trockene, spröde, borstige Haare, Purpura und Ekchymosen, Verlust der sek. Geschlechtsbehaarung, brüchige Nägel, verzögerte Wundheilung.

### Hyperthyreose

Warme feuchte Haut, Neigung zu Hyperhidrosis palmoplantaris. Verdickung der Epidermis, dadurch samtartiger Aspekt. Diffuse telogene Alopezie, dünne Haare. Palmarerythem, Rubeosis faciei. Prätibiales Myxödem (▶ 8.8.1) in bis zu 10 % d. Fälle mit M. Basedow; immer komb. mit endokriner Orbitopathie. Rasches Wachstum der Nägel, Onycholysis mit Abhebung des freien Nagelrands, selten Trommelschlägelfinger und Uhrglasnägel.

V. a. bei alten Menschen Symptome einer Schilddrüsenerkr. nicht immer typisch!

### Autoimmunthyreoiditis

Gehäufte Koinzidenz mit Autoimmunkrankheiten der Haut: Vitiligo (▶ 10.4.7), Alopecia areata (▶ 18.3.7).

## 8.3 Lebererkrankungen

### Allgemeine Leberhautzeichen

Ausdruck einer Leberinsuff. meist Zeichen einer Zirrhose. Hautzeichen unspez. mit hinweisendem Charakter (▶ Tab. 8.2). Ausmaß korreliert nicht direkt mit Schweregrad der Erkr.

**Tab. 8.2 Leberhautzeichen.**

| Diagnose (Pathogenese) | Klinik / Lokalisation / Besonderheiten |
|---|---|
| Spider-Nävi | von zentraler Arteriole gespeiste Gefäßspinnen, v. a. Gesicht und oberer Stamm |
| Caput medusae | Erweiterung Bauchhautvenen, v. a. paraumbilikal |
| Palmarerythem | Thenar und Hypothenar |
| Gynäkomastie u. Hodenatrophie (Östrogenabbau ↓ in der Leber) | Potenzstörungen |
| Striae distensae | v. a. unteres Abdomen, Lenden, Oberschenkel |
| Purpura senilis (Mangel an Gerinnungsfaktoren) | atrophische Haut an den Unterarmen mit feiner Fältelung und ausgeprägter Neigung zu Hämorrhagien |
| Stasis-Purpura (Pathogenese wie Purpura senilis) | v. a. an den Unterschenkeln |
| Ikterus (Hyperbilirubinämie) | zuerst Skleren, dann Haut |
| Pruritus (▶ 3.2.4, ▶ 4) | v. a. Stamm und obere Extremitäten, kein Ansprechen auf Antihistaminika |
| Prurigo simplex subacuta (▶ 15.2.1) / Prurigo nodularis (▶ 15.2.2) | quälend juckende Papeln, durch Kratzen zentral exkoriiert (→ Suizidgefahr ↑) |
| Graubraune Hyperpigmentierung | bevorzugt belichtete Areale |
| Generalisierte Xerose | starke Trockenheit der Haut mit feiner pityriasiformer Schuppung |
| **Außerdem:** Stumpfe, glanzlose Haare, diffuses Effluvium; Uhrglasnägel, fehlende Lunulae, Onychoschisis | |

**Hautveränderungen bei speziellen Lebererkrankungen**

- akute Virushepatitis, Vaskulitis: Urtikarielle HV und transitorische Erytheme gehen oft der ikterischen Phase voraus.
- Chron. Virushepatitis, primäre biliäre Cholangitis: Assoziation mit Lichen planus (▶ 15.1).
- Hepatitis B im Kindesalter: Gianotti-Crosti-Sy. (▶ 9.1.7).
- hepatolentikuläre Degeneration (M. Wilson; ▶ 8.10).
- Hämochromatose (▶ 8.10.3).
- alkoholische Leberzirrhose mit Zinkmangel: Zinkmangeldermatosen (▶ 8.10.2).

## 8.4 Nierenerkrankungen

Kutane Symptome bei fortgeschrittener Niereninsuff. (Urämie) sowie Langzeit-Dialyse:

- Xerosis cutis mit generalisierter feiner Schuppung
- vorzeitige aktinische Elastose →vorgealtertes Äußeres
- Blässe durch renale Anämie (Erythropoetin ↓↓, Hämolyse ↑)
- braune Hyperpigmentierung von Haut und Schleimhäuten durch Melanineinlagerung (fraglich durch verminderte renale MSH-Ausscheidung)
- Halb-und-halb-Nägel bei 10–40 % der Pat.: rotbraune Verfärbung des distalen und weißliche des proximalen Nagelanteils
- Vulnerabilität der Haut, verzögerte Wundheilung
- lokalisierter u. generalisierter, quälender Pruritus (mind. 30 % der Pat.), aggraviert im Sommer. Antihistaminika sine effectu. Ther.: Rückfettende Externa z. B. Physiogel® A. I. Lotion / Creme. UVB-Ganzkörperbestrahlungen (Breit- / Schmalband-UVB) 3–5 × / Wo.; nach Mon. langsam Frequenz ↓ bei gleicher Dosis. Topische lipophile Capsaicinoid-Creme initial 0,025–0,075 %ig, (NRF 11.146) 3–5 × / d bei lokalisiertem Pruritus (**keine** Ganzkörperther.!). Difelikefalin (Korsuva) i. v. schwerstem generalisiertem Pruritus vorbehalten (OLU).

## 8.5 Purinstoffwechselstörungen

### Gicht

**Def.:** Hyperurikämie (Harnsäure > 390 µmol / l), die zu klin. Symptomen an Gelenken, Haut und Niere führt. Meist bei M > 40 J., F oft nach Menopause (Wegfall der urikosurisch wirkenden Östrogene!). Assoziation mit Adipositas, Diab. mell., Hypertonie (→ kardiovaskuläres Risiko ↑).

- Harnsäureproduktion ↑: Purin-, fruktosereiche Kost, Fasten, myelo- u. lymphoproliferative Erkr., Tumorlyse- Sy., Ps.
- renale Harnsäureausscheidung ↓: Medikamente (z. B. Ciclosporin, Thiazide, Schleifendiuretika, ASS [500–1000 mg / d]), renal bedingt (Hypertonie, Niereninsuff.), metabolisch / endokrin bedingt (Dehydratation, Ketose, Hypothyreose)

**Klinik:**

- Stadium 1: asymptomatische Hyperurikämie
- Stadium 2: akuter Gichtanfall, bei Erstmanifestation: Nachts, sehr schmerzhafte Arthritis urica des Großzehengrundgelenks über ca. 1 Wo.
- Stadium 3: asymptomatisches interkritisches Stadium

- Stadium 4: chron. Gicht mit Uratablagerungen in Gelenken, Haut, Knorpel (irreversible Gelenkschäden). KO: Interstitielle Nephritis und Nephrolithiasis

**Gichttophi:** Asymptomatische, weißlich-gelbliche, perlenartige, verschiebliche Knötchen an Ohrhelix, Finger- und Zehengelenken, Ulnarseite des Unterarms, Olekranon. Ablagerungen von Mononatriumurat in der Subkutis → Auftreten als krümelige Masse an Hautoberfl.

**Diagn.:** Bestimmung der Harnsäure 2–3 Wo. nach Gichtanfall, im Anfall normal od. ↓, BB u.- Diff.-BB, BSG, LDH, Krea., Urin-pH-Wert, Gelenk-Sono. Biopsie eines Tophus (nur bei unklarem klin. Bild). Histologie: Nadelartige, bräunliche Natriumuratkristalle im Korium und der Subkutis (wichtig: Fixierung in Ethanol!), umgeben von Fremdkörpergranulom. Evtl. Rö.

**DD:** Chondrodermatitis nodularis chronica helicis (sehr druckschmerzhafter Knoten an der oberen Helix); Calcinosis cutis; Granuloma anulare; Fingerknöchelpolster (verruköse Auflagerungen an Fingerstreckseiten); Xanthome, rheumatische und rheumatoide Knoten; Synovialome.

**Ther.:** Inzision und Expression des Tophus. Exzision des Tophus inkl. Kapsel (→ häufig Rez.!). Ther. der Stoffwechselstörung durch Internisten / Hausarzt.

### Lesch-Nyhan-Syndrom (E79.1)

**Def.:** Sehr seltener, XR vererbter Enzymdefekt des Purinstoffwechsels mit stark erhöhter Harnsäurebildung.

**Klinik:** Wie Gicht (selten!), ausgeprägte Automutilation durch Autophagie (Unterlippe, Hände, Finger) u. mentale (→ Oligophrenie) sowie motorische Retardierung.

# 8.6 Fettstoffwechselstörungen

## 8.6.1 Grundlagen

#### Ätiologie

- primäre Form (3 % der Bevölkerung): genetisch bedingt. Unterschiedliche Formen, zur Diff. Bestimmung HDL-, LDL- und Gesamtchol., TG, VLDL. Polygene Hypercholesterinämie in der Praxis die häufigste (LDL ↑, Chol. ↑)
- sek. Form (20 % der Bevölkerung): Alkohol, Adipositas, endokrin (Diab. mell., Hypothyreose, M. Cushing), Lebererkr. (Cholestase, biliäre Zirrhose), Zieve-Sy., Pankreatitis, nephrotisches Sy., medikamentös (Thiazide, Östrogene, β-Blocker, Glukokortikoide, Retinoide)

#### Labordiagnostik

**Ind.:** Xanthome, Arcus lipoides corneae, Adipositas, Alkoholismus, diabetesassoziierte HV, AVK, Gichttophi, Leberhautzeichen (▶ Tab. 8.2).

- Bestimmung von Chol., TG, HDL und LDL



## 8.6.2 Xanthome

**Def.:** Gelbliche Knoten und Plaques mit glatter Oberfl.

**Ätiol.:** Einlagerung von Serum-Lipoproteinen in dermale Makrophagen, die sich zu Schaumzellen und mehrkernigen Touton-Riesenzellen umwandeln. Die Lokalisation gibt Hinweise auf die zugrunde liegende Fettstoffwechselstörung:

**Einteilung**

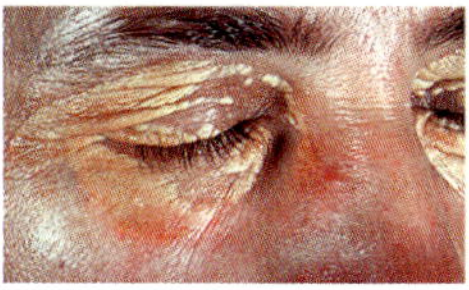

Abb. 8.1 Xanthelasma palpebrarum. [R299]

**Xanthelasma palpebrarum** (▶ Abb. 8.1): Sehr häufige, strohgelbe, flache, weiche Plaques an den Augenlidern. Hypercholesterinämie bei ca. 30 % der Pat., Chol. u. LDL ↑. Familiär gehäuft bei Pat. > 50 J.

**Xanthoma tuberosum:** Flache bis halbkugelige, bis mehrere cm große Knoten über Gelenken, v. a. an Ellenbogen und Knien. Häufig gleichzeitig Sehnenxanthome. Familiäre Dysbetalipoproteinämie.

**Xanthoma tendinosum et articulare (Sehnenxanthome):** V. a. über den Achillessehnen, Patellarsehnenansätzen, Fingergrundgelenken. Pathognomonisch für die familiäre Hypercholesterinämie.

**Eruptive Xanthome:** Innerhalb kurzer Zeit disseminiert auftretende, wenige mm große, gruppierte gelbe Papeln, oft von rötlichem Hof umgeben. V. a. Glutäen und Extremitätenstreckseiten. Fast immer ausgeprägte Hypertriglyzeridämie.

**Xanthoma palmare striatum:** Sehr seltene, striäre Xanthome in den Handlinien. Papulöse Umwandlung möglich. Vorkommen auch plantar. Pathognomonisch für die stark atherogene familiäre Dysbetalipoproteinämie.

**Plane diffuse Xanthome:** Flächenhafte, gelbliche, wenig infiltrierte Hautverfärbungen, v. a. am Stamm, Nacken, Kopf. Meist bei monoklonaler Gammopathie mit Paraproteinämie.

**Ther.:** Je nach Lokalisation Exzision, Erbium: YAG-Laser-Ther. (▶ 24.10.4). Ther. der Grunderkr. → Rückbildung unter hypertropher Narbenbildung. Ausnahme: Xanthelasmen.

## 8.6.3 Sphingolipidosen (E75.-)

**Def.:** Erkr. mit angeborenem Enzymdefekt im Sphingolipidstoffwechsel mit Ablagerung von Sphingolipiden im Makrophagen.

### Angiokeratoma corporis diffusum (E75.2)

**Syn.:** M. Fabry. XR (Xq 22).
Fehlen der α-Galaktosidase A

**Klinik:** Frühsymptome: A-H-A-Erlebnis: **A**ngiokeratome, **H**ypohidrose, **A**kroparästhesien. Ab Pubertät Auftreten multipler 1–3 mm großer, purpurroter bis schwarzblauer hyperkeratotischer Papeln, v. a. Nabelregion, Skrotum, Rumpf (Glasspateltest neg.), multiple Nierenzysten in ca. 50 % der Fälle. Im Erw.-Alter zunehmende Herzinsuff., Herzrhythmusstörungen, nephrologische Symptome (Proteinurie, progrediente Niereninsuff.), Augenbeteiligung (Cornea verticillata → Spaltlampe), neurologische Symptome (Parästhesien, temperaturabhängige neuropathische Schmerzkrisen der Extremitäten, Kopfschmerzen, Paresen, zerebrale Blutung, Hypo- / Anhidrose), Beinlymphödem.

**Merke**
M. Fabry als häufigste Ursache für einen ischämischen Schlaganfall in jüngeren Jahren bei fehlender sonstiger Erklärung.

8

**Diagn.:** Klinik, augenärztliches und neurologisches Konsil, Biopsie (Gefrierschnitt), Trockenbluttest (kostenloser Diagnostikservice von Shire Deutschland, Berlin), bei M Messung der Aktivität von α-Galaktosidase A in Leukos (EDTA-Blut), bei F molekulargenetische Analyse des GLA-Gens, Nachweis von Lipoidzylindern im Urin (Malteserkreuze), EKG, Nierensono, Krea-Clearance aus 24-h-Sammelurin. Pränatal: In 14. SSW Nachweis verminderter α-Galaktosidase-Aktivität. Histologie: Doppelbrechende Lipide in kleinen Hautgefäßen. EM: Nachweis von laminären Einschlüssen („Zebrakörperchen)".

**Ther.:** Störende Angiokeratome mit dem Argon- oder Farbstofflaser entfernen (▶ 24.10). Enzymersatzther. (EET): Agalsidase α (Replagal®) 0,2 mg / kg KG als Infusion über 40–60 min alle 2 Wo. (zugelassen ab 7 J.) od. Agalsidase β (Fabrazyme®) 1 mg / kg KG als Infusion über > 4 h alle 2 Wo. (zugelassen ab 8 J.). Migalastat (Galafold®) p. o. 123 mg Hart-Kps. alle 2 d 1 Kps. Behandlung neuropathischer Schmerzen mit Antikonvulsiva und trizyklischen Antidepressiva. Hypertonie und Nierenbeteiligung: ACE-Hemmer u. / o. $AT_1$-Antagonisten.

### M. Gaucher (E75.2)

Sehr selten; AR vererbt (1 q 21 – q 31). β-Glukozerebrosidasedefekt→intraläsionale Speicherung von Glukosylceramid in Gewebsmakrophagen (Gaucher-Zellen). 2 Formen:

- chron., nicht neuronopathische (Typ I): ca. 94 %, alle Altersgruppen, viszerale Symptome: Hepato-, Splenomegalie (chron. Bauchschmerzen), Knocheninfarkte, Osteonekrosen, Anämie, Thrombozytopenie, gute Progn. aufgrund von EET
- neuronopathisch:
  - akute Variante (Typ II) ca. 1 %: Beginn im Säuglingsalter, infauste Progn. trotz EET
  - subakute Variante (Typ III) ca. 5 %: Beginn frühe bis späte Kindheit, Lebenserwartung ↓

**Klinik:** HV (nicht immer vorhanden): v. a. an lichtexponierten Arealen ockergelbbraune Pigmentierungen, im Gesicht chloasmaartig. Außerdem: Fatigue, erhöhte Inzidenz eines multiplen Myeloms / MGUS.

**Diagn.:** Chitotriosidase-Bestimmung (> 100fach ↑), zur Diagnosesicherung Bestimmung der β-Glukozerebrosidaseaktivität (↓ in Leukos und Fibroblasten). EM-Nachweis von Gaucher-Zellen im KM- oder Milzpunktat, saure Phosphatase ↑, Diff.-BB, Vit. $B_{12}$, Abdomen-Sono. Pränatal: Ggf. Amniozentese.

**Ther.:** In spezialisierten Zentren! Ausstellen eines Notfallausweises!



## 8.7 Störungen im Aminosäurestoffwechsel

**Def.:** AR vererbte Enzymdefekte im Aminosäurestoffwechsel führen zur pathol. Anreicherung bestimmter Metaboliten. Klin. stehen HV, Haarveränderungen und neurologische Symptome (Entwicklungshemmung, Oligophrenie) im Vordergrund. Insgesamt sehr selten.

### Phenylketonurie (PKU; E70.0)

**Def.:** AR vererbter Enzymdefekt der Phenylalaninhydroxylase (Restaktivität < 1 % bei der klassischen PKU) mit konsekutiver Anreicherung von Phenylalanin und dessen Metaboliten in Blut, Urin und Liquor sowie relativem Mangel an Tyrosin. Häufigkeit 1:6500 Neugeborene.

**Klinik:** Vollbild: helle Haut, hellblonde Haare, blaue Augen (Pigmentarmut durch Tyrosinmangel → Melaninsynthese ↓). Lichtempfindlichkeit ↑. Trockene Haut mit Neigung zu Ekzemen, in ca. 50 % Symptome des atopischen Ekzems. Gehäuft bakt. Hautinf. Neurologische Symptome: psychomotorische Entwicklungshemmung, geistige Retardierung, in 50 % Anfallsleiden.

**Diagn.:** i. R. des Neugeborenenscreenings.

**Ther.:** Durch Pädiater. Konsequenter UV-Schutz, Hautpflege (z. B. Excipial® U Lipolotio).

**Progn.:** Bei frühzeitiger Diagnose unter Restriktionsdiät normale Entwicklung.

## 8.8 Störungen im Glykosaminoglykanstoffwechsel

**Def.:** Glykosaminoglykane (ältere Bezeichnung Mukopolysaccharide): langkettige, sulfatierte, gallertartige Polysaccharide, z. B. Hyaluronsäure, Dermatansulfat, Chondroitinsulfat, Heparansulfat. Wichtiger Bestandteil der interfibrillären, extrazellulären Grundsubstanz des Koriums. Bei Muzinosen und hereditären Mukopolysaccharidosen werden vermehrt Glykosaminoglykane in die Haut eingelagert.

### 8.8.1 Muzinosen

**Einteilung**

- Muzinosen ohne Schilddrüsenbeteiligung:
  - primär: Lichen myxoedematosus, Skleromyxödem Arndt-Gottron, retikuläre erythematöse Muzinose, plaqueartige kutane Muzinose, im weiteren Sinne auch Mucinosis follicularis
  - sek.: bei Ekzemen, Ps., Kollagenosen, mesenchymalen TU (Fibrome, Lipome, Synovialzysten)
- Muzinosen bei Hypothyreose: diffuses Myxödem, zirkumskriptes Myxödem
- Muzinosen bei Hyperthyreose: prätibiales Myxödem

#### Lichen myxoedematosus / Skleromyxödem Arndt-Gottron (L98.5)

**Def.:** Anreicherung sulfatierter Glykosaminoglykane im Korium bei monoklonaler Gammopathie (IgG, v. a. λ-Leichtketten), z. B. im Rahmen eines Plasmozytoms. M = F. Selten.

**Klinik:**

- Lichen myxoedematosus (mildere Verlaufsform): An Armen, Rumpf und Oberschenkeln bis linsengroße, elastische, hautfarbene bis rötliche, aggregierte, teils konfluierende, asymptomatische Papeln.
- Skleromyxödem (Maximalvariante): elefantenartige Verdickung und Verhärtung der gesamten Haut. Durch verdickte Gesichtshaut mimische Starre, sklerodermieartiges Erscheinungsbild. An Stirn und Nacken dicht stehende, konfluierende, glänzende, lichenoide Papeln, die häufig jucken. Neigung zu Arteriosklerose, v. a. von Nieren- und Koronararterien. Evtl. Myopathie durch Ablagerung von Glykosaminoglykanen. In 70 % Nachweis

einer monoklonalen Gammopathie vom Typ IgG λ. Abnorm hohe Sekretion des profibrotischen Zytokins IL-4 (immunologische „hallmark"). Auftreten zwischen dem 40. und 60. LJ.

**Diagn.:** Tiefe Messerbiopsie; Plasmozytom suchen: BSG (1-h-Wert > 100 mm), Eiweiße'phorese (γ-Globuline und Gesamteiweiß ↑↑), Immune'phorese im Serum und Urin, IgG, IgA, IgM im Serum, KM-Biopsie, Rö. Schädel, Wirbelsäule und Becken. Histologie: Umschriebene oder bandförmige mukoide Einlagerungen im Korium (Hale- oder Alcianblaufärbung), zellreiche Fibrose.

**DD:** Kutane Amyloidosen, Hyalinosis cutis et mucosae, PSS.

**Ther. / Progn.:** Versuch mit immunsuppressiver System- oder Zytostatika-Ther. wie bei Plasmozytom. Einzelne Erfolge mit extrakorporaler Fotophorese (▶ 23.7), Plasmapherese und syst. Ther. mit Acitretin, IVIg und Hydroxychloroquin. Insgesamt unbefriedigend, lediglich morbostatisch.

## Retikuläre erythematöse Muzinose (L98.5)

**Syn.:** REM-Sy.

**Def.:** Erytheme durch Einlagerung von Glykosaminoglykanen ins obere Korium. Selten; v. a. im mittleren Erw.-Alter. F > M. Anmerkung: Wahrscheinlich Variante des Lupus erythematodes tumidus (▶ 8.13.2).

**Klinik:** Flächige, leicht infiltrierte, scharf begrenzte, hellrote, gelegentlich juckende Erytheme ohne epidermale Komponente. Prädilektionsstellen: Dekolleté, mittlerer Brust- und Rückenbereich, seltener Gesicht. Häufig Provokation durch Sonnenlicht. Sonderform: plaqueartige kutane Muzinose mit stärker papulös-urtikariellem Charakter.

**Diagn.:** Biopsie. Histologie: schwaches Papillarkörperödem. Schüttere perivaskuläre und periadnexielle Rundzellinfiltrate. Muzinnachweis.

**DD:** SLE, SCLE, seborrhoisches Ekzem, polymorphe Lichtdermatose.

**Ther.:** Unbefriedigend. Versuch mit Chloroquin (Resochin®; ▶ 22) 125 mg / d p. o. über 3 Mon., dann langsame Reduktion (jeden 2. d bis 2 × / Wo.). Lichtschutz (z. B. Anthelios XL®).

**Progn.:** Chron. über J. Spontanheilung jederzeit möglich.

## Mucinosis follicularis (L65.2)

**Syn.:** Alopecia mucinosa.

**Def.:** Erythematöse Plaques durch Muzinablagerungen in Talgdrüsenausführungsgängen und äußeren Haarscheiden mit entzündlicher Begleitreaktion. Selten.

**Einteilung**

- idiopathisch: bei fehlender Grunderkr. akute, nach wenigen Wo. spontan heilende, bis hin zu chron., jahrelang persistierenden Verlaufsformen
- symptomatisch: bei malignen Lymphomen, v. a. CTCL (▶ 11.12). Keine Rückbildung

**Klinik:** Eher uncharakteristisch. Umschriebene, nummuläre, ödematös infiltrierte, schuppende Erytheme, häufig mit follikulären Hyperkeratosen. Haarausfall innerhalb der Herde. Prädilektion: Gesicht, Kapillitium.

**Diagn.:** Biopsie (v. a. z. A. kutanes Lymphom). Halbjährliche sorgfältige klin. Unters., ggf. mit Kontrollbiopsien. Histologie: Ablagerung saurer Mukopolysaccharide zwischen Epithelzellen des Follikels. Unterschiedlich starkes, variables Infiltrat aus Lymphos und eosinophilen Granulos.

**DD:** Mikrobielles Ekzem, Lichen simplex chronicus, seborrhoisches Ekzem, Tinea corporis. Am Kapillitium: Alopecia areata (Ausrufezeichen-Haare); Tinea capitis.

**Ther.:** Unbefriedigend. Bei der idiopathischen Form Chloroquin (Dosierung: 125 mg / d p. o. über 3 Mon., dann langsame Reduktion jeden 2. d bis 2 × / Wo.).

### Diffuses Myxödem (E03.9)

**Def.:** Diffuse Einlagerung von Glykosaminoglykanen und Flüssigkeit in die Haut bei Hypothyreose.

**Ätiol.:** Genetische Ursache, OP, Radiojod-Ther., Hashimoto-Thyreoiditis.

**Klinik:** Akral betonte, wachsartige Ödeme, in die keine Dellen eingedrückt werden können. Haut insgesamt fahl und trocken mit gelblich-weißem Kolorit. Gedunsenes Gesicht. Häufig Keratosis follicularis (▶ 17.5.4).

**Diagn.:** Biopsie, $T_3$⇊, $T_4$⇊, TSH ⇊; bei sek. (hypophysärer) Hypothyreose auch TSH ⇅. Histologie: Im Korium vermehrte hale- bzw. alcianblaupos. Grundsubstanz.

**Ther.:** Hormonelle Substitution, darunter langsame Rückbildung.

### Zirkumskriptes Myxödem (E03.9)

**Def.:** Bei ausgeprägter, meist primärer Hypothyreose isoliert oder zusätzlich zum diffusen Myxödem vorkommende umschriebene Infiltrate.

**Klinik:** V. a. an Extremitäten und genital derbe, plattenartige, hautfarbene Infiltrate bis hin zu elefantiasisartigen Schwellungen.

**Diagn. / Ther.:** Wie diffuses Myxödem (▶ s. o.).

### Prätibiales Myxödem (E03.9)

**Def.:** Infiltrate durch Einlagerung von Glykosaminoglykanen v. a. bei Autoimmunhyperthyreose (M. Basedow). Meist F.

**Klinik:** Symmetrisch an den Unterschenkelstreckseiten polsterartige derbe, orangerote Plaques mit „Orangenhaut" durch Einziehung der Follikelöffnungen. Charakteristische Hypertrichose in den Infiltraten.

**Diagn.:** Klinik, $fT_3$⇈, $fT_4$⇈. Im Zweifel: Biopsie. Histologie: im oberen Korium reichlich hale- bzw. alcianblaupos. Material, TRAK pos. TSH supprimiert. Vermehrung der Fibroblasten. Sonografische Bestimmung der Hautdicke.

**Ther.:** Rückbildung unter der Hyperthyreose-Ther. Kompressionsverbände in Komb. mit potenten Kortikoidexterna (z. B. Mometason-Creme 1–2 × / d) für mind. 2 Mon.



# 8.9 Amyloidosen und Hyalinosen

## 8.9.1 Amyloidosen (E85.-)

**Def.:** Seltene Erkr. mit extra-, seltener intrazellulärer Ablagerung von immunhistochemisch unterscheidbaren Amyloiden in verschiedenen Organen, v. a. Niere, Herz, GIT, Haut. Amyloide: unlösliche fibrilläre Proteinaggregate lokalisiert oder syst. mit charakteristischen histologisch-färberischen Merkmalen (Färbung mit Kongorot → im polarisierten Licht je nach Schnittdicke des Präp. grüngelbliches bis rotes Aufleuchten).

### Biochemische Einteilung

Die Benennung erfolgt nach dem Vorläuferprotein (Präkursor):

- AA-Amyloidose (Präkursor: Serumamyloid A, SAA): bei längeren Inf.
- AL-Amyloidose (Präkursor: Leichtketten-lg): bei lymphoproliferativen Erkr.
- AK-Amyloidose (Präkursor: Zytokeratine): bei primären Hautamyloidosen

### Klinische Einteilung

- primäre Hautamyloidosen: Lichen amyloidosus, makulöse Hautamyloidose, knotige Hautamyloidose. Nur Haut betroffen.
- sek. Hautamyloidosen: assoziiert mit epithelialen TU (BCC, M. Bowen, seborrhoische Keratosen), aktinische Elastose. Nur Haut in unmittelbarer Beziehung zur zugrunde liegenden Veränderung betroffen.
- Systemamyloidosen:
  - vom AL-Typ: Bei lymphoproliferativen Erkr. (Plasmozytom, M. Waldenström, B-Zell-Lymphome). Hautbeteiligung bis zu 50 %: vielgestaltige, derbe, weißliche Papeln (hämorrhagisch durch Berührung!), Nodi und Plaques, periorbitale Purpura (Petechien!), „shoulder pad sign“. Außerdem beteiligt: Zunge → Makroglossie, Herz, Leber, Niere, GIT, autonomes Nervensystem, Karpaltunnel-Sy.
  - vom AA-Typ / Begleitamyloidosen: bei chron. Inf. (z. B. Lepra, Syphilis, Tbc, Osteomyelitis), chron. nichtinfektiöse Erkr. (Ps., CED, M. Bechterew, RA, Kollagenosen), TU (M. Hodgkin) sowie hereditären Erkr. (z. B. das AR vererbte familiäre Mittelmeerfieber). Sehr selten HV, jedoch histologischer Amyloidnachweis in klin. gesunder Haut. Immer GIT, häufig Niere, Nebenniere, Leber betroffen

## Lichen amyloidosus (L99.0)

**Klinik:** Dicht stehende, braunrote, warzig-raue, derbe kleine Papeln, die konfluieren können. Oft sehr starker Pruritus (im Gegensatz zu nicht juckenden HV bei Systemamyloidose). Familiär gehäuft. Interskapulär lichenoide Papeln mit Hyperpigmentierung u. feiner Schuppung. Prädilektionsstellen: Unterschenkelstreckseiten, Fuß- u. Zehenrücken, v. a. Erw. zwischen 50 u. 60 J. M > F.

**Diagn.:** Klinik, Biopsie für Routinehistologie und EM. Histologie: Kongorotfärbung: Amyloid im Str. papillare. Immunhistologischer Nachweis von Amyloid P und Zytokeratin.

**DD:** Lichen planus verrucosus, Lichen planus exanthematicus, Lichen Vidal.

**Ther.:** Letztlich unbefriedigend! Langzeitther. erforderlich.

- potente Glukokortikoidsalben 2 × / d (z. B. Mometason-Creme), wirkungsverstärkend unter Okklusion. Im OLU der Calcineurininhibitor Protopic® 0,1 2 × / d. Zusätzlich intradermale Unterspritzung der HV mit Triamcinolon-Kristallsuspension (z. B. Volon® A 10 in Scandicain® 1 : 3) 2 × / Wo. über 4–6 Wo.; ggf. im Abstand von 1 Mon. mehrfach wdh.
- bei Ther.-Resistenz: Acitretin (Acicutan®, initial 0,5 mg / kg KG / d p. o. über 3 Mon., Erhaltungsther. mit 0,25 mg / kg KG / d p. o.; ▶ 22).
- evtl. zusätzlich: Abtragen der lichenoiden Papeln mit Dermabrasio, Kryochirurgie (▶ 24.5) oder Erbium:YAG-Laser ▶ 24.10.4) → rasches Rez.

**Progn.:** Chron. Verlauf über J. Dauerther. erforderlich. **KO:** psychische Beeinträchtigung durch extremen Pruritus.

## Makulöse Hautamyloidose (L99.0)

**Klinik:** Mäßig juckende, umschriebene, hyperpigmentierte, graubraune bis bläuliche flächige Maculae. Später Lichenifikation und ekzematische Komponente durch Kratzen. Prädilektionsstellen: V. a. zwischen den Schulterblättern, auch an Extremitäten; F > M.

**Diagn. und Ther.:** Wie Lichen amyloidosus (▸ s. o.).

**DD:** Postinflammatorische Hyperpigmentierungen, atopisches Ekzem, Lichen Vidal, fixes toxisches Arzneimittelexanthem, Notalgia paraesthetica.

## Knotige Hautamyloidose (L99.0)

**Klinik:** Multilokulär auftretende, asymptomatische, braunrote, derbe, knotige, wachsartige, mm bis cm große Knoten mit zentraler, anetodermieartiger Regression bis hin zum Durchscheinen des Fettgewebes an Gesicht, Körperstamm od. Extremitäten. Extrem selten. Gelegentlich Assoziation mit Sjögren-Sy. *Sonderform:* perforierende Amyloidose.

**Diagn.:** Klinik, Biopsie. Histologie: Amyloid im gesamten Korium bis hin zur Subkutis mit Aussparung der dermalen Papillen, plasmazellreiche entzündliche Infiltrate. Immunhistologisch: Amyloid vom AL-Typ. Zytokeratin neg.

**DD:** Anetodermien, N. lipomatosus, B-Zell-Lymphome, neurogene TU.

**Ther.:** Steroidhaltige Externa selten erforderlich, am besten Exzision od. Kürettage störender Herde in LA.

**Prog.:** Benigner Verlauf, keine Systembeteiligung.

# 8.9.2 Hyalinosis cutis et mucosae (E78.9)

**Syn.:** Lipoidproteinose, Urbach-Wiethe-Sy.

**Def.:** Sehr seltene, AR vererbte Erkr. mit Ablagerung von hyalinem, lipidhaltigem Material in Schleimhäuten, Haut u. inneren Organen. Manifestation im Säuglings- oder frühen Kindesalter.

**Klinik:**

- Zunächst weißliche, papulöse bis flächige Einlagerungen von Hyalin in Schleimhäuten (v. a. Larynx, Wange, Tonsillen, Zunge). Leitsymptom: Heiserkeit.
- Später gelb-weißliche, dicht stehende Papeln, die zu plattenartigen Infiltraten mit verruziformer Oberfl. konfluieren. Prädilektion: V. a. Augenlider (→ moniliforme Blepharose), Lippen, Ellenbogen, Knie, Fingerstreckseiten, Axillen. Hyalineinlagerungen in Ösophagus, Magen, Rektum, Vagina möglich.

**Diagn.:** Biopsie, Schädel-Rö.: charakteristische bilaterale flügelförmige intrakranielle Verkalkungen in den Amygdala und den medialen Temporallappen. Porphyrie-Diagn. (▸ 8.11). Histologie: im Str. papillare und oberen Str. reticulare Einlagerung von hyalinen, stark PAS-pos. Massen, v. a. um Gefäße und Hautanhangsgebilde.

**DD:** Erythropoetische Protoporphyrie (keine Schleimhautbeteiligung, keine Veränderungen innerer Organe), Kolloidmilium, kutane Amyloidose, Skleromyxödem.

**Ther.:** Kausal nicht möglich. Chemical peeling, Exzision od. Dermabrasion störender Herde.

**Progn.:** Progredienter Verlauf bis ins frühe Erw.-Alter, quoad vitam gut.

# 8.10 Kalzinosen, Zink-, Eisen- und Kupferstoffwechselstörungen, Vitaminmangel

## 8.10.1 Kalzinosen der Haut (L94.2)

**Def.:** Ablagerung von Kalziumsalzen (v. a. Ca-Phosphat) in Korium, Subkutis und darunterliegender Muskulatur (▶ Abb. 8.2).

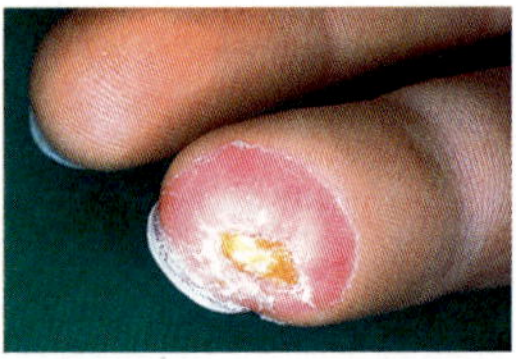

Abb. 8.2 Calcinosis cutis. [R299]

**Formen**

- Calcinosis metabolica: bei Systemkrankheiten des Bindegewebes. PSS und CREST-Sy. (Thibièrge-Weissenbach-Sy.; ▶ 8.13.7), Dermatomyositis (▶ 8.13.8), SLE (▶ 8.13.4), Ehlers-Danlos-Sy. (▶ 17.4.1), Progeria adultorum (▶ 17.3.2)
- Calcinosis dystrophica (häufigste Form): sek. Verkalkungen umschriebener HV. Epitheliale TU, Trichilemmal-, Pilarzysten, Granulome, Phlebolithen, Skrotalzysten, Pseudoxanthoma elasticum
- Calcinosis metastatica (sehr selten): Bei Störungen im Kalzium-Phosphat-Stoffwechsel durch Hyperparathyroidismus , ausgedehnte Knochendestruktion, Milch-Alkali-Sy., Sarkoidose. Charakteristisch sind Gefäßverkalkungen. Anmerkung.: Kalziphylaxie (calcific vasculopathy) z. B. bei chron. Niereninsuff. aktive vaskuläre Kalzifikation, sehr schmerzhaft, Ca-Phosphat-Produkt kann normal sein.

**Klinik:** Steinharte, weißlich-gelbe, durch die Haut durchschimmernde Knoten und Plaques. An den Akren meist 0,5–2 mm. Häufig Perforation mit Entleerung krümelig-kreidigen Materials, sek. entzündlicher Reaktion und starken Schmerzen. Prädilektionsstellen: Fingerbeeren, Ohrränder, gelenknahe Haut. Selten disseminiert.

**Diagn.:** $Ca^{2+}$, $PO_4^{3-}$, $Ca_3(PO_4)_2$ i. S. (↑ bei metastatischer, normal bei metabolischer und dystrophischer Kalzinose), ggf. Rö. z. A. ossärer oder Gefäßmitbeteiligung. Diagn. der Grunderkr. Im Zweifel Biopsie. Histologie: Nachweis von Kalksalzniederschlägen durch von Kossa- u. (spez.) Alicarinrot-Färbung. Bei stärkerer Kalkansammlung als basophiles Material zu erkennen, das ggf. durch das Deckepithel spießt.

**DD:** Gichttophi, Metastasen, ektope Ossifikation.

**Ther.:** Exzision schmerzhafter oder störender Herde, Behandlung der Grunderkr. Bei sek. Hyperparathyreoidismus Parathyroidektomie.

## 8.10.2 Zinkmangeldermatosen (E83.2)

**Def.:** Chron. Zinkmangel verursacht typische Trias: psoriasiforme HV an Akren und Körperöffnungen, diffuse Alopezie, Diarrhö.

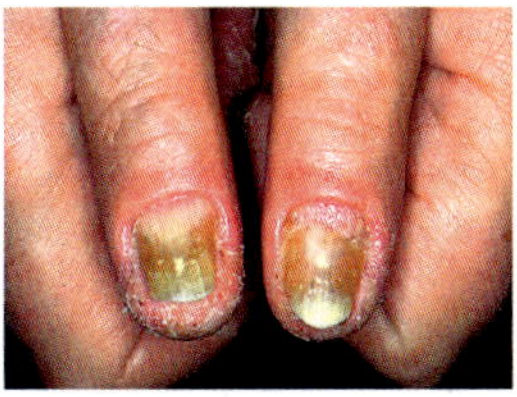

Abb. 8.3 Akrodermatitis enteropathica. [R299]

**Ätiologie:**

- Mutation des Zn-spez. Transporters im Darm (Akrodermatitis enteropathica; ▶ Abb. 8.3). Manifestation bei Sgl. wenige Wo. nach dem Abstillen. Weinerliche Kdr.
- verminderte Aufnahme bei Malabsorption (Pankreasinsuff.), Malnutrition (chron. Alkoholismus), Colitis ulcerosa und M. Crohn, Diab. mell., Penicillamineinnahme
- alimentärer Zinkmangel: „Astronautenkost", hypoallergene Säuglingskost, gestillte Frühgeborene, totale parenterale Ernährung ohne Zinksalzgabe (Intensivstationen, Altenheime), Anorexia nervosa

**Klinik:** Scharf begrenzte, mit Schuppenkrusten bedeckte, teils vesikulöse und pustulöse, psoriasiforme Erytheme. Prädilektionsstellen: Akren, perioral, paranasal und anogenital. Chron. Paronychien, Nageldystrophie, diffuses Effluvium bis hin zur totalen Alopezie, verzögerte Wundheilung, Glossitis, Stomatitis, GI-Störungen (v. a. chron. Diarrhö). Im Kindesalter Wachstumsretardierung.

**Diagn.:** Zink i. S. ⇊ (normal: 0,6–1,7 mg / l, 10,7–20 µmol / l), AP ⇊.

**DD:** Seborrhoisches Ekzem, Ps. vulgaris, Candida-Intertrigo, bei Kdr. auch Epidermolysis bullosa hereditaria.

**Ther.:**

- Akrodermatitis enteropathica: lebenslange Substitution mit 2–3 mg / kg KG / d Zinkaspartat p. o. (z. B. Unizink® Tbl.). Alimentärer Zn-Mangel: Substitution für 4–6 Wo.
- In schweren Fällen bei allen Formen von Zinkmangel: Zinkaspartat i. v. (Unizink® 2–4 Amp. à 10 ml (≙ 30 mg Zn) / d für ca. 1 Wo. unter Kontrolle von Zink, Kupfer und AP i. S.). Anschließend bzw. bei schwächerer Ausprägung orale Ther. mit Zinkaspartat 50–100 mg / d p. o. über mehrere Wo. Auslassversuch bei Normalisierung der Laborwerte. Merke: Zuviel an Zn → funktioneller Cu-Mangel.

**Progn.:** HV bilden sich unter Zinksubstitution innerhalb weniger Wo. zurück, Diarrhö u. Allgemeinsymptome innerhalb von d.

## 8.10.3 Eisenstoffwechselstörungen



### Eisenmangel (E61.1)

HV sind bei über Wo. bis Mon. bestehendem Eisenmangel zu erwarten. Oft wird dieser erst durch Veränderungen an Haaren, Nägeln und Schleimhäuten diagnostiziert.

**Klinik:**

- Allg.: Konzentrationsschwäche, Müdigkeit, Pruritus, Schlaflosigkeit, GI-Beschwerden, Dyspnoe, selten Schluckbeschwerden (Plummer-Vinson-Sy.), sek. Restless legs-Sy.

- Haare: häufige Ursache von chron. diffusem Effluvium, v. a. Vegetarier / Veganer und junge F.
- Mundschleimhaut: Perlèche, Zungenbrennen, Atrophie der Zungenpapillen, Gingivitis und marginale Parodontitis
- Nägel: Koilonychie, Onychoschisis

**Diagn.:** Eisen und Ferritin ⇊, Transferrin ⇊, bei latentem Eisenmangel Hb normal (i. d. R. keine HV), bei manifestem Eisenmangel hypochrome, mikrozytäre Anämie mit Hb ⇅(bei M Anämie, wenn Hb ≤ 13 g / dl, bei nicht schwangerer F, wenn Hb ≤ 12 g / dl).
Immer Ferritinbestimmung (Eisenspeicher); normaler Eisenspiegel schließt niedrigen Ferritinspiegel nicht aus!

**Ther.:**

- Zweiwertige Eisen-Sulfatverbindungen (z. B. Ferro sanol duodenal® Hartkps.) 2–3 × 50–100 mg / d p. o. über mind. 3 Mon. Kontrolle von Hb und Ferritin, Einnahme auf nüchternen Magen. Tlw. GI-Beschwerden unter Einnahme. Ggf. i. v. Substitution (oft reicht oral nicht aus oder wird nicht vertragen).
- Faustregel für den max. Gesamtbedarf an Eisen: Hb-Defizit in g / dl × 250 mg. Beispiel: Bei Hb = 10 g / dl und Normalwert von 14 g / dl → 4 × 250 = 1000 mg, d. h. insgesamt Substitution mit ca. 10 g oralem Eisen erforderlich, da nur ca. 10 % resorbiert werden.

## Hämochromatose (E83.1)

**Syn.:** Siderose, Eisenspeicherkrankheit.

**Ätiologie:**

- primäre Form: AR vererbte Fe-Resorptionssteigerung im Duodenum → Fe-Ablagerung in allen Geweben, M > F, klinisch in Erscheinung ab dem 40.–60. LJ.
- sekundäre Form: Fe-Überlastung bei Hämolyse, Anämie (z. B. Thalassaemia major, sideroblastischer Anämie, Porphyria cutanea tarda) oder erhöhter Fe-Zufuhr (häufige Bluttransfusionen) → Fe-Ablagerung v. a. in der Leber

**Klinik:**

- Frühsymptome (unspez.): Appetit, Gewicht, Potenz und Libido ↓, Oberbauchschmerzen, i.d.R. reversibel
- Spätsymptome (klassische Trias!): Leberzirrhose (→ Aszites, portale Hypertension, hepatozelluläres Ca), Diab. mell. u. Hyperpigmentierung der Haut („Bronzediabetes"), v. a. Gesicht, Gelenkbeugen, Handrücken; HVL-Schädigung → Hypogonadismus, Kardiomyopathie, Arthropathie. Fleckige Hyperpigmentierung der Mundschleimhaut, generalisierte Xerose

8

**Diagn.:** Fe i. S. ↑ (in ca. 80 %), Ferritin i. S. ⇈, Transferrinsättigung > 45 %, Fe-Gehalt der Leber ↑ (Leberbiopsie, wenn Ferritin > 1000 µg/l) oder Nachweis des homozygoten HFE-Gens bei erhöhter Transferrinsättigung → Familienscreening.

**DD:** Angiosarkom, Melasma, Argyrose, exogene Ochronose, M. Addison u. a.

**Ther.:** Fe-arme Kost (**kein** Fleisch!). Lebenslange Aderlässe: initial 1 x/Wo. bis Serum-Ferritinwert von 50–100 µg/l erreicht. Ferritinbestimmung alle 2 Mon. → Festlegung der Aderlassfrequenz.
Leber-Sono u. Bestimmung des α-Fetoproteins alle 6–12 Mon. wegen des erhöhten Risikos der Entstehung eines hepatozellulären Ca.

**Progn.:** Unbehandelt infaust. Wenn kein Diab. mell. und keine Leberzirrhose normale Lebenserwartung.

## 8.11 Porphyrien (E80.-)

**Def.:** Hämsynthesestörung durch genetisch bedingte oder toxische (Blei, Dialyse) Enzymdefekte → vermehrte Produktion von Porphyrinvorstufen mit Absorption von langwelligem UV-Licht (400–420 nm) mit Rotfluoreszenz. Symptome an der Haut durch Reaktion von Porphyrinen mit UV-Licht → Auftreten ausschließlich an lichtexponierten Körperstellen.

- akute Formen: Intermittierende akute abdominelle, neurologische, kardiovaskuläre und psychische Symptome
- nichtakute Formen: meist Lichtdermatosen

**Orientierende Diagnostik bei V. a. Porphyrie:**
Bestimmung der Gesamt-Porphyrinausscheidung im 24-h-Urin (im Dunkeln sammeln!) und der Leberenzyme bei:

- chron. Blasenbildung in lichtexponierten Arealen
- diffuser Hyperpigmentierung des Gesichts und aktinischer Elastose
- Hypertrichose der Wangen
- sklerodermieartigen Veränderungen im Gesicht

Bestimmung der Porphyrinkonz. in Erys bei:

- auffallender Lichtsensibilität vom Säuglingsalter an
- schweren Dermatitiden nach UV-Exposition (auch hinter Glas!) an allen lichtexponierten Körperstellen; urtikariellen oder Quincke-Ödem-artigen HV nach UV-Exposition

**Merke**
**Keine** Hautbiopsie zur Diagnosesicherung (Wundheilungsstörung, Narbenbildung!).

### Porphyria cutanea tarda (PCT)

**Def.:** Weltweit am häufigsten, 1 : 10 000, Defekt der Uroporphyrinogendekarboxylase (UROD). Mind. 2 Formen:

- Typ-I-PCT (80 % der Fälle), erworben, Manifestationsfaktoren: Alkohol, Östrogene (Gravidität, „Pille"), Eisen, Barbiturate, Hydantoin, Herbizide u. a. UROD-Defekt nur in der Leber.
- Typ-II-PCT (20 % der Fälle), AD vererbt, Erw. zwischen 40 u. 60 J. Androtropismus, UROD-Defekt in allen Geweben zu 50 %. Auslösung der PCT durch Cytochrom-P450-induzierende Medikamente u. Alkohol.

**Klinik:** V. a. an Hand- und Fingerrücken Exkoriationen, selten pralle Blasen (fotoinduzierte zytotoxische Radikale!), die narbig mit Hyper- und Hypopigmentierungen abheilen (Milien!). Vulnerabilität der lichtexponierten Haut, verzögerte Wundheilung. In Gesicht und Nacken häufig diffuse Melanose, periokuläre Hypertrichose, konjunktivale Injektionen, ausgeprägte Faltenbildung durch aktinische Elastose. Insgesamt vorgealterter Aspekt. Evtl. sklerodermieartige Veränderungen im Gesicht. Leberzellschaden. Urin dunkelt rosa-braun nach. Oft diabetische Stoffwechsellage u. kardiovaskuläre Störungen!

**Diagn.:** Gesamt-Porphyrine im Urin 5- bis 50-fach ↑ (v.a. Uroporphyrine) bei beiden Typen (→ Rotfluoreszenz im Wood-Licht). Primär bei Typ I Fe, Ferritin i.S. ↑↑, Transferrin i.S. ↓, Hepatitisserologie (oft aktive Hepatitis-C-Virusinf.!). Bei beiden Typen Kontrolle der Leberenzyme. Abdomen-Sono (Leberzirrhose?).

**DD:** V.a. andere Porphyrieformen (Porphyria variegata u. hereditäre Koproporphyrie), Epidermolysis bullosa acquisita, Sklerodermie.

**Ther.:** Aderlässe amb. i.d.R. in 2-wöchigen Abständen: 400–500 ml, bis Hb-Wert 10–11 g/dl erreicht od. Fe i.S. bei 50 µg/dl liegt. Alkalisierung des Urins mit Uralyt-U® 8 g/d, Trinkmenge 1,5 l/d. Chloroquin (22) 2 ×/Wo. 125 mg p.o. oder Hydroxychloroquin 1 × 200 mg/Wo p.o. (OLU) über mehrere Mon., bis Uroporphyrin-Konz. im Urin < 100 µg/24 h u. Gesamtporphyrine normal (Kontrolle alle 4 Wo., ebenfalls Leberenzyme). Fotoprotektion: Textil u. mit Lichtschutzpräp., UVA-undurchlässige gelbe Folien (Auto, Fenster im Haus). Kontrolle wegen des ↑ Risikos für das Entstehen eines hepatozellulären Karzinoms durch Internisten.

## Erythropoetische Protoporphyrie (EPP; E80.0)

**Def.:** Ferrochelatase-Defizienz. Hautsymptome, wenn Enzymaktivität <50 %. Stark erhöhte Lichtempfindlichkeit ab Säuglingsalter. Prävalenz 1 : 100 000 (wahrscheinlich höher, da oft nicht diagnostiziert!).

**Klinik:**

- Leitsymptome: von März bis September auftretende, vielgestaltige, ausgeprägte toxische Reaktionen auf Sonnenlicht (auch hinter Fensterglas auslösbar!). Können sich als Dermatitis solaris, Urtikaria, Quincke-Ödem oder brennender Pruritus, gelegentlich als schmerzhafte Sensationen äußern → wachsende Unruhe der Kdr.
- Bleibende Symptome: temporale Hypertrichose, vergröbertes Hautrelief wie bei Hyalinosis cutis et mucosae, varioliforme Narben, periorale Pseudorhagaden
- Häufig Cholezystolithiasis. In 5–10 % Leberbeteiligung im Erw.-Alter, im Extremfall schweres transplantationspflichtiges Leberversagen.

**Diagn.:** In Erys freies Protoporphyrin ↑↑→ Rotfluoreszenz im Fluoreszenzmikroskop (Untersuchung des Ausstrichs direkt nach Blutentnahme!). Regelmäßige Kontrollen von ALT, AST, γ-GT, Bili, AP, Oberbauchsono.

**DD:** Fotoallerg. Dermatitis, fototoxische Dermatitis, Lichturtikaria, Quincke-Ödem, Hyalinosis cutis et mucosae, polymorphe Lichtdermatose, Hydroa vacciniformia u. andere Porphyrieformen.

**Ther.:** β-Carotin: Kdr. 30–90 mg/d p.o.; Erw.: 60–180 mg/d p.o. von Februar bis Oktober (Kontrolle des Serumspiegels!). Fotoprotektion: Textil u. Lichtschutzpräp. (z.B. Eryfotona® AK Fluid), UVA-undurchlässige gelbe Folien. Orphan drug: Melanotan I = Afamelanotid (Scenesse® 16 mg Implantat für Erw., Clinuvel) s.c. im Abstand von 2 Mon, stimuliert Melaninproduktion.



## Kongenitale erythropoetische Porphyrie (CEP; E80.0)

**Syn.:** M. Günther.

**Def.:** AR vererbte Uroporphyrinogen-III-Kosynthase-Defizienz.

**Klinik:** Von Geburt an exzessive Lichtempfindlichkeit. Rotverfärbung von Windeln. Rez. ausgeprägte fototoxische Dermatitiden → fortschreitende Gewebsdestruktion mit hyper- oder hypopigmentierten Narben und gelegentlich schweren

Mutilationen im Gesicht. Kopfhaut: Vernarbende Alopezie. Vulnerabilität der Haut. Hypertrichose v. a. Gesicht u. Nacken. Augen: Fotophobie, Keratokonjunktivitis, Ektropium, Symblepharon.

**Diagn.:** Erythrodontie: Rotfluoreszenz der Zähne im Wood-Licht (▶ 2.1.4). Roter Urin. Porphyrinnachweis in Erys, Urin, Stuhl. Abdomen-Sono: Hepatosplenomegalie. Hämolytische Anämie.

**DD:** Schwere Formen der hepatoerythropoetischen Porphyrie, Hidroa vacciniformia, Xeroderma pigmentosum.

**Ther.:** Fotoprotektion: textil u. Lichtschutzpräp. sowie Sonnenbrille. Meiden von UV-Licht. Evtl. Wechsel des Tag-Nacht-Rhythmus. Splenektomie → Hämolyse u. Thrombozytenverbrauch ↓. Ultima Ratio: KM-Transplantation.

**Progn.:** Lebensqualität u. -erwartung deutlich eingeschränkt. Tod oft vor dem 40. LJ. (hämolytische Krisen).

# 8.12 Tumorerkrankungen, Leukämien

## 8.12.1 Kutane Paraneoplasien und tumorassoziierte Syndrome

**Def.:** Auf humoraler Fernwirkung von Malignomen beruhende Symptome. Ursächlich diskutiert werden vom TU gebildete Hormone, Prostaglandine, Epidermal Growth Factor, Insulin-like Growth Factor sowie Immunreaktionen. Paraneoplastische Sy. treten in zeitlichem Zusammenhang zur TU-Entstehung auf und heilen nach Entfernung des TU ab.

### Obligate Paraneoplasien

Dermatosen, die nahezu immer mit einem malignen TU assoziiert sind. Extrem selten!

#### Acanthosis nigricans maligna

Abruptes Auftreten, höheres Lebensalter, oft starker Pruritus, Indikator für aggressive Adeno-Ca. des GIT (⅔ der Fälle), seltener Karzinome der Bronchien, Leber, Uterus u. Mamma.

**Klinik:** Graubraune, samtige Verdickung der Epidermis von Axilla, hinterer Nackenfalte, Beugeseiten u. Umbilicus (symmetrisch, hyperpigmentiert, hypertroph, verrukös; ▶ Abb. 8.4).

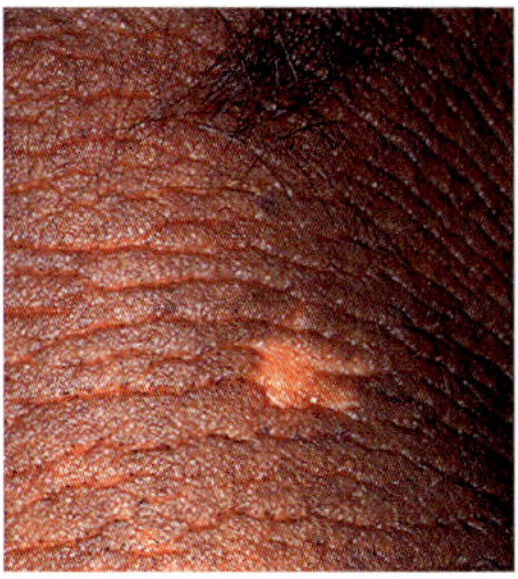

Abb. 8.4 Acanthosis nigrans maligna. [R299]

**Diagn.:** Anamnese ggf. weiterer Beschwerden; TU-Suche: Thorax-Rö., Abdomen-Sono, Gastroskopie, Koloskopie, Abdomen-CT, gynäkologische Unters., TU-Marker CEA i. S., ggf. Bronchoskopie, Laparoskopie.

**DD:**

- adipositasassoziierte Acanthosis nigricans (≙ Pseudoacanthosis nigricans): weltweit am häufigsten, oft Beginn postpubertär, kompensatorische

Hyperinsulinämie →gesteigerte Epithelproliferation mit erhöhter Melaninablagerung in den basalen Keratinozyten. Komplettes Verschwinden nach Gewichtsreduktion möglich.

- Acanthosis nigricans benigna: meist angeboren od. sich im Kindes- u. Jugendalter entwickelnd. Progression bis zur Pubertät möglich. Palmae u. Plantae frei.
- medikamenteninduzierte Acanthosis nigricans: z. B. Nikotinsäure. Bauch- u. Beugeseitenbefall, Wo. nach Ther.-Ende verschwunden.
- Acanthosis nigricans als Teilsymptom zahlreicher seltener Sy.: Berardinelli-Seip-Sy., Bloom-Sy., Prader-Willi-Sy., HAIR-AN (**H**yper**a**ndrogenismus, **I**nsulin**r**esistenz u. **A**canthosis **n**igricans, Sonderform des PCO-Sy.).

**Ther.:** Behandlung der Grunderkr., topisch Tretinoincreme 0,05 % (z. B. Airol® 0,05 % Creme) oder hydrophile Tretinoin-Creme 0,05 % (NRF 11.100.) 1 × / d abends.

> **!** Bei V. a. maligne Form immer TU-Diagn. **Cave:** In 20 % der Fälle gehen die HV anderen Symptomen des Malignoms voraus.

### Akrokeratosis paraneoplastica Bazex (AKP; L85.1)

Fast nur bei M nach dem 40. LJ. Assoziiert mit SCC von Zunge, Pharynx, Larynx, Ösophagus, Lunge, LK-Filiae von okkultem TU. Auftreten der HV in 2 / 3 der Fälle vor der TU-Diagnose.

**Klinik:** Symmetr., schuppende bis hyperkeratotische, unscharf begrenzte Erytheme an Fingern, Zehen, Ohren, Nase (▶ Abb. 8.5). Tendenz zur Ausbreitung nach proximal. Onychodystrophie. Meistens kein Pruritus. Bei ungewöhnlicher Lok. einer „Psoriasis“ (Nase, Ohr) und fehlendem therapeut. Ansprechen an AKP denken!

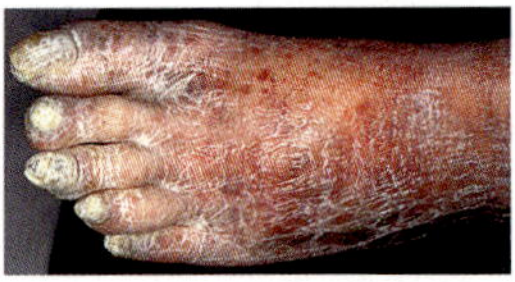

Abb. 8.5 Akrokeratosis psoriasiformis Bazex. [R299]

**Diagn.:** BB, Diff-BB, Leber-, Nierenwerte, BSG, TU-Marker, HNO-Unters., Thorax-Rö., CT / NMR Hals, Bronchoskopie, Gastroskopie, Koloskopie, Biopsie (kein klass. Muster einer Psoriasis oder eines Ekzems).

**DD:** Ps. vulgaris, DLE, Zinkmangel-Dermatose, hyperkeratotisch-rhagadiformes Handekzem, Tinea manuum / pedum.

**Ther.:** Behandlung des TU-Leidens → Remission der HV. Top. und system. Th. meist ineffektiv.

8

## Fakultative Paraneoplasien

**Def.:** Dermatosen, die gehäuft mit malignen viszeralen Tumoren assoziiert sind (▶ Tab. 8.3).

### Hypertrichosis lanuginosa acquisita (L68.1)

Assoziiert mit allen Arten von Malignomen. F > M.

**Klinik:** Plötzliches Wachstum heller, lanugoartiger Haare zunächst im Gesicht (v. a. Nase, Ohren, Augenlider), später auch am Körper. Die Haare werden bis zu 15 cm lang.

Tab. 8.3 Fakultative kutane Paraneoplasien.

| Krankheiten (100 %) | Koinzidenz mit Malignom in | Tumorart |
|---|---|---|
| Dermatomyositis | 10–30 % | v. a. Bronchial-, Mamma-, Ovarial-Ca. |
| Bullöses Pemphigoid | bis zu 20 % | alle Malignome |
| Digitale Ischämie (atypisches Raynaud-Sy.) | 100 % | Nieren-, Magen-, Darm-, Ovarial-Ca. |
| Erythema anulare centrifugum | selten | v. a. myeloproliferative Malignome |
| Akute neutrophile Dermatose (Sweet-Sy.) | bis zu 20 % | Leukämien, Myelome, selten urogenitale Malignome |
| Erythrodermie | 10–20 % | v. a. Lymphome, Leukämien |
| Mucinosis follicularis (sek. Form) | bis zu 80 % | v. a. MF, andere Lymphome |
| Skleromyxödem Arndt-Gottron | 10 % | Plasmozytom, Immunozytom |
| Multizentrische Retikulohistiozytose | 25 % | Magen-, Ovarial-, Uterus-Ca., Lymphome |
| Vasculitis allergica | selten | Alle malignen TU, v. a. myeloproliferative TU |
| Thrombophlebitis migrans | häufig | Pankreas-, Bronchial-, Prostata-Ca., Mesotheliom |
| Pyoderma gangraenosum | bis zu 20 % | v. a. myeloproliferative TU |
| Pfeifer-Weber-Christian-Sy. | selten | Pankreas-Ca. |
| Akquirierte Palmoplantarkeratose (tripe palms) | häufig | Ösophagus-, Bronchial-, Magen-Ca. |
| Akquirierte Ichthyosis | 50–90 % | v. a. Lymphome, auch solide maligne TU |
| Symptomatische Pachydermoperiostose (Marie-Bamberger-Sy.) | häufig | Bronchial-Ca., Pleuramesotheliom |
| Zoster generalisatus; atypische Pyodermie; Candidosis generalisata | selten | alle malignen TU |

**Diagn.:** TU-Suche (▶ 2.1.1), Biopsie (möglichst mehrere Haarfollikel). Histologie: Alle Haarwurzeln im Anagen.

**DD:** Hypertrichosis lanuginosa congenita, erworbene lanugoartige Hypertrichose bei Dermatomyositis, Malnutrition (Anorexia nervosa), nach Schädel-Hirn-Traumen, medikamentös bedingt (z. B. Minoxidil, Diazoxid).

**Paraneoplastischer Pemphigus**

Assoziiert v. a. mit Lymphomen, Leukämien und Castleman-TU.

**Klinik:** Polymorphe HV mit lividen Erythemen, Blasen und Erosionen. Ausgeprägte Schleimhauterosionen, oft Augenbeteiligung. Charakteristisch: Spricht auf konventionelle immunsuppressive Ther. nicht an.

**Diagn.:** Klin. Bild, Biopsie. Histologie: Wie Pemphigus vulgaris (▶ 13.3.2).

**DD:** Pemphigus vulgaris, bullöses Pemphigoid, SCLE, EEM, Lichen planus pemphigoides. Erythema gyratum repens Gammel ▶ 14.1.1; Staphylodermia superficialis circinata ▶ 14.1.1.

## Mit malignen Tumoren assoziierte genetische Syndrome

▶ Tab. 8.4.

**Tab. 8.4 Mit malignen (inneren) Tumoren assoziierte, AD vererbte Genodermatosen.**

| Syndrom | Klinisches Bild | Malignom (Inzidenz) |
|---|---|---|
| Nävoides BCC-Sy. (Gorlin-Goltz-Sy.) | vom frühen Erw.-Alter an multiple, oft hunderte BCC, v. a. UV-exponierte Areale. Palmoplantare Grübchen. Odontogene Kieferzysten, Verkalkungen der Falx cerebri, Rippenfehlbildungen, vergrößerter Kopfumfang, vorgewölbte Stirn | Medulloblastom, Rhabdomyosarkom |
| Cowden-Sy. | multiple Trichilemmome, Hämangiome, Trichoepitheliome, Lipome. Schmale Nase (Vogelgesicht), Kieferhypoplasie, Papillomatose der Mundschleimhaut. | Mamma-Ca. (bis zu 50 % der Fälle → prophylaktische Ablatio mammae), Risiko auch für M ↑, Schilddrüsen-Ca. (≤ 10 %) |
| Gardner-Sy. | Fibrome, Epidermoidzysten und Osteome; familiäre intestinale Polyposis, v. a. des Kolons | Kolon-Ca. (≤ 100 %) |
| Howel-Evans-Sy. | Palmoplantarkeratosen, Leukoplakie der Mundschleimhaut | Ösophagus- (≤ 100 %) GI- (≤ 100 %), gynäkologische (≤ 15 %) u. urogenitale (≤ 25 %) Ca. |
| Muir-Torre-Sy., | multiple Talgdrüsen-TU, BCC, multiple Keratoakanthome | Magen-Darm-, Bronchial-, Urothel-, Endometrium-Ca., höhere Inzidenz bei M |
| Birt-Hogg-Dubé-/ Hornstein-Knickenberg-Sy. | multiple Fibrofollikulome Gesicht u. Dekolleté zwischen dem 20. u. 40. LJ., Spontanpneumothorax | Nierenzell-Ca. (ca. 30 %) |

## 8.12.2 Leukämien

- spez. HV (Leucaemia cutis): kutane Infiltrate leukämischer Zellen. Klin. polymorphe, scharf begrenzte, oft lividrote, glatte Plaques und Papeln mit Neigung zur Ulzeration. Evtl. ekchymosenartige oder purpurische Läsionen. Häufig mehrere Infiltrattypen bei einem Pat., Schleimhautbeteiligung möglich.
- Chlorome: Einlagerung von Blasten in z. B. Haut, KM, LK. Variables klin. Bild (s. o.).
- Häufigkeit ▶ Tab. 8.5. Histologie ist diagn. beweisend. Spez. Infiltrate können der leukämischen Manifestation im Blut vorausgehen bzw. ein Rez. anzeigen!
- unspez. HV: Blässe, hämorrhagische Diathese mit Purpura und Ekchymosen (v. a. Gesicht, Extremitäten). Häufigkeit ▶ Tab. 8.5. Neigung zu bakt. und mykotischen Hautinf. ↑, paraneoplastische Sy. (▶ 8.12.1).

**Tab. 8.5 Hautveränderungen bei verschiedenen Leukämieformen.**

| Leukämie | Spezifische HV | Unspezifische HV |
|---|---|---|
| Akute lymphatische Leukämie (ALL) | sehr selten | häufig |
| Akute myeloische Leukämie (AML) | ca. 10 % | häufig |
| Chron. myeloische Leukämie (CML) | selten, oft erst in Terminalphase | häufig |

# 8.13 Kollagenosen

**Def.:** Diffuse Bindegewebserkr. mit außergewöhnlich variablem Verlauf. Immun- und Autoimmunphänomene regelmäßig nachweisbar. Klin. Überlappungen der einzelnen Erkr. kommen vor.

## 8.13.1 Allgemeine Grundlagen

Bei diffuser klin. Symptomatik (z. B. Abgeschlagenheit, Muskelschwäche, Arthralgien, Kopfschmerz, subfebrile Temp., Erytheme, Lichtempfindlichkeit der Haut) immer an Kollagenose denken.

### Diagnostisches Prozedere bei V. a. Kollagenose

Durch den uncharakteristischen und oft schleichenden Krankheitsbeginn lässt sich eine genauere Klassifikation nur durch Maximaldiagn. und systematischen Ausschluss der DD erreichen. Ist das klin. Bild bereits wegweisend, ist eine gezieltere Diagn. möglich.

- Anamnese: s. o., Raynaud-Phänomen, „Rheuma-Symptome" (z. B. morgendlicher Anlaufschmerz, Morgensteifigkeit), arthritische Beschwerden?
- Inspektion: charakteristisches Fingerrückenerythem?, hyperkeratotisches Nagelhäutchen? Splitterblutungen?
- Labor:
  - BSG, CRP, Diff.-BB, Retikulozyten, Krea, Harnstoff, HS, AST, ALT, γ-GT, AP, LDH, CK, E'lyte, BZ, INR, PTT, PTZ, Gesamteiweiß, E'phorese
  - Urinstatus, Urinsediment; aus 24-h-Sammelurin: Krea-Clearance, Eiweiße'phorese, Diske'phorese
  - ANA-Titer und ANA-Fluoreszenzmuster, AMA, ASMA, Anti-ds-DNA, ENA, $C_3$, $C_4$, zirkulierende Immunkomplexe, Kryoglobuline, Kälteagglutinine (▶ Tab. 8.6)
  - Rheumafaktor (z. A. rheumatoide Polyarthritis)
  - $T_3$, $T_4$, TSH basal
- (HR-)CT (z. B. initiale Lungenfibrose), Abdomen-Sono, Thorax-Rö. in 2 Ebenen
- EKG, Echo
- Ösophagusmanometrie
- Lufu-Diagn.: Bodyplethysmografie
- Kapillaroskopie, Pulsoszillografie

**Tab. 8.6 Autoantikörper bei Kollagenosen.**

| Auto-AK | Häufigkeit |
|---|---|
| Systemischer LE | |
| ANA | 90 % |
| Anti-ds-DNA | 60–90 % |
| Anti-Sm | 10–30 % |
| Anti-Ku | 10 % |
| Antiphospholipid | 10–30 % |
| Anti-ss-DNA | 90 % |
| Antihiston | 50–70 % |
| Anti-Ro/SS-A | 20–60 % |
| Anti-La/SS-B | 15–40 % |
| Anti-$U_1$ RNP | 10 % |
| Arzneimittelinduzierter SLE | |
| Antihiston | 95 % |
| Mischkollagenosen | |
| Anti-U1 sn-RNP | 100 % |
| CREST-Syndrom | |
| Anti-Zentromer | 80 % |
| Sjögren-Syndrom | |
| ANA | 80–90 % |
| Anti-Ro/SS-A | 50–60 % |
| Anti-α-Fodrin | 50–65 % |
| Anti-La/SS-B | 25–30 % |
| Dermatomyositis | |
| ANA | 50–70 % |
| Anti-Jo 1 | 20 % |
| Anti-SRP | 5 % |
| Anti-Mi-2 | 20 % |
| Anti-SAE | 10 % |
| Anti-TIF 1 γ | 30 % |
| Anti-NXP-2 | 5 % |
| Anti-MDA 5 | 15 % |
| Progressive syst. Sklerodermie | |
| ANA | >90 % |
| Anti-Scl 70 (Topoisomerase I) | 30 % (diffus), 15 % (limitiert) |
| Anti-Zentromer (CENPB) | 10 % (diffus), 50 % (limitiert) |
| Anti-RNA-Polymerase III | 5 % |

## 8.13.2 Lupus erythematodes integumentalis (L93.0)

**Syn.:** Lupus erythematodes (LE) chronicus.

**Def.:** Chron. verlaufender LE der Haut ohne viszerale Beteiligung. F:M = 3:1. V.a. 30.–50. LJ. Provokation und Unterhaltung der Herde durch exogene Faktoren: Licht, physikalische Irritationen, Stress, Rauchen. Häufigste Verlaufsformen:

- Lupus erythematodes chronicus diskoides (CDLE, Discoid Lupus erythematosus, DLE; ▶ Abb. 8.6)
- Lupus erythematodes chronicus disseminatus

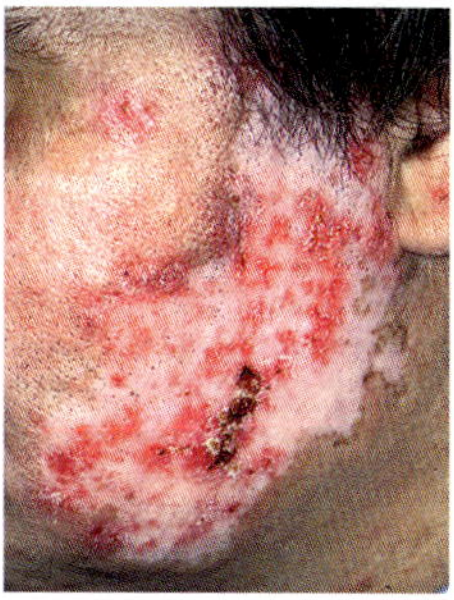

Abb. 8.6 Diskoider Lupus erythematodes. [R299]

**Klinik:**

Zunächst Erytheme, die langsam wachsen und konfluieren können. Erweiterung der Haarfollikel in diesem Bereich mit festanhaftenden Follikelkeratosen (Tapeziernagelphänomen, schmerzhaft!). Prädilektionsstellen: Gesicht, Kapillitium, Dekolleté, selten Stamm. Bei länger bestehenden Herden Dreizonen-Phänomen:

- erythematöser Randsaum außen
- erythemato-hyperkeratotische Zone in der Mitte
- Atrophiezone mit Verlust der Follikelostien innen

Evtl. De- oder Hyperpigmentierungen, Teleangiektasien, selten Mutilationen. Herde oft druckdolent oder parästhetisch. Bei Befall des Kapillitiums vernarbende Alopezie.

### Seltene Verlaufsformen

- LE tumidus: entzündliche Infiltrate, die tumorartig über das Hautniveau ragen
- LE profundus (Lupuspannikulitis): Schmerzhafte, bis in die Subkutis ragende Infiltrate ohne Epidermisbeteiligung, Abheilung mit eingezogenen Narben
- Chilblain-Lupus: an Perniones erinnernde Läsionen an den Akren
- Rowell's Sy.: EEM-artige HV, v. a. an Stamm, Gesicht, Nacken

**Diagn.:**

Klinik (wegweisend!), Diff.-BB (selten Leukos ↓), BSG (oft ↑), ANA (oft niedrige Titer), ENA, Anti-ds-DNA (in ⅓ niedrigtitrig pos.); Biopsie aus der Randzone, Lichttreppe, Fotoprovokation (▶ Tab. 8.7).

**Tab. 8.7 Testprotokoll für die Fotoprovokation bei Lupus erythematodes.**

| Testort | Oberer Rücken oder Streckseiten der Unterarme |
|---|---|
| Testareal | 5 × 8 cm |
| Strahlenquelle | **UVA:** Metallhalogenidstrahler (340–400 nm) **UVB:** Fluoreszenzstrahler (280–320 nm) |
| Dosis | 3 × 60–100 J/cm² UVA, 3 × 1,5-fache MED-UVB |
| Ablesung | 24, 48, 72 h nach Bestrahlung, bis 3 Wo. nach der letzten Bestrahlung beobachten. Pos. Reaktion: Auslösung typischer HV im Testareal (in ca. 80 %). Merke: Neg. Fotoprovokation kein Ausschluss für Fotosensitivität |

8

> Die HV des LE treten häufig erst 1–3 Wo. nach Fotoprovokation auf. DD: Polymorphe Lichtdermatose wird bereits unmittelbar nach UV-Exposition provoziert.

**Histologie:** Atrophisches Epithel, Orthohyperkeratose, follikuläre Keratose (= Tapeziernagelphänomen), vakuoläre Alteration der basalen Epithelzellen, Papillarkörperödem, dichtes perivaskuläres epidermotropes und adnexotropes Rundzellinfiltrat, Muzinnachweis. DIF: In befallener Haut in 60 % der Fälle Nachweis von IgG, IgM, IgA, $C_3$ entlang der Basalmembranzone (pos. Lupusbandtest), unbefallene Haut neg.

**DD:** Polymorphe Lichtdermatose; lymphozytische Infiltration (fehlende epidermale Veränderung), Rosazea (eher flächig, zentrofazial), seborrhoisches Ekzem (flächige Schuppung), Tuberculosis cutis luposa (eher akral), Tinea faciei (randbetonter Herd).

### Therapie

- Konsequenter Lichtschutz: schützende Kleidung, Hut, Lichtschutzpräp. (z. B. ANTHELIOS XL, ISDIN Fusion Gel)
- für wenige d Steroidsalben 2 × / d (z. B. Mometason-Salbe, z. B. Momegalen® Salbe über Nacht unter Folienokklusion)
- bei hartnäckigen Läsionen 1 × / Wo. Unterspritzung mit steroidhaltiger Kristallsuspension (z. B. Volon® A 10 in Scandicain® 1 : 2)
- Tacrolimus-Salbe 0,1 % (Protopic®) oder Pimecrolimus-Creme 1 % (Elidel®) 2 × / d im OLU; Wirkungssteigerung durch Anwendung unter Folienokklusion. Vorteil: keine Steroidatrophie
- am Kapillitium: steroidhaltige Lsg. (z. B. Momegalen®-Lsg.) 1 × / d auf den Herd auftragen. Wenn nötig, zusätzlich Unterspritzung mit steroidhaltiger Kristallsuspension (s. o.)
- Systemther.:
  - Ind.: disseminierter Befall oder therapieresistenter Lokalbefund
  - Chloroquin (CQ, Resochin®, ▶ 22) 120–250 mg / d p. o. (OLU), Hydroxychloroquin (HCQ, Quensyl®; ▶ 22) initial 400–600 mg / d p. o., Erhaltungsdosis 200–400 mg / d p. o. (OLU). Beachte: Bei NW wie Kopfschmerzen, Schwindel oder Diarrhöen Dosis sofort ↓! Nach 1–2 Wo. sollte leichte Reduktion des Erythems eintreten; bei fehlendem Ther.-Effekt nach 3 Mon. Ther. absetzen ▶ 22.
  - bei fehlendem Ansprechen: Prednisolon (z. B. Decortin® H; ▶ 22) 2,5–5 mg / d p. o., ggf. in Komb. mit Chloroquin 125–250 mg / d p. o.
  - bei sehr ausgedehntem Befund ohne Ansprechen auf andere Ther.: Steroidstoßther.: Beginn mit Prednisolon 100 mg / d i. v. (z. B. Solu-Decortin® H; ▶ 22). Langsam reduzieren. Erhaltungsdosis: Prednisolon 10–20 mg / d p. o. (z. B. Decortin® H); ggf. in Komb. mit Azathioprin (z. B. Imurek 50–100 mg / d; ▶ 22)
  - weitere Ther.-Möglichkeiten bei Nichtansprechen von Chloroquin / Hydroxychloroquin:
    - MTX (▶ 22) 15–25 mg / Wo s. c. (OLU)
    - bei hyperkeratotisch-verruköser Variante: Acitretin (Acicutan®; ▶ 22) 0,2–1,0 mg / kg KG / d; Kontrazeption bei gebärfähigen F beachten!
    - bei inflammatorischen Varianten: Dapson (DAPSON-Fatol; ▶ 22) 50–200 mg / d p. o.

- evtl. zusätzlich: Kryochirurgie diskoider Herde im Spray- oder geschlossenen Kontaktverfahren (▶ 24.5) oder Erbium:YAG-Laser-Ther. ▶ 24.10.4. NW: Hypopigmentierte Narben (Pat. aufklären)
- Abdecken der Herde mit Camouflage

Pat. über Lichtprovozierbarkeit der Krankheit explizit aufklären. HV können bei ungeschützter Exposition noch nach Wo. folgen.

**Progn.:** Narbige Abheilung der Herde. Entweder Rez. (neue Herde) oder im Laufe von J. schwächer werdende Schübe. Hohes Risiko für Übergang in SLE. Halbjährliche Inspektion der gesamten Haut und Laborkontrollen (gr. BB, BSG, ANA).

## 8.13.3 Subakuter kutaner Lupus erythematodes (L93.1)

**Def.:** Besondere Verlaufsform eines kutanen LE mit erhöhtem Risiko für einen SLE oder mit bereits milder viszeraler Symptomatik. In ca. 70 % fotosensitiv. Manchmal durch Medikamente ausgelöst, unterhalten oder verschlimmert (s. u.). V. a. zwischen dem 30. – 50. LJ. F:M = 8 : 1.

**Klinik:**

- anulär-polyzyklische Form: anuläre polyzyklische schuppende Erytheme an Armen, oberem Thorax und Gesicht (▶ Abb. 8.7)
- papulosquamöse Form: kleine, disseminierte, schuppende Papeln an lichtexponierten Stellen
- insgesamt livide Note, keine Vernarbung; manchmal milde syst. Beteiligung mit leichten Gelenkschmerzen, Abgeschlagenheit, leichter Serositis

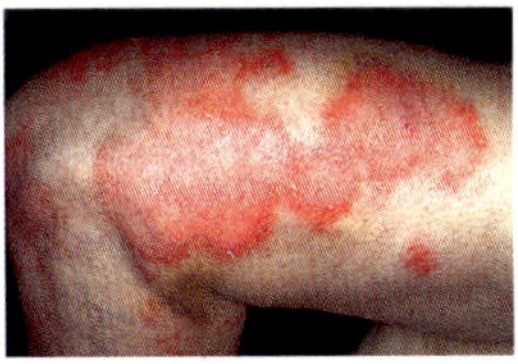

Abb. 8.7 Subakuter kutaner Lupus erythematodes. [R299]

**Diagn.:** Klinik, Medikamentenanamnese, Diff.-BB (ggf. Leukos ↓), BSG ↑, ANA bei 75 % ↑, ggf. Anti-ds-DNA AK, SS-A (Ro)- und SS-B (La)-AK; PE aus dem Randbereich, Lichttreppe und Fotoprovokation (▶ 10.3.2). Histologie: wie DLE (▶ 8.13.2). DIF: in 40–50 % neg.

**Merke**

- Bei Diagn. immer auch SLE ausschließen!
- Bei Manifestation in der Schwangerschaft Gefahr eines kongenitalen AV-Blocks beim Kind. Ther.: Plasmapherese und Dexamethasongabe in spezialisierten Zentren. Ggf. postnatale Schrittmachertherapie.

**DD:** Ps. vulgaris (streckseitig betont).

**Ther.:** Wie LE integumentalis (s. o.). Ab- / Umsetzen angeschuldigter Medikamente. Frühzeitiger Einsatz einer Systhemther. Bei arthritischen Beschwerden: Diclofenac 50–150 mg / d (z. B. Voltaren® Tbl.) oder Rofecoxib 12,5 mg / d (z. B. Vioxx®) p. o.

**Progn.:** Häufig Übergang in SLE, klin. Kontrollen alle 3–6 Mon.

## 8.13.4 Systemischer Lupus erythematodes (M32.1)

**Syn.:** Lupus erythematodes visceralis, SLE.

**Def.:** Genetisch prädisponierte Autoimmunkrankheit, die v. a. das Gefäßbindegewebe und die Haut betrifft. Variabler Verlauf. Meist bei jüngeren Erw. F:M = 8 : 1, Prävalenz in Europa: 2–3/10 000.

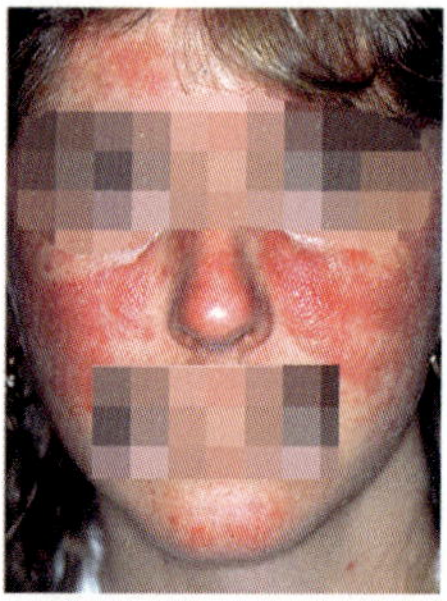

Abb. 8.8 Systemischer Lupus erythematodes. [R299]

**Klinik:**

- HV (ca. 80 %): unscharf begrenztes zentrofaziales Erythem (Schmetterlingserythem bei Älteren eher selten, Erythema perstans, ▶ Abb. 8.8, ▶ Tab. 8.8), HV wie beim LE integumentalis (▶ 8.13.2), Exantheme (morbilliform, scarlatiniform, multiform, rosazea- oder livedoartig), selten bullöse HV, fleckige oder diffuse Erytheme an Finger- oder Zehenendgliedern. Fakultativ: Teleangiektasien an Fingerspitzen und Nagelfalz, subunguale Blutungen, Livedo-Bild ggf. mit Ulzerationen, vernarbende oder diffuse Alopezie, Raynaud-Sy.
- Schleimhautveränderungen: Enantheme mit Erosionen und Ulzerationen, bukkal u. palatinal, Cheilitis
- reduzierter AZ (ca. 90 %) mit Müdigkeit, Abgeschlagenheit, Leistungsknick, Gewichtsabnahme, subfebrilen Temp.
- Arthritis, Tendosynovitis (ca. 90 %): v. a. Hand- u. Kniegelenke, Strecksehnen der Hand, Achillessehne, M.-tibialis-anterior-Sehne. Symmetrische Polyarthritis oder asymmetrische Oligoarthritis
- Myalgie / Polymyositis (ca. 50 %)
- Lymphadenopathie (ca. 50 %)
- pulmonal: Husten, Auswurf, pleuritische Thoraxschmerzen, Dyspnoe
- kardial: Angina pectoris, Dyspnoe
- renal (ca. 35 %): Ödeme, schaumiger Urin
- neurologisch: Kopfschmerz, Migräne, Psychose, epileptische Anfälle, Konzentrationsschwäche, Antriebsschwäche, Depressionen, Chorea
- Sicca-Symptomatik: Xerophthalmie, Xerostomie
- selten: abdominelle Schmerzen, Diarrhöen, Übelkeit; Parotisschwellung; Konjunktivitis, Episkleritis; Hirnnervenstörung, periphere Neuropathie; Menstruationsanomalien



**Diagn.:** ▶ Tab. 8.8, ▶ Abb. 8.9.

**DD:** Andere Kollagenosen, v. a. Mischkollagenose; primär chron. Polyarthritis (RF pos.); maligne Lymphome; Inf. / Sepsis.

**Ther.:**

- Basismaßnahmen: konsequenter Lichtschutz, Nikotinkarenz.
- Vor Therapie Impfstatus prüfen.

| Tab. 8.8 ACR-/EULAR-SLE-Klassifikationskriterien (2019)* | | | |
|---|---|---|---|
| **renal** | **Nephritis Klasse III/IV (10)** | **Nephritis Klasse II/V (8)** | **Proteinurie ≥ 0,5 g/d (4)** |
| spez. Antikörper | anti-Sm od. anti-dsDNA (6) | | |
| mukokutan | ACLE (6) | SCLE od. DLE (4) | Alopezie od. orale Ulzera (2) |
| Serosa | Akute Perikarditis (6) | Erguss (5) | |
| muskuloskelettal | Arthritis (6) | | |
| neurologisch | Krampfanfälle (5) | Psychose (3) | Delir (2) |
| hämatologisch | Autoimmunhämolyse od. Thrombozytopenie (4) | Leukopenie (3) | |
| Komplement | C3 u. C4 ↓ (4) | C3 od. C4 ↓ (3) | |
| Anti-Phospholipid | Anti-Cardiolipin od. anti-β2-GPI od. Lupus-Antikoagulanz (2) | | |
| konstitutionell | Fieber (2) | | |

Eingangskriterium: ein pos. ANA-Titer, Pkt. in Klammern, Cut-off-Wert bei 10 Pkt.
* sehr hohe Spez. und Sensitiv.

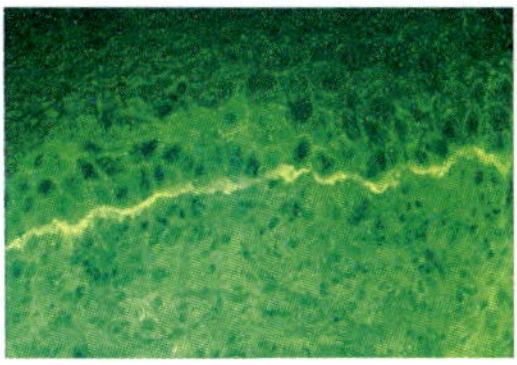

Abb. 8.9 Direkte Immunfluoreszenz: Lupus erythematodes. [R299]

- Therapie muss individuell in Abhängigkeit von Krankheitsaktivität, Organbeteiligungen, Gesamt- und organbezogener Progn. und Begleiterkr. abgestimmt werden Merke: beschleunigte Arteriosklerose! → Haupttodesursache.
  - Basisther. bei geringer Krankheitsaktivität und fehlender oder gering ausgeprägter Organbeteiligung sind immer Antimalariamittel: Chloroquin (CQ, Resochin®, ▶ 22) 120–250 mg/d p.o., Hydroxychloroquin (HCQ, Quensyl®; ▶ 22) initial 400–600 mg/d p.o., Erhaltungsdosis 200–400 mg/d →Thromboserisiko und Schübe ↓, lipidsenkend, sicher in der Gravidität (OLU). Tipp: Blutspiegelbestimmung zur besseren Steuerung der Ther.
- Bei unzureichender Wirksamkeit oder im Schub komb. mit syst. Steroiden wie Prednisolon (z.B. Decortin® H; ▶ 22) 5–10 mg/d p.o. Anmerkung: Hohe Steroiddosen ohne Zusatznutzen. Während der Remissionsphase Prednisolon < 5 mg/d p.o.
- Begleitend NSAR, z.B. Diclofenac 50–150 mg/d p.o., v.a. bei Arthralgien, Zephalgien, Myalgien, Serositis.
- Bei längerzeitig erhöhter Krankheitsaktivität und hohem Steroidverbrauch Einsatz von Immunsuppressiva (jeweils bedarfsadaptiert komb. mit Steroiden, z.B. Decortin® H 5–20 mg/d p.o., ohne Erhöhung des Risikos für Lymphomentstehung):
  - 1 Wahl: MTX (z.B. METEX®; ▶ 22) 15–25 mg/Wo. s.c. (OLU)
  - 2. Wahl: Azathioprin (z.B. Imurek®; ▶ 22) 2 mg/kg/KG/d p.o.

8

  - alternativ Mycophenolatmofetil (CellCept®, OLU) 1–2 g/d p.o.
    Anmerkung: Induktions- und Erhaltungsther. bei Lupus-Nephritis
- Bei hoher Krankheitsaktivität und schwerer Nieren- oder ZNS-Beteiligung: Cyclophosphamid (z. B. Endoxan®) 6 Zyklen à 500 mg. i. v. alle 2 Wo.
- Belimumab (Benlysta®): 10 mg/kg/KG i. v. alle 4 Wo, bei guter Verträglichkeit 200 mg s. c. alle 2 Wo als Add-on-Ther. Bei Erw. mit aktivem SLE zunächst für ½ J. →kein suff. Ansprechen Ther.-Stopp → Versuch mit Rituximab.
- Rituximab (MabThera®, OLU).

**Progn.:** Meist schubartiger, evtl. foudroyanter Verlauf. 5-JÜR unter Ther.: 95 %, 10-JÜR 90 %. Kontrollunters. in 3-monatigen Intervallen. Verschlechterung eines SLE während der Gravidität. Zweithäufigste Todesursache sind Inf. unter Immunsuppression!

> Gestagen-/Östrogenhaltige Kontrazeptiva dürfen in einer stabilen Phase eingesetzt werden.

**KI:** F mit hohem Thromboserisiko (Antiphospholipid-Sy.) und Raucherinnen > 35 J.

## 8.13.5 Sonderformen des Lupus erythematodes

### Medikamenteninduzierter Lupus erythematodes (M32.0)

Alle Formen des LE können durch Arzneimittel ausgelöst werden.

- **systemischer LE:** Klinik: Fieber, KG ↓, Perikarditis, pleuropulmonale Entzündungen, Hautbeteiligung (z. B. diskoide oder EEM-ähnliche HV) selten, keine Geschlechtspräferenz. In 95 % Antihiston-AK (nicht spez., da auch bei idiopathischem SLE vorhanden). Symptome treten gewöhnlich 1 J. nach Einnahmebeginn folgender Medikamente auf: INH, Methyldopa, Propylthiouracil, D-Penicillamin, PUVA. Nach Absetzen der Präp. verschwinden die Symptome nach 4–6 Wo.
- **Subakut kutaner LE:** Klinik: psoriasiforme und anuläre HV an Oberkörper und Streckseiten der oberen Extremitäten durch folgende Medikamente: Hydrochlorothiazid, Kalziumkanalblocker, Terbinafin, NSAR, Docetaxel, PUVA, Interferone, TNF-α-Blocker.Nach Absetzen der Präp. können (!) sich die HV zurückbilden.

Anmerkung: TNF-α-Blocker können einen DLE und ACLE auslösen.

### Provost-Syndrom

**Syn.:** ANA-neg. SLE.

ARA-Kriterien werden erfüllt, jedoch sind keine ANA nachweisbar. Bei ca. 5 % der Pat. typischerweise SS-A/Ro und SS-B/La pos., Anti-ds-DNA in 30 % pos.

8

### Antiphospholipid-Syndrom (APS; D68.6)

Tritt sek. bei SLE in 15–30 % (▶ 8.13.4) sowie anderen Kollagenosen oder als primäre Krankheit auf. Dauerhaft pos. AK gegen Gerinnungsfaktoren. V. a. bei jungen F. Selten.

**Klinik:** Gefäßverschlüsse (≥ 1 klinisches Ereignis einer art., ven. oder „Small vessel"-Thrombose) → klin. z. B. als Myokardinfarkt, TIA, Nierenversagen, sowie bei F als habituelle Aborte. Schwangerschaftskomplikationen. Kutane Manifestationen: Livedo-Zeichnung (blitzfigurenartige livide Streifen), Raynaud-Symptomatik, Petechien, akral betonte Nekrosen, atypisches Ulcus cruris.

**Diagn.:** IgG- / IgM-Antiphospholipid-AK mittleren / hohen Titers unterschiedlicher Relevanz: Lupusantikoagulanz und / oder Anti-Cardiolipin-AK und / oder Anti-β2-Glykoprotein-1-AK (assoziiert mit ↑ Thromboseneigung). APS gilt bei Vorliegen mind. 1 klinischen und 1 Laborkriteriums als gesichert.

**Ther.:** Bei klin. Symptomatik. Ther. der Grunderkr. (SLE ▶ 8.13.4). Nach Aborten ASS 100 mg / d und Steroide (z. B. Decortin®) 5–20 mg / d. Nach Thrombosen / Embolien: Marcumarisierung unter INR-Kontrolle (INR 2,5–3).
Bei thrombembolischen Ereignissen: Komb. von Antikoagulanzien, Glukokortikosteroiden, IVIg und Plasmaaustauscher.
Asymptomatische Pat. zur Prophylaxe ASS 100 mg / d p. o., Hydrochloroquin (▶ 8.13.4) oder in der Gravidität Heparin in ther. Dosis mit / ohne ASS während der gesamten Zeit. Ausschalten von Risikofaktoren: Nikotin, Adipositas, Pille mit Östrogenanteil.
**Merke:** Gravidität kontraindiziert bei APS-Frauen mit aktivem SLE, kürzlich stattgehabten thrombotischen Ereignissen, Niereninsuff. pulmonaler Hypertonie.

## 8.13.6 Zirkumskripte Sklerodermie (L94.0)

**Syn.:** Lokalisierte Sklerodermie, Morphea.

**Def.:** Seltene, chron.-entzündliche Bindegewebserkr. ungeklärter Ätiol. mit schubweisem Verlauf, i. d. R. ohne extrakutane Beteiligung (muskuloskelettal, pulmonal, gastrointestinal, neurologisch, vaskulär). Manifestation gleich häufig im Kindesalter und zwischen 20. und 50. LJ. F : M = 3 : 1. Assoziation mit Autoimmun- und rheumatologischen Erkr.

**Einteilung der zirkumskripten Sklerodermie:**

- Typ I: lokalisierte plaqueartige Sklerodermie (am häufigsten), kosmetisch störend, i. d. R. funktionell nicht beeinträchtigend (▶ Abb. 8.10):
  - 1a: ≤ 5 Plaques; 1b: > 5 Plaques
  - 2: Guttatatyp (kleinfleckige Skleroseherde)
  - 3: Atrophodermia idiopathica et progressiva Pasini et Pierini (oberfl., vom Erythem geprägte Form, keine Sklerosierung)
- Typ II: lineare Sklerodermie (Herde sind 4× länger als breit; ca. 10–30 %), häufigste Form bei Kdr.:
  - 1a: lokalisierter, 1b: Generalisierter entzündlicher Typ, bei Befall über einem Gelenk ggf. Bewegungseinschränkung
  - 2: Sklerodermie en coup de sabre (Säbelhiebsklerodermie; ▶ Abb. 8.11), bei Kdr. evtl. Schädelwachstum beeinträchtigt.
- Typ III: subkutane, profunde Sklerodermie (selten), Bewegungseinschränkung im Gelenk
- Sonderformen:
  - Pansclerotic disabling disease of children: Foudroyant fortschreitende generalisierte Sklerose, oft mutilierende Gelenkbeteiligung, schwere Behinderung.
  - Hemiatrophia faciei progressiva (Parry-Romberg-Syndrom): Atrophie der Subkutis, der Muskulatur und je nach Ausprägung auch knöcherner Strukturen einer Gesichtshälfte. Oft entstellend. Manifestation neurologischer Beschwerden (z. B. Migräne, Epilepsie) möglich.

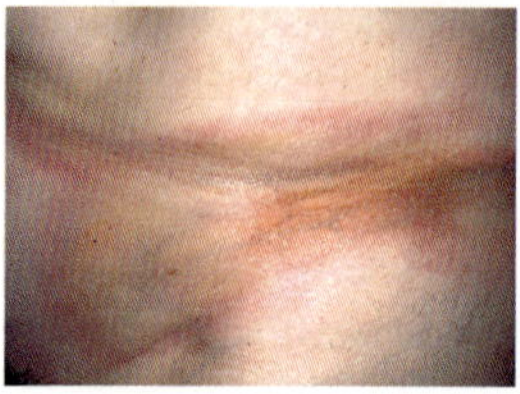

Abb. 8.10 Zirkumskripte Sklerodermie. [R299]

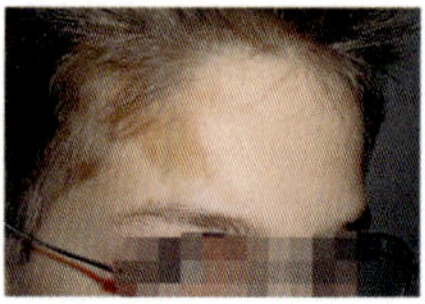

Abb. 8.11 Sklerodermie en coup de sabre. [R299]

**Klinik:** Initial fleckförmiges Erythem, das sich zentrifugal ausbreitet und zentral durch eine atrophisch-glänzende, mit der Unterlage verbackene Skleroseplatte ersetzt wird. Ringförmiges Resterythem (Lilac-Ring). In der Plaque Verlust der Haarfollikel und Schweißdrüsen. Schließlich Hyper- oder Hypopigmentierungen. Bei tiefen Formen Erythem, ggf. nur durch Palpation festzustellende tiefe Verhärtung. Prädilektionsstellen: Stamm, Extremitäten.

**Diagn.:** Klinik (Inspektion, Palpation), BSG (bei entzündlichen Subtypen ↑), Diff.-BB (v. a. bei linearen Formen und eosinophiler Fasziitis [Bluteosinophilie]), CK (v. a. bei V. a. Begleitmyositis), ANA (i. d. R. neg.), Biospie unter Erfassung der Korium-Subkutis-Grenze, Borrelienserologie (Pseudosklerodermie bei Borreliose). Histologie: Lymphozytäres Infiltrat an der Korium-Subkutis-Grenze, verbreiterte und homogenisierte Kollagenfaserbündel, verbreitertes Korium, Ummauerung und Untergang der Adnexstrukturen.

**DD:** Lichen sclerosus (konfettiartige oberflächl. Verhärtung der Haut, kein Lilac-Ring); PSS (viszerale Beteiligung); borrelieninduzierte Pseudosklerodermie.

**Ther:** Komb. verschiedener Ther.-Verfahren (z. B. $UVA_1$-Ther. + physikalische Ther. + topische Steroide).

- $UVA_1$-Bestrahlung, 25 J / cm², 5 × / Wo. bis zu einer kumulativen Gesamtdosis von ca. 600 J / cm². Durch Aktivierung der Fibroblastenkollagenase derzeit wirksamstes Ther.-Regime.
- alternativ, z. B. wenn $UVA_1$-Ther. nicht verfügbar: PUVA-Bad-Ther. (▶ 23.4.2)
- physikalische Ther.: Lymphdrainage, Massage, Krankengymnastik; v. a.bei linearen Formen, die über ein Gelenk ziehen! Mehrfach wöchentl. über Mon., konsequente Durchführung erforderlich
- Steroide unter Folienokklusion (z. B. Mometasonfuroat-Salbe), ggf. zusätzlich Randsaum mit steroidhaltiger Kristalloidlsg. unterspritzen (z. B. Volon® A 10 in Scandicain® 1 : 2; ▶ 22) 1 × / Wo. für 6 Wo. **Cave:** Intrakutan applizieren!
- alternativ: Vit.-$D_3$-Analoga = Calcipotriol (z. B. Daivonex® Salbe) 2 × / d auf die Herde auftragen (OLU)
- Bei progredienter aktiver linearer Sklerodermie bei Kdr. wegen Gefahr von Spätschäden (Kontrakturen, Fehlstellungen) und bei ausgedehnter aktiver Sklerodermie bei Erw. Hochdosis-Steroid-Pulsther. mit Methylprednisolon 500 mg i. v. Tag 1–3 und 8–10, an den anderen d oral Methylprednisolon, initial 0,5 mg / kg KG in absteigender Dosierung. Ab Wo. 3 für Kdr. MTX 10 mg / m² KOF / Wo s. c. über Mon., für Erw. 20–35 mg / Wo. s. c. über Mon. (▶ 22).

**Progn.:** Günstig, meist spontaner Stillstand nach 1,5–5 J. Pansclerotic disabling disease of children infaust.

8

## Sonderform: Eosinophile Fasziitis (M35.4)

**Syn.:** Shulman-Sy.
Sonderform der tiefen bandförmigen Sklerodermie mit Blut- und Gewebseosinophilie. Sehr selten.

**Klinik:** Akut einsetzende teigige Schwellung mit brettharter schmerzhafter Induration im Bereich der Muskelfaszien und Bewegungseinschränkung. Druckschmerz. Initial evtl. Arthralgien. Prädilektionsstellen: V. a. Unterarme, Oberschenkel. Chron. schubweiser Verlauf, evtl. Atrophie der betroffenen Muskeln.

**Diagn.:** Diff.-BB (Leukos ↑, Eosinophilie), BSG ↑, tiefe Schnittbiopsie inkl. Muskelfaszie. Histologie: Verdickte und sklerosierte Muskelfaszie, verdickte Faszien des subkutanen Fettgewebes. Lymphoplasmazelluläres Infiltrat mit Gewebseosinophilie.

**DD:** Generalisierte zirkumskripte Sklerodermie, Eosinophilie-Myalgie-Sy., Skleromyxödem, Scleroderma adultorum.

**Ther.:** Syst. Glukokortikoide: Beginn mit Prednisolon (z. B. Solu-Decortin® H) 100 mg / d als Kurzinfusion (▶ 22). Langsame Reduktion, möglichst niedrige Erhaltungsther. über Mon. bis J.

**Progn.:** Nach Steroidgabe über Mon. bis J. kann bei fehlender Klinik Auslassversuch unternommen werden. Dauerhafte Heilung möglich. **Cave:** Nachsorge in 3-monatigen Intervallen → klin. Befund, Diff.-BB (Eosinophilie?): Bei ansteigenden Eosinophilen oder Symptomen erneute Ther. **KO:** Dauerschmerz, Bewegungseinschränkung, Muskelkraft ↓.

## 8.13.7 Progressive systemische Sklerodermie (M34.0)

**Syn.:** Syst. Sklerodermie, Systemsklerose, PSS, SSc.

**Def.:** Seltene syst. Autoimmunerkr. mit Fibrosklerose von Haut und Unterhaut, inneren Organen und Gefäßen. Meist zwischen 30. und 70. LJ. F : M = 6 : 1. Meist schleichender Beginn. Risikofaktoren: genetische Prädisposition sowie Inf. (z. B. mit CMV, HPV, Erythroparvovirus 1 [EPV1 = PVB19], Toxoplasma).

**Einteilung:**
- Subtyp I: limitierte Variante mit akralem Befall bis zum Hand- / Sprunggelenk als Typ 1, unter Einschluss der proximalen Extremitäten sowie des Gesichts als Typ 2. Kriterien: frühes Auftreten des Raynaud-Phänomens, Hautsklerose erst in 4. / 5. Lebensdekade (Diagnoseverzögerung!), Spätmanifestation einer pulmonalen arteriellen Hypertonie (PAH). Sonderform: CREST-Sy. Symptomkonstellation: Calcinosis cutis (schmerzhafte Kalzifikationen an Fingerkuppen und druckexponierten Lokalisationen mit Neigung zur Ulzeration = Thibièrge-Weissenbach-Sy.). Raynaud-Sy., E(ö)sophagitis, Sklerodaktylie, Teleangiektasien. Nachweis von anti-Zentromer-AK (80 %).
- Subtyp II: diffuse systemische Variante. Kriterien: kurzfristige Manifestation eines Raynaud-Phänomens, Auftreten zunächst eines stammbetonten Ödems mit Übergang in eine Sklerose der gesamten Haut, rascher Organbefall (z. B. frühe Ausbildung einer Lungenfibrose mit sek. PAH). Nachweis von anti-Scl70-AK.

**Klinik**

Oft Beschwerden über J. (kalte Hände und Füße, Gelenksteifigkeit, Bewegungseinschränkungen).

- AZ ↓: Abgeschlagenheit, Müdigkeit, Leistungsknick, subfebrile Temp., depressive Verstimmung.
- Raynaud-Sy. (90 %): Frühsymptom; ca. 10 % der Pat. mit primärem Raynaud-Sy. entwickeln innerhalb von 10 J. eine Kollagenose.

**Kutane Manifestationen**

- Gefühl des „Engerwerdens" der Haut. 3 Stadien: Schwellung → Verhärtung → Atrophie. Ggf. schmerzhafte Kalkeinlagerungen (Kalzinose), v. a. über Gelenken und an den Akren.
- Hände (▶ Abb. 8.12): Erst ödematöse Schwellung der Akren („Wurstfinger"), Übergang zu typischen „Madonnenfingern"; oft schmerzhafte Kuppennekrosen und Kalzinosen (Thibièrge-Weissenbach-Sy.), sklerosiertes und schmerzempfindliches Nagelhäutchen mit Punktblutungen, evtl. Verkürzung der Finger durch Akroosteolysen, Pterygium der Fingernägel.

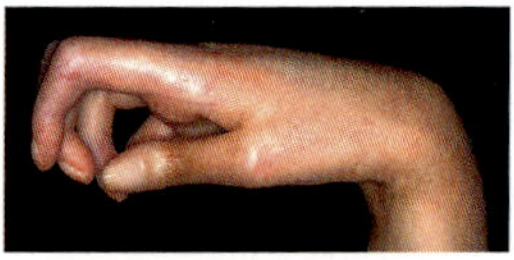

Abb. 8.12 PSS: Hände. [R299]

- Gesicht (▶ Abb. 8.13): „Tabaksbeutelmund" (Mikrostomie, radiäre Hautfältelung), Maskengesicht durch Amimie und atrophischen Glanz, spitze Nase und Ohren. Sklerosiertes Zungenbändchen (typisch, aber selten) deutet auf intestinale Beteiligung hin.
- Kapillitium: Straffe Atrophie der Kopfhaut kann zu diffusem Effluvium führen.

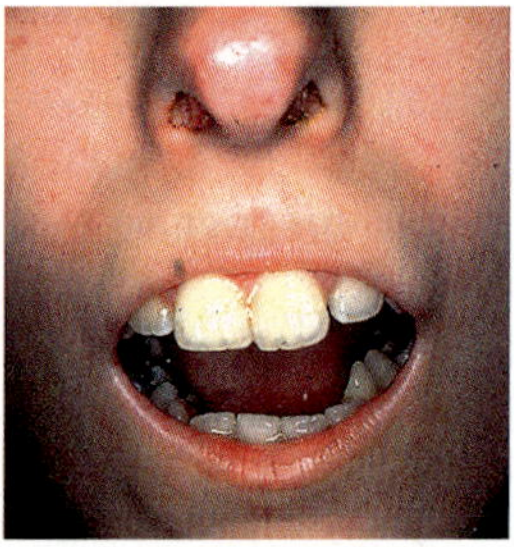

Abb. 8.13 PSS: Mund. [R299]

Zur Beurteilung des Verlaufs altes Porträtfoto zeigen lassen.

**Extrakutane Manifestationen**

- GI-Trakt (90 %): Dysphagie, Globusgefühl, Refluxösophagitis, Meteorismus, Tenesmen, Diarrhö, selten ileusartige Obstipation, in ca. 10 % primär biliäre Cholangitis (Nachweis von antimitochondrialen AK)
- Lunge (70 %): Lungenfibrose mit restriktiver Ventilationsstörung, Belastungs-, Ruhedyspnoe, trockener Husten, Thoraxschmerz
- Niere (35 %): Gefäßfibrosen → Minderperfusion des Nierenkortex → Aktivierung des RAS (Renin-Angiotensin-System) → (maligne) Hypertonie und Niereninsuff.
- Skelettsystem (70 %): Arthritis (häufig zu Krankheitsbeginn)
- Speicheldrüsen (15 %): Xerophthalmie, Xerostomie, trockene Scheide

- Herz (10–25 %): Myokardfibrose → Herzinsuff., Perikarditis, Perikardergüsse (Dyspnoe, Reizleitungsstörungen); Tachykardie
- erektile Dysfunktion
- selten Muskulatur (Myopathie / Myositis, AK gegen PM / Scl), Nervensystem (Karpaltunnelsy., Trigeminusneuralgie, periphere Neuropathie)

**Diagnostik:**

- Labor: BSG und CRP mäßig ↑, IgM-Rheumafaktor-pos. (in max. 30 %), Anämie; AK-Diagn. (▶ Tab. 8.6); Abklärung Nieren- (Krea, Harnstoff, Cystatin C i. S., Eiweiß im Urin, Krea-Clearance), Leber- und Schilddrüsenbeteiligung. Bestimmung des Chemokins CXCL4, Höhe des Werts korreliert mit der Schwere des Krankheitsbildes (PAH, Lungen- und Hautfibrose)

Merke: Ak-Profil assoziiert mit PSS-Auftreten, z.B. bei CENPB häufig nach 10 J., RNA-Polymerase III nach 1 J.

- Semiquantitative Erhebung des PSS-Ausmaßes mittels modifiziertem Rodnan Skin Score
- tiefe Schnittbiopsie inkl. Subkutis, 20-MHz-Sono
- Rö. Hände und Füße (Akroosteolysen, Verkalkungen); HR-CT (Lungenfibrose); Abdomen-Sono, Niere, Schilddrüse, Gelenke und Weichteile; dopplersonografische Echokardiografie, EKG; Ösophagusmanometrie, pH-Metrie, Ösophagusszinti, Gastroskopie; Lufu, Bodyplethysmografie; Elektromyografie
- Kapillarmikroskopie: v. a. Auftreten von Megakapillaren. Begleitödem und Abnahme der Kapillardichte

**DD:** Zirkumskripte Sklerodermie, Mischkollagenosen, eosinophile Fasziitis, Eosinophilie-Myalgie-Sy., Graft-versus-host-disease, Skleromyxödem Arndt-Gottron, Werner-Sy., Porphyria cutanea tarda, Pseudosklerodermie durch Chemikalien (z. B. Vinylchlorid, Lösemittel, Kunstharze), Arzneimittel (z. B. Bleomycin), Silikon, verunreinigtes Speiseöl (Toxic-oil-Sy.).

## Therapie

### Allgemeine Maßnahmen

- Schutz vor Kälte: beheizbare Handschuhe, Taschenöfen, Wärmepackungen (z. B. Lavatherm®), beheizbare Socken
- rückfettende Externa (z. B. Excipial U Lipolotion®)
- körperliche Betätigung, v. a. zur Erhaltung der manuellen Fähigkeiten (Stricken, Spielen eines Instruments, Malen u. a., auch sportliche Betätigung 2 ½ h/Wo.)
- häufige Einnahme kleiner Mahlzeiten, z. B. alle 2–4 h; antientzündliche Ernährung
- Nikotinverbot
- Krankengymnastik, Lymphdrainagen, manuelle Bewegungsther., Baden von Händen und Füßen in warmem Paraffin, Kohlensäurebäder, Wassergymnastik, Atmungstraining
- Urlaub in den Wintermonaten in südlichen Ländern
- Kontrollen: EKG, Lufu, RR jährlich, Eiweißausscheidung im Urin alle 6 Mon.

Kneten der Hände in geschälter Hirse, die in der Mikrowelle erwärmt wurde, bewirkt lang anhaltende Erwärmung der Hände und erhöht den Fettgehalt der Haut.

### Antientzündlich / immunologisch wirkende Therapie

Bei Subtyp I, wenn allg. Maßnahmen nicht ausreichen; bei Subtyp II wegen des schweren Verlaufs frühzeitig und meist hoch dosiert.

- Kurzzeitige Steroidgabe (z. B. Decortin®; ▶ 22), Initialdosis 100 mg / d p. o., schrittweise Reduktion auf Erhaltungsdosis 5–15 mg / d p. o. (baldiges Absetzen wegen renaler Krisen!), ggf. Komb. mit Azathioprin (z. B. Imurek® 50–200 mg / d p. o.; ▶ 22).
- Ther.-Versager: Cyclophosphamid (z. B. Endoxan®; ▶ 22) als Stoßther. 200 mg / d i. v. bei hochaktiven entzündlichen Verläufen für 3–6 d, dann 50 mg / d p.o bis zu einer Gesamtdosis von max. 10 g, ggf. Komb. mit Steroiden.
- Extrakorporale Fotopherese (auch als Monother.): sehr gut verträgliche Ther. mit Wirkung v. a. auf gefäßbetonte Formen der Sklerodermie. Je eine Behandlung an 2 aufeinanderfolgenden Tagen / Mon.

### Vasoaktive Substanzen

- Bei Raynaud-Sy. Kalziumantagonisten wie Nifedipin in steigender Dosis bis mind. 40 mg / d p. o. (OLU, in Gravidität einsetzbar, Ansprechrate ca. 30 %) o. hydrophile Diltiazemhydrochloridcreme 5 % (wie NRF 5.7.) 2x / d.
- Nahrungsergänzungsmittel L-Arginin intial 1–2 g / d p. o., max. Dosis 10 g / d abhängig vom Effekt (in Gravidität einsetzbar).
- Sildenafil (Viagra®, OLU) 50 mg / d p. o.
- ACE-Hemmer (Nephroprotektion; z. B. Lopirin®) 12,5–100 mg / d p. o.

### Substanzen ohne sicher bekannten Wirkungsmechanismus

- Penicillin G 10 Mega IE i. v. / d über 10 d alle 4 Wo., 3–4 Zyklen insgesamt (OLU)
- zur Prophylaxe akraler Ulzerationen: Bosentan (Tracleer®; ▶ 22) Endothelin-Rezeptor-Antagonist. Beginn mit 2 × 62,5 mg / d p. o. über 4 Wo., danach 2 × 125 mg / d. Regelmäßige Kontrollen der Transaminasen; nicht in der Schwangerschaft, bei Leberzirrhose / gestörter Leberfunktion; nicht in Komb. mit Ciclosporin A
- zur Vermeidung von Amputation oder OP akraler Ulzerationen intraläsional Natriumthiosulfat-Injektionen (OLU)

### Symptomatisch

- Infrarot-Hyperthermie: Erwärmung des Körpers zur Verbesserung der Durchblutung
- Bade-PUVA, UVA1-Ganzkörper-Hochdosisther.
- Haut: bei starker Durchblutungsstörung Pentoxifyllin (z. B. Trental®-Tbl.) 400–1200 mg / d oder Prostazyklin-Infusionen (z. B. prostavasin®) 2 × / d über 3 Wo. 2 Amp. in 50–250 ml 0,9 %iger NaCl-Lsg. langsam infundieren. **Cave:** Herzinsuff., KI und KO beachten. Rückfettende Externa (z. B. Lipikar Körperbalsam AP), bei Rhagaden: Hydrokolloidverband (z. B. Varihesive® extradünn)
- Ösophagus: PPI (z. B. Pantoprazol® 20–40 mg / d), Antazida (z. B. Riopan® Btl.)
- Lunge: Versuch mit inhalativen Steroiden (z. B. Sanasthmax®) 2–3 × 2 Hub / d. PAH mit Bosentan (s. o.) durch Internisten
- trockene Augen: Z. B. Siccaprotect®, Liquifilm® Augentrpf., Tears Again®
- trockener Mund: Speichelfördernde Kaugummi (z. B. Wrigley's extra®), Glandosane®-Lsg., LipoSaliva®

**Progn.:** 5-JÜR bei Lungenbeteiligung 50–70 %. Verbesserung der Raynaud-Symptomatik in der Gravidität (östrogenbedingte Vasodilatation). Verschlechterung der PSS in ca. 20 %. Risiko für Frühgeburtlichkeit und geringeres Geburtsgewicht ↑.

## 8.13.8 Dermatomyositis (M33.-)

**Def.:** Seltene, syst. Autoimmunkrankheit mit Entzündung und segmentaler Nekrose der quergestreiften Muskulatur und gleichzeitiger Dermatitis. Pat. meist < 40 J. Bei Erw. in bis zu 1 / 3 paraneoplastisch, bei F Mamma-Ca, bei M Bronchial- und Magen-Ca. Risiko für kardio- und zerebrovaskuläre Ereignisse ↑.

**Einteilung der Dermatomyositis:**
Typ I: Polymyositis des Erw.
Typ II: Typische Dermatomyositis des Erw. mit Haut-Muskel-Befall
Typ III: typische Dermatomyositis des Erw. mit malignen TU (Paraneoplasie)
Typ IV: typische Dermatomyositis des Kindesalters (v. a. nach Inf. des Respirationstrakts)
Typ V: Polymyositis mit Myoglobulinurie (akute Myolyse)
Typ VI: Polymyositis mit Sjögren-Sy.
Typ VII: Polymyositis bei anderen Kollagenosen (SLE, PSS, rheumatoider Arthritis)

**Klinik:**
- Allg.: Müdigkeit, Abgeschlagenheit, subfebrile Temp., Gewichtsverlust.
- Haut:
  - fliederfarbene Erytheme: Gesicht (▶ Abb. 8.14) und Dekolleté (typisch weinerlicher Gesichtsausdruck); heliotropes Erythem der Augenlider; livide Erytheme an den Streckseiten der Arme; streifige, hyperkeratotische Erytheme der Fingerstreckseiten (▶ Abb. 8.15, Gottron-Zeichen) → pathognomonisch
  - Nagelfalz mit Hyperkeratose, Teleangiektasien, Megakapillaren (▶ Abb. 8.16), evtl. Rhagaden der Fingerspitzen
  - sklerodermieartige Verhärtungen
  - Abheilung mit Hyper- und Hypopigmentierungen
  - ggf. diffuser Haarausfall

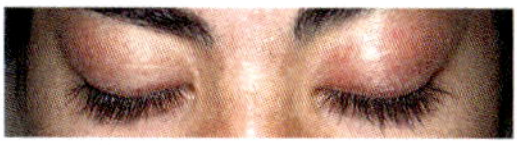

Abb. 8.14 Dermatomyositis: Gesicht. [R299]

- Muskulatur: plötzliche Schwäche verschiedener Muskelgruppen (Nacken / Arme: Müssen aufgestützt werden; Schultergürtel: Kämmen erschwert; Oberschenkel: Treppensteigen erschwert; Pharynx- und Larynxmuskulatur: Heiserkeit, häufiges Verschlucken), Muskulatur druckschmerzhaft, Atrophie- und Kontrakturneigung
- Raynaud-Sy.; seltener: Beteiligung von Herz, Niere, GIT, Lunge

**Diagnostik:**
- Alle Laborparameter treten inkonstant auf, selbst Muskelenzyme können neg. sein!

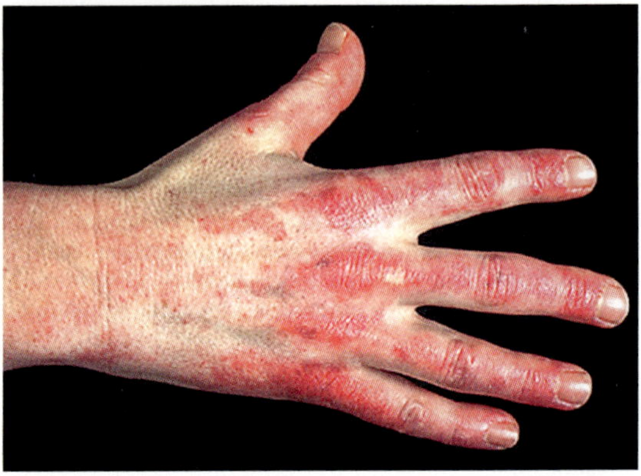

Abb. 8.15 Dermatomyositis: Finger. [R299]

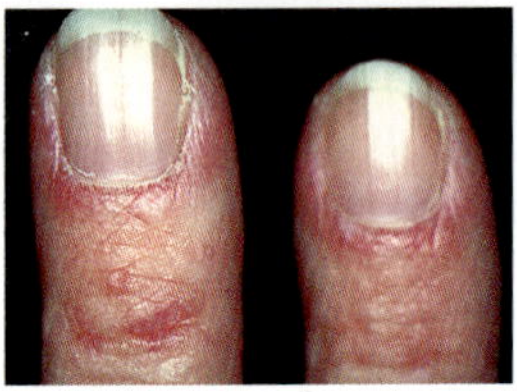

Abb. 8.16 Dermatomyositis: Nagel. [R299]

- BSG ↑↑, CRP ↑↑, CK ↑↑, Aldolase ↑↑, LDH ↑, AST ↑, RF ↑, Myoglobulinurie
- AK-Diagn. (▶ Tab. 8.6), ANA in 50–70 % nachweisbar. Schilddrüsenerkr. ausschließen. Nierenwerte z. A. myoglobinbedingter Schädigung
- Muskelbiopsie (z. B. M. vastus lateralis)
- Muskel-MRT (hoch sensitiv), seltener EMG
- Kapillaroskopie (▶ 21.1.2): Ektasien, Riesenkapillaren und Hämorrhagien
- TU-Suche (▶ 2.1.1): Anti-TIF1γ- und bei Erw. Anti-NXP-2-assoziierte DM oft paraneoplastisch

**Histologie:** Haut ähnlich SLE (▶ 8.13.4). Im Muskel Verlust der Querstreifung, segmentale Nekrosen, interstitielles Rundzellinfiltrat, ggf. Gefäßalterationen mit Intimahypertrophie und Fibrinablagerungen.

**DD:** Polymyalgia rheumatica (BSG ↑↑); parainfektiöse Myositis (auch an Trichinose denken); Muskeldystrophien, paraneoplastische Myositis, metabolische und endokrinologische Myopathien (Hypokaliämie, Phosphorylasemangel, Hyper- und Hypothyreose, Polymyositis bei anderen Kollagenosen [SLE, PSS, rheumatoider Arthritis]).

8

**Ther.:**

- Steroide: Prednisolon (z. B. Decortin® H; ▶ 22) 0,5(–1,5) mg / kg KG / d p. o., Ansprechen erst nach 2 Wo., dann reduzieren und möglichst niedrige Erhaltungsdosis; ggf. Komb. mit Azathioprin (z. B. Imurek® 50–150 mg / d p. o.; ▶ 22). Oft Dauerther. erforderlich.
- bei fehlendem Ther.-Erfolg: MTX (z. B. Lantarel®; ▶ 22) 15–25 mg / Wo. s. c. (OLU) oder als nächste Stufe: Cyclophosphamid (z. B. Endoxan®; ▶ 22) 100 mg / d p. o. bzw. als Stoßther. 0,5–1 g / $m^2$ KOF i. v. alle 4 Wo.

- alternativ: Mycophenolat Mofetil (CellCept®; ▶ 22) 2 g / d p. o. (OLU), wenn MTX u. Azathioprin nicht eingesetzt werden können
- alternativ: Rituxmab (▶ 22) in therapierefraktären Fällen (OLU)
- alternativ: Abatacept (Orencia®) KG- abhängig zwischen 0,5–1 g i.v. 1x/Mon. (OLU)
- zusätzlich, zur Einsparung von Immunsuppressiva: 7S-Immunglobuline (z. B. Privigen®) 2 g / kg KG / d an 2 aufeinanderfolgenden d alle 4–6 Wo. (3–6 Zyklen), dann alle 6 Wo. als Erhaltungsther.
- konsequenter Lichtschutz (z. B. ISDIN Fusion Gel®); rückfettende Externa (z. B. Excipial U Lipolotio), Vit.-D-Substitution, Physiother.

> **!** Immunsuppression auch bei paraneoplastischer Dermatomyositis durchführen. Unbehandelt resultiert rasch eine völlige Bewegungsunfähigkeit mit Begleit-KO (z. B. Pneumonie).

**Progn.:** Paraneoplasie nach TU-Entfernung voll reversibel. Andere Formen: meist allmähliche Abnahme der Krankheitsaktivität.

## 8.13.9 Mischkollagenosen (M35.1)

**Syn.:** Undifferentiated / Mixed connective tissue disease (U / MCTD), Sharp-Sy., Overlapping-Sy.

**Def.:** Mischerkr. von PSS, SLE und Dermatomyositis. F : M 9 : 1.

**Klinik:** AZ ↓, subfebrile Temp., KG ↓. Äußerst variabel. Teilsymptome von PSS (▶ 8.13.7), SLE (▶ 8.13.4) und Dermatomyositis (▶ 8.13.8).

**Diagn.:** BSG ↑, CRP ↑, Anämie, Leukozytopenie, Hypergammaglobulinämie, C3 ↓, C4 ↓, AK-Diagn. (▶ Tab. 8.6). Typisch: Nachweis von U1snRNP (Titer > 1 : 1600). Organunters.: Diagn. Programm bei V. a. Kollagenose (▶ 8.13.1).

**DD:** SLE, PSS, Dermatomyositis.

**Ther.:** Analog zu dominierender Erkr. konsequenter Lichtschutz (z. B. ISDIN Fusion Gel®).

**Progn.:** Meist Übergang in PSS, seltener in SLE mit analoger Progn.

## 8.13.10 Sjögren-Syndrom (M35.0)

**Syn.:** Sicca-Sy.

**Def.:** Chron. entzündliche Autoimmunerkr. unklarer Genese, charakterisiert durch Schädigung exokriner Drüsen, mit Trockenheit aller Schleimhäute und variabler Organbeteiligung. Primär oder sek. (im Rahmen anderer Autoimmunerkr.: SLE in 15–35 %, PSS in 10–25 %, rheumatoide Arthritis in 20–30 %). F > >M.

**Klinik:**

- Trockenes-Auge-Sy. (Keratoconjunctivitis sicca): Fremdkörpergefühl im Auge, Rötung, Brennen, morgens verklebte Lider, erhöhte Lichtempfindlichkeit (typisch)
- Mundtrockenheit (Xerostomie): Probleme beim längeren Reden, beim Kauen trockener Nahrungsmittel, Schluckstörungen, Kariesneigung

- weitere Symptome: trockener Husten bei Tracheobronchitis sicca, genitale Siccasymptomatik als Dyspareunie, erhöhte Infektanfälligkeit, Einrisse des Vaginalepithels; Nasenbluten; oft phasenartige Speicheldrüsenschwellungen, Polyneuropathie
- Fatigue: Ursache für häufige Arztkonsultationen

**Diagn.:** Typische Klinik. Bei V. a. sek. Sjögren-Sy.: Basisdiagn. Kollagenosen (▸ 8.13.1). AK-D

**DD:** Speicheldrüsen-TU neoplastischer und inf. Genese, Sicca-Symptomatik bei Rheuma, Medikamenteneinnahme (z. B. Antidepressiva, Antihistaminika, trizyklische Antidepressiva, β-Blocker, Diuretika, Antiparkinsonmittel, Antiandrogen bei Prostata-Ca), Amyloidose, Sarkoidose, Tbc, Lymphom, AIDS, Radiatio Kopf-Hals, physiologisch bei > 50-Jährigen aufgrund Testosteronmangels.
**Merke:** Beim primären Sjögren-Syndrom treten in 5 % der Fälle B-Zell-Non-Hodgkin-Lymphome auf.

**Ther.:**

- Behandlung der Grunderkr. (sek. Sjögren-Sy.)
- allgemeine Maßnahmen: ausreichende Trinkmenge (ca. 2 l), Zahnpflege, Nikotinkarenz, Meiden von Zucker, regelmäßigem Alkoholkonsum (Alkohol gelangt in Tränenflüssigkeit → Zerstörung des Fettfilms), Bildschirmarbeit
- symptomatisch:
  - Xerophthalmie: Lidhygiene (2 × / d für 5 min feuchtwarme Kompressen auf die geschlossenen Lider legen), extra große Kontaktlinsen mit $H_2O$-Speicherfunktion. Künstliche Tränenflüssigkeit (z. B. Visine® Trockene Augen, Corneregel® Fluid EDO).
  - Xerostomie: zuckerfreie Pfefferminzkaugummis (z. B. Wrigley's extra), künstlicher Speichel (z. B. Saseen® Mundspray, Glandosane® Lsg.), Bromhexin (z. B. Bromhexin Krewel Meuselbach®) 3 × 8–16 mg / d p. o. (auch in Gravidität und Stillzeit möglich)
  - Dyspareunie: estrogenhaltige Ovula (z. B. Ovestin®, nicht zur Dauertherapie geeignet), vor dem Geschlechtsverkehr z. B. Vaginalgel pH5 (NRF 25.3.) anwenden

**Progn.:** Beim primären Sjögren-Syndrom gut, beim sek. abhängig von der Grunderkr.

## 8.13.11 Lichen sclerosus (L90.0)

**Syn.:** Lichen sclerosus et atrophicans.

**Def.:** Chron.-entzündliche Bindegewebserkr. der Haut und der genitalen Schleimhäute mit phasenartigem Verlauf. Meist im mittleren Lebensalter, gelegentlich bei Kdr. F:M = 5 : 1.



**Klinik:**

- kutane Manifestation (▸ Abb. 8.17): porzellanartig verfärbte derbe, stecknadelkopf- bis linsengroße Herde, die i. d. R. konfettiartig verstreut sind. Typische pergamentartige Oberfl.; v. a. am Stamm. Selten bullös oder hämorrhagisch
- genitale Manifestation: Oft schon bei Kdr.; ▸ 19.4.3

**Diagn.:** Klinik, Biopsie (frühzeitig!). Bei extragenitaler Manifestation und jungem Pat. Typ-1-Diab. ausschließen.

**Histologie:** Atrophisches Epithel, abgeflachte dermoepidermale Junktionszone, epidermotropes bandförmiges Rundzellinfiltrat, oberes Korium zeigt charakteristische öde Zone (hyalinisiertes Bindegewebe).

**DD:** Zirkumskripte Sklerodermie, Lichen planus, Vitiligo.

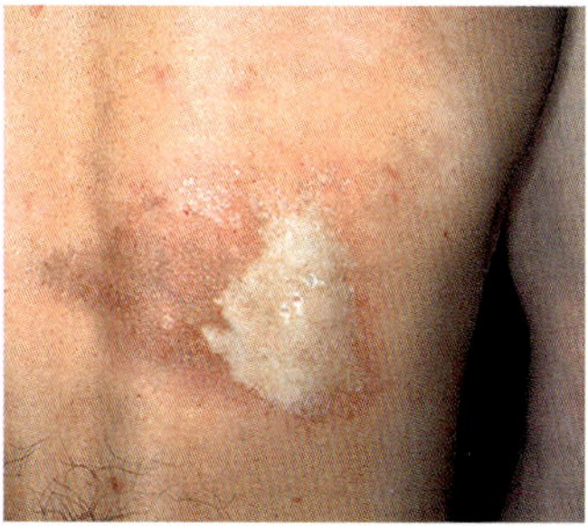

Abb. 8.17 Lichen sclerosus. [R299]

**Ther.:** Wenig befriedigend. Therapieprinzip: Nicht kleckern, klotzen. Klasse-IV-Kortikosteroid 2x / d (z. B. Clobegalen® Salbe) über 4 Wo, im Anschluss 1x / d für 2 Mo. oder Calcineurininhibitoren 2x / d im OLU (Protopic® 0,1 % Salbe, Elidel® Creme). UVB 311 nm oder niedrig dosiert $UVA_1$. Spontanremissionen möglich. Versuch mit Calcipotriol (z. B. Daivonex® Salbe, OLU!).

**Progn.:** Körperherde: chron. Verlauf über J. Genitalbefall (▸ 19.4.3).

# 9 Erregerbedingte Hautkrankheiten

*Thomas Dirschka, Claus Oster-Schmidt, Lutz Schmitz, Hans-Jürgen Tietz, Jörg M. Pönnighaus, Katja Dicke, Conrad Falkenberg*

# 9.1 Viruserkrankungen von Haut und Schleimhaut

## 9.1.1 HPV-Infektionen

Häufig, ca. 40 HPV von klinischer Bedeutung. Verursachen benigne epitheliale Hyperplasien (lokalisationsabhängig papulös od. plaqueförmig). Inf. durch direkten, indirekten Kontakt od. Autoinokulation. Infektiosität abhängig von Prädispositionsfaktoren. DD ▶ Tab. 9.1.

**Tab. 9.1 Differenzialdiagnosen von Krankheiten durch HPV.**

| Lokalisation (Diagnose) | Differenzialdiagnosen |
|---|---|
| **Finger** (Vv. vulgares) | Dorsalzyste, „knuckle pads", Kallus, nichttuberkulöse Mykobakteriose, Heberden-Knoten, Tuberculosis cutis verrucosa, Ecthyma contagiosum |
| **Handrücken** (Vv. vulgares, Vv. planae juveniles) | AK, SCC, Akrokeratosis verruciformis (stets symmetrisch), Lichen planus, Lichen nitidus |
| **Periungual / subungual** (Vv. vulgares) | Paronychie, Fibrokeratom, Glomustumor, M. Bowen, MM |
| **Palmar** (Vv. vulgares) | Kallus (erhaltene Hautlinien), Clavus, Syphilis II, Lichen planus, Ps. vulgaris, Arsenkeratosen, Keratosis punctata palmaris |
| **Plantar** (Vv. plantares, Dornwarzen, Riesenwarzen) | Carcinoma cuniculatum (verruköses Karzinom, seltener Subtyp eines SCC), Clavus |
| **Periorbital / perioral, Bartgegend** (Filiforme Warzen) | Fibroma pendulans, NZN, seborrhoische Keratose, Cornu cutaneum, MM, Syrigom |
| **Stirn, Wange** (Vv. planae juveniles) | Seborrhoische Keratose, NZN, Syringom |
| **Genital** (Condylomata acuminata, bowenoide Papulose) | Follikulitis, Granuloma inguinale, syphilitischer Primäraffekt, Hirsuties papillares |
| **Schleimhäute** (orale Papillomatose) | White Sponge Nevus, ektope Talgdrüsen, M. Cowden, Xanthoma disseminatum, LHZ-Histiozytose |

Vv. = Verrucae

### Verrucae vulgares (B07)

**Syn.:** Vulgärwarzen.

**Def.:** Häufige benigne, prinzipiell spontan rückbildungsfähige Epithelhyperplasie v. a. durch HPV 1, 2, 4. Inkubationszeit Wo. bis Mon. Auftreten einzeln od. multipel (▶ Abb. 9.1). Meist bei Kdr. u. Jugendlichen an Finger- u. Handrücken, seltener an den Füßen. Prädisponierende Faktoren: Akroasphyxie, Hyperhidrose, Immundefekt, Atopie u. sebostatischer Hauttyp →

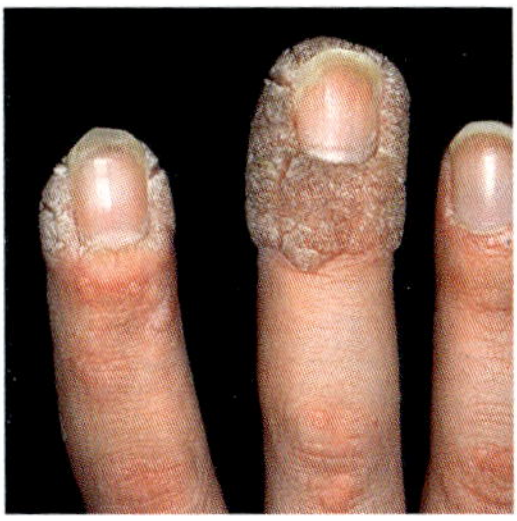

Abb. 9.1 Verrucae vulgares. [R299]

frühzeitiger Ther.-Beginn. Bei Organtransplantierten unter Immunsuppression: hochdifferenziertes SCC als DD → histologische Abklärung.

**Klinik:** < 1 mm bis > 10 mm große, derbe, hautfarbene bis graugelbe TU mit aufgerauter Oberfl., teils beetartige Konfluenz. Charakteristisch kleine punktförmige Hämorrhagien im Str. papillare (Dermatoskop!). Oft Tochterwarzen in Umgebung. Im Zentrum häufig Verlust der Dermatoglyphen (DD Clavus). **Warzenformen:**

- kalottenförmig: Finger- u. Handrücken, Paronychium, Nagelbett
- filiform: Augenlider, Nasenlöcher, Bartgegend, Lippenrot durch Autoinokulation
- papillomatös: Finger- u. Zehenzwischenräume, Kapillitium, Schleimhäute
- Mosaikwarzen: Volarseitig an Fingern, palmoplantar

### Sonderform: Verrucae plantares

**Syn.:** Plantarwarzen.

2 Varianten an druckbelasteten Stellen (Ferse, Metatarsalköpfchen):

- Mosaikwarzen: HPV 2 u. 4, beetartig, nicht schmerzhaft
- Dornwarzen: HPV 1, oft einzel stehend, schmerzhaft, evtl. Gehbehinderung

**Diagn.:** Klinisch. Nur bei Zweifel (untypische Lokalisation, Form, Farbe, rasches Wachstum, V.a. Ca.) Biopsie u. ggf. In-situ-Hybridisierung.

**Histologie:** Hyperkeratose, schlotartige Parakeratosezonen, mächtige Akanthose, Papillomatose, vakuolisierte Zellen (Koilozyten) mit perinukleärer Halobildung u. ggf. basophilen Kerneinschlüssen im Str. granulosum.

**DD:** ▶ Tab. 9.1.

## Therapie

### Allgemeine Maßnahmen u. Prophylaxen

- leichtes, luftdurchlässiges Schuhwerk
- Kunststoffsandalen beim Duschen / Baden / Schwimmbadbesuch
- ZZR gut abtrocknen, ggf. trocken föhnen, Socken tgl. wechseln
- feucht-kaltes Milieu meiden
- Nikotinverbot

### Spezielle ambulante Therapiemodalitäten

Arztkonsultation oft erst, wenn eigene Ther.-Versuche erfolglos.

- Abwarten, da 30–40 % der HPV-Inf. sich pro anno spontan zurückbilden.
- Heiße Bäder (43–48°C) über ½ h an 3 aufeinanderfolgenden d, Wdh. 1–2x / Wo. od.
- Keratolyse mit salizylsäurehaltigem Pflaster (Guttaplast®) od. 20 %iger Salizylvaseline NRF 11.43, Druckschutz Schaum-Pflaster Scholl, 12–24 h belassen, 3–4 × wdh., danach erweichte Haut nach einem heißen Bad kürettieren (durch Arzt) od. durch den Pat. selbst mit einem Hornhauthobel entfernen lassen. Anwendungsdauer: ca. 3 Mon. **Cave:** Bei Kürettage Blutung vermeiden. Mehrfach wdh. Keine Applikation im Gesicht → Pigmentstörungen.
- Salizylsäurehaltige 5-FU-Lsg. (▶ 22; z. B. Verrumal®), 2–3 × / d über 2–4 Mon. Gesunde Haut abdecken. Intermittierend Keratolyse. **Cave:** Verätzt Kleidung u. Acryl, nicht im Sgl.-Alter. Tipp: Turbother. 5× hintereinander im Abstand von 20 Min. unter Okklusion Verrumal®, vor erneutem Auftragen Film wieder entfernen.
- Kryochirurgie mit flüssigem $N_2$ (-196° C): 5–30 s abhängig von der Hornschichtdicke, nach ca. 1–2 Wo. Abtragen der entstandenen Blasendecke.

Anwendungshäufigkeit: 3–4 × im Abstand von 2 Wo. Nachbehandlung mit 5-FU-Lsg., wenn noch Warzenreste vorhanden.
- Gepulster Farbstofflaser bei chron. therapierefraktären u. periungualen Verrucae (ohne LA). Anwendungshäufigkeit: 4–8 × alle 2 Wo. Keine Narbenbildung.
- Elektrokauter od. $CO_2$-Laser bei chron. therapierefraktären Verrucae (≥ 6 Mon.) u. Warzenbeeten (>1 $cm^2$, mit LA). Große Wundfläche, Risiko der Narbenbildung. **Cave:** bes. über Gelenken (Finger) Gefahr der Strikturenbildung u. damit einhergehender Bewegungseinschränkung → sehr zurückhaltendes interventionelles Vorgehen.

**Merke:** Heilung, wenn Hautlinien wieder auflichtmikroskopisch durchgehend.

## Verrucae planae juveniles (B07)

**Syn.:** Plane juvenile Warzen.
V. a. Kdr. u. Jugendliche, aber auch Erw. Inf. meist über Handtücher. HPV 3, 10, 28.

**Klinik:** Wenige bis hunderte, flache rundliche bis ovale, hautfarbene bis bräunliche Papeln mit glatter Oberfl. von 1–5 mm Durchmesser od. größer, v. a. Gesicht, Hand- u. Fingerrücken, distaler Unterarm, Schienbein betroffen.

**Diagn.:** Klinisch.

**DD:** ▶ Tab. 9.1.

**Ther.:** Hohe Spontanheilungsrate binnen Mon. bis J., häufig vorher Zunahme in Größe u. Zahl sowie Zeichen einer Inflammation. Kürettage in LA, gepulster Farbstofflaser (ohne LA). **Cave:** Kürettage sehr oberfl. vornehmen, sonst Narbenbildung möglich.
Im OLU hydrophile Tretinoincreme 0,025 % (NRF 11.100.) 1 × / d auftragen, bei guter Verträglichkeit Erhöhung auf 0,05 % u. 2 × / d über 6–8 Wo. Konsequente UV-Protektion!

## Fokale epitheliale Hyperplasie (B07)

**Syn.:** M. Heck.

**Def.:** Verruziforme epitheliale Hyperplasie der oralen Mukosa (HPV 13, 32). V. a. Kdr., Jugendliche. Sehr selten. Geringe Infektiosität.

**Klinik:** 1–5 mm große weißliche, warzige, schmerzlose Papeln im Mundraum, v. a. Unterlippeninnenseite.

**Diagn.:** Klinisch, Biopsie.
Histologie: Akanthom, ballonierte Zellen im Str. spinosum, Papillomatose.

**DD:** White sponge nevus, ektope Talgdrüsen, Candidiasis.

**Ther.:** Abwarten bei Immunkompetenten, da oft Spontanheilung innerhalb von 3–6 Mon., 5 %ige Imiquimodcreme (OLU). Bei Immunsupprimierten evtl. $CO_2$-Laser.

## Epidermodysplasia verruciformis (B07)

**Syn.:** Verrucosis generalisata, Lewandowsky-Lutz-Sy.

**Def.:** Seltene Genodermatose mit chron. HPV-Inf. u. hoher Tendenz (in bis zu 50 % nach 10–30 J., bei Dunkelhäutigen deutlich seltener) zur malignen Entartung in lichtexponierten Arealen (M. Bowen u. Bowen-Ca., in > 90 % Nachweis von

HPV 5 u. 8, die bei Gesunden keine HV hervorrufen), v. a. nach 30. LJ. Daneben die seltenere akquirierte Form bei langjähriger Immundefizienz.

**Klinik:** Kombination von Verrucae-planae- u. Pityriasis-versicolor-ähnlichen u. größeren erythematösen, teils polymorphen Plaques an Handrücken u. im Gesicht. Meist multiple Herde, ggf. exanthematisch.

**Diagn.:** Klinisch (Lokalisation!). Biopsie z. A. eines Malignoms, HPV-Nachweis durch In-situ-Hybridisierung in Keratinozyten od. mit Anti-HPV-Antikörpern.

**DD:** Xeroderma pigmentosum, Pityriasis versicolor, schwerer Lichtschaden der Haut.

**Ther.:**
- konsequenter Lichtschutz, kein Rö.
- Exzision karzinomverdächtiger HV
- Acitretin (▶ 22) initial mit 0,5–1,0 mg / kg KG / d p. o., Erhaltungsdosis 0,3–0,5 mg / kg KG / d
- klin. Kontrollen alle 3 Mon.

**Progn.:** günstig; bei HPV 5, 8 od. 14 maligne Entartung möglich.
Condylomata acuminata ▶ 9.3.2; bowenoide Papulose ▶ 9.3.2.

## 9.1.2 HHV / HSV-1- u.-2-Infektionen

**Def.:** Inf. durch das epidermo- u. neurotrope HHV 1 (Extragenitaltyp, zunehmend auch genital) od. HHV 2 (Genitaltyp, zunehmend auch extragenital). Unterteilung in Primär- sowie Sekundärinf. (endogene Reinf.), ausgelöst z. B. durch Stress, Menstruation, Ekel, UV-Bestrahlung, Immundefekt. Im Exsudat hohe Zahl infektiöser Viren.
- Primärinf.: Gingivostomatitis herpetica, Aphthoid Pospischill-Feyrter (schwerste Verlaufsform der Gingivostomatitis herpetica, v. a. bei abwehrgeschwächten Kdr. → Aufnahme in pädiatrische Klinik), Vulvovaginitis herpetica, primärer Herpes simplex, Ekzema herpeticatum, Herpessepsis des Neugeborenen, Meningoencephalitis herpetica, Keratoconjunctivitis herpetica.
- Sekundärinf.: Herpes simplex, Herpes simplex recidivans in loco, Ekzema herpeticatum, Keratoconjunctivitis herpetica recidivans

### Gingivostomatitis herpetica (B00.2)

**Syn.:** Stomatitis aphthosa, Mundfäule.

**Def.:** Häufige Erstinf. mit HHV, v. a. im Alter zwischen 6 Mon. u. 5 J. Kontakt- od. Tröpfcheninf., oft epidemisch (Meiden der Gemeinschaftseinrichtung). Inkubationszeit 2–7 d. Krankheit verläuft meist unbemerkt, selten schwer. Viruspersistenz im Ganglion trigeminale.

**Klinik:**
- Prodromi: Unruhe, Fieber, Abgeschlagenheit, Erbrechen, Krampfneigung. Erythem u. Schwellung der Mundschleimhaut, Foetor ex ore (charakteristischer säuerlicher Mundgeruch), erhöhter Speichelfluss, Behinderung der Nahrungsaufnahme. Schmerzhafte Lymphadenopathie
- Enanthem: 20–50 Bläschen, aphthöse Umwandlung, v. a. im Vestibulum oris, Abheilung meist innerhalb 1 Wo. Fötider Mundgeruch
- Exanthem: selten, Bläschen an Naseneingang, Oberlippe od. Fingern (herpetische Paronychie)

**Diagn.:** Klin. Bild, Temp.-Kontrolle. Bei schwerem Verlauf u. diagn. Unsicherheit ggf. Histologie (intraepidermale Bläschen mit ballonierender Degeneration der Keratinozyten im Stratum spinosum), direkter Erregernachweis mittels PCR aus Gewebe u. Gewebsflüssigkeit bei V.a. Herpesenzephalitis (Goldstandard). Serologie (Serokonversion bei Primärinf.). Meningismus prüfen!

**Ther.:**
- lokal: Mundspülungen (z.B. mit Dynexan® Proaktiv 0,2 % CHX) zur Desinf. mehrmals tgl., anästhesierende Gele (z.B. Dynexan® Mundgel). Auf der Haut Clioquinol 2 % in Lotio Cordes® bis zum Eintrocknen der Bläschen 1 × / d, morgens abölen, Nachbehandlung mit Dexpanthenol
- symptomatisch: Bettruhe, fiebersenkende Maßnahmen z.B. Wadenwickel, Paracetamol als Saft bis 60 mg / kg KG / d
- bei schwerem Verlauf: syst. Ther. mit Aciclovir 5 mg / kg KG 3 × / d i.v. für 5 d od. max. 5 × 200 mg / d p.o. für 7 d

**Progn.:** Heilung nach 1–2 Wo. KO: Superinf. v.a. durch penicillinasefeste Staph. Ther. initial mit Flucloxacillin 40–50 mg / kg KG / d in 3 ED p.o., dann nach Antibiogramm.

## Aphthoid Pospischill-Feyrter (B00.8)

**Def.:** Schwerste Verlaufsform der Gingivostomatitis herpetica, v.a. bei abwehrgeschwächten Kdr. (z.B. nach Pertussis, Masern, Mumps u.a., Leukämien, HIV-Inf.), selten als Primärinf. im Erw.-Alter.

**Klinik:** AZ ⇊. Effloreszenzen mit randwärts fortschreitendem Wachstum, v.a. Akren (vagantes Aphthoid) u. Genitalschleimhaut mit ausgeprägter Neigung zur Superinf.

**DD:** Herpangina, habituelle Aphthen, M. Behçet, bullöses Pemphigoid.

**Ther.:** Wie Gingivostomatitis herpetica (s.o.), Aciclovir 5 mg / kg KG / d i.v. (▶ 22) über 10 d, bei Erw. Aciclovir 3 × 500 mg / d für einige d, Schmerztherapie mit NSAR.

**Progn.:** Heilung nach 1–2 Wo.

## Vulvovaginitis herpetica (A60.0 + N77.1)

**Def.:** Primärinf. des Genitale durch HHV.

**Klinik:** AZ ↓, Temp. ↑, Erbrechen, Unruhe. Entzündliche Rötung von Vulva, proximaler Vagina sowie Portio. Aussaat z.T. herpetiform angeordneter Bläschen mit zunächst klarem, dann getrübtem Inhalt, schmerzhaft, ggf. oberfl. Ulzeration, hämorrhagische Verkrustung. Narbenlose Abheilung nach 8–12 d.

**DD:** Herpes genitalis recidivans, Ulcus molle, Ulcus vulvae acutum, M. Behçet.

**Ther.:** Sitzbäder mit Gerbstoffen 2–3 × / d. Ther. wie Gingivostomatitis herpetica (s.o.).

> **!** Inf. Neugeborener unter der Geburt möglich!

## Primärer Herpes simplex u. Herpes simplex recidivans in loco (B00.1)

**Syn.:** Fieberbläschen, Gletscherbrand, Cold Sore.

**Def.:** Ausgedehnte Primärinf. im Gesicht, häufig epidemieartiges Auftreten. Herpes simplex recidivans häufigste endogene Reinf. mit HHV, meist an derselben Stelle (Herpes simplex recidivans in loco). Inkubationszeit 2–5 d.

**Klinik:**

- Prodromalstadium über einige h mit Spannungsgefühl, Brennen, Kribbeln, Pruritus, seltener Schmerzen
- Auftreten eines 3–10 mm großen ödematösen Erythems, in dem nach ca. 4–8 h wasserklare, prall gespannte etwa stecknadelkopfgroße Bläschen entstehen.
- Eintrübung des Bläscheninhalts, Aufplatzen, Erosionen, Verkrustung, Abfallen der Krusten nach einigen d, narbenlose Heilung innerhalb von 10–14 d
- ggf. Superinf. u. regionale Lymphadenopathie
- Lokalisationen: häufig perioral (Lippenrot u. angrenzende Regionen = Herpes labialis; HL ▶ Abb. 9.2). Naseneingang, Wangen, Ohrläppchen, Augenlider, gluteal (= Herpes glutealis); genital (F: Vulva; M: Glans, Sulcus coronarius, Präputium od. Penisschaft = Herpes genitalis, HG). Finger, Handrücken sowie paronychial (herpetische Paronychie)

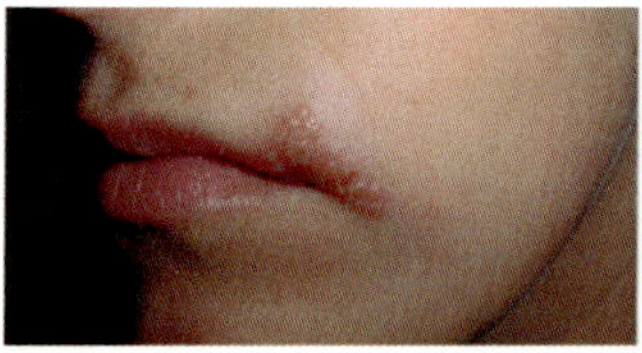

Abb. 9.2 Herpes simplex. [R299]

**Diagn.:** Wie Gingivostomatitis herpetica (▶ s. o.).

**DD:** Lokalisationsabhängig. Mundwinkel: Angulus infectiosus. Integument: Zoster, Impetigo contagiosa (kein Bläschenstadium). Mundhöhle: Aphthen (meist einzeln stehend), Genitale: Ulcus molle, schankriforme Pyodermie. Nagelbereich: Panaritium.

**Ther.:**

- extern: antivirale Lokalther nur vor dem Bläschenstadium wirksam, z. B. Aciclovir-Creme 5x / d.
- intern: bei leichteren Verläufen (▶ Tab. 9.2, ▶ Tab. 9.3): Aciclovir (▶ 22) 5 × 200 mg / d p. o. für 5 d od. Valaciclovir einmalig 2 × 2 g p. o. (▶ 2▶ 2); bei schweren Verläufen / Immunsuppression: Aciclovir 5 × 400 / 800 mg / d p. o. od. 3 × 5–10 mg / kg KG / d i. v. über 5–10 d. Alternativ: Valaciclovir 2 × 1 g / d (▶ 22) für 5–10 d od. Famciclovir 3 × 250 mg / d über 5–10 d p. o. (▶ 22) od. Brivudin 1 × 125 mg/d p. o. (▶ 22) über 7 d. **Cave:** Bei Aciclovirresistenz Kreuzresistenz mit Famciclovir u. Valaciclovir!

**Rezidivprophylaxe:** Bei > 6 schmerzhaften Rez. / J. u. postherpetischen KO (EEM) Langzeitsuppressionsther. im OLU: Dauerther. mit Aciclovir 2 × 400 mg / d p. o. (Herpes labialis recidivans / Herpes genitalis recidivans mit deutlich höherer Rez.-Rate) zunächst über 6 Mon. als Anhaltswert (individuelle Festlegung), Auslassversuch, bei Rez. Fortführung der Ther. über 2–3 J. Rez.-Häufigkeit nimmt nach dem 35. LJ. im Allgemeinen ab.

**KO:**

- Superinf.: I. d. R. durch Staph. aureus. **Ther.:** Flucloxacillin 3 × 1 g / d p. o., dann nach Antibiogramm
- Keratoconjunctivitis herpetica: seltene schmerzhafte Inf. von Horn- u. Bindehaut. Vorstellung beim Ophthalmologen
- EEM (▶ 12.21.9) bei genetischer Disposition: Tritt etwa 5–14 d nach einer Herpesinf. an Händen u. Füßen auf, selbstlimitierter Verlauf i. d. R. innerhalb von 2 Wo.
- Ekzema herpeticatum

9

**Tab. 9.2 Orale antivirale Systemtherapie bei primärem u. rez. Herpes genitalis (HG).**

| Wirkstoff | Indikation | Dosierung | Dauer | Anmerkungen |
|---|---|---|---|---|
| Aciclovir | primärer HG | 3 × 200–400 mg/d **od.** | 7–10 d | |
| Valaciclovir | | 2 × 1000 mg/d **od.** | | |
| Famciclovir | | 3 × 250 mg/d | | |
| Aciclovir | rez. HG (IK) | 3 × 400 mg/d **od.** 2 × 800 mg/d **od.** | 5 d | Beginn innerhalb 24 h nach Auftreten von Symptomen |
| Aciclovir | | 3 × 800 mg/d **od.** | 2 d | |
| Valaciclovir | | 2 × 500 mg/d **od.** | 5 d | |
| Famciclovir | | 2 × 125 mg/d | 5 d | |
| Aciclovir | rez. HG (IK) | 2 × 400 mg/d **od.** | 6–12 Mon. | Langzeitsuppressionstherapie bei ≥ 6 Rez./J. od. sehr schweren Verläufen |
| Valaciclovir | | 2 × 500 mg/d **od.** | | |
| Famciclovir | | 2 × 250 mg/d | | |
| Aciclovir | rez. HG (IS) | 3 × 400 mg/d **od.** | 5–10 d | |
| Valaciclovir | | 2 × 1000 mg/d **od.** | | |
| Famciclovir | | 2 × 500 mg/d | | |
| Aciclovir | rez. HG (IS) | 2–3 × 400–800 mg/d **od.** | | Langzeitsuppressionsther. bei ≥ 6 Rez./J. od. sehr schweren Verläufen |
| Valaciclovir | | 2 × 500 mg/d **od.** | | |
| Famciclovir | | 2 × 500 mg/d | | |

IK: Immunkompetenz, IS: Immunschwäche

**Tab. 9.3 Orale antivirale Systemtherapie bei rez. Herpes labialis (HL).**

| Wirkstoff | Indikation | Dosierung | Dauer | Anmerkungen |
|---|---|---|---|---|
| Aciclovir | rez. HL (IK) | 5 × 200–400 mg/d **od.** | 5 d | |
| Valaciclovir | | 2 × 2000 mg **od.** | 1 d | |
| Famciclovir | | 1 × 1500 mg | 1 d | |
| Aciclovir | rez. HL (IS) | 3 × 400 mg/d **od.** | 5–10 d | |
| Valaciclovir | | 2 × 1000 mg/d **od.** | 5–10 d | |
| Famciclovir | | 2 × 500 mg/d | 5–10 d | |

| Tab. 9.3 Orale antivirale Systemtherapie bei rez. Herpes labialis (HL). *(Forts.)* | | | | |
|---|---|---|---|---|
| **Wirkstoff** | **Indikation** | **Dosierung** | **Dauer** | **Anmerkungen** |
| Aciclovir | rez. HL (IK) | 2 × 400 mg/d **od.** | | Langzeitsuppressionsther. v. a. bei assoziiertem EEM u. Ekzema herpeticatum |
| Valaciclovir | | 500–1000 mg/d | | |

## Ekzema herpeticatum (B00.0)

**Def.:** Schwere Inf. mit dem HHV-Typ 1 (seltener Typ 2) bei einer Subgruppe des atopischen Ekzems. Seltener auch bei Lymphomen, Glukokortikoidther. od. anderen Grundkrankheiten (Pemphigus foliaceus, M. Darier). Meist durch Autoinokulation (vorheriger Herpes labialis) od. Heteroinokulation (Kontaktpersonen, auch nosokomial).

**Klinik:** Eruptiv auftretende kleine Bläschen mit zunächst wasserklarem Inhalt, v. a. in Bereichen stärkerer Ekzematisierung bei atopischem Ekzem (Gesicht, Hals, oberer Stamm, Beugen). AZ ⇊ (hohes Fieber bis 40 °C über 8–10 d), starker Pruritus, ggf. schmerzhaft, LK-Schwellung. Später eitrige Eintrübung der Bläschen u. Entstehung krustös belegter Erosionen. KO: Bronchopneumonie, Herpesenzephalitis, Augenbeteiligung.

**Diagn.:** Anamnese (atopisches Ekzem), Diff.-BB (ggf. Leukos ↑), bei Pusteln bakt. Abstrich, augenärztliches Konsil, neurologisches Konsil. Nach Heilung Diagn. des atopischen Ekzems (▶ 12.10) zur Einleitung einer längerzeitigen Ther.

**Ther.:**

- Keine syst. Glukokortikoidgabe wegen Gefahr der Herpessepsis.
- intern: Aciclovir bei IK 5, bei IS 10 mg/kg KG i. v. (OLU) alle 8 h über 7 d bei Erw. u. Kdr. > 12 J. u. KG ≥ 43 kg. Zusätzlich ggf. Antipyretika wie Paracetamol bis 4 × 1000 mg, p. o. gilt für Erw. u. Kdr. ab 12 J. u. KG ≥ 43 kg. Bei bakt. Superinf. Antibiotikum nach Resistogramm. Bei starker Pustelbildung u./od. flächiger Pyodermisierung Flucloxacillin 3–4 × 0,5–1 g/d p. o. od. Dicloxacillin 4 × 0,5–1 g/d p. o. u. nach Testung der Erregerempfindlichkeit ggf. umsetzen.
- extern: 1-2 % Clioquinol in Lotio Cordes®. Fortführung der Lokalther. nicht befallener Ekzemherde.

**Progn.:** Bei schwerem atopischen Ekzem häufige Rez. KO: narbige Abheilung.

### 9.1.3 HHV3-/VZV-Infektionen

## Varizellen (B01.9)

**Syn.:** Windpocken, Chicken pox.

**Def.:** Hochkontagiös. Erkrankungsgipfel: v. a. im Winter/Frühjahr u. 2.–6. LJ. Übertragung: Direkter Kontakt mit infektiösen Effloreszenzen, überwiegend Tröpfchen. Inkubationszeit 8–21 d. Infektiös: 5 d vor Ausbruch des Exanthems bis zum Abfall der letzten Kruste → Kita- u. Schulverbot. Viruspersistenz in den sensiblen Hirn- u. Spinalganglien. Bei Erw., Sgl., Personen mit Immunschwäche u. mit schwerem atopischem Ekzem oft schwererer Verlauf (bakterielle Superinf. u. neurol. Manifestationen), selten letal endend. KO: Varizellen-Pneumonie (B01.2 + J17.1), v. a. bei Erw. in bis zu 20 %. 5–10 % der Gesamtbevölkerung u. ca. 5 % der F im Reproduktionsalter weisen eine Immunitätslücke auf. Namentliche Meldepflicht gemäß §6 IfSG innerhalb von 24 h ans zuständige Gesundheitsamt (Krankheitsverdacht,

Erkr. sowie Tod durch Varizellen). www.infektionsschutz.de.

**Klinik:**

- Prodromi: leichtes Fieber, ggf. auch während des gesamten Verlaufs, Kopf- u. Gliederschmerzen; fehlen meistens im Kindesalter
- Enanthem: schmierig gelblich belegte, von einem roten Saum begrenzte Erosionen am harten Gaumen, bukkal, selten konjunktival u. genital
- Exanthem (▶ Abb. 9.3): mehrtägiges schubweises Auftreten kleiner roter juckender Maculae, rasche Umwandlung zunächst in Papeln, dann in stark juckende Bläschen mit zunächst klarem, dann trübem Inhalt, Verkrustung (parallel sämtliche Stadien). Kein palmoplantarer Befall. **Sonderfall:** Varizellen nach der 1. Schutzimpfung. Auftreten frühestens 6 Wo. nach der Impfung bei ca. 5 % der Geimpften, makulopapulöses, selten vesikulöses Exanthem mit mildem Verlauf
- Abfallen der Krusten nach etwa 2–3 Wo., i. d. R. narbenlose Heilung

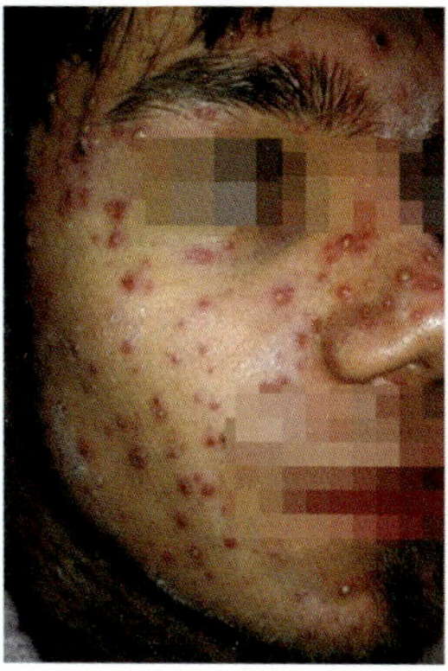

Abb. 9.3 Varizellen. [M123]

> Typischer Beginn am Kapillitium, von hier Ausbreitung auf übriges Integument.

**Diagn.:** Klinisch, in spez. Fällen PCR. Bei V. a. Bronchopneumonie Thorax-Rö.

**DD:** Vesikuläre Erkr. wie Strophulus infantum (fieberfrei, keine Schleimhautbeteiligung), Zoster generalisatus (bei immunsupprimierten Pat., i. d. R. höheres Alter), Hand-Fuß-Mundkrankheit, Ekzema herpeticatum.

**Ther.:** ▶ Tab. 9.4

- intern: Antihistaminika gegen Pruritus (z. B. Desloratadin als Lsg., Levocetirizin als Saft), extern: Lotio alba aquosa 1 × / d, morgens mit Olivenöl entfernen.
- bakterielle Superinf.: Cefaclor: Erw. 1,5–4 g / d p. o. in 3 ED, Kdr. 50–100 mg / kg KG / d in 2–3 ED. od. Amoxicillin / Clavulansäure: 875 mg / 125 mg 2x / d p. o. (Kdr. 25 mg / 3,6 mg / kg KG / d bis 45 mg / 6,4 mg / kg KG / d in 2 ED); HSV-Inf. (▶ 9.1.2). Extern Clioquinol 2 % in Lotio Cordes®.
- Virustatika: nur bei schwerstem Verlauf, bei Neugeborenen, Graviden (OLU) od. bei Immunsupprimierten innerhalb von 48 h nach Krankheitsbeginn: Aciclovir (▶ 22), 3 × 10 mg / kg KG / d i. v. über 5–10 d. Bei stationärer Ther. wegen der hohen Kontagiosität Isolation erforderlich.

**Prophylaxe:**

- Schutzimpfung gemäß den STIKO-Empfehlungen
- passive Immunisierung. Ind.: seroneg. Schwangere, Neugeborene, deren Mutter 5 d vor bis 2 d postpartal an Varizellen erkranken, od. Pat. mit Immunschwäche. Innerhalb von 3 d (max. 10 d) nach Exposition einmalige Gabe von VZV-Hyperimmunglobulin 1 ml / kg KG i. v.

**Tab. 9.4 Antivirale Systemtherapie bei Varizellen (V) u. Zoster (Z).**

| Wirkstoff | Indikation | Applikationsart | Dosierung | Dauer | Anmerkungen |
|---|---|---|---|---|---|
| Aciclovir | V bei Graviden, Immungeschwächten jeden Alters, allen KO<br>Z bei Immungeschwächten jeden Alters, allen KO | i. v. | **Erw.:** 3 × 10 mg/kg KG/d<br>**Kdr.:** 3 × 10–15 mg/kg KG/d (max. 2,5 g/d) | 7–10 d | möglichst früher Beginn<br>Infusionsdauer 1 h<br>Schwangere **OLU**<br>bei V obligatorische Isolierung in Einzelzimmer bis zur kompletten Verkrustung<br>bei Z nur, wenn Immunstatus der Mitpatienten **nicht** bekannt |
| Aciclovir | V u. Z bei Risikopat. | p. o. | **Erw.:** 5 × 800 mg/d<br>**Jgdl.:** 5 × 15 mg/kg KG/d (max. 4 g/d) | 5–10 d | Beginn möglichst innert 24 h nach Krankheitsbeginn |
| Valaciclovir | Z | p. o. | **Erw.:** 3 × 1 g/d | 7 d | möglichst früher Beginn, nur IK |
| Famciclovir | Z | p. o. | **Erw. (IK):** 3 × 250 mg/d<br>**Erw. (II od. ZO):** 3 × 500 mg/d<br>**Kdr. / Jgdl. (IK):** 3 × 125–250 mg/d | 7 d **(IK)**<br>10 d **(II)** | möglichst früher Beginn. Kdr./Jgdl. **OLU** |
| Brivudin | Z | p. o. | **Erw. (IK):** 1 × 125 mg/d | 7 d | möglichst früher Beginn. Mitführen einer Pat.-Karte über 4 Wo. |

**IK** Immunkompetent
**II** Immuninkompetent
**KO** Komplikationen
**ZO** Zoster ophthalmicus

**KO:** Superinf. v. a. mit Staph. aureus u. Strept. pyogenes nach Exkoriation; häufig narbige Heilung. Hämorrhagische Varizellen, Meningoencephalitis u. Bronchopneumonien v. a. bei Immungeschwächten mit T-Zell-Defekt, unter immunsuppressiver Ther. u. im höheren Lebensalter. Bezogen auf Altersverteilung ebenfalls vorwiegend Kdr. betroffen. **Cave:** Kontakt mit Schwangeren u. immungeschwächten Menschen meiden! Keine Gabe von ASS, Ibuprofen wg. Gefahr eines Reye-Sy. bzw. schwerer Sekundärinf. bei Kdr.!

## Varizellen in der Gravidität

Gefahr des fetalen Varizellen-Sy. durch vertikale HHV-3-Übertragung bei Inf. von seroneg. Schwangeren. Relevante KO bei Graviden: Bronchopneumonie, die vital bedrohlich verlaufen kann. Internistisches u. gynäkologisches Konsil.

## Perinatale Infektion

Große Inf.-Gefahr für das Kind bei akut infizierter Gravider 2 Wo. vor bis 2 d postpartal (konnatales Varizellen-Sy.). Gynäkologisches u. pädiatrisches Konsil.

## Zoster (B02.9)

**Syn.:** Herpes Zoster, Gürtelrose.

**Def.:** Endogene Reaktivierung des HHV3 in den sensorischen Spinal- u. Hirnnervenganglien bei ca. 20 % der Bevölkerung.Inkubationszeit 7–14 d. Bis zu 2 Wo. nach Auftritt der Symptome kontagiös, aber weniger kontagiös als Varizellen. Seroneg. Personen können an Varizellen erkranken. Kontakt mit Graviden, Stillenden u. Neugeborenen wegen des Ansteckungsrisikos durch Schmierinf. meiden. Meldepflicht gemäß § 7 IfSG. Ca. 400.000 Fälle/J. **Anmerkung:** Nachweis von HHV3-DNA in Blut u. Speichel unabhängig von der Zosterlokalisation.
Risikofaktoren für das Auftreten eines Zosters: höheres Lebensalter, pos. Familienanamnese, Stress, HIV-Inf. (10× häufiger u. rez. Episoden), zytostatische Ther., immunsuppressive Ther.

**Klinik:**

- befallene Segmente: thorakal 55 %, kranial (N. trigeminus) 20 %, lumbal 15 %, sakral 5 %
- Auftreten stechender, segmental begrenzter Schmerzen od. Brennen, wobei jedes Dermatom betroffen sein kann; unspez. Prodromi (AZ ↓, Temp. ↑)
- Exanthem (▶ Abb. 9.4): Erst kleine Erytheme im befallenen Dermatom, dann über etwa 2–3 d Aufschießen wasserklarer, herpetiform gruppierter infektiöse Bläschen in den Erythemen (vereinzelte Bläschen auch am restlichen Integument = aberrierende Bläschen), Eintrüben des Bläscheninhalts, Aufplatzen, Verkrustung, Abfallen der Kruste nach etwa 2–3 Wo. **Anmerkung:** Verlauf des Zosters bei Immunkompromittierten länger, Befall ausgedehnter u. nicht selten atypisch.

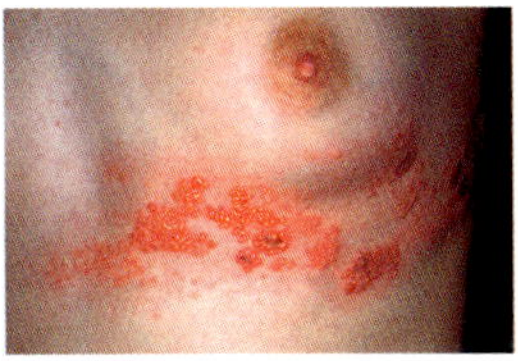

Abb. 9.4 Zoster. [R299]

**Diagn.:** Blickdiagnose. Nachweis der mechanischen Allodynie durch Bestreichen der Haut. Bei Zoster ophthalmicus augenärztliches Konsil. Befall der Nasenspitze (Hutchinson-Zeichen) zeigt eine mögliche Augenbeteiligung an.

**DD:** Herpes simplex.

Indikationen für eine parenterale Ther.: Immunkompromittierte, Zoster im Kopf-Hals-Bereich (bes. Pat. > 50 J.), viszerale od. ZNS-Beteiligung, Kdr. mit atopischem Ekzem od. Immundefizienz, generalisierter Zoster.
In der Gravidität od. Perinatalperiode erfolgt i. d. R. ausschließlich Lokalther (keine Erkr.-Gefahr für Fetus / Neugeborenes wegen der protektiven maternalen Antikörper). Während der Laktation ist eine syst. Aciclovir-Ther. ohne Stillunterbrechung möglich.

**Merke**

Bei Erw. < 40 J. postzosterisches Langzeitrisiko für TIA, hämorrhagischen u. ischämischen Schlaganfall, sowie Myokardinfarkt als Folge einer VZV-Vaskulopathie ↑, am stärksten nach Zoster ophthalmicus!
Bei intrauteriner HHV3-Übertragung durch infizierte Mutter Auftreten eines Zosters im Säuglingsalter möglich → keine weitergehende Diagnostik auf Immuninkompetenz.

9

**Ther.:**

▶ Tab. 9.4

- extern: Clioquinol 2 % in Lotio Cordes® (wie Gingivostomatitis herpetica; ▶ 9.1.2).
- oral: Brivudin 1 × 125 mg / d über 7 d (▶ 22), auch bei KO o. Immunsuppression. Bei KI (z. B. 5-FU-haltige Medikamente) Aciclovir (▶ 22), 5 × 800 mg / d alle 4 h (Dosisreduktion bei Nierenfunktionsstörungen) o. Famciclovir 3 × 500 mg / d od. Valaciclovir 3 × 1000 mg / d für 7 d. Parenteral: Aciclovir bei Immunkompetenz: 3 × 5 mg / kg KG / d über 7–10 d, bei Immunschwäche u. ZNS-Beteiligung 3 × 10 mg / kg KG / d über 7–14 d als Kurzinfusion über 1 h.
- Schmerzther. nach WHO-Stufenschema: bei Persistenz > 4 Wo. nach Abheilung der Läsionen Hinzuziehung eines Schmerztherapeuten. **Merke:** Eine suffiziente Schmerztherapie ist zur Vermeidung einer postzosterischen Neuralgie entscheidend.
- bakterielle Superinf.: ▶ 9.2

**Prophylaxe:** Totimpfstoff Shingrix®, i. m. Injektion in M. deltoideus, 2 × im Abstand von 2 (– 6) Mon, Alter ≥ 50 J. (STIKO-Empfehlung: Pat. ≥ 60 J., ab 50. LJ. bei Immunsuppr. o. schwerer Grunderkr.) → Reduktion der Zosterinzidenz, der postherpetischen Neuralgien sowie des Schlaganfallrisikos. Sehr hohe Wirksamkeit in allen Altersgruppen Impfschutz über ca.15 J. KI: Schwere mit Fieber einhergehende Erkr., Gravidität. Immunsuppression keine KI.

#### Komplikationen

- Zoster multiplex unilateralis (B02.8): Befall mehrerer Dermatome einer Körperhälfte. Zoster duplex: Befall von Dermatomen beider Körperhälften.
- Zoster generalisatus (B02.7): Befall des gesamten Integuments, liegt vor bei > 20 aberrierenden Bläschen.
- Zoster haemorrhagicus (B02.8): Auftreten hämorrhagischer Bläschen.
- Zoster gangraenosus (B02.8): Auftreten nekrotischer Ulzerationen beim Zoster haemorrhagicus. Heilung mit varioliformen Narben.
- Zoster ophthalmicus (B02.3): Befall des 1. Trigeminusasts, einschließlich N. supratrochlearis u. N. supraorbitalis. Bei Befall des Ramus nasociliaris (Bläschen auf der Nasenspitze) Beteiligung von Kornea u. Konjunktiva mit Gefahr der Keratitis interstitialis mit Hornhautgeschwüren. Häufig hämorrhagischer Verlauf. Ophthalmologisches Konsil.
- Zoster des 2. u. 3. Trigeminusasts: Ausgeprägte Beteiligung der Mundschleimhaut.
- Zoster oticus (B02.8 + H62.1): Befall des 2. Zervikalsegments. Bei Innenohrbeteiligung: Gefahr der Akustikus- u. Fazialislähmung mit bleibender Hörstörung. Ggf. meningeale Zeichen. HNO-Konsil.
- Superinf. u. in 10–20 % der Fälle Post-Zosterneuralgien (B02.2 + G53.0).
- Kontakt mit Frühgeburten, Graviden u. Immunkompromittierten meiden.
- Auftreten unterschiedlicher Hautkrankheiten im ehemaligen Zostergebiet (Wolf's post-herpetic isotopic response).



## 9.1.4 (Para-)Poxvirus-Infektionen

### Ecthyma contagiosum (B08.0)

Erreger: Parapoxviren. Übertragung: Kontakt mit infizierten Tieren (Schafe, Ziegen, Kühe u. a.); ubiquitäres Vorkommen. Inkubationszeit 5–15 d. Mel-

depflicht. Ausnahmsweise Mensch-zu-Mensch-Übertragung. **Cave:** Sichtbare Läsionen einer Inf. können beim Tier fehlen.
**Anmerkung:** Differenzierung Orf/Melkerknoten wegen identer Erregerursache aufgegeben.

**Klinik:** Zunächst Auftreten einer od. mehrerer derber, erbsgroßer, gelblichbrauner bis blaurötlicher Papeln, dann Kokardenstadium mit zentralem Erythem, umgebendem weißen Ring u. peripherem, entzündlich gerötetem Hof sowie einer serösen Exsudation (target lesion), anschließend Übergang in eine trockene, mit gelblich-schwarzer Kruste bedeckte Papel v. a. an Fingern u. Unterarmen, oft regionale Lymphadenitis. Keine syst. Symptome bei Immunkompetenten.

**Diagn.:** I. d. R. Berufsanamnese u. Inspektion ausreichend. BK-Anzeige: z. B. bei Landwirten, Schäfern, Schlachtern, Veterinären. Im Zweifel Biopsie, direkter Virusnachweis durch EM (Negative-Staining), PCR od. Serologie (ELISA). Charakteristische stadienabhängige Histologie. Bakterielle Abstriche im Krankheitsverlauf → Aufdeckung einer Sek.-Inf.

**DD:** Molluscum contagiosum, Tuberculosis cutis verrucosa, Erysipeloid, Granuloma pyogenicum, Schwimmbadgranulom, Tularämie, Malignome von Haut u. -anhangsgebilden.

**Ther.:** „Watchful waiting." Extern Umschläge mit Octenidin-Lsg. mehrmals tgl. nach oberfl. Abtragung. Bei Superinf. Gabe eines Antibiotikums gemäß Antibiogramm.

**Progn.:** Bei Immunkompetenten narbenlose Heilung meistens nach 1–2 Mon., wenn Sekundärinf. (selten!) vermieden wird. Keine lebenslange Immunität.

## Mollusca contagiosa (B08.1)

**Syn.:** Dellwarzen, Schwimmbadwarzen.

**Erreger:** Poxvirus mollusca. Übertragung: direkter Hautkontakt od. kontaminierte Objekte. Inkubationszeit d bis zu 7 Wo. Hohe Kontagiosität. V. a. bei Kdr. zwischen 1–5 J., jungen Erw. u. Immundefizienten. Hohe Spontanheilungsrate bei Immunkompetenten nach unterschiedlich langer Zeit (bis zu 1 J. od. länger).

**Klinik:** Isolierte od. in Gruppen stehende, breitbasig aufsitzende, weißliche bis blassrosa farbene, zentral gedellte, 2–5 mm große Papeln (▶ Abb. 9.5). Auf Druck Entleerung einer weißlich-gelblichen Masse (= Molluskumkörperchen, infektiös!). Durch Kratzartefakte Auftreten weiterer Mollusken (= Autoinokulation). Prädilektionsstellen: bei Kdr. Gesicht, Extremitäten, Oberkörper, bei jungen Erw. als STI perineal, genital, gluteal, unteres Abdomen, bei Immunkompromittierten am gesamten Integument.

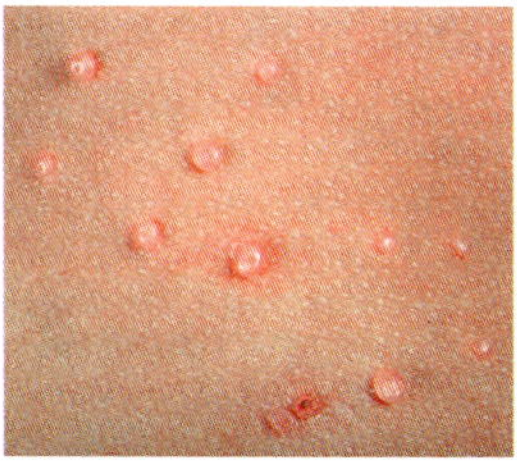

Abb. 9.5 Mollusca contagiosa. [R299]

**Diagn.:** Blickdiagnose, nur in unklaren Fällen Biopsie.

**DD:** Milien, Hidrozystome, Verrucae planae, Keratosis follicularis.

**Ther.:** Bei Kdr. zunächst abwarten, ob entzündliche Veränderungen an den Mollusken auftreten („Beginning of the end"). Konservativ bei überschaubarer Anzahl

u. normaler Haut mit 5- od. 10 %iger KOH-Lsg. (InfectoDell®Kdr. > 2 J., 2x / d für max. 14 d / Molusk®, Kdr. > 2 J., 1x / d für max. 10 d).
Chirurgisch nach Auftragen einer LA-haltigen Creme (z. B. Emla®-Pflaster) für ca. 1–2 h durch vorsichtige Kürettage. Pflasterverband. Bei trockener Haut u. atopischem Ekzem zunächst Basisther. evtl. mit kurzzeitiger Steroidapplikation (z. B. Prednicarbatsalbe) → Rekonstitution der Hautbarriere → Kürettage in mehreren Sitzungen im Abstand von 2–3 Wo. u. Fortführung der Basisther.

**KO:** Eczema molluscatum (ID-Reaktion), in ca. 10 % (selbstlimitiert), Disseminierung der Mollusken bei ausgeprägtem atopischem Ekzem u. sebostatischer Haut. Bei Immunschwäche (immunsuppressive Ther., AIDS) Auftreten von > 100 Mollusken, vielfach atypisch u. 1–2 cm im Durchmesser.

**Prophylaxe:** Bei Kdr. mit sehr trockener Haut spreitende Ölbäder, rückfettende Externa. Bei bestehenden Mollusken kein Schwimmbadbesuch / gemeinsames Bad mit anderen Kdr., um Übertragung zu vermeiden. Kita u. Schule erlaubt. Ende der Ansteckungsfähigkeit, wenn alle Mollusken abgeheilt.

## 9.1.5 Masern (B05.9)

**Syn.:** Morbilli, measles, 1st disease.
Erreger: Masernvirus. Übertragung: Tröpfcheninf., Basisreproduktionszahl 15. Inkubationszeit ca. 10–14 d. Ansteckungsgefahr (5 d vor u. bis 4 d nach Exanthemausbruch). Oft Spätsommer. Kita- u. Schulverbot bis mind. 4 d nach Exanthembeginn. Lebenslange Immunität. Passagere Immunschwäche von 4–8 Wo. Namentliche Meldepflicht von Verdacht, Erkr., Tod u. pos. Labortest innerhalb von 24 h an das Gesundheitsamt. Impfpflicht für Kdr. in Gemeinschaftseinrichtungen u. den dort sowie im Gesundheitswesen Tätigen.

> Heute zunehmend bei ungeimpften Jugendlichen / Erw. mit schwerem Verlauf.

**Klinik:**
- katarrhalisches Prodromalstadium nach ca. 10 d mit AZ ↓, Fieber bis 40 °C, Rhinitis, Konjunktivitis, Lichtscheu, Pharyngitis, Tracheitis, trockenem Husten.
- Koplik-Flecken (sichern Diagnose): Ab 2. – 3. d gegenüber den Molaren an der Wangenschleimhaut punktförmige weiße, von einem roten Hof umgebene Flecken, verschwinden am 2. Exanthemtag (DD: Parvovirusinf.).
- Enanthem: Ab 3. d. Rote Flecken an Gaumen, Tonsillen u. Uvula, gleichzeitig Abklingen des katarrhalischen Stadiums u. Fieberabfall.
- Exanthem (▶ Abb. 9.6) nach ca. 14 d: Beginn retroaurikulär mit

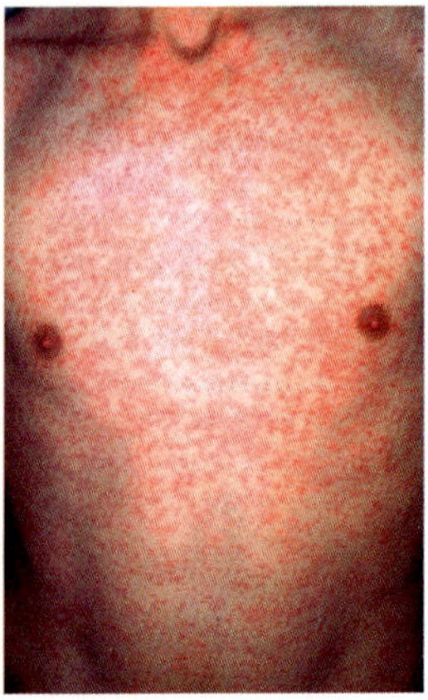

Abb. 9.6 Masern. [R299]

kraniokaudaler Ausbreitung unter palmoplantarer Aussparung: runde bis ovale, bis ca. 1 cm große, teils konfluierende Flecken. Zunächst blass-, dann dunkelrot, selten hämorrhagisch. Erneuter Fieberanstieg. Nach 3–4 d lytischer Temperaturabfall, Abblassen des Exanthems in der Reihenfolge des Auftretens, oft mit pityriasiformer Abschuppung.
- Erneuter Fieberanstieg: Hinweis für KO (s. u.).
- Merke: Bes. schwere Verläufe bei Kdr. > 5 J. u. Erw. → Hospitaliserung

**Diagn.:** Typischer Verlauf wegweisend; BB (Leuko-, Lympho-, Thrombopenie). Im Zweifel Serologie: mittels ELISA IgM-Nachweis od. mittels RT-PCR Nachweis von Virus-RNA aus Körperflüssigkeiten. Bei Masernenzephalitis Virusnachweis im Liquor durch PCR. Bei neurol. Symptomatik neurol. Konsil. Bei Dyspnoe / bronchitischen Beschwerden Thorax-Rö.

**DD:** Arzneimittelexantheme (meist **zentripetale** Ausbreitung), Röteln, Scharlach, Fleckfieber (kein katarrhalisches Stadium), Syphilis II.

**Ther.:** Symptomatisch: Bettruhe, Wadenwickel, ggf. Paracetamol zum Fiebersenken. Extern Lotio alba aquosa 1 × / d, vor erneutem Auftragen Abölen von Rückständen.

**Prophylaxe:**
- Schutzimpfung s. c.: Ab dem (9.) 11. – 14. Lebensmon. simultan mit MMR / V-Impfstoff getrennt am Oberarm. Nach 2. Impfung zwischen 15. u. 23. Lebensmon. wie nach stattgehabter Inf. lebenslange Immunität. www.stiko.de. **Merke:** Gestillte Sgl. haben Infektionsschutz über 6–9 Mon. durch maternale Ak.
- Passive Immunisierung bei Pat. mit Immundefizienz innerhalb 2–6 d nach Exposition mit humanem Immunglobulin (z. B. Sandoglobulin®; ▶ 22) 1 × bis 2 g / kg KG i. v.

**KO:**
- Masern in der Schwangerschaft → **keine** Erhöhung der Fehlbildungsrate!
- Aufgrund einer Dysfunktion der Plazenta vorzeitige Wehen, Frühgeburten u. Spontanaborte. Inf. der Schwangeren am Ende des 3. Trimenons → neonatale Masern. Pneumonierisiko der Schwangeren dtl. ↑
- Masernkrupp: 1–2 %, meist ungefährlich. Ther. i.d.R. durch Pädiater / HNO-Arzt.
- Otitis media: ca. 1 %, häufig Trommelfellperforation. Ther. i.d.R. durch Pädiater.
- primäre Masern-Riesenzellpneumonie: ca. 5 % →-> häufigste Todesursache
- bakterielle Bronchopneumonie: ca. 1 %, v. a. bei Mangelernährung (Entwicklungsländer!) u. Immunsuppression für 2–3 J. („Immunamnesie“).
- akute postinfektiöse Masernenzephalitis (4–7 d nach Exanthembeginn): jeder 1000. Fall, hohes Fieber, Kopfschmerzen, Übelkeit, Erbrechen, Krampfanfälle, Bewusstseinsstörungen bis zum Koma. Dauerfolgen: in ca. 40 % Hirndruckerhöhung, Krampfleiden, Teilleistungsschwäche, in ca. 10 % letaler Verlauf. Stat. Ther. in neurologischer Klinik.
- subakute sklerosierende Panenzephalitis (SSPE): sehr selten, Slow-Virus-Krankheit, im Durchschnitt 6–8 J. nach Masern. Diagn. u. Ther. durch Neurologen, infauste Prognose.

### 9.1.6 Röteln (B06.9)

**Syn.:** Rubeola, German measles, 3rd disease.
Erreger: Rötelnvirus. Übertragung: Tröpfcheninf. u. diaplazentar. Inkubationszeit 2–3 Wo. Kontagiosität < 50 %. Häufig stille Feiung. Infektiös: 1 Wo. vor bis 1 Wo. nach

Exanthemausbruch. Kein Kita- u. Schulverbot. I.d.R. lebenslange Immunität. V. a. ungeimpfte Jugendliche / ältere Kdr. betroffen. Namentliche Meldepflicht wie bei Masern

**Klinik:**

- Prodromi: leichte katarrhalische Beschwerden, LK-Schwellung nuchal u. retroaurikulär (typisch), Temp. ↑ (max. 38 °C)
- Exanthem: stecknadelkopfgroße, dicht stehende, nicht konfluierende, rote, von einem anämischen Hof umgebene, leicht erhabene Papeln. Beginn schmetterlingsförmig im Gesicht, Ausbreitung nach retroaurikulär u. dann zentrifugal auf Rumpf u. Extremitäten. Rasche Rückbildung in der Reihenfolge des Auftretens nach etwa 3 d.
- Gleichzeitig LK-Schwellung, v. a. zervikal u. okzipital. In ca. 50 % Splenomegalie u. bei Erw. Arthritis mit guter Prognose (Finger-, Hand-, Kniegelenke).

**Diagn.:** BB (Leukopenie, Lymphozytose, Plasmazellen). Im Zweifel Serologie: HHT, ELISA IgG, IgM (nur im akuten Stadium, 3–7 d nach Exanthemausbruch nachweisbar), bei Zweifel PCR-Diagn. Bei konnatalen Röteln: serologischer Nachweis von IgM-AK od. IgG-AK-Titeranstieg. Direkter Virusnachweis aus Rachenabstrich od. Rachenspülflüssigkeit (postnatale Inf.) od. aus Material von Sgl. od. Plazenta (pränatale Inf.).

**DD:** Arzneimittelexantheme (meist **zentripetale** Ausbreitung), Scharlach (periorale Blässe, Himbeerzunge), infektiöse Mononukleose, Syphilis II.

**Ther.:** Symptomatisch: wie Masern (▶ 9.1.5); oft keine Ther. nötig.

**Prophylaxe:**

- Schutzimpfung: mit MMRV-Lebendimpfstoff (▶ 9.1.3). Impf-KO: Kleinkinder in 10–15 %: leichtes Fieber, LK-Schwellungen, diskretes Exanthem. Jugendliche u. Erw.: ca. 15 % Arthralgien, ca. 1 % Arthritiden (antiphlogistische Ther.).
- Passive Immunisierung bei Pat. mit Immundefizienz.

**KO:**

- Rötelninf. in der Schwangerschaft seroneg. Frauen: konnatale Röteln durch diaplazentare Übertragung im 1. Trimenon in 80–90 % der Fälle, im 2. u. 3. in 30–40 % der Fälle. Rötelnembryofetopathie führt häufig zu Abort, Früh- od. Totgeburt. Überlebende Sgl. mit konnatalen Röteln bleiben jahrelang durch Ausscheidung von Viren in Stuhl / Urin hochinfektiös. Gregg-Sy. als Folge einer Inf. des Embryos vor Abschluss der Organogenese: Hirnfehlbildungen, Mikrophthalmus, Innenohrschwerhörigkeit, Herzfehler beim Kind. Bei nachgewiesener Inf. gynäkologisches Konsil. Postnatale Röteln verlaufen oft asymptomatisch. Bei klinischer Manifestation milder Verlauf mit nuchalen, okzipitalen u. postaurikulären LK-Schwellungen.
- Enzephalitis (sehr selten); 20 % Letalität.

## 9.1.7 Andere kutane Viruserkrankungen

### Erythema infectiosum (B08.3)

**Syn.:** Ringelröteln, 5$^{th}$ disease.

Erreger: Erythroparvovirus (früher Parvovirus B19). Übertragung: Tröpfcheninf., diaplazentar. Inkubationszeit 6–14 d. Ansteckung nur **vor** Exanthemausbruch. V. a. Schul- u. jüngere Kdr.

**Klinik:** Keine Prodromi, oft inapparent. Exanthem: diffuse od. figurierte, elevierte, livide Rötung von Wangen (Ohrfeigengesicht!) u. Stirn mit perioraler Aussparung; Ausdehnung auf Innenseite der Ober- u. Unterarme mit münzgroßen, ringförmigen, teils girlandenförmig konfluierenden Erythemen (▶ Abb. 9.7), sehr variabel, oft Pruritus, schubweiser Verlauf, Dauer 1–7 Wo., durch Sonne, Hitze u. Stress aggravierbar. Subfebrile Temp., häufig symmetrische Arthritiden der kleinen Gelenke. Kein Kita- u. Schulverbot.

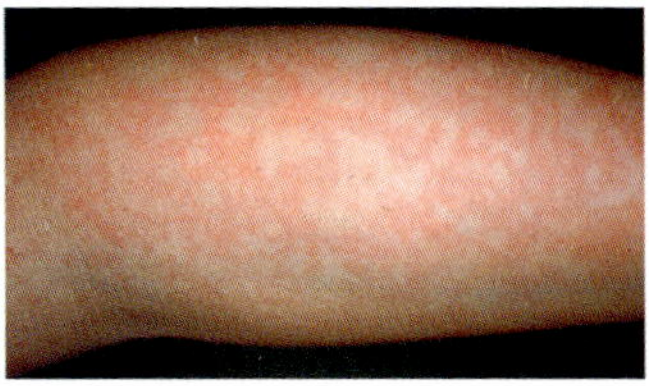

Abb. 9.7 Ringelröteln.[R299]

**Diagn.:** Klin. Bild. BB (Anämie mit ↓ Retikulozyten). Im Zweifel Komplementbindungsreaktion, ELISA, Radioimmunassay, Anstieg von IgG u. IgM, PCR.

**DD:** Arzneimittelexantheme, Enterovirusinf., Masern, Röteln.

**Ther.:** Symptomatisch: wie Masern (▶ 9.1.5).

**KO:** Aplastische Krise bei Pat. mit hämolytischer Anämie → stat. Aufnahme. Bei Jugendlichen evtl. Handschuh-Socken-Sy.

## Erythema infectiosum in der Gravidität

**Klinik:** Fetale Anämie; Hydrops fetalis u. in ≤ 10 % intrauteriner Fruchttod in 13.–20. SSW in ≤ 10 %.

**Diagn.:** Bei Inf.-Verdacht gynäkologisches Konsil.

## Papular-pruritic / purpuric gloves and socks syndrome (L98.8)

**Syn.:** Handschuh-Socken-Sy.
Erreger: meistens Erythroparvovirus (früher Parvovirus B19), seltener EBV, HHV 6 u. 7, CMV, Masernvirus, CV B6. Übertragung: Tröpfcheninf. Inkubationszeit 6–14 d. Ansteckungsgefahr **vor** u. **während** des Exanthemausbruchs. Häufigkeitsgipfel Frühjahr / Sommer. V. a. in der Adoleszenz u. im frühen Erw.-Alter.

**Klinik:** Palmoplantare Ödeme, Erytheme, lividrote Papeln mit quälendem Pruritus. Späteres Auftreten einer petechialen Purpura möglich. Mitbeteiligung der oralen Mukosa in Form von Vesikeln u. Aphthen. Häufig Arthritiden, Fieber u. LK-Schwellung.

**Diagn.:** Klin. Bild. Parvovirus B9-Serologie, PCR, Schwangerschaftstest, Ausschluss einer Vaskulitis innerer Organe (Niere!).

**DD:** EEM im Frühstadium, Kawasaki-Sy., Hidradenitis palmoplantaris, Hand-foot-mouth disease, Rickettsiose, Purpura Schönlein-Henoch (IgA-Vaskulitis).

**Ther.:** Orale Läsionen: Spülungen mit Chlorhexidin 0,2 %, Volon® A Haftsalbe 1–2 × / d; Antiphlogistikum, **keine** körperlichen Anstrengungen. Komplikationslose Abheilung nach 1–2 Wo. die Regel. Bei Gravidität gynäkologisches Konsil.

## Exanthema subitum (B08.2)

**Syn.:** Roseola infantum, Drei-Tage-Fieber, 6th disease.
Erreger: HHV 6B u. seltener HHV7. Übertragung: Tröpfchen. Inkubationszeit 1–2 Wo. Geringe Kontagiosität. Kleinkinder (6 Mon. bis 3 J.). Lebenslange Immunität.

**Klinik:** Plötzlicher Fieberanstieg (teils > 40 °C) mit geringer AZ-Beeinträchtigung, Fieberkrampfneigung. Nach 3 d plötzlicher Fieberabfall u. Auftreten des Exanthems:

3–5 mm große, blassrote, konfluierende, nicht juckende Maculae am Rumpf mit Ausbreitung auf die Extremitäten, Gesicht frei. ⅔ der Fälle mit papulärem Exanthem von Gaumen u. Uvula (sog. Nagayama-Spots). Abblassen nach h bis 2 d.

**Diagn.:** Typische Symptomatik. BB (initial Leukos ↑, ab 2. d ↓, evtl. Lymphozytose), nur im Zweifel: PCR.

**DD:** Röteln, Masern, infektiöse Mononukleose (v. a. bei Erw. mit Primärinf.), Scharlach, Erythema infectiosum, ECHO- u. Coxsackie-Virusinf.

**Ther.:** Symptomatisch: wie Masern (▶ 9.1.5). KO: Krampfanfälle: oft beim ersten Fieberanstieg → frühzeitige Gabe eines Antipyretikums.

**KO:** Pneumonie u. Meningoenzephalitis nach endogener Reaktivierung bei zellulärer Immundefizienz.

## Infektiöse Mononukleose (B27.0)

**Syn.:** Pfeiffer-Drüsenfieber, „kissing disease".
Erreger: Onkogenes EBV (HHV 4) Typ 1 u. 2. Übertragung: Tröpfchen, Schleimhautkontakte, v. a. mit asymptomatischen Virusträgern. Inkubationszeit 6–8 Wo. Geringe Kontagiosität. > 90 % der Erw. mit EBV-Carrierstatus. Erstinf. im frühen Kindesalter meistens asymptomatischer Verlauf. V. a. bei Inf. im Jugend- u. jungen Erw.-Alter Entwicklung eines Pfeiffer-Drüsenfiebers. Lebenslange Immunität. Krankheitsdauer zwischen 4 u. max. 8 Wo. Schulverbot bis zur Entfieberung. Sehr ausgeprägte postinf. Müdigkeit möglich.

**Klinik:**

- Symptomloser Beginn der Primärinf. mit massiver Virusvermehrung, dann mit Anstieg der T-zellulären Immunantwort uncharakteristische Prodromi mit intermittierendem, teils hohem Fieber, bisweilen über mehrere Wo.
- Generalisierte Lymphadenopathie, Angina mit massiv geschwollenen Tonsillen, teils mit nekrotischen pseudomembranösen Belägen; > 50 % Hepatosplenomegalie.
- Exanthem: in < 5 %, ab 4. – 6. d generalisiert, manchmal juckend, urtikariell, morbilliform od. rubeoliform, periorbitales Gesichtsödem
- Enanthem: Petechien am Gaumen
- Manche „therapierefraktäre", „klassische" Tonsillitis entpuppt sich als infektiöse Mononukleose, v. a. wenn sie mit Amoxicillin / Ampicillin therapiert wird → es kommt zum typischen Exanthem.

**Diagn.:** Labor: BB (initial Leukos ↓, dann ↑↑ mit zahlreichen atypischen monozytoiden Lymphos), bakt. Rachenabstrich (Superinf.?), AST ↑ u. ALT ↑ (Leberbeteiligung). Serologie, Abdomen-Sono (Splenomegalie?). **Cave:** Keine kräftige Milzpalpation wegen Risiko einer Ruptur.

**DD:** Streptokokkenangina, Masern, CMV-Exantheme, Diphtherie, Arzneimittelexantheme, akute Leukämie.

**Ther.:** Symptomatisch: antiseptische Mundspüllösungen (z. B. Kamillosan®) 3–4 × / d, sonst wie Masern (▶ 9.1.5). Antibiotika nur bei nachgewiesener bakt. Superinf. **Cave:** Ampicillin u. Amoxicillin kontraindiziert! Bei foudroyanter akuter infektiöser Mononukleose od. EBV-induzierter hämophagozytischer Lymphohistiozytose → Ther. durch Internisten.

**KO:**

- Arzneimittelexantheme: 1–2 d nach Gabe von Ampicillin / Amoxicillin morbilliformes, zunächst stammbetontes Exanthem mit konsekutiver

Generalisierung. Bei erneuter Gabe dieser Penicilline i. d. R. kein Auftreten eines solchen Exanthems.
- Milzruptur: sehr selten, meist 2. Krankheitswo. Verbot körperlicher Anstrengung u. von Kontaktsportarten für ca. 1 Mon.
- Tonsillenhypertrophie, die zu Dyspnoe führen kann → HNO-Konsil.
- EBV-assoziierte TU-Krankheiten, z. B. Nasopharynx-Ca., Burkitt-Lymphom, klassisches Hodgkin-Lymphom (postinf. Risiko während der ersten 5 J. ↑), sowie Autoimmunerkr., z. B. Multiple Sklerose.

## Kawasaki-Syndrom (M30.3)

**Syn.:** Mukokutanes Lymphknotensy., akutes febriles mukokutanes Lymphadenopathie-Sy.
Seltene Vaskulitis der mittelgroßen Arterien mit variablem Organbefall. Häufigkeitsgipfel v. a. im Winter. Ursache: unbekannt. Übertragung: Tröpfchen. I.d.R. (> 90 %) Kdr. < 5 J., M > F. Alle Ethnien betroffen, am häufigsten Asiaten u. afrokaribische Bevölkerung.

**Klinik:**

**Hauptsymptome:**
- antibiotikaresistentes Fieber über mehr als 5 d (100 %)
- bilaterale nichteitrige Konjunktivitis über 1–2 Wo. (90 %)
- Enanthem mit Stomatitis, Pharyngitis, scharlachähnliche Erdbeerzunge, trockene, rissige u. rote Lippen über 1–2 Wo. (90 %)
- stammbetontes, polymorphes, skarlatiniformes od. multiformes Exanthem in der 2. Wo. (90 %), stark berührungssensible Haut, weder Bläschen noch Krusten
- akute schmerzhafte nichteitrige zervikale Lymphadenopathie unilateral über 1–2 Wo. (75 %), LK > 1,5 cm im Durchmesser
- Erytheme u. Ödeme palmar u. plantar Mitte der 1. bis Mitte der 2. Wo., handschuhartige Abschuppung der Handflächen u. Fußsohlen in der 3. Wo. (40–50 %), Auftreten von Querrillen an den Fingernägeln in der 4. Wo. (95 %).

**Weitere Symptome:** Myokarditis, Perikarditis, koronare Arteriitis, Arthralgien, Arthritiden, Hörverlust, aseptische Meningitis, Gallenblasenhydrops, Verschlussikterus, heftige Bauchschmerzen, Diarrhö, Erythema induratum od. Ulzeration der BCG-Narbe (häufiger als die Lymphadenopathie!).

**Diagn.:**
- Diagnose kann gestellt werden, wenn 5 der 6 Hauptsymptome od. 4 Hauptsymptome u. Koronararterienaneurysmen (Entstehung am häufigsten zwischen dem 10. u. 25. Tag der Krankheit) vorliegen.
- Labor: CRP / BSG ↑↑, BB (Leukos ↑ mit Linksverschiebung, Thrombozytose ab 2. Wo.); Antiendothelzell-AK oft pos., Hypalbuminurie, Leukozyturie (steril), Transaminasen ↑ u. Bili ↑. Ggf. EKG-Veränderungen. Blutkulturen.

**DD:** Toxischer Scharlach, SSSS, Toxic Shock Syndrome, inf. Mononukleose, EEM, akutes rheumatisches Fieber, Masern, Hand-Fuß-Mund-Krankheit, M. Still, Arzneimittelreaktionen.

**Ther.:**
- Bei Verdacht umgehende Überweisung in spezialisierte Klinik! Idealerweise innerhalb der 1. Wo. mit Fieber.
- Ther. mit polyvalenten Humanimmunglobulinen (IVIg) 1 × 2 g / kg KG i. v. über 12 h (z. B. Privigen®) in Komb. mit ASS (initial 80 mg / kg KG / d p. o. in

4 ED bis 1 Wo. nach Entfieberung, dann Reduktion auf 1–5 mg/kg KG) über 8 Wo. ohne Koronararterienbefall (= Ther.-Ende).

**KO:** Aneurysmen der Koronararterien (Risiko bei Kdr. < 1 J. od. > 8 J. ↑), Koronarthrombose, Myokardinfarkt, Hämoperikard, Herzbeuteltamponade, Arrhythmien, intestinale Perforation.

**Progn.:** Ohne Herzbeteiligung günstig, Risiko der Aneurysmenbildung bei rechtzeitiger Ther. < 5 %. Letalität bei Herzbeteiligung 1–2 %.

## Hand-Fuß-Mund-Krankheit (B08.4)

**Syn.:** Hand-Fuß-Mund-Exanthem, falsche Maul- u. Klauenseuche.
Erreger: Coxsackie-Virus (CV) A16, A6, Enterovirus (EV) A71 am häufigsten, seltener andere Coxsackie-Viren. Übertragung: Tröpfchen u. v. a. fäkal-oral. Inkubationszeit ca. 1 Wo. Hohe Kontagiosität (2–3 d vor Ausbruch der Erkr. u. während der gesamten Dauer der Krankheitssymptome). Weltweit, v. a. im Sommer u. Herbst bei Kdr. < 10 J. In >80 % asymptomatischer Verlauf, v. a. bei Erw.

**Klinik:** Grippale Symptome: Fieber (38–39 °C, für 1–3 d), Kopf-, Hals-, Gliederschmerzen, Übelkeit, Erbrechen. Schmerzhafte stecknadelkopfgroße, ovaläre, gräuliche Bläschen auf erythematösem Grund enoral (an Rachen, weichem Gaumen, Zunge, Zahnfleisch). 2–5 mm große ovaläre HV an Händen, Füßen, Nates, Genitalien, selten am Stamm, in ¾ der Fälle vorhanden. Rasches Aufplatzen. Onychomadese (Onycholysis totalis) in bis zu 60 % 2–8 Wo. post inf., ebenso Beau-Linien.

**Diagn.:** Klin. Bild wegweisend, wenn Krankheitsbild komplett ausgebildet: Je älter das Kind, desto seltener HV an Händen u. Füßen.
Nur in Ausnahmefällen: Virus-Isolierung, z. B. aus Bläschenflüssigkeit, Rachenabstrich, mittels RT-PCR zur Abklärung von EV-A71-Beteiligung (prognostische Relevanz → selten Todesfälle, v. a. bei Kdr.!) od. atypischer Verläufe.

**DD:** Stomatitis aphthosa, Herpes simplex, EEM, M. Behçet.

**Ther.:** Symptomatisch: ausreichende Flüssigkeitszufuhr (kühle Getränke), bei Fieber u. Schmerzen kurzzeitig NSAR p. o. (z. B. Ibuprofen), Mundspülungen (Kamillosan®, bei Schmerzen z. B. Dentinox®-Gel), bei bakt. Superinf. Flucloxacillin 40–50 mg/kg KG/d p. o. in 3 ED (Staphylex®), dann nach Antibiogramm. Allgemeine Maßnahmen: häufiges Händewaschen, Meiden größerer Menschenansammlungen. **Cave:** fäkale Virusausscheidung noch 1 Mon. nach Spontanheilung.

**KO:** Selten Myokarditis, Pneumonitis, Lungenödem, Ekzema coxsackium bei atopischem Ekzem.

**Progn.:** Spontanheilung nach 7–10 d unter Hinterlassung einer typspez. Immunität.

## Herpangina (B08.5)

Erreger: Coxsackie-Viren A1–10, 16, 22, seltener Echo- u. Enteroviren. Übertragung durch Tröpfchen. Inkubationszeit 2–9 d. Geringe Kontagiosität.



**Klinik:** Prodromi mit plötzlichem Fieberanstieg bis 41 °C, AZ ↓. Nach 1–2 d an Gaumenbogen, Uvula, seltener Tonsillen Auftreten 3–5 mm großer, grauweißer von einem gerötetem Hof (Areola, Durchmesser von 1–2 mm) umgebene Bläschen, die aufplatzen. Heilung flacher gelblicher Ulzerationen innerhalb von 14 d.

**Diagn.:** Klin. Bild typisch. Im Zweifel Virusisolierung aus Rachenspülwasser, Stuhl, Blut, Liquor. Serologie: Anstieg spez. AK.

**DD:** Gingivostomatitis herpetica, Angina Plaut-Vincenti, Masern, Diphtherie.

**Ther.:** Symptomatisch, milde Mundspülungen (z. B. Kamillosan®) 3–4 × / d.

**Progn.:** Spontanheilung i. d. R. ohne KO nach einigen d.

### Akrodermatitis papulosa eruptiva infantilis (L44.4)

**Syn.:** Infantile papulöse Akrodermatitis, Gianotti-Crosti-Sy.
Pathogenese ungeklärt. Erreger: am häufigsten EBV, seltener andere Viren, selten HBV, Bakterien (z. B. Borrelien, Mykoplasmen) u. nach Impfungen (MMR, DTP, HBV, Influenza u. a.). Inkubationszeit 1–6 Wo. Geringe Kontagiosität. M = F, Peak zwischen 2–6 J., selten erw. F, weltweit, v. a. Frühjahr / Sommer. Assoziation mit atopischem Ekzem.

**Klinik:** Uncharakteristische Prodromi, innerhalb von 3–4 d Eruption sukkulenter, geröteter, teils lichenoider, oft nicht juckender Papeln, v. a. akral (Wangen, Gesäß, Extremitätenstreckseiten), gelegentlich Purpuraaspekt. Spontanheilung nach 6–8 Wo. Zusätzlich: Lymphadenopathie, Hepatomegalie (anikterische Hepatitis bei EBV, CMV, HBV), subfebrile Temp. möglich.

**Diagn.:** Aminotransferasen, inkonstant Veränderungen des BB (Leukopenie od. leichte Leukozytose mit rel. Monozytose, Eosinophilie), IgE ↑. Ausschluss einer Hepatitis B, wenn Verdacht besteht (▶ Tab. 9.5).

**DD:** Masern, infektiöse Mononukleose, ECHO-Virusexantheme, LHZ-Histiozytose, Lichen planus, PLEVA, Skabies.

**Ther.:** Symptomatisch mit Lotio alba aquosa, evtl. kurzzeitig externe Steroidanwendung.

**Tab. 9.5 Obligate Diagnosekriterien (nach Chuh 2001).**

| | |
|---|---|
| Morphe | monomorphe, flache, rosafarbene/bräunliche Papeln od. Papulovesikel |
| Lokalisation | 3 von 4 möglichen: gluteal, Streckseiten von oberen od. unteren Extremitäten, Wangen |
| Verteilung | symmetrisch |
| Dauer | > 9 d |
| Neg. Kriterien | ausgedehnter Körperstammbefall, Schuppung |

## 9.2 Hauterkrankungen durch Bakterien

**Therapeutische Grundregeln** Vorzug eines systemischen Schmal- gegenüber einem Breitspektrumantibiotikum, wann immer möglich. Dauer der Ther. → so lange wie nötig.
Meiden des Einsatzes antibiotikahaltiger Externa → Risiko für Kontaktsensibilisierung u. Resistenzbildung ↑. Günstiger Antiseptika, Ausnahme: großflächiges Auftragen von Triclosan (hormonelle NW, Störung des Mikrobioms → Förderung des Staph.-aureus-Wachstums).
Topische Anwendung von Farbstoffen nicht mehr empfohlen.

## 9.2.1 Follikulitis (L73.9)

**Def.:** Entzündung des Haarfollikels, meist infektiöser Genese (▶ Abb. 9.8). Prädispositionsfaktoren: mangelnde Hygiene, Benutzung von Whirlpools, Kontakt mit Ölen u. Schmierstoffen (Beruf), Verwendung sehr fettiger Externa (z. B. Vaseline, Massageöle), Dermatosen mit Barrieredefekten (z. B. atopisches Ekzem), Diab. mell.

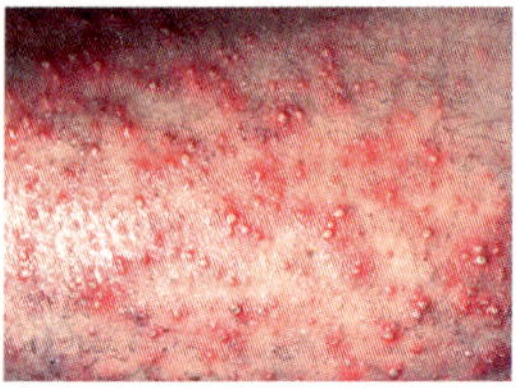

Abb. 9.8 Follikulitis. [R299]

### Superfizielle Follikulitis (L01.0)

**Syn.:** Ostiofollikulitis Impetigo Bockhart

**Def.:** Sehr oberfl. epidermale Inf. der Haarfollikel, v. a. durch Staph.

**Klinik:** Gruppierte ca. stecknadelkopfgroße, weiß-gelbliche follikuläre Pusteln mit rotem Entzündungssaum. Meist symptomlos. Lokalisation: V. a. Gesicht, Kapillitium, obere Gliedmaßen, Gesäß u. Unterschenkel. Selten generalisiert.

**Diagn.:** Typische Klinik, Pustelabstrich.

**DD:** Ps. pustulosa generalisata (nicht follikulär gebundene **sterile** weißliche Pusteln); akneiforme Exantheme; Mykosen.

**Ther.:**

- Allg. Maßnahmen: regelmäßige Anwendung einer antiseptischen Lsg. (z. B. NRF 11.128. od. Octenisept® Lsg). Kurzschneiden der Fingernägel, Kleidung regelmäßig wechseln
- Bei Ther.-Resistenz antibiotische Systemther. gemäß Antibiogramm, z. B. Cefalexin 3–4 × 250–500 mg / d p. o. für 10 d

### Gramnegative Follikulitis (L08.0)

**Def.:** Chron.-rez. Follikelentzündung durch gramneg. Erreger, u. a. Pseudomonas aeruginosa, Proteus mirabilis. Typische KO einer antibiotischen Aknether. (Erregerselektion). Fast ausschließlich M.

**Klinik:** Follikulitis, v. a. im Gesicht mit zahlreichen zentrofazial stehenden Pusteln.

**Diagn.:** Anamnese (antibiotische Vorbehandlung? Langzeitige Desinfektionsanwendung?), eine Pustel steril anritzen → Abstrich zur Erregeridentifizierung.

**DD:** Acne vulgaris.

**Ther.:** Wichtigste Maßnahme: Absetzen aller Antibiotika (auch topische!). Lokalther. z. B. mit 3- od. 5 %igem Benzoylperoxid (z. B. Benzaknen® 5 % Gel), Rasierer mit 70 %igem Isopropanol reinigen, Systemther. mit Isotretinoin 0,5 (– 1,0) mg / kg KG / d p. o. über mehrere Mon. (▶ 22).

### Follikulitis barbae L73.8

**Def.:** Epidermale Inf. der Haarfollikel, v. a. bei dunkelhäutigen M. Erreger: Meist Staph., seltener gramneg. Bakterien.

**Klinik:** Einzelne od. disseminierte Follikulitiden v. a. an Oberlippe u. seitlichen Wangen. Lebhaft rote ggf. konfluierende Infiltrate, häufig nicht als Pyodermie erkennbar.

**Diagn.:** Pustelabstrich, Haar auszupfen → Anlegen einer bakt. u. mykologischen Kultur.

**DD:** Tinea faciei, gramneg. Follikulitis.

**Ther.:**
- allg. Maßnahmen: kurzzeitiger Rasurverzicht; Rasierer mit 70 %igem Isopropanol reinigen
- extern: antiseptische Lsg. (z. B. Octenisept®), bei chron. Follikulitis kurzzeitiger Einsatz einer Steroidlotion (z. B. Alfason® Crelo) 2 × / d für 2–3 d
- syst.: bei erfolgloser externer Ther. gemäß Antibiogramm, z. B. Tetracyclin 2 × 500 mg / d p. o. über 14–21 d (▶ 22). Alternativ: Doxycyclin 1 × 100 mg / d p. o. über 14–21 d (▶ 22). Falls erfolglos, Versuch mit Isotretinoin 0,1–0,2 mg / kg KG / d p. o. (▶ 22).

> Durch Rasieren wird die Inf. unterhalten bzw. verbreitet.

### Folliculitis sclerotisans nuchae (A73.0)

**Def.:** Chron.-fibrosierende Follikulitis im Nacken v. a. von M, die zu brettharten Narben u. narbiger Alopezie führt. Meist bei Dunkelhäutigen; Erkr.-Alter jenseits der Pubertät.

**Klinik:** An der Nacken-Haar-Grenze follikuläre, stecknadelkopf- bis linsengroße, rötlich-bräunliche, derbe Infiltrate, die konfluieren. Schließlich Bildung von keloidartigen Wülsten u. Platten. Wenig schmerzhaft.

**Diagn.:** Verlaufsanamnese, Inspektion.

**DD:** Folliculitis decalvans.

**Ther.:**
- Keine Nackenhaarrasur!
- Doxycyclin (▶ 22) 2 × 100 mg / d p. o. für einige Wo. (paraantibiotischer Effekt)
- Triamcinolon-Unterspritzung (z. B. 1 ml Volon® A 10 mit 1 ml Scandicain® 1 % intrafokal) ca. alle 3 Wo.
- bei plattenartigen Infiltraten Exzision (Gefahr erneuter Keloidbildung!)
- Komb.-Ther.: Kryochirurgie im offenen Sprayverfahren mit anschließender Kortikoidunterspritzung, mehrfach wdh.

> Syst. Ther. mit Isotretinoin i. d. R. ohne Erfolg.

**Progn.:** Chron. Verlauf über J., meist bis zum kompletten narbigen Umbau u. Haarfollikeluntergang.
Folliculitis decalvans ▶ 18.3.7.

## 9.2.2 Furunkel / Karbunkel (L02.9)

**Def.:** Abszedierende Entzündung des Follikelapparats u. des perifollikulären Gewebes (Furunkel); durch Einschmelzen mehrerer Follikel Ausbildung eines Karbunkels. Erreger: Staph. aureus (ca. 25 %); oft Mischinf.

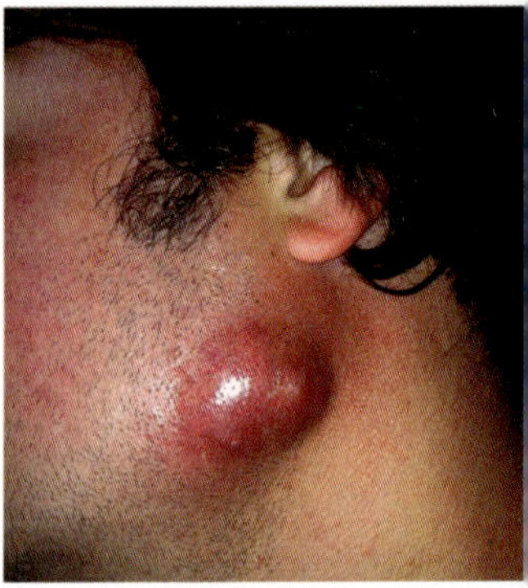

Abb. 9.9 Karbunkel. [M123]

**Klinik:**

- Furunkel (Karbunkel ▶ Abb. 9.9): zunächst kleines schmerzhaftes follikuläres Knötchen, rasche Größenzunahme; evtl. AZ ↓ (Abgeschlagenheit, Fieber); nach einigen d Fluktuation, evtl. Spontanentleerung von gelblich-rahmigem Eiter
- Karbunkel: multizentrische, konfluierende Einschmelzungsherde. Fieber, Schmerzen, brettharte Infiltration der Umgebung, bis zur Faszie reichende Nekrosen, Lymphangitis, Lymphadenitis
- Lokalisation: v. a. Nacken, Gesäß, Oberschenkelinnenseiten, äußerer Gehörgang (sehr schmerzhaft), Oberlippe, Nase

**Diagn.:** Diff.-BB (z. A. Leukämie), BSG, BZ (z. A. Diab. mell.), Abstrich zur Erregeridentifizierung inkl. Resistogramm.

**!** Bei rez. Furunkeln od. Furunkulose (multizentrische Furunkel) Immunschwäche ausschließen (Diab. mell., Leukämie, HIV u. a.). Staph.-aureus-Besiedlung der vorderen Nasenhöhle ausschließen.
**Tipp:** Eradikationsversuch bei nasaler Staph.-Persistenz mit Mupirocinsalbe (Turixin® Salbe) 2 × / d für 5–7 d, auch intrafamiliär, wenn asymptomatische Träger. Bei Karbunkel Sepsisgefahr.

**Ther.:**

- stat. Aufnahme bei Allgemeinsymptomen, großem zentrofazialem Furunkel, ausgedehntem Befund u. herabgesetzter Immunität → hochdosierte i. v. Antibiotikagabe, Bettruhe, Sprechverbot, Flüssignahrung bei Lok. im Gesicht.
- extern: Ichthyol (z. B. Ichtholan®), bis Fluktuation auftritt. Reifen Furunkel im nekrotischen Zentrum inzidieren, Eiter exprimieren (**Cave** bei zentrofazialer Lok.). Region ruhig stellen.
- syst.: Flucloxacillin (z. B. Staphylex®) 3–4 × 1 g i. v. od. Cefazolin 3 × 1 g i. v. jeweils für (5 – ) 7 d. Bei Penicillinallergie Clindamycin 3 × 600 mg / d p. o. / i. v. Bei beginnender phlegmonöser Ausbreitung Clindamycin 4 × 0,6 od. 3 × 0,9 g i. v. für (5 – ) 7 d. Zusätzlich kurzzeitige Gabe eines NSAR, z. B. Ibuprofen 3 × 600 mg / d p. o.

**KO:** Sepsis; selten Orbitaphlegmone, Sinus-cavernosus-Thrombose, Menigitiden bei zentrofazialen Furunkeln.

**!** Furunkel u. Karbunkel am Kapillitum können über Hirnsinusverbindungen selten zerebrale Abszesse verursachen.

9

## 9.2.3 Akute Paronychien (L03.0-)

**Syn.:** Panaritium.

**Def.:** Unspez. eitrige (staphylo-, seltener streptogene) Entzündungen an Fingern (L03.01) od. Zehen (L03.02). Meist nach Bagatellverletzungen mit konsekutiver bakt. Inf.

**Klinik:** Klopfender Schmerz, Ödem, Druckdolenz, Bewegungseinschränkung, Abszedierung. Die zunächst oberfl. Entzündung kann in die Tiefe fortschreiten.

**Diagn.:** Klinik. Abstrich zur Erregeridentifizierung mit Antibiogramm, mykologische Kultur. Bei tiefem Weichteildefekt: V. a. Osteomyelitis → MRT.

> Übergriff auf die volare Seite birgt Gefahr einer Hohlhandphlegmone!

**Ther.:**
- stadienadaptierte (hand-)chirurgische Intervention → rasche Schmerzlinderung.
- supportiv: Hochlagerung, Ruhigstellung auf einer kleinen Schiene, Finger in Octenisept®-Lsg. baden.
- in ausgedehnten Fällen: Antibiotikum (z. B. Cefalexin 3 × 1 g/d p. o.).
- bei Progredienz: Überweisung in handchirurgische Klinik.

**KO:** Osteomyelitis, v. a. bei Pseudomonasparonychie (grünliche Verfärbung); chron. Paronychie, v. a. bei häufigem Wasserkontakt.

## 9.2.4 Staphylococcal scalded skin syndrome (L00)

**Syn.:** Staphylogenes Lyell-Sy., M. Ritter von Rittershain, SSSS.

**Def.:** Durch epidermolytische Staphylotoxine verursachte Inf. Prädisponiert: Sgl. in den ersten 3 Lebensmon., Kleinkinder, Häufung im Sommer u. Herbst; selten Erw. (v. a. Immunkompromittierte).

**Klinik:** Skarlatiniformes Exanthem mit periorifiziellem Beginn, extreme kutane Berührungsempfindlichkeit, flächenhafte handtuchartige Ablsg. Typisch rasche Ausdehnung, Krankheitsgefühl, Nikolskij-Zeichen I pos. Während der folgenden 10 d erneute Desquamation. Keine Schleimhautbeteiligung. Wenig beeinträchtigter AZ.

**Diagn.:** Typische Klinik, Biopsie; intensivmedizinisches Monitoring: Diff.-BB, BSG, Gesamteiweiß, E'lyte, bakt. Abstriche (Blut, Wunden, Nasopharynx, Augenexsudat), Blutkultur bei Kdr. gewöhnlich neg., bei Erw. gewöhnlich pos., Nachweis von speziellen Toxinen mittels PCR od. ELISA, Flüssigkeitsbilanzierung.

**Histologie:** Suprabasale akantholytische Spaltbildung der Epidermis. Keine Entzündungszeichen, keine nekrotischen Keratinozyten.

**DD:** TEN (Schleimhautbefall, AZ deutlich ↓), Pemphigus neonatorum, großblasige Impetigo contagiosa, Epidermolysis bullosa hereditaria.

**Ther.:**
- sofortige stat. Aufnahme (intensivpflichtig, möglichst in Kinderverbrennungszentrum)
- Versorgung u. Lokalther. wie ausgedehnte Verbrennung (▶ 10.1.2).
- antibiotische Ther., ab 2–5 % KOF-Befall:

   - Sgl. u. Kdr. bis 13 J.: Flucloxacillin (z. B. Staphylex® Kps.) 50–100 mg/kg KG/d p. o. in 4 ED
   - Kdr. ab 14 J. u. Erw.: Flucloxacillin (z. B. Staphylex® Kps.) 3 × 1 g/d p. o.
- sobald verfügbar antibiotische Ther. nach Antibiogramm, bei Methicillin-resistenten Staph. aureus Gabe von Vancomycin
- bei Penicillinallergie Gabe von Clarithromycin od. Cefuroxim.

**Progn.:** Unter intensivmedizinischen Bedingungen wird generalisierte Blasenbildung meist überlebt, wenn KO vermieden werden →narbenfreie Heilung binnen 2 Wo.

**KO:** Risiko für Sepsis bei Kdr. sehr gering, bei Erw. deutlich ↑, Mortalität für Kdr. ca 2 %, für Erw. deutlich höher.

Im Gegensatz zur TEN Glukokortikoide kontraindiziert!

## 9.2.5 Impetigo contagiosa (L01.0)

**Def.:** Oberfl. eitrige Inf. der Haut mit Blasenbildung, v. a. durch ß-hämolysierende Strept. der Gruppe A u./od. Staph. aureus. Weltweit häufigste bakterielle Inf. von Kdr., oft im Sommer (▶ Abb. 9.10). Inkubationszeit 2–10 d. Hochkontagiös, gehäuftes Auftreten in Kitas u. Schulen möglich. Durch Kratzen Eruption neuer Herde. Selbstheilungsrate innerhalb der ersten Wo. bis zu 40 %.

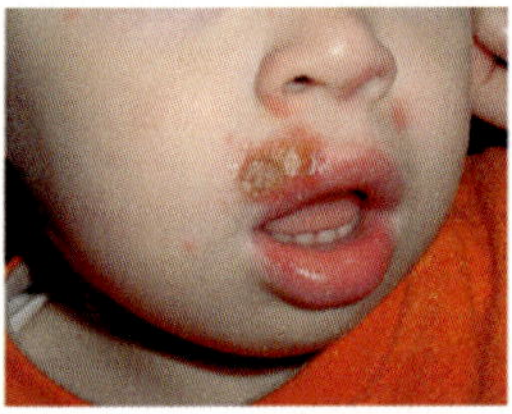

Abb. 9.10 Impetigo contagiosa. [R299]

**Klinik:**
- AZ leicht ↓.
- kleinblasiger Typ: Zunächst kleine Blasen, die rasch platzen u. typische honiggelbe Krusten auf gerötetem Grund hinterlassen. Oft zirzinäre Begrenzung.
- großblasiger Typ: größere schlaffe Blasen, eitrige Eintrübung → Platzen → verkrustete Erosionen, am Rand colleretteartige Schuppung. **Anmerkung:** Das klinische Bild erlaubt keine Erregerzuordnung. Nicht selten liegen beide Typen simultan vor.
- v. a. zentrofazial, Hände; ggf. Pruritus, Exkoriationen
- Häufig nur noch Krusten zu sehen → Gefahr der Fehldiagnose

**Diagn.:** Inspektion, Abstrich von Blaseninhalt, ASL-Titer, Anti-Streptodornase-Titer.

**DD:** Ekzeme, infizierter Insektenstich u. Herpes simplex, Tinea, Syphilide.

**Ther.:** Strikte Hygiene.
- lokal: Mupirocin Salbe (z. B. Infectopyoderm® Salbe) 2× tgl. über 7–10 d; Polihexanid Gel (z. B. Prontosan® Wundgel)
- syst.: bei großflächigen Herden, Allgemeinsymptomen u. Nierenbeteiligung über ca. 10 d:
   - Cefaclor-Saft: Kdr. 50–100 mg/kg KG/d p. o. in 2–3 ED, Erw. 3 × 1,5–4 g/d p. o.

- Dicloxacillin: Kdr. 12 mg / kg KG / d p. o. in 4 ED, Erw. 4 × 250 mg / d p. o.
- Clindamycin: Kdr. 10–20 mg / kg KG / d p. o. in 3 ED, Erw. 4 × 300–400 mg / d p. o.
- kein Erythromycin wegen zunehmender Resistenzbildung

**Progn.:** Heilung binnen 1–2 Wo.

**KO:** Eitrige Konjunktivitis, Otitis media, bei ausgedehnten Fällen selten Nephritis. Urinkontrolle nach mehreren Wo.

> Kontakt mit anderen Kdr. meiden (kein Kita- / Schulbesuch!). Handtücher u. Bettwäsche häufig wechseln u. bei 60 °C waschen. 24 h nach Beginn einer wirksamen antibiotischen Ther. Wiederzulassung zu öffentlichen Einrichtungen mit Attest.

## 9.2.6 Ecthyma gangraenosum (L08.0)

**Def.:** Umschriebene ulzerierende Pyodermie.

**Ätiol.:** Kleine Verletzungen od. Stichreaktionen; Erreger meistens hämolysierende Strept., seltener Staph. Kofaktoren: feuchtwarmes Milieu, CVI, chron. Lymphödem, reduzierter AZ, mangelnde Hygiene od. Immundefizienz.

**Klinik:** Häufig an den Beinen. Scharf begrenztes kleines od. mittelgroßes, wie ausgestanzt wirkendes Ulkus mit nekrotischem Grund.

**Diagn.:** Bakt. Abstrich, Suche nach Immundefekt (Diab. mell., Lymphom, HIV-Inf., immunsuppressive Medikamente), weitere Kofaktoren abklären (s. o.).

**Ther.:** Ggf. vorhandene Grunderkrankung behandeln. Syst. Antibiotikather. nach Antibiogramm. Lokalther. mit antiseptischen Umschlägen (z. B. Octenisept® Lsg.).

## 9.2.7 Erysipel (A46)

**Def.:** Akute, sich flächenhaft ausbreitende Inf. der Haut als erster Hinweis auf ein subklinisches primäres Lymphödem, einhergehend mit Allgemeinsymptomen (Fieber, Schüttelfrost u. a.), die bei Rez. fehlen können. Erreger sind β-hämolysierende A-Strept., seltener Mischinf.; kleine Hautläsionen als Eintrittspforten (häufig Rhagaden durch mazerative Interdigitalmykose).

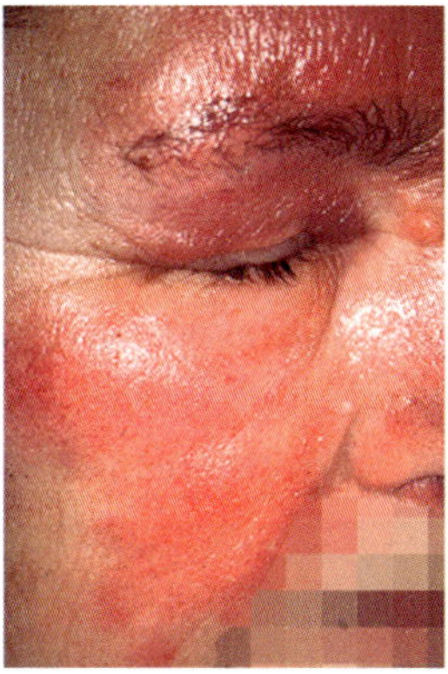

Abb. 9.11 Erysipel. [R299]

**Klinik:**

- akutes Erysipel (▶ Abb. 9.11): scharf begrenzte flammende, meistens stark druckdolente Rötung der Haut. Meist Schwellung der drainierenden LK. Lokalisation: meist Unterschenkel, seltener Gesicht, Arme.

- schwere Verlaufsformen: bullöses, hämorrhagisches, gangränöses Erysipel v. a. bei Diab. mell. Selten Übergang in Phlegmone (Staph. aureus-Mitbeteiligung → Umstellung der Antibiotikabehandlung).

**Diagn.:** Klinik, BB (Leukos ↑), BSG / CRP ↑↑, ASL-Titer ↑↑. ggf. Wundabstrich.

**DD:** Akutes Ekzem (Bläschen, Schuppung), Angioödem (kein Fieber), Ostitis deformans (M. Paget, v. a. bei Älteren, kein Fieber, AP isoliert ↑), Phlegmone, Thrombophlebitis superficialis, Arthropodenstichreaktion, akute Dermatoliposklerose bei CVI (Histologie, extern Steroid, Kompressionsther.).

**Ther.:** Bettruhe, Eintrittspforte sanieren. Hochlagern der betroffenen Extremität, Kühlung. Bei Gesichtserysipel NNH-Rö. z. A. einer Sinusitis u. Sprechverbot sowie flüssige Kost. Evtl. Gabe eines Analgetikums. Thromboseprophylaxe mit NMH.

- extern: bei nachgewiesener Staph. aureus-Besiedlung des Nasenvorhofes z. B. Octenidin-Nasengel 3 x / d für 5 d
- syst.: Penicillin V Mittel der Wahl; Dosis richtet sich nach Schwere u. Lokalisation
  - unkomplizierte Verläufe: Erw.: 3 × 1,5 Mio. IE / d p. o. für 7–10 d
  - schwere (hämorrhagische / bullöse) Fälle od. Erysipel in massivem Lymphödem: stat. Aufnahme: Penicillin G 3 × 10 Mio. IE / d als Kurzinfusion mind. 7–10 d, nach 5–7 d Umstellung auf Penicillin V möglich.
  - Staph. aureus als Mitverursacher: Kombination mit β-Laktamaseinhibitor Sulbactam 3–4 g / d i. v. in 3–4 Einzeldosen
  - bei begrenzter Phlegmone: Flucloxacillin (z. B. Staphylex®) 4 × 1 g / d i. v. od. Cefuroxim 3 × 0,75 bis 1,5 g i. v. jeweils über 7–10 d
- bei Penicillinallergie: Clarithromycin 3× 0,6 od. 0,9 g / d p. o. od. i. v. als Kurzinfusion für 7–10 d.
- bereits unter Antibiotikagabe schmerzadaptierte Kompressionsther. u. manuelle Lymphdrainage
- rez. Erysipel:
  - 1. Rez.: Wie Primärinf. behandeln, anschließend Langzeitprophylaxe 1 × alle 3 Wo. über ½ J. mit Benzylpenicillin-Benzathin 2,4 Mio. IE i. m. bei Erw. (wenn nach Auslassversuch Rez. evtl. über J.) od. Ausstellung eines Rezepts über ein orales Penicillin als Reserve, um bei den ersten Rez.-Anzeichen die Ther. starten zu können.
  - alternativ: Penicillin V 2 × 250 g / d p. o. für 12 Wo. Bei Penicillinallergie Clarithromycin 250 mg / d für 6–12 Mon.

**KO:** Häufig chron.-rez. Verlauf mit Gefahr der Aggravation des Lymphödems (v. a. an der unteren Extremität); nekrotische Verlaufsform bei geschwächter Abwehrlage od. prädisponierenden Faktoren (z. B. AVK). Endokarditis u. Perikarditis, Glomerulonephritis. Thrombophlebitis superficialis, tiefe Phlebothrombose.

## 9.2.8 Nekrotisierende Fasziitis (M72.69)

**Def.:** Seltene, nach banaler Verletzung auftretende, fulminante, phlegmonöse Inf. der oberfl. u. tiefen Faszien, bei Progredienz auch der Muskulatur („flesh eating disease"). Meist bei Abwehrschwäche. Gelenke sowie Gefäßnervenstränge beteiligt. Komorbidität: Diab. mell., Adipositas, CVI, AVK, Nikotin- u. Alkoholabusus. **Notfall.**

**Klinik:** Calor, Edema, Rubor (diffus) u. Dolor („pain out of proportion"!), zunächst **ohne** Fieber, aber mit ausgeprägter Leukozytose. Rasante Befundverschlechterung. Flächige „fleischige" Ulzeration. Bereits bei Verdacht unverzügliche Überweisung in chirurgische Abteilung, da Lebensgefahr durch raschen Muskelzerfall (binnen h bis d).

### 9.2.9 Phlegmone (L03.9)

**Def.:** Häufige eitrige Entzündung mit Gewebseinschmelzung, die sich flächenhaft in Gewebsspalten ausbreitet (subkutan, subfaszial, intramuskulär). Oft nach banalen Traumen od. chirurgischen Eingriffen. Fistelbildung möglich; Lymphangitis u. schmerzhafte Lymphadenitis. Erreger meistens Strept. u. Staph., ggf. Mischinf. Prädisponierend: Abwehrschwäche, Diab. mell. Gefahr der Sepsis.

**Klinik:** Flächenhafte Überwärmung, livide Rötung (am Rand abblassend) u. schmerzhafte, teigige Schwellung von Haut u. Subkutis, Schwellung drainierender LK, hohes Fieber, AZ ⇊. **Notfall.**

**Diagn.:** Klinik, BB (Leukos ↑), CRP / BSG ⇈, Abstrich zur Erregeridentifizierung mit Resistogramm, BZ.

**Ther.:** Stat. Aufnahme, breite chirurgische Eröffnung mit Faszienspaltung nach hoch dosierter Antibiotikagabe: 3 × 600 mg / d Clindamycin (z. B. Sobelin® Solubile) i. v. od. 3 × 1 g / d Cefazolin (z. B. Cefazolin-saar®) i. v. od. Cefuroxim (z. B. Cefuroxim-ratiopharm® Pulver) 3 × 1,5 g i. v. Anschließend Ruhigstellung, Hochlagerung u. Kühlung des betroffenen Körperteils. Evtl. Umstellung der antibiotischen Ther. gemäß Antibiogramm.

### 9.2.10 Scharlach (A38)

**Def.:** Akute Inf. durch β-hämolysierende Gruppe A-Strept. (GAS), die 1 von 3 Exotoxinen (SPE A, B od. C) produzieren. Übertragung: Tröpfchen, auch durch Kontakt mit Personen od. Nahrungsmittel mögl. Heutzutage seltene Erkr. Eintrittspforten: Tonsillen, Nasen-Rachen-Raum, auch Wunden. Inkubationszeit 2–5 d. V. a. zwischen dem 5. u. 15. LJ. Gehäuft im Winter u. Frühjahr. Ansteckungsgefahr (unbehandelt) für 1–3 Wo. Kita- u. Schulverbot, Information der Einrichtung durch die Eltern. Zulassung bei effizienter antibiotischer Ther. u. Fieberlosigkeit ab dem 2. d; ansonsten nach Abklingen der Krankheitssymptome. Ärztliches Attest nicht erforderlich!

**Klinik:** Schweres Krankheitsgefühl, Fieber, Kopf- u. Halsschmerzen, Erbrechen. Pharyngotonsillitis, fleckiges Enanthem am weichen Gaumen, Zunge zunächst weißlich belegt, ab 3. d „Erdbeerzunge" durch Abschilferung des Belags. Druckdolente vergrößerte Hals-LK. Exotoxininduziertes Exanthem nach 1–2 d am Stamm, von axillär u. inguinal sich ausbreitend: stecknadelkopfgroße, blasse, später rote, leicht erhabene, dicht stehende Papeln.
Charakteristisch: perioral freie Zone (Facies scarlatinosa). Subikterus. Kapillarresistenz ↓ (Rumpel-Leede-Test pos.). Abklingen des Exanthems u. der Angina unter lytischem Temperaturabfall. Nach ca. 1 Wo Desquamation Gesicht u. Körper, nach 2–3 Wo Zehen- u. Fingerkuppen. Dauer: mehrere Wo. **Cave:** Vollbild muss nicht ausgeprägt sein.

**Diagn.:** Klinik, BB (Leukozytose, später Eosinophilie), BSG ↑↑, Rachenabstrich auf Bakterien, ASL-Titer ↑ (frühestens 8–14 d nach einer frischen Inf.).

**DD:** Banale A-Streptokokken-Pharyngitis, Masern, Röteln, Mononukleose, Adeno- u. Coxsackievirusinf., Arzneimittelexantheme.

**Ther.:** Händehygiene, Bettruhe, antipyretische Ther., z. B. mit Paracetamol od. Ibuprofen. Antibiotikum bei gesicherter Erkr. → Ansprechen innerhalb von 48 h.

- Sgl. u. Kleinkinder: Phenoxymethylpenicillin (z. B. Isocillin®) 3 × 100 000 IE / d p. o. über 10 d.
- Schulkdr., Erw.: Phenoxymethylpenicillin (z. B. Isocillin®) 3 × 1,2 Mio. IE / d p. o. über 10 d. Bei Penicillinallergie Erw. Erythromycin (z. B. Ery HEXAL® Filmtbl.) 1,5 g / d p. o., Kdr. 40 mg / kg KG / d p. o. (Zunahme der Makrolidresistenz bei A-Strept.-Isolaten!) od. Clindamycin (z. B. Clinda-saar® Filmtbl.) 3 × 600 mg / d p. o. bzw. 40 mg / kg KG / d p. o.

**Progn.:** Bei frühzeitiger Ther. Sterblichkeitsrate ca. 0,5 %.

**KO:** Selten Otitis, Sinusitis, Myokarditis, Pneumonie, Glomerulonephritis, Peritonsillarabszess, akutes rheumatisches Fieber. **Merke:** lebenslange typenspez. Immunität.

## 9.2.11 Erythrasma (L08.1)

**Def.:** Intertriginös auftretende, wenig entzündliche, flächenhafte Dermatitis. Erreger: (gram-pos.) Corynebacterium minutissimum, hochwahrscheinlich auch andere Korynebakterien. Meist im Erw.-Alter, M > F. Krankheitsauslösende Faktoren: Diab. mell., Adipositas, Hyperhidrose, sportliche Aktivitäten, Immundefekte, Immunsupp. (Streuherde am Körperstamm) sowie insuff. Hygiene.

**Klinik:** Bräunliche u. rötliche Flecken, großflächig, peripher scharfe Begrenzung mit pityriasiformer od. nahezu fehlender Schuppenbildung (▶ Abb. 9.12). Meist inguinal, seltener ZZR, axillär (selten Pruritus), submammär, Labia maiora, perianal (häufiger Pruritus u. Brennen).

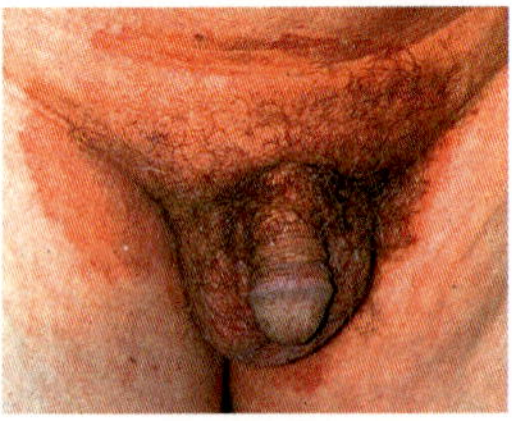

Abb. 9.12 Erythrasma. [R299]

**Diagn.:** Klinisch, Woodlicht (charakteristische karminrote Fluoreszenz, nicht immer vorhanden).

**DD:** Tinea, Kontaktekzem, Candida-Intertrigo, Ps. vulgaris.

**Ther.:**

- allgemein: häufiger Wäschewechsel
- extern: antiseptische Seife
- Ciclopiroxolamin- od. Bifonazol-Creme 2x / d über ca. 2 Wo. Wegen des hohen Rez.-Risikos Erhaltungsther. 1 × / Wo.



## 9.2.12 Trichobacteriosis palmellina (A48.8)

**Syn.:** Trichomycosis palmellina.

**Def.:** Besiedlung u. Einscheidung der Achselhaare, seltener der Pubeshaare mit pigmentbildenden Korynebakterien. Kein eigentlicher Krankheitswert; kosmetisch störend. Häufig bei Hyperhidrosis axillaris; M > F, meist insuff. Hygiene.

**Klinik:** Penetranter Achselgeruch, schwer abstreifbare, weißlich-gelbliche, rote, seltener schwärzliche Einscheidung der Haare, häufig assoziiert mit Bromhidrose.

**Diagn.:** Klinisch, typischer Geruch, sichtbare Einscheidung der Haare.

**Ther.:** Reinigung mit antiseptischen Seifen, Benutzung von Deodorants. Achselhaarrasur.

## 9.2.13 Keratoma plantare sulcatum (L08.8)

**Syn.:** Pitted keratolysis, Keratosis sulcata.

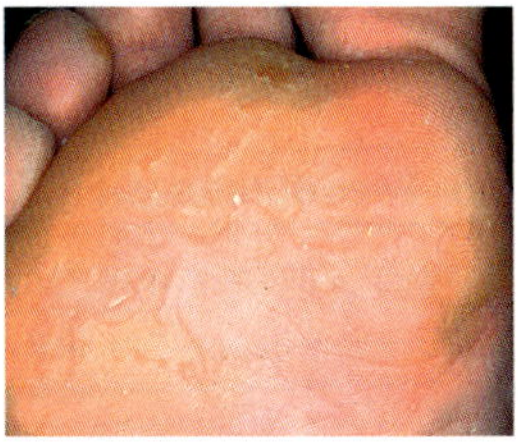

Abb. 9.13 Keratoma sulcatum. [R299]

**Def.:** Proteasenbedingte grübchen- u. straßenförmige Hornschichtdefekte in den belasteten Fußsohlenbereichen. Diverse Erreger.

**Klinik:** Penetranter Geruch durch schwefelhaltige Verbindungen, 1–3 mm große flache, wie ausgestanzt wirkende Hornschichtdefekte (Pits), meist bei Hyperhidrose (▶ Abb. 9.13). Prädilektionsstellen: Ferse, Großzehenballen u. laterale Fußsohle. Häufig asymptomatisch; bei Dauerbelastung evtl. brennender stechender Schmerz.

**Diagn.:** Klinik.

**Ther.:** Okklusives Schuhwerk meiden, Ther. der Hyperhidrose. Antiseptische Seife, wenn nicht ausreichend: ethanolhaltige Erythromycin-Lsg. 2 % NRF 11.78., 2 x / d für 5–10 d.

## 9.2.14 Gramnegativer Fußinfekt (L08.8)

**Def.:** Durch gramneg. Erreger (häufig Mischinf., u.a Pseudomonas aeruginosa, Proteus mirabilis) hervorgerufene hoch exsudative Inf. der ZZR. Häufig vorausgehende Interdigitalmykose od. dyshidrotisches Ekzem. In vielen Fällen gleichzeitig Hyperhidrose.

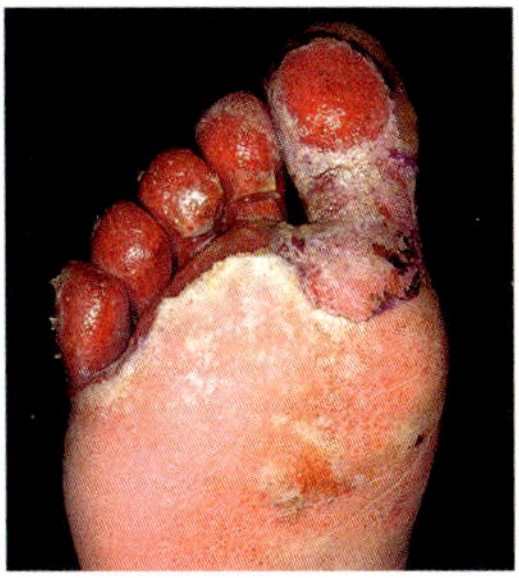

Abb. 9.14 Gramnegativer Fußinfekt. [R299]

**Klinik:** Starke Mazeration der ZZR (▶ Abb. 9.14). Charakteristischer beißender Geruch (Diagnosestellung beim Betreten des Zimmers); Schmerzen. Regionäre LK-Schwellung. Oft Hyperhidrose.

**Diagn.:** Abstrich zur Erregeridentifizierung mit Resistogramm (Pseudomonas multiresistenter Problemkeim!), mykologische Kultur u. Nativpräp., BB, BZ.

**DD:** Tinea pedum (beißender Geruch fehlt, weniger nässend, geringere Mazeration).

**Ther.:**
- allgemein: Mullstreifen in die ZZR. Hochlagern u. Ruhigstellung der befallenen Extremität.
- extern: antiseptische Lsg., z. B. NRF 11.128. (▶ 22), $KMnO_4$-Bäder **(hellrosa),** mehrmals tgl. Föhnen. Anschließend dünn Zinklotio auftragen.
- syst.: nach Resistogramm: z. B. Ceftazidim 2–3x / d 1–2 g als i. v. Kurzinfusion über ½ h für 10 d.

**Prophylaxe:** Strikte Hygiene der ZZR, kein okklusives Schuhwerk, konsequente Behandlung der Hyperhidrose.

Verwendung von lokalen Antimykotika kontraindiziert, da durch Hemmung grampos. Bakterien gramneg. Keime im Wachstum gefördert werden.

## 9.2.15 Pseudomonas-Follikulitis (L73.9)

**Syn.:** Whirlpool-Dermatitis, hot tub folliculitis.

**Def.:** Inf. nach Baden / Duschen in zu gering chloriertem Wasser (Whirlpools, Heißwasserbecken, Schwimmbäder, Duschen, aber auch Badeschwämme, Waschlappen), die meistens innerhalb von 48 h auftritt. Erreger: Pseudomonas aeruginosa. Eine Variante ist das sog. Hot-foot-Sy. bei Kdr. u. Jgdl. → erythematöse u. schmerzhafte Fußsohlen nach Schwimmbadbesuch. Eintrittspforte: Mikrotraumen.

**Klinik:** Juckende follikuläre Erytheme, Papeln od. Pusteln im Bereich eng anliegender Badekleidung u. intertriginös. Bei einigen Pat. Allgemeinsymptome, wie leichtes Fieber, Pharyngitis, Otitis externa, Mastitis, Übelkeit, Erbrechen, schmerzhafte axilläre Lymphadenitis.

**Diagn.:** Anamnese, Abstrich zur Erregeridentifizierung mit Resistogramm.

**Ther.:** Meistens nicht erforderlich, da Spontanheilung nach 2–10 d.

## 9.2.16 Hauttuberkulose (A18.4)

In D seltene Tb-Manifestation mit geringer Kontagiosität, entsteht durch direkte Inokulation, per continuitatem aus benachbarten Organen od. hämatogen. Erkr. Tod aufgrund behandlungsbedürftiger Tb, Ther.-Verweigerung u. -abbruch, jeder Ausbruch ≥ 2 evtl. zusammenhängenden Fällen ist innerhalb von 24 h **namentlich** meldepflichtig ans Gesundheitsamt. Bei offenen Hautläsionen stationäre Aufnahme u. Isolation des Pat., bis 3 Abstrichpräp. neg. sind.

**Klinik:** HV je nach Immunitätslage u. Infektionsmodus (▶ Tab. 9.6):
- Anergie: tuberkulöser Primärkomplex, Impfreaktion, Tuberculosis cutis miliaris disseminata, Tuberculosis ulcerosa mucosae et cutis
- Allergie: Tuberculosis cutis luposa, Tuberculosis cutis colliquativa, Tuberculosis cutis verrucosum
- Tuberkulide (immunologisch bedingte HV, s. u.).

**Diagn.:** Interdisziplinäres Diagnostikprogramm bei V. a. Tb (internistisch u. dermatologisch):
- Anamnese (langer Verlauf), klinisches Bild, Diaskopie, Sondenphänomen, 2 Biopsien aus dem Rand der HV (6 × 6 × 6 mm, sterile isotonische NaCl-Lsg.

**Tab. 9.6 Übersicht über das Hauttuberkulosespektrum**

| Genese | Form / Ausbreitung | Krankheitsbild |
|---|---|---|
| Exogen | Inokulations-Tb | tuberkulöser Primärkomplex |
| | | Tb cutis verrucosa |
| | | Tb cutis luposa (partiell)* |
| Endogen | sek. Tb | |
| | per continuitatem | Tb cutis miliaris disseminata |
| | per Autoinokulation | Tb cutis colliquativa (Skrofuloderm)* |
| | | Tb ulcerosa cutis et mucosae (orifizielle Tb) |
| | hämatogene Tb | Tb cutis miliaris disseminata |
| | | Tb cutis luposa (Lupus vulgaris)* |
| | Tuberkulide | |
| | mikropapulös | Lichen scrophulosorum |
| | papulös | papulonekrotisches Tuberkulid |
| | nodös | Erythema induratum Bazin (Nodulärvaskulitis) |

* häufigste kutane Manifestationen

als Medium für Kultur u. histol. Bearbeitung, PCR, stets Verdachtsdiagnose angeben), IGRA als Screening-Test

- Abklärung anderer Organmanifestationen: Thorax-Rö. in 2 Ebenen, wenn o. p. B. u. fortbestehender Verdacht: Thorax-CT, Abdomen-, Nieren-Sono, Erregersuche in Körperflüssigkeiten (Sputum, Urin, BAL → Nachweis säurefester Stäbchen)
- Stets Umgebungsuntersuchung
- Histologie: im Korium granulomatöse Entzündung, Granulome je nach Abwehrlage mit zentraler Nekrose u. variabel starkem Lymphozytensaum, selten Nachweis säurefester Stäbchen

Ther.: Bei disseminierter Organ-Tb durch Internisten (▶ Tab. 9.7).

**Tab. 9.7 Therapie der kutanen Tb.**

| Wirkstoff | Dosis in mg/kg KG | Minimale/maximale Tagesdosis in mg | Dauer in Mon. | Häufige NW | Seltene NW | Sehr seltene NW | Anmerkungen |
|---|---|---|---|---|---|---|---|
| Isoniazid INH | 5 | 200–300 | 6 | AT↑, Akne | Hepatitis, kutane NW, Polyneuropathie | Krampfanfälle, Vertigo, Neuritis n. optici, Anämie, Agranulozytose, Gynäkomastie, Bewusstseinsstörungen | vor u. während der Ther. 1x/Mon. BB, Leber- u. Nierenwerte Vit.-$B_6$-Gabe 100 mg/d p.o. |

9

**Tab. 9.7 Therapie der kutanen Tb.** *(Forts.)*

| Wirkstoff | Dosis in mg/kg KG | Minimale/maximale Tagesdosis in mg | Dauer in Mon. | Häufige NW | Seltene NW | Sehr seltene NW | Anmerkungen |
|---|---|---|---|---|---|---|---|
| Rifampicin RMP | 10 | 450 (< 50 kg), 600 (≥ 50 kg) | 6 | AT↑, Cholestase, Rotfärbung von Körperflüssigkeiten | Hepatitis, kutane NW, Fieber, Flu-like Sy., Übelkeit, Thrombopenie | Anaphylaxie, Anämie, akutes renales Versagen, Störungen des Nervensystems | Ovulationshemmer ineffektiv |
| Pyrazinamid PZA | 25 | 1500 (< 50 kg) 2000 (≥ 50 kg bis < 75 kg) 2500 (≥ 75 kg) | 2 | AT↑, Übelkeit, Erbrechen, Flush-Sy., Myopathie, Arthralgie, Hyperurikämie | Hepatitis, kutane NW | Gicht, Fotosensibilisierung, Anämie | |
| Ethambutol EMB | 15 | 800–1600 | 2 | keine | Retrobulbäre Neuritis, Arthralgie, Hyperurikämie | AT↑, kutane NW, Polyneuropathie | |

Einnahmemodus: alle Medikamente gleichzeitig morgens nüchtern, bei Unverträglichkeit mit einem leichten, nicht fettreichen Frühstück
AT = Aminotransferasen

**Merke**
Umstellung von der Vierer- auf die Zweiertherapie nach 2 Mon. bei deutlicher Befundbesserung. Dauer der Ther. mind. 6 Mon.

## Tuberculosis cutis luposa (A18.4)

**Syn.:** Lupus vulgaris.

**Def.:** Häufigste Form der Haut-Tb bei normerger Reaktionslage des Organismus, i. d. R. nicht/niedrig kontagiös, oft mit aktiver Tb anderer Organe assoziiert. F > M.

**Klinik:**

- Primäreffloreszenz: Beginn als rötlich-bräunliche, linsengroße Papeln, die später konfluieren u. serpiginöse Ränder aufweisen (▶ Abb. 9.15). Anmer-

kung: diverse morphologische Varianten: z. B. planus, disseminatus, ulcerosus, hypertrophicus u. a.
- Lokalisation: v. a. Gesicht (Nase, Wangen, Ohrläppchen), Nacken, Mammae, Extremitäten, in Europa auch Schleimhäute (Rhinitis!)

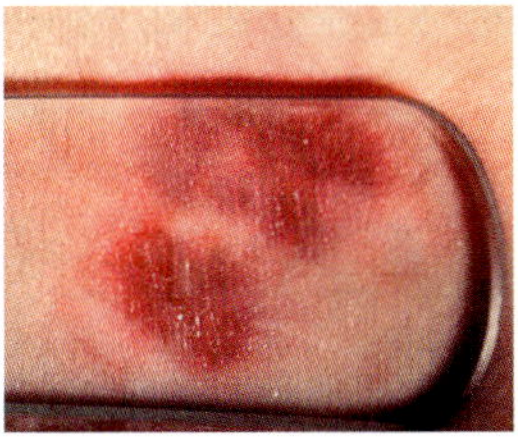

Abb. 9.15 Tuberculosis cutis luposa. [R299]

**Diagn.:** Typisches klin. Bild, Diaskopie: apfelgeleefarbiges Infiltrat.

**DD:** Sarkoidose (neg. Sondenphänomen, keine Zerfallsneigung, Histologie), atypische (nichttuberkulöse) Mykobakteriosen (PCR), Syphilis (Serologie), Mykose (mykologische Kultur), NMSC (Histologie), Nekrobiosis lipoidica (Anamnese, Histologie), Ps. vulgaris (Anamnese, Histologie), Leishmaniasis (Reiseanamnese, Histologie).

**Ther.:** Exzision kleiner Lupusherde im Gesunden; zusätzlich tuberkulostatische Ther. (▶ Tab. 9.7). Bei Mutilationen plastisch-chirurgische OP nach der Abheilung.

**Progn.:** Chron. Verlauf, Heilung mit Atrophie u. Narben im Verlauf von J. Rez. in Lupusnarben (an Carcinoma in lupo denken!). Weichteilzerstörung mit nachfolgender Mutilation. Bewegungseinschränkung der Gelenke. Bei entsprechender Chemother. Heilung in 95 % d. F. innerhalb von Mon.

## Tuberculosis cutis colliquativa (A18.4)

**Syn.:** Skrofuloderm.

**Def.:** Subkutane, zu Einschmelzungen u. Fisteln führende, subakute Tb-Form bei normerger Reaktionslage, in Europa selten, Ausnahme: Migranten.

**Klinik:** Kugelig vorgewölbte, subkutane, von lividroter Haut bedeckte Knoten, schmerzlos. Später Erweichung, Perforation u. Fistulation bzw. Ulzeration. Lokalisation: Häufig submandibulär, supraklavikulär, retroaurikulär, laterozervikal.

**Diagn.:** Suche nach extrakutaner Tb (s. o.), Anamnese (Entstehung der HV meist über Mon.), Diaskopie (apfelgeleeartiges Infiltrat), Sondenphänomen pos., Biopsie, Kultur, PCR.

**DD:** Sarkoidose, Ps. vulgaris, M. Bowen, Leishmaniase, LE, Syphilide, Sporotrichose.

**Ther.:** Wie Tuberculosis cutis luposa.

**Progn.:** Heilung unter Ausbildung trichterförmig eingezogener Narben sowie Wulst-, Zipfel- u. Brückennarben. Rez. Knoteneruptionen.

> Bei jeder Ulzeration am Hals an Tb denken.

## Tuberculosis cutis verrucosa (A18.4)

**Def.:** Sehr seltene postprimäre Inokulations-Tb: Exogene Reinf. od. autologe Superinf. nach dem tuberkulösen Primärkomplex bei partieller Immunität u. normerger Reaktionslage. Keine Allgemeinsymptome.

**Ätiol.:** Inokulation durch kleine Verletzungen, v. a. bei Umgang mit erregerhaltigem Material (v. a. Metzger, Anatomen, Pathologen, Tierärzte, Landwirte → Berufskrankheit ▶ 7).

9

**Klinik:** Runde, ovale od. polyzyklisch angeordnete Papeln: indolent, braunrot, derb, verrukös. Vereinzelt auch Papulopusteln, die von einem entzündlichen Hof umgeben sind. Periphere Progredienz, zentral narbige Rückbildung. Regionäre LK-Schwellung. Lokalisation: Hand- od. Fingerrücken, Fuß od. Ferse, häufig einseitig.

**DD:** Verrucae vulgares, chron. vegetierende Pyodermie, SCC.

**Ther.:** Exzision umschriebener Herde.

### Tuberkulide (A18.4)

**Def.:** Verschiedene seltene, erregerarme, nicht infektiöse kutane Manifestationen als immunologische Reaktion auf hämatogene Aussaat von M. tuberculosis od. dessen Fragmenten.

**Klinik:**

- **Erythema induratum** (häufigste Form, kutane Reaktionsform auf verschiedene Stimuli, nicht exklusiv bei Tb vorkommend): gefäßgebundene harte, ggf. flächig konfluierende u. ulzerierende Knoten an den Waden. Abheilung der tiefen Ulzerationen unter Bildung hyperpigmentierter Narben. V. a. bei F um die Menopause od. während der Adoleszenz. Tendenz fallend in entwickelten Ländern. Histologie: septolobuläre od. lobuläre granulomatöse Pannikulitis u. Vaskulitis der kleinen od. großen Gefäße, verkäsende Nekrose.
  DD: Erythema nodosum, Nekrobiosis lipoidica, Granulomatosen.
- **Lichen scrofulosorum:** an Stamm u. proximalen Extremitäten auftretende meistens symptomlose, kleine (0,5–3 mm) hautfarbene, gruppierte Papeln, v. a. bei Kdr. u. Adoleszenten. Komplette Abheilung innerhalb einiger Wo. nach Ther.-Beginn.
  DD: Lichen planus follicularis, Keratosis pilaris, Lichen nitidus, Sarkoidose.
  Merke: Stets Screening auf eine extrakutane Tb.
- **Papulonekrotisches Tuberkulid:** Initial an den Streckseiten der unteren Extremitäten u. am Gesäß (Ausbreitung auf andere Körperstellen möglich) rez. fibrotische rote Papulopusteln od. Papeln, die zentral zerfallen können, v. a. bei Kdr. u. jungen Erw. Ohne Ther. Spontanheilung innerhalb weniger Wo. unter Narbenbildung u. Auftreten neuer Läsionen.
  DD: Pityriasis lichenoides, papulöse Urticaria, lymphomatoide Papulose.

**Diagn.:** Tuberkulin-Test, IGRA, PCR (pos. in 25–50 %, **Cave:** häufig falsch pos.).

**Ther.:** Ther. der Tb, bei Erythema induratum bei Persistenz Versuch mit (Hydroxy-)Chloroquin; sonst symptomatisch.

## 9.2.17 Schwimmbadgranulom (A31.1)

**Syn.:** Aquariumgranulom, Fischtankgranulom.

**Def.:** Granulomatöse Erkr. V. a. durch Inokulation von Mycobacterium marinum, seltener anderen nichttuberkulösen Mykobakterien (NMT). Nach Bagatelltraumata bei Zierfischzüchtern od. seltener nach Schwimmbadbesuch (zu gering gechlortes Wasser), Baden in Flüssen, Baggerseen.

**Klinik:** Bläulichrote, entzündliche, verruziforme, häufig ulzerierende Papel od. Plaque von 1–2 cm Durchmesser. Evtl. entzündliche Granulome im Verlauf der ableitenden Lymphgefäße bzw. LK (sporotrichoide Ausbreitung). V. a. Hand- u. Fußrücken, Ellenbogen, Knie. Spontanheilung nach ca. 2 J., häufig mit Narbenbildung.

**Diagn.:** Klinik, mind. 2 Biopsien (in sterile isotonische NaCl-Lsg. geben) für PCR u. obligatorisch kulturellem Erregernachweis mit Resistogramm (Nachweis nach 2–4 Wo., Labor muss Verdachtsdiagn. mitgeteilt bekommen). **Merke:** IGRA kann pos. ausfallen.

**Histologie:** Dichtes gemischtzelliges granulomatöses Infiltrat in Dermis u. subkutanem Fettgewebe; fleckförmige polymorphkernige neutrophile u. eosinophile Leukos, kleinherdige, von Makrophagen u. Epitheloidzellen umgebende Nekrosen (verkäsende Granulome). Histologischer Befund sehr variabel u. abhängig vom Läsionsalter.

**DD:** Tuberculosis cutis verrucosa (selten, Beruf), Sporotrichose (in Europa selten), Syphilis (Anamnese), Leishmaniase (Reiseanamnese), Erysipeloid (Beruf).

**Ther.:** Keine Standardther. Umschriebene Herde: möglichst Exzision, alternativ Doxycyclin 200 mg / d p. o. od. Clarithromycin 2 × 500 mg / d p. o. Bei ausgedehntem Befall od. syst. Beteiligung orale Triple-Ther.: Clarithromycin 2 × 500 mg / d p. o. plus Ethambutol 15 mg / kg KG / d p. o. (▶ 24, wenn Vorther. mit dem Präp. bekannt ist) plus Rifampicin 600 mg / d p. o. bis 3 Mon. über die klin. Heilung hinaus, sonst Rezidivgefahr!

Exzision der Herde kann zur Keimverschleppung in die Tiefe führen.

## 9.2.18 Lepra (A30.-)

**Def.:** Tröpfchen-Inf. mit Mycobacterium (M.) leprae über die oberen Luftwege, selten Inokulationslepra durch Tätowierungen od. Verletzung der intakten Haut, auch transplazentar u. über die Muttermilch möglich; Inkubationszeit zwischen 3 Mon. u. 4 J., häufig in Südostasien, Indien, Afrika u. Brasilien.

**Klassifikation u. Klinik:** Krankheitsmanifestation abhängig von der individuellen zellulären Immunantwort.

- **indeterminierte Lepra:** initial mit singulären hypopigmentierten Maculae. Je nach Immunantwort Übergang in:
- **tuberkuloide Lepra:** scharf begrenzte Papeln u. Plaques mit Randwall u. zentraler Heilung, periphere Nervenschädigung (Anästhesie, gestörte Schweißproduktion), wenig HV, geringe Bakterienzahl
- **lepromatöse Lepra:** unscharf begrenzte Maculae, Papeln u. Knoten, z. T. hypopigmentiert, Facies leonina („Löwengesicht“, infiltrierte Papeln u. Knoten im Gesicht), Verlust der Augenbrauen (Madarosis), Nervenschädigung, diffuse HV, hohe Bakterienzahl

Dazwischen sind Abstufungen möglich, die als Borderline-Formen bezeichnet werden.

Hinsichtlich der Ther. werden unterschieden:

- **paucibazilläre Lepra:** indeterminierte, tuberkuloide u. borderline-tuberkuloide Form, < 6 Hautläsionen, neg. slit skin smears (s. u.).
- **multibazilläre Lepra:** lepromatöse Lepra u. Borderline-Formen.

**Diagn.:**

- Anamnese u. Klinik
- Histol. Untersuchung, Biopsie vom Läsionsrand
- PCR

- „Gewebssaftausstriche“ (slit skin smears) aus verdächtigen Läsionen (Färbung nach Ziehl-Neelsen) zum Nachweis von Mycobacterium leprae, in 70 % negativ

**DD:**
- TT, BT: anbehandelte Tinea corporis, Granuloma anulare, Pityriasis alba faciei
- BB, BL, LL: Sarkoidose, Kaposi-Sarkom, Syphilis II, anerge Leishmaniase

**Ther.:**
- **paucibazilläre Lepra:** Rifampicin (Eremfat®) 1 × 600 mg / Mon. p. o. + 100 mg Dapson p. o. (DAPSON-Fatol®) pro d über 6 Mon.
- **multibazilläre Lepra:** Rifampicin (Eremfat®) 1 × 600 mg / Mon. p. o. + 100 mg Dapson p. o. (DAPSON-Fatol®) pro d + Clofazimin (Lamprene®) 50 mg / d p. o. über 24 Mon.
  Clofazimin über WHO od. den Hersteller Novartis erhältlich. Clofazimin führt zu Hautpigmentierung (pink-braun), v. a. in den Läsionen, u. zu Hautaustrocknung! Clofazimin ist ein Farbstoff mit antibakteriellen u. antientzündlichen Eigenschaften.

**KO (stets Fortführung der laufenden Ther.!):** Leprareaktionen können vor, während u. nach einer „multidrug therapy“ auftreten, es handelt sich um immunologisch vermittelte Entzündungsreaktionen. Das Neuropathierisiko bleibt während u. nach erfolgreicher Behandlung bestehen.
- **Typ-1-Leprareaktion:** erythematöses, schmerzhaftes Anschwellen der HV, Neuritiden, die zu dauerhaften Nervenschädigungen führen können.
- **Typ-2-Leprareaktion:** Fieber mit AZ ↓, Neuritiden, Iridozyklitis, Orchitis u. Erythema leprosum (rote, dolente, subkutane Papeln u. Knoten = schwere Vaskulitis der kleinen Blutgefäße) am gesamten Integument, ggf. mit Ulzerationen.

Ther. von Leprareaktionen an speziellen Zentren, da oft schwer zu beherrschen (z. B. Tropeninstitute).

## 9.2.19 Aktinomykose (A42.9)

**Def.:** Seltene, ubiquitär vorkommende, aerobe u. anaerobe Mischinf. durch Bakterien des Mundhöhlenmikrobioms, wobei der Haupterreger Actinomyces israeli die Inf. nur in Verbindung mit Begleitkeimen (Gewebeschädigung) hervorrufen kann. Inf. durch Tier- od. Menschenbiss, mangelnde Mundhygiene, nach Zahnextraktionen u. periodontalen Abszessen. **Merke:** Aktinomykose eher noch von differenzialdiagnostischer Relevanz! Keine Spontanremission.

**Klinik:** V. a. zervikofazial (häufigste Verlaufsform, A42.2) als schmerzhafte, bretthharte rötliche mit der Mandibula verwachsene Indurationen. Bei Abszedierung u. Fistulation Eiterentleerung auf Druck (Eiter enthält typische Drusen→ „Schwefelkörnchen“). Bei später Diagnosestellung Übergriff auf tiefer gelegene Strukturen (z. B. Knochen) od. innere Organe (thorakopulmonale A42.0, abdominale Aktinomykose A42.1). Pelvine Verlaufsform (A42.8) durch IUPs.

**Diagn.:** Klinik, Anamnese (Bissverletzung?), Abstrich zur Erregeridentifizierung mit Resistogramm, Biopsie, PCR.

**Histologie:** Nachweis von Drusen (PAS-pos.), Konglomerat von Aktinomyzeten, umgebende granulierende Entzündung.

**DD:** Tuberculosis cutis colliquativa, Syphilis III, Osteomyelitis, Sporotrichose, Filiae, Zahnfistel, Mundbodenabszess.

**Ther.:**
- chirurgisch: Inzision u. Drainage von Abszessen, Ausräumung von mit Fistelgängen durchsetztem Gewebe stets in Komb. mit
- syst. Penicillingabe (kein Standardschema): z. B. Amoxicillin 3 × 2 g plus Clavulansäure 3 × 0,2 g / d i. v. für 1 Wo., dann weitere 3–5 Wo. Amoxicillin 3 × 875 mg plus Clavulansäure 3 × 125 mg / d p. o. → Heilung in 90 %. Wegen der Rez.-Neigung anschließend Phenoxymethylpenicillin 4 × 1 Mio. IE / d p. o. über 4–6 Mon.

## 9.2.20 Borreliose (Lyme-Krankheit; A69.2)

Häufig. Übertragung verschiedener Borrelienspezies v. a. durch Stich von Ixodes ricinus → Spirochätose mit fakultativ multipler Organbeteiligung. Risiko einer Inf. liegt zwischen 1 u. 5 %, das einer Erkr. zwischen 0,5 u. 1,5 %. Keine Meldepflicht. Sonderbestimmungen in einigen Bundesländern. Sichere Entsorgung von Zecken: Alkohollsg. od. Verbrennen.

> **Merke**
> Aufklärungspflicht: Zeckeneinstichstelle 6 Wo. beobachten (Erythema migrans?), treten grippale od. neurologische Symptome auf → Vorstellung beim Arzt.

Dermatoborreliosen:
- Erythema migrans (ca. 1–2 Wo. (3 d bis 4 Wo.) nach Inf., häufig Spontanheilung nach durchschnittlich 10 Wo., ▶ Abb. 9.16): Leitsymptom (in 60–90 % vorhanden), Beginn als rötliche Papel, dann zentrifugale Ausbreitung (3–5 mm / d) u. Bildung eines Erythemrings, der in ⅔ ein weißliches, evtl. induriertes Zentrum umgibt; vesikulöse u. erysipelartige Morphe möglich, keine Überwärmung, meist junge Erw., v. a. bei Kdr. atypische Formen, z. B. Erythema infectiosum ähnlich. Gelegentlich leichter Pruritus; selten Erythema non-migrans.

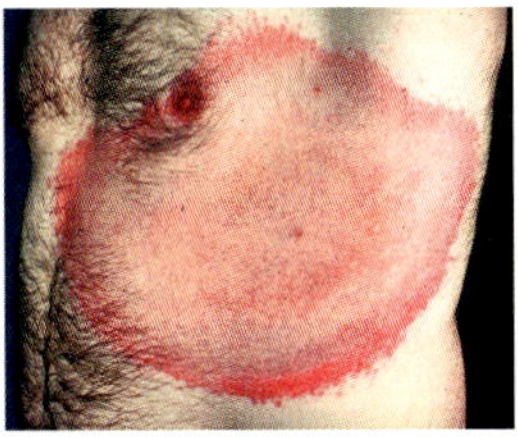

Abb. 9.16 Erythema migrans. [R299]

- Borrelienlymphozytom (ca. 2–10 Mon. nach Inf.), umschriebene, rötlich-livide Knoten, v. a. Ohrläppchen, Nacken, Mamillen, seltener Genitale, Körperstamm. V. a. Kdr. u. junge Erw.
- Akrodermatitis chronica atrophicans (Mon. bis J. nach Inf., L90.4): Akrodermatitis acuta: ödematöses, infiltratives Stadium mit livider Verfärbung (reversibel) → schlaffe Atrophie von Haut u. Weichteilgewebe; Haut zigarettenpapierartig fältelbar (irreversibel), untere Extremität >> obere Extremität, meist unilateral, Erw. mittleren Alters. Anmerkung: Häufig begleitet von Radikuloneuritis.

**Klinik:** Einteilung in 3 Stadien, wobei jedes Stadium Erstmanifestation der Krankheit sein kann u. Stadien übersprungen werden können (▶ Tab. 9.8).

**Tab. 9.8 Stadieneinteilung der Borreliose.**

| Stadium | Manifestationen | | Anmerkungen |
|---|---|---|---|
| | kutan | extrakutan | |
| Frühes lokalisiertes | Erythema migrans (EM)<br>Borrelienlymphozytom (BL) | keine | IgM pos. in ca. 50 %, Serologie nicht empfohlen, stets klinische Diagnose → sofortige Ther. |
| Frühes disseminiertes | multiple EM, BL | grippeartige Symptome | interdisziplinäre Kooperation bei den extrakutanen Manifestationen |
| | | Neuroborreliose, z. B. Meningoradikulopolyneuritis (häufig, Erw.), Hirnnervenparesen (v. a. einseitige Fazialisparese, häufig, Kdr.) | |
| | | Karditis (selten) | |
| | | akute intermittierende Monarthritis (selten), am häufigsten Kniegelenk | |
| Spätes | Akrodermatitis chronica atrophicans (ACA) | periphere Neuropathie häufig assoziiert mit ACA | IgG pos. in fast 100 %, oft lebenslang |

An Doppelinf. mit FSME-Virus denken, jedoch selten! Bei FSME wird Virus direkt mit dem Stich übertragen (Sitz in den Speicheldrüsen) Trend: FSME-Ausbreitung nach Norden. Schutzimpfung möglich.

**Diagn.:** Anamnese (Zeckenstich?), bei klinischem Verdacht 2-Schritt-Diagnostik, Suchtest (ELISA od. IF-Test), wenn pos. od. grenzwertiges Resultat, Bestätigungstest mit Western-Blot od. Line Blot. Ggf. Erregerkultur aus bioptischem Material (aus Erythemrand!) versuchen. Biopsie zur Borrelien-DNA-Bestimmung mittels PCR (sehr zuverlässig, neg. Resultat schließt Inf. nicht aus), Syphilis-Serologie (TPPA) neg.? Je nach Organbefall fachspez. Konsile.

**Histologie:** Im Initialstadium typischerweise Nachweis plasmazellreicher Infiltrate.

**Merke**

Borrelienserologie (IgG u. auch IgM) noch J. nach erfolgreicher Ther. pos., daher als Parameter zur Ther.-Kontrolle od. Bestimmung der Krankheitsaktivität ungeeignet!

**DD:** Erythema migrans: Tinea superficialis (randständige Squamae, nicht so schnelle Ausdehnung), Iktusreaktion, Erysipeloid (Beruf?, schmerzhaft), Erysipel (oft Interdigitalmykose als Eintrittspforte), Granuloma anulare (Randwall), figurierte Erytheme (▶ 14.1.1) u. a.

**Borrelienlymphozytom:** B-Zelllymphom (BL histologischer Imitator!), kutane Sarkoidose (Diaskopie → Farbe!), Iktusreaktion, Mastozytom (Darier-Zeichen) u. a.

**Akrodermatitis chronica atrophicans:** Perniones (witterungsabhängig), Akrozyanose (Irisblendenphänomen), CVI (Varizen, USD, Duplex-Sono) u. a.

**Ther.:** ▶ Tab. 9.9.

**Tab. 9.9 Therapie der verschiedenen Borreliosestadien.**

| Wirkstoff | Tagesdosis p. o. | | Dauer in d |
|---|---|---|---|
| | Erw. (≥ 50 kg, ≥ 18 J.) in mg | Kdr. in mg/kg KG | |
| Frühes lokalisiertes Stadium | | | |
| **Doxycyclin*** | 2 × 100 od. 1 × 200 | 4 (max. 200), ≥ 8 J. | 14 |
| **Amoxicillin*** | 3 × 500–1000 | 50, < 8 J. | |
| Cefuroximaxetil | 2 × 500 | 30 | |
| Azithromycin | 2 × 250 | 5–10 | 5–10 |
| Frühes disseminiertes Stadium | | | |
| **Doxycyclin*,**<br>**Amoxicillin*,**<br>Cefuroximaxetil | 2 × 100 od. 1 × 200 3 × 500<br>2 × 500 | 4 (max. 200), ≥ 8 J.<br>50, < 8 J.<br>30 | 14–21 |
| Azithromycin | 2 × 250 | 5–10 | 10 |
| Spätes Stadium ohne neurologische Symptome | | | |
| **Doxycyclin*,**<br>**Amoxicillin*** | 2 × 100 od. 1 × 200<br>3 × 500–1000 | 4 (max. 200), ≥ 8 J.<br>50, < 8 J. | 30 |
| Spätes Stadium mit neurologischen Symptomen | | | |
| | **Tagesdosis i. v.** | | |
| Benzylpenicillin | 4 × 5 × $10^6$ IE | 2–5 × $10^5$ IE | 14–21 |
| **Ceftriaxon*** | 1 × 2000 | 50 | |
| Cefotaxim | 3 × 2000 | 100 | |
| Sonderfall Gravidität** | | | |
| **Amoxicillin*** | s. o. | | s. o. |
| Benzylpenicillin | s. o. | | s. o. |
| Penicillinallergie → **Azithromycin* od. Ceftriaxon* (mit Überwachung!)** | s. o. | | s. o. |

* Medikament der Wahl

** Beginn der Ther. bereits bei klinischem Verdacht, um Schaden vom ungeborenen Kind abzuwenden (selten diaplazentarer Erregerübertritt) → gynäkologische Betreuung

> Bis zu 15 % der Pat. entwickeln eine Jarisch-Herxheimer-Reaktion (schockartige Symptome durch plötzlichen Zerfall von Spirochäten unter Ther.), schwächer als bei der Syphilisther., i. d.R Ther. z. B. mit der einmaligen oralen Gabe von Paracetamol (▶ 9.3.6).

**Progn.:** Heilung bei Frühinf. ca. 95 %, bei Spätinf. ca. 70 %.

**Prophylaxe:** Mit sog. Repellenzien u. heller Kleidung; möglichst schnelle (am besten innerhalb von 6 h) Entfernung der Zecke.

## 9.2.21 Rickettsiosen (A77.-)

**Def.:** Durch verschiedene gramneg. Bakterien mit obligat intrazellulärem Vermehrungszyklus hervorgerufene fieberhafte Erkr., von denen auf 3 im Folgenden eingegangen wird:

- **Mittelmeerfieber** (A77.1.): Erreger Rickettsia (R.) conorii. Nicht juckendes makulopapulöses Exanthem, Eschar (tache noire als Resultat einer nekrotisierenden Vaskulitis), i. d. R. solitär auftretend, oft mit Lymphangitis assoziiert.
- **Afrikanisches Zeckenstichfieber** (A77.1.): Erreger R. africae u. verwandte R.-Arten. Vesikulöses Exanthem, multiple Eschare auftretend. Safaritouristen.
- **Rocky Mountain spotted fever** (A77.0.): Erreger R. rickettsii. Makulopapulöses, häufig juckendes Exanthem, Eschar selten nachweisbar.

**Klinik:**

- Mittelmeerfieber: hochfebrile Erkr. mit starken Myalgien u. Arthralgien sowie Abgeschlagenheit u. Müdigkeit.
- Afrikanisches Zeckenstichfieber: Verlauf deutlich milder als beim Mittelmeerfieber.
- Rocky-Mountain-Fleckfieber: Bei zu später Diagnose u. inadäquater Ther. hohe Sterblichkeit.

**Diagn.:** PCR (Biopsie aus Exanthem, Leukos als Material).

**DD:** Syphilis II, Meningokokkensepsis, Mononukleose, kutane Leishmaniase.

**Ther.:** Bei allen Rickettsiosen umgehender Ther.-Beginn: Doxycyclin 2 × 100 mg / d p. o. für 10 d (bis 6 d nach Entfieberung); wenn nicht vertragen bzw. kontraindiziert Azithromycin 500 mg / d p. o. für 3–5 d (sicher in Gravidität). Kdr: > 8 J. u. KG < 45 kg 2 × 2,2 mg / kg KG / d p. o. für 10 d; < 8 J. Azithromycin 1 × 10 mg / kg KG / d p. o. od. Clarithromycin 2 × 7,5 mg / kg KG / d p. o. für 3–5 d.

**Progn.:** Je früher Ther.-Beginn, desto besser; mit wenigen Ausnahmen vollständige Heilung.

**Prophylaxe:** Mit 0,5 %igem Permethrinspray imprägnierte Kleidung u. Applikation eines DEET-haltigen Repellenz → wegen Neurotoxizität keine großflächige Anwendung bei Kdr.

## 9.2.22 Erysipeloid (A26.0)

**Def.:** Zoonose, verursacht durch Erysipelothrix rhusiopathiae.

**Klinik:**

- lokale Form: Innerhalb 1 Wo. nach Inokulation Auftreten von juckenden, evtl. schmerzhaften rötlich-lividen Erythemen mit zentrifugaler Ausdehnung, v. a. an den Händen. Häufig Spontanheilung innerhalb von 2–4 Wo.
- syst. Form: Fieber, Arthralgien, ausgedehnter Lokalbefund. KO: Endokarditis, septische Arthritis, zerebrale u. viszerale Abszesse → internistisches Konsil.

**Diagn.:** Berufsanamnese; Klinik, Abstrich zur Erregeridentifizierung.

**Ther.:** Lokale Form: Ruhigstellung, antiseptische Umschläge, über 10 d Penicillin V 1,2–3 Mio. IE / d p. o. od. Clindamycin 3× 300–600 mg / d p. o.

**Anmerkungen:** Personenkreis: Fleischer, Fischer, Köche, Hausfrauen, Veterinäre (▶ 7). Beste Infektionsprophylaxe: Tragen von Handschuhen. BK gemäß Ziffer 3102.

# 9.3 Sexuell übertragbare Infektionen (STI)

## 9.3.1 Allgemeines Vorgehen bei STI

Krankheitserscheinungen beginnen meist an den Genitalorganen od. am Anoderm od. sind ausschließlich dort lokalisiert. Generalisierte Symptome kommen vor.

- Sexualanamnese: Selten zuverlässig u. abhängig vom Vertrauen des Pat. gegenüber dem Befrager u. von dessen nicht wertender Haltung.
- Klin. Unters.: Inspektion u. Palpation der Genitalregion. Beim M: rektale Palpation der Prostata. Bei der F: bimanuelle Palpation der Adnexe → gynäkologisches Konsil.
- Bei Angabe erheblicher Beschwerden u. Fehlen klin. Befunde an Venero- od. AIDS-Phobie denken (Ausschlussdiagnose!).
- Bei Labornachweis einer Syphilis od. HIV-Inf. anonyme Meldung ans RKI. Alle anderen STI unterliegen **keiner** Meldepflicht! Jede wissentliche Übertragung gilt per Gesetz als Körperverletzung.
- Die rasche Diagnosestellung u. Ther. der herkömmlichen STI (s. u.) dienen der Risikominimierung der Übertragung u. Akquirierung von HIV.

> Die gleichzeitige Übertragung mehrerer STI ist möglich.

## 9.3.2 Krankheiten durch HPV

### Condylomata acuminata (A63.0) / Bowenoide Papulose (A63.8)

**Def.:** Spitze Kondylome, v. a. durch Low-Risk-HPV 6 u. 11 hervorgerufene Inf. des Epithels. Sehr infektiös. Inkubationszeit zwischen 3 Wo. u. mehreren Mon. Erkr.-Gipfel: 20. – 40. LJ. bei M u. F. Spontanremission bei Erw. in 20–30 %, bei Kdr. in 50–60 %. In bis zu 50 % Ko-Inf. mit High-Risk-HPV (16, 18 u. a.), die bei der Entstehung des Zervix-, Penis- u. Anal-Ca. eine Rolle spielen. Bei M > F als Rarität Condylomata acuminata gigantea Buschke-Löwenstein, ein niedrig malignes kutanes SCC, kein Nachweis von High-Risk-HPV, keine Fernmetastasen → Exzision. Bowenoide Papulose (Spezialform von Condylomata plana): Nachweis fast exklusiv von HPV 16, M >> F. Risikofaktoren: u. a. Promiskuität, Rauchen, Immunsuppression, HIV-Inf. **Cave:** Inf. des Sexualpartners auch bei klin. unauffälligem Genitale möglich.

> **Merke**
> Kondylome bei Kdr. werden am häufigsten durch Auto- bzw. Heteroinokulation verursacht. In seltenen Fällen tatsächlich Hinweis auf sexuellen Missbrauch.

**Klinik:**

- Condylomata acuminata (▶ Abb. 9.17): unterschiedlich große, livid-rötliche, blasse, weiche, schmalbasige TU mit keratotischer Oberfl. I.d.R. keine Beschwerden. Lokalisation: Beim M Glans penis, Praeputium, Sulcus coronarius, Frenulum, bei F Labien, posteriore Kommissur, Introitus, Cervix uteri. Evtl. auch am Anoderm.
- Bowenoide Papulose (▶ Abb. 9.18): bräunliche, flachpapillomatöse, weiche TU, die langsam wachsen. I.d.R. symptomlos. Lokalisation: Penisschaft u. große Labien.

**Diagn.:** Klinisch, Essigsäuretest über 5 Min. (5 %ig äußeres Genitale, 3 %ig intraanal, vaginal → Weißfärbung auch von subklinischen Läsionen, **cave:** aber auch bei anderen entzündlichen Dermatosen), evtl. Anoskopie / Proktoskopie, in Zweifelsfällen Biopsie, stets Unters. des Sexualpartners, bei **allen** Pat. Syphilis-, HIV- sowie fakultativ Hepatitis-Serologie.
Histologie: Hyperkeratose, fokale Parakeratose, Akanthose, im oberen Epithel vakuolisierte Epithelzellen mit perinukleärer Halobildung u. basophilen Kerneinschlüssen, **keine** Dysplasien. Die bowenoide Papulose ist eine intraepitheliale Neoplasie Grad 3 von Vulva (VIN), Penis (PIN) u. Perianalbereich (PAIN).

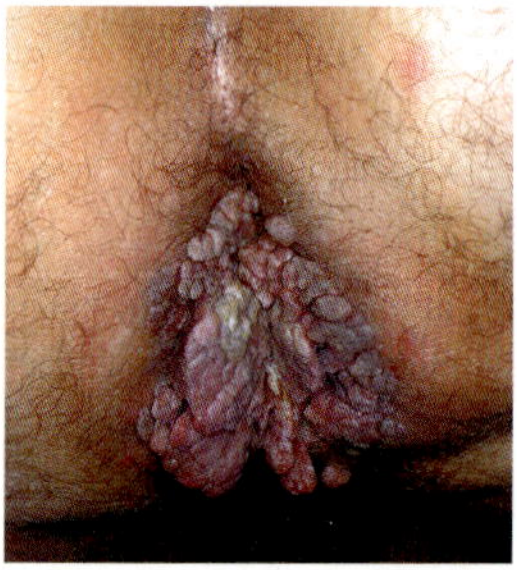

Abb. 9.17 Condylomata acuminata. [R299]

**DD:** Ektope Talgdrüsen: Mikropapillomatosis labialis vulvae bzw. Papillae coronae glandis (= Hirsuties papillaris penis), Fibroma pendulans, Verrucae seborrhoicae, dermale Naevi, Condylomata lata, Malignome u. v. m.

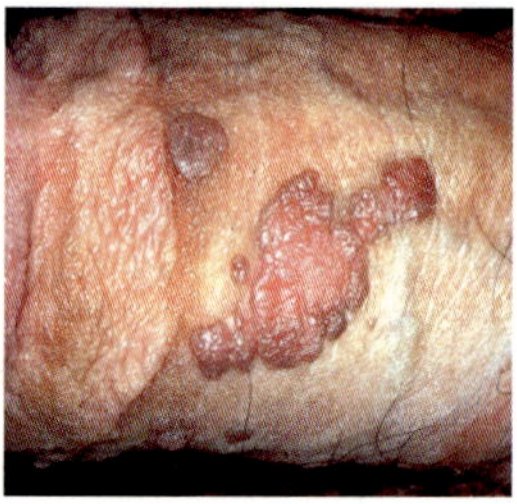

Abb. 9.18 Bowenoide Papulose. [R299]

## Therapie

### Selbsttherapie (Erw.)

- Imiquimod-Creme 5 % (Aldara®) 3 × / Wo. bis max. 16 Wo.; 6–10 h nach Auftragung nur mit Wasser abwaschen. Adjuvant nach chirurgischer Ther. 3x / Wo. für 3 Wo. Anmerkung: F sprechen besser an als M. Max. 1 Beutel, reicht für 25 $cm^2$; bei intraanalem Befall Formulierung auch als Zäpfchen mgl. Gute Aufklärung für die Ther.-Adhärenz erforderlich!
- Podophyllotoxin als 0,15 %-Creme 2x / d für 3 d, dann 4 d Pause. Max. 4× wdh. Max. Behandlungsfläche 1,5 $cm^2$/10 Kondylome, max. 0,25 ml / d. Kein Alkohol während der Ther. Ärztliche Kontrolle spätestens nach 4 Wo. **Cave:** Reißfestigkeit von Latexkondomen ↓.
- Sinecatechin-Salbe 10 % (Veregen®): 3 × / d auf die HV auftupfen, max. 16 Wo. Nur bei Pat. mit intaktem Immunsystem. **Cave:** Verfärbung von Kleidung u. Bettwäsche, allergische Reaktionen.
- **Cave:** In Gravidität alle Lokalther. kontraindiziert.

### Ärztliche Therapie

- Trichloressigsäure (TCA)< 85 % Lsg. 1 × / Wo.; Vorteil: kostengünstig, einfach, in Schwangerschaft einsetzbar. **Cave:** sehr aggressiv wirkende Lsg.
- Kryother.: 1 × / Wo. od. alle 2 Wo. über ca. 3 Mon. Keine KI; Nachteil: schmerzhaft, häufig Rez.
- Elektrodesikkation / Argon-Plasma-Koagulation / $CO_2$-Laser. Vorteil: Kürze der Behandlung. Nachteil: Anästhesie erforderlich, häufig Rez., deshalb adjuvant nach Heilung Lokalther. (s. Selbstther.). Anmerkung: Beim Kautern u. Lasern als Sicherheitsmaßnahmen Gesichtsmaske, Schutzbrille u. Rauchabzug vorgeschrieben!

**Merke:** Nach allen genannten Ther.-Modalitäten mind. 4 Mon. safer sex.

### Therapie (Kdr.)

Aufgrund der hohen Spontanremissionsrate innerh. 2 J. abwartende Haltung, halbjährliche Kontrollen. Bei kleinen u. persistierenden Läsionen Anwendung von Imiquimod-Creme wie bei Erw. (OLU). Ther. der 2. Wahl Podophylloxin als Creme bzw. Lsg. (OLU) unter ärztlicher Kontrolle. Größere Läsionen: Entfernung in Narkose mit $CO_2$-Laser bzw. Diathermieschlinge mit anschließender Nachbehandlung mit Imiquimod-Creme.

**Progn.:** Häufig Rez. nach Ther. Prävention: HPV-Impfung (z. B. Gardasil 9) von Jungen u. Mädchen möglichst vor dem 1. Sexualverkehr gemäß den aktuellen STIKO-Empfehlungen. Wenn bei Graviden vorhanden, keine Ind. für Sectio, da Risiko für Larynxpapillome beim Sgl. außerordentlich gering.

## 9.3.3 Chlamydieninfektionen (A74.9)

**Def.:** Genitalinf. durch Chlamydia (C.) trachomatis, Serovare D – K od. L1 – L3 (Lymphogranuloma inguinale), weltweit häufigste STI. Übertragung durch sexuelle Kontakte, seltener durch Schmierinf. od. bei Geburt. In D ca. doppelt so häufig wie Gonokokken-Inf. V. a. junge Menschen. Inkubationszeit der unkomplizierten symptomatischen Inf. 2–3 Wo. Bei F oft asymptomatischer Verlauf. Assoziation mit Gonorrhoe (▶ 9.3.4).

**Klinik:**

- **M:** Urethritis: häufigstes Inf.-Alter 20–24 J. Glasiger bis eitriger Ausfluss, Dysurie, Schmerzen im Verlauf der Urethra. Epididymitis: druckdolente Nebenhodenschwellung u. Begleithydrozele (palpatorisch oft Hoden von Nebenhoden nicht zu differenzieren), AZ ↓. DD: Hodentorsion. **Cave:** oft asymptomatische Verläufe. Spät-KO: Infertilität. Pharynx: stets symptomlos. Konsil Urologie.
- **F:** häufigstes Inf.-Alter 16–19 J. Zervizitis / Kolpitis: zervikaler glasiger bis eitriger Fluor, Unterbauchschmerzen, Begleiturethritis. Häufig Keimaszension (Adnexitis, Salpingitis, Endometritis) mit Blutungsstörungen, tastbarer Schwellung der Adnexe, peritonealen Symptomen (pelvic inflammatory disease, PID), AZ ↓. Spät-KO: tubare Sterilität in ca. 10 % bei nur einmaliger entzündlicher Beckenerkr. Risiko für ektope Schwangerschaft mit Chlamydieninf. in der Anamnese ↑. Pharynx: stets symptomlos. Konsil Gynäkologie.
- Proktitis: Schleimauflagerungen auf dem Stuhl, Schmerzen u. Blutung bei Defäkation, Diarrhö, v. a. bei homosexuellen M.
- Posturethritische chlamydieninduzierte reaktive Arthritis (in bis zu 3 %): Auftreten 1–4 Wo. nach Inf. Betroffen v. a. große Gelenke der unteren Extremitäten, asymmetrisches Befallsmuster.

Alle Symptome sind unspez.

**Diagn.:**

- **M:** Nucleic Acid Amplification Test (NAAT) (Erststrahlurin od. Urethralabstrich). Tipp: Xpert CT / NG-System → Nachweis od. Ausschluss einer Doppelinf. Ergebnis nach 1 ½ h.
- **F:** NAAT (vaginaler, endozervikaler Abstrich)
- **F u. M:** NAAT (Pharynx-, Rektumabstrich)

Anmerkung: Kultur zur Empfindlichkeitstestung auf Antibiotika relevant.

**Ther.:**
- Azithromycin 1,5 g p. o. einmalig od.
- Doxycyclin 2 × 100 mg / d p. o. für 7 d.

Anmerkung: Kontrolle einer erfolgreichen Ther. nach 3 Mon. mittels NAAT.

## Lymphogranuloma venereum (LGV; A55)

**Syn.:** Lymphogranuloma inguinale.

**Def.:** Durch C. trachomatis der Serovare L1–L3 ausgelöste invasive Inf. nach Mikrotrauma, fast immer im Ausland erworben (Afrika, Asien, Südamerika, Karibik). Transmissionsquelle asymptomatische rektale u. / od. penile Inf. Häufigkeit: in Europa selten, bei MSM, extrem rar bei heterosexuellen M, Tendenz steigend. Inkubationszeit 1–4 Wo. Keine kongenitale Übertragung! Komplett asymptomatischer Verlauf möglich. **Cave:** Bei gleichzeitig vorliegender HIV-Infektion atypische u. schwerere Verläufe möglich!

**Klinik:**
- Stadium 1: nicht schmerzhafte Papel (meist nicht sichtbar) od. herpetiformes Ulkus ohne Ther. innerhalb 2 Wo. meist narbenfrei abheilend.
- Stadium 2 (▶ Abb. 9.19): 2–6 Wo. später deutliche, sehr schmerzhafte inguinale / femorale LK-Schwellung (in ⅔ unilateral) mit späterer eitriger Einschmelzung (Bubo) u. Rupturierung bei ⅓ der Pat. (bei F v. a. die tiefen iliakalen u. perirektalen LK betroffen). AZ ↓, Fieber, Arthralgien. Ohne Ther. nach ca. 6 Mon. abheilend.
- Stadium 3: 5–10 J. nach der Inf.; genitoanorektaler Symptomenkomplex, der mit Symptomen wie Fieber, Unterbauch- / Rückenschmerzen, Tenesmen, purulenter u. blutiger Diarrhö einhergeht, v. a. bei F.

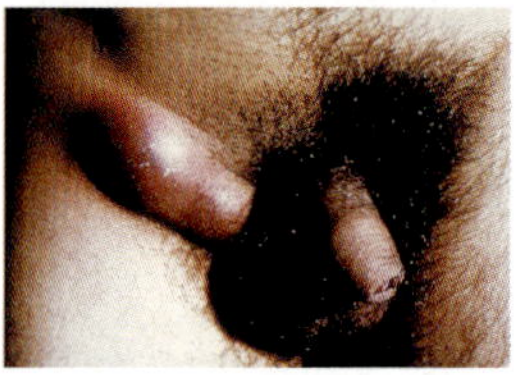

Abb. 9.19 Lymphogranuloma inguinale. [R299]

**KO:** irreversibles Lymphödem, Megakolon u. a.

**Diagn.:**
- NAAT aus Untersuchungsmaterial (Bläscheninhalt der Primärläsion, Genital- od. Rektalabstrich, Lymphknotenaspirat, Ulkusmaterial aus anogenitalen Läsionen, Rektumbiopsie) in 2 Schritten: Nachweis von C. trachomatis, anschl. Serovarbestimmung, falls erforderlich.
- AK-Nachweis im Blut zur Diagnostik einer reaktiven Arthritis (IgA, IgG). Meldepflicht nur in Sachsen.
- Serologischer Syphilis, HIV-, Hepatitis B / C-Ausschluss, Wiederholung der Tests 3 Mon. nach Therapieende. Gonorrhö-Ausschluss (▶ 9.3.4)

**DD:** Eitrige Lymphangitis, Herpes genitalis, Syphilis, Ulcus molle, Granuloma inguinale / venereum, Metastasen, bei anorektalen Symptomen MC od. CU.

9

Häufig parallele Inf. mit N. gonorrhoeae. Diagn. muss stets beide Erreger umfassen (▶ 9.3.4).

**Ther.:**

- Erstlinienther. der Stadien 1 + 2: Doxycyclin 2 × 100 mg / d p. o. für 3 Wo., zusätzlich lokal Wärme zur Schmerzlinderung.
- Zweitlinienther. der Stadien 1 + 2: Erythromycin (kein Estolat in der Gravidität wegen Hepatotoxizität) 4 × 500 mg / d p. o. für 3 Wo. od. Azithromycin 1 g / Wo. p. o. für 3 Wo. (einsetzbar in der Gravidität).
- Bei Arthritis Rifampicin 300 mg / d p. o. plus Doxycyclin 2 × 100 mg / d p. o. für ½ J. Ansprechrate ca. ⅔.
- Stadium 3: Verlängerung der Ther. auf Mon.
- Kontrolle des Therapieerfolgs 4–6 Wochen nach Ther.-Ende mittels NAAT.

> Synchrone Behandlung des Sexualpartners v. a. bei Paaren mit aktuellem od. späterem Kinderwunsch, da Gefahr der Sterilität bei F groß. Kein Sexualverkehr während der gesamten Ther.-Dauer.

**Progn.:** Bei frühzeitiger Ther. gut. Abszedierende Entzündungen in der Leiste können über Mon. bis J. chron. verlaufen. KO: chron. Proktitis, Rektalstrikturen, periproktitischer Abszess, Fistelbildung, Elefantiasis: „Saxophon-Penis“ bei M, Esthiomène bei F. Bei F Sterilität als Spät-KO, Assoziation mit Zervix- u. Ovarial-Ca. Keine Immunität nach durchgemachter Inf.

## 9.3.4 Gonorrhö (A54.9)

**Def.:** Inf. durch Neisseria gonorrhoeae; zahlreiche Mechanismen zur Bildung von Antibiotikaresistenzen, weltweite Verbreitung. Fast ausschließlich sexuelle Übertragung (Ausnahme: Neugeborenenkonjunktivitis). Inkubationszeit 2–10 d. > 50 % der Pat. sind < 25 J. Meldepflicht nur in Sachsen. Oft begleitende urogenitale Inf., v. a. Chlamydieninf. Ausschluss von Syphilis, HIV.
Information des Konsiliarlabors für Gonokokken (Vivantes Klinikum Neukölln) od. des RKI bei V. a. Ther.-Versagen u. / od. bei ungewöhnlichem Resistenzmuster.

**Klinik:** Keine spez. Symptome → von Chlamydieninf. (▶ 9.3.3) oft nicht unterscheidbar. Entzündungszeichen meist heftiger u. in kürzerem Abstand von der Inf. auftretend. Wegen zunehmender Antibiotikaresistenz nach Auslandsaufenthalt fragen (Südostasien, spez. Thailand).

- Männer:
  - Urethritis („Tripper“): Plötzlicher Beginn einer Sekretion aus der Urethra (zunächst gelbgrün eitrig, unbehandelt nach einigen Wo. glasig schleimig nur noch als gonokokkenhaltiger „Bonjour“-Tropfen), Dysurie, Pollakisurie, Schmerzen im Verlauf der Harnröhre.
  - Prostatitis: Oft nach Rückgang der akuten Urethritis (wenn diese nicht behandelt wurde) auftretend, Brennen am Ende der Miktion, Schmerzen am Damm u. im Unterbauch, palpable Vergrößerung der Prostata.
  - Epididymitis: Schmerzen im Skrotum, Schwellung des Skrotalinhalts (palpatorisch oft Hoden u. Nebenhoden nicht differenzierbar). Bei doppelseitigem Auftreten kann die Epididymitis selten einmal Infertilität (Verschlussazoospermie) verursachen.
- Frauen: In ca. 80 % asymptomatisch!
  - Urethritis: Mildere Symptome als beim M, fast immer mit Zervizitis: zervikaler eitrig-grünlicher Fluor, Rötung, lokaler Schmerz.

  - Adnexitis: Blutungsstörungen, tastbare Schwellung der Adnexe, peritoneale Symptome (pelvic inflammatory disease, PID), Schmerzen. Sterilität als Spät-KO!
  - Evtl. Peritonitis mit akutem Abdomen.
- Extragenitale Inf.: Pharyngitis (oft asymptomatisch), u. a. durch Fellatio; Proktitis (oft asymptomatisch), bei F in 50 % zusätzlich nachweisbar. Schleimauflagerungen auf dem Stuhl, Schmerzen u. Blutung bei Defäkation, Diarrhö.
- Komplizierte Inf. (< 5 %) F > M, bei Pat. mit Immundefekten od. in schlechtem AZ: septische Erscheinungen, vaskulitische HV, Fieberschübe, purulente (!) Arthritis, Meningitis, Endokarditis. Stat. Aufnahme.

**Diagn.:** Urethra- (Miktionskarenz für mind. 2 h!, Erststrahlurin 25–30 ml od. Morgenurin, Gram-Färbung hochsensitiv u. spez.; ▶ Abb. 9.20), Zervix- / Vaginalabstrich (Gram-Färbung versagt!), sicherheitshalber auch Anal- u. Pharynxabstrich bei Risikogruppen (deutlich geringere Nachweisrate!). Standard in der Routinediagnostik NAAT (Urethral- bzw. Zervixabstrich) plus Kultur (Anzucht auf verschiedenen Nährböden) einschließlich Empfindlichkeitsprüfung auf Antibiotika.

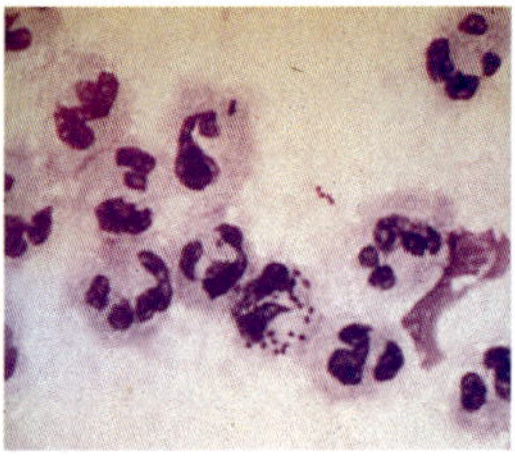

Abb. 9.20 Ausstrich Gonorrhö. [R299]

**DD:** Akute Urethritis.

**Ther.:**
- Sexuelle Karenz über mind. 1 Wo. Kontrolle des Therapieerfolgs mittels Kultur u. NAAT nach 2 Wo. vor u. bis 3 Mon. nach Ther. Testung auf Syphilis u. HIV.
- Diagnostik u. Behandlung aller Sexualpartner der letzten 2 Mon. in gleicher Weise.
- Behandlung mit Azithromycin hat den Vorteil, dass eine Mischinf. u. a. mit C. trachomatis, Ureaplasma urealyticum, Mycoplasma genitalium, Mycoplasma hominis, Gardnerella vaginalis u. selbst Treponema pallidum mittherapiert wird.
- Gravide u. Stillende erhalten bei unkomplizierter Gonorrhö Ceftriaxon 1 g i. v. → 2 Wo. nach Ther. Kontrollabstrich (Kultur + NAAT).
- Unkomplizierte GO bei Erw. (urogenital, anorektal, oropharyngeal): Ceftriaxon (Rocephin®) 1 g i. v. + Azithromycin 1,5 g p. o. einmalig. Bei Cephalosporinallergie Gentamicin 240 mg i.m.
- Bei komplizierter od. dissem. GO: Leitlinie (www.awmf.org).

**Merke:** 24 h nach adäquater Antibiotika-Ther. besteht **keine** Infektiosität mehr!

## 9.3.5 Granuloma venereum (A58)

**Syn.:** Granuloma inguinale, Donovanosis.

**Def.:** Schwach infektiöse, chron. granulomatöse Erkr. durch Klebsiella granulomatis ohne Tendenz zur Spontanremission. Sehr variable Inkubationszeit. V. a. in Tropen u. Subtropen endemisch. In Europa sehr selten, Reiseanamnese.

**Klinik:** Unregelmäßig begrenzte schmerzlose, leicht blutende Ulzeration (Penis, Vulva, Pubisregion) mit rötlicher, fleischiger Basis. Inguinale Schwellung durch perilymphatische Granulome in subkutanem Gewebe (keine LK-Schwellung!). Perforation möglich.

**Diagn.:** Kleine Gewebefragmente von der Ulkusbasis mit Skalpell entnehmen (gelingt i. d. R. schmerzlos ohne LA). Giemsa-Färbung. LM bei 400-facher Vergrößerung: Donovan-Körperchen (blaue Einschlusskörperchen in mononukleären Zellen).

**Ther.:**

- Erstlinienther.: Azithromycin 1 × 1 g / Wo. p. o. für 4 Wo.
- Zweitlinienther.: Erythromycin 4 × 500 mg / d p. o. für mind. 3 Wo. od. Doxycyclin 2 × 100 mg / d p. o. od. Trimethoprim Sulfamethoxazol 160 mg / 800 mg 2x / d p. o. für 3 Wo. **Merke:** Kontrolle des Pat. nach Heilung über 1½ J. Kontrolle der Sexualpartner.

## 9.3.6 Syphilis (A53.9)

**Def.:** Durch Treponema pallidum ssp. pallidum bedingte Inf. Tendenz weltweit steigend (bei MSM, nicht bei F), Übertragung durch sexuelle Kontakte, transplazentar, sehr selten durch Bluttransfusionen u. Schmierinf. Inkubationszeit 3–4 Wo. (10–90 d). Bei Labornachweis anonyme Meldung ans RKI (▶ 9.3.1). *„Syphilis simulates every other disease."Sir William Osler.* Die Einteilung in 3 Stadien darf nicht darüber hinwegtäuschen, dass sich die Stadien meistens überlappen.

### Klinik

#### Stadium I (Frühsyphilis)

Erythematöse schmerzlose Papel → indolentes oberfl., wie ausgestanzt wirkendes Ulkus mit derbem Rand an der Infektionsstelle („Primäraffekt", Ulcus durum; ▶ Abb. 9.21), später auch **schmerzlose** bilaterale Lymphadenopathie (→ „Primärkomplex"). AZ o. B. Lokalisation: bei heterosexuellen M an Sulcus coronarius, seltener Penisschaft u. Bauchhaut; bei homosexuellen M an Anus, Rektum, Lippen, intraoral (Zunge, Gingiva, Tonsillen), äußerem Genitale. Bei F Labien, Klitoris, Urethraöffnung, Zervix, seltener Vagina. Lokalisationsunabhängige Spontanheilung nach ca. 3–6 Wo.

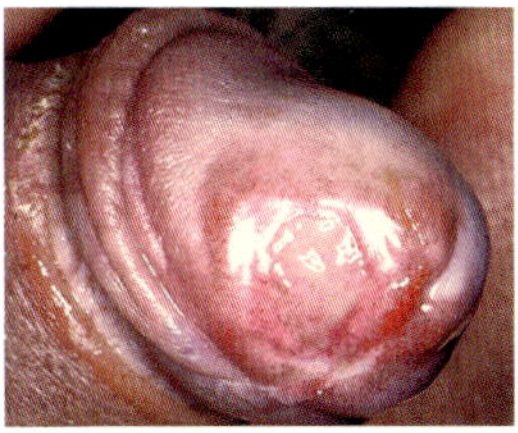

Abb. 9.21 Syphilis-Primäraffekt. [R299]

> Primäraffekt prinzipiell an jeder Körperstelle möglich. Wenn dieser bei gleichzeitig vorliegenden Symptomen einer Syphilis II persistiert, ist an eine Ko-Inf. mit HIV zu denken. Syphilis steigert Viruslast bei HIV, selbst unter antiretroviraler Ther. Auf Schwellung der regionären LK (Bubo) achten. Kontagiös! Nur ⅓ der Fälle werden in diesem Stadium diagnostiziert.

#### Stadium II (Frühsyphilis)

Bei etwa 25 % der primär Erkrankten; nie nach Ther.

6–8 Wo. nach Erstinf. AZ ↓ (Fieber, Abgeschlagenheit, Kopfschmerzen). Nach ca. 10 Wo. generalisierte, polymorphe zunächst symmetrische Exantheme, die nicht jucken

u. nie bullös od. vesikulös sind. **Cave:** HV sind infektiös! Generalisierte **schmerzlose** Lymphadenopathie, Splenomegalie. Oft milde meningitische Symptome.

- makulöses Exanthem: In den Hautspaltlinien gelegene rosafarbene Flecken (Roseola), evtl. leicht urtikariell. Lokalisation v. a. an Stamm, Palmae u. Plantae. DD: Masern, Mononukleose, akutes HIV-Exanthem, Pityriasis rosea, Arzneimittelexanthem.
- papulöses / papulosquamöses Exanthem: Leicht infiltrierte Herde mit Neigung zu derben, evtl. druckdolenten Papeln. Evtl. leichte Schuppung. Lokalisation wie makulöses Syphilid. DD: Pityriasis lichenoides, Lichen planus, Arzneimittelexanthem, Tuberkulid, Ps. vulgaris, seborrhoisches Ekzem, Pityriasis rosea.
- Lues maligna: ulzerierendes Exanthem bei schlechter Abwehrlage (z. B. bei HIV), schwere Allgemeinsymptome.
- Syphilispapeln: Anogenital (v. a. Gesäßfalte) lokalisierte Condylomata lata, die durch dauernde Reizung („Haut auf Haut") gewuchert sind u. nässen (kontagiös!). Typisch: süßlicher Foetor.
- Mundschleimhautveränderungen: Makulöses Schleimhauterythem wandelt sich in infiltrierte Plaques („Plaques muqueuses") um. Evtl. Zungenbefall.
- Angina specifica: Entzündung u. derbe Induration der Tonsillen, Schluckbeschwerden, süßlicher Foetor ex ore.
- Haarausfall (Alopecia syphilitica): fleckförmige Alopezie 2–3 Mon. nach Beginn der Syphilis II (reversibel). Leichte Entzündung des Haarbodens.
- Pigmentstörungen: Bei Rückgang des Exanthems De- u. Hyperpigmentierungen möglich (v. a. am Hals → „Halsband der Venus").
- Polyskleradenitis: indolente Schwellung der LK; bis erbsgroß, verschieblich, keine Einschmelzung.
- Beteiligung innerer Organe: meist klin. inapparent, Iritis, Nephritis u. Hepatitis möglich.
- Verlauf über 2–3 J. Zunächst Spontanheilung der HV, anschl. immer wieder Rez., die schwächer u. untypischer verlaufen u. zunehmend asymmetrisch verteilt sind. Zwischenzeitliche klin. Erscheinungsfreiheit bei weiterhin pos. Syphilisserologie. Heilung bei Gesunden ohne Ther. in 30 % od. Übergang in Syphilis III nach J. bis Jahrzehnten.

### Stadium III (Spätsyphilis)

Bei etwa 10 % der primär Erkrankten; nie nach Ther.

2–5 J. nach Inf. Ausbildung von granulomatösen Abzessen (druckdolente Gummen, histologisch echte epitheloidzellige Granulome mit Riesenzellen u. zentraler Nekrose) u. größeren Gewebszerstörungen der Haut u. vieler Organe. In Industrieländern selten. Typisch: asymmetrische Anordnung der HV. Vereinfachte Einteilung in 3 Formen:

- Gummöse Syphilis, bei der an Haut u. Schleimhaut sowie an verschiedenen Organen Gummen auftreten.
- Kardiovaskuläre Syphilis (z. B. Mesaortitis luetica).
- Neurosyphilis (meningovaskuläre u. parenchymatöse Form).

### Konnatale Syphilis

- Übertragung der Inf. diaplazentar; nur nach der 20. SSW möglich.
- Kind wird mit Lues connata geboren. Bei diaplazentarer Inf. kein Stadium I (Primäraffekt).
- keine Inf. des Kindes: Im kindlichen Serum TPPA u. IgG-FTA-ABS-Test pos., jedoch 19S-IgM-FTA-ABS-Test neg. (IgM passiert die Plazenta nicht).

- Lues connata praecox: Beim Neugeborenen treten HV gegenüber inneren Symptomen zurück. Klinik (variabel): Hepatosplenomegalie, Pneumonia alba, Rhinitis syphilitica (Coryza), Hydrozephalus, Osteochondritis syphilitica, Parrot-Pseudoparalyse (Unbeweglichkeit des Unterarms durch Epiphysenlösung der Ulna), Parrot-Furchen (periorale Narbenstränge), Haut- u. Schleimhauterscheinungen wie Stadium II (s. o.).
- Lues connata tarda: Erscheinungen der Spätsyphilis beim Jugendlichen od. jungen Erw. Klinik: syphilitische Sattelnase, Parrot-Furchen (s. o.), Hutchinson-Trias (Tonnenzähne, Keratitis parenchymatosa, Innenohrschwerhörigkeit), Knochenveränderungen (z. B. Säbelscheidentibia).

## Diagnostik

▶ Tab. 9.10

## Therapie

▶ Tab. 9.11

**Tab. 9.10 Diagnostik der Syphilis.**

| **Direkter Treponemennachweis (Stadium I + II)** | **Medium** | **Erregermorphe** | **Anmerkungen** |
|---|---|---|---|
| Phasenkontrastmikroskopie bei 1200-facher Vergrößerung | Reizserum aus Primäraffekt od. nässenden Läsionen | korkenzieherartige Bakterien | Zeitfenster von 20 Min. für die Lebendbeobachtung der Treponemen, Nachweis in ca. 50 %, Infektionsrisiko ↑, ungeeignet bei oraler u./o. rektaler Lokalisation → apathogene Treponemen des oralen bzw. intestinalen Mikrobioms |
| Serologische Syphilisdiagnostik, exklusive Neurolues* | Testverfahren | Interpretation bei pos. Ausfall | Anmerkungen |
| Suchtest | TPHA, TPPA | V. a. Syphilis, unspez. Kreuzreaktionen | pos. nach 3–5 Wo., wenn neg., bei weiter bestehendem Verdacht alle 1–2 Wo. wdh.<br>Syphilisausschluss, wenn Test 3 Mon. nicht reaktiv<br>Merke: lebenslang pos. |
| Bestätigungstest | FTA-abs-Test | Syphilis gesichert, keine Diff. zwischen Seronarbe od. frischer Inf. möglich | pos. nach 3–4 Wo. |
| Behandlungserfordernis | FTA-abs-19 s (IgM)-Test | Therapie erforderlich | max. 1–2 J. nach Therapie pos. |
| **Merke:** | oft Parallelinf. (HIV-, Chlamydieninf., Hepatitis B u. C, Gonorrhö)→ Ausschlussdiagnostik anbieten | | |

* ITPA-Index > 2 → V. a. Neurolues, ≥ 3 → gesicherte Neurolues, Normalisierung nach J. bis Jahrzehnten (!) → ungeeignet für Verlaufskontrolle nach Ther.

**Tab. 9.11 Therapie der Syphilis**

| Therapie | Syphilisstadien | | |
|---|---|---|---|
| | Frühsyphilis (Stadium I + II, Frühlatenz, Inf.-Dauer < 1 J.) | Spätsyphilis (Stadium II + III, Spätlatenz, Inf.-Dauer ≥ 1 J.) | Neurosyphilis |
| Info u. Ther. aller Sexualpartner der letzten | 3 Mon. | 12 Mon. | 12 Mon. |
| Medikament der 1. Wahl, auch in der Gravidität u. Stillzeit | Benzathin-Penicillin G 2,4 Mio. I. E. i. m., jeweils 1,2 Mio. glutäal, einmalig | Benzathin-Penicillin G 2,4 Mio. I. E. i. m., 3× im Abstand von 1 Wo. | Penicillin G 4 × 6 Mio. I. E./d i. v. für 10–14 d od. 3 × 10 Mio. I. E. Epilept. Anfälle mögl. |
| Spezialfall | Penicillinallergie | | |
| | Doxycyclin 2 × 100 mg/d p. o. für 2 Wo. od. Azithromycin 2 g p. o., einmalig | möglichst ASIT* od. Doxycyclin 2 × 100 mg/d p. o. für 4 Wo. | möglichst ASIT od. Ceftriaxon 2 g/d i. v. als Kurzinfusion für 10–14 d |
| Verlaufskontrolle | klinisch u. VDRL-Serumtiter nach 1, 3, 6, 12 u. 24 Mon. nach ½ J. Titer-Abfall normal um 2 Stufen nach 1–2 J. nicht mehr reaktiv = Heilung | klinisch u. VDRL-Serumtiter, wenn konstant auf niedrigstem Stand, keine weitere Kontrollen | klinisch u. VDRL-Serumtiter, Liquorkontrolle bis zu 2 J. alle 6 Mon. |
| | Anstieg des VDRL-Titers ≥ 2 Titerstufen → erneute Therapie | | |
| Jarisch-Herxheimer-Reaktion (ab Stadium II) | Prophylaxe | | |
| | Predniso(lo)n 1 mg/kg KG p. o. ½ bis 1 h vor der Antibiotikagabe | | Predniso(lo)n 1 mg/kg KG p. o. für 3 d, nach 24 h Beginn der Antibiotikagabe. Prophylaxe auch bei **H**erz-, **A**orta-, **L**arynx-, **O**phthalmologischer Beteiligung |

* ASIT = allergenspezifische Immuntherapie

**Prognose**

Ausheilung in Stadium I u. II auch ohne Ther. möglich. Stadium III ohne Ther. meist letal.

- Stadium I: Ausheilung nach d bis Wo., ggf. Ausbildung von Stadium II.
- Stadium II: nach Exanthem ggf. Übergang in erscheinungsfreies Intervall (Lues latens seropositiva) nach 3–5 J. ggf. Ausbildung von Stadium III (selten).

- Stadium III: lebensbedrohlich durch Organbefall (Herzbefall, Aortenaneurysma, Demenz).

### 9.3.7 Ulcus molle (A57)

**Syn.:** Weicher Schanker, Chancroid.

**Def.:** Inf. durch Haemophilus ducreyi ohne Systembeteiligung. V. a. tropische u. subtropische Gebiete, selten europäische Groß- u. Hafenstädte. Inkubationszeit 2–7 d, bei gleichzeitig vorliegender HIV-Inf. länger.

**Klinik:** Ein od. meist mehrere sehr schmerzhafte rundliche od. ovale, schmierig belegte Ulzera (ausgefranste Begrenzung, erythematöser Halo) an Penis / großen Labien, evtl. auch Damm u. Anus. Oft fauliger Geruch. Durch Autoinokulation kann es zu sog. kissing lesions kommen. **Schmerzhafte,** meist unilaterale Lymphadenopathie (= Bubo) in ca. 50 %. Balanitis, Phimose / Paraphimose, Fisteln häufig.

**Diagn.:** Schwierig! NAAT (wenn vorhanden), mehrfache Abnahme von Abstrichen mittels Kürette aus dem Ulkusrand, Gram-Färbung. LM: fischzugartig gelagerte gramneg. Stäbchen. HIV-Test.

**Ther.:**
- Erstlinienther: Azithromycin einmalig 1 g p. o. od. Ceftriaxon (Rocephin®) (einsetzbar in Schwangerschaft u. Stillzeit) einmalig 250 mg i. m.
- Zweitlinienther.: Erythromycin 4 × 500 mg / d p. o. für 1 Wo. (einsetzbar in Schwangerschaft u. Stillzeit)
- Ulkusther. mit antiseptischer Lsg. (z. B. Granudacyn Lsg.).

**Progn.:** Ansprechen der Ther. nach 3 d, narbige Heilung der Ulzera nach 5–10 d. Keine Immunität. Spontanheilung innerhalb von 3 Mon. Bedeutsam ist die Beobachtung genitaler Ulzerationen im Verlauf der HIV-Infektion.

## 9.4 Mykosen von Haut u. Anhangsorganen

**Def.:** Infektionskrankheiten, denen stets eine spez. Ursache zugrunde liegt. Erregerspektrum: Dermatophyten (Gattungen Trichophyton (T.), Microsporum (M.), Epidermophyton (E.), Nannizzia (N.), deren Sporen Temperaturen von -20 bis 80 °C überleben, Hefen (Candida (C.), Cryptococcus (C.) u. der Schimmelpilz Scopulariopsis (S.) brevicaulis, (▶ Tab. 9.12). Ther. in jedem Alter möglich. Keine Meldepflicht.

#### Methode

**Polymerase-Ketten-Reaktion (PCR):** 3 Schritte: 1. Isolierung der DNA des Erregers aus der Patientenprobe, 2. Vervielfältigung der DNA, 3. Zuordnung der amplifizierten DNA mit Hilfe einer hochspezifischen DNA-Sonde.
Vorteile: schnelles Ergebnis, hohe Empfindlichkeit, naturwissenschaftlich exakt, unabhängig vom Phänotyp des Erregers.
Nachteile: aufwändig, teuer, störanfällig, keine Kassenleistung, häufig falsch positiv durch DNA-Kontamination u. Detektion von DNA toter Erreger, häufig falsch negativ durch unqualifizierte Probenentnahme, die klinisch noch gezielter als beim Anlegen einer Kultur erfolgen muss.

**Tab. 9.12 Mykosen der Haut u. ihre Erreger.**

| Mykose | Erreger | |
|---|---|---|
| | Häufig | Selten |
| Tinea pedum<br>Tinea manuum | T. rubrum, T. interdigitale | E. floccosum, N. gypsea, T. terrestre,T. ajelloi |
| Tinea unguium (Onychomykose) | T. rubrum, T. interdigitale, T. tonsurans, S. brevicaulis, C. albicans | N. gypsea, T. interdigitale, C. parapsilosis, Aspergillus (A.) fumigatus (äußerst selten), |
| Tinea corporis<br>Tinea capitis | M. canis, T. mentagrophytes, T. verrucosum, T. tonsurans, T. benhamiae, **cave:** selten T. capitis durch T. rubrum | T.violaceum, T.soudanense, T. schoenleinii, M. audouinii, N. gypsea, **cave:** kaum T. capitis durch T. interdigitale od. E. floccosum |
| Pityriasis versicolor | Pityrosporon(P.) ovale | |
| Candidosis intertriginosa | C.albicans | C. dubliniensis, C. tropicalis, C. africana |
| Chron. mukokutane Candidose | C. albicans | C. dubliniensis, C. tropicalis |
| Kryptokokkose | C. neoformans | |

**Laser:** Methode der Zukunft, jedoch noch ohne bewiesene klinische Evidenz. Vorteile: von Pharmaka unabhängige, nebenwirkungsarme Therapie. Nachteile: teuer, keine Kassenleistung, als Monotherapie unwirksam.

## 9.4.1 Tinea (B35.-)

**Syn.:** Dermatophytose.

**Def.:** Durch Dermatophyten verursachte Krankheit der Haut u. deren Anhangsorganen. Prädispositionsfaktoren: Adipositas, Diab. mell., feuchtes Klima, starkes Schwitzen, konsumierende Krankheiten, Atopie, Mangelernährung, Traumata durch Sport, hohes Lebensalter.
Einteilung:

- Anthropophile Pilze (von Mensch auf Mensch übertragbar): T.rubrum, T. interdigitale, T. tonsurans, E. floccosum, T. violaceum, T. soudanense, T. schoenleinii, M. audouinii („Waisenhauspilz", zunehmende Bedeutung). Neu ist der sog. „Thailand-Pilz" (T. mentagrophytes Typ IV). Neu sind der sog. „Thailand-Pilz" (T. mentagrophytes, Subtyp VII) u. ein verwandter Erreger aus Indien (T. mentagrophytes, Subtyp VIII), beide klinisch resistent gegenüber Terbinafin.
- Zoophile Pilze (von Tier auf Mensch u. umgekehrt übertragbar): M. canis (Katzen, Hunde), T. verrucosum (Kälber), T. erinacei (Igel), T. mentagrophytes, T. benhamiae (beide durch Meerschweinchen u. Kaninchen).
- Geophile Pilze (von Erdreich auf Mensch u. Tier übertragbar): T. terrestre, T. ajelloi, N. gypsea(meldepflichtige Inf. laut BK-Verordnung bei Gärtnern), M. praecox (Umgebung von Pferden)

Bei syst. Antimykotika Folgendes beachten:

- Erregernachweis mit Speziesbestimmung
- Auswahl des zum Erreger passenden syst. Antimykotikums
- Syst. Ther. stets komb. mit einer topischen

9

- WW mit verschiedenen Medikamenten (▶ 22).

## 9.4.2 Tinea pedum (B35.3)

**Def.:** Meist chron. Mykose der ZZR, Fußsohlen u. ggf. des Fußrückens. Haupterreger: T. rubrum. Infektionsquellen: häusliche o. öffentliche Bäder, Duschanlagen, Schuhe, Strümpfe, Teppichböden. Sehr häufig bei Sportlern → Athlete's foot. Prädispositionsfaktoren: ▶ 9.4.1.

**Klinik:** Beginn meist interdigital mit Pruritus, Erythem u. Schuppung (▶ Abb. 9.22). Oft klin. Bild von „gekochtem Fleisch" mit Rhagaden. Später Übergang auf Zehenunterseiten, Fersen, Sohlen u. Fußseiten („Mokassin-Typ"), oft mehlstaubartige Schuppung. Selten juckende Bläschen auf erythematösem Grund plantar Fußgewölbe od. mediale Fußkante. Ca. 2 % aller Kdr. haben eine Tinea pedum.

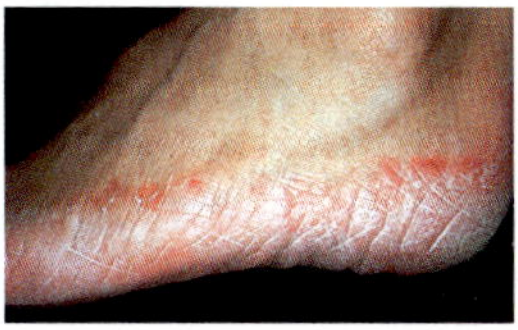

Abb. 9.22 Tinea pedum. [R299]

**Diagn.:** Klin. Bild (häufig einseitig), Nativpräp. u. Pilzkultur! Antimykotische Lokalther. muss 4 Wo. abgesetzt sein, Systemther. 8 Wo. ohne Desinf.(!) Schuppen vom Rand der HV mit Skalpell entnehmen. PCR ohne Vorbedingungen. Bei V. a. Mischinf. Abstrich auf Bakterien. Bei rez. Verlauf → BZ-Kontrollen, z. A. von CVI u. AVK art. u. venösen Doppler.

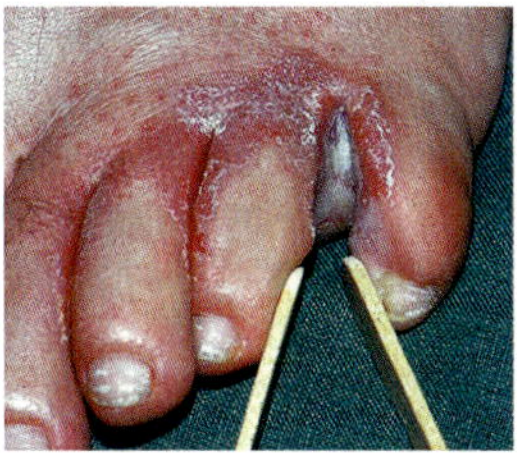

Abb. 9.23 Interdigitalmykose. [R299]

**DD:** Gemischt bakt. Interdigitalmykose (▶ Abb. 9.23), gramneg. Fußinfekt (Geruch!); Ps. palmoplantaris; Keratoma palmare et plantare hereditarium. **Cave:** Bakt. Interdigitalmazeration wird häufig mit Tinea pedum verwechselt u. erfolglos mit Antimykotika behandelt!

### Therapie

#### Allgemeine Maßnahmen

- Füße trocken u. warm halten, v. a. nach Baden / Duschen abtrocknen od. föhnen.
- Kochbare Baumwollstrümpfe (mind. 60 °C) tragen u. Leinenstreifen in ZZR einlegen.
- Nie barfuß auf Teppichboden, in Schwimmbädern od. Duschkabinen gehen, Gummisandalen bis zum Beckenrand u. den Boden der Saunakabine tragen.
- Behandlung der Schuhe z. B. mit Myfungar Schuhspray (fungizid u. sporozid).
- Mitbehandlung aller betroffenen Familienangehörigen.

#### Medikamentöse Therapie

Stärkere Entzündungen: Behandlung mit Gerbstoffbädern od. feuchten Umschlägen (z. B. Tannosynt® od. Schwarztee) einleiten → Einsatz des Antimykotikums.

Externe Antimykotika mit breitem Wirkungsspektrum, Ciclopiroxolamin (z.B. Selergo®), Bifonazol (z.B. Canesten® Extra), 1–2 × / d bis zur klin. Heilung.
Extern therapieresistente Formen: Syst. Ther. mit Itraconazol (z.B. Itracol Hexal® 200 mg), Fluconazol (z.B. FlucoLich® 150 mg) od. Terbinafin (z.B. Dermatin® ▶ 22). 7 d tgl., danach 1× pro Woche bis zur klinischen Heilung (OLU).
Bei gramneg. Fußinf. bakt. Abstrich, syst. Ther.-Regime nach Antibiogramm.

## 9.4.3 Tinea manuum B 35.2

**Def.:** Durch Dermatophyten hervorgerufene, ein- od. beidseitige, oft chron. hyperkeratotische Dermatose der Hand, seltener als Tinea pedum, fast immer mit Letzterer assoziiert. One-hand-two-feet-Sy. häufig bei Diab.mell. Häufigster Erreger: T. rubrum (ca. 86 %). Weltweit verbreitet.

**Klinik:**
- vesikulöse Form: oft einseitiger Beginn mit dyshidrotischen Bläschen in der Palma, Ausdehnung auf Handränder u. / od. Fingerseitenflächen
- hyperkeratotisch-squamöse Form: schuppende, entzündliche Herde u. oft schmerzhafte Rhagaden

**Diagn.:** I. d. R. klin. Bei DD-Problemen Diagn. wie Tinea pedum (▶ 9.4.2).

**DD:** Bläschen der Hand (▶ 3.1.6), schuppende HV der Hand (▶ 3.1.6).

**Ther.:**
- allgemeine Maßnahmen: Vermeidung feuchter Arbeiten (Abspülen, Reinigungsarbeiten u. a.), Hände konsequent trocken halten.
- medikamentöse Ther.: wie Tinea pedum (▶ 9.4.2).

> Ausschluss einer Tinea manuum bei jeder BK-Begutachtung nach 5101.

### Tinea inguinalis (B 35.6)

**Def.:** Leicht entzündliche Dermatophyteninf. speziell bei M (etwa in 80 % der Fälle) der Inguinokrural- u. Glutealregion, in seltenen Fällen auch in den Axillen. Erreger: T. rubrum, T. interdigitale, E. floccosum, T. tonsurans.

**Klinik:** Beginn mit mehreren münzgroßen, roten, schuppenden Flecken an den Innenseiten der Oberschenkel, meist in Höhe des Skrotums ein- od. beidseitig (oft schmetterlingsartig). Rasche Ausdehnung, evtl. bis auf die gesamte Zirkumferenz des Oberschenkels, des Unterbauchs od. die Glutealregion. Abblassendes Zentrum, peripher randbetonte follikuläre Entzündung. Kaum Pruritus, gelegentlich brennendes Gefühl.

**Diagn.:** wie Tinea pedum (▶ 9.4.2).

**DD:** Erythrasma (Wood-Licht), Candidosis intertriginosa (erosive Rötung, keine randbetonte, follikuläre Entzündung, feiner Schuppensaum).

**Medikamentöse Ther.:** wie Tinea pedum (▶ 9.4.2).

## 9.4.4 Tinea corporis (B 35.4)

9

**Def.:** Entzündliche Dermatophytose der lanugobehaarten Haut einschließlich des Gesichts. Je nach Virulenz des Erregers Unterschiede in der Ausprägung der klin. Zeichen. Starke Entzündungen durch zoophile Keime (M. canis, T. mentagrophytes, T. benhamiae, T. verrucosum). Nach einer Inkubationszeit von 10 d Pus, Fieber u. LK-Schwellungen möglich. Wichtigste anthropophile Erreger: T. rubrum. E. floccosum, T. tonsurans (Kampfsportler: Tinea corporis gladiatorum). Kälberflechte durch T. verrucosum v.a. in ländlichen Gegenden, bei Landwirten BK nach 3102, Prädispositionsfaktoren: Kontakt mit infizierten Tieren („cuddly toy mycosis"), Sport mit engem Körperkontakt (z.B. Judo, Ringen).

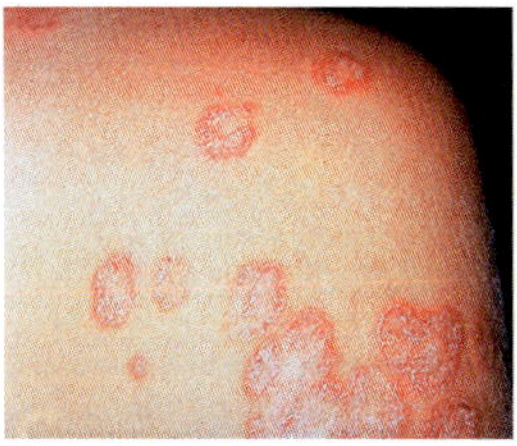

Abb. 9.24 Tinea corporis. [R299]

**Klinik:** Klassisches klin. Bild mit kreisrunder Rötung, randbetonter Schuppung u. zentraler Abblassung (▶ Abb. 9.24). Bei zoophilen Keimen stärkere Entzündungen mit ggf. eitrigen Abszessen, Fieber u. LK-Schwellungen. Bei HIV-Pat. generalisierte Dermatophytosen (Tinea corporis generalisata) u. die Tinea barbae profunda (▶ Abb. 9.25).

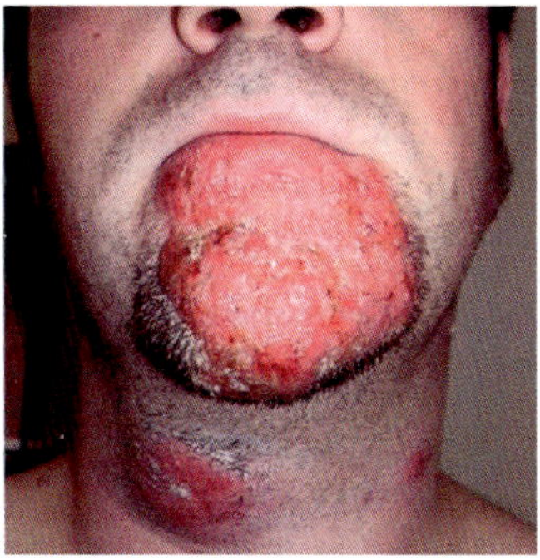

Abb. 9.25 Tinea barbae profunda. [R299]

### Sonderform Tinea imbricata

Sehr kontagiös, fast nur bei Dunkelhäutigen; konzentrische Kreise, die rasch fortschreiten u. große Bezirke der KOF bedecken.

**Diagn.:** wie Tinea pedum (▶ 9.4.2).

**DD:** DLE, Pityriasis versicolor, Pityriasis rosea.

**Ther.:** Lokalther. Breitbandexterna, z.B. Canesten® Extra Creme, Selergo® Creme 2–3 ×/d. Die darin enthaltenen Wirkstoffe wirken auch breit antibakteriell u. antientzündlich. Bei ausgedehnten Formen syst. Ther., wie bei einer Tinea capitis (▶ Tab. 9.13)

**Progn.:** Reinf. möglich, da bei Mykosen keine Immunität.

## 9.4.5 Tinea capitis (B 35.0)

**Def.:** Akute bzw. chron. follikuläre Dermatomykose des behaarten Kopfes, überwiegend bei Kdr. im Schulalter, → Erw. erkranken seltener. Aufgrund des epidemiologischen Wandels (Migration, Reisen, Globalisierung, Kleintierhaltung) wieder häufige Infektionskrankheit mit breitem Erregerspektrum (▶ Tab. 9.13)

**Klinik:** Chron. oberfl. od. aphlegmasische Form (meist anthropophile Erreger): Mehrere scheibenförmige Herde mit scharfer Begrenzung u. feinlamellärer Schuppung. Charakteristisch, nicht obligat vorhanden abgebrochene Haare. Streuherde im Gesicht u. am Körper möglich.

**Tab. 9.13 Systemische Therapie der Tinea corporis et capitis abhängig von der Erregerart.**

| Präparat | Fluconazol* | Terbinafin** | Itraconazol*** |
|---|---|---|---|
| Erreger | M. canis<br>M. audounii | T. mentagrophytes<br>T. benhamiae<br>T. verrucosum<br>T. equinum<br>T. tonsurans<br>T. violaceum<br>T. soudanense<br>T. schoenleinii | M. canis<br>M. audounii<br>T. mentagrophytes<br>T. benhamiae<br>T. verrucosum<br>T. equinum<br>T. tonsurans<br>T. violaceum<br>T. soudanense<br>T. schoenleinii |
| 2 Wo. tgl., anschl. 1 Dosis pro Wo. | 10 mg/kgKG | 250 mg<br>(> 40 kg KG)<br>125 mg<br>(< 40 kg KG)<br>62,5 mg<br>(< 20 kg KG) | 5 mg/kgKG |

* Höchstdosis, unabhängig vom KG: 200 mg/d
** Höchstdosis, unabhängig vom KG: 250 mg/d
*** Itraisdin® (2 × 50 mg/d), Sempera liquid® (Höchstdosis 200 mg/d)

Chron. entzündlich infiltrative od. phlegmasische Form (meist zoophile Erreger): Infiltration, Pustelbildung u. Haarverlust. Streuherde im Gesicht u. am Körper möglich.

Akut infiltrative Form od. „Kerion Celsi" (immer zoophile Erreger): Stets Folge der direkten Übertragung eines zoophilen Erregers (T. mentagrophytes, T. benhamiae, T.verrucosum). Entwicklung eines erhabenen infiltrierten Einzelherds mit hochgradiger Entzündung. Aus Follikelostien lässt sich Eiter exprimieren. Fieber, Abgeschlagenheit, Erbrechen u. regionale LK-Schwellungen sind charakteristisch. Streuherde selten. Häufig narbige Heilung mit Alopezie.

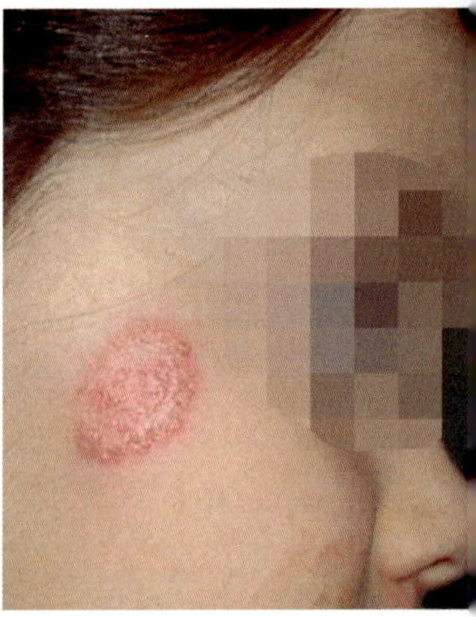

Abb. 9.26 Mikrosporie. [M123]

## Sonderformen

- Tinea capitis microsporica (Mikrosporie; ▶ Abb. 9.26): Erreger sind M. canis (wegen der langen Erregerpersistenz Ther. über die klinische Heilung hinaus, bis zum Negativwerden des mikrobiologischen Befundes → kulturelle Verlaufsdiagnostik alle 3 Wo. bzw. wenn PCR-Befund neg., M. audouinii → in D wieder häufiger bei präpubertären Kdr. mit Migrationshintergrund). Multiple kreisrunde, gering entzündliche Herde mit fein- bis mittellamellärer Schuppung (1–5 cm Durchmesser). Charakteristisch sind die 3–5 mm über der Follikelmündung abgebrochenen Haare (▶ Abb. 9.27), die hellgrüne

Fluoreszenz im Wood-Licht u. das von einem dichten Pilzrasen umgebene Mikrosporiehaar.

- Tinea capitis favosa („Erbgrind"; ▶ Abb. 9.28): Extrem chron Inf. mit T. schoenleinii, Altersgipfel: Jungen zwischen 6 u. 10 J. → in Mitteleuropa selten, aber wieder zunehmend, Verbreitungsgebiet: Eurasien, Afrika. Primär leichte, perifollikuläre schuppende Erytheme ohne Haarausfall frontal u. temporal. Durch stärkere Entzündung Entwicklung von flach gedellten, weißlichgelben Schildchen (Scutula), die im Zentrum von einem od. mehreren Haaren durchbohrt werden. Unangenehmer Geruch u. blauweiße Fluoreszenz im Wood-Licht. Ohne Ther. zentrifugale Ausbreitung über J. mit zentraler atrophischer Heilung (Haarausfall).

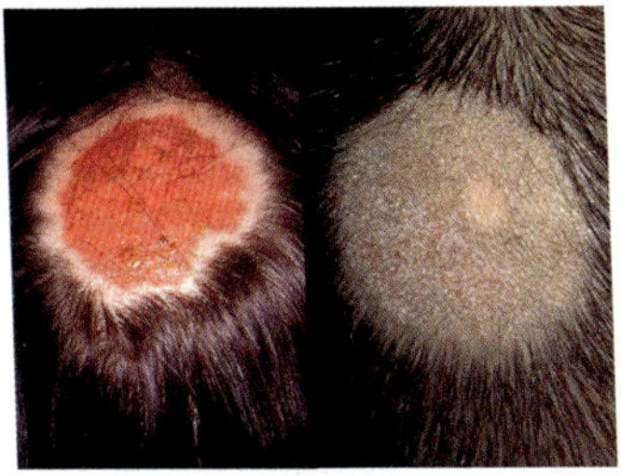

Abb. 9.27 Tinea capitis trichophytica (links), Tinea capitis microsporica (rechts). [R299]

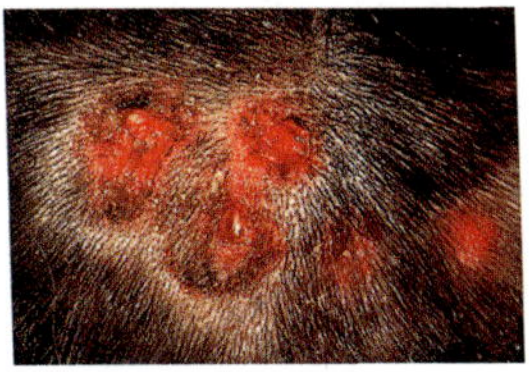

Abb. 9.28 Favus. [R299]

Bei V.a. Tinea capitis immer nach Herkunft (Migration: T. soudanense, T. violaceum, M. audouinii, T. tonsurans (!), T. schoenleinii), Sportarten (Judo, Ringen: T. tonsurans) u. Haustieren fragen. Letztere vom Tierarzt ebenfalls untersuchen u. behandeln lassen.

**Diagn.:** Schuppen, Haare epilieren, ggf. auch Eiter im Nativpräp. beurteilen. Kultur anlegen. Erregeridentifikation nach 7–10 d bei M. canis, nach 2 Wo. bei M. audouinii, T. benhamiae, T. mentagrophytes u. tonsurans, bei allen anderen T.-Arten 3 (T. violaceum) bis 5 Wo. (T. verrucosum). **Cave:** Nährboden für Dermatophyten, Hefen (C. albicans) u. Schimmelpilze S. brevicaulis mit Cycloheximid u. Chlorampenicol: SIFIN (Berlin). PCR.

**Merke**
Anthropophile Erreger wachsen endotrich (Ausnahme: M. audouinii), zoophile ektotrich (Sporenmanschette).

**DD:** Seborrhoea capitis; Tinea amiantacea, Ps. capitis; Pyodermie.

**Ther.:** Immer syst. (nach Erregeridentifikation!; ▶ Tab. 9.13) u. sofort topisch mit Bifonazol (z. B. Canesten® Extra Creme od. Spray) u. Ciclopirox (z. B. Selergo Lsg.) jeweils 1 ×/d kombiniert mit CICLOSAN Anti-Schuppen-od. KELUAL DS Anti Schuppen- Shampoo 2 ×/Wo. über 2–4 Wo. Syst. Ther. zu Beginn tgl. über 2–3 Wo., bis zum Abklingen der Entzündung, danach 1 × pro Wo. bis zur klinischen Heilung (Trichophytie), bei Mikrosporie darüber hinaus bis zum Negativwerden der Kultur, neg. PCR-Befund = mikrobiologische Heilung! Besuch von öffentlichen Einrichtungen (Schule, Kita): Tinea capitis durch anthropophile Erreger 1 Wo. nach Ther.-Beginn, durch zoophile Erreger direkt nach Ther.-Beginn (lt. Leitlinie der European Society for Pediatric Dermatology). Sportler mit T. tonsurans-Befall Wettkampfverzicht für 2 Wo. nach Beginn der Systemther.

## 9.4.6 Tinea unguium (B 35.1)

**Syn.:** Onychomykose (▶ Abb. 9.29).

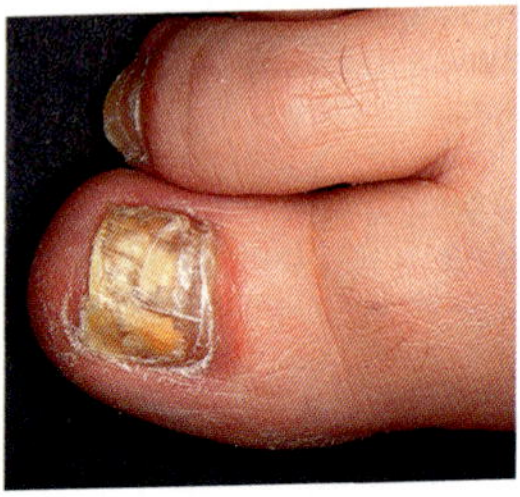

Abb. 9.29 Onychomykose.[R299]

**Def.:** Chron., langsam die Nagelplatte zerstörende Inf. der Finger- u./od. Zehennägel: verdickter (Typ-1-Inf.) od. atrophischer Nagel (Typ-2-Inf.). Erreger: T. rubrum (> 80 %), T. interdigitale, T. tonsurans, S. brevicaulis, C. albicans. Weltweit verbreitet. Geschätzte Prävalenz bis zu 20 % der europ. Bevölkerung, bis zu > 50 % bei Diab., über 70 J. jeder 2. betroffen. 40 % der Pat. mit Pilzinf. an anderen Lokalisationen. Zehen-:Fingerbefall = 7:1. Wachstumsgeschwindigkeit Finger-:Zehennägel = 4:1, reduzierte Geschwindigkeit im Alter u. bei Begleiterkrankungen (Diab.). Bei Kdr. zunehmende Inzidenz. Prädisponierende Faktoren: Mechanisch u. traumatisch bedingte Schäden an den Füßen, Zirkulationsstörungen (V.a. CVI, AVK).

**Klinik:**

- Distolaterale subunguale Onychomykose: Häufigste Form. Inf. über das Hyponychium von distal langsam nach prox. in das Nagelbett u. zur Matrix hin. Anhebung der Nagelplatte durch sich langsam entwickelnde subunguale Hyperkeratose mit gelblicher Verfärbung. Zerstörung der Nagelplatte nach J. möglich.
- Proximale subunguale Onychomykose: Inf. erfolgt vom proximalen Nagelwall aus. Von der Nagelmatrix dringen Pilze in die Nagelplatte ein u. wachsen nach distal → weißliche Onycholysezonen.
- Weiße superfizielle Onychomykose: Kommt praktisch nur an den Zehennägeln vor, meistens durch T.-mentagrophytes-Inf. Pilzelemente in den oberen Schichten der Nagelplatte, die durch Lufteinschlüsse weiß verfärbt ist.

**Diagn.:** Gewinnung von Nagelmaterial (▶ 2.3)

**DD:** isolierte Nagelps.; Ekzemnagel; Nageldystrophien; Lichen planus des Nagelorgans.

> Antimykotische Lokalther., v.a. mit Lacken, mind. 4 Wo. vor Anlegen einer Kultur absetzen, Systemther. mind. 8 Wo.

### Therapie

Allg. Maßnahmen: Durchblutungsförderung (z.B. wechselwarme Bäder), feuchtes Milieu meiden (häufiges Abwaschen im Haushalt u.a.).
Distale Onychomykose (Befall < 50 % der Nagelplatte od. < 3 Nägel) → Lokalther.
1. Bei Inf.-Typ 1: Fräsen der Nägel (Podologe) od. atraumatische Entfernung der kranken Nagelplatten durch Salbe mit 1 % Bifonazol u. 40 % Harnstoff (Canesten®

9

Extra Nagelset od. ONYSTER ohne Antimykotikum) über 2 Wo. in Eigenregie des Pat. → wichtige Voraussetzung für Wirksamkeit der weiteren lokalen Ther.! Aussprühen aller Schuhe mit Myfungar® Schuhspray.

2. Im Anschluss bzw. bei Inf. Typ 2 sofort: Lokalther. mit einer antimykotischen Nagellsg., z. B. Ciclopoli® gegen Nagelpilz 1 ×/d. Behandlungsdauer: bis Nägel komplett sauber nachgewachsen sind. Biotin 10 mg/d zur Nagelwachstumsbeschleunigung als Versuch.
3. Bei Befall der Nagelmatrix od. Ther.-Resistenz zusätzlich immer synergistische Systemther. (▶ Tab. 9.14).
4. Prophylaxe nach erfolgter Ther.: 1× pro Wo. antimyzetischer Nagellack u. Behandlung aller Familienangehörigen, die an Fuß- od. Nagelpilz erkrankt sind.

**Tab. 9.14 Systemische Therapie der Onychomykose bei Kdr. u. Erw.**

| Präparat | Fluconazol | Terbinafin | Itraconazol |
|---|---|---|---|
| | T.rubrum<br>M. canis<br>C. albicans | T.rubrum<br>T. interdigitale<br>T. mentagrophytes<br>T. benhamiae | T.rubrum<br>M. canis<br>C. albicans<br>T. mentagrophytes<br>T. benhamiae<br>S. brevicaulis |
| Dosierung Erw. | 150 mg | 250 mg | 200 mg |
| Dosierung Kdr. (< 7 J.) | 100 mg | 125 mg | 100 mg |
| Dosierung Kdr. (< 4 J.) | - | - | 50 mg |
| Anflutphase in d, anschl. 1 Dosis/Wo. | 3 | 7 (Erw.)<br>3 (Kdr.) | 7 (Erw.)<br>3 (Kdr.) |

Bei klin. „sicherer" Onychomykose mit wiederholt neg. Nativpräp. u. neg. Kultur Diagnose überdenken, bevor eine teure u. unwirksame syst. Ther. eingeleitet wird. Laserther. aktuell bestenfalls adjuvant.

## 9.4.7 Mykosen durch Hefen

Opportunistische Mykosen, die nie zufällig entstehen → Erreger + Koexistenz begünstigender Faktoren. Prädisponierend sind Diab. mell. Typ 1, Adipositas u. iatrogene Immunsuppression. Häufig bei Sgl. sub partu, bes. bei Frühgeborenen. Inzwischen auch bei Senioren häufig.

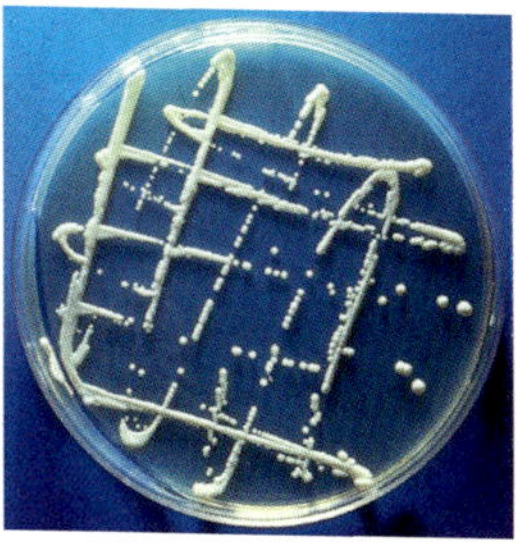

Abb. 9.30 Candida albicans. [R299]

### Candidose (B37.9)

**Def.:** Hefeinf. durch Gattung Candida (C.), in 80 % C. albicans (▶ Abb. 9.30).

**Ätiol.:** Störungen der Immunabwehr. Andockstellen (Rezeptoren). Begünstigt durch äußere (feuchtwarmes Klima), konstitutionelle (Adipositas, starkes Schwitzen) u. lokale Faktoren (enge Kleidung, Hautfalten, Mundprothesen, Hormonspirale, Piercings), Stoffwechselstörungen (Diab. mell., Hormonstörungen) u. herabgesetzte Immunität (Immundefekte, konsumierende Krankheiten, Unterernährung).

## Candidosis intertriginosa (B 37.2)

**Def.:** Entzündung der großen Hautfalten (axillär, inguinal, perianal, aber auch Bauchfalten u. submammär). Neben immunologischen Defiziten ist das feuchtwarme Milieu der Haut ein disponierender Faktor (▶ Abb. 9.31). Erfolgt keine Ausheilung, entwickeln sich in Haut-, Analfalten od. Labien scharf begrenzte blasse Erytheme. Läsionen können sek. ekzematisieren. Weitere KO bei abwehrgeschwächten Neugeborenen, älteren Pat. sowie bei HIV: Auftreten generalisierter Inf. der Haut in Form der Erythrodermia candidomycetica.

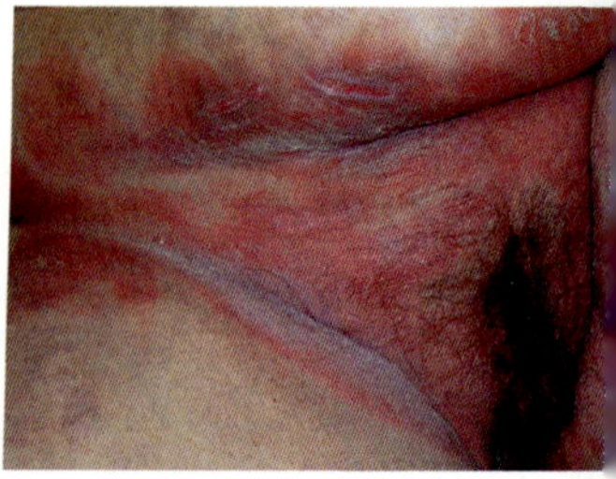

Abb. 9.31 Candidosis intertriginosa. [R299]

**Klinik:** Initial Rhagade od. entzündlich gerötete Erosion mit Ausbildung dichter, stecknadelkopfgroßer weißlicher Pusteln. Später Konfluenz mit großflächigen, kleinzirzinär begrenzten, nässende Erosionen mit randständiger feiner Schuppung, die sich zentrifugal ausdehnt u. den gesamten Haut-auf-Haut-Bereich einnimmt. Am Rand häufig feinlamellöse Schuppung, evtl. auch leicht schuppende Satellitenherde.

**Diagn.:** Mit sterilem Watteträger erosive Hautareale abstreichen u. auf einen Pilznährboden überimpfen. Sofern nicht möglich, für Transport in ein Labor Abstrich- Röhrchen mit Gel verwenden, wie in der bakt. Diagnostik üblich.

**DD:** Intertrigo; Erythrasma; Ps. vulgaris; kontaktallergisches Ekzem.

**Ther.:**

- allg. Maßnahmen: Ausschluss von Provokationsfaktoren, Austrocknung durch Einlegen von Leinenläppchen (kein Haut-Haut-Kontakt!), bei Adipositas Gewicht ⇅, leichte, luftige Kleidung, befallenen Bereich häufig „lüften". Hautreinigung mit Produkten mit einer pH von 4,5 bis 6,5.
- Miconazol in Zinkoxid (z. B. Infectosoor® Zinksalbe).
- Bei stark erosiv-entzündlichen u. bakteriell superinfizierten Herden initial steroidhaltiges Komb.-Präp., z. B. Nystalocal® Creme.
- Nachbehandlung mit weicher Zinkpaste DAB (NRF 11.21.) → Rez.-Gefahr ↓!
- Syst. Ther. bei ausgedehntem Befall, chron. Entzündungen u. Immunkompromittierten:
  Fluconazol (HEXAL, Vorsicht vor gering wirksamen u. mit Nebenwirkungen behafteten Generika) bzw. Itracol Hexal® (Itraconazol) 200 mg / d p. o. Tag 1–3 tgl., danach eine Dosis pro Woche bis zur Heilung. Je länger die Ther. dauert, desto höher ist die Wahrscheinlichkeit einer nachhaltigen Heilung, bes. im Falle chron. Genitalmykosen, bei chron. mukokutaner Kandidose lebenslange Erhaltungsther. mit 1 × 200 mg / Wo.



## Sonderformen Candidosis genito-glutealis (B37.3)

Primäre Candidose der Genital- od. Glutealregion bei jungen Sgl. In Analogie bei Senioren mit Inkontinenz u. Immunsupprimierten. Infektionsquelle Mutter, Ansteckung der Sgl. sub partu meistens mit C. albicans, selten C. tropicalis u.

parapsilosis → 35. SSW Vaginalabstrich → bei Positivität Canestengyn®Once (Empfehlung).

Der Begriff Windeldermatitis subsumiert alle Entzündungen der Genitoglutealregion bei Sgl. ohne Hinweise auf die Ätiol. Meist durch Candidainf. bedingt (Primärinf. ungeschädigter Haut).

**Klinik:** Perianal u. perigenital vesikulöse bis papulöse HV, die rasch konfluieren u. den gesamten Windelbereich einnehmen (▶ Abb. 9.32). Intensive Rötung. An den Rändern feiner Schuppensaum u. münzgroße Satellitenherde. Häufige Assoziation mit Mundhöhlenbefall durch Inf. über Schnuller od. Pflegepersonal.

**Diagn.:** Klin. Bild (W-Form), Abstriche von Haut, vaginal, Mund (Zunge u. unterhalb der vorderen Zahnhälse) u. Stuhlproben einsenden.

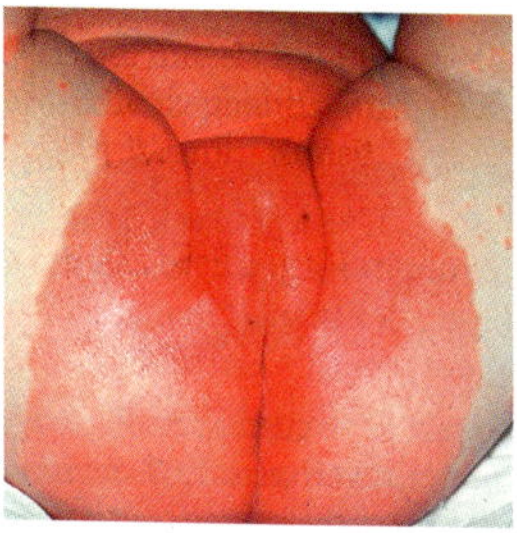

Abb. 9.32 Windeldermatitis (massiver Candidabefall). [R299]

**DD:** Dermatosen im Windelbereich, z. B. irritative Dermatitis, Kontaktdermatitis, Ps., Granuloma gluteale infantum.

**Ther.:**
Terrainsanierung → Austrocknung der Intertrigines → Miconazol in Zinkoxid (Infectosoor®) über 2–3 Wo.→ regelmäßiger Windelwechsel (Sgl. < 3 Mon. alle 3 h), Reinigung mit ölgetränkten Tüchern u. anfangs zeitweises „Lüften" für bis mind. 30 Min.
Mundhöhle: Miconazol-Gel (Infectosoor®Mundgel) 4 × / d bei Rez. für 1 Wo.
Bei Erw.: Neben der regelmäßigen auch prof. Zahnreinigung zusätzliche syst. Ther. (s. o.)

Die seborrhoische Säuglingsdermatitis (▶ 12.12.1) ist eine auf eine C.-albicans-Inf. des Darms zurückzuführende Id-Reaktion (Candid). Tritt nur in den ersten 3–4 Lebensmon. auf u. heilt dann vollständig ab. Die seborrhoischen HV sind pilzfrei u. auf durch mütterliche Sexualhormone aktivierte Talgdrüsen zurückzuführen.

## Candidosis interdigitalis (B37.2)

**Def.:** Candidainf. der Interdigitalräume. Prädilektionsstellen: zwischen 3. u. 4. Finger. Prädisponierende Faktoren: Ständiger Wasserkontakt (Beschäftigte der Gastronomie u. der Zucker verarbeitenden Industrie). Erreger: C. albicans. In den ZZR werden andere Candidaarten als Ursache einer Interdigitalmazeration selten gefunden.

**Klinik:** Weißliche Aufquellung der Hornhaut mit Mazeration u. Erosion, evtl. auch Rhagaden → Schmerzen u. Pruritus. Evtl. Ausdehnung auf die Seitenflächen der befallenen Finger. Nagelbefall spät → Onycholyse od. Onychodystrophie.

**Diagn.:** Klin. Bild, von Hautschuppen bzw. Abstrichen Kulturen anlegen od. einsenden

**Ther.:** Allgemein Feuchtigkeit u. mazerative Mechanismen vermeiden. Terrain austrocknen. Externe Antimykotika mit breitem Wirkungsspektrum, Ciclopiroxolamin (z. B. Selergo®), Bifonazol (z. B. Canesten® extra), 1–2 ×/d bis zur klin. Heilung.

## Onychia et Paronychia candidosa (B 37.2)

**Def.:** Chron. Erkr. des proximalen u./od. lateralen Nagelwalls eines od. mehrerer Finger mit anschließendem Übergreifen auf die Nagelplatte. Häufigster Erreger C. albicans. Oft Superinf. mit Pseudomonas aeruginosa. Prädisponierende Faktoren: ständiger Nässekontakt, fehlerhafte Maniküre, aufgeklebte künstliche Fingernägel, Diab. mell. **Cave:** Ansteckungsgefahr für medizinisches Personal.

**Klinik:** Paronychie in 75 %: Entzündliche Rötung des Nagelwalls eines od. mehrerer Finger, gelegentlich schmerzhaft u. wulstförmig geschwollen. Auf Druck Entleerung von Eiter aus dem verbreiterten Nagelfalz. Bei längerem Bestand Rückgang der schmerzhaften HV bei persistierender Nagelwallschwellung. Nagelplatte entwickelt Querrillen mit ggf. bakt. Besiedlung u. grünlichschwarzer Verfärbung. Onycholyse in 25 %: Nagel opak mit Rillen, oft Farbveränderungen.

**Diagn.:** Eitertropfen mit sterilem Watteträger od. Impföse aufnehmen u. direkt auf den Pilznährboden ausstreichen, PCR; zusätzlich bakteriologische Untersuchungen. Ebenfalls geeignet: Schuppen, Nagelmaterial.

**DD:** Bakt. Panaritium (sehr druckschmerzhaft!).

**Ther.:** Lokalther. nicht ausreichend (Bifonazol, Ciclopirox), daher zusätzlich syst. (s. Candidosis intertriginosa).

## Candidose der Mundhöhle u. des Pharynx (B 37.0)

**Syn.:** Soor (▶ Abb. 9.33).

**Def.:** Durch C. albicans hervorgerufene Inf. von Mundhöhle, Zunge, Gaumen u. Pharynx. Häufig bei Sgl. in den ersten 2 Lebensmon. Später nur im Rahmen von Immunabwehrstörung bzw. -suppression: häufig Diab. mell., HIV-Inf., Chemother., konsumierende Krankheiten, medikamentös bedingt (Antibiotika, Steroide, steroidhaltige Aerosole in der Asthmather.).

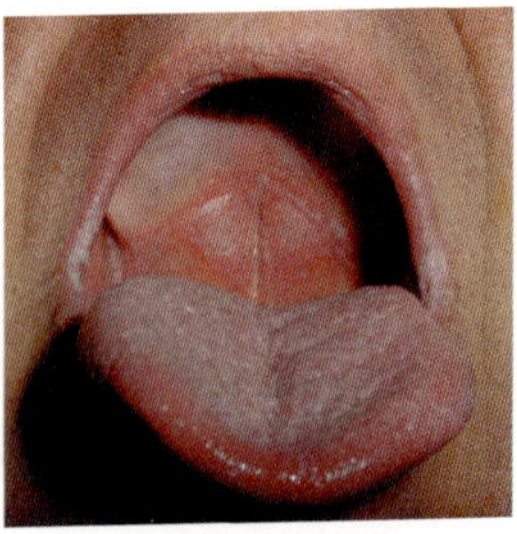

Abb. 9.33 Candidastomatitis. [R299]

**Klinik:**
- Erw.: Weiße bis bräunliche nur schwer abstreifbare Beläge auf der Mundschleimhaut (▶ Abb. 9.33). Im Extremfall können dicke geschlossene Membranen bis in den Pharynx reichen. Mundtrockenheit u. brennende Schmerzen, Nahrungsaufnahme kann behindert sein.
- Sgl.: Weißliche Beläge eher kleinfleckig, Nahrungsaufnahme oft behindert, AZ o. p. B. od. nur gering ↓. **Cave:** Oft mit Windeldermatitis assoziiert.
- Chron. Verlauf in 3 Varianten: a) hyperplastische an Zungenseitenkante u. Wangenmukosa, bisweilen Rhagaden u. Ulzera, b) Cheilitis angularis oris durch Lippenlecken, bei älteren Menschen mit Zahnprothesen u. Atopikern, c) chron. atrophische od. Prothesenstomatitis mit einer erythematösen Plaque bei schlecht sitzenden Zahnprothesen.

9

**Diagn.:** Klin. Bild, von Abstrichen Kulturen anlegen od. einsenden.

**DD:** Stomatitis anderer Ursache, Lichen planus, Stomatitis aphthosa, Pemphigus, Leukoplakie.

Ther.

- Ther. der Grunderkr., v. a. Einstellung eines Diab. mell., gründliche Desinf. von Zahnprothesen.
- lokal: Mundsanierung durch professionelle Zahnreinigung, anschließend Amphomoronal® LT, 20 Stück, 4 x / d 1. Sgl.: miconazolhaltiges Gel (z. B. Infectosoor®).

Nicht jeder C.-albicans-Nachweis in der Mundhöhle od. im Stuhl ist mit einer Candidose des Orointestinaltrakts gleichzusetzen. Glossodynie od. das „burning mouth syndrome" häufiger Symptom einer larvierten Depression als einer Candidose (▶ 6)!

**KO:** Organkandidose bei Immunsupprimierten.

## Chronische mukokutane Candidose (Candida-Granulom; B 37.2)

**Def.:** Angeborene AD vererbte Krankheit, die durch rez. Inf. der Haut (Gesicht u. Kopfhaut; oft auch Nägel = Onyxis) u. oralen Mukosa (Ösophagus) bzw. genital mit C. albicans charakterisiert ist→ Entstehung von SCC.

**Klinik:** ▶ 9.4.7

**Diagn.:** ▶ 9.4.7. Biopsie sinnvoll → Nachweis von Blastokonidien u. Pseudohyphen im granulomatösen Infiltrat durch PAS- od. Grocott-Gomori-Färbung.

**Ther.:** Immer syst. antimykotische Ther.: Fluconazol (HEXAL) bzw. Itraconazol (Itraisdin®): Tag 1–3 oral 200 mg / d, 1 Wo. Pause, dann 200 mg / Wo.

**Progn.:** Oft Dauerther., da hohes Rez.-Risiko.

## Pityriasis versicolor (B 36.0)

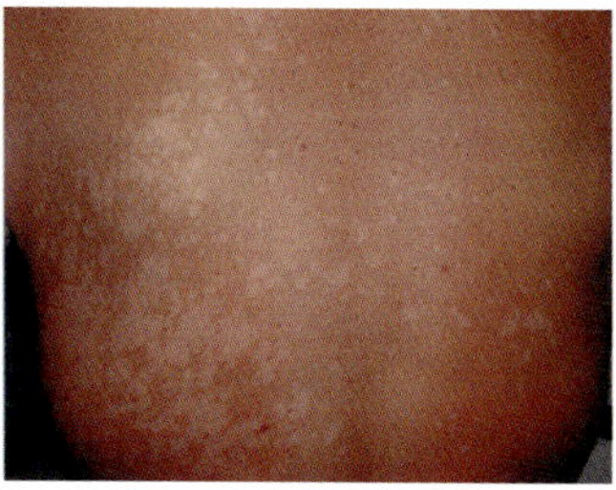

Abb. 9.34 Pityriasis versicolor. [R299]

**Def.:** Häufige, oberfl., nur das Str. corneum betreffende, nichtentzündliche (wg. Bildung von Pityriarubinen), gering infektiöse Mykose, v. a. im Sommer. Erreger: P. ovale syn. Malassezia furfur. 2 Varianten: P. versicolor alba u. P. versicolor chromians. Prädisponierend: Starkes Schwitzen, Seborrhö, Einnahme von Kortikosteroiden u. Kontrazeptiva, Gravidität, lipidhaltige Pflegeprodukte, feuchtes Klima, Genetik, Unterernährung (Übergang der Hefe von der saprophytären in die parasitäre Phase). V. a. bei jungen Erw.

**Klinik:** Am Stamm, v. a. in talgdrüsenreicher Haut, runde bis ovale konfluierende Flecken mit typischer kleieförmiger Schuppung u. schwankendem Farbton (blassweiß über rosa bis dunkelbraun; ▶ Abb. 9.34). Kaum Pruritus (Ausnahme: Dunkelhäutige). Unter Sonnenlicht entfärben sich die Herde u. hinterlassen depigmentierte Flecken. Bei Diab. mell., Hyperthyreose u. Immunsupprimierten schwere, rez. Verläufe. Gesichtsbefall: sehr selten.

Unter Einfluss von Kortikosteroiden bzw. Zytostatika sowie bei immunsupprimierten Pat. follikelgebundene Verlaufsform, sog. Pityrosporon-Follikulitis.

**Diagn.:** Nativpräp.: mikroskopischer Erregernachweis nach Tesafilm®-Abriss. Neben zahlreichen runden bis ovalen Sprosszellen kurze, leicht gekrümmte Hyphen (typisches „Spaghetti-mit-Fleischklößchen"-Bild). Neg. Nativpräp. schließt Diagnose praktisch aus.

**DD:** Pityriasis rosea (Hautspaltlinien), Vitiligo, Erythrasma, Melanoderma u. Leukoderma (Pseudoleukoderma) psoriaticum, Leukoderma syphiliticum, Naevus anaemicus. Terra-firma-artige Dermatose (nur mit Alkohol entfernbar), Dermatosis neglecta (mit Wasser u. Seife entfernbar), Papillomatosis reticularis et confluence (Ansprechen auf Minocyclin p. o.).

**Ther.:** Antimykotikahaltige Shampoos mit Selendisulfid (z. B. Selsun®) od. Ciclopirox (z. B. CICLOSAN Anti-Schuppen-Shampoo, Kelual DS Shampoo 200 ml, an 5 d, dann 1x / Wo.) über 2 Wo.
Topisch für die Haut: Bifonazol als Spray od. Creme (z. B. Canesten® Extra) 1 × / d morgens aufsprühen für 2 Wo., abends Selergo Lsg. auf die betroffenen Stellen für 2 Wo.
In therapieresistenten u. ausgedehnten Fällen parallel (v. a. bei Diab. mell.) syst. Ther. Fluconazol (HEXAL®) 200 mg / d für 1 Wo., dann 1 Wo. Pause, dann 200 mg / Wo. für 13 Wo. od. Itraconazol 200 mg / d für 1 Wo. (Itracol Hexal®). Zur Rez.-Prophylaxe : Itraconazol 1 × 200 mg / Mon. Als wöchentl. Gabe auch prophylaktisch vor Beginn eines saisonalen Rez.

**Progn.:** Oft Verlauf über J. wegen insuff. Ther. o. Prädisposition. Extreme Ther.-Resistenz der P. versicolor alba.

### Kryptokokkose der Haut (B 45.2)

**Def.:** Seltene, hämatogen gestreute Sekundärinf. durch Cryptococcus neoformans. Auftreten in ca. 10 % bei system. Inf. Ausnahmsweise primäre kutane Kryptokokkose posttraumatisch bei Immunkompetenten u. Immunkompromittierten. Risikofaktor: Immunsuppression (unter Langzeitsteroidgabe, unter Chemother., nach Organtransplantation, unter TNF-α-Antagonisten).

**Klinik:** Große morphologische Vielfalt: einzelne bis multipel angeordnete akneiforme, teils furunkelartige Papulopusteln in Gesicht, zervikal u. an Extremitäten. Später auch Bildung von Ulzera u. Fisteln → Absonderung eines diagn. verwertbaren viskösen Sekrets. Gelegentlich Mikroinfarkte der Haut durch Embolisation. Merke: AIDS-definierende Krankheit.

**Diagn.:** Alle Materialien an ein Labor. Bestimmung des Kryptokokkenantigentiters (auch geeignet zur Verlaufskontrolle), wenn ↑ → disseminierte Inf. → Lumbalpunktion z. A. einer ZNS-Kryptokokkose bzw. einer Meningitis.

**DD:** Mollusca contagiosa, Haut-Tbc, Akne, Sporotrichose, Leishmaniase, (Para-) Kokzidioidomykose.

## 9.5 Epizoonosen (L98.8)



### 9.5.1 Pedikulosen (B85.-)

**Def.:** Durch Läuse hervorgerufene HV auf direktem od. selten indirektem Weg.

## Pediculosis capitis (B85.0)

Kopflausbefall, v. a. bei Kdr., Tendenz zunehmend. Übertragung durch Haar-zu-Haar-Kontakt, selten Mützen, Kämme, Bürsten. Häufiges Auftreten in Kitas od. Schulen, fast ganzjährig. Nach dem IfSG verpflichtende Meldung an die Gemeinschaftseinrichtung durch die Erziehungsberechtigten. Wiederzulassung 1 d nach vorschriftsmäßig durchgeführter Ther.

**Klinik:** Entwicklung von hochroten urtikariellen Papeln an der Stichstelle, v. a. retroaurikulär u. okzipital. Starker Pruritus (nur in ⅕ ) durch Läusespeichel. Meist Kapillitium, selten Bart-, Achsel- od. Schamhaare betroffen. Durch Exkoriation Läuseekzem, bakt. Superinf. mit okzipitaler od. zervikaler Lymphadenitis.

**Diagn.:** Inspektion auf Nissen, v. a. retroaurikulär (▶ Abb. 9.35), anders als Kopfschuppen fest haftend, Sensitivität ca. 30 %.
„Wet combing“ mit einer Sensitivität von ca. 90 %.

**DD:** Seborrhoisches u. atopisches Kopfekzem.

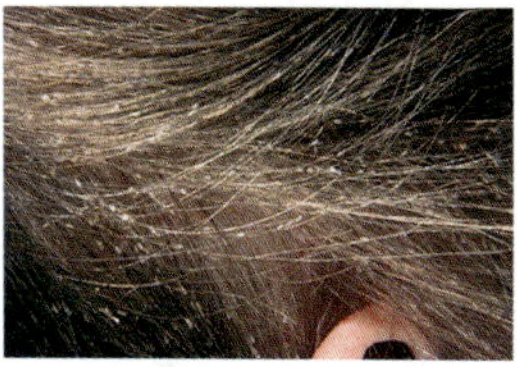

Abb. 9.35 Pediculosis capitis. [R299]

### Therapie

#### Allgemeine Maßnahmen

- Kleidung u. Bettzeug bei 60 °C waschen.
- Kämme u. Bürsten für 10 Min. in 60 °C heißes Seifenwasser legen.
- Nicht waschbare Utensilien für mind. 24 h bei -18 °C aufbewahren.
- Keine Gruppenselfies.

#### Externe Therapie

- Dimeticon-Lsg. (erstattungsfähig z. B. Jacutin Pedicul Fluid, ab Geburt einsetzbar, nicht entflammbar!) 1× in das trockene Haar einreiben, mind. 10 Min. einwirken lassen, danach strähnenweise mit Nissenkamm auskämmen u. Haare mit Shampoo auswaschen. Keine KI. **Cave:** Einige Dimeticon-haltige Präp. sind leicht entflammbar!
- Permethrin-Lsg. 30–45 Min. belassen, Haare auskämmen, danach mit warmem Wasser auswaschen. Bei allen Ther. (s. u.) nach 8 od. 9 d erneute Anwendung u. Auskämmen der nassen, mit Haarpflegespülung getränkten Haaren („wet combing“) an den Tagen 1, 5, 9 u. 13.
- Bei Befall der Augenbrauen u. Wimpern mechanische Entfernung der Läuse u. Nissen mit einer Pinzette nach mehrfacher Vorther. mit Vaseline. Alternativ: 4 %ige Dimeticon-Lsg. (z. B. EtoPril®).

**KO:** Bakt. Superinf., Ekzeme.

## Pediculosis corporis sive vestimentorum (B85.1)

**Def.:** Kleiderlausbefall. Häufiger unter schlechten hygienischen Verhältnissen (Wohnheime, Sammellager); typischer Befund bei Nichtsesshaften.

**Klinik:** Rötung, Quaddeln u. Papeln mit starkem Pruritus durch Läusestich, v. a. an durch Kleidung bedeckten Körperregionen, Nahtstellen. Strichförmige Kratzeffekte mit oftmals bakt. Superinf. u. nachfolgenden hellen Narben (Vagantenhaut) .

> Kleiderläuse übertragen die Erreger für Rickettsiosen, Fleck-, Rückfall- u. Wolhyni-Fieber!

**Diagn.:** Inspektion auf Kleiderläuse u. Nissen in den Nähten der Unter- u. Leibwäsche.

**DD:** Dermatitis herpetiformis Duhring, disseminiertes Ekzem.

**Ther.:** Permethrin-Lsg. für 30–45 Min. auf dem Körper belassen, danach abwaschen. Nach 8 od. 9 d erneute Anwendung, Entwesung der Kleidung.

### Phthiriasis (früher Pediculosis) pubis (B85.3)

**Def.:** Filzlausbefall, STI, nicht selten auch in Kombination mit anderen, z. B. Syphilis → Ausschlussdiagnostik (▶ 9.4).

**Klinik:** Nach Filzlausstich wenig juckende, schieferfarbene, linsengroße Maculae, typischerweise an Unterbauch u. Oberschenkelansatz: sog. Maculae coeruleae od. Taches bleues. Perigenitaler Pruritus v. a. nachts. Präferenzieller Befall von Regionen mit apokrinen Drüsen. Seltener Befall bei Kdr.: Kapillitium, Augenbrauen, Wimpern. Hinweis auf sexuellen Missbrauch!

**Diagn.:** Inspektion auf Läuse u. Nissen im Scham- u. Achselhaar sowie auf Taches bleues.

**DD:** Exanthem bei Frühsyphilis, anogenitaler Pruritus.

**Ther.:** Kein zugelassenes Fertigpräp.

- 1rst line: 1% Permethrin-Creme als Rezeptur: Rp Permethrin 25 % Rezepturkonzentrat InfectoPharm® 4,0 Ungt. emuls. aq. ad 100,0 S: auf alle betroffenen u. suspekten Stellen auftragen, nach 10 Min. abwaschen. Wdh. nach 7–10 d.
- 2nd line: Ivermectin (▶ 22) 0,2 mg / kg KG p. o. Wdh. nach 7 d (OLU).
- Rasur aller befallenen Stellen, Wäschedesinf. **Cave:** Behandlung aller Sexualpartner der letzten 3 Mon. Kein Intimkontakt bis lausfrei!

## 9.5.2 Krankheiten durch Milben

### Skabies (B86)

**Syn.:** Krätze.

**Def.:** Durch Sarcoptes scabiei var. hominis hervorgerufene Milbeninfestation. Übertragung durch engen Körperkontakt (Dauer mind. 5–15 min, STI), ungünstige Wohnverhältnisse (viele Personen auf engem Raum). Prädilektionsstellen: Regionen mit dünnem Str. corneum u. hoher Feuchtigkeit, nicht betroffen Palmae u. Plantae mit Ausnahme von Sgl. u. alten Menschen. Bei Kdr. u. Immungeschwächten Befall von Kapillitium u. Gesicht. BK bei Pflegepersonal nach 3101, Unfallmeldung berechtigt zur sofortigen Ther. zu Lasten der BG. Kreuzreaktivität mit Hausstaubmilben! Kita-, schul- u. arbeitsfähig nach Abschluss des 1. Behandlungszyklus.

**Klinik:** Bei Erstinfestation Symptome nach 2–5 Wo., bei Reinf. nach 1–4 d. Starker Pruritus v. a. in der Bettwärme. Kommaartige, wenige mm lange Milbengänge sind pathognomonisch (▶ Abb. 9.36). Entzündliche, längliche, strichförmige Papeln innerhalb der Kratzspuren. Durch Kratzeffekte häufig Impetiginisation. Anmerkung: Bei Immunkompetenten im Durchschnitt ein Dutzend Milben nachweisbar.

> Durch syst. od. lokale Kortikosteroide können die Symptome unterdrückt werden (**cave:** kortisonresistente Ekzeme; DD: Scabies incognita).

### Sonderform: Scabies crustosa

Sehr selten, hoch infektiös (auch aerogene Transmission), v. a. Immungeschwächte u. unter schlechten hygienischen Bedingungen Lebende mit massivem Milbenbefall. Schmutzigbraune Krusten u. Borken z. T. am gesamten Integument, teilweise psoriasiform, sowie oft ausgedehnte subunguale Hyperkeratosen mit Abhebung der distalen Nagelplatte. Milbengänge besonders an Palmae u. Plantae. Auch Gesichtsbefall möglich! Kaum od. kein Pruritus!

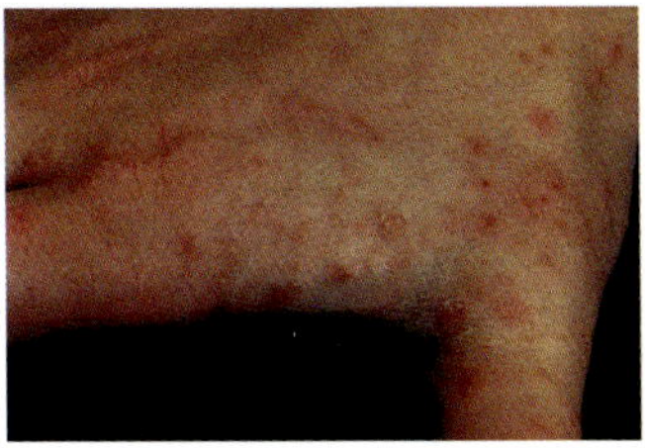

Abb. 9.36 Skabies. [M123]

**Diagn.:** v. a. klin. u. anamnestisch (Milbengänge, Pruritus, HV, Auflichtmikroskopie). Eosinophilie im BB. Versuch des Nachweises von Milben od. -kot mittels Klebeband-Abriss od. Kürettage mikroskopisch, auflichtmikroskopisch (Vorderleib der Milbe als sog. Drachenfliegerzeichen nachweisbar), Stanzbiopsie (ausnahmsweise). Histologie: fokale Parakeratose, leichte Akanthose, fokal leichte spongiotische Auflockerung des Epithels, gamaschenartiges perivaskuläres Rundzellinfiltrat mit einzelnen eosinophilen Granulozyten. Milben od. deren Gänge selten nachweisbar. Milbenkot als bräunliche Kugeln im Str. corneum.

**DD:** Kontaktekzeme, atopisches Ekzem, ekzematisierte Ps., Prurigoerkr., T-Zell-Lymphom, Pseudoskabies (wirtsspez. Sarcoptes-Varietäten von Säugern, keine Gangsysteme, selbstlimitiert).

## Therapie

### Allgemeine Maßnahmen

- Bett- u. Oberbekleidung wechseln u. waschen bei 60 °C, alternativ separate Lagerung in Plastiksäcken bei 21 °C für 1 Wo.; Polstermöbel, Matratze absaugen.
- Voll- bzw. Duschbad.
- Untersuchung u. simultane Ther. aller Kontaktpersonen unabhängig von Symptomen, einschließlich aller Sexualpartner der letzten 6 Wo.

> Außerhalb der Haut können die Milben bei Zimmertemp. 2–3 d überleben, in der Kälte od. bei Frost bis zu 2 Wo.!

### Ther. der 1. Wahl bei gewöhnlicher Skabies

- Permethrin 5 % in Cremegrundlage (z. B. Infectoscab® 5,0 %) 1 × für 8–12 h Ganzkörperther. inkl. Fingernägel, Analfalte u. Genitalregion unter Aussparung des Gesichts (Ausnahme: Säuglinge, Immunsupprimierte), danach abduschen u. Pflegeprodukt. Anwendung auch bei Schwangeren u. Stillenden mit strenger Indikationsstellung unter ärztlicher Kontrolle möglich (aufgrund fehlender therapeutischer Alternativen mit vergleichbar guter Wirksamkeit u. geringer Toxizität), kein enger Körperkontakt für 36 h, Stillpause von 5 d. Bei Sgl. bis zum 3. Mon. OLU. Kontrolle nach 2 Wo., wenn noch Zeichen einer Skabies, Wdh. der Ther. Weitere Kontrolle nach 2 Wo.
- Bei fehlendem Ther.-Effekt primär an unzureichende Durchführung der Ther. denken, z. B. unter den Fingernägeln, in der Analfalte, retroaurikulär wie auch bei schwierigen hygienischen Verhältnissen (schlechte Adhärenz!) u. nicht behandelte Kontaktperson.

- Ivermectin-Tbl. à 3 mg (z. B. Scabioral®, Driponin® 3 mg) bei fehlendem Ansprechen auf topische Präp. (restriktiver Einsatz wegen möglicher Resistenzbildung!). KG-adaptierte Dosis, 2× im Abstand von 7–10 d (keine ovozide Wirkung) nur bei pos. Milbennachweis. Bei Scabies crustosa, krankheitsbedingter Immundefizienz (Aids, Malignom, Lepra), therapiebedingter Immunsuppression, stark ekzematöser od. erosiver Haut: auch in Kombination mit Permethrin topisch, z. B. bei Scabies crustosa 1x / d über 1 Wo., dann 2x / Wo. bis zur Heilung. KI.: KG < 15 kg. Strenge Indikationsstellung bei Schwangeren u. Stillenden.
- Bei therapierefraktären Einzelläsionen (persistierende Skabiespapeln mit Gangnachweis) im Säuglings- u. Kleinkindesalter tgl. läsionsgerichtete Behandlung mit Permethrincreme über Nacht, zusätzlich 1× wöchentl. Behandlung des gesamten Körpers.

#### Ther. der 2. Wahl bei gewöhnlicher Skabies

- Benzoylbenzoat-Emulsion (10 % für Kdr. > 1 J. u. 25 % ab 12 J., z. B. Antiscabiosum®). An 3 aufeinanderfolgenden d vom Hals abwärts 2 × / d. Am 4. d mit Wasser u. Seife abwaschen. Ggf. nach 1 Wo. wdh. Bei Reizungen kurzzeitig Steroid extern, z. B. Prednicarbat-Creme. KI.: Stillende (gilt nur für die Brust), Schwangere (mgl., wenn zwingend indiziert), Sgl. u. Kleinkinder (Gasping-Sy.), neurologische Erkr. (v. a. Epilepsie).
- Crotamiton-Salbe 10 % (Crotamitex® Salbe) dünn vom Hals abwärts in die Haut 1 × / d einmassieren, über 3–5 d belassen; danach gründlich baden. Bei insuff. Wirkung nach 1 Wo. wdh.
- Weitere Informationen unter www.awmf.org.

#### Stationäre Behandlung

Pat. mit sehr ausgedehnter, stark ekzematisierter Skabies, Scabies crustosa (Unterbringung in Isolierzimmer), bei zusätzlich bestehender ausgedehnter Ps., atopischem Ekzem od. anderen Krankheiten mit stark eingeschränkter Hornschichtbarriere sowie Sgl. u. Kleinkindern.

#### Postskabiöse Hautveränderungen

- postskabiöses Ekzem: Typ-IV-Reaktion eines Ekzems. Bis zu 2 Wo. nach Ther. persistierend. Täuscht nicht selten fehlenden Ther.-Erfolg vor! **Cave:** Reinfestation. **Ther.:** steroidhaltige Externa, z. B. Mometasonfuorat-Creme 1–2 × / d über 1 Wo. im Wechsel mit lokalem Antipruriginosum. Bei Bedarf Gabe eines nicht sedierenden Antihistaminikums (z. B. Loratadin 10 mg p. o.).
- postskabiöses Exanthem: IgE-vermittelte Hautreaktion, v. a. bei Kleinkindern am Rumpf. **Ther.:** Erw.: Glukokortikoidkristallsuspension intraläsional (z. B. Volon® A 10, verdünnt 1:1 mit Xylocain 1 %). Kleinkinder: Spontanheilung abwarten. Gegen den Pruritus pflegendes Externum.

### Andere Milbenkrankheiten (B88.0)

▶ Tab. 9.15.



## 9.5.3 Andere Epizoonosen

▶ Tab. 9.16.

**Tab. 9.15 Dermatosen durch andere Milben.**

| Krankheit / Erreger | Klinik | Therapie |
|---|---|---|
| Erntekrätze / Herbstbeiß (Trombidiose) / Neotrombicula autumnalis | schmerzhafter Stich durch **Larven,** Mai–Oktober, Auftreten von roten, stark juckenden linsengroßen Maculae u. Urticae, nach 24–48 h Papeln, Seropapeln u. Papulovesikel um hämorrhagische Einstichstelle. Lokalisation v. a. an eng anliegender Kleidung u. Kniekehlen. Pruritus ca. 1 Wo., HV bis zu 2 Wo. | Desinf. mit Isopropanol 70 %; bei starkem Pruritus Betamethasoncreme 2x/d komb. mit nicht sedierendem Antihistaminikum. Ausnahmsweise kurzzeitige orale Gabe von Prednisolon (10–20 mg) über 3–5 d |
| Getreide- od. Gerstenkrätze (Akarodermatitis urticarioides) / Pyemotes spec. | nach Kontakt mit Getreide od. Stroh, v. a. an Armen, Hals u. Rücken auftretende Urticae, starker Pruritus; manchmal Allgemeinsymptome („Kornfieber") | |
| Vogelmilbenkrätze (Gamasidiosis) / Dermanyssus avium u. gallinae | nach Kontakt mit Vogelmilben (Hühnerstall, Vogelkäfig) flüchtiges, makulöses bis kleinpapulöses od. urtikarielles Exanthem; heftiger Pruritus. | |
| Cheyletiellosis / Cheyletiella spec. (Pelzmilben) | urtikarielle od. papulöse juckende HV nach Kontakt mit verschiedenen Haustieren (Hase, Kaninchen, Hund, Katze) | s. o.; Spontanheilung nach 1–3 Wo. Tier beim Veterinär vorstellen. |

**Tab. 9.16 Durch Gliedertiere übertragene Dermatosen.**

| Art (Krankheit / Verursacher) | Klinik | Therapie |
|---|---|---|
| **Flöhe** (Pulikose, Pulex irritans; T14.03) | typischerweise gruppiert stehende stark juckende Urticae mit zentralem hämorrhagischem Punkt an bedeckten Körperstellen, v. a. Beine. Selten Blasen. Bei Kdr. DD: Strophulus infantum. **Cave:** Vektor z. B. für Erysipeloid, Brucellose | 3 od. 5 %ige Polidocanol-Zinkschüttelmixtur NRF 11.66. mehrmals tgl.; Betamethasoncreme 2x/d, komb. mit nicht sedierenden Antihistaminika 1–2 ×/d, ausnahmsweise oral Prednisolon (10–20 mg) über 3–5 d. Bei Tierflöhen Sanierung der Tiere, deren Schlafplätze, der Kleidung des Erkrankten |
| **Wanzen** (Cimikose; Cimex lectularius, T14.03) | nach nächtlichem schmerzlosem Stich Urticae, oft in einer Linie/Kurve („breakfast, lunch, dinner", nicht spezifisch!), selten Blasen mit zentralem hämorrhagischem Punkt an unbekleideten Arealen, Umwandlung in stark juckende Papeln über mehrere d; süßlicher Geruch | (s. o.); **wichtig:** Sanierung der Nistplätze (Vertäfelungen, hinter Tapeten, in Steckdosen, zwischen Buchseiten). **Schädlingsbekämpfer** |

| Tab. 9.16 Durch Gliedertiere übertragene Dermatosen. *(Forts.)* | | |
|---|---|---|
| **Art (Krankheit/Verursacher)** | **Klinik** | **Therapie** |
| **Zweiflügler** (Hausmücken [Culex pipiens u. Culiseta annulata, schmerzloser Stich im Innenraum zwischen 22 u. 4 Uhr morgens], Stechfliege [Stomoxys calcitrans, Stichschmerz], Bremse [Tabanus spec., Herausziehschmerz, deutliche Hämorrhagie]) T14.03 | Urticae mit zentraler Einstichstelle u. Umwandlung in stark juckende Papeln auf unbedeckter Haut. Selten Blasen. Impetiginisation durch Kratzeffekte. Bei Eiablage in offene Hautwunden Entwicklung von Larven in schmierigen Ulzera (Myiasis externa) | (s. o.); gründliche Wundreinigung lässt Ulzera oft heilen, bei Superinf. antibiotische Ther. |
| **Raupen** (des Bären- u. Prozessionsspinners) | bei Hautkontakt Eindringen der feinen toxischen Härchen, juckende urtikarielle Papeln u. Bläschen (Kontakturtikaria, L50.6) | Betamethasoncreme 2x/d, komb. mit nicht sedierendem Antihistaminikum |

# 9.6 Tropendermatosen

**Anamnese**

- In welchem Land war der Pat.? Viele Tropendermatosen (z. B. Onchozerkose, Leishmaniasen) haben ein relativ scharf begrenztes Verbreitungsgebiet!
- Hat der Pat. die Stadt verlassen, war er auf dem Land?
- Ist er barfuß gelaufen? Hat er unbekleidet am Strand gelegen? Hat er nur im Swimmingpool des Hotels gebadet od. auch in Flüssen od. Seen?
- Wie lange war er in den Tropen?
- Hatte er (ungeschützten) Sexualverkehr mit Einheimischen?
- Tropenaufenthalte vor mehreren J. (jahrelange Inkubationszeit möglich)?
- War er beruflich unterwegs? Bestimmte Tropendermatosen fallen unter die BK-Ziffer 3104 (z. B. Dermatomykosen, Lepra, Filariosen, Leishmaniase, Larva migrans u. a.).
- Im Zweifel od. bei speziellen Fragen Kontaktaufnahme mit Tropeninstitut: Bernhard-Nocht-Institut für Tropenmedizin, Klinische Abteilung, Bernhard-Nocht-Straße 74, 20359 Hamburg, Telefon 040 / 42818–0, E-Mail: www.bni.uni-hamburg.de. Weitere Informationen über die Deutsche Gesellschaft für Tropenmedizin: www.dtg.org.

**Labordiagnostik**

- Diff.-BB (Eosinophilie!) u. Syphilisserologie
- Stuhl- u. Urinunters. auf Wurmeier u. Larven (oft Sensitivität ↓)
- Anzuchtversuche aus Ulzera u. Fisteln (Drusen) immer nach Rücksprache mit Labor.



## 9.6.1 Nematodeninfektionen

### Kutanes Larva migrans-Syndrom (B76.9)

**Syn.:** „Hautmaulwurf“.

**Def.:** Häufigste Infestation mit Nematoden durch die intakte Haut: Larven von Ancylostoma brasiliense (am häufigsten, amerikanischer Kontinent), Uncinaria stenocephala, Ancylostoma tubaeforme u. caninum (Europa, Asien, Afrika) sowie Bunostomum trigonocephalum (weltweites Vorkommen). Tropische Strände sind üblicher Inf.-Ort. Mensch als Fehlwirt→Absterben der Larven → selbstlimitierender Krankheitsverlauf über 1–3 Mon.

**Klinik:** 4 d (aber auch wesentlich später) nach Penetration meist mehrerer filariformer Larven in die Epidermis stark juckende (Immunreaktion), erythematöse, gewundene schnurartige HV, v. a. an Fußrücken od. gluteal bis zu 1 cm Vorschub / d (▶ Abb. 9.37). Larven befinden sich i. d. R. 1–2 cm vor dem sichtbaren Gang, vollführen oft einen Richtungswechsel. KO: Häufig Sekundärinf. mit Strept. pyogenes infolge Kratzens.

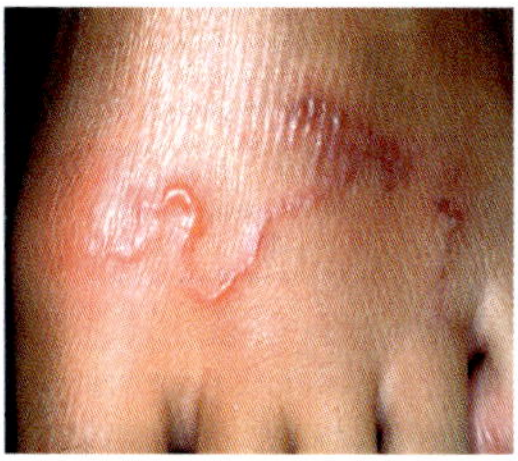
Abb. 9.37 Larva migrans. [R299]

**Diagn.:** Typische Anamnese (Barfußgehen / Aufenthalt an Stränden) u. Klinik.

**Ther.:** Albendazol 2 × 400 mg / d zu einer Mahlzeit für 3 d (z. B. Albendazol Micro Labs Kautbl., teuer, OLU) od. Ivermectin (z. B. Skabioral®, Driponin®) 200 μg / kg KG od. 1 × 12 mg p. o., vor u. nach Einnahme keine Nahrungsaufnahme.

## Larva currens (B78.1)

**Def.:** Auto-Infestation mit Strongyloides-stercoralis-Larven. Entwicklung der Dermatose über Schmierinf. perianal. Hautkrankheit fast nur bei Strongyloides-Inf. in Südostasien.

**Klinik:** Innerhalb weniger h nach Penetration in die intakte Haut rasch fortschreitende, lineare Quaddeln, oft nur über wenige h (▶ Abb. 9.38), Wanderungsgeschwindigkeit bis zu 5 cm / h. HV treten in unregelmäßigen Abständen mit oft monatelangen Intervallen auf; lebenslange Aktivität, da endogene Autoinf. (Ausnahme bei Helminthen!). Strongyloides-Inf. (häufig asymptomatisch) nahezu weltweites Vorkommen, v. a. in heißen u. feuchten Gebieten, zählt zu den am meisten „neglected tropical diseases".

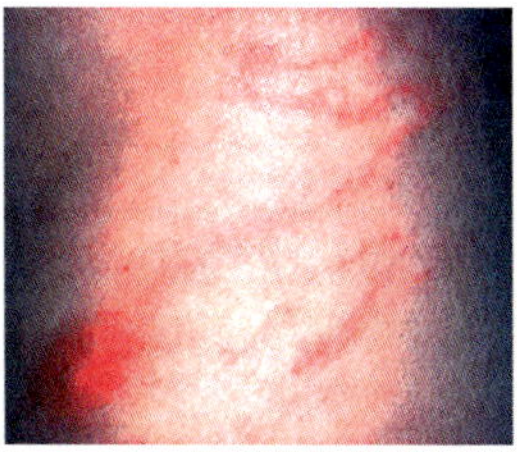
Abb. 9.38 Larva currens. [R299]

**Diagn.:** Typische Anamnese (z. B. Thailandurlaub) u. Klinik. Mehrfache Stuhlunters. (nicht älter als 24 h), da Larvenausscheidung unregelmäßig. Larvenauswanderungsverfahren (Baermann-Wetzel-Methode) koproskopisches Verfahren nach Anzucht der Larven aus Faeces. Kultur auf Koga-Agar. Diff.-BB (in Aktivitätsphasen Eosinophilie).

**Ther.:** Ivermectin (z. B. Scabioral®, Driponin®) 1 × 12 mg p. o. für 2 d, wdh. nach 2–3 Wo. Alternativ: Albendazol 2 × 400 mg / d p. o. über 7 d (z. B. Eskazole®) auch bei fehlendem Larvennachweis.

9

**Merke**
Flüchtige HV nur selten vom Arzt gesehen. Eine immunsuppressive Behandlung v. a. mit Kortikosteroiden kann zur letal verlaufenden generalisierten Inf. führen (Strongyloides-Hyperinfektionssy.)

### Oxyuriasis (B80)

**Syn.:** Enterobiasis.

**Def.:** Inf. mit Enterobius vermicularis. Häufige Wurmkrankheit mit weltweiter Verbreitung. Oft epidemieartige Verbreitung bei Kdr. (z. B. Kita). Übertragungsweg anooral. **Cave:** oligo- bis asymptomatischer Verlauf bei ca. 40 %.

**Klinik:** Perianal starker Pruritus v. a. nachts (Eiablage der Weibchen bei Bettwärme). Nachfolgende Erosionen, bakt. Superinf. Abdominale Beschwerden möglich.

**Diagn.:** Perianale Kratzeffekte. Tesafilm®-Abriss morgens vor dem Stuhlgang bzw. an ungereinigtem Afterrand für mikroskopischen Wurmeiernachweis, mind. an 3 d (Diagnose-Kits in Apotheken erhätlich).

**Ther.:** Allgemeinmaßnahmen: Bett-, Nacht- u. Unterwäsche müssen gekocht werden, Kurzhalten der Fingernägel, Händewaschen vor dem Essen u. nach jedem Stuhlgang, Waschen des Afters nach jedem Stuhlgang. Mitbehandlung sämtlicher Familienmitglieder.

- Mebendazol (Vermox®, Alter > 2 J.) einmalig 100–200 mg p. o., Wdh. nach 2 u. 4 Wo., im OLU bei Graviden u. Stillenden.
- Pyrvinium Molevac®, Alter ≥ 3 J. Drg., Alter ≥ 1 J. Suspension einmalig 5 mg/kg KG p. o. (max. Tagesdosis 0,4 g), Wdh. nach 2 u. 4 Wo., geringe Erfahrung bei Graviden u. Stillenden. Rezeptfrei zu erhalten. Rotgefärbte Faeces!
- Pyrantel (Helmex®, Alter ≥ 2 J. Kautbl., Alter > ½ J. Suspension) einmalig 10 mg/kgKG, Wdh. nach 2 u. 4 Wo., KI: Gravide u. Stillende.

## 9.6.2 Zestoden- u. Trematodeninfektionen

### Zerkariendermatitis (B65.3)

**Syn.:** Swimmer's itch.

**Def.:** Weltweit an Seen u. Küstenbereichen auftretende Dermatitis nach kutanen Penetrationsversuchen von vogelpathogenen Zerkarien (z. B. Trichobilharzia in unseren Breiten).

**Klinik:** Kurz nach dem Schwimmen stärkerer Pruritus evtl. mit makulösen Erythemen. Bei sensibilisierten Pat. evtl. generalisierte Urtikaria. Nach ca. 14 d Entwicklung einzelner stark juckender Papeln.

**Diagn.:** Anamnese (Baden in offenem Gewässer).

**Ther.:** Symptomatisch mit kortikosteroidhaltigen Cremes (z. B. Mometasonfuroat Creme) über 3–4 d. Antihistaminika (z. B. Loratadin od. Levocetirizin) 1 ×/d p. o.

## 9.6.3 Protozoeninfektionen

9

### Leishmaniase (B55.-)

**Def.:** Inf. mit Leishmanien des Subgenus Leishmania u. Viannia. Übertragung durch Sandmücken (sandflies), in der Alten Welt (Old World, OW: Europa, Afrika, Asien) durch Phlebotomus-Spec., in der Neuen Welt (New World, NW) durch Lutzomyia- u. Psychodopygus-Spez. Einteilung in kutane (CL), mukokutane (MCL) u. viszerale (VL) Leishmaniase. Leishmanienreservoir: in OW: streunende Hunde, Nager; in NW: Ameisen-, Nasenbär u. a. Jährlich ca. 1,5 Mill. Erkr.-Fälle. **Keine** Meldepflicht!

**Merke**
Speziesdifferenzierung bei NWCL od. NWMCL → Unterscheidung zwischen L. mexicana u. einer Spezies aus dem Subgenus Viannia. Abgrenzung des L.-mexicana-Komplexes gegenüber L. amazonensis. Bei OWCL u. OWMCL → Differenzierung von L. aethiopica, infantum u. tropica.

### Kutane Leishmaniase der Alten Welt (B55.1)

**Syn.:** Orientbeule, Aleppobeule.

**Def.:** Inf. mit Leishmania tropica, major u. aethiopica. Mittlerer u. vorderer Orient, Äthiopien, Namibia, China sowie der Mittelmeerraum (u. a. Mallorca, Südfrankreich). Häufigste Tropendermatose in Mitteleuropa. Inkubationszeit 3 Wo. bis 1 J.

**Klinik:** An Einstichstelle erythematöse juckende Papel, die nach 1–12 Mon. ulzeriert (▶ Abb. 9.39). Spontanheilung in 90 % nach 2 J., evtl. bakt. Superinf. In 10 % erneutes Auftreten von Papeln in der Narbe u. deren Umgebung (rez. od. lupoide Leishmaniase). Geringe Heilungstendenz, jahrelanger Verlauf. KO: Mutilationen.

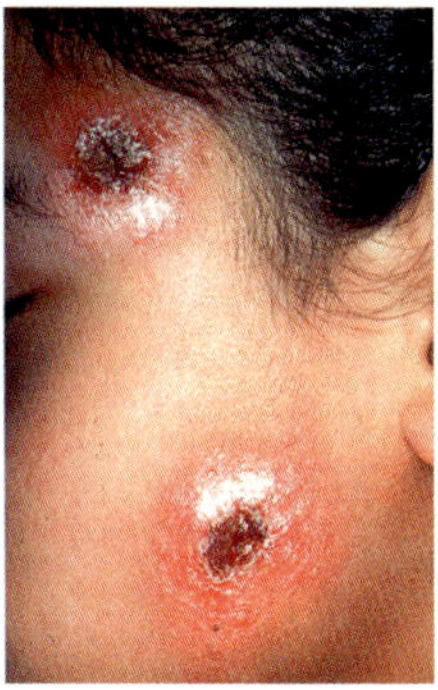

Abb. 9.39 Kutane Leishmaniase. [R299]

Besondere Verlaufsformen: MCL des Subgenus Viannia (v. a. L. braziliensis) mit Dissemination der Leishmanien in die Schleimhäute (Nase), die rez. CL meist durch L. tropica, die viszerotrope Form durch L. tropica, die diffuse CL, auch als **a**nergic **d**iffuse **c**utaneous **l**eishmaniasis (ADCL) bezeichnet, durch L.-mexicana-Komplex (sehr selten, schwer therapierbar, selten Ulkusbildung) u. die disseminierte CL, auch als **b**orderline **d**isseminated **c**utaneous **l**eishmaniasis (BDCL) bezeichnet, durch L. braziliensis.

### Viszerale Leishmaniase (B55.0)

**Syn.:** Kala-Azar.

**Def.:** Inf. durch L. donovani u. infantum (Alte Welt), L. chagasi (Neue Welt). Weltweites Vorkommen. Inkubationszeit 3 Mon. bis 2 J.

**Klinik:** Selten bräunlich-schwärzliche Maculae od. dunkelrote Papeln bei trocken schuppender atrophischer Haut. Hepatosplenomegalie, längere Fieberepisoden (viszerale Phase), Haut-, Schleimhautblutungen. Nach 1–3 J. hypopigmentierte od. erythematöse Maculae u. Knoten (Post-Kala-Azar-Leishmaniase). Zahl der Leishmanien in HV meist unter der Nachweisgrenze.

### Kutane u. mukokutane Leishmaniase der Neuen Welt (B55.2)

**Syn.:** Espuñdia.

**Def.:** Inf. mit L.-mexicana- u. L.-braziliensis-Komplex. Vorkommen in Mittel- u. Südamerika. Einteilung in NWCL u. NWMCL.

**Klinik:** Ulzera ausgeprägter als bei der kutanen Leishmaniase der Alten Welt. Lymphogene od. hämatogene Verschleppung der Flagellaten aus den kutanen Läsionen in die nasopharyngealen Schleimhäute möglich, v. a. wenn L. braziliensis der Erreger ist (vor Ther. stets Speziesbestimmung anstreben!).

**Diagn.:** Anamnese, Klinik, slit skin smear (oberfl. Inzisionen der intakten Läsion od. des **Ulkusrands** mit Skalpell → unblutige Exprimatgewinnung → Aufbringen auf Objektträger → ohne Fixierung Versand ins Labor → Färbung nach Fite-Faraco od. Triff vor Mikroskopie), skin scraping (unblutige Materialgewinnung mit dem scharfen Löffel aus **Ulkusgrund** u. **-rand,** in etwas NaCl geben u. an Speziallabor versenden), Stanzmaterial (4-mm-Stanze) aus dem **Ulkusrand** zur mikrobiologischen Analyse (Mikroskopie, Kultur, PCR; in NaCl geben) u. histologischen Untersuchung (in Formalin geben → Nachweis von intrazellulären amastigoten Leishmanien in Histiozyten in der Giemsa-Färbung), PCR (z. B. Pettenkofer-Inst. München od. Tropeninst. Tübingen; kann über J. nach Inf. pos. bleiben), Kultur auf Spezialagar.

> **Merke**
> Bei NWCL- od. NWMCL-Läsionen älter als 3 Mon. Wahrscheinlichkeit des Erregernachweises ↓ → serologischer Nachweis von spez. AK.

**Therapie:**

> **Merke**
> Wenn möglich zunächst Bestimmung der Leishmanien-Spezies (PCR) → Konsequenzen für das einzusetzende Präp. u. die Prognose.

- Lokalther. indiziert bei einfachen Läsionen der OWCL, bei solchen durch den L.-mexicana-Komplex, bei Graviden sowie bei Pat. mit KI für Systemther.
- physikalisch: Infrarotther.; Läsion 1–2× auf 55 °C über 5 Min. erwärmen. Bei Persistenz nach 3 Wo. wdh.
- lokal: Paromomycinsulfat 15,0, Methylbenzethoniumchlorid 12,0 in Vas. album ad 100,0 2 × / d über 2–4 Wo. od. Leshcutan (Bezug über internationale Apotheke, unwirksam bei Inf. mit L. tropica). **Periläsionale** Applikation von Antimonaten (Megluminantimonat, z. B. Glucantim®) z. B. bei L. major u. tropica 0,2–0,8 ml / Läsion jeden 2. d für 30 d (Unterspritzung der Ulkusränder reicht nicht aus) mit wechselnder Lokalisation. **Cave:** Schmerzhaft. Evtl. zusätzlich Kryother. Vielversprechend scheint die PDT mit δ-ALA 10 % 1 × / Wo. über 4 Wo. zu sein. **Merke:** Jedes Lokaltherapeutikum muss die tief in der Dermis liegenden Leishmanien erreichen, um erfolgreich sein zu können.
- Ind. für Systemther.: > 3 Läsionen, Einzelläsionsdurchmesser > 4 cm, Läsionen in kosmetisch u. funktionell problematischen Arealen, HV über

Gelenken u. nahe Haut-Schleimhaut-Übergängen, Lymphangitis / -adenitis bzw. mit Satelittenläsionen.
- Viszerale Form: 3–4 mg / kg KG / d (max. 20–30 mg / kg KG / d) liposomales Amphotericin B (AmBisome®, ▶ 22) i. v. (OLU bei CL u. MCL) als Infusion nur stationär, mind. 5 Infusionen in einem Zeitraum von 10–21 d. KI: Nierenfunktionsstörungen, Gravidität u. Laktation.
- Miltefosine (Impavido®, Ind.: viszerale L. durch L. donovani u. kutane L. durch L. brasiliensis-Komplex u. L. mexicana-Komplex, solitärer Herd > 4 cm, Rez., immuninkompetenter Pat., ab 12. J., F im gebärfähigen Alter während u. bis 5 Mon. nach Ther.-Ende sichere Empfängnisverhütung, NW: Übelkeit, Erbrechen, Diarrhoe, Pruritus, Kopfschmerzen, Aminotransferasen-, Kreatininanstieg; wöchentliche Kontrolle von Diff-BB, Leber- u. Nierenwerten) 3 × 50 mg / d (2,5 mg / kg KG / d) p. o. über 4 Wo. Ther. auch amb. möglich.
- Pentavalente Antimonate 20 mg / kg KG / d langsam i. m. (z. B. Pentostam®, Glucantim®; **cave:** schmerzhaft) od. i. v. als Kurzinfusion über 30 Min. (**cave:** Venöse Thrombose) für 20 d bei CL, für 28 d bei MCL u. für bis zu 40 d bei VL. Zunehmende Resistenzentwicklung! **Alkoholverbot** während u. bis 1 Wo. nach Ther. Verbot körperlicher Anstrengung. **EKG-Kontrolle** 2 × / Wo. wegen Kardiotoxizität. KI: Herzrhythmusstörungen, Niereninsuff., Stillzeit u. Gravidität. Kombinierbar mit Allopurinol 20 mg / kg KG / d p. o. od. Pentoxifyllin 3 × 400 mg / d p. o.
- Bei L. major u. tropica Itraconazol 200 mg / d p. o. für 6 Wo., bei der MCL 400 mg / d für 3 Mon. (Kontrolle der Leberwerte alle 2 Wo. aus toxikologischen Gründen).

**Merke**
Kontrolle einer CL 1 u. 3 Mon., einer MCL 1 J. nach erfolgter Ther. Alle Pat. unter Immunsuppression stets Systemther.!

**Prophylaxe:** Zum Schutz vor Sandmücken Repellenzien (z. B. Flystop® mit EBAAP) benutzen u. Hotelzimmer in höheren Stockwerken buchen (Sandmücken sind schlechte Flieger aufgrund starker Körper- u. Flügelbehaarung). Imprägnierte Moskitonetze mit einer Maschenweite < 0,5 mm., sog. Long-Lasting Insecticidal Mosquito Nets (LLIN).

**Differenzialdiagnose erregerbedingter kutaner Ulzera**
▶ Tab. 9.17.

## 9.6.4 Tiefe u. systemische Mykosen

In D sehr selten.
- tiefe Mykosen: Meist Bauern, Hirten u. Feuerholzträger betroffen. Selten bei Touristen u. Flüchtlingen.
- syst. Mykosen: Inf. meist über die Luftwege. Oft inapparenter Verlauf. Schwere Lungen- u. Gehirn-KO möglich.

Bei unklaren HV (evtl. mit Lungen- u. Gehirnbeteiligung) u. Tropenanamnese an syst. Mykose denken. Häufigste Fehldiagnose: Tbc!

**Tab. 9.17 Differenzialdiagnose erregerbedingter kutaner Ulzera.**

| Krankheit | Erreger | Klinik | Therapie |
|---|---|---|---|
| Leishmaniase | Leishmania spec. | ▶ 9.7.3 | ▶ 9.7.3 |
| Afrikanisches Buruli-Ulkus od. Bairnsdale-Ulkus | Mycobacterium ulcerans Vorkommen: Afrika, Australien, Papua-Neuguinea | ca. 3 Mon. nach Inf. schmerzlose subkutane Schwellung oft an Beinen u. Unterarmen → feste Knoten, die sek. ulzerieren u. nekrotisch werden, weit unterminierte Ränder, wenig schmerzhaft, hyperpigmentierter Rand, am häufigsten bei Kdr. < 15 J. In D sehr selten | gemäß WHO: sofortige Gabe von Rifampicin (10 mg/kg KG/d p.o.) + Streptomycin (15 mg/kg KG/d i.m.) über 2 Mon., wenn möglich Vermeiden einer chirurgischen Intervention (s. Spezialliteratur). Merke: Häufig nach Ther.-Beginn paradoxe Reaktionen im Sinne einer Verschlechterung! |
| Haut-Tbc (Scrofuloderm) | Mycobacterium tuberculosis | evtl. Fistel, falls von LK od. Knochen ausgehend | ▶ 9.3.16 |
| Tropenulkus (Ulcus tropicum) | Mischinf. mit aero-ben/anaeroben Erregern | tiefes, meist schmerzhaftes Ulkus v.a. an den unteren Extremitäten | Penicillin G 1 × 5 Mio. IE/d über 5–7 d i.v. od. Penicillin V 3 × 1 Mio. IE/d p.o., bei Chronizität Metronidazol (Clont®) 2–3 × 400 mg/d p.o. über 5–7 d |
| Ulcus durum | Treponema pallidum | hart u. schmerzlos, genital, an Lippen u. Fingern | ▶ 9.4.6 |
| Ulcus molle | Haemophilus ducreyi | Genitale, Lippen, Finger. Weich u. schmerzhaft | ▶ 9.4.7 |
| Amöbenulkus | Entamoeba histolytica | meist genitoanal | Metronidazol (Clont®) 1,5–2 g einmalig od. 2 × 500 mg/d p.o. über 5–7 d |
| Botryo"mykose" | V.a. Staph. aureus, Pseudomonas aeruginosa, seltener andere Bakterien, z.B. E. coli, Micrococcus pyogenes | Ulkus, Knoten, Pusteln, Abszesse, Fisteln, v.a. Extremitäten, oft Immunsuppression, im histologischen Schnitt: als diagn. Hinweis Splendore-Hoeppli-Phänomen (asteroid bodies, zentral basophile Granula umgeben von einer eosinophilen bindegewebigen Pseudokapsel) | nach Antibiogramm, z.B. mit Flucloxacillin 3 × 1 g/d p.o. od. Ceftriaxon 2 g/d i.v. als Langzeitther. über mehrere Wo bis viele Mon. abhängig vom klinischen Befund. Exzision als Alternative bei einzelnen u. sehr kleinen Läsionen |
| Hautdiphtherie | Corynebacterium diphtheriae | Inkubationszeit 1–7 d, zunächst flaches Ulkus mit grauen Belägen | Penicillin G 3x5 Mio. IE / d i.v., bei Allergie Erythromycin 4 x 250 mg / d p.o. für 14 d. |
| Sichelzellanämie | | Ulzera an Unterschenkeln, v.a. bei Westafrikanern | Behandlung der Grunderkr. |

### Myzetom (B47.9)

**Syn.:** Madurafuß.

**Def.:** Weltweit in den Tropen u. Subtropen vorkommende chron. granulomatöse Entzündung des kutanen u. subkutanen Gewebes, v. a. des Fußes (ca. 80 %). Die Entwicklung des Myzetoms dauert bei Immunkompetenten Mon. bis J. In Industrieländern sehr selten (Einwanderer aus Endemiegebieten; beruflich bedingt, z. B. bei Archäologen). Unterscheidung in Eumyzetoma durch Pilze u. Aktinomyzetoma durch Bakterien (ca. ⅔ der Fälle). Gelegentlich Berufskrankheit (BK-Ziffer 3104). Mischinfektionen sind selten.

**Klinik:** Nach banaler Verletzung chron. entzündliche initial **schmerzlose,** häufig brettharte Infiltration mit Bildung von Fisteln in unterschiedlicher Zahl, auf Druck od. spontan Entleerung von Granula (Drusen). Knochenbeteiligung möglich. Im Spätstadium bizarre Deformationen. Beide Myzetomformen rein klinisch schwer unterscheidbar.

**Diagn.:** Biopsie der Druse mit Histologie u. Kultur, CT u. MRT (Frühstadium u. Ausbreitungsdiagnostik).

**Ther.:** In spezialisierten Zentren.

## 9.6.5 Sonstige Tropendermatosen

### Myiasis (B87.9)

**Def.:** Infestation mit Larven der afrikanischen Dassel- / Tumbufliege in der Subsahara-Zone od. der amerikanischen Dasselfliege.

**Klinik:** Furunkuloide Knoten mit kleiner zentraler Ulzeration, Austritt von seröser Flüssigkeit (Larvenhinterende mit Atmungsorgan). Erkr.-Dauer 8–12 d (Tumbufliege) bzw. 6–12 Wo. (amerikanische Dasselfliege).

**Diagn.:** Bei genauer Betrachtung unverwechselbar. Reiseanamnese. Tetanusschutz?

**Ther.:**

- Tumbufliegen: Abwarten, da Larve nach 8–12 d Wirt verlässt. Alternativ: Atemöffnung mit Ultraschallgel od. Speckschwarte abdecken, bis sich die Larve wegen Luftnot herauswindet u. im richtigen Augenblick mit einer Pinzette extrahiert werden kann. Kleidung bügeln!
- Amerikanische Dasselfliegen: Kreuzschnitt nach LA, vorsichtige Larvenentfernung durch Drücken u. lokale Wunddesinf. Keine Exzision!
- Einmalig Ivermectin 200 µg / kg KG p. o.

### Tungiasis (B88.1)

**Def.:** Infestation mit dem befruchteten Tunga-penetrans-Weibchen (Sandfloh). Vorkommen: Amerika, Afrika, Indien. Schwein als Hauptwirt; Inf. häufig in der Nähe von Schweineställen.

**Klinik:** Sandflohweibchen bohrt sich meist in den ZZR, unter den Zehennägeln od. am Fußrand in die Haut. Dort zunächst schwarzer Punkt, dann kleine Öffnung mit verhorntem Ring (Hinterleib). Evtl. Superinf. mit Lymphangitis u. Nekrosen.

**Diagn.:** An typischer Stelle unverkennbares klin. Bild. Im Auflichtmikroskop Nachweis der Eier als „whitish chain".

**Ther.:** Ein dimeticonhaltige Präp. 3× innerhalb von 10 Min. auftragen od. operative Entfernung mittels Inzision od. Kürettage plus antiseptische Lokalther. Bei schwerem Lokalbefund Tiabendazol (z. B. Mintezol®) 25–50 mg / kg KG / d p. o. über 5 d. Prophylaxe: Tragen von Strümpfen u. geschlossenem Schuhwerk. Repellens Zanzarin® 2 × / d plantar auftragen. Tetanusprophylaxe!

## Granuloma multiforme (Leiker) (L92.8)

**Syn.:** Mkar-Krankheit.

**Def.:** Granulomatöse Krankheit unbekannter Ursache. Vorkommen in West-, Zentral- u. Ostafrika. F > M mittleren Alters.

**Klinik:** Läsionen mit infiltriertem scharf begrenztem Rand, oft girlandenförmig, manchmal leicht schuppend, Oberkörper, Arme u. lichtexponierte Areale. I.d.R. kein Pruritus. Verlauf oft über J.

**Diagn.:** Biopsie, Inspektion. Histologie: Histiozytäre Granulome mit zentraler Nekrobiosezone. Zahlreiche Riesenzellen (Ähnlichkeit mit Granuloma anulare).

**DD:** BT Lepra, Granuloma anulare.

**Ther.:** Keine Ther. erforderlich.

> Im tropischen Afrika Granuloma multiforme fast immer als Lepra fehldiagnostiziert.

# 10 Hautkrankheiten durch physikalische u. chemische Noxen, Pigmentierungsstörungen

*Thomas Dirschka, Claus Oster-Schmidt, Percy Lehmann, Lutz Schmitz, Katja Dicke, Conrad Falkenberg*

# 10.1 Physikalische Hautschädigung

Hautschädigungen durch thermische (Hitze, Kälte) od. mechanische Einwirkungen, nichtionisierende (UV-) u. ionisierende Strahlen.

## 10.1.1 Erythema e calore (L59.0)

**Syn.:** Erythema caloricum, Erythema ab igne.

**Def.:** Durch prolongiertes u. wiederholtes Aussetzen der Haut mit milder Hitze (43–47 °C) u. IR-Strahlung nach Mon. bis J. entstehende retikuläre bis dendritische rötliche Flecken, die sich bräunlich verfärben.

**Klinik:** Netzförmige persistierende Rötung der Haut, später auch hartnäckige Pigmentierung nach Einwirkung von Tiefenwärme (z. B. Heizkissen, Wärmflasche, Sitzen vor Kamin, Autositzheizung, Infrarotkabinen, Heißluftgebläse u. Laptop).

**Diagn.:** Anamnese u. klin. Bild. Bei Köchen u. Bäckern, wenn Gesicht/Arme betroffen → BK!

**DD:** Livedo reticularis, Livedo racemosa, Poikilodermie, Phospolipid-AK-Syndrom.

**Ther.:** Keine bekannt, Vermeidung lang dauernder intensiver Wärmeanwendung. Beruhigung u. Aufklärung des Pat.

**Progn.:** In frühen Stadien u. bei konsequentem Meiden von Hitze u. Infrarotquellen komplette Rückbildung möglich.

## 10.1.2 Verbrennung (Combustio, T30.-)

In D müssen jährlich 10 000–15 000 Brandverletzte stationär behandelt werden, davon 10 % auf Intensivstationen. Häufigste Ursachen: offenes Feuer, heiße Dämpfe, Verbrühungen (Temp. > 55 °C: Beginn der Gewebeschädigung).
Der Verlauf der Verbrennungskrankheit hängt ab von:

- Größe des betroffenen Hautareals u. Verletzungstiefe (▶ Tab. 10.1)
- Begleitkrankheiten u. Alter des Pat.

### Festlegung der Verbrennungsausdehnung

Neunerregel nach Wallace (▶ Abb. 10.1) od. Handflächenregel verwenden (Handfläche des Pat. entspricht 1 % der KOF), Kdr. andere Proportionen. Risiko für Schock bei Erw. ab 15 % KOF, bei Kdr. ab 8–10 % KOF.

**Tab. 10.1 Einteilung der Verbrennungstiefe.**

| Grad | Symptome |
|---|---|
| I | Rötung, Schwellung, Schmerz, Restitutio ad integrum |
| IIa | Rötung, Schwellung, Schmerz, Blasenbildung, Nekrose der Epidermis, intakte Basalzellen (rötlicher Wundgrund), Restitutio ad integrum |
| IIb | Blasse Haut (Hautzirkulation nicht mehr erhalten), Schmerzen, Blasen, weißlicher Wundgrund (Narbenbildung), Schädigung tieferer Koriumanteile, Basalzellen an Haarwurzeln od. Talgdrüsen erhalten (Ausgangspunkt für Reepithelisierung) |
| III | Graufleckige bis weiße Haut, vollständige Nekrose, **keine** Schmerzauslösung, Haut komplett zerstört |

Anmerkung: Verbrennungsgrad IV: Verkohlung. Hier sind auch Muskulatur u. Knochen betroffen.

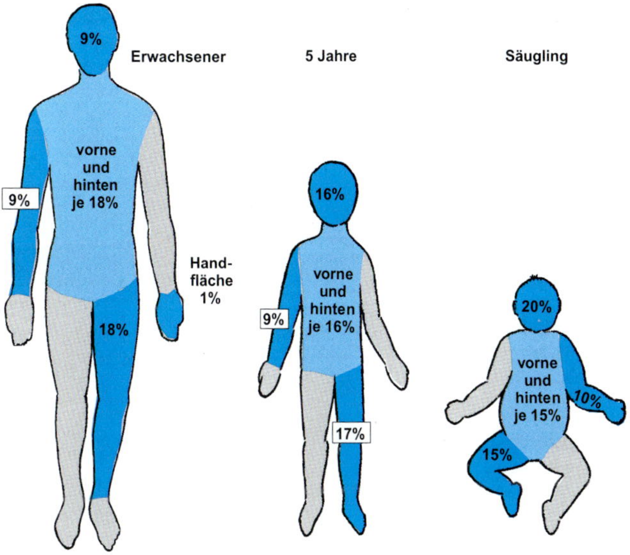


Abb. 10.1 Figurenschema zur Neunerregel. [L157]

## Therapie

### Behandlungsprinzip

- ambulant: gesunde Erw. mit Verbrennung Grad I – II von < 5–10 % der KOF.
- stationär: gesunde Erw. mit Verbrennung Grad I – II von > 10 % der KOF bzw. mit Verbrennung Grad III ab 2 % der KOF, Kdr., Senioren u. chron. Kranke, Verbrennungen von Händen, Füßen, Genital- u. Analschleimhaut, Gesicht u. Hals sowie über Gelenke hinwegziehende Verbrennungen.
- intensivmedizinisch: Erw. ab 20 %, Kdr. u. Senioren ab 10 % Verbrennung der KOF, Verbrennungen der Hände, des Gesichts u. des Halses bei Grad IIb u. III.

### Sofortmaßnahmen

- Nicht mit der Brandwunde verklebte Kleidungsstücke entfernen (Isolationswirkung).
- Umgehend Wunden mit reichlich kaltem Leitungswasser (10–20 °C) für 5–10 min spülen, wenn verbrannte KOF < 10 %; bereits nach wenigen min ist der pos. Effekt (Schmerzen, Vasodilatation u. Hyperämie ↓) nicht mehr zu erwarten. Anschließend Behandlung mit feuchten Umschlägen (stationär sterile Kompressen getränkt mit steriler 0,9 %iger NaCl-Lsg.). **Verbrennungen Grad I** dexpanthenolhaltiger Schaumspray mehrmals tgl. Generell **verboten** sind Eis, Cold-Packs u. alkoholische Externa! **Anmerkung:** Für kortikoidhaltige Externa, orale Antihistaminika u. NSAR kein sicherer Wirksamkeitsnachweis!
- Wunden mit metallinisierten Folien (z. B. Metalline®-Folie) abdecken.

**Grundregeln für die Erstversorgung in der Klinik**

- Klären, ob stat. Aufnahme u. / od. Intensivpflicht besteht (s. o.); ggf. frühzeitig mit einem Verbrennungszentrum Kontakt aufnehmen.
- Anamnese u. Inspektion (Tiefen- u. Flächenausdehnung).
- Labor: BB, Blutgruppe, Eiweiß, E'lyte, Harnstoff, Krea, Quick, PTT, AST, ALT, γ-GT, CHE.
- Monitoring, Infusionsther., Korrektur des Eiweiß- u. E'lyt-Defizits, Analgesie, Thromboseprophylaxe, Tetanusprophylaxe (Tetagam® N i. m., Tetanol® pur 0,5 ml i. m., gleichzeitig an kontralateralen Körperstellen).
- Wundabstriche, Thorax-Rö.
- Wundprotektion bei Grad IIa amb.: antiseptische Verbände: Polihexanid Gel 0,1 % (Prontosan®Wundgel), Fettgaze (Oleo Tüll) od. Silikonwundauflage (Mepithel®); bei Grad IIb u. III stat.: Integra® als sofortiger Dermisersatz (Nachteil: lange Einheilungszeit → nach 3 Wo. Spalthauttransplantation, Infektanfälligkeit, Hypergranulation, hoher Preis); Matriderm® für den sofortigen u. komb. (simultane Spalthauttransplantation → 1 Wo. nach Verbandabnahme Physiother.-Beginn) Dermisersatz.
- Dokumentation aller Befunde, Fotodokumentation.

**Ind. zur sofortigen Verlegung in ein Verbrennungszentrum**

- Verbrennungen über 15 % der KOF bei Erw.
- Verbrennungen über 8 % der KOF bei Kdr.
- tiefe dermale Verbrennungen, die plastisch-chirurgische Maßnahmen erfordern
- Verbrennungen Grad IIb u. III an Gesicht, Händen, Füßen, Genitalien
- Schädigung der Atemwege
- Verletzte mit schwerwiegenden Begleitkrankheiten
- schwere Elektrounfälle
- chemische Verbrennungen.

Nachbehandlung sehr wichtig: Narbenpflege, Jobst-Bandage, Lymphdrainage, chirurgische Narbenkorrektur.

Zentrale Vermittlungsstelle für Schwerstverbrannte in Hamburg, Tel. 040 / 42851–4950.

## 10.1.3 Perniones (T69.1)

**Syn.:** Frostbeulen.

**Def.:** Reversible, selbstlimitierte (1–3 Wo.) schmerzhafte u. juckende HV bei lang dauernder mäßiger Kälteeinwirkung, z. B. an Kältearbeitsplätzen (z. B. Metzgereien od. Lagerhäuser), bei peripherer funktioneller Gefäßstörung (z. B. Spasmen). F > M u. Alter < 40 J. Ggf. bei Übernachtung im Freien (Soldaten, Nichtsesshafte). Häufig Rez.

**Klinik:** V. a. an Dorsalseiten der Finger u. Zehen, Unterschenkel, Knieinnenseiten blaurote Verfärbung u. teigige Schwellung, manchmal auch mit Blasen u. Ulzeration. Bei Wiedererwärmung Jucken u. Brennen.

**Diagn.:** Typische Klinik u. (Berufs-)Anamnese, ggf. Biopsie, bei Rez. ANA-Titer bestimmen. Bei Verdacht auf Superinf. BB, bakt. Wundabstrich. Histologie: Papillarkörperödem, Kapillarerweiterung, größere Gefäße ggf. wandverdickt u. thrombosiert. Perivaskulär mononukleäre Zellinfiltrate.

| Tab. 10.2 Stadien der Erfrierung (fließende Übergänge). | |
|---|---|
| Grad | Symptome |
| I | Gefäßspasmus, Haut bläulich-weiß marmoriert, Sensibilitätsverlust, völlige Ausheilung |
| II | erhöhte Gefäßpermeabilität, subepidermale Blasenbildung, Rötung, Schwellung, Schmerz, Haut ist tiefrot bis violett u. kalt |
| III | kältebedingte Gangrän, Hautblutung, die in bläulich-schwarze Nekrose übergeht |

**DD:** Chilblain-Lupus (keine Beziehung zu Kälteexposition); Erythema induratum (v. a. dorsale Unterschenkel), Sarkoidose, Erythromelalgie, Raynaud-Sy.

**Ther.:**

- Stufenweises Erwärmen der betroffenen Körperregionen, z. B. in Wasserbädern. Bei Ulzeration antiseptischer Wundverband, bei Inf. antibiotische Abdeckung nach Antibiogramm.
- Allgemeine Maßnahmen: Rauchstopp, Schutz vor Nässe u. Kälte, Aufenthalt in geheizten Räumen; wenn nötig, Arbeitsplatzwechsel. „Gefäßtraining": wechselwarmes Duschen, Sauna u. kalte Güsse. Tipp: z. B. beheizbare Einlegesohlen zur Vermeidung kalter Füße.
- Lipophile Ammoniumbituminosulfonat-Creme 10 % (NRF ▶ 11.12.), (Teil-) Bäder mit Pernionin©, bei schweren Fällen niedrig dosiertes Nifedipin p. o.

**KO:** Wundinf., tiefe Ulzerationen, Narbenbildung.

## 10.1.4 Kälteschäden (T35.7)

**Def.:** Erfrierung (Congelatio; ▶ Tab. 10.2): lokale Gewebeschädigung durch Kälte (Gefrierpunkt des Gewebes bei – 2 bis – 10 °C): Bildung extra- / intrazellulärer Eiskristalle, eines intrazellulären Ödems, von Mikrothromben.
Unterkühlung (Hypothermie): Körperkerntemp. 32–35 °C: leichte Hypothermie, 28–32 °C: mäßige Hypothermie (Messung der Rektal- od. Blasentemp.) < 28 °C: schwere Hypothermie (Messung am intubierten Pat. mit Ösophagusthermometer).

**Ther.:**

- Hypothermie:
  - **> 32 °C:** Ther. stets 1. Priorität (Sicherung der Vitalfunktionen, zentrale Erwärmung!). Nasse Kleidung entfernen. Isolationsdecken als passive Wiedererwärmung (→ Temp. ↑ um 0,4 °C / h), Warmluftgebläse mit Ganzkörperumhüllung als aktive (→ Temp. ↑ um 0,8 °C / h), warme zuckerhaltige Getränke (kein Alkohol), ggf. auf 40 °C angewärmte Ringerlaktat-Lsg. i. v., **cave:** Rewarming Shock mit RR-Abfall u. After Drop mit erneutem Absinken der Körperkerntemp.
  - **< 32 °C:** intensivmed. Überwachung (Bradyarrhythmie, Hypoventilation, Laktatazidose, Hyperkaliämie, Hyperglykämie, Oligo- / Anurie!)
  - **Merke:** Keine aktiven Bewegungen u. Flachlagerung.
- Erfrierung ab Grad II:
  - Stationär rasches Wiedererwärmen in 40 °C warmem (mit PVP-versetztem) Wasser innerhalb von 15–30 min, wenn keine Unterkühlung vorliegt, starke Schmerzen! → Morphin 5–10 mg i. v.

10

- $^{99m}$Tc-Szinti u. NMR-Angio innerhalb der ersten Tage: Feststellung des Ausmaßes der Schädigung
- Iloprost (Ilomedin®) 0,5 ng / kg KG / min über Perfusor für 3 d, dann 0,2 ng / kg KG / min für weitere 2–6 d; Vollheparinisierung, ASS 100 mg, Hkt bis auf 35,5 % senken im Stadium III
- Keine mechanische Irritation der erfrorenen Bereiche.
- Nach Demarkation Nekrosektomie u. ggf. Defektdeckung.
- Tetanusprophylaxe (Tetagam® N i. m., Tetanol® pur 0,5 ml i. m., gleichzeitig an kontralateralen Körperstellen).

**KO:** Thrombose, Crush-Niere.

## 10.1.5 Hautschäden durch ionisierende Strahlen

Kommt v. a. im medizinischen Bereich durch Rö.-Strahlen (z. B. perkutane transluminale koronare Angioplastie, Lokalisation der Radiodermatitis Oberarm, Flanke, Scapula re.) od. radioaktive Isotope vor (Aufenthaltsverbot im Gefährdungsbereich). Auch nach Radiother. von (Haut-)TU.

**Klinik:** Wenige h bis einige d nach Exposition (akute Strahlenreaktion):

- Radiodermatitis I (ab 2 Gy): Livides Erythem. Dermographismus ↑. Haarausfall (reversibel).
- Radiodermatitis II (ab 3 Gy): Erythem, Ödem, Bläschenbildung, irreversibler Haarausfall, Verlust von Nägeln, Talg- u. Schweißdrüsen.
- Radiodermatitis III (ab 10 Gy): Tief greifende Gewebsnekrose, schlecht heilendes Ulkus (selten; meist nach zusätzlicher Schädigung, z. B. durch Sonnenbrand).

Nach einigen Mon. bis J. (Spätschäden): chron. Radiodermatitis (Radioderm; ▶ Abb. 10.2): Atrophie, Teleangiektasien, Verhärtung, Pigmentveränderungen (De-, Hyperpigmentierungen), Röntgenkeratosen, Auftreten von BCC od. Plattenepithel-Ca. möglich.

**Ther.:**

- Reduktion der Strahlenschäden direkt bei Bestrahlungsbeginn 2 x / Wo. Steroid auftragen u. fortsetzen bis 3 Wo. nach Ther.-Ende (z. B. Mometasonfuroat-Creme).
- akute Radiodermatitis: Lokale antiseptische Maßnahmen (z. B. Octenisept®-Umschläge), sterile Verbände. Entfernung des kranken Gewebes. **Cave:** Bei Ther. von Haut-TU sind Hauterosionen erwünscht.
- chron. Radiodermatitis: pflegende Maßnahmen (z. B. Bepanthen® Wund- u. Heilsalbe), Verletzungen vermeiden (Gefahr schlecht heilender Ulzera).

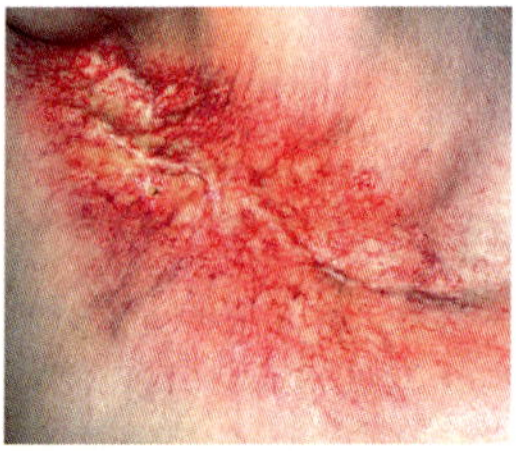

Abb. 10.2 Radioderm. [R299]

Hautschutz bei Strahlenther.: Bepanthen® Salbe; umgebende Haut mit Pasta zinci mollis abdecken. Keine steroidhaltigen Externa im Behandlungsareal auftragen. Vermeidung jeglicher Hautverletzung. Bei Erosionen Oleo Tüll® Gaze.

### 10.1.6 Mechanische Hautschädigung

**Ätiologie:**

- akut: Verletzungen der Haut, z. B. Wunden, Blasenbildung durch Druck.
- chron.: Schwielenbildung bei chron. unterschwelliger Druckeinwirkung, Onycholysis haemorrhagica (traumatische Nagelablösung), Acanthoma fissuratum (Reizwucherung an Nasenrücken / retroaurikulär durch Brillendruck), Black Heel (s. u.), Clavus u. Kallus.

#### Erosion

**Def.:** Oberfl. Hautverletzung, die den Papillarkörper punktförmig eröffnet, z. B. nach Schürfungen, Kratzen (bei juckenden Dermatosen), Kürettagen.

**Ther.:** Reinigung, antiseptisches Gel, z. B. Polihexanid 0,1 % Gel (Prontosan® Wundgel) u. Gaze-Verband (z. B. Oleo Tüll® Gaze).

#### Tieferer Hautdefekt

**Def.:** Durch verschiedene Traumata entstandene Hautverletzung (z. B. Schürfung, Schnitt).

**Wundversorgung**

Freilegen der Wunde, Säuberung, vorhandene Fremdkörper entfernen.

- Kleinere Verletzungen, die wenig bluten: steriler Verband.
- Größere Verletzungen, saubere Wunde, auf Haut begrenzt, Alter < 6 h: Reinigung, Wundrandanfrischung, primäre Wundnaht, steriler Verband (an besonderen Lokalisationen, z. B. Hand, Auge durch Spezialisten); Alter der Wunde > 6 h: Reinigung, antiseptischer Verband, z. B. Polihexanid 0,1 % Gel (Prontosan® Wundgel), sek. Wundheilung
- Tiefere od. komplizierte Verletzungen (Gesicht, Bissverletzung, Verschmutzung, erhebliche Weichteilschwellung, Begleitverletzungen von Sehnen u. a.), Arbeitsunfälle → Weiterversorgung durch Chirurgen.
- Tetanusschutz überprüfen u., wenn nötig, herstellen (Tetagam® P i. m., Td-Impfstoff Mérieux® 0,5 ml i. m., gleichzeitig an kontralateralen Körperstellen).

#### Kallus / Clavus (L84)

**Syn.:** Schwiele, Hühnerauge.

**Def.:** Umschriebene Hyperkeratose an belasteten Arealen, meist an Fuß od. Hand, selten subungual bei älteren F. Bei punktförmiger Belastung Klavus, bei flächiger Belastung Kallus.

**Klinik:** Hautfarbene harte Hyperkeratose (Clavus mit zentralem Dorn), auf Druck evtl. schmerzhaft, Papillarleisten ziehen in die Läsion im Unterschied zur Verruca.

**Diagn.:** Klin. Bild. **Cave:** Starke Kallusbildung unter den Füßen möglicherweise Hinweis auf Diab. mell. (diab. Neuropathie), Deformitäten bei PCP.

**DD:** Verruca vulgaris, SCC, Cornu cutaneum, M. Bowen, Verruca seborrhoica, Leukoplakie, Ekzem, Tinea.

**Ther.:** Wichtigste Maßnahme: Druckentlastung (leichtes Schuhwerk, orthopädisches Schuhwerk, Vermeidung einseitiger Arbeitsbelastung). Auflösen der Schwiele mit salizylsäurehaltigen Pflastern (z. B. Guttaplast®) od. Lsg. (z. B. Duofilm®), wenn nötig, Kürettage.

**Merke**
- Keine Hornhauthobel u. Ä. benutzen → Verletzungsgefahr.
- Unvorsichtige Schwielenabtragung bei Diabetikern kann schwerwiegende Wundheilungsstörung nach sich ziehen (diab. Mikroangiopathie).

**KO:** Schmerzbedingte Fehlhaltungen, v. a. am Fuß mit Arthrosegefahr.

## Black Heel (D69.8)

**Def.:** Hämorrhagien an der Ferse, Ausübung von Schnellkraftsportarten (Squash, Tennis, Tischtennis u. a.).

**Ätiol.:** Trauma. Pat. stellt sich meist aus Angst vor MM vor.

**Klinik:** Punktförmige schwärzliche Hämorrhagien an der Ferse, meist auf den Kämmen der Leistenhaut (▶ Abb. 10.3). Konfluenz möglich.

**Diagn.:** Klinik, Anamnese (Sportler?), Auflichtmikroskopie; nur bei diagn. Unsicherheit Biopsie.

**DD:** MM.

**Ther.:** Keine. Abheilung binnen weniger d.

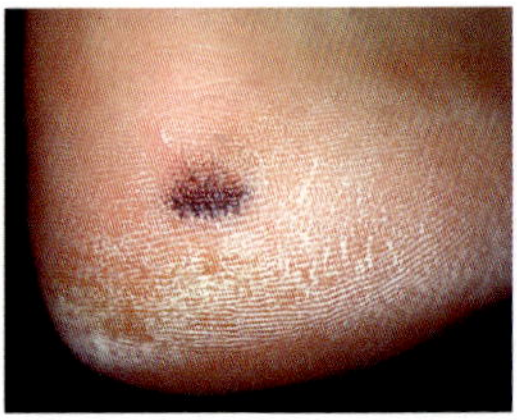

Abb. 10.3 Black Heel. [R299]

## Dekubitus (L89.-)

**Def.:** Durch Druckeinwirkung verursachte Schädigung von Haut od. Schleimhaut u. tieferen Gewebsschichten. V. a. bei älteren immobilisierten Pat. mit Mangelernährung. Durch konsequente Druckentlastung u. entsprechende Ernährung fast immer vermeidbar.

**Einteilung u. Klinik:**
- Grad 1: zirkumskriptes Erythem ohne Schmerzen; Haut intakt
- Grad 2: bläulich livides Hautkolorit, Blasenbildung, starke Schmerzen
- Grad 3: Nekrosenbildung, Randbezirk ödematös, Schmerzabnahme (Defekt bis zur Faszie / Muskulatur)
- Grad 4: Dekubitalulkus über alle Schichten mit Periost-, evtl. ossärer Beteiligung

**Ther.:**
- Jeder Dekubitus ist bakt. besiedelt. Trotzdem steril arbeiten, um keine weiteren Keime einzuschleppen.
- Generell feuchte Verbände. Verbandwechsel oft 2 × / d od. öfter erforderlich.
- gut geeignet: Hydrokolloid / -gelverbände (z. B. Varihesive®, Tender-Wet®) unterstützen Selbstreinigung, haften gut, sind hautschonend u. schnell u. schmerzarm auszuwechseln. Anfangs wegen starker Sekretbildung häufiger Wechsel nötig (Blasenbildung, undichter Verband), später kann Verband bei flachen Wunden mit geringer Sekretion 2–3 (– 7) d verbleiben. Bei richtiger Handhabung trotz hoher Produktkosten wegen der wesentlich schnelleren Heilung kostengünstiger.
- Spülen: NaCl-Lsg. 0,9 % nur in Reinigungsphase, Ringerlaktat in Granulationsphase.

- Nekrosen mechanisch entfernen (z. B. scharfer Löffel, Skalpell), bei ausgedehnten Nekrosen evtl. in Narkose.
- Tiefe Wunden z. B. mit Cavity-Polyurethanschäumen (z. B. Cutimed® Cavity) ausfüllen od. mit Ringerlaktat getränkten Kompressen locker tamponieren.
- Wundränder bei Gefahr der Mazeration mit Hautschutzplatten (z. B. Stomahesive®), Cavilon® od. entsprechenden Salben abdecken. **Cave:** Stomahesive®-Paste enthält Alkohol, nur auf intakte Haut applizieren.
- Auch stark infizierte Wunden bedürfen meist keiner anderen Behandlung (gründliche Reinigung, Verbandswechsel mind. 2 × / d).
- Granulierende u. sich epithelisierende Wunden weiter mit Hydrokolloid / -gelverbänden verbinden. Ebenso kleine Epitheldefekte (z. B. mit Varihesive® extra dünn), um Reibungskräfte zu mindern.
- Falls erforderlich, überschüssige Granulationen scharf (mechanisch) entfernen.
- plastische Deckung: Immer erforderlich bei Grad 4, freiliegenden Knochen od. Sehnen, fast immer bei tief in die Muskulatur reichenden od. 3–5 cm tiefen Wunden. Frühzeitig chirurgisches Konsil.

**Merke**
- Defekt oft größer als auf ersten Blick zu sehen, da Fett- u. Muskelgewebe eine geringere Ischämietoleranz haben.
- Lokale Antibiotika vermeiden (Effekt gering, hohes Allergisierungsrisiko).

**Proph.:**
- konsequente Druckentlastung durch: Mobilisierung, Lagerung, Wechseldruckmatratze
- Hautpflege: trocken halten, O / W-Emulsionen
- geeignete Versorgung inkontinenter Pat. Keine Gummimaterialien
- ausreichende Ernährung, Flüssigkeitszufuhr

## 10.2 Chemische Hautschädigung (T30.-)

**Def.:** Verätzungen: mit Säuren → Koagulationsnekrosen, Verätzungen mit Laugen u. Flusssäure → Kolliquationsnekrosen. V. a. Chemie-, Bau-, Metallarbeiter, Reinigungskräfte.

**Klinik:**
- Koagulationsnekrose: scharf begrenzte Schorfbildung (pergamentartig). Bindung der Säure durch die Koagulation → keine Ausdehnung der schädigenden Noxe.
- Kolliquationsnekrose: unscharf begrenzter gequollener Schorf mit Ausbreitung der Noxe u. nachfolgender Zerstörung des umgebenden Gewebes.

**Diagn.:** Anamnese, Klinik → flächiges Erythem ohne Streureaktion, Schwellung.

**DD:** Allerg. Kontaktekzem (Streureaktion, längere Sens. erforderlich).

**Ther.:**
- lokale Verätzung (ohne Flusssäure, HF): Getränkte Kleidung entfernen, Dekontaminierung durch Besprühen mit einer hypertonen Lsg., z. B. TAD Previn®, antiseptische Lokalther. (z. B. Ocentisept®-Umschläge), Tetanusprophylaxe. Bei HF Notfallmaßnahme externe Applikation von Kalzium, z. B. Milch, HEXAFLUORINE® od. Kalziumglukonatgel NRF ▶ 19.6.

- großflächige Verätzung: Stat. Aufnahme, neben Lokalther. wie ausgedehnte Verbrennung (▶ 10.1.2) behandeln.

# 10.3 Lichtdermatosen (Fotodermatosen), Lichtschutz

Def.: Entzündliche Hautkrankheiten, die auf einer qualitativ abnormen Reaktion gegenüber Sonnen-(meist UV-)strahlung (Merke: Kompaktleuchtstofflampen emittieren UV-Strahlung) beruhen (▶ Tab. 10.3). F > M. Die Diagnosefindung beruht v. a. auf Fototestungen, da Klinik, Histologie u. Labordaten wenig spez.

**Tab. 10.3 Wirkung verschiedener Wellenlängen.**

| Wellenlängenbereich | Eigenschaften / Wirkung |
|---|---|
| Sichtbares Licht (400–760 nm) | häufigster Auslöser der Lichturtikaria (▶ Tab. 10.4) |
| UVA (320–400 m)<br>$UVA_2$ (320–340 nm)<br>$UVA_1$ (340–400 nm) | nach ca. 10 min gräuliche Sofortpigmentierung (Prämelanosomen → aktives Pigment); ca. 1000-fach geringer erythemwirksam als UVB. UVA-Erythem tritt nach 1–2 h auf, Gipfel nach 6–12 h. UVA durchdringt Glas (**cave:** Autofahrer); bewirkt Hautalterung, evtl. an Hautkrebsentstehung beteiligt. Induziert die meisten Fotodermatosen |
| UVB (280–320 nm) | Späterythem (Beginn nach ca. 6 h, Maximum nach 24 h → Dermatitis solaris; Persistenz über 3–5 d); regt Pigmentbildung an, Vit.-$D_3$-Synthese; Fotokarzinogenese; kann Glas nicht durchdringen |
| UVC (40–280 nm) | hochenergetische Höhenstrahlung, durch die Atmosphäre weitgehend abgefiltert. **Cave:** Ozonschicht ↓→ UVC ↑, Schweißen nie ohne Visier → UVC-Emission |

**Tab. 10.4 Klinik u. Diagnostik lichtbedingter Dermatosen – Übersicht.**

| Diagnose (Häufigkeit) | Klinisches Bild | Diagnostik | Aktionsspektrum |
|---|---|---|---|
| Idiopathische Fotodermatosen | | | |
| Polymorphe Lichtdermatose (häufig) | monomorph am Individuum, polymorph entsprechend Hauttyp | Anamnese, distinkte Läsionen, Fotoprovokation | meist UVA, seltener UVB |
| Lichturtikaria (sehr selten) | Urtikaria | Fotoprovokation durch Lichttreppe u. mit z. B. PDT-Lampen | UVA, UVB, meistens sichtbares Licht |
| Hidroa vacciniformia (sehr selten, v. a. Kdr.) | lividrotes Erythem mit kleinen Bläschen, Hämorrhagien, narbige Abheilung | klin. Bild | UVA, selten UVB |
| Aktinische Prurigo (sehr selten) | Prurigopapeln, Plaques, Lichenifikation | klin. Bild | meist UVA |

| Tab. 10.4 Klinik u. Diagnostik lichtbedingter Dermatosen – Übersicht. *(Forts.)* | | | |
|---|---|---|---|
| **Diagnose (Häufigkeit)** | **Klinisches Bild** | **Diagnostik** | **Aktionsspektrum** |
| Fotodermatosen mit bekannten Fotosensibilisatoren | | | |
| Fototoxische Dermatitis (häufig) | monomorphe Dermatitis, sonnenbrandähnlich, scharfe Begrenzung | akut: Dermatitis an Kontaktstellen mit Fototoxinen<br>chron.: Hyperpigmentierung | UVA |
| Fotoallerg. Dermatitis (selten) | Ekzem an lichtexponierten Arealen, unscharfe Begrenzung, ggf. Streureaktion | Fotopatch-Test pos. | UVA, selten UVB |
| Persistierende Fotosensitivität | | | |
| Chron. aktinische Dermatitis (selten) | chron. Ekzem an lichtexponierten Arealen | MED ↓, Fotopatch-Test pos. | UVA, UVB, sichtbares Licht |
| Aktinisches Retikuloid (selten) | chron. lichenifiziertes Ekzem | Histologie: Polyklonales Pseudolymphom; Fotopatch-Test neg. | UVA, UVB, sichtbares Licht |
| Fotoaggravierte atopische Dermatitis (selten) | chron. lichenifiziertes Ekzem | Typ-I-Sens., Fotopatch-Test ggf. pos. | UVA, UVB |
| Durch Licht ausgelöste od. aggravierte systemische Erkrankungen | | | |
| LE (seltener) | rötliche, scharf begrenzte Plaques | Biopsie, gelegentlich Nachweis von AK im Serum | UVB > UVA |
| Durch Licht ausgelöste od. aggravierte systemische Erkrankungen | | | |
| Erythropoetische Protoporphyrie (selten) | urtikarielle, schmerzhafte Erytheme | Anamnese (starkes, Brennen mit Persistenz über h nach Lichtexposition, Kdr. verlassen schreiend die Sonne), Protoporphyrin-Fluoreszenz der Erys (Fluorozyten) | 400–410 nm (UVA) |
| Weitere lichtprovozierbare Hauterkr.: Rosazea (▶ 18.1.2), Herpes simplex (▶ 9.1.2), Varizella Zoster (▶ 9.1.3), Dyskeratosis follicularis (▶ 17.5.4), Porphyria cutanea tarda (▶ 8.11). | | | |

## 10.3.1 Vorgehen bei V. a. Lichtdermatose

**Anamnese**

- zeitlicher Verlauf der HV: Schubweise / kontinuierlich? Abhängig von der Jahreszeit? Manifestationsalter (z. B. Hidroa vacciniformia u. Frühlingspserniosis in der Kindheit)?
- zeitliches Auftreten der Effloreszenzen nach UV-Exposition (z. B. Lichturtikaria: Minuten, PLD 24–48h, LE 4–14 Tage nach UV-Exposition)
- Bestandsdauer der Effloreszenzen?
- Medikamentenanamnese (fotosens. Medikamente u. Externa ▶ Tab. 10.6)

- Familienanamnese (Genodermatosen, Stoffwechselstörungen)
- Aktionsspektrum: Auftreten der HV nach Aufenthalt:
  - Nur im Freien? → UVB-bedingt.
  - Im Freien u. hinter Fensterglas? → UVA-bedingt.
  - Bei Zimmerlicht? → Durch sichtbares Licht bedingt.

**Klinik:** Variabel, gelegentlich wenig aufschlussreich: Auf Akzentuierung der HV in belichteten Arealen achten.

**Fotobiologische Diagnostik (Lichtdiagnostik)**

▶ Tab. 10.4.

- Lichttreppe: Steht grundsätzlich am Anfang, um die individuelle Lichtempfindlichkeit zu ermitteln (UVA, UVB).
- Fotoprovokation (UVA, UVB, sichtbares Licht).
- Fotopatch-Test (UVA).
- Histologische Unters. (Biopsie aus erkrankter Haut u. aus pos. Fototestung, v. a. zur DD von lichtgetriggerten Krankheiten wie LE).

## 10.3.2 Lichtdiagnostik

### Lichttreppen

Ermittlung der individuellen Lichtempfindlichkeit.

**Ind.:** V. a. durch UV-Strahlung provozierbare Dermatosen (Fotodermatosen ▶ 10.3.3).

**Bestrahlungsquellen:**

- UVB: polychromatische Strahler unter Anwendung von Leuchtstoffröhren mit Emissionsspektrum von 280–320 nm.
- UVA: Fluoreszenzröhren mit Emissionsspektrum im UVA-Bereich (320–400 nm) od. Metallhalogenidstrahler (340–400 nm) im $UVA_1$-Bereich.

**Durchführung:**

- Applikation von UVB- bzw. UVA-Strahlung in aufsteigender Dosierung (z. B. 14–112 mJ / $cm^2$ UVB bzw. 5–40 J / $cm^2$ UVA) auf 6–7 etwa 1–2 $cm^2$ große Felder.
- Testort ist die nicht UV-exponierte Haut (z. B. unterer Rücken, gluteal).
- Ablesung sofort, nach 20 min (Ausschluss Lichturtikaria) u. 24 h.
- MED-UVB (**m**inimale **E**rythem**d**osis): Objektiver Wert für die individuelle Empfindlichkeit gegenüber der erythemerzeugenden UVB-Strahlung. Entspricht der kleinsten UVB-Dosis, die ein scharf begrenztes Erythem auslöst. Ablesung nach 24 h.
- IPD-UVA (**i**mmediate **p**igment **d**arkening): Objektiver Wert für die individuelle Schwellendosis für die Sofortpigmentierung durch UVA. Ablesung innerhalb von 20 min (kleinste UVA-Dosis, die eine Pigmentierung induziert).
- MTD-UVA (**m**inimal **t**anning **d**ose): Objektiver Wert für die individuelle Schwellendosis für die Spätpigmentierung durch UVA. Ablesung nach 24 h.

Erythem in der UVA-Lichttreppe nach 24 h = Hinweis auf chron. aktinische Dermatitis od. Fotosens. durch topisch od. syst. appliziertes Präp.

## Fotopatch-Test

**Ind.:** V. a. Fotosens. (fotoallerg. u. fototoxische Reaktionen, Lichtdermatosen).

**Durchführung:** Applikation der Testsubstanzen mit Finn-Chambers 24 h okklusiv am Rücken, dann Bestrahlung mit 10 J/cm² UVA (320–400 nm) u. Ablesung (▶ Tab. 10.5): Sofort, nach 24, 48 u. 72 h. Zur Kontrolle: Gleichzeitig unbelichteter Patch-Test.

**Tab. 10.5 Bewertungskriterien des Fotopatch-Tests.**

| Reaktion | Bewertung |
|---|---|
| Keine | 0 |
| Erythem | + |
| Erythem u. Infiltrat | ++ |
| Erythem u. Papulovesikeln | +++ |
| Erythem, Blasen u. Erosionen | ++ + + |

Unterschiedliche Bewertungskriterien im Fotopatch- u. Epikutantest (▶ 2.4.1): Beim Fotopatch-Test wird Erythem als pos. gewertet, beim Epikutantest als fraglich pos.

**Klassifikation der Fotoreaktion im Fotopatch-Test**

- fototoxische Reaktion: Erythem u. Infiltrat, sofort od. verzögert als Decrescendo-Reaktion.
- fotoallerg. Reaktion: Erythem u. Infiltrat sowie Papulovesikel, Blasen od. Erosionen, verzögert als Crescendo-Reaktion.

## Fotoprovokation

**Ind.:** V. a. Lichtdermatosen, Bestimmung des Aktionsspektrums.

**Durchführung:** An 3 aufeinanderfolgenden d Bestrahlung von 3 ca. 5 × 8 cm großen Feldern mit jeweils UVA (340–400 nm) 60–100 J/cm² KOF, UVB (280–320 nm) 1,5-fache MED-UVB u. einem Komb.-Feld. Testort: Areale, in denen die Lichtdermatose gewöhnlicherweise auftritt, z. B. dorsale Unterarme bei der PLD, oberer Rücken bei LE. Ablesung nach 24, 48 u. 72 h sowie bei bestimmten Ind., wie Lupus erythematodes, nach mehreren Wo.

**Beurteilung:** Pos. bei Auslösung krankheitstypischer HV.

## Systemische Fotoprovokation

**Ind.:** Test zur Identifizierung von syst. wirkenden Fotoallergenen (mögliche Stoffe ▶ Tab. 10.6).

**Durchführung:** Bestrahlung vor oraler, parenteraler od. rektaler Applikation sowie zum Zeitpunkt des max. Gewebespiegels des Fotosensibilisators mit 10 J/cm² KOF UVA. Ablesung 24, 48 u. 72 h sowie 7–10 d nach Fotoprovokation.

**Beurteilung:** Bewertungskriterien sind Erythem, Quaddeln u. Papulovesikel.

Tab. 10.6 Fotosensibilisierend wirkende Medikamente.

| Medikamentengruppe | Fotosensibilierende Medikamente |
|---|---|
| Antibiotika, Antimykotika, Chemotherapeutika | p-Aminobenzoesäure, Chinolinmethanole, Chinolone, Chloramphenicol, Gentamicin, Isoniazid (INH), Olaquindox, Pyrazinamid, Pyrimethamin, Tetracyclin |
| Herz-/Kreislauf-Präp./Diuretika | Amiodaron, Diazoxid, Hydrochlorothiazid, Furosemid, Triamteren, Amilorid, Chlortalidon, Methyldopa, Minoxidil, Nifedipin, Quinidin, Reserpin |
| NSAR | Ibuprofen, Indometacin, Ketoprofen, Phenylbutazon, Piroxicam |
| Antihistaminika | Diphenhydramin, Promethazin |
| Antikonvulsiva | Diphenylhydantoin |
| Psoralene | 5-Methoxypsoralen, 8-Methoxypsoralen, 4,5,8-Trimethylpsoralen |
| Psychopharmaka | Barbiturate, Chloralhydrat, Chlordiazepoxid, Chlorprothixen, Haloperidol, Carbamazepin, Methylphenidat, Nortriptylin, Prothipendyl, Phenytoin, Pyritinol, Amitriptylin, Clomipramin, Desipramin, Imipramin, Maprotilin |
| Zytostatika/Immunsuppressiva | Azathioprin, Dacarbazin, 5-FU, 6-Mercaptopurin, MTX, Mitomycin, Procarbazin, Vinblastin, Cyclophosphamid |
| B-RAF-Inhibitoren | Vemurafenib, Dabrafenib, Encorafenib |

## 10.3.3 Dermatitis solaris (L55.-)

**Syn.:** Sonnenbrand.

**Def.:** UVB-bedingte Verbrennung der Haut: Freisetzung von RNA aus UV-geschädigten Keratinozyten → Anregung der Produktion von TNFα u. IL6 von nichtbestrahlten Keratinozyten u. sog. PBMCs (peripheral blood mononuclear cells).

**Klinik:** Schmerzhafte Erytheme an lichtexponierten Arealen, ggf. mit Bläschen/Blasen u. Krustenbildung. Bei ausgedehntem Befund AZ ↓, Kältegefühl, Fieber, Kreislaufsymptomatik. Crescendoreaktion: Beginn 6–8 h nach Exposition, Max. nach 24–36 h. Heilt i. d. R. nach 1–2 Wo. ab; evtl. persistieren Hyperpigmentierungen, sehr selten depigmentierte Narben.

**Diagn.:** Anamnese mit UV-Exposition, zeitliche Abfolge; bei ausgedehntem Befund RR, Puls, Temperaturkontrolle, E'lyte ggf. Diagn. wie bei Verbrennung (▶ 10.1.2).

**DD:** Fototoxische Reaktion/Wiesengräserdermatitis (längere Latenzzeit nach Exposition, auf Kontaktstellen mit fototoxischer Substanz beschränkt).

**Ther.:**

- allgemein: UV-Strahlen vermeiden, bis vollständige Rückbildung erreicht (ggf. für 14 d), Kühlung, z. B. mit nassem Baumwolltuch, viel trinken.
- Möglichst schnell u. kurzzeitig (wenige d) lokale Steroide als Lotio (z. B. Methylprednisolonaceponat Milch).
- Bei Bläschenbildung u. großflächigem Befall bis 6 h nach Sonnenexposition NSAR, z. B. Diclofenac 50–100 mg p. o. (z. B. Voltaren®; ▶ 22) od. ASS 500–1000 mg p. o. (▶ 22).
- Bei größeren Blasen, ausgedehntem Erythem Prednisolon 100 mg i. v. (z. B. Solu-Decortin® H; ▶ 22), binnen weniger d Dosis reduzieren. Ältere Menschen, kleine Kdr.: Stat. Aufnahme. Überwachung.
- Evtl. zusätzlich Vit. C 1–2 g (z. B. Cebion®-Brausetbl.; ▶ 22) innerhalb der ersten 6 h nach UV-Exposition (Magenschutz!).

Großflächige blasige Dermatitis solaris v. a. bei Kdr. u. älteren Menschen stat. behandeln, Diagn. u. Ther. wie bei Verbrennung (▸ 10.1.2).

**Sonnenbrandprophylaxe:**
- Freizeitverhalten ändern: Mittags nicht in die Sonne, je nach Hauttyp auch länger nicht. Kdr. zwischen 10 u. 15 Uhr nicht in die Sonne lassen.
- Kontinuierliche Gewöhnung an die Sonne statt plötzlicher Exposition.
- Textiler Lichtschutz wie T-Shirt, Hut mit Nacken- u. Ohrenschutz, Sonnenbrille (100 % UV-Filter bis 400 nm), Lichtschutzpräp. (▸ 10.3.12).
- UV-Absorber im Waschmittel (Frosch®), Textilien mit UV-Schutz (z. B. hyphen®, Freeland®).

**KO:** Bei großflächiger Dermatitis solaris Schockgefahr (v. a. Kdr., ältere Menschen), Entstehung von NZN (Kindesalter) u. Lentigines (Erw.) nach Mon. **Cave:** Sonnenbrände in der Kindheit sind vermutlich für MM-Entstehung mitverantwortlich. Bei Kopfschmerz an Sonnenstich denken.

## 10.3.4 Polymorphe Lichtdermatose (PLD, L56.4)

**Syn.:** „Sonnenallergie".

**Def.:** Häufig (20–30 %) bei sonst gesunden Personen. F : M = 4 : 1. Saisonaler Beginn meist im Frühjahr od. Hochsommer an sonnenentwöhnter Haut nach erhöhter Sonnenexposition; Latenz von wenigen h bis einigen d. In 80 % durch UVA, 8 % durch UVB, 12 % durch beide. Typische Anamnese: Zu Beginn des Sommers besonders stark, dann allmähliche Besserung (Hardening-Effekt).

**Klinik:** Initial starker Pruritus / brennender Schmerz, meist an Gesicht, Dekolleté (90 %), Armen u. Beinen; später fleckige Erytheme. Schließlich Ausbildung der klin. Varianten (s. u.). Symptome v. a. an Gesicht u. Handrücken (permanent lichtexponiert).

„Die PLD lässt der Pat. im Urlaub, den LE bringt er mit." Die PLD äußert sich interindividuell in verschiedenen Effloreszenzen („polymorph"), ist aber für den jeweils Betroffenen monomorph.

### Klinische Varianten
- papulöser Typ: Häufigste Variante mit kleinen od. urtikariellen Papeln auf leicht elevierten Erythemen.
- papulovesikulöser Typ: komb. Auftreten von Papeln, Papulovesikeln, Vesikeln u. Bullae.
- Plaque-Typ: erythematöse, elevierte, oft urtikarielle Plaques, meist im Gesicht.
- seltene Formen:
  - hämorrhagischer Typ: papulöse Läsionen, die sich hämorrhagisch umwandeln (Variante des papulösen Typs)
  - EEM-Typ: typische kokardenförmige Effloreszenzen (Variante des Plaque-Typs)
  - Iktus-Typ (Strophulus-Typ): wenige, einzeln stehende, urtikarielle, an Insektenstiche erinnernde Papeln

- vesikulobullöser Typ: Variante des papulovesikulösen Typs mit z. T. konfluierenden Vesikulae u. Bullae

**Diagn.:** Anamnese (v. a. saisonaler Verlauf, Sommerurlaub?), Lichttreppe zur MED-Bestimmung (UVB), Fotoprovokation nach Testprotokoll (▶ Tab. 10.7). Ziel: Auslösen typischer HV durch mehrmalige Bestrahlung an den Prädilektionsstellen mit hohen Dosen UVA u. UVB.

**Tab. 10.7 Testprotokoll für Provokationstestung bei V. a. polymorphe Lichtdermatose.**

| Parameter | Ausführung |
|---|---|
| Testort | Prädilektionsstellen, bei Testbeginn erscheinungsfrei (z. B. Unterarme) |
| Testareal | 5 × 8 cm (3 Felder) |
| Strahlenquelle | $UVA_1$: Metallhalogenidstrahler (340–400 nm), UVB: Fluoreszenzstrahler (280–320 nm) |
| Dosis | Feld 1: 3 × 60–100 J/cm² KOF $UVA_1$<br>Feld 2: 3 × 1,5-fache MED-UVB<br>Feld 3: Beides |
| Ablesung | 24, 48, 72 h nach Bestrahlung. Pos. = Auslösung typischer HV |

**DD:** Fotoallerg. Ekzem, atopisches Ekzem, Prurigo simplex subacuta, hämorrhagische Vaskulitis, LE, Lichturtikaria, erythropoetische Protoporphyrie, EEM, aerogenes allergisches Kontaktekzem.

**Ther.:**
- wenn HV bestehen: Meidung weiterer UV-Exposition, Lichtschutzmaßnahmen (Kleidung, z. B. aus Enka®-Viskose, UV-Schutzpräp. mit Breitbandfilter, z. B. ISDIN Foto Ultra Solar Allergy Fusion Fluid® od. Anthelios® Ultra 50).
- im Schub: Glukokortikoide (extern z. B. Methylprednisolonaceponat Milch, bei massiven Beschwerden auch syst., z. B. Decortin® 50 mg; ▶ 22). Über mehrere d Dosis reduzieren.
- chron. therapierefraktäre Verläufe, starke Beeinträchtigung: Resorchin® 250 mg / Wo. über mehrere Mon. (▶ 22).

**Prophylaxe:**
- Etwa 15–20 UVA- u. 15–20 UVB-Bestrahlungen (3–5 × / Wo.) mit suberythematogenen UV-Dosen (langsam steigern). Ggf. auch langsame „Sonnengewöhnung" wirksam. 2. Wahl (weil stärker karzinogen): PUVA-Hardening (▶ 23.5).
- Versuch mit Antihistaminikum (z. B. Desloratadin Filmtbl.) u. / od. topischen Antioxidativa (z. B. Eucerin® empfindliche Haut Phase 1 + 2).

## 10.3.5 Mallorca-Akne (L70.8)

**Syn.:** Acne aestivalis, Frühjahrsakne, Sommerakne.

**Def.:** Historischer Begriff für die follikulär gebundene Variante der polymorphen Lichtdermatose. Beginn im Frühjahr, Höhepunkt im Sommer, Rückgang im Herbst, Erscheinungsfreiheit im Winter. V. a. durch UVA induziert. Möglicherweise ölige Sonnenschutzpräp. für Entstehung mitverantwortlich, jedoch nicht obligat.

**Klinik:** An sonnenexponierten, talgdrüsenreichen Arealen (Gesicht, Oberarme, Dekolleté, Rücken) monomorphe kleine follikuläre Papeln.

**Diagn.:** Anamnese, Klinik.

**DD:** Polymorphe Lichtdermatose (nicht follikulär gebunden).

**Ther.:** Prophylaktisch gelartige Lichtschutzpräp. (z. B. ISDIN FotoUltra Solar Allergy Fusion Fluid®). Therapeutisch Versuch mit keratolytischen Externa (z. B. Adapalen® Gel → nur einsetzen, wenn weitere UV-Exposition vermieden wird!).

## 10.3.6 Hidroa vacciniformia (L56.8)

**Def.:** Seltene Fotodermatose unklarer Ätiol., v. a. durch UVA. Frühes Kindesalter. Assoziation mit persistierender EBV-Inf. in T-Lymphozyten.

**Klinik:** Wenige min bis h nach Sonnenexposition zunächst Brennen / Pruritus u. umschriebene Erytheme in den lichtexponierten Arealen. Nachfolgend Blasen, die eintrocknen u. narbig abheilen (▶ Abb. 10.4). Beteiligung der Mundschleimhaut u. Konjunktiven möglich.

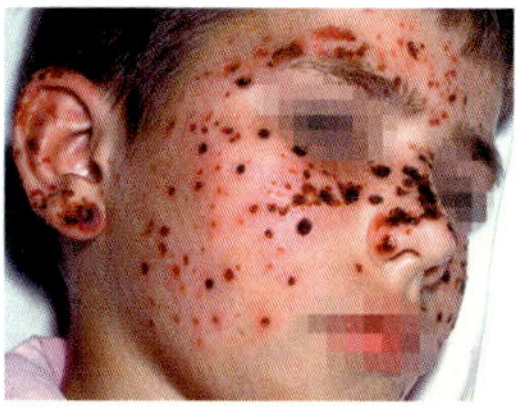

Abb. 10.4 Hidroa vacciniformia. [R299]

**Diagn.:** Klin. Bild. Fotoprovokation schwierig; selten hämorrhagische, pralle Blasen nach wiederholten Provokationen mit UVA (30 J / $cm^2$ KOF od. mehr). Porphyrine in Urin u. Serum (z. A. Porphyrie). Ophthalmologisches Konsil (Augenbeteiligung?). EBV-Last im peripheren Blut (n < 700 IU / ml).

**DD:** Erythropoetische Protoporphyrie, bullöser LE, hepatische Porphyrie, Varizellen.

**Ther.:** Wichtigstes Ther.-Prinzip: hoher Lichtschutz, v. a. im UVA-Bereich (z. B. Cetaphil® Sun Daylong™ SPF 50+ Lotion). UV-Schutz-Brille, textiler Lichtschutz, UV-Schutzfolien für Fenster. Hardening mit syst. PUVA-Ther. (▶ 23.5) vor den lichtreichen Mon. In schweren Fällen syst. Prednison (▶ 22) 50–75 mg / d initial; langsame Dosisreduktion.

**Progn.:** Chron.-rez. Verlauf über viele J. Sistieren nach der Pubertät.

**KO:** Pockenähnliche Vernarbungen, oft psychische Beeinträchtigung. Durch konsequenten Lichtschutz vermeidbar.

## 10.3.7 Lichturtikaria (L56.3)

**Def.:** Selten. Wenige min nach Lichtexposition auftretende urtikarielle HV. Beginn in jedem Lebensalter möglich, v. a. im Erw.-Alter.

**Klinik:** Unmittelbar nach Lichtexposition sonst lichtgeschützter Areale Auftreten von Brennen, Spannen, Erythemen. Wenige min später stark juckende Quaddeln, die nach kurzer Zeit verschwinden. Ggf. Kreislaufbeschwerden bis hin zum Schock.

**Diag.:**

- Lichttestungen nur unter Notfallbedingungen durchführen, i. v. Zugang, bereit liegende Notfallmedikamente, Intubationsmöglichkeit.
- Lichttreppe (▶ 10.3.2), Bestimmung der minimalen urtikariellen Dosis (MUD), Fotoprovokation nach Testprotokoll (▶ Tab. 10.8).

**Tab. 10.8 Testprotokoll für Provokationstestung bei Lichturtikaria.**

| Parameter | Ausführung |
|---|---|
| Testort | nicht UV-exponierte Region |
| Testareal | kleine Testfelder (1 × 1 cm) |
| Strahlungsquelle | • UVA: Metallhalogenidstrahler (340–400 nm)<br>• UVB: Fluoreszenzstrahler (280–320 nm)<br>• sichtbares Licht: Diaprojektor<br>• zusätzlich Monochromator zur Ermittlung des Aktionsspektrums (teuer)<br>• praktikabel: PDT-Lampen mit Grün-, Blau- u. Rotlicht |
| Dosis | meist niedrig, individuell verschieden |
| Ablesung | sofort; Pat. bis 1 h nach Bestrahlung beobachten. Pos. Reaktion = Ausbildung von Urticae |

**Ther.:**

- Lichtschutz (Meiden direkter Sonneneinstrahlung, textiler Sonnenschutz, Sonnenschutzpräparate)
- Nicht sedierende Antihistaminika p. o. (z. B. Desloratadin) bis zur 4-fachen Dosis (OLU)
- Light Hardening (rush hardening: UVA1, zusätzlich UVB 311 zur Lichtschwielenbildung)
- 1. Tag 50 % MUD quadrantenweise bestrahlen (Dosissteigerung um ca. 30 %, wenn keine Reaktion, Dosis beibehalten, wenn starkes Erythem od. Pruritus, Dosis um 30 % senken, wenn urtikarielle Reaktion), möglichst viele Bestrahlungen
  2. Tag: letzte Dosis vom Vortag um ca. 30 % senken u. quadrantenweise bestrahlen
- Omalizumab (Xolair®), 300 mg s. c. alle 4 Wochen (OLU)

**Progn.:** Konstanter Verlauf über viele Jahre.

## 10.3.8 Fototoxische Dermatitis (L56.-)

Obligat fototoxische Hautreaktion durch Zusammenwirken eines fototoxischen Stoffs mit Licht. F > M. Auslösend wirken UVA u. sichtbares Licht. Viele Fotosensibilisatoren stammen aus der Stoffgruppe der Psoralene (Furocumarine) u. sind pflanzlicher Herkunft (Wiesengräserdermatitis; ▶ Abb. 10.5). Durch Kosmetika u. Parfüme wird die Berloque Dermatitis (L56.2) ausgelöst.

**Fototoxische Pflanzen od. Früchte:** Pastinake, Petersilie, Engelwurz, Feigenbaum, Hahnenfuß Riesenbärenklau, Zitrusfrüchte, Knorpelmöhre, Johanniskraut (fototoxischer Hypericinschwellenwert bei oraler Gabe als Antidepressivum unerreichbar!), Meisterwurz, Bergamotte, Sellerie, Schierlingskraut, Wiesenbärenklau.

**Fototoxische Kosmetika, Parfüme:** V. a. Produkte mit Bergamotteöl od. ähnlichen ätherischen Ölen. Typischer Vertreter: 4711 Kölnisch-Wasser®.

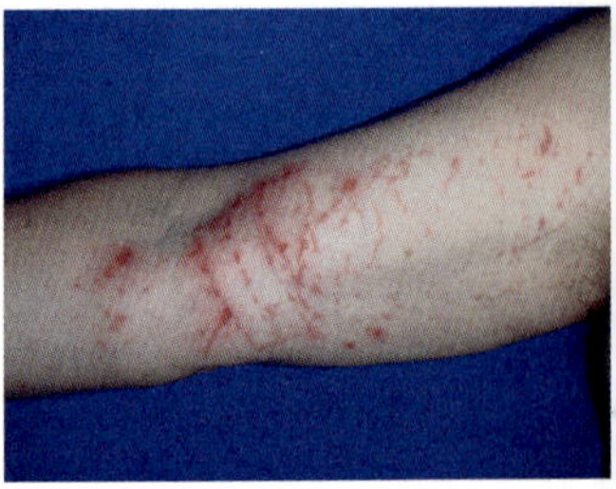

Abb. 10.5 Wiesengräserdermatitis. [R299]

**Klinik:** Einige h bis d nach Sonnenbestrahlung erythematöse, meist streifige HV an den Kontaktstellen zu fototoxischem Stoff. V. a. Gesicht, Hals, Brust, Rücken betroffen. Seltener Bläschen u. Blasen. Häufig persistierende Hyperpigmentierung, im Gesicht evtl. chloasmaartig. Pruritus, brennender Schmerz.

**Diagn.:** Anamnese u. klin. Bild. Befund u. DD ▶ 10.3.9.

**Ther.:** Für wenige d lokales Steroidpräp. (z. B. Mometasonfuroat Creme). Wenn nötig, Eröffnen der Blasen u. antiseptische Lokalther. (z. B. Ocentisept® Lsg., Feuchtumschläge). Bei Hyperpigmentierungen ▶ 10.4.

**Progn.:** I. d. R. Abheilung nach ca. 3 Wo. Häufig über Mon. bis J. persistierende Hyperpigmentierungen.

**KO:** Superinf. eröffneter Blasen.

**Prophylaxe:** Nach dem Schwimmen nie feucht ins Gras legen. Bergamotteölhaltige Kosmetika u. Parfüme meiden. Nach Abheilung duftstofffreie Lichtschutzpräp. (z. B. Cetaphil® Sun Daylong™ SPF 50+ Lotion).

## 10.3.9 Fotoallergische Reaktionen

**Def.:** Sonderformen der Ekzemreaktion. Etwa 1–2 % der allerg. Spättypreaktionen (Hapten-Trägerproteinbindung nur unter Energieaufnahme = UVA). Formen: Fotokontaktallergie (Hautkontakt mit Allergen) u. hämatogene Fotoallergie (enterale / parenterale Allergenzufuhr).

**Klinik:** Einige h nach Allergenkontakt mit zusätzlicher Belichtung allerg. Spättypreaktion mit einem Maximum nach 24–48 h.

**Diagn.:** Vorgehen in drei Schritten:

- Lichttreppen (UVA, UVB, ▶ 10.3.2). UVA-Erythem nach 24 h?
- Fotopatch-Test mit angeschuldigtem Stoff, sofern er bekannt ist (▶ 10.3.2).
- Bei neg. Fotopatch-Test syst. Fotoprovokation (▶ 10.3.2), ggf. Fotoprick- u. Fotoscratch-Test.

**DD:** ▶ Tab. 10.9.

**Ther. / Prophyl.:**

- Karenz von potenziellen u. gesicherten Fotoallergenen.

**Tab. 10.9 Fotoallergische u. fototoxische Reaktionen im Vergleich.**

| | Fotoallergische Reaktion | Fototoxische Reaktion |
|---|---|---|
| Charakteristika | | |
| Vorkommen | selten | häufig |
| | vorhergehende Sensibilisierung | Reaktion auch bei Erstkontakt |
| Persistierende Lichtreaktion | möglich | keine |
| Kreuzreaktionen | ja | nein |
| Auslöserkonz. | niedrig | hoch |
| Fotopatch-Test | Erythem u. Infiltrat sowie Papulovesikel, Blasen u. Erosionen, verzögert als Crescendo-Reaktion | Erythem u. Infiltrat, sofort od. verzögert als Decrescendo-Reaktion |

**Tab. 10.9 Fotoallergische u. fototoxische Reaktionen im Vergleich.** *(Forts.)*

| | Fotoallergische Reaktion | Fototoxische Reaktion |
|---|---|---|
| Klinik | | |
| Klin. Gesamtaspekt | Ekzem | Sonnenbrand |
| Begrenzung | unscharf | scharf |
| Erythem | + | +++ |
| Ödem | +++ | + |
| Papel | + | – |
| Papulovesikel | ++ | – |
| Blasen | + | (+) |
| - fehlend, + leichte Ausprägung, ++ mittlere Ausprägung, +++ sehr starke Ausprägung | | |

- Lichtexposition vermeiden (**cave:** UVA durchstrahlt Fensterglas!).
- Kortikoide lokal (z. B. Mometasonfuroat Creme) 1–2 × / d, in schweren Fällen syst., z. B. Prednisolon (Solu-Decortin® H) zunächst 100 mg / d i. v. in rasch absteigender Dosierung, danach möglichst niedrige orale Erhaltungsdosis, ca. 5–10 mg / d (▶ 22).

**Progn.:** Unter Allergen- u. Lichtkarenz gut. Bei rez. Allergieschüben Gefahr der persistierenden Lichtreaktion (ca. 30 % d. Fälle), davon gehen ca. 10 % in ein aktinisches Retikuloid über.

## 10.3.10 Chronische aktinische Dermatitis (CAD, L57.1)

**Def.:** Chron. Dermatitis der lichtexponierten Haut. Fotoallergen lässt sich meist nicht (mehr?) nachweisen. M > F, mittleres u. höheres Alter. Besondere Form: persistierende Lichtreaktion. Maximalvariante: aktinisches Retikuloid (s. u.).

**Klinik:**

- Zunächst akutes Ekzem, v. a. an Stirn, Wangen, Ohren, Nacken, Hals, Handrücken.
- Allmählicher Übergang in chron. Ekzem mit charakteristischen Symptomen (▶ Abb. 10.6): starker Pruritus, Lichenifikation, Schuppung, ggf. Nässen, derbe Infiltration (→ Facies leontina = löwenartige Schwellung des Gesichts durch Entzündungsinfiltrat).
- Deutlich gesteigerte Lichtempfindlichkeit.
- Als Maximalvariante der CAD kann das aktinische Retikuloid angesehen werden (Übergang in 10–15 % der CAD-Fälle). Sehr stark infiltrierte Herde, histolo-

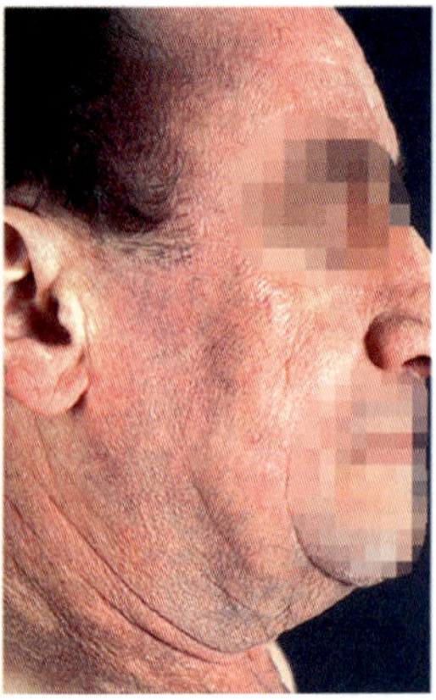

Abb. 10.6 Chronische aktinische Dermatitis. [R299]

gisch einem T-Zell-Lymphom ähnlich. Chronisch mit schlechter Heilungsprognose.

**Diag.:**
- Fotoprovokation (▶ 10.3.2; ▶ Tab. 10.10) u. Biopsie (z. A. kutanes T-Zell-Lymphom).
- Zusätzlich zur Fotoprovokation immer einen Fotopatch-Test durchführen (UVA-Dosis unterhalb der vorher ausgetesteten Erythem- u. Ekzemschwelle).
- Histologie: dichtes bandförmiges lymphohistiozytäres Infiltrat im oberen Korium mit einzelnen Eosinophilen, fokal deutlicher Epidermotropismus, ggf. mit Ausbildung von Pautrier-Mikroabszessen. Bild ähnlich kutanem T-Zell-Lymphom.

**Tab. 10.10 Testprotokoll für Provokationstestung bei V. a. chronische aktinische Dermatitis.**

| Parameter | Ausführung |
|---|---|
| Testort | erscheinungsfreie, nicht UV-exponierte Haut |
| Testareal | 5 × 8 cm |
| Strahlenquelle | • $UVA_1$: Metallhalogenidstrahler (340–400 nm)<br>• UVB: Fluoreszenzstrahler (280–320 nm)<br>• Sichtbares Licht: Diaprojektor |
| Dosis | • 1, 10, 30 J/cm² KOF $UVA_1$; 0,5- bis 1,5-fache MED-UVB, 30 J/cm² KOF sichtbares Licht<br>• ggf. Test-Wdh. an 3 aufeinanderfolgenden d<br>• bei Auftreten von Ekzemen in den Lichttreppen Provokation mit geringfügig höheren Dosen |
| Ablesung | 24, 48, 72 h sowie 1, 2 u. 3 Wo. nach Bestrahlung → pos. Testreaktion: ekzematöse HV, Pruritus im Bestrahlungsareal |

**DD:** Polymorphe Lichtdermatose, kutanes T-Zell-Lymphom.

**Ther.:**
- allgemeine Maßnahmen: intensiver Lichtschutz (Sonne meiden, Kleidung, Lichtschutzpräp.). **Cave:** Häufig Sens. auf Lichtschutzfilter, vorher Epikutantestung
- PUVA-Hardening (▶ 23.5)
- Steroide: zusätzlich lokal, bei Ther.-Resistenz syst. in möglichst niedriger Dosierung (Prednison 5 mg Tbl.; ▶ 22), wenn nötig als Langzeitther.

## 10.3.11 Aktinische Prurigo (L56.4)

**Def.:** Seltene idiopathische Fotodermatose, die im Kindesalter auftritt u. chron. persistierend verläuft.

**Klinik:** Stark infiltrierte, chron. ekzematöse HV in belichteten Arealen, häufig Knoten. Starke Lichtempfindlichkeit, starker Pruritus. Auch LK-Schwellungen. Familiäre Variante bei Indianern in Nord- u. Lateinamerika.

**Diagn., DD, Ther.:** Wie chron. aktinische Dermatitis (▶ 10.3.10). Mittel der Wahl, aber nicht zugelassen, ist Thalidomid.

**Progn.:** Ausgesprochen chron. Verlauf. Meist keine vollständige Ausheilung möglich. KO: Selten Übergang in kutanes T-Zell-Lymphom.

Porphyria cutanea tarda ▶ 8.11.

10

## 10.3.12 Lichtschutz

Die Auswahl von Lichtschutzmaßnahmen hängt ab von:

- Hauttyp nach Fitzpatrick (s. u.)
- individueller Empfindlichkeit (nach vorausgegangener UV-Exposition baut sich Eigenschutz durch Pigmentierung u. „Lichtschwiele“ auf)
- Intensität u. Dauer der UV-Exposition

### Lichtschutzmaßnahmen – Überblick

- Direkte Sonne meiden (v. a. zwischen 10 u. 15 Uhr); insb. keine „Sonnenschocks“ → besser vorsichtige Gewöhnung, kein Urlaub in Ländern, die nicht zum Hauttyp passen.
- Textiler Lichtschutz (Hut, Schuhe, schulterbedeckende Kleidung → ggf. spezielle UV-Schutzkleidung), Waschmittel mit UV-Absorber (Frosch®),
- Lichtschutzpräp.

**Beim Umgang mit der Sonne beachten:**

- Allmähliche Steigerung der UV-Exposition. Hauttyp I / II an den ersten Expositionstagen < 10 min
- Kleine Kdr. gehören nicht ungeschützt in die Sonne.
- UV-Exposition ist wesentlicher Risikofaktor für die Entstehung von Haut-TU → Sonnenbrand unbedingt vermeiden, v. a. im Kindesalter.

### Hauttypen nach Fitzpatrick

- Typ I: Bräunt nie, immer starker Sonnenbrand (rotblonde od. rothaarige, grünäugige, sommersprossige Menschen, „keltischer Typ“).
- Typ II: Bräunt schlecht, immer Sonnenbrand (blonde, blauäugige, hellhäutige Menschen, „germanischer Typ“).
- Typ III: Bräunt gut, selten Sonnenbrand (dunkelblonde od. braunhaarige, braunäugige, mittelstark pigmentierte Personen).
- Typ IV: Bräunt sehr gut, sehr selten Sonnenbrand (dunkelhaarige, dunkeläugige, dunkelhäutige Personen), „mediterraner Typ“.
- Typ V: „indischer Typ“, braune Haut, praktisch nie Sonnenbrand.
- Typ VI: „afrikanischer Typ“, schwarze Haut, praktisch nie Sonnenbrand.

Eigenschutzzeiten der einzelnen Hauttypen ▶ Tab. 10.11.

**Tab. 10.11 Eigenschutzzeiten bei sonnengewöhnter Haut in Mitteleuropa[1].**

| Pigmentierungstyp nach Fitzpatrick | Eigenschutzzeit Erythem nach | Vorzeitige Hautalterung[2] |
|---|---|---|
| I | 5–10 min | 2–7 min |
| II | 10–20 min | 7–14 min |
| III | 20–30 min | 14–20 min |
| IV | 30–45 min | 20–30 min |

[1] Mitte Juni, 12 Uhr mittags, klarer Himmel, saubere Luft.
[2] Zeit, nach der Veränderungen initiiert werden, die zu vorzeitiger Hautalterung führen.

## Lichtschutzpräparate

**Lichtschutzfaktor:**
Für UVB: Quotient aus den MEDs für die durch das Lichtschutzpräp. geschützte u. für ungeschützte Haut. Für UVA gibt es verschiedene Testmethoden. Deklariert sind auf der Präp.-Verpackung die Lichtschutzfaktoren für UVB (B) u. UVA (A); evtl. auch, ob Schutz vor Infrarotlicht (IR) besteht. Beispiel: 20B-7A-IR (Lichtschutzfaktor 20 für UVB, 7 für UVA, Schutz vor Infrarot).

- Absorptionsmittel (chemische Filter) meist nur in einem bestimmten Spektralbereich wirksam (UVB od. UVA). Nur wenige Substanzen absorbieren im gesamten UV-Bereich (Breitspektrumabsorber).
- Decksubstanzen u. Pigmente (physikalische Filter) reflektieren alle auftreffenden Photonen, unabhängig von der Wellenlänge → Erhöhung der Lichtschutzwirkung od. völlige Blockierung des Eintritts von Photonen in die Oberhaut („Blocker", keine Bräunung mehr möglich). V.a. bei Kdr. u. (Wasser-)Sport auf Wasserfestigkeit achten.

### Anwendung

- Lichtschutzpräp. (▶ Tab. 10.12) 30 min vor Lichtexposition auftragen, mind. 2 mg / cm$^2$.
- Keine Bereiche vergessen (Ohren, nicht behaartes Kapillitium, Kniekehlen, Fußrücken).
- Unzugängliche Partien (Rücken) von Hilfsperson eincremen lassen.
- Wiederholte Anwendung nach Wasserkontakt u. Schwitzen.
- Wahl der Grundlage nach Hauttyp (z. B. Gel bei Seborrhö).

**Tab. 10.12 Lichtschutzmittel.**

| Indikation | Präp.-Art | Beispielpräparat |
|---|---|---|
| Kinderhaut | Pasta zinci mollis → dünn auftragen, guter physikalischer Lichtschutz | frei rezeptieren, preisgünstig, Nachteil: hinterlässt weißen Film |
| | Titaniumdioxid ($TiO_2$) | Z. B. Fotoprotector ISDIN™ Fusion Fluid Mineral Baby Pediatrics LSF 50+ |
| Erw.-Haut | fließfreudige Ö/W-Emulsion | z. B. Cetaphil® Sun Daylong™ Kids SPF 50+ Lotion |
| Bei Lichtdermatosen, höchsten UV-Belastungen | Sunblocker | z. B. Avène Mineralische Sonnenmilch SPF 50+ |
| Langzeit-UV-Schutz über mehrere h, wasserfest | liposomale Lichtschutzpräp. | z. B. Cetaphil® Sun Daylong™ SPF 50+ Lotion |
| Gesicht/Augenpartie | „augenfreundliche" Präparate, Sportler, die schwitzen | z. B. ISDIN Fusion water® |
| Lippenschutz | Lippenstifte mit Lichtschutz | z. B. Avène® Sonnenstick SPF 30 |

Nicht geeignete „Lichtschutzsubstanzen": Sonnenöle → schwache Schutzeffekte, eher „Brennglaseffekt", alkoholische Lsg. → zu stark austrocknend, ungleichmäßige Verteilung.

10

Lichtschutzfaktoren können falsche Sicherheit vortäuschen! Schweiß, Wasser u. a. vermindern die Wirkung, sodass der angegebene Faktor oft nicht erreicht wird!

### Textiler Lichtschutz

Sehr wirksames Lichtschutzprinzip, v. a. bei Kdr. Verwendung z. B. von Enka®-Viskose mit hoher Absorption, zusätzlich Verwendung von Waschmitteln mit UV-Absorber (Frosch®).

# 10.4 Pigmentstörungen

## 10.4.1 Umschriebene Hyperpigmentierungen

### Epheliden (L81.2)

**Syn.:** Sommersprossen, freckles.

**Def.:** Erworbene, i. d. R. harmlose HV. Entstehen im frühen Jugendalter. Häufig v. a. bei Personen mit rötlich-blondem Haar.

**Klinik:** Im Winter abblassende, im Frühling u. Sommer hervortretende, scharf begrenzte, z. T. konfluierende gelbliche bis bräunliche Pigmentflecken. Prädilektionen: Mittlere Gesichtsanteile, Unter-, Oberarme, Schultern; symmetrisch verteilt.

**Diagn.:** Klin. Bild, (Familien-)Anamnese, im Zweifel Biospie. Histologie: Hyperpigmentierung der Basalschicht, ggf. einige Melanophagen im Str. papillare.

**DD:** Lentiginosen, pigmentierte Verrucae planae juveniles, Xeroderma pigmentosum.

**Ther.:** Aufklärung über Harmlosigkeit. Sonnenschutz, ggf. Camouflage.

Epheliden als Teilsymptom von Fehlbildungsstörungen: Neurofibromatosis generalisata (Axillary freckling; ▶ 17.1.1). Progerie, Xeroderma pigmentosum.

### Peutz-Jeghers-Syndrom (Q85.8)

**Syn.:** Pigmentfleckenpolypose.

**Def.:** Selten. Hamartomatöse Polypose (< 20 Polypen) mit AD Vererbung (Penetranz ca. 80 %), in 40 % Neumutation. Mutation eines Tumorsuppressor-Gens. Manifestation meist vor 30. LJ. Pigmentflecken u. Polypose im GIT (meist Jejunum), z. T. extraintestinal. Risiko für Ovarial-TU, Hoden-TU u. GIT-, Pankreas-, Mamma-Ca. ↑.

**Klinik:** Bizarre mittel- bis tiefbraune Pigmentflecken perioral (typisch, aber nicht spez.), an Lippen u. Mundschleimhaut, periorbital, auch an Konjunktiven, Händen u. Füßen (auch Palmae u. Plantae), Gelenkstreckseiten. Polypose möglich. Meist keine od. diskrete profuse Darmsymptomatik.

**Diagn.:**

- Klinik, Biopsie (im Zweifel: EM), iFOBT
- EM: Finger: überwiegend keine Melanosomen in Keratinozyten (Transferblock), hohe Anzahl ausgereifter Melanosomen in Melanozyten mit verlängerten Dendriten; Lippen: große, einzeln verteilte, ausgereifte Melanosomen in Keratinozyten.

- Diagnose eines Peutz-Jeghers-Sy. gilt als sicher, wenn
  - ≥ 2 histologisch gesicherte Peutz-Jeghers-Polypen od.
  - 1 histologisch gesicherter Peutz-Jeghers-Polyp u. typische periorale Pigmentflecken od.
  - 1 histologisch gesicherter Peutz-Jeghers-Polyp u. pos. Familienanamnese.

**DD:** Laugier-Hunziker-Sy. Carney-Komplex.

**Ther.:** Laserther. der Pigmentflecken. Ther. von KO durch Internisten.

## Melasma (L81.1)

**Syn.:** Chloasma.

**Def.:** Erworbene, umschriebene, zu Rez. neigende Hyperpigmentierung in sonnenexponierten Arealen, v. a. im Gesicht, gelegentlich am Nacken u. an den Armen. F:M ca. 9 : 1., Häufigkeitsgipfel 3. – 4. Lebensdekade, später v. a. bei F mit Hauttyp ab IV. Entstehung über Mon. Deutliche Beeinträchtigung der Lebensqualität.

**Ätiol.:**
- idiopathisch
- Gravidität, Medikamente (z. B. Kontrazeptiva, Antikonvulsiva), Kosmetika, Lichtexposition (sichtbares u. UV), genetischer Hintergrund

**Klinik:** Großfleckige bräunliche, gräuliche od. braungraue Hyperpigmentierungen mit scharfer, unregelmäßiger Begrenzung, z. T. konfluierend. Am häufigsten zentrofaziales Muster: Meist symmetrisch an Stirn, Schläfen, Wangen u. perioral. Intensivierung durch Licht. Nach Geburt od. Absetzen des Kontrazeptivums langsame Rückbildung nach Mon. bis J., unwahrscheinlich bei Pigmentinkontinenz.

**Diagn.:** Anamnese (Gravidität, Hormone), Klinik, bei Zweifel Biopsie.
Histologie:
- epidermaler Typ: häufigster Typ. Hyperpigmentierung basaler u. suprabasaler Keratinozyten
- dermaler Typ: verstärkte Melaninablagerung in perivaskulären Makrophagen des oberen u. tiefen Gefäßplexus
- kombinierter Typ: beide Merkmale

**DD:** Postinflammatorische Hyperpigmentierungen, Melanodermitis toxica, Erythromelanosis.

**Ther.:** Pat. über Harmlosigkeit aufklären u. Ther.-Möglichkeiten anbieten.
- medikamentöse od. kosmetische Ätiol.: Absetzen aller suspekten Substanzen, Hautreinigung mit parfümfreien Seifen.
- Meiden direkter Sonnenbestrahlung, (unparfümierte) getönte physikalische Lichtschutzpräp. Fortführung des Sonnenschutzes mind. noch den nächsten Sommer zur Rez.-Prophylaxe.
- v. a. bei dermaler Hyperpigmentierung: schlechtes Ther.-Ansprechen. Kosmetische Abdeckung mit Camouflage.
- v. a. bei epidermaler Hyperpigmentierung: Bestes Ther.-Ansprechen. Versuch der Depigmentierung. 1. Wahl: Hydrochinon (HQ) 3–5 % 1 × / d, sichtbare Wirkung nach ca. 4–8 Wo., komplette Rückbildung nach ca. 6 Mon. NW: Kontaktdermatitis, bräunliche Nagelverfärbungen, Hyper-, Hypo- u. Depigmentierungen. KI: Gravidität, Stillzeit, Kdr. < 12 J., Vorsicht bei empfindlicher Haut.

- Bleichsubstanzen (Fertigpräp.): z. B. Pigmanorm Creme Widmer (HG 5 %, Tretinoin 0,1 %, Hydrocortison 1 %) 2 × / d exklusiv auf die betroffenen Stellen über ca. 8 Wo., dann 2x / Wo. über ½ J als Erhaltungsther. plus „Sunblocker" → Rez.-Risiko deutlich ↓.
- Alternative zum Hydrochinon: 20 %ige Azelainsäure (Skinoren® Creme, OLU), 2 × / d, evtl. anfänglich Irritationen mit Pruritus, Brennen, Erythemen u. Schuppung; nach 2- bis 4-wöchiger Ther. spontan reversibel. Ther.-Dauer: oft > 3 Mon.

### Lentigo simplex (L81.4)

**Def.:** Überwiegend im Kindesalter (auch ab Geburt) auftretende einfache Melanozytenhyperplasie ohne Bevorzugung lichtexponierter Areale u. ohne Abblassen im Winter. Atypische Lentigines (s. u.) ggf. Vorläufer für MM. Übergang in NZN möglich.

**Klinik:** Scharf begrenzte, braune Maculae von wenigen mm Größe. Atypischer Aspekt durch schwarze od. unregelmäßige Pigmentierung od. größeren Durchmesser möglich.

**Diagn.:** Klinik, Biopsie insb. bei atypischen Lentigines. Histologie: Leichte Elongation der Reteleisten, Melanozytenhyperplasie, basale u. suprabasale Hyperpigmentierung, Melanophagen im Str. papillare, ggf. diskretes lymphohistiozytäres Infiltrat im oberen Korium, z. T. auch Riesenpigmentgranula.

**DD:** Junktionsnaevus, Café-au-Lait-Fleck, Lentigo senilis, Lentigo maligna, andere umschriebene Pigmentierungen.

**Ther.:** Bei unauffälligen Lentigines keine Ther.; regelmäßige Kontrollen in jährlichen Intervallen, wenn kosmetisch störend, Laser-Ther. mit $CO_2$- od. Erbium:YAG-Laser; bei atypischem Aspekt Exzision.

## 10.4.2 Lentiginosen

Disseminierte od. einem bestimmten Verteilungsmuster folgende multiple kleine Pigmentflecken (Lentigines simplices; ▶ Abb. 10.7).

### LAMB-Syndrom

**Syn.:** NAME-Sy., Carney-Komplex.
AD vererbt. Assoziation von mukokutanen **L**entigines (insb. fazial u. genital), kardialen (**a**trialen) u. **m**ukokutanen Myxomen u. **b**lauen Naevi sowie selten weiteren TU (myxoide Fibroadenome der Mamma, Sertolizell-Neoplasien u. a.). Manifestation im Jugend- od. frühen Erw.-Alter.

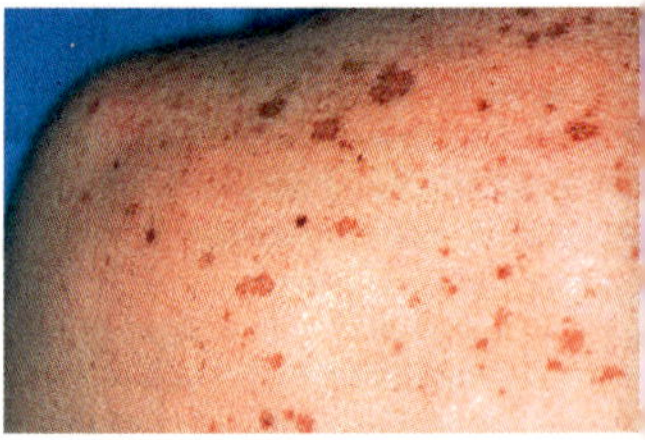

Abb. 10.7 Lentigines. [R299]

### LEOPARD-Syndrom

**Syn.:** Moynahan-Sy.
Sehr seltenes Lentiginosis-Sy., AD vererbt mit unterschiedlicher intrafamiliärer Expressivität. Meist nicht alle Befunde bei einem Pat. nachweisbar.

**Klinik:** Lentiginosis am oberen Stamm u. Nacken (unterschiedliche

Größe u. Farbe, auch Café-au-Lait-Flecken), **E**KG-Veränderungen (Überleitungsstörungen, Kardiomyopathie), **o**kulärer Hypertelorismus, **P**ulmonalstenose, **ab**normale Genitalien, **r**etardiertes Wachstum, **D**eafness (Innenohrschwerhörigkeit od. Taubheit). Zusätzliches Vorkommen von Café-au-Lait-Flecken u. melanozytären Naevi. **Cave:** Durchunters. (internistisch, ophthalmologisch, HNO)!

## PUVA-Lentigines

**Klinik:** Bei der PUVA-Ther. auftretende Pigmentflecken mit im Gegensatz zur Lentigo senilis dunklerer Farbe u. unregelmäßigerer Pigmentverteilung.

**Diagn.:** Histologie: unregelmäßige Reteleistenverlängerung, basale Hyperpigmentierung, manchmal Atypien der Melanozyten.

**Ther.:** Abbruch der UV-Ther., Meidung weiterer UV-Exposition, halbjährliche Nachsorge, Exzision auffälliger Pigmentierungen.

## Lentigo senilis (L81.4)

**Syn.:** Altersfleck, Lentigo solaris.

**Def.:** Bei 90 % der über 60-Jährigen, häufiger bei hellem Hauttyp. Kosmetisch beeinträchtigend.

**Ätiol.:** Chron. UV-Belastung, Sonnenbrände. Zunahme ab 40. LJ. Evtl. Übergang in Lentigo maligna.

**Klinik:** Hellbraune bis graubraune, im Hautniveau liegende Hyperpigmentierung mit relativ scharfer Berandung in lichtexponierten Hautarealen, ohne Abblassen im Winter.

**Diagn.:** Klinik, Biopsie v. a. bei irregulären Lentigines. Histologie: Ausgeprägte, schlägerartige od. gewundene Reteleistenverlängerung mit kleinen knospenartigen Ausziehungen (u. U. quere Verbindung einzelner Reteleisten), atrophische Epidermis zwischen den Reteleisten, Melaningehalt der basalen Keratinozyten ↑, unterschiedlich starke Melanozytenhyperplasie ohne Nestbildung, Melanophagen u. schütteres perivaskuläres lymphozytäres Infiltrat im oberen Korium, selten Atypien der Melanozyten.

**DD:** Lentigo simplex, flache seborrhoische Keratose (klin. stärkere Hyperkeratose), Lentigo maligna, Junktionsnaevus, pigmentierte aktinische Keratose.

**Ther.:** Wenn kosmetisch stark störend, Entfernung auf Wunsch des Pat. Oberfl. Kryochirurgie (▶ 24.5), Laserther. (▶ 24.10), Chemical Peeling, Camouflage. Lichtschutz u. Vermeidung weiterer Sonnenexposition. Kontrollen.

## Incontinentia pigmenti, Typ Bloch-Sulzberger (Q82.3)

**Def.:** Seltene, in Stadien verlaufende Genodermatose mit charakteristischen Hautsymptomen u. Fehlbildungen. F >> M, Manifestation in den ersten Lebenswo. XD Erbgang. Neumutationen möglich. Für männliche Feten i. d. R. letal (Ausnahmen: Z. B. Klinefelter-Sy., somat. Mutation).

**Klinik:** Stadienhafter Verlauf. HV der einzelnen Stadien evtl. an verschiedenen Stellen.

- vesikobullöses Entzündungsstadium: Beim Neugeborenen od. in den ersten Lebenswo. schubweises Auftreten entzündlicher Erytheme, Bläschen u. Blasen; unregelmäßig od. linear entlang der Blaschko-Linien an Extremitäten u. seitlichem Rumpf (selten schon intrauterin, ca. 10 %).

- verrukös-akanthotisches Stadium: lichenoide Papeln, pustulöse od. hyperkeratotisch-verruköse Effloreszenzen zwischen der 2. u. 6. Lebenswo. V.a. an seitlichem Rumpf, Oberarmen, Oberschenkeln.
- Pigmentierungsstadium: bizarre, spritzerartige bräunliche bis graubraune Pigmentierungen (Ähnlichkeit mit chinesischen Buchstaben) in den Blaschko-Linien. V.a. an seitlichem Rumpf, Oberarmen, Oberschenkeln.
- assoziierte Symptome / Befunde: Bluteosinophile (bis 50 %), Pseudopelade, Zahnentwicklungsstörungen, Anomalien von Augen (30 %), ZNS (25 %), Skelettsystem; Herzfehler.

**Diagn.:** Klinik, BB, Biopsie, pädiatrisches, ophthalmologisches, kardiologisches orthopädisches u. neurologisches Konsil. Histologie (der verschiedenen Stadien):
- intraepidermale, ggf. subkorneale Blase mit eosinophilen Granulozyten, eosinophile Spongiose
- Akanthose, Hyperkeratose, Kolloidkörperchen, Dyskeratosen, lymphohistiozytäres Infiltrat u. Melanophagen im oberen Korium
- Pigmentinkontinenz, vakuolige Degeneration der Basalzellen

**DD:** Dermatitis herpetiformis Duhring, bullöses Pemphigoid, Epidermolysis bullosa hereditaria, Erythema dyschromicum perstans, lineare epidermale Naevi.

**Ther.:** I. d. R. nicht erforderlich. Antiseptische externe Ther. entzündlicher Blasen. Genetische Beratung.

**Progn.:** Häufig Rückbildung der HV bis zum Erw.-Alter, sonst abhängig von Begleiterkr.

### Erythema dyschromicum perstans (Ashy dermatosis; L81.02)

**Def.:** Seltene, erworbene chron. Pigmentveränderung ungeklärter Genese.

**Klinik:** Zunächst uncharakteristische Erytheme (entzündliches Stadium). Später konfluierende aschgraue symptomlose Flecken unterschiedlicher Größe mit z. T. rötlichen, leicht erhabenen Rändern sowie Hypo- u. Hyperpigmentierungen. Prädilektionsstellen: Stamm u. Extremitäten.

**Diagn.:** Klinik, im Zweifel Biopsie Histologie: Hydropische Degeneration der Basalzellen im aktiven Randbereich, Pigmentinkontinenz, Rundzellinfiltrate im Papillarkörper.

**DD:** Lichen planus pigmentosus, fixes Arzneimittelexanthem, Lepra, M. Addison, Argyrie.

**Ther.:** Unbefriedigend. Kosmetische Abdeckung mit Camouflage. Therapieversuch mit 20 %iger Azelainsäure (Skinoren® Creme, OLU), 2 × / d, top. Retinoiden (z. B. Adapalene od. Tretinoin) od. top. Calcineurininhib. (z. B. Elidel® Creme).

## 10.4.3 Sekundäre umschriebene Hyperpigmentierungen

#### Ätiologie

- mechanisch: z. B. im Bereich von Gürtel, BH, Hosenträger, in Axillen, Leisten u. am Hals, an Kratzstellen
- kalorisch (Syn.: Melanodermia reticularis calorica, Buschke-Hitzemelanose): Netzförmige, marmorierte bräunliche Hyperpigmentierung durch erhöhte Melaninproduktion u. Pigmentinkontinenz infolge chron. Wärmeeinwirkung. Langsame Rückbildung

- aktinisch: Durch UV-Licht, ionisierende Strahlung
- chemisch: nach toxischer od. fototoxischer Kontaktdermatitis (▶ 10.3.3)
- postinflammatorisch (→ Melanoderm: Hyperpigmentierung nach Dermatosen): fleckförmige Hyperpigmentierungen nach Lichen planus, Urticaria cum pigmentatione, Urticaria pigmentosa, atopischem Ekzem u. anderen chron. Ekzemen, Lichen Vidal, Ps. vulgaris, Pemphigus vulgaris, Zoster, Arzneimittelexantheme, DLE u. a.

### 10.4.4 Diffuse Hyperpigmentierungen

Flächenhafte, primär aktinisch unbeeinflusste Hyperpigmentierungen unterschiedlicher Ätiol.:
- endokrine Erkr.: M. Addison, ACTH od. MSH-bildende TU, Akromegalie, Cushing-Sy., Phäochromozytom, Hyperthyreose, Schwangerschaft.
- innere Erkr.: Chron. Inf.-Erkr. (z. B. Tbc, Kala-Azar, Malaria), ZNS-Erkr., M. Hodgkin, Leberzirrhose, Niereninsuff., Hämochromatose („Bronzediabetes"), Onchronose, M. Wilson, M. Gaucher, M. Niemann-Pick, Malabsorptionssy., Vit.-$B_{12}$-, Folsäure-Mangel, Kachexie, Porphyria cutanea tarda, M. Whipple, POEMS-Sy.
- Hauterkr.: PSS, Dermatomyositis, SLE, GvHD, Melanoerythrodermie, metastasierendes MM.
- Medikamente: Phenothiazine, Hydantoinderivate, Thiazide, Tetrazykline, Antimalariamittel, ACTH, Amiodaron, Zytostatika (z. B. Bleomycin, Busulfan, Cyclophosphamid, Daunorubicin, Fluorouracil, Hydroxyharnstoff, MTX, Mitomycin, Thiotepa).
- Schwermetalle: Arsen, Silber, Gold, Quecksilber, Wismut.

**DD:** Genetisch bzw. ethnisch bedingte dunkle Hautfarbe.

### 10.4.5 Hypomelanose / Amelanose

**Def.:** Verminderung od. totales Fehlen von Melanin infolge einer genetischen Störung.

#### Piebaldismus (E70.3)

**Syn.:** Partieller Albinismus.

**Def.:** AD vererbte lokalisierte Pigmentierungsstörung von Haut u. Haaren. Mutation des KIT-Gens (kodiert für Transmembranrezeptor des Mastzell- / Stammzell-Wachstumsfaktors). Prävalenz 1 : 20 000, M = F, bei allen Ethnien vorkommend.

**Klinik:** Bei Geburt od. nach der ersten Bräunung umschriebene, scharf u. oft bizarr begrenzte, pigmentfreie Flecken. Prädilektionen: Gesicht, Bauch, seitlicher Rumpf, Extremitätenmitte. Z. T. mit centgroßen hyperpigmentierten Flecken innerhalb dieser Areale u. auf normaler Haut. In 90 % weiße Stirnlocke (Poliosis circumscripta) mit pigmentfreiem Fleck, evtl. Beteiligung der Augenbrauen u. Wimpern.

**Diagn.:** Klinik, ggf. Biopsie, Audiometrie (Komb. mit Taubheit z. B. beim Klein-Waardenburg-Sy.). Histologie: Melanozyten vereinzelt vorkommend mit unpigmentierten Melanosomen, sphärische Melanosomen in hyperpigmentierten Flecken.

**DD:** Vitiligo (erworben, progredient), N. anaemicus (keine Erythemreaktion nach Reiben), N. depigmentosus, hypomelanotische Flecken bei tuberöser Sklerose (polygonal, konfetti- od. eschenblattartig, keine Poliosis).

**Ther.:** Wie bei Vitiligo (▶ 10.4.7), jedoch Kortikosteroide u. topische/orale PUVA kaum wirksam.
Phenylketonurie ▶ 8.7.

### Naevus depigmentosus (D27.9)

**Def.:** Selten, sporadisch auftretend, meist kongenital (bei Geburt nicht immer sichtbar), v. a. am Rumpf. Größe u. Farbe konstant.

**Klinik:** Unilaterale, isolierte od. segmentale, meist unregelmäßig begrenzte Hypomelanose ohne Bräunung.

**Diagn.:** Histologie: Normale od. reduzierte Melanozytenzahl, verminderte Dopa-Reaktion, weniger Melanosomen, z. T. Melanosomenaggregate (evtl. Transfer-Block).

**DD:** Vitiligo (erworben), tuberöse Sklerose, Hypomelanosis Ito, N. anaemicus (kongenitale lokalisierte Gefäßfehlbildung mit unauffälliger Histologie ohne Erythemreaktion bei Reibung).

## 10.4.6 Hypo-/Depigmentierungen – Übersicht

**Def.:** Erworbene, z. T. reversible Verminderung od. Verlust der Melaninpigmentierung (▶ Tab. 10.13).

**Tab. 10.13 Ätiologie der Hypopigmentierungen.**

| Ätiologie | Erkrankungen/Wirkstoffe |
|---|---|
| Genetisch | diffus: Albinismus, Phenylketonurie, Homozystinurie, Histidinämie, Fanconi-Sy., Menkes-Sy., Tietz-Sy.<br>umschrieben: Piebaldismus, Waardenburg-Sy., Woolf-Sy., tuberöse Sklerose, N. depigmentosus, Hypomelanosis Ito |
| Endokrin | Hyperthyreose, Hypopituitarismus |
| Postentzündlich/postinfektiös | Ekzeme, Ps., Paraps., Pityriasis lichenoides, Mycosis fungoides, DLE, Lichen planus, Sarkoidose, Pityriasis versicolor (durch Dicarbonsäuren), Syphilis, nichtvenerische Syphilis, Pinta, Yaws, Lepra, Kala-Azar, Onchozerkose |
| Nutritiv | chron. Proteinmangel, Kwashiorkor, Malabsorption, Nephrose, Colitis ulcerosa, Vitamin-$B_{12}$-Mangel, Selenmangel |
| Chemisch | Chloroquin, Tretinoin, Azelainsäure, Benzoylperoxid, Kortikosteroide, Arsen, Zimtaldehyd (z. B. Zahnpasta), Zytostatika (BCNU, Eserin, FU, Thiotepa), Phenole/Katechole (z. B. Hydrochinon, -monomethylether, -monoethylether, -monobenzylether[1], 4-Isopropylcatechol, Methylcatechol, Dihydroxyphenylmethan, Alkylphenol, p-tert. Amylphenol/p-tert. Butylphenol[2], p-tert. Butylcatechol), Sulfhydryle (β- sowie 2-Mercaptoethylamin, 3-Mercaptopropylamin. Sulfanilsäure) |
| Physikalisch | Verbrennungen (thermisch), UV-Strahlen, ionisierende Strahlung, Traumen |
| Neoplastisch | Halo-Nävus, melanomassoziierte Hypo-/Depigmentierungen (peritumoral, um Metastasen, vitiligoartig) |
| Unklassifiziert | Vitiligo, Hypomelanosis guttata, Sklerodermie, Vogt-Koyanagi-Harada-Sy. |

[1] Vorkommen: Antioxidans in der Gummiindustrie, Klebeband, Kondome, Neopren, Gummihandschuhe, Scheidendiaphragma u. a.
[2] Besonderheit: Auch bei inhalativer Aufnahme disseminierte Depigmentierung, Hepatosplenomegalie, Struma.

## 10.4.7 Vitiligo (L80)



**Syn.:** Weißfleckenkrankheit.

**Def.:** Relativ häufige erworbene Depigmentierung der Haut infolge eines Melanozytenuntergangs, oft progredient, spontane Repigmentierung möglich, Auftreten v. a. an Stellen starker UV-Exposition bzw. Zugbelastung. Prävalenz 1–2 %, bei dunklen Hauttypen etwas höher. F = M. Beginn meist zwischen dem 10. u. 30. LJ., in 30–45 % pos. Familienanamnese. Verlauf nicht vorhersehbar.

**Ätiol.:** Unbekannt, möglicherweise autoimmungenetisch, assoziiert mit Autoimmunthyroiditis, die gleichzeitig od. im Verlauf auftreten kann. Genetische Faktoren spielen eine Rolle. Auslöser (ohne wissenschaftlichen Beweis): Schwere Sonnenbrände, emotionaler Stress, lokale Traumen (Köbner-Phänomen), Geburt. PPI senken dosisabhängig Melaningehalt u. Tyrosinaseaktivität → Aggravierung od. Induktion einer Vitiligo.

**Klinik:** Meist symptomlos, selten Pruritus, v. a. bei Insolation. Anfangs linsen- bis eurostückgroße, später konfluierende, bisweilen bizarr geformte, scharf begrenzte weiße Flecken (▶ Abb. 10.8). I. d. R. symmetrisch. Haare evtl. ebenfalls weiß (am Kapillitium: Poliosis circumscripta). Selten erythematöser Randsaum (Dermatitis circinata Miescher) od. hypopigmentierte Areale (trichrome Vitiligo). Prädilektionen: Handrücken, Fingerstreckseiten, Beugen, perianal, genital, perioral, periorbital, Nabel, Knie, Ellenbogen.

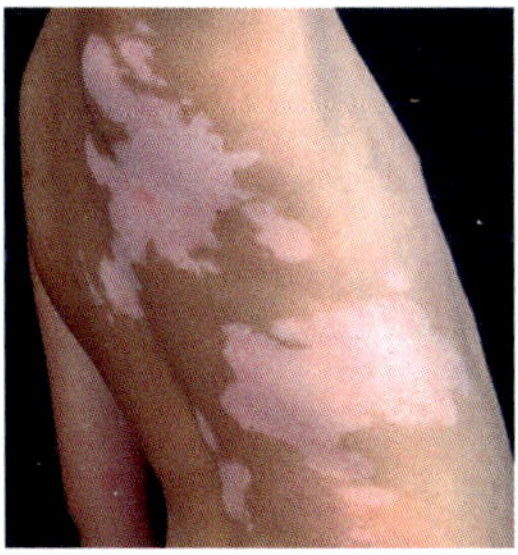

Abb. 10.8 Vitiligo. [R299]

**Klassifikation:**

Unterscheidung von 3 Formen:

- nichtsegmentale, 80–90 %, progredienter Verlauf, 2 klinische Subtypen:
  - präpubertäres (Halonaevus, Koebner-Phänomen, Vitiligo u. vorzeitiges Ergrauen in der FA)
  - postpubertäres (akrofazial lokalisiert, Durchschnittsalter 30 J.) Auftreten
- segmentale (i. d. R. stabil)
- gemischte:
  - lokalisiert (2 %): fokal od. segmental od. mukosal
  - generalisiert (90 %): über das gesamte Integument verteilt u. akrofazial akzentuiert
  - universell (8 %): > 80 % der KOF betroffen

**Assoziierte Erkrankungen:**

- Schilddrüsenerkr. (ca. 35 %), Augenstörungen (5 %, meist stumme Uveitis), perniziöse Anämie, Diab. mell. Typ 1, M. Addison, weitere Endokrinopathien, Alopecia areata.
- Gehäuft beim MM. Periläsional beim Halo-Naevus, der oft einer Vitiligo vorausgeht.
- Atopischer Formenkreis bei präpubertärem (< 12 J.) Vitiligobeginn.

Große Sonnenbrandgefahr im Herd → konsequenter Lichtschutz erforderlich. Sonnenbrände können das klin. Bild verschlechtern. Risiko für hellen Hautkrebs nicht erhöht. Auftreten von MM 180× häufiger.

**Diagn.:** Klinik, Wood-Licht (v.a. für initiale Herde u. bei hellen Hauttypen), BB, TSH, $fT_3$, $fT_4$, TPO-AK (Thyreoperoxidase-AK), APCA, ANA, augenärztliches Konsil, ggf. Biopsie (→ Fontana-Masson-Färbung lässt noch vorhandenes Melanin erkennen). Histologie: Kein Melanin in basalen Keratinozyten, Melanozyten nicht komplett verschwunden, vereinzelt lymphozytäre Zellansammlungen im oberen Korium.

**DD:** Berufliche Noxen (para-tertiäres Butylphenol, Hydrochinonderivate in der Gummiindustrie), Piebaldismus, postinflammatorische Hypopigmentierung, tuberöse Sklerose, Pityriasis alba, Pityriasis versicolor, N. depigmentosus (kongenital), Hypomelanosis guttata, Lichen sclerosus, zirkumskripte Sklerodermie.

**Ther.:** Mit Ausnahme der erhöhten Lichtempfindlichkeit ist die Vitiligo eine kosmetische Störung. Ther. ist nicht unbedingt notwendig u. bisher wenig zufriedenstellend. Hoher Leidensdruck u. psychische Beeinträchtigungen treiben die meisten Pat. von Arzt zu Arzt. Aufbau eines stabilen Arzt-Pat.-Verhältnisses u. ggf. psychologische Betreuung sehr wichtig, um unnötige, teure u. ggf. schädliche Ther.-Versuche zu vermeiden. Wichtig: Aufklärung über Harmlosigkeit der Krankheit.

- konsequenter Sonnenschutz (▶ 10.3.4)
- kleine Herde: Camouflage.

### Repigmentierungsverfahren

**Merke**
Weder intraläsionale noch die syst. Kortikoidther. aufgrund ihrer NW geeignet!

- Lokalisierte Form bei Erw. u. Kdr.: Zunächst abwarten (Fotodokumentation), um Krankheitsverlauf einzuschätzen (max. 3 Mon.). Bei sichtbaren Arealen (psychische Beeinträchtigung!) Camouflage. Wenn Progression:
  - Steroid Klasse 3, z. B. Mometasonfuroat Creme 1 × / d alle 2 Tage über 6 Mon. Wenn kein Effekt Präp. absetzen. Anmerkung: nicht im Gesicht u. intertriginös. Alternativ:
  - Steroid Klasse 3 in Komb. mit UVA 2 × / Wo. bei Kdr. > 6 J. u. Erw. über Mon. UVA initial: 1 J / $cm^2$ KOF → allmähliche Steigerung.
  - Tacrolimus 0,1 % (Protopic®) bzw. 0,03 % im OLU (Kdr. von 2–15 J.) 2 × / d über 6 Wo. im Gesicht u. am Hals ohne Okklusion. Bei Erfolg Fortführung über 1 J.
  - Tacrolimus in Komb. mit 308-mm-Excimer-Laser. Laser für 1 Wo. tgl., dann mehrmals / Wo. bis 2 × / Mon. Erfolgsrate bis zu 50 %. Anmerkung: Unter Tacrolimus werden die besten Repigmentierungen bei moderater Sonnenexposition erreicht. Laut Medikamenteninformation nicht zugelassen.
- Generalisierte Form bei Erw. u. Kdr.:
  - UVB 311 nm als Ther. der 1. Wahl für Kdr. > 6 J., Erw., Schwangere u. Stillende. Initialdosis 100–250 mJ / $cm^2$ mit einer Steigerung von 10–20 % bei jeder Exposition, bis in den Herden ein asymptomatisches Erythem

entsteht. Frequenz 2–3 × / Wo., nicht an 2 aufeinanderfolgenden d. Bei Hauttyp I – III max. 200 Bestrahlungen. Erfolgsrate bis zu 70 %. Anmerkung: Manche Autoren empfehlen Ther. erst nach dem 16. LJ.
- Lokale PUVA-Ther. (PUVA-Creme-Ther.): Methoxsalen-Creme (z. B. nach NRF 11.96.) ca. 1 h vor der UVA-Ther. auftragen. UVA-Initialdosis < 0,25 J / $cm^2$, langsame Steigerung, bis mildes Erythem in Vitiligoherden entsteht. Frequenz max. 4 × / Wo. mit einem d Pause nach 2-maliger Ther. Bei Kdr. nicht indiziert! Anmerkung: schlechteres Resultat als bei UVB 311 nm.
- Leflunomid (z. B. Arava®) zum Progressionsstopp (OLU): 100 mg / d für 3 d, danach 20 mg / d für 6 Wo.
- Autologe Transplantation von Melanozyten (als direkter Transfer od. nach Kultivierung) bei stabiler Vitiligo über mind. 6 Mon., Befall < 30 % KOF sowie neg. Köbner-Phänomen. Für Kdr. zurzeit nicht indiziert. Zur Anregung der Repigmentierung 4-wöchige Ther. mit UVB 311 od. PUVA.
- Irreversible Repigmentierung mit Bleichcreme bei Ther.-Resistenz auf die o. g. Verfahren u. Befall von > 80 % der KOF bei Erw.: Z. B. Monobenzylether von Hydrochinon 20 % in einer Creme: 1–2 × / d auf die pigmentierten Stellen dünn auftragen, Dauer: 9–12 Mon. od. länger. Eintritt der Wirkung nach 1–3 Mon. KO: Irritation, Kontaktallergie, Resorption mit Nierenschädigung.
- Derzeit in klinischen Studien untersucht: orale u. lokale Janus-Kinase-Inhibitoren
- Afamelanotide (Variante des alpha-Melanozyten-stimulierenden-Hormons) **Cave:** ↑ Wachstumsaktivierung melanozytärer Naevi

## 10.4.8 Hypomelanosis guttata idiopathica (L81.5)

**Syn.:** Leukoderma lenticulare disseminatum, Hypopigmentatio idiopathica symmetrica.

**Def.:** Häufige, durch chron. UV-Exposition bedingte, im mittleren u. höheren Lebensalter auftretende, kleinfleckige Depigmentierungen durch zunehmende Degeneration von Melanozyten. Sonderform: nicht aktinisch bedingt am Stamm bei Hauttyp IV. F > M.

**Klinik:** Disseminierte, scharf begrenzte porzellanweiße Flecken von wenigen mm Größe an Unterarm- u. Unterschenkelstreckseiten, ggf. mit atrophischer Haut.

**Diagn.:** Klin. Bild, bei Zweifel Biopsie. Histologie: Verminderung von Melanozyten u. Melaningranula im Str. basale, Epidermisatrophie mit Abflachung der Junktionszone, netzartige Hyperkeratose.

**DD:** Kleinfleckige zirkumskripte Sklerodermie, Lichen sclerosus.

**Ther.:** Lichtschutz (▶ 10.3.4, ▶ 10.3.12), pflegende Externa. Kausale Ther. nicht möglich.

## 10.4.9 Weitere Hypo- / Depigmentierungen

### Leukoderm (L81.5)

Temporäre sek. Depigmentierung bei od. im Gefolge von Hauterkr. in den Bereichen der ursächlichen Dermatose, z. B. als Leukoderma leprosum / syphiliticum.

## Pseudoleukoderme (L81.5)

Nicht auf Störungen der Struktur od. Funktion der Melanozyten, sondern eher auf Kontrastphänomenen beruhende Hypopigmentierungen. Beispiele:

- Pseudoleukoderma psoriaticum: dunklere gesunde Haut durch Dithranol / UV, hellerer Ps.-Herd durch Abschuppung, fehlende Haftung der Cignolin-Oxidationsprodukte, fehlende Bräunung.
- Pseudoleukoderma atopicum (Syn.: Pityriasis alba): V.a. an Extremitäten u. Gesicht von Kdr. mit atopischem Ekzem: fehlende Bräunung schuppender Herde durch oberfl. Absorption od. Streuung der UV-Strahlen.
- Pseudoleukoderma angiospasticum: v. a. bei psychovegetativ labilen Menschen durch Spasmen oberfl. Hautgefäße, meist an Handinnenflächen, Unterarmen u. Glutäen.

## Leukomelanodermien (L81.5)

Komb. fleckförmiger De- u. Hyperpigmentierungen bei verschiedenen Hauterkr. (chron. Arsenintoxikation, Xeroderma pigmentosum u. a.).

# 11 Hauttumoren

*Claus Oster-Schmidt, Thomas Dirschka, Lutz Schmitz, Peter Radny, Axel Hauschild, Katharina Kähler, Max Hundeiker, Chalid Assaf, Katja Dicke, Conrad Falkenberg*

# 11.1 Benigne Hauttumoren

## 11.1.1 Naevi (D22.-)

Unterschiedlich einzuteilende, heterogene Gruppe angeborener oder erworbener Fehlbildungen der Haut. Begriff nicht scharf definiert.

### Einteilung

- angeborene Pigmentnaevi:
  - epidermal (Café-au-lait-Fleck, N. spilus, Lentigo simplex)
  - epidermal u. / od. dermal (erworbener Pigmentnaevus, konnataler Riesen-Pigmentnaevus, Halo-N., N. Spitz, N. Reed)
  - dermal (N. bleu / coeruleus, Mongolenfleck, N. Ito, N. Ota)
- erworbene Pigmentnaevi:
  - epidermal (NZN vom Junktionstyp)
  - gemischt epidermal / dermal (NZN vom Compoundtyp)
  - dermal (NZN vom dermalen Typ)
- organoide Naevi (bereits bei Geburt vorhanden oder später aus angeborener Anlage entwickelt):
  - Haut / Adnexstrukturen (N. verrucosus, ILVEN, N. sebaceus, Schweißdrüsennaevus, lumbosakraler Pflastersteinnaevus, N. elasticus, Becker-N.)
  - Blutgefäße (N. flammeus, N. araneus, Sturge-Weber-Krabbe-Sy., Teleangiectasia hereditaria haemorrhagica, N. anaemicus)
  - Fettgewebe (N. lipomatosus).

### Pigmentnaevi

#### Café-au-lait-Fleck (L81.3)

**Def.:** Angeborene fleckartige Hyperpigmentierungen (▶ Abb. 11.1). Häufig (ca. 10 % der Bevölkerung).

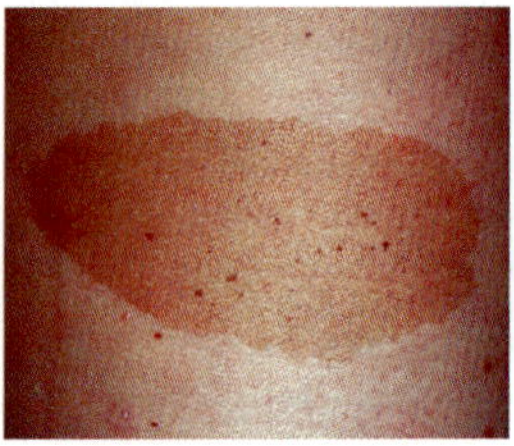

Abb. 11.1 Café-au-lait-Fleck. [R299]

**Klinik:** ≥ 1 hellbraune Flecken, 2–10 cm Durchmesser.

**Diagn.:** Blickdiagnose. Wenn < 5 Flecke, keine weitere Diagn., bei > 5 Flecken Ausschluss syndromaler Fehlbildungen (Neurofibromatosis generalisata ▶ 17.1.1, Albright-Sy., Bloom-Sy., Ataxia teleangiectatica, LEOPARD-Sy. ▶ 10.4.2, M. Bourneville-Pringle ▶ 17.1.2). Histologie: Hyperpigmentierung der Basalzellreihe.

**Ther.:** Keine. Bei Wunsch Laser-Ther (z. B. Rubinlaser). Alternative: kosmet. Abdeckung.

**Progn.:** Gut, lebenslanger Bestand, keine Entartung.

#### Naevus spilus (L81.4)

**Syn.:** Kiebitzei-N. (▶ Abb. 11.2).

**Def.:** Angeborener Café-au-lait-Fleck, in dem sich im Kindesalter multiple dunklere Maculae oder kleine Papeln entwickeln, die histologisch einem kongenialen Pigmentnävus (s. u.) entsprechen. Nachweis von HRAS-Mutationen. Ca. 2–5 % der Bevölkerung. Selten im Rahmen von Syndromen.

**Klinik:** 2–10 cm große, scharf begrenzte hellbraune Macula mit kleinen, dunkleren Einsprengungen, die zunehmen können.

**Diagn.:** Klin. Bild und Auflichtmikroskopie (▶ 2.1.2) i. d. R. ausreichend. Fotodokumentation.

**Ther.:** Bei Malignitätsverdacht Exzision in toto.

**Progn.:** Risiko der MM-Entwicklung wie bei KPN gleicher Größe. Kontrollen 1 × / J.

Lentigo simplex ▶ 10.4.1.

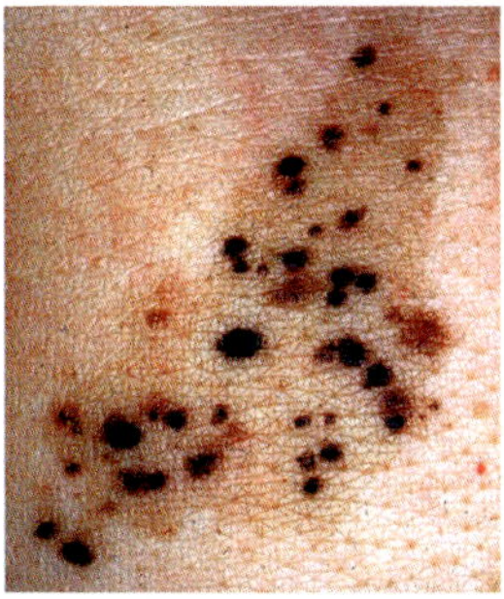

Abb. 11.2 Naevus spilus. [R299]

### Konnataler Pigmentnaevus (KPN; D22.9)

**Def.:** Im 1. Trimenon entstehender und bei Geburt vorhandener oder seltener in den ersten Lebenswo. sichtbar werdender Pigmentnaevus. Größenabhängige Häufigkeit von 0,005 (KPN > 20 cm im Erw.-Alter)–5 %. Ätiologie im Detail ungeklärt: große KPN → oft Nachweis von NRAS-Mutationen, Expression vom Transkriptionsfaktor SOX10 (→ Ausbildung von Melanozyten aus der Neuralleiste) wie beim MM; kleine KPN → oft Nachweis von BRAF-Mutationen wie bei erworbenen NZN, genetische Prädisposition, da in ¼ der Fälle familiär gehäuft.
Risikofaktoren für MM-Bildung (Lebenszeitrisiko < 5 %):

- Größe: große (> 20 cm) und v. a. riesige (> 40 cm) KPN
- Lokalisation: Stamm
- Morphe: inhomogene Pigmentierung und multiple proliferierende Knoten

Risikofaktoren für ZNS-Beteiligung (Risiko 5–20 % → engmaschige Kontrollen):

- KPN > 20 cm
- Satellitenzahl > 20
- mehrere mittelgroße KPN.

**Klinik:** Scharf begrenzter, häufig behaarter, gleichmäßig pigmentierter, bräunlicher TU mit zunächst glatter Oberfl. Größere und ältere TU machen Veränderung mit (unregelmäßige Oberfl., Zunahme von Behaarung sowie Pigmentierung).

**Diagn.:** Klin. Bild ausreichend. Fotodokumentation. Bei Veränderung Auflichtmikroskopie, Exzisionsbiopsie. Weiterführende Diagn. bei Risikofaktoren für ZNS-Beteiligung durch Neurologen (klinische Untersuchung und Zerebral- / Spinal-MRT vor dem 6. Lebensmon. zur Abklärung neurokutane Melanose; s. u.).

**Ther.:** Einzeitige oder serielle Exzision mittelgroßer TU (> 1,5 cm u. < 10 cm) im Alter vom 6. bis zum 9. Lebensmon. Ausnahme: OP-technisch ungünstige Lokalisationen (Lid, Ohr, Lippe, Finger, Genitale), evtl. Laserther.

**Progn.:** Absolutes (= lebenslanges) Entartungsrisiko bei kleinen (≤ 1,5 cm) 0,1 % und mittelgroßen (> 1,5, < 20 cm) KPN 1 %. MM entstehen i. d. R. epidermal (Früherkennung möglich!) und im frühen Erw.-Alter. Weitere Informationen: www.naevus-netzwerk.de

### Kongenitaler Riesenpigmentnaevus (D48.5)

**Syn.:** N. giganteus (▶ Abb. 11.3).

**Def.:** Große Hautteile einnehmender Pigmentnaevus, der behaart sein kann. Häufig Lende und Gesäß („Badehosennaevus"). Häufigkeit 1 : 500 000 Geburten.

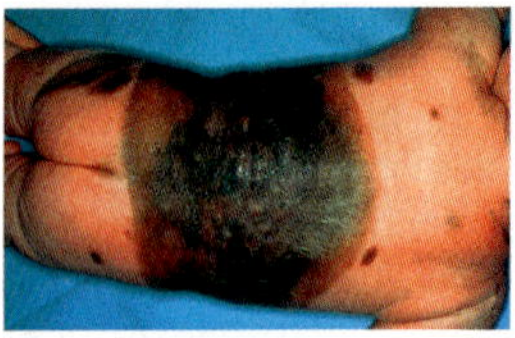

Abb. 11.3 Konnataler Riesenpigmentnaevus. [R299]

**Klinik:** Einheitlich bräunlicher oder gesprenkelter, ggf. stark behaarter Pigmentnaevus über große Bereiche der KOF. Ggf. multiple Satellitennaevi → Hinweis auf extrakutane Manifestation → leptomeningeale / intrazerebrale Beteiligung → asymptomatisch od. symptomatisch: Hydrocephalus, epileptische Anfälle, statomotorische Defizite, Beginn in den ersten 2 LJ.→ schlechte Prognose, in bis zu 50 % letaler Verlauf.

**Diagn.:** Klin. Bild typisch. Fotodokumentation, Auflichtmikroskopie (▶ 2.1.2) Ggf. Exzisionsbiopsie tief-dunkler Areale. Bei sehr ausgedehntem Befund möglichst bis zum 4. Lebensmon. MRT des ZNS (indirekter Nachweis von Melaninablagerungen als dichteverstärkte Regionen), neurologisches Konsil → Zeichen der ZNS-Beteiligung? Histologie: NZN vom Junktions- / Compound- oder dermalen Typ.

**Ther.:**

- Hochtourige Dermabrasion oberfl. Naevuszellnester in spezialisierten dermatochirurgischen Zentren zwischen 5. Lebenswo. u. 2. Lebensmon. (narbenarme Wundheilung!) in Vollnarkose. Meist bleiben tiefere Naevuszellnester zurück. Nachteil: erschwerte histologische Kontrolle des Schleifareals (Eindruck des „Pseudomelanoms"), keine Reduktion des Entartungsrisikos.
- Nahlappenplastiken in Tumeszenz-Lokalanästhesie, Beginn im 1. LJ. (Hautelastizität u. -verschieblichkeit höher, Narbenbildung geringer als später), oft mehrere OPs erforderlich.
- Wenn keine frühzeitige Schleifung erfolgt ist, Kontrolle alle 3 Mon., ggf. Exzision malignomverdächtiger Anteile od. Teilentfernung durch mehrere Streifenexzisionen.
- Hydrocephalus: neurochirurgische Versorgung. Epileptische Anfälle: medikamentöse Einstellung.

> Exzisionen im Kindesalter bergen ein erhöhtes Risiko für Narbenkontrakturen (→ Beeinträchtigung des Körperwachstums).

**KO:** Absolutes Entartungsrisiko ca. 5 %. MM-Bildung meist unterhalb der dermoepidermalen Junktionszone (→ späte Entdeckung [Hautvorwölbung!] mit schlechter Prognose) und in > 70 % in den ersten LJ. MM in ca. ⅓ extranäval lokalisiert.

### „Gewöhnlicher" erworbener Naevuszellnaevus (D22.9)

**Def.:** Sehr häufiger, umschriebener kleiner Haut-TU mit variabler Oberfl.: Kopf / Nacken meistens nodulär, Körperstamm u. Extremitäten meistens flach. Entsteht unter dem Einfluss von Besonnung im Kindesalter. Typische Entwicklung: Lentigo simplex → nävoide Lentigo (Übergangsform) → Junktionsnaevus →

Compoundnaevus → dermaler N. Wichtiger Risikofaktor für MM-Entstehung. Sehr häufig (durchschnittlich ca. 20 NZN pro Person in Erw.-Bevölkerung). Verdopplung der Anzahl oft zwischen dem 7. u. 12. LJ., nach der Lebensmitte NZN-Abnahme. Die meisten NZN haben ein sog. signature nevus pattern u. sehen klin. und histolog. ähnlich aus.

**Klinik:** Im Kindesalter flach erhabener od. im Hautniveau liegender hautfarbener, bräunlicher oder schwärzlicher TU. Zunehmend papulös / papillomatös, ggf. abnehmende Pigmentierung. Im Alter oft „ausgebrannter" papillomatöser hautfarbener Pigmentnaevus.

**Diagn.:** Klin. Bild meist typisch. Auflichtmikroskopie (▶ 2.1.2), ggf. Exzisionsbiopsie. Histologie: Elongation der Reteleisten, Nester unterschiedlich stark pigmentierter polygonaler oder spindeliger Melanozyten („Naevuszellen") in basaler Epidermis (Junktionstyp), in basaler Epidermis und oberem Korium (Compoundtyp), im Korium (dermaler Typ). Häufig Pigmentverlust in die Hornschicht und ins Korium („Pigmentinkontinenz").

**DD:** MM, N. bleu, pigmentiertes BCC, pigmentiertes Histiozytom, Verruca seborrhoica, thrombosiertes Hämangiom.

**Ther. / Vorgehen:**

- Jährliche klin. und dermatoskopische Kontrollen aller NZN, bei multiplem Befall oder sehr hellem Hauttyp alle 6 Mon., Fotodokumentation zur Verlaufskontrolle.
- Pat. zur Selbstkontrolle anleiten (Informationsbroschüren mitgeben).
- Exzision
  - bei „Veränderung" des Aussehens, asymmetrischem Wachstum, unscharfer Begrenzung, glänzender Oberfl., Größenzunahme, Farbveränderungen (meist dunkler), Pruritus, Blutung
  - wenn Selbstbeobachtung nicht gewährleistet (z. B. ZZR)
- Bei multiplen Pigmentnaevi zu Lichtschutz (Textilien mit integriertem UV-Schutz, Lichtschutzpräp.) raten, konsequentes Meiden von Sonnenbränden, angepasste Auswahl des Urlaubsziels.

> Gesamtzahl melanozytärer u. atypischer Naevi ist der wichtigste Risikofaktor für die Entwicklung eines MM.

### Atypischer melanozytärer Naevus (D22.9)

**Def.:** Auffällige Nn. mit geringem Entartungsrisiko (1 : 35.000 für M / F), aber mit erhöhtem Risiko ein MM zu sein.

**Klinik:** N. mit unscharfer und unregelmäßiger Begrenzung; variable Pigmentierung (hell- bis dunkelbraun); glatte, makulöse Komponente.

**Diagn.:** Klinik, Auflichtmikroskopie (▶ 2.1.2).

**Ther.:** Keine prophylaktische Exzision, diagnostische Exzision in toto bei unklarem Befund (MM?). Jährliche klin. und dermatoskopische Kontrollen.

### Sutton-Naevus (D22.9)

**Syn.:** Halo-N.

**Def.:** Erworbener NZN mit depigmentiertem Hof als Folge einer Immunantwort (▶ Abb. 11.4), Auftreten singulär oder multipel mit phasenhaftem Verlauf (I = NZN mit weißem Randsaum, II = Pigmentverlust des NZN, III = NZN mit komplettem Pigmentverlust, IV = komplette Repigmentierung des Halo-Nävus). Meist bei Kdr., Jugendlichen u. jungen Erw., v. a. am Rücken. Häufigkeit: Ca. 5 % der Bevölkerung.

**Klinik:** Bräunliche Makula od. Papel mit depigmentiertem Hof (Halo).

**Diagn.:** Blickdiagnose. Histologie: Junktions- oder Compoundnaevus mit sehr dichter lymphozytärer Infiltration zwischen den Melanozyten.

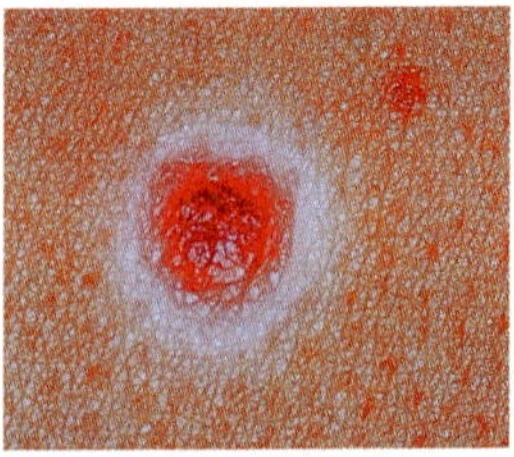

Abb. 11.4 Sutton-Naevus. [R299]

**DD:** Andere mit Halo versehene melanozytäre Veränderungen: KPN, N. coeruleus, N. Spitz, MM.

**Ther.:** I. d. R. nicht erforderlich, Kriterien zur Exzisionsbedürftigkeit gemäß ABCDE-Regel (▶ 11.1.1 „Gewöhnlicher erworbener Naevuszellnaevus").

**Progn.:** Vollständige Nävusrückbildung mit bleibender Depigmentierung oder partieller bzw. kompletter Repigmentierung oder Persistenz des Sutton-Naevus.

### Naevus Spitz, Naevus Reed (D22.9)

**Def.:** Benigner, histologisch an ein MM erinnernder TU mit klin. variablem Bild 2 Hauptgruppen: rasch wachsende hypopigmentierte Papeln an Kopf und Hals (klassischer N. Spitz, v. a. Kdr.) und braune oder dunkle Papeln bzw. Knoten am Rumpf oder unteren Extremitäten (N. Reed, v. a. Erw.). Oft Achsen- und Punktsymmetrie des TU.

**Klinik:** 4–8 mm großes kalottenförmiges rötliches, hautfarbenes oder dunkel pigmentiertes, scharf begrenztes Knötchen mit glatter Oberfl. Meist im Gesicht und der unteren Extremität.

**Diagn.:** Klin. Bild, Auflichtmikroskopie („starburst-pattern" bzw. Punktgefäße ▶ 2.1.2). Histologie: Junktions-, Compound- oder dermaler N. mit großen, zytoplasmareichen („epitheloiden") Melanozyten und ausgeprägter Kernpolymorphie bzw. sehr stark pigmentierten Spindelzellen (Reed). Eosinophile und PAS-pos Globuli (sog. Kamino bodies). Fehlen von Mitosen an der TU-Basis. Symmetrischer Aufbau und gleichmäßige Silhouette des TU bleiben erhalten.

**DD:** MM, Dermatofibrom, gewöhnlicher dermaler Naevus. MM ist genetisch instabil und weist zahlreiche molekulare Veränderungen auf, die beim N. Spitz / Reed nicht vorkommen.

**Ther.:** Vollständige Exzision.

**Progn.:** Bei zu knapper Exzision Rez.

### Naevus bleu (D22.9)

**Syn.:** Blauer N., N. coeruleus.

**Def.:** Benigne Proliferation melaninproduzierender dendritischer dermaler Melanozyten. Beginn v. a. 2. Lebensdekade oder später, M < F; Nachweis von GNAQ-Mutationen. 2 Typen: gewöhnlicher (am häufigsten) u. zellulärer N. bleu.

**Klinik:** Schiefergraues bzw. blauschwarz schimmerndes (Tyndall-Phänomen), asymptomatisches, flaches Knötchen mit glatt glänzender Oberfl. (▶ Abb. 11.5).

Ggf. palpatorisch „hart". Prädilektionsstellen des gewöhnlichen Typs (< 1 cm): Kopf, Nacken, sakral, Hand- und Fußrücken; des zellulären Typs (> 1 cm): Gesäß, sakral, gelegentlich Hand- und Fußrücken. Flächig ausgebreitete **Varianten:**

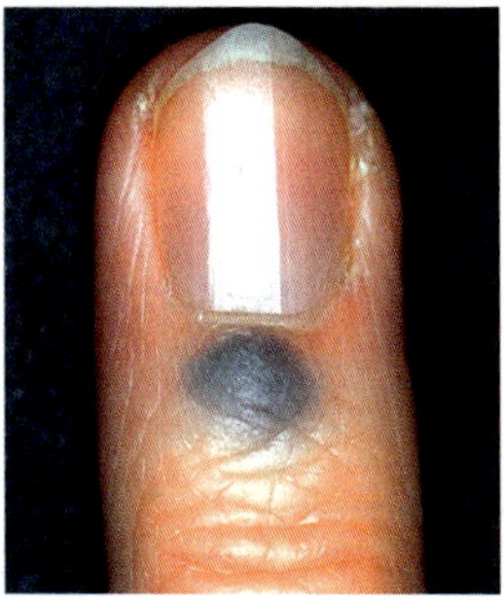

Abb. 11.5 Naevus bleu.

- „Mongolenfleck": schwach bläulicher, flächiger N. über dem Os sacrum in ca. 90 % bei asiatischen, in ca. 60 % der dunkelhäutigen und < 10 % der hellhäutigen Neugeborenen; solitär oder multipel, meist Rückbildung vor dem 10. LJ.
- N. Ito (Syn.: N. fuscocoeruleus acromiodeltoideus): flächiger N. bleu einseitig auf der Schulter oder im Nacken bei Geburt oder kurz danach, oft bei Asiaten, keine Rückbildung, selten maligne Entartung.
- N. Ota (Syn.: N. fuscocoeruleus ophthalmomaxillaris): seltene kongenitale oder erworbene Pigmentstörung unklarer Ursache im Ausbreitungsgebiet des N. trigeminus, oft Sklerabeteiligung. F >> M, v. a. Asiaten. Mögliche Assoziation mit Uvea-MM.

**Diagn.:** Klin. Bild typisch. Histologie: mäßig zellreiche intradermale Ansammlung feingranulär pigmentierter Spindelzellen („gewöhnlicher" Typ) oder zellreicher TU im Korium und der oberen Subkutis mit sehr stark pigmentierten zytoplasmareichen polygonalen Melanozyten („zellulärer" Typ). I. d. R. dichtes Kollagenbett.

**DD:** NMM, Schmutztätowierung, pigmentiertes Histiozytom.

**Ther.:**

- N. bleu: keine Exzision erforderlich, wenn TU < 1 cm und loco typico. Der „zelluläre" Typ sollte sicherheitshalber exzidiert werden (selten Entartungsrisiko).
- Mongolenfleck und Varianten: keine Ther. erforderlich, ggf. Camouflage (z. B. Dermacolor®), nur bei extremem Ther.-Wunsch Laser-Ther. (▶ 24.10), z. B. mit dem Q-Switch Nd:YAG-Laser.

## Rezidivnaevus (D22)

**Syn.:** Pseudomelanom.

**Def.:** Mehrere Wo. bis Mon. nach inkompletter Entfernung, Laserablation oder hochtouriger Dermabrasion eines NZN entstehende Naevi.

**Klinik:** Unregelmäßige braunschwarze Pigmentierung in der Narbe.

**Diagn.:** Anamnese, klin. Bild. Histologie: meist intraepidermale und gelegentlich intrakoriale Vermehrung außergewöhnlich polymorpher Melanozyten über einer Narbenzone. Histologische Wertung oft nur aus der Anamnese möglich. Anmerkung: Bei klinischem Verdacht unbedingt Angabe auf histolog. Anforderung!

**DD:** MM.

**Ther.:** Komplette Exzision einschließlich der Narbe. Ausnahme: Pseudomelanome nach hochtouriger Dermabrasion: Exzision auffälliger Anteile, soweit OP-technisch mgl.

## Organoide Naevi

**Def.:** Hamartome mit epidermaler, dermaler und gelegentlich adnexoider Komponente.

### Verruköser epidermaler Naevus (Q82.5)

**Def.:** Überwiegend „systematisierter" (den Blaschko-Linien folgender) epidermaler N. Angeboren oder Manifestation in früher Kindheit.

**Klinik:** Scharf begrenzte, schmutzig-bräunliche, papillomatöse HV mit streifiger oder bogenförmiger Konfiguration. Weiche Konsistenz.

**Diagn.:** Klin. Bild typisch; im Zweifel Biopsie. Histologie: Akanthose, Papillomatose, Hyperkeratose über einem elongierten bzw. verbreiterten Papillarkörper.

**Ther.:** I. d. R. nicht erforderlich. Nur auf Wunsch Exzision bis zur Subkutis.

### Inflammatorischer linearer verruköser epidermaler Naevus (ILVEN; Q82.5)

**Def.:** Bei Geburt vorhandener oder gewöhnlich in der Kindheit sich unilateral manifestierender und über Mon. bis J. ausbreitender N., i. d. R. an den unteren Extremitäten als Folge eines ektodermalen Defekts, der sehr selten auch innere Organe wie Gehirn, Augen oder Skelett betreffen kann. Verlauf in den Blaschko-Linien. F > M. Keine Spontanheilungstendenz. Ungewöhnliche Variante eines verrukösen epidermalen Naevus.

**Klinik:** Meist streifige, erythematöse, intensiv juckende HV mit psoriasiformem Aspekt (▶ Abb. 11.6).

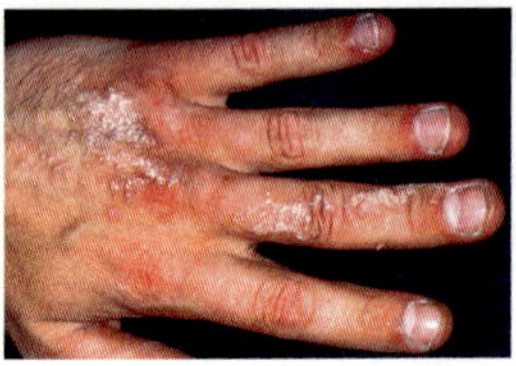

Abb. 11.6 ILVEN. [R299]

**Diagn.:** Klin. Bild typisch. Histologie: vergleichbar mit der einer Ps.

**DD:** Lichen striatus (oft spontane Regression nach Mon., kaum bzw. kein Pruritus), lineare Ps. (keine ↑ Keratin-10-Expression wie beim ILVEN).

**Ther.:** Schwierig. Versuch mit harnstoffhaltigen Externa (z. B. Excipial® U Lipolotio), Steroiden lokal oder intraläsional, Vit.-$D_3$-Analoga, z. B. Calcipotriol (Daivonex®, OLU) über mehrere Mon., bei Erfolglosigkeit Versuch mit $CO_2$- oder Erbium:YAG-Laser. Ggf. Exzision bis zur Subkutis, ggf. Streifenexzisionen nach 6 Mon. (Narbenbildung!).

### Naevus sebaceus (D23.9)

**Def.:** Meist ab Geburt bei 0,1 % der Neugeborenen bestehende höchstdifferenzierte Form des kutanen Hamartoms unter Beteiligung von Epidermis, dermalem Bindegewebe, Talgdrüsen und apokrinen Drüsen (▶ Abb. 11.7). Entwicklung von sek. TU möglich. Prädilektionsort Vertex.

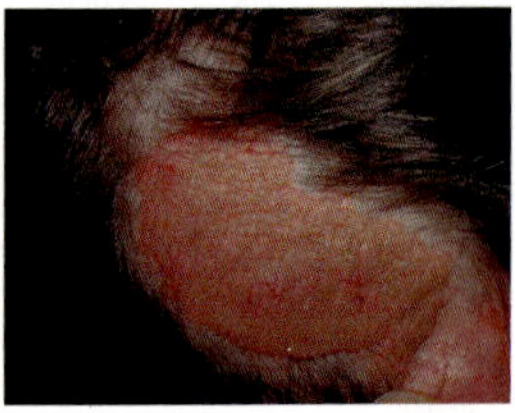

Abb. 11.7 Naevus sebaceus. [R299]

**Klinik:**

- 1. Stadium (Kindesalter): Meist am Kapillitum lokalisierter, glänzender, gelblicher, weicher, haarloser Fleck oder Plaque.

- 2. Stadium (Pubertät): Zunehmend verruköse Oberfl. des haarlosen Areals durch Wachstum von Adnexstrukturen unter Sexualhormoneinfluss.
- 3. Stadium (postpubertär): Auftreten von benignen und / oder malignen epidermalen, adnexalen oder mesenchymalen Tumoren in geschätzten 10–20 %.
- Schimmelpenning-Feuerstein-Mims-Sy.: bandförmiger ausgedehnter N. sebaceus, Fehlbildungen an Augen, Herz und Schädelknochen, ggf. ZNS-Anomalien (Oligophrenie, Epilepsien).



Sehr selten Entwicklung von Malignomen (am häufigsten BCC) auf N. sebaceus im 3.–4. Dezennium, oft von benignen TU (am häufigsten Trichoblastom, aber auch Syringocystadenoma papilliferum).

**Diagn.:** Klin. Bild, Biopsie. Histologie: Papillomatose, Akanthose und Hyperkeratose der Epidermis. Vermehrung und sehr oberfl. (subepidermale) Lokalisation von Talgdrüsen. Heterotopes Auftreten von apokrinen Drüsen.

**DD:** Aplasia cutis, juveniles Xanthogranulom, solitäres Mastozytom.

**Ther.:** Exzision bis zur Subkutis bei kleinen Typen (< 1,5 cm) im Jugendalter in LA, bei großen bereits im Säuglingsalter.

Nach Dermabrasion, Kryo- oder $CO_2$-Laserther. treten oft Rez. epidermaler Nn. auf, weil die Anlagestörung auch in Adnex-Epithelzellen und Fibroblasten der darunterliegenden Dermis vorliegt. Auch Spontanentwicklung eines Syringocystadenoma papilliferum (s. u.) möglich.

### Becker-Naevus (D22.5)

**Syn.:** Melanosis Becker.

**Def.:** Komplexes, pigmentiertes Hamartom, meist bei jungen M im 2. Dezennium. Ca. 2 % der Bevölkerung.

**Klinik:** Einseitige flächenhafte, scharf begrenzte hellbräunliche Hyperpigmentierung ggf. mit Hypertrichose, archipelartige Auflockerung der Randzone; meist Schulter, Oberarm oder oberer Thorax.

**Diagn.:** Klin. Bild. Histologie: basale Hyperpigmentierung der Epidermis ohne wesentliche Epithelhyperplasie. Verstärkte Umwandlung von Vellushaaren in Terminalhaare, z. T. mit Hyperplasie der Musculi arrectores pilorum.

**Ther.:** Nicht erforderlich.

## 11.1.2 Zysten

### Epidermoidzyste (L72.0)

**Syn.:** Atherom, epidermale Zyste, infundibuläre Zyste.

**Def.:** Meist Retentionszyste des Follikelgangs, gelegentlich auch aus traumatisch in die Tiefe verlagerter Epidermis entstanden.

**Klinik:** Indolenter, hautfarbener, erbsen- bis pflaumengroßer TU, häufig zentraler Porus, schmierig-käsiger Inhalt mit unangenehmem Foetor. Meist im Gesicht, an Rumpf, proximalen Extremitäten. **Sonderform:** Milium (1–2 mm).

**Diagn.:** Klin. Bild, palpator. weich u. prall-elast., gut verschieblich. Histologie Zyste mit plattenepithelialer Wand (mit Str. granulosum) und lamellärem Horn-material im Lumen. Gelegentlich Wandruptur mit konsekutiver Fremdkörperre-aktion.

**Ther.:** Enukleation, wenn kosmetisch störend, bei Entzündung. Technik: oberfl Schnitt oberhalb der Zyste. Vorsichtiges Herauspräparieren einschließlich Kapse mit kleiner Präparierschere. Milien: Stichinzision oder Shaving.

**KO:** Zystenruptur mit Fremdkörperreaktion; Entzündung.

### Trichilemmalzyste (L72.1)

**Syn.:** Atherom.

**Def.:** Retentionszyste tiefer Anteile des Follikels.

**Klinik:** Bis mehrere cm große, derbe Zyste, v. a. am Kapillitium.

**Diagn.:** Klin. Bild, palpator. hart und prall-elast. Histologie: Zyste mit plattenepithelialer Wand (ohne Str. granulosum) und kompaktem Hornmaterial im Lumen.

**Ther. und KO:** Wie Epidermoidzyste (s. o.).

## 11.1.3 Epitheliale Tumoren

### Verruca seborrhoica (L82)

**Syn.:** Seborrhoische Keratose.

**Def.:** Sehr häufiger benigner epidermaler TU ohne Entartungstendenz. V. a. im höheren Erw.-Alter. Anzahl nimmt ab dem 50. LJ. zu. Prinzipiell überall am Kör-per (Ausnahme: palmoplantar).

**Spezielle Varianten:**

- Dermatosis papulosa nigra: bei Dunkelhäutigen (Gesicht, v. a. Stirn und Wangen >> Oberkörper), Beginn während der Adoleszenz als 1–5 mm große Herde, die mit dem Alter an Größe und Zahl zunehmen, F > M.
- Stukkokeratosen: raue weiße HV v. a. an unteren Extremitäten u. Unterarm-streckseiten.
- Leser-Trélat-Sy. (selten): Explosionsartiges Aufschießen von seborrhoischen Keratosen, was im Zusammenhang mit internen TU v. a. des GIT und für eine infauste Prognose stehen soll. Häufige Assoziation mit Acanthosis nigricans.

**Klinik:** Im Hautniveau liegender oder verruköser exophytischer, wie aufsetzt wirkender TU unterschiedlicher Größe (einige mm bis einige cm) mit hell- bis dunkelbräunlicher, z. T. fettig wirkender Oberfl., scharf begrenzt (▶ Abb. 11.8). Solitär oder multipel, meist am Stamm. Lösen sich manchmal beim Abtrocknen mit dem Handtuch → Blutung mgl. Gelegentlich tiefschwarze Pigmentierung (Melanoakanthom). Manchmal periläsional erythematöser Saum (Meyerson-Phänomen).

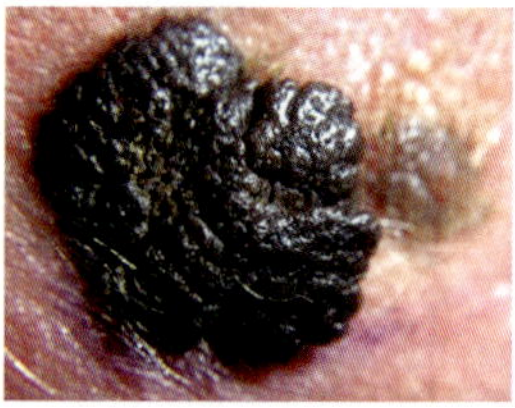

Abb. 11.8 Verruca seborrhoica. [R299]

**Diagn.:** Klin. Bild; bei Unsicherheit Auflichtmikroskopie (u. a. Pseudohornzysten, pseudofollikuläre Ostien, Gyrierung,

„brain sign“ ▶ Abb. 11.9), ggf. Biopsie. Histologie: geflechtartige Orthohyperkeratose, papillomatöse Epithelproliferation, Hornzysten und Pseudohornzysten. Unterschieden werden: akanthotischer, hyperkeratotischer, adenoider, klonaler, bowenoider Subtyp und das Melanoakanthom.

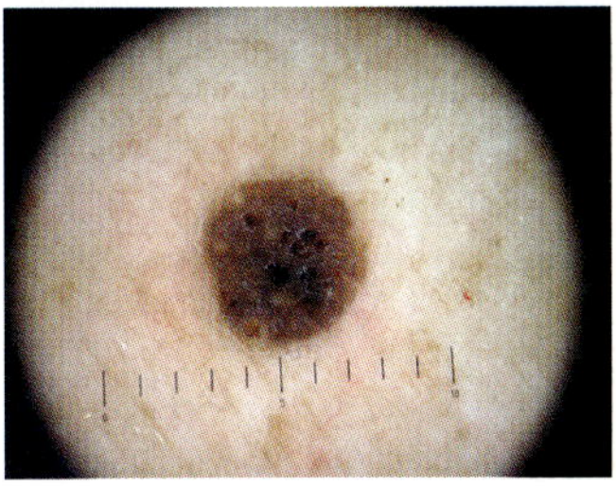

Abb. 11.9 Auflichtmikroskopischer Befund einer Verruca seborrhoica. [R299]

**DD:** V.a. glattgescheuerte seborrhoische Keratosen imitieren NMM, LMM, NZN.

**Ther.:** Elektrodesikkation, Kryother., Laserablation (Erbium:YAG-, $CO_2$-Laser) oder Kürettage mit scharfem Löffel oder Ringkürette in LA. Ein OP-Verfahren ohne Möglichkeit zur histologischen Untersuchung ist nicht unproblematisch, da gelegentlich maligne TU (MM!) gefunden werden. Bei Dunkelhäutigen deutliches Risiko zur Keloidbildung sowie zur Hypo-/Hyperpigmentierung → besonders vorsichtige und oberfl. Entfernung wichtig.

> MM werden klin. manchmal als seborrhoische Keratose verkannt und kürettiert (Versagen der ABCDE-Regel!). In diagn. Zweifelsfällen immer Exzision in toto oder bei ausgedehnten Läsionen Biopsie!

## 11.1.4 Mesenchymale Tumoren

### Bindegewebsnaevi (D23.1)

**Def.:** Anlagebedingte Fehlbildungen des kutanen Bindegewebes. Vorkommen isoliert oder im Rahmen von Sy. (z.B. lumbosakraler Pflasterstein-N. → Pringle-Bourneville-Phakomatose, multiple Bindegewebsnaevi → Buschke-Ollendorff-Sy.). Manifestation meist ab Geburt.

**Klinik:** Hautfarbene oder gelbliche Papeln oder Plaques (meist am Stamm).

**Diagn.:** Klin. Bild, Biopsie, auf syndromale Veränderungen achten (ZNS, Knochen, Zähne u.a.). Histologie: Kollagen-N. oder N. elasticus, je nach vorherrschender Faserkomponente.

**Ther.:** Keine erforderlich.

### Naevus lipomatosus cutaneus superficialis (D23)

**Syn.:** N. Hoffmann-Zurhelle.

**Def.:** Aus Fettgewebe bestehende nävoide Fehlbildungen, kurz nach der Geburt oder während der ersten beiden Dezennien auftretend, selten.

**Klinik:** Weiche, langsam wachsende, hautfarbene Papeln mit glatter Oberfl., v.a. Lende und Glutäen (zonaler oder klassischer Typ). Auch als solitäre Herde (häufigere Form).

**Diagn.:** Inspektion; spindelförmige, tiefe Messerbiopsie. Histologie: im Korium Vorkommen heterotoper Fettgewebsläppchen.

**Ther.:** Bei Ther.-Wunsch Exzision.

## Histiozytom (D23.9)

**Syn.:** Dermatofibrom.

**Def.:** Reaktiver oder neoplastischer Prozess, häufig assoziiert mit einem Minimaltrauma, v. a. Insektenstich.

**Klinik:** Typisch: 0,5–2,0 cm derber, hautfarbener oder bräunlich-rötlicher intradermaler Knoten, gering über das Hautniveau ragend ohne Spontanregression. Oft bei F an Unterschenkel und Armen. Ggf. Pruritus und Druckdolenz.

**Diagn.:** Inspektion und Dermatoskopie; ggf. Exzisionsbiopsie (**cave:** Keloidgefahr). Histologie: unscharf abgegrenzte Fibroblasten- und Histiozytenansammlung mit geflechtartig angeordneten kollagenen Fasern im Korium. Manchmal kräftige Hämosiderin- und Fettspeicherung. Akanthose der Epidermis.

**DD:** NZN, MM, Filia, Dermatofibrosarcoma protuberans.

> Beim Zusammendrücken mit zwei Fingern Ausweichen des Histiozytom in die Tiefe (Pastillenaspekt, „dimple-sign“: nicht pathognomonisch!).

**Ther.:** Exzision bei Wunsch des Pat. oder DD-Unsicherheit.

## Weiches Fibrom (D23.-)

**Syn.:** Fibroma molle, Fibroma pendulans.

**Def.:** Umschriebene exophytische Bindegewebsvermehrung. Sehr häufig, ab dem 30. LJ. zunehmend, fast jeder Mensch betroffen. Multiple gestielte Fibrome am Hals sind möglicherweise Indikatoren eines gestörten Glukose-/Insulinmetabolismus.

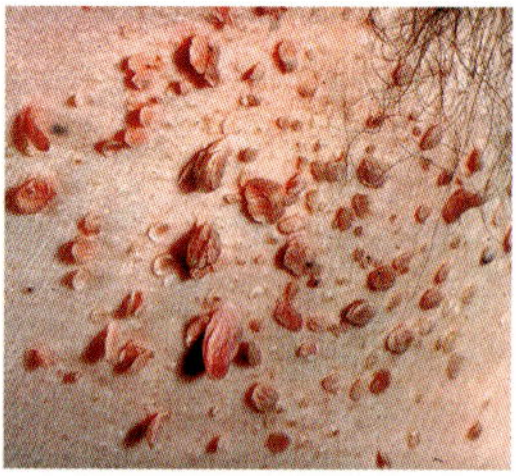

Abb. 11.10 Fibroma pendulans.[R299]

**Klinik:** Gestielte, schlaffe, bis mehrere mm große Knötchen mit hautfarbener Oberfl. (▶ Abb. 11.10). Lokalisation v. a. periaxillär, laterozervikal, submammär und inguinal. Häufig hämorrhagische Infarzierung nach Stieldrehung (schmerzhaft).

**Diagn.:** Inspektion i. d. R. ausreichend. Histologie: lockeres, vaskularisiertes Bindegewebe mit regelrechter Epidermis.

**DD:** Papillomatöser NZN, gestieltes Neurofibrom.

**Ther.:** Wenn kosmetisch störend: Exzision durch Scherenschlag; auf LA kann i. d. R. verzichtet werden. Blutstillung durch Betupfen mit Eisen-III-Chlorid-Lsg.

## Chondrodermatitis helicis nodularis chronica (H61.0)

**Def.:** Knötchenbildung am Ohr unklarer Genese. Meist bei M mittleren oder höheren Lebensalters mit sehr geringer Spontanheilungstendenz.

**Klinik:** Kleines (Ø 3–20 mm) hautfarbenes, derbes Knötchen, betroffen v. a. Apex helicis (re > li) oder seltener Anthelix (F > M; ▶ Abb. 11.11). Selten Rötung und Schuppenauflagerung. Starke Druckdolenz (typisch: Pat. kann nicht mehr auf dem Ohr liegen, gestörter Schlaf).

**DD:** SCC, Keratoakanthom, aktinische Keratose, BCC.

**Ther.:**

- Exzision der betroffenen Knorpelanteile, z. B. über retroaurikulären Schnitt Darstellung des Knorpels, Entfernung der alterierten Anteile und Hautnaht. Rez. möglich. Auch Spindelexzision unter Mitnahme der subläsionalen Knorpelanteile möglich.
- Ultima Ratio: Keilförmige Exzision unter Mitnahme des darunterliegenden Knorpelgewebes, bei größeren Knoten ggf. Helixplastik erforderlich.
- Wenn OP abgelehnt oder kontraindiziert: druckentlastende Hilfsmittel (Badeschwamm mit einem Loch in der Mitte), lokale und intraläsionale Steroidapplikation, Kryother., $CO_2$-Laserablation.

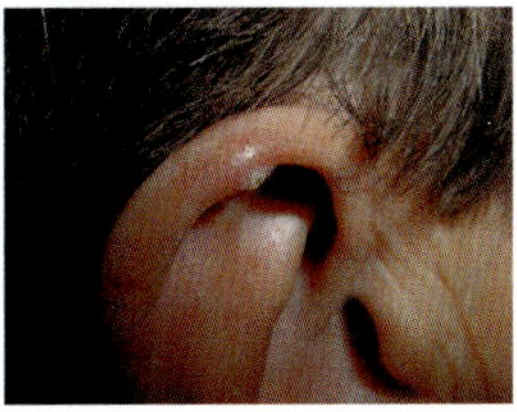

Abb. 11.11 Chondrodermatitis helicis nodularis chronica. [R299]

## Lipom (D17.9)

**Def.:** Häufiger TU des subkutanen Fettgewebes. Familiär gehäuft.

**Klinik:** Elastische, gut abgegrenzte, verschiebliche Knoten der Subkutis (Durchmesser bis mehrere cm). Manchmal druckdolent. Oft multipel vorkommend. Bei multiplem Vorkommen häufig schmerzhaft (Lipomatosis dolorosa).

**Diagn.:** Inspektion; Palpation → sehr gut verschieblich, prall-elastisch, gut abgrenzbar. Histologie: Unterschiedlich stark vaskularisiertes, reifes Fettgewebe, ggf. mit zarter kollagener Kapsel.

**DD:** Zysten, Fibrome, u. U. Metastasen, Leisten- u. Bauchwandbrüche können klinisch Lipome simulieren → Sonografie.

**Ther.:** Bei Wunsch des Pat. oder DD-Zweifeln: Exzision (Enukleation) in LA. Nur kleiner zentraler Hautschnitt über dem Lipom erforderlich, durch den der TU durch seitlichen Druck exprimiert werden kann. Kompressionsverband anlegen.

## Leiomyom (D21.9)

**Def.:** Umschriebene Vermehrung glatter Muskulatur von Musculi arrectores pilorum oder Gefäßwandmuskulatur oder glatter Skrotalhautmuskulatur → Unterscheidung in 3 Entitäten: Piloleiomyom (am häufigsten, meistens disseminiert), Angioleiomyom (meistens solitär) und „dartoide" Leiomyome (meistens solitär). Auftreten zwischen dem 20. und 40. LJ. M = F. Selten.

**Klinik:** Solitäre oder multiple, winzige bis 5 mm große hautfarbene bis bräunliche indurierte Knötchen (Stamm, Gesicht, Extremitäten, Skrotum, Vulva, Mamille). Häufig Schmerzauslösung durch Druck / Berührung oder Kälteexposition.

**Diagn.:** Klin. Bild; auf Druckdolenz achten, Biopsie bei pos. Familienanamnese und weiblichem Geschlecht (s. u.; Gieson-Färbung). Histologie: faszikuläre Proliferate reifer glatter Muskelzellen (Gelbfärbung).

**DD:** Eruptive Syringome, ekkrine Spiradenome, Neurinome, Neurofibrome, Mastozytome.

**Ther.:** Exzision bis auf die Subkutis, Laserablation oder Kryochirurgie. Rez. nicht selten.

Anmerkung: Bei den hereditären Leiomyomen der F (pos. Familienanamnese, Nachweis von Mutationen im Fumarathydratase-Gen) gynäkologisches Konsil: Frage Uterusmyome? Wenn solche vorhanden → Vorliegen der sog. Multiple Cutaneous and Uterine Leiomyomatosis (MCUL, Reed-Sy.), die mit Nierenzell-Ca (sehr aggressiv, rasche Metastasenbildung) assoziiert sein kann → jährlich gynäkologische Untersuchung und bei beiden Geschlechtern CT zur frühzeitigen TU-Detektion. Genetische Beratung. Gleiches gilt für das sog. Hereditary Leiomyomatosis and Renal Cancer Cell Syndrome (HLRCC).



## Neurilemmom (D36.1)

**Syn.:** Schwannom, Neurinom.

**Def.:** Sehr seltener, von den Schwann-Zellen ausgehender TU.

**Klinik:** Solitäre derbe, subkutane Knoten bis 2 cm Durchmesser (v. a. Kopf, Zunge, Extremitäten). Oft im Verlauf sensibler Nerven gelegen. Schmerzhaft oder unempfindlich, intraspinale Neurilemmone, die profuse Dysästhesien verursachen können, kommen vor.

**Diagn.:** Klin. Bild, ggf. Biopsie. Histologie: Spindelzell-TU mit faszikulärer Textur und fokaler Palisadenstellung der Zellkerne (Verrocay-Körper).

**Ther.:** Ggf. Exzision in LA.

**KO:** Nervenverletzung bei Exzision.

**Progn.:** Gut, keine maligne Entartung.

## Neurofibrom (D36.1)

**Def.:** Von den Schwann-Zellen ausgehender TU mit zusätzlicher endo- und perineuraler Bindegewebskomponente.

**Klinik:** Intradermaler oder exophytischer weicher Knoten von wenigen mm bis 2 cm Durchmesser. Selten auch lappenartiger TU („Wammen"). Bei Fingerdruck Klingelknopfphänomen (Eindrückbarkeit und Wiederherausstülpen des exophytischen TU-Teils). Vorkommen solitär oder multipel (Neurofibromatose v. Recklinghausen ▶ 17.1.1), v. a. am Stamm. Meist schmerzlos.

**Diagn.:** Klin. Bild, Palpation („Klingelknopf"), ggf. Stanz- oder Exzisionsbiopsie. Histologie: Spindel- bis S-förmige Zellen innerhalb einer fibrillären oder myxoiden Matrix. Typischerweise Nachweis intratumoraler Mastzellen.

**Ther.:** Wenn störend, Exzision in LA.

## Narbenneurom (D36.1)

**Syn.:** Amputationsneurom.

**Def.:** Knotenförmiges Proliferat eines traumatisierten peripheren Nervs; Mon. bis J. nach Verletzungen und Amputationen entstehend.

**Klinik:** Von Narbe ausgehende Schmerzen und Parästhesien. Evtl. Knötchen tastbar.

**Ther.:** Bei Schmerzen Exzision. Ggf. zur Schmerzambulanz überweisen.

## Granularzelltumor (D21.9)

**Syn.:** Abrikossoff-TU.

**Def.:** Sehr seltene Läsion unklaren Ursprungs, sehr selten maligne Entartung. Am häufigsten 4.–6. Dezennium bei F und dunkelhäutigen Ethnien.

**Klinik:** 0,5–3 cm großer schmerzloser, hautfarbener oder rot-gelblicher, langsam wachsender Knoten, v.a. an Kopf und Nacken (ca. 70 % d.F., ¼ davon an der Zunge). Innere Organe selten betroffen.

**Diagn.:** Klin. Bild; bei Zweifel Exzisionsbiopsie. Histologie: dichte Ansammlung von großen polygonalen Zellen mit auffällig feingranulärem eosinophilem Zytoplasma. Die Granula sind PAS-pos. und Diastase-resistent.

**DD:** Dermatofibrom, Adnex-TU, seborrhoische Keratose.

**Ther.:** Exzision, wenn inkomplett hohes Rez.-Risiko.



## 11.1.5 Vaskuläre Tumoren und Malformationen

### Teleangiektasien (I78.8)

**Def.:** Dilatation kleinkalibriger Blutgefäße (Kapillaren) im Str. papillare. Primär (idiopathisch) oder sek. erworben (symptomatisch, exogen oder im Rahmen von Grunderkr.).

**Klinik:** Rötliche Gefäßzeichnung, die unter Glasspateldruck verschwindet. Makulös, papulös oder strichförmig.

**Diagn.:** Klin. Bild, Ausschluss von Grunderkr. (▶ 2.1.1).

**Ther.:** KTP- oder Farbstofflaser (▶ 24.10).

### Kapilläre Malformation (CM; Q82.5)

**Syn.:** Naevus flammeus, Feuermal, „port-wine stain".

**Def.:** Bei 0,3 % der Neugeborenen von Geburt an vorhandene, überwiegend unilaterale, nävoide Malformation oberfl. kutaner Blutgefäße. Als transiente funktionelle Variante der frontonuchale N. (flammeus) simplex („Storchenbiss", salmon patch) bei nahezu jedem 2. Neugeborenen an Stirn / Nasenwurzel, Oberlid, Okziput oder Nacken.

**Klinik:** Scharf begrenzter, unregelmäßig konfigurierter, hellroter bis livider Fleck (▶ Abb. 11.12). Häufig einseitige Gesichtslokalisation. Assoziation mit Sy. (z.B. Klippel-Trenaunay-Sy. ▶ 17.1.2, Sturge-Weber-Sy. ▶ 17.1.2) od. einem ausgedehnten Mongolenfleck (Phacomatosis caesioflammea) möglich. Evtl. Übergreifen auf die Schleimhäute.

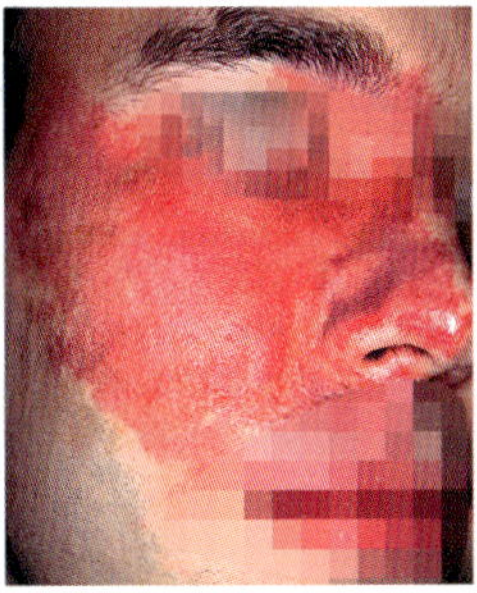

Abb. 11.12 Naevus flammeus. [R299]

**Diagn.:** Typische Klinik. Wenn im Verlauf des 1. Astes von N. trigeminus, Glaukomabklärung, Schädel-MRT im Alter von 6–12 Mon. Wenn mittig über Os sacrum bei gleichzeitiger Hypertrichose, Abklärung einer Spina bifida occulta. Histologie: erweiterte Kapillaren und Venolen im oberen Korium.

**Ther.:** Wenn kosmetisch störend, Entfernung mit gepulstem Farbstofflaser (▶ 24.10) in mehreren Sitzungen (bis zu 6, bei Kleinkdr. in Kurznarkose), bei tuberonodöser Umwandlung ab dem 10. LJ. ggf. Mikroembolisation durch spezialisierten Radiologen. Evtl. komplette Abdeckung oder verbliebener Anteile (z. B. mit Dermacolor®).

**KO:** Ggf. Hypertrophie der unter dem N. liegenden Weichteile.

**Progn.:** Kleine mediale N. oft Rückbildung in den ersten Lebenswo.; größere laterale N. Neigung zur Hypertrophie mit zunehmendem Alter.



## Naevus araneus (I78.1)

**Syn.:** Spider-N.

**Def.:** Punktförmige, radiäre Teleangiektasien. Oft bei Alkoholismus, Lebererkr., präpubertär, in der Gravidität.

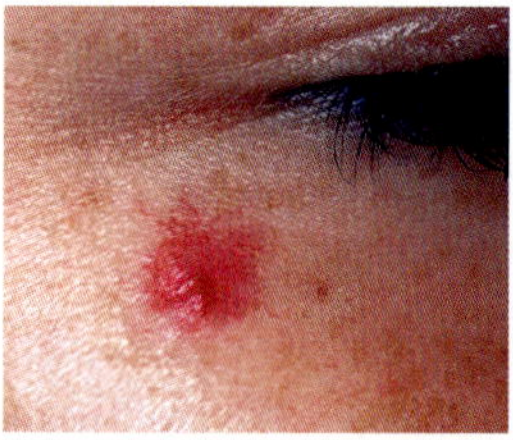

Abb. 11.13 Naevus araneus. [R299]

**Klinik:** Radiär unter der Hautoberfl. von einem zentralen Quellgefäß ausstrahlende Teleangiektasien, v. a. im Gesicht oder am Oberkörper (▶ Abb. 11.13).

**Diagn.:** Blickdiagnose; bei großer Anzahl: Ausschluss Lebererkr. (AST, ALT, γ-GT, AP) oder Karzinoid-Sy. (Serotonin i. S.).

**Ther.:** Farbstoff- oder KTP-Laser (▶ 24.10), Elektrokoagulation des zentralen Quellgefäßes. I.d.R. Spontanheilung bei präpubertär und in der Schwangerschaft auftretenden Spider-Naevi. Behandlung der Grunderkr.

## Klassisches infantiles Hämangiom (D18.00)

Häufiger (ca. 10 %) Gefäß-TU des Säuglingsalters mit Expression des GLUT-1-Antigens → Immunhistochemie. Bei Geburt vorhanden oder in den ersten Lebenswo. erworben. 3 verschiedene TU-Formen: kapillär ca. 55 %, kavernös ca. 15 %, gemischt ca. 30 %. Stadienhafter Verlauf: Prodromal-, Initial-, Proliferations-, Stagnations-, Regressionsphase. Wachstumsphase 4. Lebenswo. bis 12. Lebensmon. Spontanregression ab 2. LJ.; i. d. R. Abschluss mit 3,5 J. Residuen bei der Hälfte der großen Hämangiome. Induktion möglicherweise durch Gabe eines Tokolytikums, z. B. Fenoterol (Partusisten®).

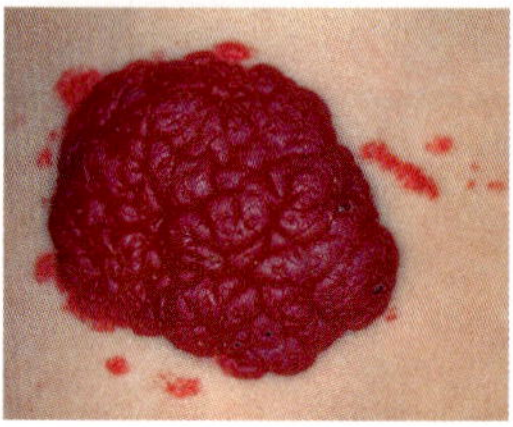

Abb. 11.14 Klassisches infantiles Hämangiom. [R299]

**Klinik:** Blau-rötlicher, im Hautniveau liegender Fleck oder exophytischer, weicher Knoten (▶ Abb. 11.14). Oft rasches Wachstum in den ersten 4 Lebensmon. Ggf. im Rahmen verschiedener Sy. (▶ Tab. 11.1).

**Diagn.:** Klin. Bild, Farbduplexsonografie mit hochauflösendem 10–14-MHz-Schallkopf (Tiefenausdehnung, echoloses Areal). Wenn ≥ 5 Hämangiome Risiko für Leberhämangiome ↑. Histologie: weite, mit Blut ausgefüllte, mit Endothel ausgekleidete Hohlräume in Korium und Subkutis.

**DD:** Granuloma pyogenicum, Glomangiom, vaskuläre Malformationen, kongenitale Hämangio(endothelio)me vom Typ RICH u. NICH (**R**apidly **I**nvoluting

**Tab. 11.1 Syndrome assoziiert mit vaskulärer Malformation oder vaskulärem Tumor.**

| Syndrom | Charakteristika |
|---|---|
| Blue-Rubber-Bleb-Nevus-Sy. | sporadisch >> AD; blauschwarze subkutane Knoten von gummiartiger Konsistenz, im GIT mit Blutungsgefahr (→ Fe-Mangelanämie), seltener auch in anderen Organen (ZNS, Lunge, Herz) |
| Kasabach-Merritt-Sy. | häufig bei Geburt vorhandene Riesenhämangiome; Thrombozytopenie, Risiko der disseminierten intravasalen Koagulopathie |
| Maffucci-Sy. | sehr selten; gemischte Malformationen der Haut kombiniert mit multiplen asymmetrischen Enchondromen (M. Ollier); in ca. 30 % Neigung zu maligner Entartung (Chondrosarkome); häufig Spontanfrakturen |

Congenital **H**emangioma / **N**on rapidly-Variante, beide bei Geburt vorhanden, oft mit charakteristischem weißen Saum u. GLUT-1-Antigen **neg.**).

**Ther.:** Bereits in den ersten Tagen des Auftretens.

- Lokalisation Gesicht, Kopf, Hals, Hände, Füße, anogenital: Bei intrakutanen Formen sofort Kontaktkryother. (Cryocare oder KRYODERM) mit elektrischer Kühlung (ca. – 30 °C) über 10–15 s mit moderatem Druck (Eindringtiefe max. 4 mm) oder gepulster Farbstofflaser unter lokaler Kühlung (▶ 24.1 ▶ 2) mit dem Ziel der Überführung des Hämangioms in die Stagnations- und Regressionsphase (max. Eindringtiefe 2 mm). Bei subkutanen Formen: TU-Dicke < 10 mm transkutane cw-Nd:YAG-Laserther. unter permanenter Kühlung mit Eiswürfeln in Vollnarkose, TU-Dicke > 10 mm duplexsonografisch kontrollierte intraläsionale Laserther.

**Merke**
Bei periorbitaler Lage stets Einsatz von „eye-shields".

- Sonstige Lokalisationen ohne Funktionsbehinderung: Abwarten, Residuen werden postpubertär exzidiert. Bei schnellem Wachstum und KO Kontaktkryo- oder Laserther. (▶ 24.5, ▶ 24.10).
- β-Blocker Propranolol (Hemangiol® 3,75 mg / ml Lsg. p. o., Ther.-Beginn im Alter von 5 Wo. bis 5 Mon., Ind.: proliferierende infantile Hämangiome, die lebens- od. funktionsbedrohend sind, ulzeriert sind und schmerzen sowie zu permanenten Narben od. Entstellung führen), Einleitung unter stationären Bedingungen nach folgendem Schema: Wenn keine KI (s. u.) vorliegen, vor Ther. u. Entlassung Fotodokumentation, Herzecho, EKG, Farbduplexsono. 1. d: 0,5 mg / kg KG / d, 2. d: 1 mg / kg KG / d, 3. d: 2 mg / kg KG / d p. o. nüchtern verteilt auf 3 ED. Wenn nach 3 d RR, BZ u. Puls o. p.B (Bestimmung jeweils nach Präp.-Gabe), ambulant weiter gewichtsadaptiert mind. bis zum 12. Lebens-Mon. unter wöchentlicher Kontrolle der o. g. Parameter. „Rebound"-Phänomen nach Absetzen der Ther. Wichtige NW (selten): Hypotonie, Bradykardie, Erhöhung des Atemwegswiderstands, prolongierte Hypoglykämien, Augeninnendruckerhöhung, Somnolenz, gastroösophagealer Reflux, Herzleistungsminderung. KI: renale Insuff., bronchiale Obstruktion, β-Sympathomimetikagabe, extreme Frühgeburtlichkeit (< 32. SSW). Merke: Aussetzen bei Atemwegsinf.

11

- In klin. Studien Lokalther. mit β-Blocker: Propranolol 1 % Gel (Rezeptur ▶ 22), alt. Timolol AT 0,5 % / 0,25 % 2x / d für ca. 2 h unter Pflasterverband über ca. 3 Mon. unter ambulanten Bedingungen (OLU). Ind.: Frühgeborene mit rasch proliferierenden H., Folgether. Bei Neuwachstum nach Kontaktkryo- oder Laserther., lokalisierte und segmentale H. glutäal und genital, sowie an Händen und Füßen, proliferierende H. ungeeignet für eine Kontaktkryother. (plane großflächige H. mit Durchmesser > 2 cm, H. mit bis zu max. 6 mm tiefliegendem Anteil, dopplersonografisch gemessen). **Cave:** Systemwirkung!
- Ambulante Sklerosierung in LA (EMLA® Pflaster / Creme) mit Polidocanol (Aethoxysklerol® 1–3 %, 0,5–2 ml, OLU), auch mit anderen Verfahren kombinierbar. **Cave:** Nekrosen bei fehlerhafter Injektionstechnik. Wichtige NW: Deutliche Ödembildung.
- Kasabach-Merritt-Sy.: kaposiformes Hämangioendotheliom oder „tufted angioma"; zunächst Stabilisierung der Gerinnungssituation, dann Einleitung der TU-Regression interventionell durch gezielte Embolisation von TU-versorgenden Gefäßen (seltener auch lok. Laserther.) plus Vincristin 1–1,5 mg / m² KOF / Wo. und ASS 100 mg / d.

**Progn.:** In ca. 90 % der Fälle Rückbildung in der frühen Kindheit, in 50 % komplett, in 30 % partiell. Farbstofflaser bei residuellen Telangiektasien und OP von überschüssigem Gewebe nach Involution ab dem 4. LJ. möglich.

**KO:** Blutung nach Verletzung → Kompressionsverband mit blutstillender Gaze (z. B. Tabotamp®).

## Granuloma pyogenicum (L98.0)

**Syn.:** Granuloma teleangiectaticum, Granuloma pediculatum.

**Def.:** Meist nach Traumen entstehender, exophytischer Gefäßtumor; zählt zu den lobulären kapillären Hämangiomen. V. a. bei Kleinkdr., Kdr., Schwangeren.

**Klinik:** Bis 1 cm großer blaurötlicher, kalottenförmiger Knoten mit erodierter Oberfl., der innerhalb von wenigen Wo. entsteht (▶ Abb. 11.15). Häufig an Fingern oder Lippen. Starke Blutungsneigung, basales Quellgefäß.

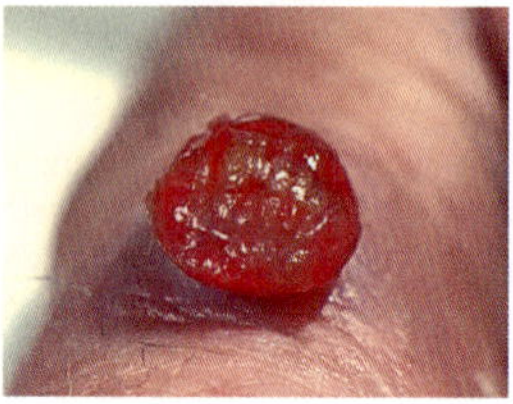

Abb. 11.15 Granuloma pyogenicum. [R299]

**Diagn.:** Klin. Bild. Histologie: Exophytische Kapillarproliferate mit lobulärer Gliederung und Quellgefäß an der Basis. Kragenförmige Epidermis.

**DD:** MM.

**Ther.:** Exzision oder elektrokaustische Entfernung in LA. Bei Kdr. und Jugendlichen im OLU 0,5 %ige Timonol-Augentropfen (z. B. Timomann®).

**KO:** Starke Blutung im Kindesalter → zunächst Kompressionsverband mit blutstillender Gaze (z. B. Tabotamp®); bei Persistieren Exzision in LA.

## Seniles Hämangiom (D18.0)

**Syn.:** Tardives Hämangiom.

**Def.:** Harmlose degenerative (?) Gefäßbildung, v. a. bei älteren Menschen.

**Klinik:** Wenige mm großes, halbkugeliges, hell- bis blaurotes Knötchen, v. a. am Stamm; oft multipel.

**DD:** Glomeruloide Hämangiome (Marker für POEMS-Sy., M. Castleman, Plasmozytom).

**Ther.:** Nicht erforderlich, nur auf Wunsch KTP-Laser (▶ 24.10.1), Kauterisation.

## Lippenrandangiom (D18.0)

**Syn.:** Venous lake.

**Def.:** Benigne, oberfl. Venektasie, v. a. im höheren Alter.

**Klinik:** Bis erbsgroßes blaurotes Knötchen im Lippenrot. Fragile Oberfl. Blutung möglich.

**Ther.:** Bei Ther.-Wunsch Keilexzision in LA, $CO_2$-Laser oder Kryokontaktchirurgie (5–15 s).

## Angiokeratom (D23.9)

**Def.:** Gefäßektasien der oberen Dermis einhergehend mit Epidermishyperplasie und -hyperkeratose.

**Sonderformen:** A. circumscriptum, A. localisatum (häufigste Entität), solitäres A., A. Mibelli (Hände / Füße), M. Fordyce (Skrotum), A. corporis diffusum (bei M. Fabry).

**Klinik:** Papulöse oder streifige blaurote bis schwärzliche Läsionen (▶ Abb. 11.16). Oft raue, hyperkeratotische Oberfl.

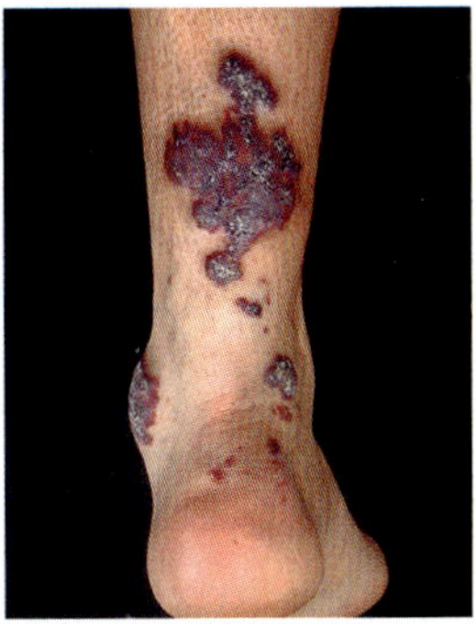

Abb. 11.16 Angiokeratom. [R299]

**Diagn.:** Klin. Bild, bei Zweifeln an der Dignität Biopsie. Histologie: kavernöse Blutgefäße unterhalb einer hyperplastischen und hyperkeratotischen Epidermis. Oft transepidermale Elimination von Blutgefäßen. „Blutseen" im Epithel.

**DD:** MM.

**Ther.:** Falls kosmetisch störend oder bei Blutung: $CO_2$-Laser; Laserther. (▶ 24.1 ▶ 2), Exzision. KO: Blutungsneigung.

## Glomustumor (D18.00)

**Def.:** Von dermalen a. v.-Anastomosen (Hoyer-Grosser-Organ) abstammender Gefäß-TU . Liegen zusätzlich Gefäßdilatationen vor, spricht man vom Glomangiom.

**Klinik:** Solitäres druckdolentes subunguales blaurot durchschimmerndes Knötchen; v. a. Nagelbett. Hyperhidrose in der TU-Umgebung.

> Bei subungualem Druckschmerz stets an Glomustumor denken.

**Diagn.:** Klin. Bild, typisch. Druckdolenz (nicht bei multiplen TU). Histologie: Gefäßlichtungen mit einem unterschiedlich breiten Wall aus kuboiden basophilen Zellen (Glomuszellen = spez. glatte Muskelzellen).

**DD:** Subunguales MM.

**Ther.:** Exzision durch erfahrenen Operateur (Dermato-, Handchirurg).

### Primäres Lymphangioma circumscriptum (D18.19)

**Def.:** Superfizielle mikrozystische lymphatische Malformation, konnatal oder im frühen Kindesalter auftretend, i. d. R. Subkutis infiltriert, oft mit einer Lymphangiomatose und / oder einem kavernösen Lymphangiom assoziiert.

**Klinik:** Wenige mm große, teils oberfl., teils subkutane Zysten mit serösem oder hämorrhagischem Inhalt. Gelegentlich beetförmige Anordnung („Froschlaich"). Selten Spontanheilung. Nach Trauma Blutbeimischung → Hämatolymphangiom. Prädilektionsstellen: Nacken, Brust, Rücken, prox. Extremitäten, Mundschleimhaut, Zunge.



**Diagn.:** Klinik, Auflichtmikroskopie, in unklaren Fällen Biopsie, ggf. Isotopenlymphangiografie (▶ 21.1.3, keine Verbindungen zwischen normalem Lymphsystem und den Lymphangiomen), evtl. NMR präoperativ. Histologie: subepidermal und lakunenartig in die Epidermis reichende, ektatische Lymphgefäße, manchmal mit Verbindung zu Blutgefäßen.

**DD:** Bei Erw. Lymphangiektasien assoziiert mit einem chron. Lymphödem od. nach Bestrahlung.

**Ther.:** In asymptomatischen Fällen „wait and watch". Bei makrozystischer lymphatischer Malformation: Sklerosierung, Exzision, bei mikrozystischer: $CO_2$-Laser (▶ 25.12). Hohes Rez.-Risiko. Behandlung von Inf. Risiko für Entstehung von Erysipelen ↑.

## 11.1.6 Histiozytosen

**Def.:** Lokalisierte oder syst. Erkr. des Monozyten-Makrophagen-Systems bzw. des dendritischen Zellsystems. 3 Klassen: Klasse-I- (Langerhans-Zell-Histiozytose), Klasse-II- (Nicht-Langerhans-Zell-Histiozytosen) u. Klasse-III-Histiozytosen (maligne Histiozytosen, hier nicht dargestellt).

### Langerhans-Zell-Histiozytose (C96.6)

**Syn.:** Histiozytosis X.

**Def.:** Seltene Gruppe von Erkr. ohne scharfe klin. Abgrenzung. Gemeinsamkeit: klonale Proliferation von dendritischen Zellen neben Lymphos und eosinophilen Granulos.
Bei Kdr. oft disseminierter Befall verschiedener sog. Risikoorgane (Leber, Milz, KM und Lungen), bei Erw. ist die isolierte Lungenmanifestation am häufigsten, neben ossärem, kutanem und hypophysärem Befall, betrifft fast exklusiv Raucher, hohe Spontanremission. Maligne Erkr. können der Langerhans-Zell-Histiozytose vorangehen (z. B. akute Lymphoblastenleukämie), sie begleiten oder ihr folgen (z. B. akute myeloische Leukämie). Unterscheidung in 3 Untergruppen.

#### Eosinophiles Granulom / chronisch fokale Langerhans-Zell-Histiozytose (C96.6)

**Def.:** Gutartige Form der Histiozytosis X. Meist Jgdl. u. junge Erw., mit Spontanremission.

**Klinik:** Osteolysen (solitär oder multiple), meist am Schädel. HV sehr selten, dann wie schwach ausgebildete Letterer-Siwe-Sy. (s.u).

**Diagn.:** Meist uncharakteristische Klinik.

- Biopsie zur histologischen, immunhistologischen Begutachtung, EM, Diff.-BB, CRP, E'lyte, AST, ALT, γ-GT, AP, Bili, Urinstatus (Farbe, Eiweiß,

Glukose, spez. Gewicht, evtl. 24-h-Urinvolumen), Lufu, Schilddrüsen-, LK-, Pelvis-, Abdomen-Sono, Ganzkörper-Rö. → abhängig vom path. Befund Thorax-CT, Schädel-, Wirbelsäulen-NMR.

- Histologie: subepitheliale atypische Histiozyten mit hyperchromatischen Kernen, einzelne Lymphos und eosinophile Granulos. Ggf. später Granulombildung und xanthomatöse Umwandlung mit Vorkommen von Schaumzellen.
- Immunhistologie: läsionale Zellen (= immature Langerhans-Zellen), die S 100 pos., CD 207 pos. (= Langerin induziert die Bildung der Birbeck-Granula), CD 68 neg. und CD 1a pos. sind.
- EM: Nachweis von Birbeck-Granula (nicht mehr unbedingt erforderlich) in den Infiltratzellen.



### Hand-Schüller-Christian-Syndrom / chronisch fokale Langerhans-Zell-Histiozytose (D96.5)

**Def.:** Chron. Form

**Klinik:** Trias: Exophthalmus, Osteolysen (ca. in 50 % Schädel betroffen: oft scharf begrenzte Osteolysen unterschiedlicher Größe; Kieferknochen am häufigsten beteiligt → unklare Schmerzen und Schwellungen), Diab. insipidus mit Polydipsie und Polyurie als Zeichen eines Hypophysenhinterlappenbefalls → später auch andere hypophysäre Defizite (z. B. präpubertärer Erkr.-Beginn: Minderwuchs, Eunuchoidismus, postpubertärer: Hypogonadismus). Trias nicht immer komplett ausgebildet. HV ähnlich wie bei Letterer-Siwe-Erkr. (s. u.), weniger ausgeprägt. Ggf. Mundschleimhautbeteiligung; Gingivalsaum erythematös und hyperplastisch (DD Parodontitis marginalis).

**Progn.:** Evtl. Spontanremission. I.d.R. Verlauf über viele J.

### Letterer-Siwe-Syndrom (C96.0)

**Def.:** Akute Verlaufsform der Histiozytosis X mit Beginn v. a. im Säuglings- und Kleinkindalter (0–2 J.). Selten bei Erw.

**Klinik:** Kleinpapulöses, schuppendes Exanthem; auch ekzemähnliche Veränderungen an Kapillitium, proximalem Stamm und inguinal. Ggf. LK-Schwellung, Hepatosplenomegalie, Lungenbefall, Osteolysen, Anämie.

**DD:** Am häufigsten seborrhoisches Säuglingsekzem, Ps.

**Progn.:** Letaler Verlauf in ca. 10 %, Spontanremission in ca 30 %.

**Ther. (interdisziplinär koordiniert):**

- isolierter Hautbefall: Exzision von Einzelherden; bei mehreren Herden topisches Glukokortikoid mit niedrigem atrophogenem Risiko (z. B. Advantan® Creme) unter Okklusion, bei großflächigem Befall PUVA-Ther. (bei Erw., bei Kdr. kritisch zu sehen), Thalidomid (▶ 22) 50–300 mg / d oder lokal das Purinanalogon Cladribin 0,01 % jeden 2. d, MTX (▶ 22) 20 mg / Wo. (therapierefraktären Fällen vorbehalten).
- Multisystembefall, isolierter Knochen- od. Lungenbefall, endokrinolog. Störungen: Behandlung durch Spezialisten entsprechender Fachrichtungen.

**Progn.:** Oft Spätremission binnen J. Selten letal.

## Non-Langerhans-Zell-Histiozytosen (D76.3)

### Juveniles Xanthogranulom (D76.3)

**Def.:** Benigne, überwiegend an der Haut, seltener syst. auftretende, granulomatöse Erkr. unklarer Ätiol. Meist vor dem 6. Lebensmon. manifest, ca. 10 % direkt postpartal vorhanden. Assoziation mit Neurofibromatose I (Café-au-Lait-Flecken?), 20- bis 40-fach ↑ Risiko für juvenile myelomonozytäre Leukämie, M Niemann-Pick und Urticaria pigmentosa.

**Klinik:** Einzelne (2 / 3 der Fälle) oder multiple, meist in den ersten LJ. auftretende rötlich-gelbliche, erhabene Knötchen; Kopf und Hals > Oberkörper > Extremitäten. Beteiligung von Augen (Erblindungsgefahr) und inneren Organen möglich.

**Diagn.:** Klin. Bild, ggf. Biopsie, augenärztliches Konsil. Histologie: zellreiche intradermale Ansammlung von Histiozyten, mehrkernigen histiozytären Riesenzellen vom Touton-Typ, Schaumzellen und Lymphos, selten Mitosefiguren. Im EM keine Birbeck-Granula. Immunhistologie: **pos.** für CD 68, CD 163, CD 4, **neg** für CD 1a, Langerin, CD 34, S 100.

**DD:** Mastozytome, N. Spitz, Neurofibrom.

**Ther.:** Nicht erforderlich, Erbium-Laser oder Exz. Abwarten und Eltern beruhigen

**Progn.:** Spontanheilung in den meisten Fällen innerhalb der ersten 4–6 LJ.

### Adultes Xanthogranulom (D76.3)

**Def.:** I. d. R. benigne, um das 30. LJ. auftretende Form des juvenilen Xanthogranuloms.

**Klinik:** Meistens solitäre, gelblich-orangefarbene Papeln vorwiegend am Kopf ohne Geschlechterpräferenz.

**DD:** Dermatofibrom, Xanthom, BCC.

**Ther.:** Exz.

**Progn.:** Keine Spontanheilung. Keine extrakutanen Läsionen.

## 11.1.7 Mastozytosen (Q82.2)

**Def.:** Klin. heterogene Krankheitsbilder, die bei Erw. fast nur durch exzessive klonale Mastzellvermehrung in der Haut und / oder in inneren Organen (KM, seltener GIT, Leber, Milz, LK) gekennzeichnet sind, bei Kdr. In bis zu 80 % selbstlimitierter Verlauf bis zur Adoleszenz. Selten. Kdr.:Erw. = 2 : 1. Bei allen Mastozytoseformen anaphylaktische Symptome durch IgE- und nicht IgE-vermittelte Mastzellaktivierung möglich. Der Schweregrad solcher anaphylaktischen Reaktionen korreliert weder mit der Höhe des Tryptasewerts noch mit der Mastzellmasse. Weitere Informationen: www.mastozytose.net.

### WHO-Klassifikation

- kutane Mastozytosen (CM):
  - makulopapulöse CM (ehemals Urticaria pigmentosa)
  - diffuse CM: bullöse und xanthogranulomartige Variante
  - solitäres kutanes Mastozytom
- systemische Mastozytosen (SM):

### Diagnosekriterien der systemischen Mastozytose (Q82.2)

Diagnose gesichert, wenn Majorkriterium und 1 Minorkriterium bzw. 3 Minorkriterien erfüllt (nach WHO 2008):

- Majorkriterium: Nachweis von kompakt-kohäsiven Mastzellinfiltraten (> 15 Mastzellen) im KM oder anderen Organen

- Minorkriterien:
  - > ¼ der Mastzellen mit atypischer Morphe: spindelförmig oder oval (normal rund)
  - Serumtryptasewert permanent > 20 ng / ml
  - molekulargenetischer Nachweis einer somatischen aktivierenden Punktmutation des c-KIT-Protoonkogens (KIT D816V-Mutation, in 80–90 % nachweisbar, Imantinib-Resistenz) → unkontrollierte Mastzellvermehrung
- B-Befunde: KM-Mastzellinfiltration > 30 % und / oder Serumtryptase > 20 ng / ml / Zeichen einer Dysplasie oder einer myeloproliferativen Neoplasie (MPN), nicht suffizient für Diagnose einer AHNMD / Hepatomegalie ohne Leberfunktionsstörung und / oder Splenomegalie ohne Hypersplenismus und / oder Lymphadenopathie
- C-Befunde: Zytopenie (Neutrophile < 1 / nl, Hb < 10 g / dl, Thrombos < 100 / nl nicht durch AHNMD bedingt) / Hepatomegalie mit Funktionsstörung, Aszites und / oder portaler Hypertension / Malabsorption mit KG-Verlust / große Osteolysen und / oder path. Frakturen infolge von Osteolysen / Splenomegalie mit Hypersplenismus.

## Makulopapulöse kutane Mastozytose / Urticaria pigmentosa (Q82.2)

**Def.:** Mit 60–80 % häufigste Form im Kindesalter, die in den ersten Lebenswo. auftritt. Disseminierte, papulöse, kutane Mastzellansammlungen. 2 Formen: juvenile mit selbstlimitierendem u. adulte mit persistierendem od. chron. progredientem Verlauf; in > 50 % Systembefall.

**Klinik:**

- Makulopapulöse, exanthematische bräunliche HV (▶ Abb. 11.17).
- Bei Erw. (v. a. F) eher makulöse Erytheme des Stamms mit wenigen oder keinen Teleangiektasien (Teleangiectasia macularis eruptiva perstans [TEMP]). Sehr selten. Keine Spontanheilung.
- Pos. Darier-Zeichen. Generalisierte Urtikaria nach Kälte- oder Wärmereizen (Duschen, Baden, Bürsten) bis zur anaphylaktische Reaktion. Weitere Triggerfaktoren: Icti, Inf., Impfungen, Histaminliberatoren (z. B. kodeinhaltiger Hustensaft, NSAR, β-Blocker, Muskelrelaxanzien, Rö-KM, kolloidale Volumenersatzmittel).

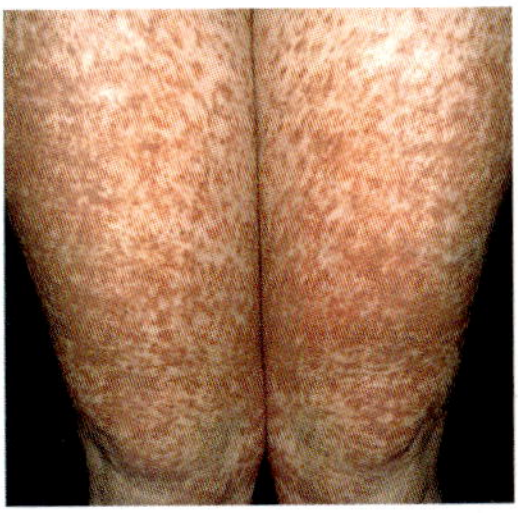

Abb. 11.17 Makulopapulöse Mastozytose. [R299]

- Viszeraler Befall möglich (KM-Beteiligung < 30 % bei Kdr., ca. 50 % bei Erw.; GIT → Diarrhö, Erbrechen, Ulcus ventriculi; Hepatosplenomegalie; Kreislauf- u. neuropsychiatrische Sy.), LK-Befall gilt prognostisch als ungünstig.
- Bullöse Formen, die bei Sgl. und Kleinkindern auftreten. Die Neigung zur Blasenbildung verschwindet bis zum 2. LJ.

**Diagn.:** Klin. Bild, Darier-Zeichen, Dermografismus, Biopsie (Haut vor Biopsie nicht reiben od. mechan. irritieren; Giemsa-Färbung). Diff-BB, Transaminasen,

Tryptase i. S. (bei kutaner Mastozytose i. d. R. im Normbereich). Bei V. a. syst. Beteiligung: Abdomen-Sono, Beckenkammstanze und KM-Blut zur Tryptasebestimmung, Knochen-Szinti, Gastroskopie, evtl. Koloskopie mit Biopsien. Ausschluss Karzinoidsy. und Phäochromozytom.

**Ther.:** Meiden der Triggerfaktoren. Lokale Antipruriginosa (polidocanolhaltig, z. B. Optiderm® Creme). Bei Flush-Sy.: orale nichtsedierende oder sedierende $H_1$-Blocker, evtl. zusätzlich $H_2$-Blocker (Kdr. z. B. Cimetidin 30 mg / kg KG / d). Bei GI-Beschwerden: Dinatriumcromoglykat (Kdr.: 20[ – 50] mg / kg KG / d p. o. auf 4 ED, Erw.: Colimune® Sachets 4 × 1 Btl. / d) im OLU. Kurzzeitige Anwendung eines lokalen Glukokortikoids der Klasse III unter Okklusion (z. B. Mometasonfuorat-Salbe). Ab 15 J. niedrig dosiert $UVA_1$-Ther. 5 × / Wo. für 3 Wo. PUVA-Bad-Ther (▶ 23.4.2).
Mitführen eines Notfallsets: injizierbares Adrenalin (z. B. Fastjekt®, Jext® 300 mg für Erw., 150 mg für Kdr. >15–30 kg), flüssiges Glukokortikoid (z. B. Celestamine® N 0,5), flüssiger $H_1$-Blocker (z. B. Fenistil®).

**Progn.:** Kindliche Formen in bis zu 80 % bis zur Pubertät rückbildungsfähig. Erw.-Formen chron., jedoch mit allmählich abnehmender klin. Symptomatik. Ausstellen eines Notfallpasses, Hinweis, dass histaminreiche Lebensmittel symptomverstärkend wirken und bestimmte Medikamente (s. o.) Anaphylaxieauslöser sein können, stationäre Provokationstestung auf Verträglichkeit möglich. Generelles Verbot der Einnahme dieser Medikamente nicht angezeigt, da von den meisten Pat. problemlos vertragen. Überwachung des Pat. bei Gabe von Muskelrelaxanzien, Rö.-KM, i. v.-Anästhetika und kolloidalen Volumenersatzmitteln. Wenn möglich, keine β-Blocker-Gabe.
Bienen- und Wespengiftallergiker lebenslange spez. Immunther. mit erhöhter Dosis (200 µg / Injektion).

## Diffuse kutane Mastozytose (Q82.2)

Sehr selten. Elefantenhautartig verdickte, rötlich-braun pigmentierte Haut aufgrund des hohen Mastzellanteils. Fast ausschließlich Kdr. vor dem 3. LJ betroffen. Blasenbildung in der Kindheit häufig. Syst. Symptome wegen der hohen Mastzelllast möglich (Diarrhö, Dyspnoe, Flush, GIT-Blutungen, Hypotension). Risiko für Anaphylaxie hoch. Abdomen-Sono z. A. Mastzellinfiltration von Leber und Milz.

## Mastozytom (D47.0)

**Def.:** Noduläre kutane klonale Mastzellansammlung bei Kleinkindern. Mit 10–35 % zweithäufigste Mastozytose im Kindesalter. Mastozytom bei Geburt vorhanden oder Entwicklung innerhalb der ersten 3 Lebensmon. Spontanheilung fast immer präpubertär.

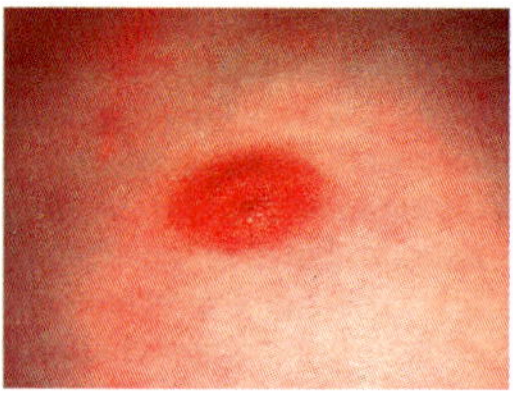

Abb. 11.18 Mastozytom. [R299]

**Klinik:** Einzelne rötliche bis bräunliche Knoten von bis zu 5 cm Durchmesser (▶ Abb. 11.18). Prinzipiell an jeder Körperstelle, v. a. Extremitäten. Nach Reiben urtikarielle Reaktion bis zur Blasenbildung (pos. Darier-Zeichen), nach Abklingen des Erythems kann es für einige min zu einer weißen, anämisch bedingten Verfärbung kommen. Gelegentlich Flush-Sy.

Diagn.: Klin. Bild, Reibetest. Histologie: noduläre intradermale Mastzellansammlung, v. a. in Giemsa-Färbung erkennbar.

DD: N. spitz, Arthropodenstichreaktion, juv. Xanthogranulom.

Ther.: Keine. Bei Flush-Sy. Ther. wie Urticaria pigmentosa (s. o.).

## 11.1.8 Adnextumoren



Def.: Epitheliale TU mit Differenzierung in Richtung Haarfollikel, Talg-, ekkriner oder apokriner Drüse (▶ Tab. 11.2); i. d. R. uncharakteristische Klinik, histologische Differenzierung.

**Tab. 11.2 Differenzierung der Adnextumoren.**

| Differenzierung | Adnextumoren |
|---|---|
| Follikulär differenziert | Trichoblastom, Panfollikulom, Trichoepitheliom, Trichofollikulom, Pilomatrikom, Tricholemmom, Haarscheidenakanthom |
| Talgdrüsen-differenziert | Talgdrüsenadenom, Talgdrüsenepitheliom, Talgdrüsenfollikulom |
| Ekkrin differenziert | Syringom, chondroides Syringom (ekkriner Typ), ekkrines Porom, Spiradenom, noduläres Hidradenom, dermales Zylindrom, ekkrines Hidrozystom |
| Apokrin differenziert | chondroides Syringom (apokriner Typ), Syringocystadenoma papilliferum, Hidradenoma papilliferum, Mamillenadenom, apokrines Hidrozystom |

### Pilomatrikom (D23.9)

Syn.: Epithelioma calcificans Malherbe.

Def.: Benigner TU der Haarmatrixzellen in Dermis u. Subkutis. Meist solitär, bei familiärer Disposition auch gehäuft. 2 Häufigkeitsgipfel: Kindheit (60 % d. F.) und 6. Dezennium. Auch im Zusammenhang mit Sy., z. B. Rubinstein-Taybi-Sy., Trisomie 9 u. a.

Klinik: Hautfarbener, rötlicher bis bläulicher, harter Knoten, meist an Kopf, Hals oder oberen Extremitäten, seltener Rücken. Geringe Druckdolenz. I.d.R. langsames Wachstum über Mon. bis J. Größe: 0,5–6 cm.

Diagn.: Sichere Diagn. nur durch Exzisionsbiopsie. Histologie: läppchenartig aufgebauter TU im mittleren bis tiefen Korium. Außenzellschicht oft basaloid, zum Zentrum der Läppchen eosinophile Zellen, z. T. mit verschwimmenden Zellgrenzen (sog. Schattenzellen). Meist kleinere Verkalkungen.

DD: Epidermal-, Trichilemmalzyste, Fibrom, Osteom, Pilomatrix-Ca, N. Spitz, kutane Filiae.

Ther.: Exzision.

Progn.: Keine Entartung bei Kdr., sehr selten bei Erw.

### Syringom (D23.9)

Syn.: Hidradenom.

Def.: Seltene, multiple, 1–3 mm große papulöse benigne Hamartome des Akrosyringiums von ekkrinen Schweißdrüsenausführungsgängen, v. a. bei F. Klinisch 4

Manifestationsformen: umschrieben lokalisiert, generalisiert, Down-Sy.-assoziiert und familiär.

**Klinik:** Symptomlose, leicht erhabene, oft hautfarbene Papeln. Häufig Unterlider; selten Stirn, Hals, Nacken, Abd, Genitale.

**Diagn.:** Typische Klinik; bei Zweifel Biopsie. Histologie: multiple Anschnitte von Schweißdrüsenausführungsgängen in fibrosierendem bindegewebigem Stroma.

**DD:** Xanthelasma (Oberlid, geblich, größer), Trichoepitheliom (nasolabial), Verruca plana.

**Ther.:** Nur bei Ther.-Wunsch des Pat. aus ästhet. Gründen Behandlung mit dem $CO_2$- bzw. Erbium:YAG-Laser (▶ 24.10).

### Zylindrom (D23.9)

**Syn.:** Spiegler-TU.

**Def.:** Gutartiger, solitärer, seltener multipel auftretender Schweißdrüsen-TU. F > M. Assoziation mit Trichoepitheliomen und Spiradenomen im Rahmen des Brooke-Spiegler-Sy. (AD, selten, Mutation im CYLD-Gen, selten maligne Entartung, Auftreten im 2./3. Dezennium) und der familiären Zylindromatose (idente Mutation wie Brooke-Spiegler-Sy.).

**Klinik:** Glatte hautfarbene Knoten am Kapillitium, seltener im Gesicht oder am Stamm. Verlust der Haare an der Oberfl.

**Diagn.:** Klinik, ggf. Biopsie. Histologie: basaloide Zellnester im mittleren und tiefen Korium, die von einer charakteristischen hyalinen Membran (sog. Glasmembran) umgeben sind.

**DD:** Andere Schweißdrüsen-TU, Filiae.

**Ther.:** Exzision. Erbium:YAG-Laser.

**Progn.:** Beim solitären Zylindrom gut, bei multiplen Zylindromen starke Rez.-Neigung. Ohne Ther. ggf. Ausbildung einer turbanartigen Geschwulst am Kapillitium. Selten maligne Entartung.

# 11.2 Präinvasive Karzinome der Haut

**Def.:** HV, die in Malignome (v. a. SCC) der Haut übergehen können. Im höheren Alter eine der häufigsten HV überhaupt.

## 11.2.1 Aktinische Keratose (L57.0)

**Syn.:** Solare Keratose, AK.

**Def.:** Häufigstes frühes In-situ-Karzinom der Haut hellhäutiger Menschen (Prävalenz 10 % bei 20- bis 29-Jährigen, 80 % bei 60- bis 69-Jährigen), meist mit flächenhafter Ausbreitung. Übergang in invasives SCC. mgl. Spontanregression in ca. 20 %. Durch UVB (komplettes Karzinogen) mutierte Stammzelle nicht behandelbar → chron. rez. Erkr. Zunehmend betroffen sind Tx-Pat. aufgrund der chron. Immunsuppression → besonders aggressives Wachstum u. Übergang in invasives SCC in ca. 30 %. TP53-, Ras-Mutationen, Allelverluste, Aneuploidie.
Risikofaktoren: M, Fototyp I–III, Outdoor-Aktivitäten, Immunsuppression, genetische Sy. (z. B. Xeroderma pigmentosum), Dauermed. mit fotosens. Wirkst. (z. B. Hydrochlorothiazid).

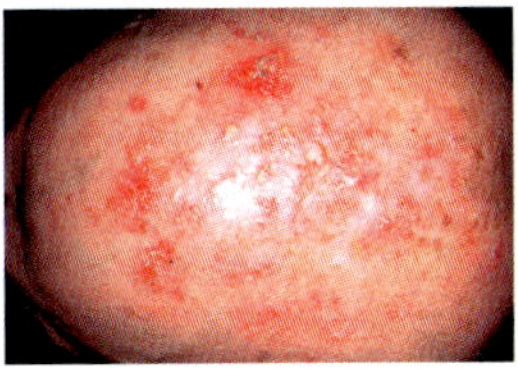

Abb. 11.19 Aktinische Keratosen. [R299]



**Sonderformen:** Cornu cutaneum, Arsenkeratosen, Röntgenkeratosen, aktinische Cheilitis.

**Klinik:** Selten solitäre, oft flächenhafte Hyperkeratosen („Feldkanzerisierung"), anfangs rötlich (gelegentlich pigmentiert, ▶ Abb. 11.19). Oft eindeutiger durch Palpation als durch Inspektion in ihrer Ausdehnung zu erfassen (Rauigkeit). Fast immer auf den „Sonnenterassen" der Haut (Nase, Ohrmuschel, Stirn, nicht behaartes Kapillitium, Dekolleté, Handrücken, Unterarmstreckseite). I. d. R. zusätzlich chron. Lichtschaden der Haut (z. B. solare Elastose u. / od. Poikilodermie). Oft berührungsempfindlich und schmerzhaft bei Sonnenexposition.

AKs und SCCs bei Pat., die UV-exponierte Berufe ausüb(t)en sind als BK anerkannt (BK 5103).

Klin. Einteilung des Schweregrades einzelner AK-Läsionen nach Olsen (I: raue Maculae, besser tasbar als sichtbar; II: deutlicher sicht- und tastbar, Hyperkeratose; III: stark hyperkeratot. AK). Anmerkung: Der Grad der Hyperkeratose lässt nicht auf die zugrunde liegenden histomorphologischen Veränderungen schließen. Die Olsen-Klassifikation ist deskriptiv und erlaubt keine Aussage hinsichtlich des Progressionsrisikos in ein invasives SCC.

Klin. Bewertung des Schweregrades der aktinischen Schädigung („Feldkanzerisierung") an Gesicht und Kopfhaut durch AKASI-Score (actinic keratosis area and severity index, ähnl. dem PASI bei Ps.): https://akasicalculator.com; auch als App.

**Diagn.:** Inspektion, Palpation (typische Rauheit), Auflichtmikroskopie (AK mit „red pseudonetwork" / erdbeerförmiger Gefäßarchitektur), OCT (Hyperkeratose und Begrenzung zur Tiefe gut darstellbar), Histologie: meist atrophisches, seltener hypertrophisches Epithel. Zunächst basal und suprabasal atypische Keratinozyten, die später das gesamte Deckepithel durchsetzen können („bowenoide" AK, sog. Lidstrichzeichen wie beim M. Bowen fehlend): AK I – III (je nach Ausdehnung atypischer Keratinozyten im Epithel; unteres Drittel bis mittleres Drittel, gesamtes Epithel. Anmerkung: Jede AK, unabhängig von der histologischen Ausdehnung, kann direkt in die invasive Form übergehen!), ggf. suprabasale Spaltbildung, hypertropher, atropher, akantholytischer, lichenoider, pigmentierter Typ. Histolog. basal prolif. AK (Klassifikation in PRO I – III) stellen mit zunehmender Ausdehnung erhöhtes Risiko für Übergang in SCC dar.

**Merke**
Die AK ist eine klinische Diagnose. Nur bei V. a. einen Übergang in ein invasives SCC od. bei wiederholt therapierefraktären Läsionen Biopsie durchführen.

**DD:** Ca. in situ nicht solarer Genese, atypische seborrhoische Keratosen, Warzen, M. Bowen, superfizielles BCC, SCC.

### Therapie

- Pat. über notwendige Lichtschutzmaßnahmen aufklären (Sonne meiden, textiler Lichtschutz, Hut, Sonnenbrille tragen, Lichtschutzpräp., z. B.

Eryfotona® AK), Chemoprävention mit Nicotinamid (= Vit. B3) 2 × 500 mg / d p. o (z. B. Vitamin B3 Niacin Flush free).

- Oft Besserung od. Abheilung diskreter AK im Winter od. unter konsequentem Lichtschutz.
- Kombinierte läsions- u. feldgerichtete Verfahren (▶ Tab. 11.3).
- Therapieziel: langzeitige Krankheitskontrolle u. Vermeidung der Entstehung invasiver TU → Erläuterung

**Tab. 11.3 Topische Therapiemöglichkeiten von AKs.**

| Arzneimittel / Verfahren | Präparate-beispiele | Schweregrad n. Olsen | Lokalisationen | Behandelbare Fläche max. pro d |
|---|---|---|---|---|
| Diclofenac-Natrium 3 % | Solaraze® | I–III | alle | 200 $cm^2$/8 g |
| 5-Fluorouracil 5 % Creme | Efudix® | I–III | alle | 500 $cm^2$ |
| 5-Fluorouracil 0,5 % mit Salicylsäure 10 % in Lösung | Actikerall® | I u. II | alle | 25 $cm^2$ |
| Imiquimod 5 % Creme | Aldara® | I u. II | Gesicht u. Kopfhaut | 25 $cm^2$ |
| Imiquimod 3,75 % Creme | Zyclara® | I u. II | Gesicht u. Kopfhaut | 2 Btl. (komplette Kopfhaut oder Gesicht) |
| PDT mit 5-ALA-Pflaster | Alacare® | I | Gesicht u. Kopfhaut | Durchmesser 1 AK max. 18 mm, bis zu 6 Pflaster |
| MAL-PDT | Metvix® Luxerm® | I u. II | Gesicht u. Kopfhaut | unbegrenzt |
| ALA-PDT | Ameluz® | I u. II | Gesicht, Kopfhaut, Rumpf u. Extremitäten | unbegrenzt |

### Solitäre aktinische Keratose

Lesion Directed Therapies:

- Alacare® 8 mg wirkstoffhaltiges Pflaster, Einwirkzeit 4 h, dann Belichtung mit Rotlicht (z. B. BF-RhodoLED® mit 630 nm) bzw. mit dem Handgerät AKderm®
- Actikerall®Lsg. mit 0,5 % FU u. 10 % Salicylsäure 1 × / d für 6 – max. 12 Wo.
- Kürettage (scharfer Löffel + Kürette) / Shave-Exzision in LA
- Laser (Erbium:YAG-Fraxel, $CO_2$-Laser)
- Kryochirurgie (▶ 24.5) mit flüssigem $N_2$ in LA

Auch wenn nur solitäre AK sichtbar ist, liegt präklinisch oft bereits Feldkanzerisierung vor. Nach Ther. der solitären AK anschließende Flächenbehandlung (s. u.) sinnvoll!

### Flächenhafte aktinische Keratosen

Field Directed Therapies:

- konventionelle photodynamische Ther. (cPDT): Kürettage hyperkeratotischer Läsionen, fotosensibilisierende Externa, z. B. 5-Aminolävulinsäure (Ameluz®) oder Methyl-5-ALA (Metvix®), unter okklusivem Lichtschutzverband (z. B. Alufolie) für 3 h „inkubieren", anschließende Aktivierung durch Rotlicht (s.o); Möglichkeit einer „intensivierten cPDT" durch Vorbehandlung der AKs mit fraktioniertem Erbium:YAG-Laser od. fraktioniertem $CO_2$-Laser (6–8 Joule).
- Natural daylight (dl) PDT von Apr. – Okt.: Aufrauen der AKs mit abrasivem Pad, Auftragen Sonnenschutzcreme mit chemischem Filter (LSF mind. 30), ¼ h einwirken lassen, Auftragen von Ameluz® oder Luxerm® / Metvix®, 0 bis max. ½ h Einwirkzeit des Fotosensibilisators, dann 2 h kontinuierliche Tageslichtexposition (Lichtintensität mind. 2300 Lux) ohne Regen bei Temp. > 10 °C. Vorteil: Bei identer Effektivität minimale oder fehlende ther.-begleitende Schmerzen. Auch als „simulated" dlPDT möglich: 30 min Einwirkzeit des Fotosensibilisators unter Okklusion, dann 2 h Belichtung mit künstlicher Lichtquelle mit Tageslichtspektrum (z. B. Indoorlux®). Schmerzfreie „simulated" dlPDT auch in PDT Kabine (Medisun daylight 2000®) mit LED Lichtquelle nach 1 h okklusiver Einwirkzeit und 1 h Belichtungszeit mgl. (publizierte Studiendaten).
- Diclofenac 3 % in Hyaluronsäure 2,5 % (Solacutan®, Solaraze® Gel) 2 × / d über 12 Wo., max. 8 g / d (= 200 $cm^2$).
- Imiquimod 3,75 % Creme (Zyclara®) 1 × / d über 2 Wo., 2 Wo. Pause, danach nochmals für 2 Wo., NW wie bei Aldara®, aber geringer ausgeprägt.
- 5-FU-haltige Externa 5 % (Efudix®; ▶ 22) 2 × / d über 21 d bis zum Auftreten flächenhafter Rötungen / Erosionen. **Cave:** Agranulozytose bei bis zu 1 % der Pat. durch Polymorphismus der Dihydropyrimidin-Dehydrogenase! Vor Ther. auf NW hinweisen.

**Progn.:** Unbehandelt Übergang in SCC möglich (Progressionsrisiko: 0,025–16 % pro AK / J), unter Immunsuppression in ca. 30 %. Remission einzelner Aks möglich.

## 11.2.2 Cornu cutaneum (L85.8)

**Def.:** Hornartiges Wachstum eines keratotischen TU.

**Ätiol.:** AK (am häufigsten), seborrhoische Warze, Verruca vulgaris, M. Bowen, SCC (10–20 %), Keratoakanthom, BCC, verruköser epidermaler Naevus, Arsenkeratose.

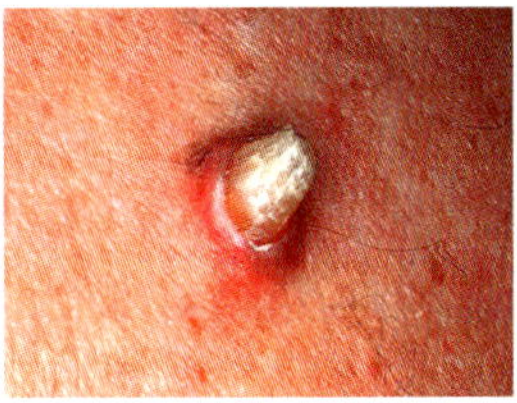

Abb. 11.20 Cornu cutaneum. [R299]

**Klinik:** Die Haut hornförmig überragender TU, v. a. im Gesicht (Ohren, Stirn), aber auch an anderen Stellen mit oft leichter Rötung der Basis (▶ Abb. 11.20).

**Diagn.:** Typische Klinik, Exzisionsbiopsie z. A. Malignität. Histologie: gemäß der zugrunde liegenden HV.

**Ther.:** Spindelförmige Exzision mit histologischer Schnittrandkontrolle, je nach histolog. Befund weiteres Vorgehen. Lichtschutzmaßnahmen wie bei AK (▶ 11.2.1).

### 11.2.3 Radiokeratosen (L85.8)

**Def.:** Flächenhafte Keratosen als Folge einer lange zurückliegenden chron. Strahlendermatitis (Rö.-Strahlen, Unfälle, bei älteren Radiologen ▶ 7.1.2, „BK 2402"). Übergang in SCC in > 30 %.

**Klinik:** Flächenhaftes teleangiektatisches Hautareal, Poikilodermie, post irradiationem. Vereinzelt Erosionen, Ulzera und flache, festsitzende Hyperkeratosen.



**Diagn.:** Anamnese: Bestrahlung? Bei chron. erodierten oder ulzerierten Arealen und Keratosen, Biopsie. Histologie: atrophisches Epithel, Abflachung der Junktionszone, basophile Degeneration des Bindegewebes, Gefäßproliferation, Verdickung der Gefäßwände.

**Ther.:** Großflächige Exzision des Hautareals mit plastischer Deckung. Oft schlechte Wundheilung. Bei flächenhaftem Befall PDT (▶ 11.2.1), Kontrolle alle 6 Mon. KO: Ulzeration → sehr schlechte Heilungstendenz.

### 11.2.4 Teerkeratosen (L85.8)

**Def.:** Selten, Folge einer beruflichen Teerexposition über Jahrzehnte (▶ 7.1.2, „BK 5102").

**Klinik:** Meist an der Skrotalhaut (früher: Schornsteinfeger), flächenhaft auftretende kleine hyperkeratotische Papeln. Sehr selten auch an den Extremitäten. Knotenbildung und Ulzeration sind Hinweis auf Übergang in SCC.

**Diagn.:** Berufsanamnese (Straßenbauer, Schornsteinfeger, Dachdecker), Biopsie. Histologie: Wie aktinische Keratose (▶ 11.2.1), jedoch typischerweise vom Haarfollikel ausgehend; selten aktinische Elastose des Koriums.

**DD:** Virusakanthome in atypischer Lokalisation und bei älteren Menschen.

**Ther.:** Möglichst flächenhafte Laserdermabrasion ($CO_2$-, Erbium:YAG-Laser). Ansonsten Exzision oder flache elektrokaustische Abtragung. Kontrolle alle 6 Mon., berufsbedingte Fälle immer als BK melden, auch wenn nicht mehr beruflich tätig!

## 11.3 Basalzellkarzinom (C44.-)

**Syn.:** Basaliom, basal cell carcinoma, BCC.

**Def.:** Lokal destruierender, sehr selten metastasierender, langsam wachsender (ca. 1 mm / J. im Durchmesser) TU, ausgehend von epidermalen Stammzellen in der Haarfollikelwulst (z. B. noduläres BCC) bzw. von Zellen der interfollikulären Epidermis (z. B. superfizielles BCC). Häufigster maligner TU der hellhäutigen Ethnien mit Durchschnittsalter von knapp 60 J mit steigender Tendenz. Jedes BCC erhöht Warscheinlichkeit für ein weiteres BCC um 50 %. In D: Inzidenz 170 / 100 000 Einwohner / J.

**Ätiol.:** Hauptrisikofaktor chron. kumulative und intermittierende UV-Exposition. Seltener chemische Karzinogene (z. B. Arsen), physikalische Noxen (Rö.-Bestrahlung, Verbrennungen), genetische Sy. (z. B. Gorlin-Goltz-Sy., Xeroderma pigmentosum), syst. Immunsuppression. Zunehmend auch Tx-Pat. → dann besonders aggressives Wachstum. Anmerkung: Hydrochlorothiazid (HCT) mit kumulativer Dosis ≥ 50 g → BCC-Risiko in sonnenexponierten Arealen ↑→ UV-Protektion u. regelmäßiges Screening. Bei BCC-Vorgeschichte HCT ersetzen.

**Klinik:**

- Prädilektionsstellen: Nase, Nasolabialfalte (aggressiverer Verlauf!), medialer Canthus (aggressiverer Verlauf!), Ohrmuschel, Wange, Kapillitium, superfizielle BCC v. a. am Rumpf. I.d.R. langsames Wachstum.
- Klinische Formen:
  - noduläres BCC (▶ Abb. 11.21): indolenter, knotiger TU mit perlschnurartigem Randwall und diskreten Teleangiektasien, z. T. zentrales Ulkus. > 50 % der Fälle.
  - zystisches BCC: indolenter, heller glasiger TU mit Teleangiektasien
  - sklerodermiformes BCC: diskontinuierlich horizontal ausbreitender TU mit hohem Bindegewebsanteil (narbiger Aspekt)
  - superfiziell, multizentrisches BCC (▶ Abb. 11.22): Oberfl. rötlich-brauner, teils schuppender TU, der sich zentrifugal ausbreitet; ekzematoide Morphe → klinische Abgrenzbarkeit nahezu unmöglich. Oft Körperstamm u. Extr. F > M. Ca. 20 % der Fälle
  - pigmentiertes BCC (▶ Abb. 11.23; ca. 5 %): bräunlich-schwarzer knotiger TU mit Melanozytenhyperplasie (> 50 % aller BCC bei Afroamerikanern)
  - metatypisches BCC: histolog. Variante mit morphol. Aspekten von BCC u. SCC, insb. ältere Pat., lang bestehende TU, seltene Variante, meist aggressives Wachstum
  - Ulcus rodens: zentral erodiertes knotiges BCC
  - Ulcus terebrans (▶ Abb. 11.24): in Subkutis, Knorpel, Periost oder Knochen infiltriertes, destruierend wachsendes BCC.

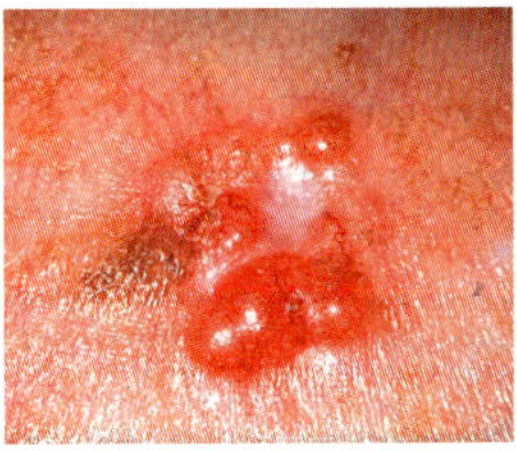

Abb. 11.21 Noduläres Basalzellkarzinom. [R299]

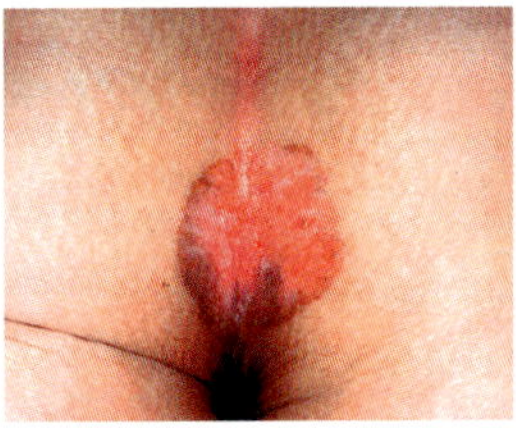

Abb. 11.22 Superfizielles Basalzellkarzinom. [R299]

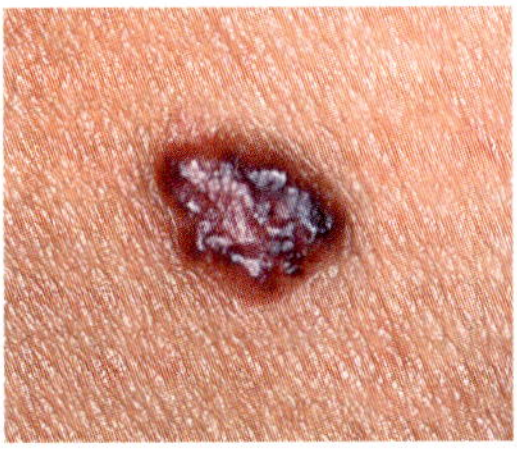

Abb. 11.23 Pigmentiertes Basalzellkarzinom. [R299]

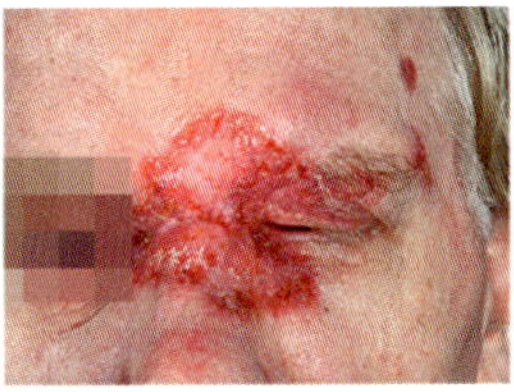

Abb. 11.24 Ulcus terebrans. [R299]

- Einteilung nach Rezidivrisiko (▶ Tab. 11.4):
  - Ein Kriterium ausreichend für Vorliegen eines hohen Rezidivrisikos
  - H-Zone: „zentrales" Gesicht - Augenlider, Augenbrauen, periorbital, Nase, Oberlippe, Kieferwinkelregion, prä- und postaurikulär, Ohren, Schläfen, Genitale, Hände, Füße
  - M-Zone: Wangen, Stirn, Kinn, Unterlippe, Kapillitium, Hals, prätibial
  - L-Zone: Rumpf, Extremitäten

**Tab. 11.4 Einteilung nach Rezidivrisiko.**

| | Hohes Rez.-Risiko | niedriges Rez.-Risiko |
|---|---|---|
| Horizontaler TU-Durchmesser u. Lokalisation | H-Zone: > 6 mm<br>M-Zone: > 10 mm<br>L-Zone: > 20 mm | H-Zone: < 6 mm<br>M-Zone: < 10 mm<br>L-Zone: < 20 mm |
| Begrenzung | schlecht definiert | gut definiert |
| Lokalrezidiv | ja | nein |
| (histologischer) Subtyp | sklerodermiform<br>infiltrativ<br>metatypisch<br>mikronodulär | superfiziell<br>nodulär<br>adenoid<br>trabekulär<br>infundibulozytisch<br>zystisch<br>fibroepithelial (Pinkus-TU) |
| TU auf RAdioderm | ja | nein |
| Perineurales Wachstum | ja | nein |

**Diagnostik:**

- Inspektion der „Sonnenterassen der Haut" auf verdächtige HV (▶ 11.2.1).
- Nach Teleangiektasien / perlschnurartigem Randwall suchen. Anspannen der benachbarten Haut verdeutlicht die Infiltrationen, oft „glänzender Aspekt", Anamnese: „Besteht seit mehreren Mon. und hat geblutet".
- Auflichtmikroskopie („Ahornblatt-Struktur", bizarre, haarnadel- / kommaförmige Gefäße mit baumartiger Verästelung! ▶ Abb. 11.25; ▶ 2.1.2).
- Optische Kohärenztomografie (OCT) als in-vivo-Verfahren mit hoher Sensitivität und Spezifität (rundovale Tumornester mit charakt. hellem Randsaum), nicht gut geeignet für skerodermiforme BCCs.
- MRT / CT der betroffenen Region kann bei sehr ausgedehnten TUs z. A. von Muskel- / Knocheninfiltrationen zur OP- / Therapieplanung notwendig sein.
- Histologie: vom Oberflächenepithel ausgehende Proliferate basaloider Zellnester, charakteristische Palisadenstellung der äußeren Zellschicht, Spaltbildung zwischen TU-Parenchym und TU-Stroma (▶ Abb. 11.26). **Sonderform:** sklerodermiformes BCC: kleine basaloide Zellstränge, dichtes fibröses Stroma.

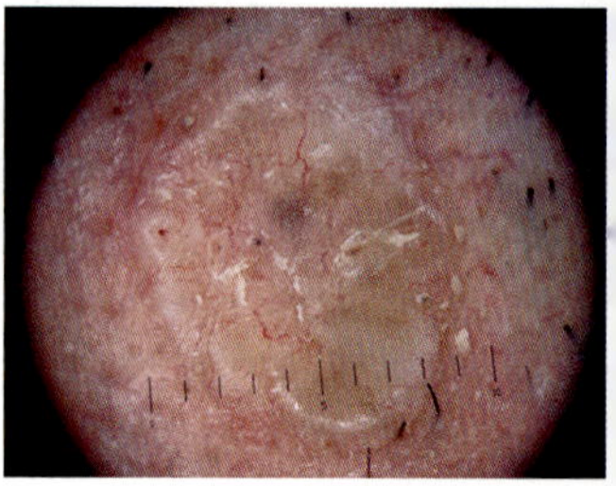

Abb. 11.25 Auflichtmikroskopisches Bild eines pigmentierten Basalzellkarzinoms. [R299]

DD:
- noduläres BCC: Talgdrüsenhyperplasie; Angiofibrome; nicht pigmentierte NZN (palpatorisch weicher), Mollusca contagiosa
- zystisches BCC: fibrosierte Trichilemmalzyste; Angiofibrome, nicht pigmentierte NZN, Histiozytom
- sklerodermiformes BCC: Narbe (Anamnese); zirkumskripte Sklerodermie, Lichen sclerosus
- superfizielles BCC: AK, Ps., M. Bowen, M. Paget, nummuläres Ekzem
- pigmentiertes BCC: NMM oder SSM (Dermatoskopie oder Auflichtmikroskopie); pigmentierter NZN (Anamnese oft Jahrzehnte, kein Randwall, keine derbe Infiltration); Angiokeratom (stärker schuppend); seborrhoische Keratose (gepunzte Oberfl.); knotig wachsendes Kaposi-Sarkom (Anamnese, selten solitäres Auftreten, ggf. HIV-pos.)
- Ulcus rodens: SCC; Keratoakanthom (Wachstum innerhalb weniger Wo.)
- metatypisches BCC: SCC.; Angiosarkom der Kopfhaut

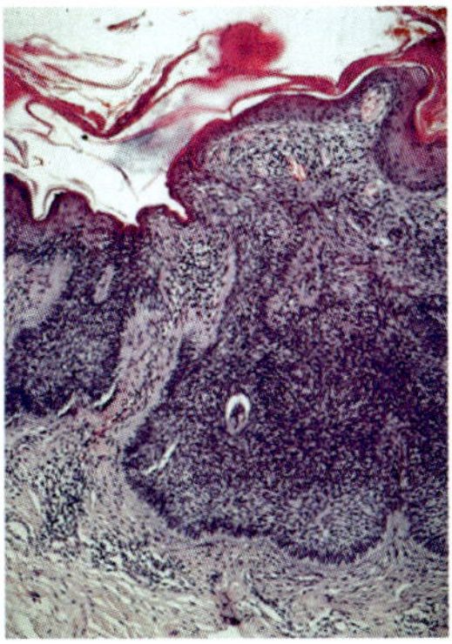

Abb. 11.26 Histologie eines Basalzellkarzinoms. [R299]

**Therapie bei TU mit hohem Rezidivrisiko:**
- **OP mgl. u. sinnvoll:**
  - schnittrandkontrollierte Exzision (▶ 25.2.3)
  - Exzision mit ≥ 5 mm Sicherheitsabstand
  - Wenn TU in toto exzidiert, dann plastische Deckung o. Transplantat.
- **OP nicht mgl. / nicht sinnvoll od. OP nicht gewünscht od. metastasiertes BCC** → Therapiekonzept in interdisziplinärem TU-Board diskutieren:
  - Radiother.: kurativ 44 Gy, fraktioniert in Dosen von je 4,4 Gy 3–6 × / Wo., Sicherheitsabstand 1 cm (Erfolgsrate ca. 75 %), palliativ jeweils 8 Gy an den Tagen 0, 7 und 21. Ind.: Ablehnung einer OP durch den Pat., hohes OP-Risiko. Risiken: Keine histolog. Informationen, ob in sano therapiert, Induktion eines Zweit-TU nach einer Latenz von 15–25 J. KO: Transformation in ein metatyp. BCC. KI: Nävoides BCC-Sy.
  - Elektroporation mit Bleomycin
  - bei lokal fortgeschrittenem BCC od. Metastasen in LK, Lunge, Knochen, Leber (in absteigender Häufigkeit) Systemther. mit Sonic Hedgehog (SHH)-Inhibitoren mgl.:

    - Vismodegib (Erivedge®) 150 mg / d p. o. Ansprechrate 30 % bei metastasiertem und 40 % bei lokal fortgeschrittenem BCC (Down-Staging % → Operabilität des BCC). Häufige, aber moderate NW bei fast allen Behandelten: www.erivedge-ppp.de. Vor Ther. Ausfüllen und Unterschreiben des Beratungsnachweisformulars (teratogen, embryotox.). Kontrolle vor Ther. und alle 4 Wo.: BB, Leber-, Nierenwerte, E'lyte, CK. Einsatz beim Gorlin-Goltz-Sy. prophylaktisch als Langzeitther.

    - Sonidegib (Odomzo®) 200 mg / d p. o. mit Ansprechrate von 56 %. Beratungsnachweisformular über die Aufklärung des Risikos der

Einnahme während Schwangerschaft und Stillzeit zwingend notwendig und Teil der Zulassungsbedingung. https://www.odomzo.com/. Kontrolle vor Ther. und alle 4 Wo.: BB, Leber-, Nierenwerte, E'lyte, CK, Lipase.
- Einschluss in klinische Studie prüfen



**Merke**

- Häufiger Fehler: Primärexzision mit Rücksicht auf spätere kosmetisch zufriedenstellende Defektdeckung zu knapp.
- Bei sklerodermiformen BCC kann Biopsie zu falsch neg. Ergebnissen führen.
- Bei mehrfach rez. und sklerodermiformen BCC (hohe Rez.-Neigung) keine Nahlappen zur Defektdeckung nehmen (→ Rez.-Erkennung erschwert). Besser freie Transplantate, die zwar kosmetisch ungünstiger, jedoch verlässlicher zu kontrollieren sind.

**Therapie bei TU mit niedrigem Rezidivrisiko:**
Bei Tumordicke > 2 mm Exzision mit 3–5 mm Sicherheitsabstand oder schnittrand-kontrollierte Exzision, alt.: Radiatio. Operative Versorgung kann auch bei dünnen TU durchgeführt werden!
Bei superfiziellem BCC und dünnem (≤1 mm Tumordicke) nodulären „Low risk"-BCC ohne o.g. Risikofaktoren Anwendung folgender Th. möglich (sog. blinde Verfahren, nach Ther.-Ende Kontrollbiopsie!):

- 2× PDT mit Metvix® oder Ameluz® bei TD < 1 mm im Abstand von 1 Wo., Kontrolle nach 3 Mon., befundabhängig Wdh. der 2-maligen PDT
- Imiquimod-Creme (Aldara®) 5 × / Wo. für 6 Wo.
- 5-FU-Salbe (Efudix®; 22) 2 × / d über 4 Wo. (bis zur Erosion)
- alternativ Laserther. mit $CO_2$- oder Erbium:YAG-Laser, auch in Kombination mit PDT
- Kryochirurgie. Ind.: oberfl. BCC (max. Eindringtiefe ≤ 1 mm). Nach histologischer Sicherung Vereisung des TU (möglichst im Kontaktverfahren) mit einem Sicherheitsabstand von 0,5–1 cm 2 × > 20 s. Ggf. Wdh. nach 2 Wo. Kontrolle engmaschig über mind. 6 Mon. **Cave:** Kryochirurgie an akralen Läsionen (Nase, Ohrknorpel, Fingerspitzen.) → Nekrose-Gefahr! Ebenso Narbenbildung Gesicht und Handrücken! Obligate Hypopigmentierung
- Kürettage: obsolet bei sicherer Diagnose. Falls versehentlich durchgeführt, obligate Nachexzision mit histologischer Kontrolle. Ausnahme: superfizielles BCC.

**Prophylaxe und Beratung:** Konsequenter Lichtschutz (z. B. Textil, Eryfotona® AK) bei Sonnenexposition. Sonnenbrände vermeiden. Nicotinamid 500 mg 2 x / d p. o.

**Progn. und Nachsorge:** Insgesamt gut, u. a. abhängig von der Lokalisation, z. B. BCC im Augeninnenwinkel od. der Nasolabialfalte und der Größe. In 5 % gravierende Probleme durch Rez.-Neigung (treten zu > 50 % in den ersten 2 J. nach Primär-OP auf). Risiko für Entwicklung eines Zweit-BCC in 3 J. nach Erstdiagnose liegt bei > 40 %, Risikofaktoren: hohes Alter, berufliche Sonnenexposition vor dem 30. LJ., Neurodermitis, höhere Lichtempfindlichkeit der Haut. Nachsorge nach Exzision: 1 × / J. für 3 J., nach topischer Ther. wegen des höheren Rez.-Risikos alle 3–6 Mon. Beachtung psychoonkologischer Aspekte, z. B. beim nävoiden BCC-Sy. (Gorlin-Goltz-Sy).

**KO:** Insgesamt selten. Bei Ulcera terebrantia häufiger mutilierende Folgeschäden, häufige Klinikaufenthalte, Lebensqualität ⇊.

## 11.4 Morbus Bowen (D04.9)

**Def.:** Intraepidermales Ca in situ, häufig mit chron. Inf. mit humanen Hochrisikopapillomaviren (z. B. 16, 18, 51, 56, 73) assoziiert u. / od. chron. UVB-Exposition, füher Folge chron. Arsenzufuhr. In je 50 % solitäre und multizentrische Herde. Übergang in SCC in bis zu 10 %. Prädilektionsstellen: Kopf / Hals am häufigsten, Handrücken und Finger, subungual, Rumpf, Unterschenkel. Sprunghafter Anstieg jenseits des 60. LJ. Vermehrtes Auftreten bei F (Ausnahme Kapillitium) sowie am Kopf.

**Sonderform:** Erythroplasie Queyrat → Lokalisation an der Genitalschleimhaut (Glans penis, Präputium, Vulva).

**Klinik:** Makulöse, bräunlich-roteHautläsionen mit psoriasiformem Aspekt (▶ Abb. 11.27). Scharfe, bogige Begrenzung. **Cave:** Knotige Herde und Ulzeration sind Hinweis auf Übergang in invasives SCC (▶ 11.5).

**Diagn.:** Klinik, Biopsie. OCT: scharf begrenzte Verbreiterung der Epidermis. Histologie: ggf. Parakeratose und Hyperkeratose, Akanthose mit atypischen großkernigen Keratinozyten (sog. Monsterzellen) in allen Epithelschichten. Mitosen ↑, Dyskeratosen, subepidermales Rundzellinfiltrat (▶ Abb. 11.28).

**DD:** Ps. vulgaris, superf. BCC; „therapieresistentes" Ekzem.

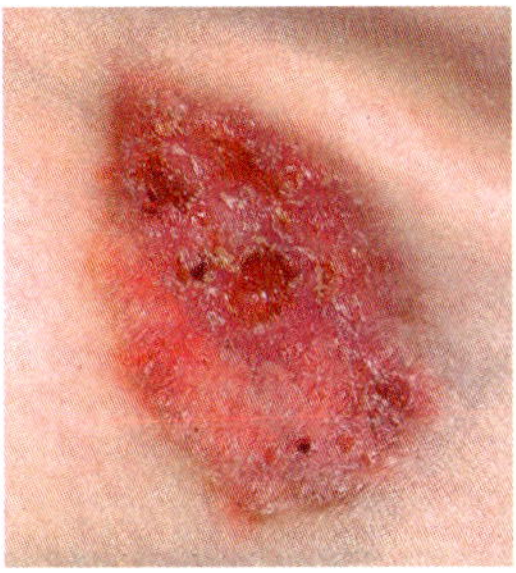

Abb. 11.27 M. Bowen. [R299]

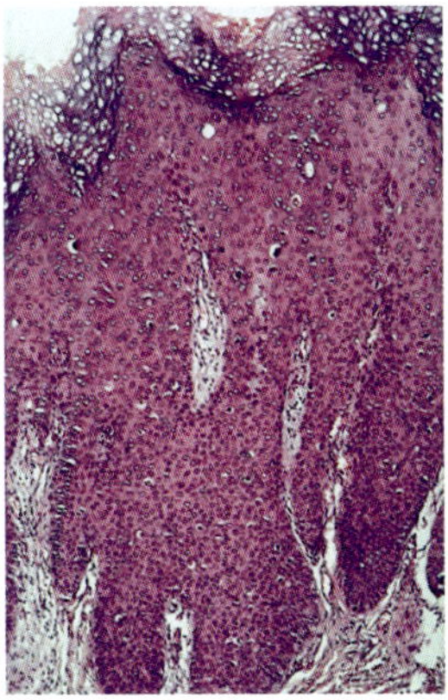

Abb. 11.28 Histologie: M. Bowen. [R299]

> Bei jeder vermeintlich therapieresistenten Ps. an M. Bowen denken, im Zweifel Biopsie (z. B. Arsenanamnese).

**Ther.:** Auswahl richtet sich nach Herdgröße und Wunsch des Pat.:

- Exzision mit Schnittrandkontrolle
- 2 × cPDT im Abstand von 1 Wo.
- Imiquimod-Creme (Aldara®) 5 × / Wo. für 6 Wo. (▶ 11.2.1) im OLU
- ablative Laserverfahren, Kryochirurgie
- halbjährliche Kontrollen

> **Merke**
> - Nach Laserther. keine Überprüfung möglich, ob In-toto-Sanierung → Kontrollen alle 3 Mon.
> - Bei Laserther. u. Kryochirurgie 5 mm Sicherheitsabstand.

**Progn.:** Unbehandelt in bis zu 10 % Übergang in SCC.
Erythroplasie Queyrat ▶ 19.4.5.

# 11.5 Plattenepithelkarzinom (C44.-)

## 11.5.1 Klassisches Plattenepithelkarzinom der Haut (C44.9)



**Syn.:** Spinozelluläres Ca, squamous cell carcinoma, SCC.

**Def.:** Zweithäufigster maligner TU der Haut bei Hellhäutigen mit einer Inzidenz von ca. 50 / 100.000 / J (M) und 35 / 100.000 / J (F) mit steigender Tendenz. Durchschnittsalter: ca. 70 J. Metastasierungsrate ca. 5 %.

**Ätiol.:** Hauptrisikofaktor chron. kumulative UV-Exposition; weitere Risikofaktoren: Rö.-Bestrahlungen, Immunsuppression, z. B. CSA → Umstellung auf M-TOR-Inhibitoren initiieren (z. B. nach Organtransplantation, 50- bis 250-mal höheres Risiko, hier Kokarzinogenese mit onkogenen HPV), in ca 50 % pigmentiert. Anmerkung: HCT mit kumulativer Dosis ≥ 50 g → SCC-Risiko deutlich ↑ in sonnenexponierten Arealen → UV-Protektion und regelmäßiges Screening (s. u. BCC).

**Klinik:**
- frühe Läsion: ekzemähnliche HV mit ggf. erosiver Oberfl.
- spätere Läsion (▶ Abb. 11.29): schuppende, unscharf begrenzte tumoröse HV, ggf. knotig oder ulzeriert. Häufig präinvasive Stadien in benachbarten oder anderen chron. lichtexponierten Hautarealen. Meist palpatorisch sehr hart („bretthart"). Evtl. schmerzhaft. **Cave:** Innerhalb chron. Wunden oft schwierig zu erkennen. Variables Wachstumsverhalten.
- **Cave:** SCC auf dunkler Haut leicht verwechselbar mit seb. Keratose, Verruca od. AK.

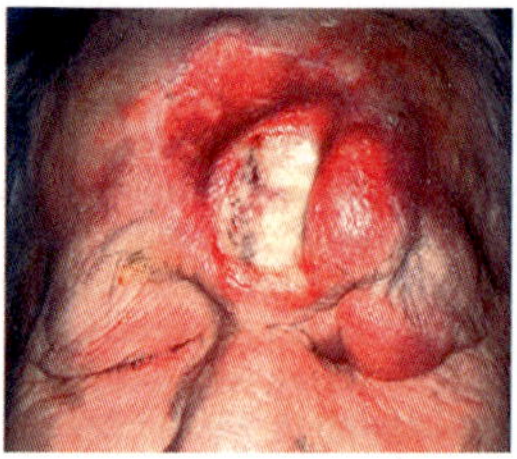

Abb. 11.29 Plattenepithelkarzinom. [R299]

**Sonderformen:**
- Marjolin-Ca: auf Brandnarben entstandenes, langsam wachsendes, i. d. R. spät erkanntes Ca., in ca. 20 % regionäre LK-Metastasen.
- verruköses Ca. (Ackerman): niedrigmalignes SCC, v. a. Mundhöhle (floride orale Papillomatose; Cannabis!), genital (Buschke-Löwenstein-TU), Fußsohle (Epithelioma cuniculatum).
- BRAF-Inhibitor (z. B. Vemurafenib) induzierte, hochdifferenzierte SCC (auch Keratoakanthome, bei 25 % der Pat.) als Folge der Aktivierung des RAS-Signaltransduktionswegs in Zellen mit mutiertem RAS (rat sarcoma). Ther.: 5 %iges 5-FU (Efudix®; ▶ 22) 2 × / d, OLU lokal.

Bei jeder nicht heilenden Wunde stets Biopsie!

**Diagn.:** Klin. Bild, Messung der max. Längenausdehnung des TU, Biopsie, TU-Staging (Thorax-Rö., Abdomen-, LK-Sono (ab Tumordicke > 2 mm), ggf. CT / MRT). Bei kleinen Veränderungen Exzisionsbiopsie.

Histologie: sehr variable Wachstumsformen, oft: Parakeratose, ggf. Schuppenkruste oder Ulzeration, strangförmige Proliferation spinozellulärer Zellen mit Zellpolymorphie, dyskeratotische Zellen, parakeratotische Hornperlen, atypische Mitosen bis in obere Epithellagen. Zapfenartiges Einwachsen in das Korium. Subtumorales Rundzellinfiltrat.

**DD:** Präinvasive TU-Stadien, Keratoakanthom (schnelleres Wachstum), atypisches BCC, atypische seborrhoische Keratosen, amelanotisches MM, Adnex-TU, Merkelzell-Ca, Trichophytia profunda, Verruca vulgaris.

**Klassifikation und Stadieneinteilung:** ▶ Tab. 11.5



**Tab. 11.5 Klassifikation des Plattenepithel-Ca.**

| TNM-Klassifkation gemäß UICC (2009/2010)/AJCC (2010) | | Stadieneinteilung nach AJCC-TNM-Klassifikation | | | |
|---|---|---|---|---|---|
| Tis | Ca in situ[1] | Stadium 0 | Tis | N0 | M0 |
| T1 | ≤2 cm/+ 0–1 „high-risk feature"[2] | Stadium I | T1 | N0 | M0 |
| T2 | >2 cm/od. ≤2 cm + 2–5 „high-risk features"[2] | Stadium II | T2 | N0 | M0 |
| | | Stadium III | jedes T | N1 | M0 |
| T3 | tiefe Infiltration (Skelettmuskel, Knorpel, Knochen)/Infiltration der Gesichts- und Schädelknochen[3] | | T3 | N0 | M0 |
| | | Stadium IV | jedes T | N2 | M0 |
| T4 | Infiltration der Schädelbasis bzw. Wirbelsäule/Infiltration der Skelettknochen oder Schädelbasis | | jedes T | N3 | M0 |
| | | | T4 | jedes N | M0 |
| NX | Regionäre LK nicht beurteilbar | | jedes T | jedes N | M1 |
| N0 | Keine regionäre LK-Metastase | | | | |
| N1 | Solitäre LK-Metastase, max. Durchmesser (D) < 3 cm | | | | |
| N2 | Solitäre (ipsilaterale) LK-Metastase, max. D ≥3 bis max. 6 cm (N2a, AJCC), multiple ipsilaterale LK-Metastasen max. D > 3 cm bis max. 6 cm (N2b, AJCC) | | | | |
| | Multiple LK-Metastasen/multiple ipsi- oder kontralaterale (N2c, AJCC) LK-Metastasen, alle mit einem max. D ≤6 cm | | | | |
| N3 | LK-Metastase mit D > 6 cm | | | | |
| MX | Fernmetastasen nicht bweurteilbar | | | | |
| M0 | Keine Fernmetastasen | | | | |
| M1 | Fernmetastasen | | | | |

[1] Tis (Ca in situ): Metastasierung des In-situ-Karzinoms ausgeschlossen.
[2] "high-risk features": > 2 mm histologische TU-Dicke, Clark-Level IV, perineurale Invasion, periorale Region, Ohr, Differenzierungsgrad G III od. G IV.
[3] Muskel- und Knorpelinfiltration nicht klassifiziert.

11

**Ther.:**

- fehlende Risikofaktoren → Niedrigrisiko-SCC: Einzeitige Exzision in toto unter Schnittrandkontrolle mit Sicherheitsabstand von 4 mm. Bei hohem OP-Risiko alternativ: ablative Verfahren.
- vorhandene Risikofaktoren → Hochrisiko-SCC: mikrografisch kontrollierte Exzision mit Sicherheitsabstand von 6–10 mm. Individuelle Abwägung für SLN (TD > 6 mm, desmoplastischer TU-Typ) → bei fehlender Evidenz für Überlebensvorteil sollte dies verlassen werden.
- Wenn OP nicht mgl. od. nicht sinnvoll:
  - Radiother. (Gesamtdosis 50–70 Gy) ggf. in Kombination mit Systemther.
  - EGFR-Inhibitor: Cetuximab (Erbitux®) initial 400 mg / $m^2$ KOF als Infusionslsg., dann wöchentlich 250 mg / $m^2$ KOF über 6 Wo.
  - PD1-Antikörper: Cemiplimab (Libtayo®) zugelassen bei lokal fortgeschrittenem oder met. SCC bei Erw.: 350 mg i. v. alle 3 Wo. bis zum TU-Progress od. nicht tolerablen NW (47 % ORR). Alternativ auch Pembrolizumab (Keytruda®) 2 mg / kg KG bzw. 200 mg alle 3 Wo. od. Nivolumab (Opdivo®) 3 mg / kg KG alle 2 Wo. mgl.
  - Elektroporation mit Bleomycin
  - Bei Progress ggf. Chemotherapie: Kombi aus Cisplatin (100 mg / $m^2$ an d1) + 5-FU (1000 mg / $m^2$ an d1–5) alle 3–4 Wo. ± Radiatio. Andere Schemata mit Cisplatin / Carboplatin bei Niereninsuff., Cisplatin / Doxorubicin, 5-FU Monother. (Allgeminzustand ↓) od. MTX-Monother. mgl.

**Prophylaxe und Beratung:** Konsequenter Lichtschutz (z. B. Textil, Eryfotona® AK) bei Sonnenexposition. Sonnenbrände vermeiden. Nicotinamid 500 mg 2 x / d p. o.

**Prognose und Nachsorge:** Einteilung in Risikogruppen in Abhängigkeit von der TU-Dicke (▶ Tab. 11.6).

**Tab. 11.6 Nachsorge in Abhängigkeit von der Tumordicke.**

| Vertikale Tumordicke | Risikogruppe / Metastasierungsrate | Nachsorge |
|---|---|---|
| bis 2 mm | no risk (T1)/0 % | 1 ×/J. für 4 J. |
| 2–6 mm | low risk (T2)/4 % | 2 ×/J. für 4 J., im 5. J 1 × + LK-Sono! |
| > 6 mm | high risk (T3)/16 % | 4 ×/J. für 2 J., dann 1 ×/J. für weitere 2 J., im 5. Jahr 1× +LK-Sono! |

Prognostisch ungünstige Risikofaktoren: TD > 6 mm (Histologie bei fehlender TD immer nachbefunden lassen), Immunsuppression, Lokalisation (Ohr, temporal), horizontale Ausdehnung (Gesicht > 1 cm, Körper > 2 cm), histologischer Typ (desmoplastisch, entdifferenziert), begleitende Grunderkr. wie CLL od. myelodysplastische Sy.

Progn. bei aktinisch induzierten SCC i. d. R. besser als bei Ca anderer Genese. In Stadien I und II insgesamt gut. Sobald extrakutane Strukturen infiltriert, drastische Verschlechterung der Progn.; bei hämatogen metastasierten SCC meist infaust. Metastasierungsrisiko für T2 und T3 steigt mit Immunsuppression, Lokalisation Ohr, Entdifferenzierung oder desmoplast. Typ. Risiko für Entwicklung eines zweiten epithelialen TU nach primärem SCC innerhalb von 5 J. über 60 %.

Prognosefaktoren für Filiarisierung und Rez.

- klinische Faktoren:
  - TU-Größe ≥ 2 cm (horizontale Ausdehnung)
  - Lokalisation (Ohr, temporal)

- Infiltration tiefer anatom. Strukturen
- histopatholog. Faktoren
  - TU-Dicke > 6 mm
  - Desmoplasie / geringer Diff.-Grad
  - perineurales TU-Wachstum
- Immunsuppression
  - iatrogen (Tx-Pat. u. a.)
  - hämatolog. Grunderkr. (CLL, myelodysplastisches Sy.)



## 11.5.2 Keratoakanthom (KA; L85.8)

**Def.:** Häufiger, niedrig maligner, schnell wachsender TU des Haarfollikels bei Hellhäutigen im höheren Alter, v. a. in sonnenexpon. Arealen. Häufig Spontaninvolution mit Narbenbildung innerhalb von 6 Mon.

**Ätiol.:** UV-Strahlung, chem. Karzinogene.

**Klinik:**

- frühe Läsion: wie Verruca vulgaris oder Molluscum contagiosum.
- typisch: rasches Wachstum innerhalb von Wo. bis zu 2 Mon. 1–3 cm. Spontanremission möglich.
- später: Haut-TU mit zentralem Hornpfropf, Cornu cutaneum ähnlich, keine Infiltration der Umgebung (▶ Abb. 11.30).
- Sonderformen: multiple Keratoakanthome (KA), KA unter Ther. mit BRAF-Inhibitoren, z. B. Vemurafenib (Zelboraf®), Nachweis von Ras-Mutationen.

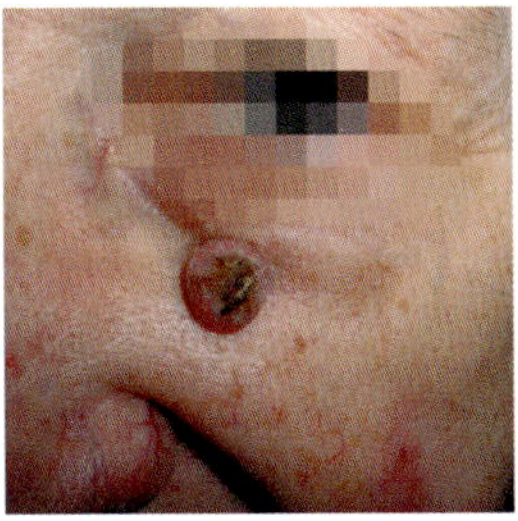

Abb. 11.30 Keratoakanthom. [R299]

**Diagn.:**

- Blickdiagnose und rasches Wachstum, **immer** Exzisionsbiopsie z. A. anderer Formen eines SCC!
- Bei Gewebeentnahme entweder gesamten TU erfassen oder spindelförmige Exzision durchführen, die die gesamte Breite der Läsion einschließt.
- Histologie: typische Silhouette der Gesamtläsion; symmetrisch aufgebauter TU mit hyperplastischer Epidermis, später typischer zentraler Hornpfropf, der lippenartig von Epidermis überragt wird. Peritumorales Entzündungszellinfiltrat, häufig Plasmazellen. Später oft Involution des TU. Abgrenzung vom hochdiff. SCC schwierig.

**Ther.:**

- Standard: Exzision
- solitäre KA / Problemlokalisation, eingeschränkte OP-Fähigkeit: streng intraläsional MTX (0,3–2 ml einer Lsg. in einer Konz. von 12,5 oder 25 mg / ml, 1–4 × im Abstand von 1–6 Wo.) im OLU, 5-FU (1 × 40 mg / Wo. über bis zu 8 Wo.), Bleomycin, IFN-α, Radiother. (Gesamtdosis: 20–40 Gy, Einzeldosis 2–4 Gy), Kryochirurgie nach Kürettage / Planierung, Imiquimod 5 %. Elektroporation mit Bleomycin
- sehr große und eruptive Keratoakanthome: Acitretin 0,7 mg / kgKG / d p. o. für 6 Wo., dann ½ Dosis für weitere 6 Mon.

# 11.6 Malignes Melanom (MM; C43.-)

**Def.:** Maligner TU der Melanozyten. Entstehung de novo auf unauffälliger Haut (70 %) od. im Bereich präexistenter NZN (max. 25 %). Seltener: extrakutane Manifestation (10 %).



## 11.6.1 Epidemiologie, Risikofaktoren, Klinik

**Epidemiologie:** TU mit der weltweit am schnellsten zunehmenden Inzidenz. D ca. 17–18 neue Fälle / 100 000 Einwohner / J. mit steigender Tendenz, 5 % der M und 4 % der F erkranken an einem MM. Trotz besserer Früherkennung u. Ther versterben noch ca. 15 % der Pat. M:F = ca. 1 : 1; Altersgipfel im 6. Lebensjahrzehnt. In D nimmt das MM bei F und M Platz 5 der häufigsten soliden TU-Entitäten ein.

**Ätiologie und Risikofaktoren:**
- genetische Disposition: Melanomfamilien, FAMMM-(**f**amilial **a**typical **m**ultiple **m**ole and **m**elanoma-)Sy., dysplastisches NZN-Sy., Xeroderma pigmentosum
- große kongenitale NZN, atypische NZN (Risiko steigt mit Anzahl der gewöhnlichen und atypischem NZN)
- Immunsuppression (medikamentös, HIV). Schwangerschaft → schlechtere Prognose (doppelt so hohe Mortalität)
- UV-Exposition (kausal nicht so eindeutig wie bei epithelialen TU, aber Korrelation wahrscheinlich): chron. kumulative UV-Belastung (LMM, Xeroderma pigmentosum), intermittierende intensive UV-Exposition (SSM), ethnischer Typ (v. a. hellhäutiger rothaariger Europäer, Phaeomelanin als UV-unabhängiger Risikofaktor), Hauttypen nach Lichtempfindlichkeit differenziert (Fitzpatrick-Einteilung, s. u.), Zahl der Sonnenbrände in jedem Lebensalter. Wohnort mit zunehmender Nähe zum Äquator erhöht MM-Risiko für Hellhäutige.
- Feldkanzerisierung bei in-situ MM vom akralen Typ, LMM-Typ und bei anderen MM (histolog. / zytogenet. Nachweis von solitären okkulten intraepidermalen TU-Zellen außerhalb des MM, auch in größerem Abstand!) Molekulargenet. Nachweis von krebsverursachenden Mut. in klin. normaler (!) Haut.

**Klinik:**
Sehr variables klin. Bild. Meist tiefbraun bis schwärzlich pigmentierte, seltener völlig pigmentfreie (amelanotische) TU:
- superfiziell spreitendes Melanom (SSM), 65 % (▶ Abb. 11.31): hellbrauner bis bräunlich-schwärzlicher, seltener grauer od. weißlicher zunächst flacher Herd variabler Größe mit ggf. leicht erhabenem Randwall. Im Verlauf kann das (meist jahrelange) horizontale Wachstum in vertikales Wachstum übergehen → Ausbildung nodulärer Anteile.

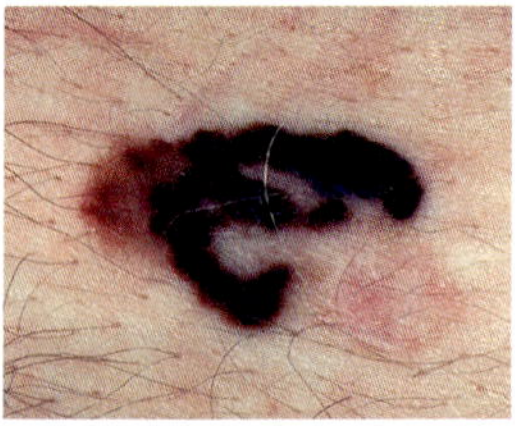

Abb. 11.31 Superfiziell spreitendes malignes Melanom. [R299]

Typischerweise an nicht chronisch lichtexponierter Haut lokalisiert (z. B. Rumpf). Mutationen: BRAF: 51–60 %, NRAS: 20 % und cKIT: 0 %.

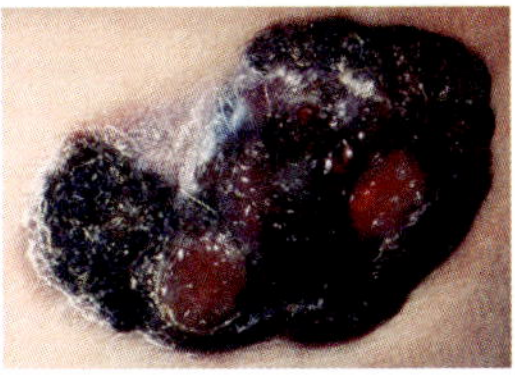

Abb. 11.32 Noduläres malignes Melanom. [R299]



- noduläres malignes Melanom (NMM), 15 % (▶ Abb. 11.32):
  - primäres NMM: kleiner, glatter schwärzlicher Knoten.
  - sek. NMM: Auf einem SSM, das die horizontale Wachstumsrichtung verlassen hat, entstandener schwärzlicher, glatter Knoten.
- Lentigo-maligna-Melanom (LMM), 5 % (▶ Abb. 11.33): v. a. im Gesicht (chron. lichtexponiert) lokalisierte, braune bis dunkelbraune HV. Wachstumsgeschwindigkeit 0,11 mm / Mon. Lentigo maligna (LM) als Präkursor des LMM mit steigender Inzidenz ab dem 45. LJ. Langsam wachsende, braun bis grauschwarz pigmentierte, manchmal auch amelanotische Makula auf chron. sonnenexponierter Haut. Ohne Behandlung Lebenszeitrisiko von ca. 2 %, in ein LMM überzugehen. First-line-Ther. LM-Exzision (falls möglich) mit Sicherheitsabstand von mind. 5 mm. In bestimmten Fällen (z. B. Wunsch des Pat., bei Multimorbidität) im OLU Lokalther. mit Imiquimod 5 % Creme (Aldara®) mit insgesamt > 60 Anwendungen bei täglicher Applikation. Klinische und histologische Heilung finden sich in knapp 80 %. Langzeitnachuntersuchung über mind. 5 J. Mutationen: BRAF: 10–20 %, NRAS: 10 % und cKIT: 12–28 %.

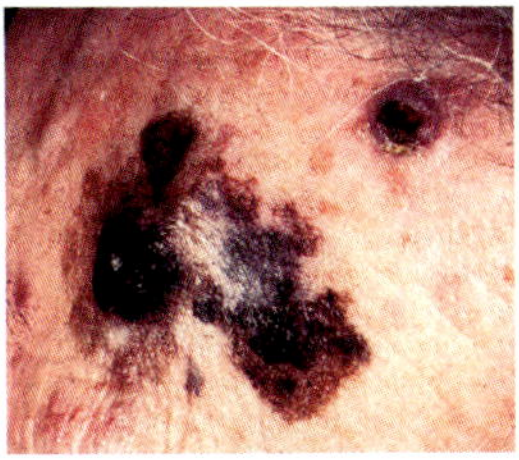

Abb. 11.33 Lentigo-maligna-Melanom. [R299]

- akrolentiginöses / akrales malignes Melanom (ALM), 5 % (▶ Abb. 11.34): an Palmae (ca. 10 %) bzw. Plantae (ca. 90 %) oder auf einer Lentigo an den Phalangen, auch subungual. Zunächst horizontales, später umschrieben vertikales Wachstum mit Ausbildung schwärzlicher Knoten. Indizien für subunguales MM (in ca. 1 / 3 amelanotisch, da Ausgang nicht Nagelmatrix, sondern Nagelbett!): A (höheres Alter / Afroamerikaner), B (Bandbreite > 3–5 mm), C (Veränderungen, change), D (Digitus, am häufigsten

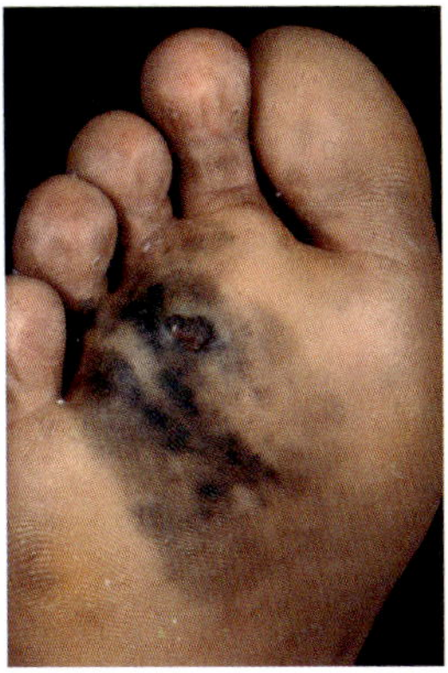

Abb. 11.34 Akrolentiginöses malignes Melanom. [R299]

DI Hand / Fuß), E (Extension, Hutchinson-Zeichen), F (Familien- / Eigen-anamnese). Mutationen: BRAF: 16–20 %, NRAS: 10 % und cKIT: 30–36 %.

- weitere Formen des MM:
  - amelanotisches MM: desmoplastisches MM (MelanA neg., Trichrom pos.), spindelzelliges MM (MelanA pos., Trichrom neg., sehr schlechte Prognose!).
  - Uveamelanom (UM): 3–5 % aller Melanome. Inzidenz von 0,6–0,7 / 100.000 / J. Primär hämatogene Metastasierung (Leber zu 85 %), da Aderhaut keine Lymphgefäße enthält. Nävus Ota als Risikofaktor für UM. I.d.R.keine BRAF-, NRAS- und cKIT-Mutationen. In 83 % Mutationen des GNAQ- oder GNA11-Gens. Schlechtes Ansprechen auf derzeitige zielgerichtete oder Immunther.
  - Schleimhautmelanom (SHM): etwa 1 % aller Melanome. Höhere Anteil bei Asiaten und dunklem Hauttyp. Mutationen: BRAF: 6 %, NRAS: 14 % und cKIT: 9 %. Schlechtere Prognose als beim kutanen MM, da häufig späte Diagnosestellung.
  - Melanoma of unknown primary (MUP): etwa 4 % aller Melanome. Diagnose erst aufgrund von LK- oder Fernmetastasen ohne Primarius (okkult oder regredient). Suche nach extrakutanem Primarius (Gastrointestinale, HNO-ärtzliche od. gynäkologische Untersuchung) nicht empfohlen, da meist kein TU-Nachweis. Ther. und Ausbreitungsdiagnostik entsprechend Stadium III bzw. IV.

Bei LMM, ALM und SSM häufig zunächst horizontale, dann erst vertikale Wachstumsphase (sek. knotiges MM).

**Merke**

- Besonders bei NMM und ALM amelanotische (hautfarbene) Primär-TU möglich. Schwierige DD!
- Bei Dunkelhäutigen und Asiaten fast ausschließlich ALM und Schleimhautmelanome. Primär-TU-Lokalisationen: Haut 90 % (bei M: Rücken, bei F: Unterschenkel); Auge (meist Aderhaut) 6 %; Schleimhäute 4 %.
- Metastasierende MM mit unbekanntem Primär-TU (4–7 % aller Fälle).
- Metastasierung: Prinzipiell in jedes Organ möglich (▶ Abb. 11.35). Am häufigsten: LK > Haut > Lunge > Leber > Knochen > Gehirn. (Außer Uveamelanom → Leber)
- ▶ Abb. 11.35 Melanommetastasen.

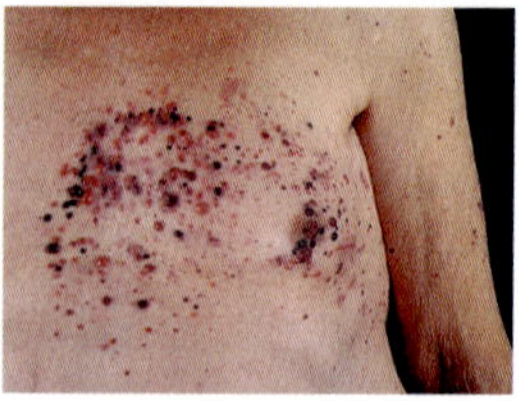

Abb. 11.35 Melanommetastasen. [R299]

## 11.6.2 Diagnostik, DD, Klassifikation des MM

### Diagnostik des Primärtumors

Biopsie unnötig → immer Exzision(s-biopsie) anstreben. Ausnahmen: große melanozytäre HV in ungünstiger Lokalisation (Gesicht, Akren), vor geplanter Radiatio bei LMM, Schleimhautmelanomen.



#### Anamnese (häufige Pat.-Angaben)

- Größenzunahme: plötzliches oder kontinuierliches Wachstum, Durchmesser > 5 mm.
- Farbänderung: dunklere (Melanozytenmigration an die Epidermisoberfl.), blaue (braunes Pigment in der tieferen Dermis) oder rote Pigmentierung (dilatierte Gefäße) bzw. Farbverlust (Regression als Seneszenzphänomen durch $TH_1$-Zellzytokine, nicht zytotoxisch / apoptotisch bedingt).
- unregelmäßige Begrenzung.
- Die Symptome „Blutung, Pruritus, Entzündung und Ulzeration“ sind eher unspez. Zeichen eines fortgeschrittenen MM, **keine** Frühsymptome.

#### Körperliche Untersuchung

**Inspektion / Palpation.**

ABCDEF-Regel; pos., wenn

| | | |
|---|---|---|
| A | Asymmetrie | unregelmäßig |
| B | Begrenzung / Oberfläche | unscharf / rau |
| C | Colorit | variables Pigmentmuster |
| D | Durchmesser | ab 2 mm und Dynamik |
| E | Evolving | Neuentstehung |
| F | Funny looking (= ugly duckling) | Andersartigkeit |

**Bemerkung:** Die ABCDE-Regel hat den Nachteil, dass die Spezifität relativ gering ist. Beispielsweise können pigmentierte seborrhoische Keratosen auch als MM fehlgedeutet werden; höhere Spezifität durch Erweiterung um Unterpunkt F („Hässliches-Entlein-Regel“), v. a. bei der Früherkennung von MM durch Laien.

#### Auflichtmikroskopie / Epilumineszenzmikroskopie

Pigmentläsion mit Immersionsöl bedecken und mit einem Hand-Dermatoskop betrachten. Pigmentstrukturen im Bereich der dermoepidermalen Junktionszone beurteilen. Vorteil: V. a. einfache Abgrenzung zu nicht melanozytären HV (z. B. Hämatom, Hämangiom, seborrhoische Keratose). Anmerkung: frühestens 4 Wo. nach UV-Exposition.
Für maligne melanozytäre Läsion sprechen: prominentes, irreguläres, weitmaschiges, grob trabekuläres Pigmentnetz; irreguläre, radiäre Ausläufer; Black Dots; weiße Schleier; weiße narbenartige Areale; grau-blaue Areale. www.dermoscopy-ids.org.

#### Laboruntersuchung

Laborveränderungen erst bei fortgeschrittenem TU-Wachstum. BB (z. B. TU-Anämie), BSG (bei TU oft ↑↑), AST, ALT, γ-GT (bei Lebermetastasen ↑), AP (Knochenmetastasen?). Marker im Serum: Lösliches S-100 (v. a. bei Fernmetastasierung ↑, normaler cut-off-Wert 0,109 µg/l). Bei TU-Progression oft LDH ↑ (unspez. Metastasenmarker, empfohlene Bestimmung im Stadium IV normaler cut-off-Wert 250 IU/l).

### Bildgebende Verfahren/Staginguntersuchung

- bei invasiven MM ab Stadium IB obligat: regionale LK-Sono.
- LK-Sono vor Lymphabstromszinti notwendig (z. B. mit 99mTc-Tilmanocept), zuverlässiger im Detektieren von LK-Metastasen Hybrid-S(ingle)P(hoton) E(missions)-CT oder Dektektion mittels der nichtinvasiven multispektralen optoakustischen Tomografie nach Anfärbung des LK mit Indocyaningrün.



## Metastasendiagnostik

- Ganzkörper-CT bzw. -MRT sowie Hirn-MRT. LK-Sono.
- Positronenemissionstomografie (PET) ggf. in Komb. mit CT (= PET-CT): Hohe Sensitivität und Spezifität bei extrazerebralen Metastasen v. a. in der Abgrenzung zu postoperativen Artefakten und benignen TU. Abklären, ob GKV-Leistung.

## Sentinel-Node-Biopsie (SLNB) (Schildwächter-Lymphknoten-Exstirpation)

Ab TU-Dicke von 1 mm anbieten. Ab TU-Dicke von 0,75 mm diskutieren, wenn Alter < 40 J., Ulzeration, Mitoserate ↑. Bei TU-Dicke < 0,75 mm Rate pos. SLNB bei < 5 %, daher keine Empfehlung.
Markierung des ersten drainierenden Lymphknotens durch Injektion von Patentblau und Radionukliden periläsional am Primär-TU mit anschließender Lymphabstromszinti. Keine Nachexzision mit Sicherheitsabstand vor SLNB, da direkte Lymphabflusswege dadurch verändert werden. Operative Exploration mit Entfernung und histologischer Untersuchung des Sentinel-LK. Nur bei histologischer und immunhistochemischer Sicherung von MM-Metastasen im LK ggf. nachfolgend radikale Lymphadenektomie (LAD) in Abhängigkeit von der Metastasenlast → keine LAD bei Mikrometastasen insb. von < 2 mm zu empfehlen; zwar Verbesserung der lokalen TU-Kontrolle im regionären Lymphabstromgebiet, aber fehlendem Einfluss auf die Gesamtüberlebenszeit oder Heilungsrate. Diagn. Verfahren mit hoher progn. Relevanz. Vorteil: gering invasives Verfahren, Durchführung teilweise in Tumeszenz-LA (z. B. inguinal). Keine weiteren operativen Maßnahmen bei nicht befallenem Sentinel Node.

## Histologie

### Histologische Malignitätskriterien

- asymmetrischer TU-Aufbau, Aufhebung der Reteleistenarchitektur
- pagetoides Aufsteigen heller Zellen im Epithelverband
- Invasion von TU-Zellen ins Korium
- fehlende Zelldifferenzierung zur Tiefe
- lymphohistiozytäres Infiltrat, ggf. Regressionsphänomene
- Kern-Plasma-Relation zugunsten des Kerns verschoben, Kernpolymorphie, pathol. Mitoseformationen
- ggf. Ulzeration, Regression, Entwicklung auf vorbestehendem NZN
- Anmerkung: Für die Bestimmung von BRAF und cKIT ist nach dem Gendiagnostikgesetz die schriftliche Einwillung des Pat. erforderlich.

### Besondere histologische Melanomformen

- Melanoma in situ: intraepidermale melanozytäre Hyperplasie, Zellatypien (Variationen der Zellgröße, hyperchromatische Kerne, prominente Nucleoli, Zunahme des Kern-Zytoplasma-Verhältnisses, Vermehrung atypischer Mitosen).

- invasives MM: Melanomzellen bis in die Dermis und / oder Subkutis reichend.
- histologische Melanomvarianten: polypoides, desmoplastisches, neurotropes, ballonzellartiges, myxoides MM u. a.

**Obligate Angaben eines Histologiebefunds (progn. Relevanz!):**
- Entfernung im Gesunden? Mindestabstand zur Seite und zur Tiefe
- klin.-histologischer Subtyp
- maximaler vertikaler TU-Durchmesser (Breslow)
- T-Klassifikation, Regression, Ulzeration, assoziierter N.; ggf. Gefäßinvasion, mikroskopische Satelliten
- fakultativ: TU-infiltrierende Lymphos, Neovaskularisation, Mitoserate („Schmöckel-Index")



### Immunhistologie
- Ind.: Abgrenzung des MM von undifferenzierten, pleomorphen oder spindelzelligen TU anderer Entität; Nachweis von Mikrometastasen in LK; genauere Bestimmung der TU-Dicke bei fokaler Invasion oder Regression; Unters. von Differenzierungs-, Progressions- und Proliferationsmarkern.
- MM-assoziierte Antigene: S-100, HMB 45, Melan A. Durchführung am Paraffin- und / oder Gefrierschnitt möglich. Proliferationsmarker Ki-67 / MIB-1.

### Klassifikationen / Prognose
Die Klassifikation des MM erfolgt nach der neuen AJCC-Klassifikation (▶ Tab. 11.7, ▶ Tab. 11.8, ▶ Tab. 11.9).

**Tab. 11.7 T-Klassifikation des Primärtumors beim MM (Balch et al. 2017).**

| T-Klass. | Tumordicke | Weitere prognostische Parameter |
|---|---|---|
| Tis | | Melanoma in situ, keine TU-Invasion |
| Tx | kann nicht bewertet werden | Ulzeration kann nicht bewertet werden |
| T1 | ≤ 1,0 mm | 1a: < 0,8 mm ohne Ulzeration |
| | | 1b: < 0,8 mm mit Ulzeration od. 0,8 mm – 1,0 mm mit/ohne Ulzeration |
| T2 | >1,0–2,0 mm | a: ohne Ulzeration |
| | | b: mit Ulzeration |
| T3 | 2,0–4,0 mm | a: ohne Ulzeration |
| | | b: mit Ulzeration |
| T4 | > 4,0 mm | a: ohne Ulzeration |
| | | b: mit Ulzeration |

### Konventionelle Prognosefaktoren
- Primär-TU: max. TU-Dicke nach Breslow (Hauptkriterium, s. o.), Lokalisation: ungünstig: BANS (= **b**ack, **a**rm, **n**eck, **s**houlder), Ulzeration.
- lokoregionäre Metastasierung: Anzahl und Größe der In-transit- und LK-Metastasen. Erhöhter TU-Zellbefall des Wächterlymphknotens → Prognoseverschlechterung.

11

**Tab. 11.8 N- und M-Klassifikation beim MM (AJCC 2016 / UICC 2016).**

| N-Klassifikation | Anzahl metastatisch befallener Lymphknoten | Vorhandensein von In-transit-, Satelitten-, u. / od. Mikrosatelitten-Metastasen |
|---|---|---|
| N0 | Keine reg. LK-Metastasen nachweisbar | nein |
| N1a | 1 klin. „okkulter" met. befallener LK | nein |
| N1b | 1 klin. met. befallener LK | nein |
| N1c | kein regionär met. befallener LK | ja |
| N2a | 2–3 klin. „okkulte" met. befallene LK | nein |
| N2b | 2–3 met. befallene LK, von denen mind. 1 klin. diagnostiziert wurde | nein |
| N2c | 1 met. befallener LK (klin. diagnostiziert/"okkult") | ja |
| N3a | ≥ 4 klin. „okkulte" met. befallene LK | nein |
| N3b | ≥ 4 met. befallene LK, von denen mind. einer klin. diagnostiziert wurde | nein |
| N3c | ≥ 2 „okkulte" oder klin. met. befallene LK und/oder „verbackenes" LK-Konglomerat | ja |
| **M-Klassifikation** | **Lokalisation** | **Serum-Laktatdehydrogenase (LDH)** |
| M0 | keine Fernmetastasen | nicht zutreffend |
| M1a | Metastasen der Haut/Weichteile inkl. Muskel u./od. nicht-regionale LK | M1a (0) normal<br>M1a (1) erhöht |
| M1b | Lungenmetastasen mit oder ohne der unter M1a kodierten Lokalisationen | M1b (0) normal<br>M1b (1) erhöht |
| M1c | viszerale Metastasen (außer ZNS) mit oder ohne Beteiligung der unter M1a und M1b kodierten Lokalisationen | M1c (0) normal<br>M1c (1) erhöht |
| M1d | ZNS-Metastasen mit oder ohne Beteiligung der unter M1a-M1c codierten Lokalisationen | M1d (0) normal<br>M1d (1) erhöht |

- Fernmetastasierung: Lokalisation, Zahl und Größe der Metastasen, AZ des Pat. (Karnofsky-Index, ECOG-Index), Erhöhung von LDH und Thrombos oft Zeichen der Metastasierung, erhöhter S-100B-Wert im Serum.
- experimenteller Prognosefaktor: MelaGenix-Test (Firma NeraCare GmbH, Köln):
  - PCR-bas., progn. Genexpressionstest
  - individuelle Vorhersage von Aggressivität und klin. Verlauf MM (Stadium I-III); Information bzgl. Rezidivwahrscheinlichkeit, unabh. von histopatholog. Parametern od. TU-Stadium
  - nach Entf. Primär-MM Erstellung eines Risikoscores aus Aktivitätsprofil von 8 risikoassoz. Genen im TU und umgebenden Gewebe
  - kann Entscheidungsfindung bzgl. therapeut. Maßnahmen personalisieren helfen (Vermeidung von Über- od. Unterther.)
  - benötigt wird repräsentatives TU-Gewebe des Primär-MM, in Paraffin eingebettet

**Tab. 11.9 Stadieneinteilung gemäß AJCC 2017 (Überlebensdaten nach Gershenwald et al. 2017).**

| Stadium | T | N | M | 5-JÜR (in %) | 10-JÜR (in %) |
|---|---|---|---|---|---|
| 0 | Tis | N 0 | M 0 | 100 | 100 |
| I A | T1a | | | 99 | 98 |
| I B | T1b | | | 99 | 96 |
| | T2a | | | 96 | 92 |
| II A | T2b | | | 93 | 88 |
| | T3a | | | 94 | 88 |
| II B | T3b | | | 86 | 81 |
| | T4a | | | 90 | 83 |
| II C | T4b | | | 82 | 75 |
| III A | T1a/b, T2a | N1a, N2a | | 93 | 88 |
| III B | T 0 | N1b/c | | 83 | 77 |
| | T1a/b, T2a | N1b/c, N2b | | | |
| | T2b, T3a | N1a–N2b | | | |
| III C | T 0 | N2b/c, N3b/c | | 69 | 60 |
| | T1a–T3a | N2c, N3a–c | | | |
| | T3b/T4a | jedes N ≥ N1 | | | |
| | T4b | N1a–N2c | | | |
| III D | T4b | N3a–c | | 32 | 24 |
| IV | jedes T | jedes N | M1 | - | - |

## Differenzialdiagnosen

Ca. 20–30 % aller histologisch gesicherten MM werden klin. nicht diagnostiziert → direkte Abhängigkeit von der dermatologischen Erfahrung des untersuchenden Arztes! Bei unklaren Befunden immer komplette Exzision!

### DD des SSM

- pigmentiert: atypischer melanozytärer N., Halo-N., N. Spitz, N. Reed, Pseudomelanom, pigmentiertes BCC, pigmentiertes Histiozytom, pigmentierte aktinische Keratose, seborrhoische Keratose, thrombosiertes Angiom
- nicht pigmentiert: SCC, BCC, Adnex-TU

### DD des NM

- pigmentiert: pigmentiertes BCC, N. bleu, seborrhoische Keratose, thrombosiertes Hämangiom, Granuloma pyogenicum, pigmentiertes Histiozytom
- nicht pigmentiert: SCC, BCC, Adnex-TU, Merkelzell-Ca, Dermatofibrosarkom, dermales Klarzellsarkom

### DD des LMM

- pigmentiert: atypischer melanozytärer N., N. Spitz, flache seborrhoische Keratose, pigmentiertes BCC, pigmentierte aktinische Keratose
- nicht pigmentiert: SCC, BCC, Adnex-TU

**DD des ALM**
- pigmentiert: atypischer melanozytärer N., N. Reed, subkorneale Blutung, Klavus, Interdigitalmykose, Verrucae plantares (häufig Einblutung)
- nicht pigmentiert: trophisches Ulkus, Klavus, SCC, Adnex-TU

**DD des subungualen MM**
Melanozytärer N., subunguales Hämatom, Onychomykose, chron. Paronychie, Panaritium, Granuloma pyogenicum, Glomus-TU.



## 11.6.3 Therapie und Nachsorge des MM

### Therapie von Primär-TU und LK-Metastasen

**Exzision**
- Melanoma in situ: schnittrandkontrollierte Exzision (insb. Lentigo maligna od. an den Akren)
- MM bis 2,0 mm TU-Dicke: Sicherheitsabstand 1 cm
- MM >2,0 mm TU-Dicke: Sicherheitsabstand 2 cm

Beim Vorliegen zusätzlicher Risikofaktoren bei bis zu 1 mm dickem MM (z. B. Ulzeration oder Regressionszeichen im Primär-TU) Sicherheitsabstand von 2 cm. An Akren und im Gesicht operationstechnisch kleinere Sicherheitsabstände möglich, dann Einsatz mikrografischer Chirurgie.

**Klinisch manifeste In-transit- oder regionäre Lymphknotenmetastasen**
- einzelne In-transit-Metastasen: vollständige Exzision.
- multiple, inoperable Hautmetastasen an den distalen Extremitäten: lokale Therapieverfahren wie Talimogen laherparepvec (Imlygic®), Elektrochemotherapie, Radiatio oder isolierte hypertherme Perfusion mit Melphalan (+/- TNF-α); Durchführung an spezialisierten Zentren erforderlich!
- klin. manifeste Makrometastasierung im LK: radikale Lymphadenektomie.
- Bei R0-Resektion Notwendigkeit einer Nachbestrahlung der LK-Station bei extrakapsulärem Wachstum, LK-Metastasen > 3 cm od. ≥ 3 befallenen LK.: Effekt auf lokale Tumorkontrolle.
- Ther. von Primär-TU u. LK-Metastasen

**Therapie bei Sateliten- und Fernmetastasierung (Stadium IV)**
Nach vollständigem Staging operative Maßnahmen nur bei solitären oder wenigen Metastasen (z. B. in der Lunge) bei Option einer R0-Resektion. Weitere Ind. für operative Maßnahmen: symptomatische Fernmetastasen (z. B. frakturgefährdete ossäre Metastasen; Hirnmetastasen mit fokalen Ausfällen; Darmmetastasen mit Ileussymptomatik). Keine signifikante Überlebensverlängerung bei größeren verbleibenden TU-Mengen.

**Adjuvante Therapieoptionen**
**Interferon**
- Bei Primär-TU mit einer TU-Dicke von ≥ 2,0 mm v. a. mit Ulzeration indiziert. Individuelle Nutzen- u. Risikoabwägung (Nebenwirkungen) erforderlich.
- Niedrigdosierte Interferon-α2a und 2b-(Roferon®-A- und Intron A®)Ther.: 3 × 3 Mio. IE über 18 Mon.

Bemerkungen: Beide IFN-Ther. haben in Studien einen Vorteil für die rezidivfreie u. jeweils nur in einer Studie für die Gesamtüberlebenszeit/Heilungsrate gezeigt. Metaanalysen: Vorteil für rezidivfreie Überlebenszeit: 7–10 %, für Heilungsrate ca. 3–5 %.

### Zielgerichteter und Immuntherapie

Deutsche Leitlinie: „Adjuvante Ther. präferenziell im Rahmen von klin. Studien / Therapieoptimierungsprotokollen, um Therapieergebnisse weiterhin zu verbessern." Mit Patienten besprechen, dass die Wahrscheinlichkeit u. Folgen mgl. NW gleich mit der nicht adjuvanten Situation sind.

- orale BRAF- und MEK-Inhibitoren Dabrafenib (Tafinlar®, 2 × 150 mg / d p. o.) u. Trametinib (Mekinist®, 1 × 2 mg / d p. o.); bei BRAF-positiven Pat. über 1 J. im Stadium III. NW: GI-Beschwerden, Fieber, Fotosensitivität, Arthralgien, LVEF-Abfall, Sehverschlechterung, NMSC (z. B. Keratoakanthom, SCC)
- PD-1-AK: Nivolumab für 1 J (Opdivo®, 2 mg / kg KG i. v., alle 2 Wo.) od. Pembrolizumab (Keytruda®, 200 mg i. v. alle 3Wo.); NW: autoimmunbedingte NW: Kolitis, Hepatitis, Hypophysitis, Exanthem

Bemerkung: CTLA-4-AK Ipilimumab (Yervoy®), in D als adjuvante Ther. nicht zugelassen.

### Palliative Therapie

Immer Diskussion der Therapieoptionen in Tumorkonferenz. Bisher keine klaren Daten zu Vorteil einer bestimmten Reihenfolge in der Sequenz.

### Zielgerichtete Therapie bei nachgewiesener BRAF-Mutation

Bei nicht resektablen Fernmetastasen 3 mögliche Kombinationen von **BRAF- u. MEK-Inhibitoren** bei BRAF-pos. Pat. verfügbar:

- Dabrafenib (Tafinlar® 2 × 150 mg / d p. o.) + Trametinib (Mekinist®, 1 × 2 mg / d p. o.)
- Vemurafenib (Zelboraf®, 2 × 960 mg / d p. o.) + Cobimetinib (Cotellic®, 1 × 60 mg / d p. o.)
- Encorafenib (Braftovi®, 1 × 450 mg / d p. o.) + Binimetinib (Mektovi®, 2 × 45 mg / d p. o.).

Staging anfangs alle 8 Wo.

Typische NW BRAF-Inhib.: gastrointestinal (Diarrhoen, Obstipation), Athralgien, Radio- u. Photosensitivität ↑ (v. a Vemurafenib), Keratoakanthome / SCC, kardiale NW (QTc-↑), Pyrexie (va. a. Dabrafenib)

Typische NW MEK-Inhib.: Akneiformes Exanthem, kardiale NW (Veringerung der Pumpfunktion → EF ↓), opthalmologische NW (seröse Chorioretinopathie, Retinalvenenverschluss)

Bemerkungen: Etwa 50 % der Therapieansprecher entwickeln nach 13–14 Mo. einen Progress. Wiederansprechen der Therapie nach Pause bei ca. 20 %. Die meisten NW treten in den ersten 28 Tagen nach Therapieeinleitung auf.

Monitoring: Anamnese, EKG, Herzecho, Laborwertkontrolle.

**Ther.:** symptomatisch, Dosisreduktion gemäß Fachionfo, UV-Schutz.

**Immuncheckpoint-Inhibitoren**

PD-1-AK Monotherapie:

- Pembrolizumab (Keytruda®, 2 mg / kg KG i. v., alle 3 Wo.)
- Nivolumab (Opdivo®, 3 mg / kg KG i. v.alle 2 Wo. od. 480 mg i. v. alle 4 Wo.)
- CTLA-4-AK Monotherapie: Ipilimumab (Yervoy®) 3 mg / kg KG i. v. alle 3 Wo. für 4 Infusionen (als Monother. weitgehend verlassen, da geringes Gesamtüberleben im Vergleich zu PD1-AK oder zielgerichteter Ther.)

Immunkombi-Ther. (PD1-AK + CTLA4-AK):

- Nivolumab (1 mg / kg KG i. v.)+ Ipilimumab (3 mg / kg KG i. v.) 4 × alle 3 Wo., dann Nivolumab mono (480 mg i. v. alle 4 Wo.).

- Pembrolizumab (2 mg/kg KG i. v., alle 3 Wo.) + Ipilimumab (1 mg/kg KG i. v.) 4 × alle 3 Wo., dann Pembrolizumab mono (2 mg/kg KG i. v., alle 3 Wo.) weiterführen.

Bemerkungen : Höhere Ansprechraten im Vergleich zur Monotherapie, aber bei deutlich ausgeprägterer Toxizität und Abbruchraten. Auftreten von NW auch noch Monate nach Therapieende mgl. Gute Patientenaufklärung.

**NW (autoimmune):** Grundsätzlich kann jedes Organsystem betroffen sein. Zumeist: Kolitis, Exanthem, Hypophysitis, Hyper/Hypothyreose, Pneumonitis, Hepatitis. Jede neu aufgetretene Symptomatik unter Immuntherapie ist abklärungsbedürftigt u. gilt zunächst immer als autoimmunvermittelt.

**Monitoring:** Anamnese, Calprotectin (Stuhl), Laborwertkontrolle.

**Ther.:** Rasche u. konsequente syst. Ther. mit Prednisolon 1–2 mg/kg KG (ausschleichend über 4 Wo.) bei Kolitis, Hepatitis, Pneumonitis. Hypophysitis/Schilddrüsenerkr. erfordert meist lebenslange Substitution (Hydrokortison, L-Thyroxin). Notfallausweis für Hypophysitispatienten! Bei Grad 1/2 NW häufig Aussetzen einer Gabe ausreichend. Bei Grad 3/4 NW meist dauerhaftes Absetzen (außer bei Endokrinopathien unter Substitution) notwendig. Wenn steroidale Ther. nicht ausreichend, ggf. Eskalation je nach Organsystem mittels Infliximab (5 mg/kg KG i. v.), Mycofenolatmofetil (1–2 g/d) od. Ciclosporin A.

### Lokale TU-Therapie

Metastasiertes MM od. nicht resizierbares MM mit injizierbaren Metastasen (Stadium IIIB, IIIC, IV M1a; keine Lungen-, viszeralen oder zerebralen Filiae). Onkolytisches Herpes-simplex-Virus Typ 1: Talimogen laherparepvec (Imlygic®), intraläsional für Hautmetastasten, in spez. Zentren.
Auskunft über aktuelle Studien: www.clinicaltrials.gov od. www.ado-homepage.de.

### Chemotherapie (nur noch als Reservether.)

Dacarbazin (DTIC, Monother.; ▶ 22),Fotemustin (Muphoran®, über intern. Apotheke): bei Hirnmetastasen (liquorgängig). 100 mg/m² KOF i. v. an Tag 1, 8, 15, dann 5 Wo. Pause, Fortführung alle 3 Wo., Monother.: CR + PR bis ca. 20 %, Polychemother.: CR + PR bis ca. 30 %.
Nebenwirkungen: Emesis.
Prophylaxe/Ther.: z. B. Ondansetron 8 mg. **Cave:** Leuko- u. Thrombopenie. BB-Kontrollen 1 ×/Wo., ggf. Wachstumsfaktorensubstitution.

### Remissionskriterien

▶ Tab. 11.10

**Tab. 11.10 Response evaluation criteria in solid tumors (RECIST).**

| Remission | Kriterien |
|---|---|
| CR (komplette Remission) | Verschwinden aller TU-Parameter für > 4 Wo. |
| PR (partielle Remission) | > 30 %ige TU-Verkleinerung für > 4 Wo. |
| NC (no change/Stabilisierung) | Stillstand des TU-Wachstums, Remission < 30 % u./od. Progression < 20 % |
| PD (Progression) | TU-Wachstum > 20 % |

## Nachsorge

Ziele: frühes Erfassen einer TU-Progression, Diagnose eines weiteren MM, Dokumentation (Zentralregister Malignes Melanom der DDG), psychosoziale Betreuung.

Metastasen treten zu 80 % innerhalb der ersten 3 J., zu 90 % innerhalb von 5 J. u. zu 97 % innerhalb von 10 J. nach Entfernung des Primär-TU auf.

Bzgl. des leitlinienkonformen Nachsorgeschemas ▶ Tab. 11.11.

**Tab. 11.11 Empfehlungen für die Nachsorge kutaner maligner Melanome (Intervalle in Mon.).**

| Stadium und TU-Dicke | Körperl. Unters. (in Mon.) | Körperl. Unters. (in Mon.) | LK-Sono | Blutunters.[2] | Bildgebende Unters.[3] |
|---|---|---|---|---|---|
| | 1–3 J. | 4–5 J./ 6–10 J. | 1.–5. J. | 1.–5. J. | 1.–5. J |
| I, ≤ 1 mm, IA | 6 | 12/12 | keine | keine | keine |
| II > 1 mm, IB - IIB | 3 | 6/6–12 | 6 | 3–6 | keine[4] |
| IIC - IV1 | 3 | 3/3 | 3–6 | 3–6 | 6 |
| IV für nicht R0-resezierte Fälle | individuell | | | | |

[1]Stadium III umfasst alle Formen der lokoregionären Metastasierung.
[2] Für die Rezidiverkennung ist allein Protein S100 geeignet.
[3] Ganzkörper-CT bzw. MRT oder PET.
[4] Im Rahmen adjuvanter Ther. werden bildgebende Untersuchungen in 6- bis 12-monatlichen Abständen empfohlen.

## 11.6.4 Prävention und Sonderformen des MM

### Prävention

- Aufklärungskampagnen für Laien und Gesundheitsberufe → Tendenz zu geringerer durchschnittlicher TU-Dicke, sinkende Mortalität bei weiterhin steigender Inzidenz.
- Beeinflussung des einzigen bekannten exogenen Risikofaktors (UV-Licht): Sonnenschutz durch geeignete bedeckende Kleidung und Lichtschutzpräp.

### Sonderformen

**MM im Kindes- und Jugendalter (bis 18 J.)**

- Insgesamt 0,5–1 % aller MM mit steigender Inzidenz. Gleiche Diagnose- und Prognosekriterien wie beim Erw. Bei Kdr. mit 10 Naevi > 5 mm MM-Risiko 15-fach ↑.
- Ca. 50 % der MM bei Kdr. und Jugendlichen auf dem Boden von kongenitalen und erworbenen Naevi.
- Kongenitale MM (transplazentar bei Metastasierung eines mütterlichen Melanoms oder im Bereich eines kongenitalen melanozytären Riesennävus): extrem selten.
- Bei Kdr. < 15 J. MM sehr selten, > 15 J. MM ca. 7 % aller Krebskrankheiten.
- ABCDEF-Regel nicht anwendbar, da oft nicht zutreffend, deshalb zusätzlich zweites A für Amelanose, zweites B für blutend bzw. bucklig, C steht für

„uniform colour“, D für De-novo-Entstehung, E für Entwicklung (jede morpholog. und symptomat. Veränderung der Läsion).

### MM und Schwangerschaft

- Nach MM mit intermediärem oder hohem Risiko Schwangerschaft erst nach 3–5 J. empfehlen (höchstes Risiko für Rez. oder Metastasierung in den ersten 3 J.)
- Keine Beeinflussung des MM-Verlaufs durch Schwangerschaft → keine Ind. für Interruptio bei fehlendem Metastasen-Nachweis.
- Ther. ohne zeitliche Verzögerung. Staging-Unters. reduzieren. Histologische Unters. der Plazenta z. A. einer Metastasierung. Unters. des Neugeborenen.



### Metastasiertes MM ohne bekannten Primär-TU (5–8 % aller Pat.)

- Genaue Anamnese (frühere Exzisionen, Abtragung von amelanotischen oder melanotischen HV ohne histologische Sicherung?); Inspektion der gesamten Haut und Schleimhäute (MM in Regression?).
- Ther. der Metastasen wie beim metastasierten MM mit bekanntem Primär-TU.

### Neurokutane Melanose

Ektodermale Melanozyten an Haut und Hirnhäuten; frühe maligne Entartung möglich. Oft durch neurologische Ausfälle entdeckt. Regelmäßige Hirn-MRT-Kontrolle und dermatol. Inspektion.

### Familiäre MM

AD mit unregelmäßiger Penetranz. Assoz. mit atyp. Nävi. Je mehr Familienmitglieder betroffen sind, desto höheres MM-Risiko. Frühes Auftreten eines MM → Risiko für innere TU ↑. Halbjährliche dermatol. Kontrollen! Internist. Mitbetreuung.

### Mehrfach-Melanome

Bei 10–30 % aller MM-Pat. entsteht ein zweites oder weiteres MM als Primär-TU. Zweit-MM meist dünner als Erst-MM aufgrund der Nachsorge und frühzeitiger Entdeckung. Risikofaktoren: bestimmte Mut. (z. B. CDKN2A), MM in Familienanamnese, viele NZN, NMSC in Vorgeschichte.

## 11.7 Merkelzellkarzinom (C44.9)

**Syn.:** Kutanes neuroendokrines Karzinom, MCC.

**Def.:** Selten, zunehmende Inzidenz, in 20 J. verdreifacht; Altersgipfel ab dem 70. LJ. M > F, häufiger li. Körperseite betroffen (Ausnahme Rumpf). Risikofaktoren: UV-Exposition, Immunsuppression, in ca. 80 % der TU Nachweis des immunogenen Polyomavirus (MCV oder MCPyV). Serolog. bei fast allen Pat. Nachweis von Ak in hohen Titern gegen MCPyV-Kapsidproteine (VP1). Bei gestörter zellulärer Immunität (Transplantatempfänger, HIV-Pat.) > 30-fach höhere Inzidenz und früheres Auftreten (ca. 50 % < 50 J.). Bei Erstdiagnose des TU in ca. 30 % bereits Metastasen (prognost. Faktor!) → Wächterlymphknotenbiopsie. Ausgangszelle des TU ist nicht die Merkelzelle, möglicherweise epidermale Progenitor- / Stammzellen. www.merkelcell.org.

**Klinik:**

- Lokalisation: > 50 % Kopf u. Hals (hohe LK-Metastasierungrate!), über 30 % Extremitäten, weniger am Rumpf, meist in solar veränderter Haut.

- Frühbefunde: rötliche bis blaurote, indolente, weiche, spitz zulaufende Knötchen, meist von Teleangiektasien überzogen. Später derbe Knotenkonglomerate mit eisbergartiger Verbreiterung in der Tiefe, rasch wachsend (▶ Abb. 11.36).

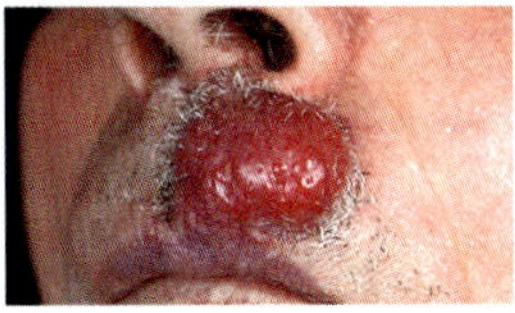

Abb. 11.36 Merkelzellkarzinom. [R299]



- Stadieneinteilung nach AJCC:
I = Primär-TU bis 2 cm; II = Primär-TU ab 2 cm; III = Primär-TU jeder Größe, lokoregionär Metastasen; IV = Fernmetastasen (Knochen, Leber, Lunge, ZNS).

**Diagn.:** Klin. Befund unspez., Hilfestellung durch Akronym A(symptomatisch), E(xpansion innerhalb von 3 Mon.), I(mmunsuppression), O(lder, > 50 J.), U(V-exponierte Hautareale): in ca. 90 % treffen ≥ 3 Kriterien zu; sensitiv, aber wenig spez. (Anmerkung: E, I und O passen auch zu Lipom, entzündeter Zyste oder einem anderen NMSC). Biopsie u. histolog. Untersuchung. Thorax-Rö., LK- u. Abdomen-Sono., PET-CT, kraniales MRT. Histologie: Im Korium unter meist unveränderter Epidermis kleinzelliger TU (small blue cells) mit trabekulärem Aufbau und unscharfen Rändern. Histologische Typen (trabekulär + kleinzellig je 10 %, intermediär 80 %) ohne sichere Beziehung zur Prognose.
Immunhistologie: typischer neuroendokriner Marker CK 20 (virusbedingtes MCC), CK 7 (UV-induz. MCC), neuroendokrine Differenzierung: Chromogranin A, INSM1, Synaptophysin.

**DD:** BCC, Atherom, SCC, Adnex-TU, Hautfiliae, amelanotische MM (Melan A, S100, HMB45), atypisches Fibroxanthom. Histologische DD: Kleinzellige B-Zell-Lymphome (CD20, CD3, CD4, CD8), Bronchial-Ca-Metastasen (meist Immunhistologie erforderlich, CK 20 neg., TTF-1 pos.).

**Ther.:** Aufgrund seines aggressiven Charakters möglichst in spez. Zentren od. im Rahmen von Studien.

- Im Stadium I – III Exzision bzw. Nachexzision des MCC im Gesunden (mikroskopisch kontrolliert) mit bis zu 3 cm Sicherheitsabstand (lokalisationsabh.) u. SLND. Wenn histol. Nachweis von TU-Zellen im Sentinel-LK od. LK klinisch u. radiologisch suspekt, dann LAD. Wenn keine SLND bei MCC von Kopf / Hals, funktionelle Neck-Dissection erwägen. Adjuvant Strahlenther. des TU-Areals sowie lokoregionär mit 2 Gy 5 × / Wo. bis zur Gesamtdosis von mind. 50 Gy (Senkung der Lokalrezidivrate innerhalb der ersten beiden J. postoperativ).
- Im Stadium IV PD-L1 Antikörper Avelumab (Bavencio®): 10 mg / kg KG alle 2 Wo. i. v. über 1 h, bei ersten 4 Infusionen Prämedikation mit Antihistaminikum und Paracetamol. Sichere Kontrazeption bei F im gebärfähigen Alter während Ther. und bis 1 Mon. nach Ther.-Ende. Als Erstlinientherapie ca. 60 % Remissionrate, nach Chemother. ca. 30 %. Immunvermittelte NW können jedes Organsystem betreffen.
- Nachsorge: Im 1. und 2. J. alle 6 Wo., später in 3- bzw. 6-monatigen Abständen klin. Untersuchung über die Dauer von insgesamt 5 J., 1 × / J. Thorax-Rö. und Abdomen-Sono.

**Progn.:** Prognose schlechter bei M, hoher Mitoserate, TU > 2 cm, Kopf-Hals- oder Rumpflokalisation sowie LK-Befall. Lokalrez. u. Metastasierung in lokale LK in ca. 50 % sowie Fernmetastasen (v. a. Nieren) in 30–80 % nach 1 J.; 5-JÜR bei

Primär-TU < 2 cm bis zu 75 %, > 2 cm bis zu 60 %, bei LK-Filiae bis zu 40 %, bei Fernmetastasen < 20 %. **Cave:** TU-Größe 0,5 cm Risiko des Befalls lokoregionärer LK ca. 15 %.

# 11.8 Maligne mesenchymale Tumoren



**Def.:** Solide bindegewebige maligne TU; < 1 % der Haut-TU. In dieser Gruppe ist das Dermatofibrosarcoma protuberans so häufig wie alle anderen zusammen: 1 : 100 000 Einwohner / J.

## 11.8.1 Dermatofibrosarcoma protuberans (DFSP; C44.9)

**Def.:** Niedrig maligner, langsam unterminierend destruktiv wachsender, fibroblastischer Haut-TU. Beginn manchmal bereits in der Kindheit, selten konnatal. Diagnose i. d. R. erst nach langem Verlauf wegen anfangs uncharakteristischem klin. Bild, meist bei jungen Erw. (M > F), bei Dunkel- doppelt so häufig wie bei Hellhäutigen. Sonderformen / Varianten: pigmentierter Bednar-TU, Riesenzell-Fibroblastom, fibrosarkomatös transformiertes DFSP.

**Klinik:** Lokalisation am Rumpf, bes. Schultergürtel, weniger Oberarme und -schenkel. Selten andere Lokalisation. Langsam wachsende, flache, narbenähnliche, derbe, hautfarbene bis bräunliche Hautverdickung, in der sich unregelmäßige Knoten entwickeln (▶ Abb. 11.37). **Cave:** Wegen langer sehr dünner Ausläufer wird tatsächliche Ausdehnung unterschätzt.

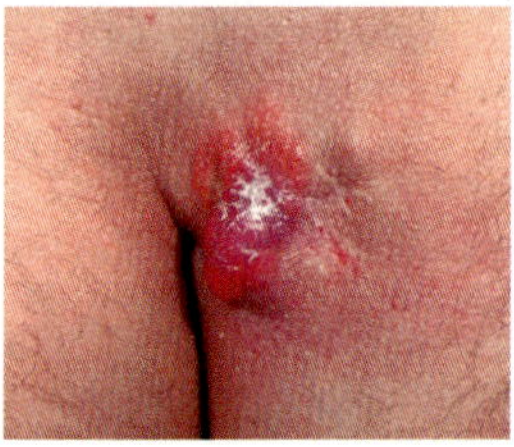

Abb. 11.37 Dermatofibrosarcoma protuberans. [R299]

**Diagn.:** Unregelmäßig vorgebuckelte, plattenartige Verhärtung. Ausbreitungsdiagn.: Schwierig wegen mangelnder Darstellung dünner Gewebsstränge. Sonografie der kutanen Knoten, meist auch Thorax-Rö., Biopsie. Histologie: wellige Züge wenig polymorpher, spindeliger Zellen im Korium, oft typisch entlang der Septen im subkutanen Fettgewebe. Asymmetrischer Aufbau, teils Verlust kollagener Bündel zwischen den TU-Zellen. Immunhistologie: pos. für CD 34 (wichtigster Marker, diffuse Verteilung), Vimentin u. Nestin, neg. für Desmin, S100, Cathepsin K. In > 90 % Nachweis (FIS) einer Translokation Chromosom 17 / 22 mit Entstehung eines mitogenen Fusionsproteins.

**DD:** Histiozytome, Vernarbungen, Keloid, pleomorphes Hautsarkom, Leiomyosarkom.

**Ther.:** Exzision mit mikrografisch kontrollierter Chirurgie (▶ 24.2.3). Topografische Markierung des Exzidats und lückenlose histologische Kontrolle aller Schnittränder mit CD-34-markierten Präp. („mikrografische Chirurgie") sind **obligat.** Ein „Sicherheitsabstand" ohne diese Kontrolle ist keiner; Schnellschnitttechnik meist ungeeignet. Oft schrittweises Vorgehen mit Mehrfachexzisionen nötig wegen dünner, viele cm in die Umgebung reichender Ausläufer. Erst nach Sicherung allseitig freier Ränder Defektdeckung. Nicht gut operable TU in Problemlokalisation oder Rez.: Tyrosinkinase-Inhibitor Imatinib (Glivec®) 2 × 400 mg / d p. o. bei Erw. od. Strahlenther.

**Nachsorge:** Mind. 5 J. alle 6 Mon., dann jährlich Inspektion und Palpation des lokoregionalen Bereichs. Bisher kein allgemein anerkanntes, standardisiertes Schema.

**Progn.:** Jahrelang hohes örtliches Rez.-Risiko.

## 11.8.2 Leiomyosarkom (C49.9)



**Def.:** Nach dem DFSP zweithäufigstes Sarkom an der Haut. 2 Varianten: subkutane (> 5 cm) u. kutane (< 2 cm, intradermal). Meist bei M im 6.–7. Dezennium.

**Klinik:** Rötliche, unregelmäßig begrenzte Plaques und derbe über das Hautniveau vorgebuckelte Knoten, gelegentlich schmerzhaft. Schnelles Wachstum.

**Diagn.:** Klin. Bild, Biopsie, Ausbreitungsdiagn wie DFSP. Histologie: polynoduläre, faszikuläre Zellproliferate mit Mitosen, Atypien, Nekrosen u. Einblutungen. Zytolog. ähnl. dem Leiomyom. Immunhistochemie: Glattmuskelaktin, h-Caldesmon pos., Cytokeratin, S 100 und CD 68 neg., hohe Proliferationsrate (MIB1). Bei AIDS oft EBV-Nachweis.

**DD:** Atypisches Fibroxanthom, Filia extrakutaner TU (auch Leiomyosarkome), Epidermalzysten.

**Ther.:** Weite Exzision mit 3 cm Sicherheitsabstand; Schnittrandkontrolle!

**Progn.:** Kutane Leiomyosarkome rezidivieren oder metastasieren nur sehr selten, v. a. nach nicht vollständiger Exzision. Subkutane Leiomyosarkome haben eine schlechtere Prognose, in ca. 45 % Metastasen, v. a. in Lunge, Knochen, Leber.

## 11.8.3 Dermales undifferenziertes pleomorphes Sarkom (DUPS; C49.9)

**Syn.:** Früher Malignes fibröses Histiozytom (MFH).

**Def.:** Sarkome, die bei histopathologischer Begutachtung nicht anders einzuordnen sind, d. h. in sich wahrscheinlich nicht einheitlicher „Sammeltopf" bzw. Ausschlussdiagnose. Selten.

> Nicht das DUPS mit dem harmlosen gewöhnlichen Histiozytom (Dermatofibrom) und dem Dermatofibrosarcoma protuberans (DFSP) verwechseln!

**Klinik:** Solitäre, derbe, bräunlich-rötliche Knoten, meist in aktinisch geschädigter Haut älterer Erw.

**Diagn.:** Uncharakteristisches klin. Bild, **tiefe** Messerschnittbiopsie! Histologie: ähnlich AFX (s. u.).

**DD:** Klinisch SCC, BCC, amelanotisches MM.

**Ther.:** Exzision mit 2 cm Sicherheitsabstand, vollständige histolog. Schnittrandkontrolle.

**Progn.:** Gut, häufig Lokalrez. Metastasierung v. a. lokoregionär (ca. 10 %).

### 11.8.4 Atypisches Fibroxanthom (AFX; D48.1)

**Def.:** Seltener, überwiegend auf die Dermis begrenzter TU im 7.–8. Lebensjahrzehnt in solar geschädigter Altershaut an Gesicht, Kopfhaut, Hals, Nacken; gelegentlich auch in früher bestrahlter Haut u. bei Xeroderma pigmentosum.

**Klinik:** Einzelne, in wenigen Wo. gewachsene, derbe, indolente, rötliche oder hautfarbene, glatte, oft ulzerierte Papel oder Knoten, i. d. R. < 2 cm.

11

**Diagn.:** Ganzkörperinspektion, LK-Sono. Exzisionsbiopsie. Histologie: atypische spindelförmige, pleomorphe Zellen, die Vimentin, CD10, 68, 99 und Prokollagen 1 exprimieren können, histiozytoide und mehrkernige Riesenzellen. Scharfe seitliche Begrenzung. Ein diagnosesichernder Marker fehlt bisher.

**DD:** Spindelzelliges SCC, amelanotisches/desmoplastisches MM, oberfl. Leiomyosarkom, undiff. pleomorphe Sarkome.

**Ther.:** Bei Verdacht Exzision mit 2 cm Sicherheitsabstand od. mikroskopisch kontrollierte Chirurgie.
**Nachsorge:** 2–3 J. alle 3–6 Mon.

**Progn.:** Bei Exzision in toto selten Rez.(< 10 %), innerhalb von Mon. bis zu 2 J., noch seltener Filiae in regionalen LK, ausnahmsweise in Leber oder Lunge.

## 11.9 Maligne Hauttumoren des Gefäßsystems

Angiosarkome sind seltene vaskuläre TU. Verschiedene Entitäten unterscheiden sich in Verlauf und Prognose

> Allen Endotheliomarten ist die Entwicklung vom anfangs histologisch kaum auffälligen, gut differenzierten, angioplastischen Stadium über charakt. Befunde bis zum entdifferenzierten, auch immunhistochemisch kaum einzuordnenden, soliden Endstadium gemeinsam.

### 11.9.1 Solitäres Angiosarkom der Haut (C44.-)

**Syn.:** Malignes Hämangioendotheliom.

**Def.:** Maligner vaskulärer TU, gehäuft in Arealen mit bestimmten Vorschäden:
- Im Umfeld seit langer Zeit im Gewebe verbliebenen Fremdmaterials, z. B. Nahtfäden aus Polyamid, das nahe der Oberfläche an lichtexponierten Stellen mit der Zeit teilweise zerfällt.
- In stark solar geschädigter Haut.
- In früher ionisierenden Strahlen ausgesetzter Haut, z. B. nach Brustkrebsbehandlung.
- In jüngerem Alter auf dem Boden von Gefäßfehlbildungen und vereinzelt bei Epidermolysis bullosa sowie Xeroderma pigmentosum.

Vor dem 30. LJ. sehr selten. M:F = 1 : 1.

**Klinik:** Lividrote bis schwärzlich-hämorrhagische Flecke, erst langsam, dann rascher wachsend. Allmähliche Entwicklung zu flachen Plaques und schließlich rot-schwärzlichen Knotenkonglomeraten, die oft bluten und manchmal geschwürig zerfallen. Lungenmetastasen häufig, manchmal bereits bei Diagnosestellung vorhanden.

**Diagn.:** Typisches klin. Bild, Thorax-Rö., LK-Sono; Biopsie, Histologie: frühe Läsionen weisen gut differenzierte Angioplasie auf, späte solide TU-Knoten mit zunehmender Differenzierung nach peripher; im Randbereich weniger auffällige, erweiterte Kapillarstrukturen. Immunhistologie: Faktor-VIII-, meist CD 34- und CD 43-pos.

**DD:** Purpura solaris (Handrücken, Armstreckseiten), Hämatom, oft als „alte Verletzung" verkannt.

**Therapie:**
- radikale OP (stat.), obligat mit mikroskopischer Schnittrandkontrolle (▶ 24.2.4)
- Strahlenther. mit 60–80 Gy in Komb. Od. allein möglich
- Nachsorge: anfangs monatlich, nach 3 Mon. vierteljährlich, ab 2. J. halbjährlich.

**Progn.:** Mehr als ⅓ dieser Pat. ist nach 5 J. weiter erscheinungsfrei.

## 11.9.2 Multizentrisches Kopfhautendotheliom

**Def.:** Hochmaligner TU am Kopf bei alten Menschen in stark solar geschädigter Haut. M:F ca. 2:1.

**Klinik:**
- Erste HV oft an der Stirn- od. Schläfenhaargrenze: Rötliche bis livide Flecke, die erst langsam, dann immer schneller mit unregelmäßigen Ausläufern wachsen. Uncharakteristische Frühsymptome oft verkannt.
- Nachfolgend Verdickung zu Plaques und multiplen flachen Knoten.
- Später sind große Teile der Gesichts-, Kopf- u. Halshaut durch nässende u. blutende, zerfallende, schwärzliche Massen ersetzt (▶ Abb. 11.38).
- Multizentrisches Wachstum, Vordringen per continuitatem in Hals-LK, hämatogene Metastasierung v. a. in Lunge und Pleura (häufig Pleuraerguss). TU-Kachexie auch ohne nachweisbare Metastasen.

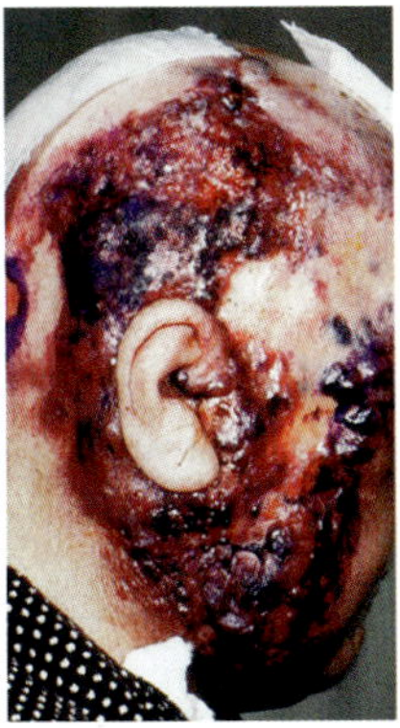

Abb. 11.38 Multizentrisches Kopfhautendotheliom. [R299]

**Diagn.:** Palpation der Hals- und Nacken-LK; Auskultation, Perkussion der Lunge, Thorax-Rö. z. A. von Metastasen. MRT u. PET-CT, Detektion von Filiae (Pulmo > Knochen > Leber > Hirn > LK > Herz): LK-Sono, Thorax-Rö., Abdomen-Sono, ggf. CT, MRT, PET-CT. Bei Pleuraerguss Punktion und Zytologie. Biopsie, rasterartig zum Ausmaß der TU-Ausdehnung in der Fläche präop., sowie tiefe Messerschnittbiopsien zur Bestimmung der Tiefenausdehnung. Histologie: wie solitäres Hämangioendotheliom (▶ 11.9.1). Proliferierende, atypische Endothelzellen mit variierendem Differenzierungsgrad. **M**(ultilayering)**A**(typie)**M**(itosen)-Kriterien. Immunhistologie: CD 31 (am sensitivsten!), CD 34, FXIIIRA u.

Vimentin pos., zusätzlich lymphatische Endothelmarker (LYVE-1, Podoplanin PROX-1) pos., S100 u. HMB-45 neg. Anmerkung: Initial u. später an den Rändern als diagn. „pitfalls" geringere Kernatypien, fehlendes „multilayering".

**DD:** Anfangs Purpura solaris, Hämatom, vermeintliche Verletzungsfolgen. Anmerkung: Atypische „entzündliche" Gesichtsdermatosen biopsieren!



> Histologisch werden Frühveränderungen leicht übersehen und ihre Ausdehnung unterschätzt. TU geht histologisch immer weit über klin. sichtbare HV hinaus.

**Ther.:** Stat. in dermato-onkologischen Einrichtungen. Behandlungsstrategie wegen Seltenheit nicht gut definiert.

- 1. Wahl: radikale Exzision mit großem Sicherheitsabstand, zur Tiefe bis zur Galea, und lückenlose histologische Schnittrandkontrolle. Deckung i. d. R. mit Spalthaut nach histologischem Resultat. Bei histologischer TU-„Freiheit" postop. Bestrahlung, inkl. der regionalen LK, fraktioniert mit 5 Gy (Gesamtdosis 60 Gy). Bei Rest-TU bis zu einer Gesamtdosis von 75 Gy, ggf. in Komb. mit Rö.-Weichstrahlther.
- Für TU > 10 cm Durchmesser: Rö.-Weichteilbestrahlung: 60–80 Gy in 5-Gy-ED fraktioniert → lange Remissionszeiten, bes. über längere Zeit Verhinderung der großflächigen, nässenden Ulzerationen. Bisher effektivste Ther.
- 2. Wahl: Kryochirurgie: Unterteilung der Gesamtfläche und einer darüber etwa 3 cm hinausgreifenden Randzone in geeignet große Quadrate. Jedes wird mit N2-Spray 2 × 20 s durchgefroren. Komb. mit Rö.-Bestrahlung möglich. Im Gegensatz zur Rö.-Bestrahlung Kryochirurgie wiederholbar.
- Palliative Chemother. mit pegyliertem liposomalem Doxorubicin© 50 mg / $m^2$ KOF i. v. alle 4 Wo. od. mit Paclitaxel i. v. (verschiedene Konz. u. Schemata) od. Docetaxel 25 mg / $m^2$ KOF i. v. über 1 h 1 × / Wo. über 2 Mon.

**Nachsorge:** individuell abzustimmende Zeiträume.

**Progn.:** Infaust. Auch nach extrem radikalen Exzisionen kurze Remissionen multilokuläre Rez. Überleben nach Diagnose höchstens 1–2 J. Bisher keine Heilung bekannt.

## 11.9.3 Lymphödemassoziiertes Angiosarkom (C44.-)

**Syn.:** Stewart-Treves-Sy.

**Def.:** Seltener, von vaskulären Endothelien ausgehender, metastasierender, maligner TU. Meist in chronischem Armlymphödem nach Mastektomie wegen Mamma-Ca., axillärer LK-Dissektion und Nachbestrahlung nach vielen J., selten in anderen chron. Lymphödemen z. B. an den Beinen. F >> M.
Zu unterscheiden: strahleninduziertes, sek. Angiosarkom der Brustwand mit kürzerer Latenzzeit (ca. 5 J.) nach brusterhaltender TU-OP komb. mit Nachbestrahlung. Bessere Prognose! Wichtig: Abgrenzung atypischer benigner ektatischer vaskulärer Läsionen in Strahlenhaut.

**Klinik:** An ödematöser Extremität multiple, blaurote Knoten, rasch wachsend, blutend, ulzerierend.

**Diagn.:** Klin. Bild, Biopsie. Histologie: Beurteilung durch raschen Differenzierungsverlust des TU oft schwierig. Typisch: Gefäßräume mit atypischen Endothelzellen, entzündliche Infiltrate, einzelne Siderophagen. Immunhistologie: F.VIIIa, CD 34, CD 43 pos. Oft Expressionsverlust typischer Marker.

**DD:** SCC (wachsen im Lymphödem manchmal besonders schnell!), Lymphome.

**Ther.:**
- Radikale OP kommt stets zu spät wegen frühen Übergreifens auf Brustwand u. Thoraxorgane.
- Chemother.: Bisher allenfalls sehr kurze Remissionen.
- Strahlenther.: Wegen mangelnder Eingrenzbarkeit des TU kaum realisierbar.

**Progn.:** Infaust. Todesursache: Kachexie, Metastasen in Lunge, Pleura, Thoraxwand.



### 11.9.4 Kaposi-Sarkom (C46.0)

**Syn.:** Sarcoma idiopathicum haemorrhagicum multiplex.

**Def.:** Multifokale Proliferation spindelförmiger maligner Zellen, ausgehend von Endothelien des venösen Kapillarschenkels; Wachstum vorwiegend in der Haut, M >> F.

**Ätiol.:** TU-Initiation durch Herpesvirus HHV8, das sexuell u. mit Blut od. Speichel übertragen wird. TU-Entwicklung kann einsetzen, wenn zusätzlich die zelluläre Immunabwehr defizient wird durch Alter, Krankheit, immunsuppressive Ther. od. AIDS.

**Klinik:** Anfangs kleine rötliche bis schwärzliche Knötchen u. lividrote Flecken, die an Zahl und Umfang zunehmen. Später ulzerierende Plaques und Knoten, Ödeme, Schwellungen, Einblutungen. Schleimhautbefall bei ca. 30 %, z. T. variabler Befall (s. Subtypen).

**Diagn.:** Anamnese (Infektneigung, Zugehörigkeit zu Risikogruppen?), klin. Bild, HIV-Serologie, CD4 / CD8-Ratio. Biopsie, Histologie: typische Kapillar- u. Spindelzellproliferationen, Extravasate, Hämosiderin; bunt zusammengesetzte Infiltrate. Immunhistologie: Faktor VIIIa, CD 34 pos.

**Varianten des Kaposi-Sarkoms**
- klassisches Kaposi-Sarkom (▶ Abb. 11.39): Meist bei Pat. > 60 J., v. a. im Mittelmeerraum, M:F = 10 : 1, häufig türkische Pat., Beginn fast immer an den Beinen, langsame Ausbreitung, Lymphominzidenz ↑, Spontanremission möglich.
- Iatrogenes Kaposi-Sarkom bei medikamentöser Immunsuppression (Kortikosteroide, Azathioprin, Ciclosporin A, nicht Sirolimus(Rapamune©)), z. B. nach Organtransplantation (Latenz 2–5 J.) – ähnelt dem klassischen Kaposi-Sarkom, aggressiverer Verlauf, jedoch nach Absetzen / Reduktion der Präp. meist Spontanregression.
- epidemisches Kaposi-Sarkom bei HIV- / AIDS-Pat. (▶ Abb. 11.40): Meist relativ junge Pat., bevorzugt aus Risikogruppen mit STI-Exposition. Andere Prädilektionsstellen als klassisches KS (u. a. Nase, Mund, Ohr, Glans penis). Unbehandelt oft rasche, ungünstige Verläufe (▶ Tab. 11.12).
- Endemisches (afrikanisches) Kaposi-Sarkom bei HIV-Pat., v. a. in Äquatorialafrika, Kdr. u. jüngere M, verschiedene, vorwiegend aggressive Varianten; häufig alleiniger LK-Befall.

**Tab. 11.12 Stadien des HIV-assoziierten Kaposi-Sarkoms („TIS-System" der ACTG [AIDS Clinical Trials Group] u- ASCO, Stand 2017).**

| Befunde | Frühstadium[1] | Spätstadium[2] |
|---|---|---|
| Tumor | auf Haut u./od.r LK beschränkt; allenfalls minimale orale Beteiligung (nicht erhabene Läsionen am harten Gaumen) | pulmonales od. GI-Kaposi-Sarkom, ausgedehnter oraler Befall, tumorbedingte Ödeme od. Ulzera |
| Immunstatus | $CD_4$-Zellen ≥ 200/µl | $CD_4$-Zellen < 200/µl |
| Allgemeine Symptome | keine opportunistischen Inf., kein Mundsoor, keine B-Symptomatik[3] | in der Anamnese opportunistische Inf., Mundsoor, malignes Lymphom oder HIV-assoziierte neurologische Erkr., B-Symptomatik[3] |

[1] Alle Kritierien müssen vorhanden sein, gute Progn.
[2] Mind. 1 Kriterium ist erfüllt, schlechte Progn.
[3] B-Symptomatik = unklares Fieber, Nachtschweiß oder Diarrhöen, die > 2 Wo anhalten, Gewichtsverlust ≥ 10 %.

**DD:**
- bei Jüngeren und / oder AIDS-Pat.: bazilläre Angiomatose, eruptive Angiome, Gefäßfehlbildungen
- bei Älteren: Akroangiodermatitis Mali-Kuiper (Pseudo-Kaposi) → schwere CVI, oft beidseitig.

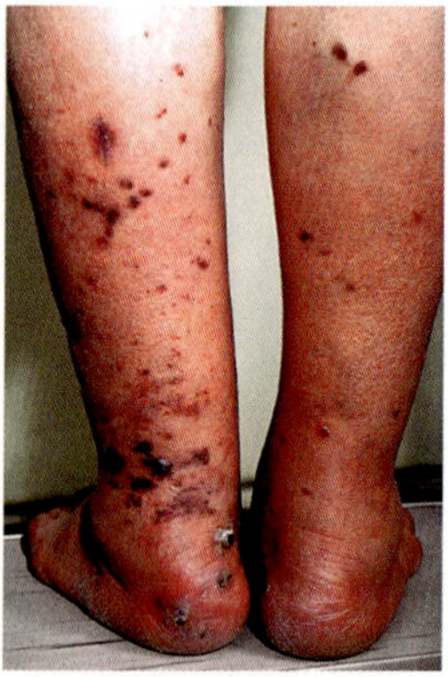

Abb. 11.39 Klassisches Kaposi-Sarkom. [R299]

**Ther.:** Wegen der verschiedenen KS-Varianten keine einheitliche Standardther. Bei AIDS ist Beherrschung der Grunderkr. wesentlich, beim iatrogenen KS genügt meist Reduzierung der Immunsuppression od. bei organtransplantierten Pat. Umstellung auf mTOR-Inhibitor (z. B. Rapamycin; nach Rücksprache mit Transplantationszenzentrum).
- topisch: nur bei wenigen Einzelläsionen als Ther.-Versuch. Alitretinoingel 0,1 %, Imiquimod 5 %, intraläsionales Vinblastin (0,2 mg / ml)
- operativ: Nur in Einzelfällen mit umschriebenem Befall, v. a. bei sporadischem Kaposi-Sarkom sinnvoll, da TU sich multizentrisch entwickelt.
- Strahlenther.: Nur bei solitärem oder umschriebenem Befund. Örtliche Remission in ca. 90 %. Gesamtdosen von 20–30 Gy, fraktioniert in 4–5 Gy 3 x / Wo.
- Kryochirurgie: Zerstört wirksam v. a. multiple u. superf. HV. Große superf. HV können im kleinere Behandlungsfelder eingeteilt

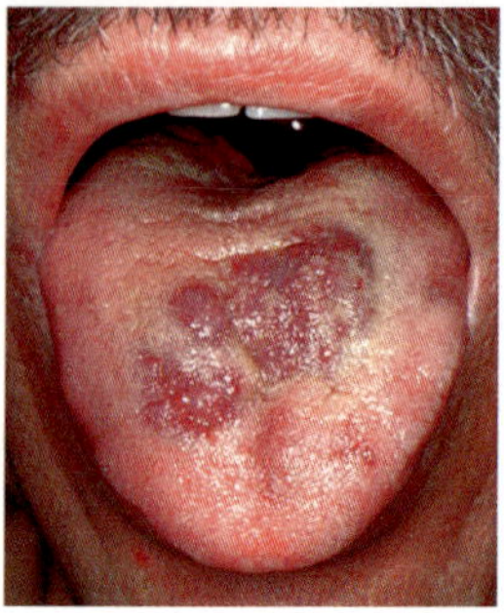

Abb. 11.40 HIV-assoziiertes Kaposi-Sarkom. [R299]

werden, behandelt mit je 2 Zyklen 10–20 s. Hauptvorteile: geringe Narbenbildung, durch immunologische Effekte oft Regression auch weiterer Stellen, Wiederholbarkeit.
- Chemo- u. Immunochemother. (bes. bei AIDS-assoziiertem Kaposi-Sarkom). Ind.: rasches Wachstum multipler TU, stark infiltrierend od. ulzerierend od. Beeinträchtigung durch Gesichtsbefall, Entstellung, Ödeme, Organbeteiligung. I.d.R. Begleitmedikation zur Prophylaxe opportunistischer Inf. mit z.B. Cotrimoxazol 1 × 480 mg / d p.o. oder 3 × 960 mg / Wo. p.o. unter Kontrolle des BB. Pegylierte liposomale Anthracycline wie Daunorubicin (z.B. Daunoblastin® 40 mg / m² i.v. alle 2 Wo.) oder Doxorubicin (z.B. Caelyx® 20 mg / m² i.v. alle 2–3 Wo.) zusammen mit antiretroviraler Kombinationstherapie 1. Wahl.



**Prognose / Nachuntersuchung:**
- klassisches Kaposi-Sarkom: Langjähriger Verlauf; ältere Pat. sterben meist an anderen Erkr. Untersuchung alle 6 Mon. o. wenn Pat. neue HV bemerkt.
- AIDS-assoziiertes Kaposi-Sarkom: Früher infaust, seit Entwicklung der HAART nicht mehr. Keine definitive Heilung, aber unter Ther. weitgehende Erscheinungsfreiheit u. normale Lebenserwartung.

# 11.10 Maligne Adnextumoren der Haut

**Def.:** Maligne TU der Haarfollikel, Talgdrüsen, apokrinen und ekkrinen Drüsen sind variantenreich und selten. Im Folgenden einzelne schwerwiegende Formen. Meist unspez. klin. Befund.

**Maligne Haarfollikel-TU:** malignes Trichilemmom (v.a. am Kapillitium, in hohem Alter knotige TU, extrem selten), Pilomatrix-Ca (v.a. Gesicht / Oberkörper, im hohen Alter, sehr große Knoten, extrem selten).
**Maligne Schweißdrüsen-TU:** mikrozystisches Adnex-Ca, adenoid-zystisches Ca, Porokarzinom (selten), muzinöses ekkrines Ca., aggressives digitales papilläres Adeno-Ca, Spiradeno-Ca, Zylindro-Ca, Hidradeno-Ca.

## 11.10.1 Mikrozystisches Adnexkarzinom (C44)

**Syn.:** Malignes Syringom, sklerosierendes Schweißdrüsen-Ca.

**Def.:** Seltener TU, meist im Gesicht, ab 3. mit Häufigkeitsgipfel im 6. Lebensjahrzehnt. Vereinzelt nach früherer Rö.-Bestrahlung. Differenzierung in Richtung Haarfollikel u. apokrine Drüsen.

**Klinik / Verlauf:**
- Von uncharakteristischen ersten HV bis zur Diagn. vergehen i.d.R. Mon. bis J.
- Prädilektionsstellen: zentrofazial, v.a. Oberlippe u. Nasolabialfalte, selten andere Lokalisation.
- Frühstadium: umschriebene Atrophie und Verhärtung der Haut. Oft gelbbräunliche von Teleangiektasien überzogene Papeln oder Knoten.
- Verlauf: langsames, aber sofort tief invasives Wachstum. Infiltration subkutaner Strukturen wie Muskulatur, Perichondrium, Periost und Galea. Kaum Ulzeration. Bisweilen Missempfindungen und Schmerzen durch

perineurale Ausbreitung. Direkte Invasion naher regionaler LK ist möglich; Metastasierung ist bei immunkompromittierten Pat. beschrieben.

**Diagn.:** Klin. Bild, Palpation: derbe, oft plattenartige Infiltration. **Tiefe** Messerschnittbiopsie. Histologie: epidermisnah Verkalkungen, Hornzysten, syringoide Schweißdrüsen-Tubuli. Nestartig gruppierte epitheliale Zellen im Korium, fokal Zysten, perineurale TU-Ausläufer, kaum Polymorphie u. Mitosen. Immunhistochemie: CK 15 pos., BerEP 4 pos. / neg.



**DD:** Sklerosierendes BCC, Talgdrüsenhyperplasien, Zysten, entzündliche Narben. Histologie: Syringom, sklerosierendes Trichoepitheliom.

**Ther.:** Exzision mit Sicherheitsabstand (Eisberg-TU, klin. Befund durchschnittlich 4× kleiner als die reale Ausbreitung!). Lückenlose histologische Schnittrandkontrolle (mikrografische Chirurgie ▶ 24.2.3). Nachsorge: alle 6 Mon. über mind. 10 J.

**Progn.:** Rez. bei inkompletter Exzision oft mit langer klin. Latenz. Entstellende Zerstörungen, durch perineurale Invasion Parästhesien u. Schmerzen.

## 11.10.2 Adenoidzystisches Karzinom

**Def.:** Seltener, niedrigmaligner Schweißdrüsen-TU bei älteren M und F.

**Klinik / Verlauf:** An Kopf, Gesicht, Thorax, Schultergürtel / Oberarm. Solide, derbe, rötliche, langsam wachsende, plattenartige Infiltrate und Knoten, oft mit Teleangiektasien. Selten Ulzeration. Metastasierung selten.

**Diagn.:** Tiefe Messerbiopsie. Histologie: muzinhaltige Hohlräume zwischen basophilen Epithelverbänden (Schweizer-Käse-Muster) mit Kernatypien. Umgebendes Gewebe auf perineurale Ausläufer absuchen!

**DD:** Mikrozystisches Adnex-Ca, kutane Filiae anderer TU (Mamma, Bronchien) mit ähnlicher Histologie.

**Ther.:** Exzision mit lückenloser histolog. Schnittrandkontrolle. Nachsorge: klin. alle 6 Mon.

**Progn.:** Rez. in ca. 50 %, Metastasierung selten.

## 11.10.3 Paget-Karzinom (C50.0)

**Syn.:** M. Paget mamillae, Paget's disease of the nipple.

**Def.:** Besondere Form eines auf die Epidermis übergreifenden, ductalen Mamma-Ca: In der Tiefe in ca. 1 / 3 invasives Ca-Wachstum.

> Bei nicht heilenden, bes. einseitigen, therapieresistenten, ekzematoiden HV der Mamillen an M. Paget denken → Biopsie. Häufig lange irrige Vorbehandlung, z. B. als Ekzem, Ps., Mykose.

**Klinik:** Langsam fortschreitende, schuppende, ekzemähnliche HV der Mamille. Variables Bild (psoriasiform, nässend, krustös). Manchmal Pruritus, Schmerzen. Meist bogig-scharf begrenzt, nicht erhaben. Evtl. tastbare, tiefer gelegene Induration (selten auch ohne HV). Fast immer einseitig.

**Diagn.:** Anamnese (oft lang), Klinik, Palpation (auch axilläre LK), Sono der Brust, Mammografie, Thorax-Rö., Abdomen-Sono, ggf. Knochenszinti. Histologie: Epidermis durchsetzt mit großen polymorphen „Paget-Zellen“, immunhistochemisch CEA (karzinoembryonales Antigen), EMA (epithelial membrane antigen), CK 7 pos.

**DD:** Ekzeme (atopisch, mikrobiell, kontaktallergisch; jüngere F, i. d. R. bds.), Ps., M. Bowen.

**Ther.:** Nach entsprechender weiterführender Diagn. durch Gynäkologen oder Plastiker. Gilt als duktales Mamma-Ca.

**Progn.:** Abhängig von Entwicklung u. Ausbreitung des duktalen Tumorteils.



### 11.10.4 Extramammärer Morbus Paget (C44.5)

**Def.:** Seltenes, umschrieben multizentrisch wachsendes, duktales Ca der apokrinen Drüsen mit flächenhafter Ausbreitung in der Epidermis, vereinzelt lymphogen metastasierend. F > M, kaum vor dem 60. LJ. Prädilektionsstellen: anogenital (F Vulva, M perianal (häufigste Lok.), skrotal, axillär, umbilikal, inguinal). In 10–20 % Koinzidenz mit inneren TU, in ca. 5 % Assoziation mit malignen Adnex-TU.

**Klinik:** Langsam in der Fläche wachsende, rötliche bis bräunliche HV mit teils bogig begrenzten, teils ekzemähnlich unscharfen Rändern; anfangs nicht verdickt. Oberfl. rauer als übrige Haut, u. U. erosiv und nässend. Kein Pruritus wie beim Ekzem.

**Diagn.:** Klin. Bild, tiefe Biopsie, Histologie, Immunhistochemie: wie M. Paget (▶ 11.10.3).

**DD:** Wie M. Paget (▶ 11.10.3).

**Ther.:**
- Mikrografische kontrollierte Exzision bis zur Subkutis (▶ 24.2.3). Bei bereits invasivem, großflächigem TU-Wachstum verdickte Bereiche exzidieren u. Restflächen u. Randzonen kryochirurgisch behandeln (▶ 24.5).
- Topische Immunther. mit Imiquimod (Aldara© 5 % Creme) 3 × / Wo. für 6 Wo. im OLU; u. U. kombiniert mit Kryochirurgie. Mehrfach vollständige lange Rückbildung beschrieben. Nachkontrollen ggfs. mit Histologie. **Cave:** Blinde Verfahren. Wenn immer mgl. histografisch kontrollierte R0-Situation anstreben.
- Nachsorge: engmaschige Langzeitkontrollen.

**Progn.:** Oft multizentrische Lokalrezidive, selten letal, zumal TU-Zellen wenig in die Tiefe reichen.

## 11.11 Hautfiliae maligner Tumoren

Kutane od. subkutane Metastasen von Haut- od. internen TU, v. a. bei Bronchial-, Brust-, Mundhöhlen-, Nebenhöhlen- u. Larynx-, Dickdarm-, Nieren-, Blasen- sowie Genital-TU. Meist > 50 J. F > M (hoher Anteil Mamma-Ca). ICD-10 des Primärtumors.

### Metastasierungswege

- per continuitatem: Durchwachsen des TU in benachbarte Gebiete, z. B. beim Ulcus terebrans (▶ 11.3) oder beim Dermatofibrosarcoma protuberans (▶ 11.8.1), in regionale LK, bei Mamma-Ca in die darüberliegende Haut; de facto keine „echte“ Metastasierung.

- lymphogen: Führt an der Haut in TU-Nähe (Radius 2 cm) zu Satellitenmetastasen, auf der Strecke bis zu den regionalen LK zu In-transit-Metastasen und schließlich zu LK-Metastasen, besonders wichtig bei Haut-TU (z. B. MM)
- hämatogen: Hauptweg für Fernmetastasen.

**Klinik:** Befund der einzelnen Metastase meist uncharakteristisch. Oft Einzelknoten. Diagnose bei bekanntem Primär-TU einfacher. 30 % aller Hautfiliae finden sich an der Brustwand, viele auch an Bauchwand, Hals, Gesicht und Kopfhaut. Oft gibt die Lokalisation Hinweise:

- Brust: v. a. bei F, meist Mamma-Ca-Filiae. Auftreten als Knoten, als rötliche, fast makulöse, überwärmte Plaques (Erysipelas carcinomatosum, ▶ Abb. 11.41) oder im Extrem ausgedehnte rötliche derbe Infiltration (Cancer en cuirasse).
- Nabel: Neben örtlich entstandenen TU lymphogen oder hämatogen längs des Lig. rotundum oder per continuitatem fortgeleitete Metastasen aus Ca. der Bauchorgane (Magen-, Kolon-, Rektum-, Pankreas- oder Ovarial-Ca.; sog. Sister Mary Joseph's nodule).

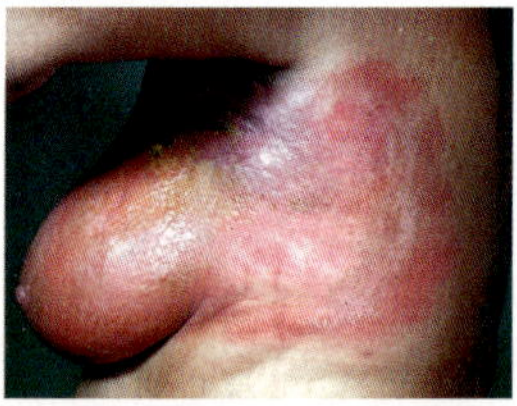

Abb. 11.41 Erysipelas carcinomatosum. [R299]

Oft sind Hautmetastasen erster Hinweis auf bislang nicht erkannte TU (bei Bronchial-Ca. in bis zu 60 %!).

**Diagn.:** Anamnese: Bekanntes Tumorleiden? Leistungsknick, B-Symptomatik (Fieber, Nachtschweiß, ungewollte Gewichtsabnahme ≥ 10 % binnen 6 Mon.)? Exzision oder Biopsie. Bei noch unbekanntem Primärherd: TU-Suche (▶ 2.1.1) ausgehend vom Histologiebefund der exzidierten Metastase.

**DD:** Histiozytom, Angiom, N. Spitz, eruptives Angiom (Granuloma pyogenicum), Keratoakanthom, Pseudolymphom, Merkelzell-Ca. **Cave:** DD zwischen Metastasen oft schwierig, v. a. wenn ähnliche Strukturen in verschiedenen TU vorkommen (z. B. Siegelringzellen in Magen-, Lungen- od. Nieren-Ca).

**Ther.:** Vollständige Exzision Methode der Wahl. Chemo- od. Strahlenther. je nach Art des Primär-TU. Besonderheit: kutane In-transit-Metastasen maligner Melanome sind sehr empfindlich gegenüber Kryochirurgie.

**Progn.:** Je nach Primär-TU und dessen Ausbreitung. Meist auch auf kurze Sicht ungünstig.

# 11.12 Kutane Lymphome

**Einteilung**
- kutane T-Zell-Lymphome (häufigste: MF, SS, PCALCL, LyP)
- kutane B-Zell-Lymphome (häufigste: PKKZL, PKMZL, PKDLCBL)



## 11.12.1 Mycosis fungoides (MF; C84.0)

**Def.:** Niedrigmalignes meist CD4-pos. T-Zell-Lymphom der Haut. Häufigstes kutanes Lymphom. Als MF wird das T-Zell-Lymphom vom Typ „Alibert-Bazin" bezeichnet (drei klassische Stadien: Ekzem, Plaque, TU). Weltweites Vorkommen. F:M = 2:1. Manifestation v. a. nach dem 40. LJ.

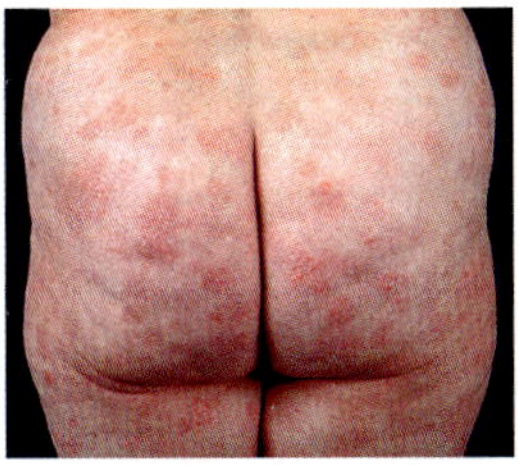

Abb. 11.42 Mycosis fungoides–Ekzemstadium. [R299]

**Klinik:**
- Ekzemstadium (▶ Abb. 11.42): digitiform od. großflächig auftretende ekzemähnliche Areale mit zentraler Atrophie u. feiner Schuppung. Prädilektionsstellen: Oberarm- u. Oberschenkelinnenseiten, gelegentlich Pruritus. I.d.R. keine Allgemeinsymptome.
- Plaquestadium (▶ Abb. 11.43): zunehmende Infiltration der ekzemähnlichen Herde mit Ausbildung scharf begrenzter, oft bizarrer Plaques mit leichter Schuppung od. Krusten. In den Plaques scharf begrenzte Inseln normaler Haut („nappes claires"). Häufiger auch am behaarten Kopf mit Alopezie („Alopecia mucinosa"). Evtl. LK-Schwellungen. Keine Allgemeinsymptome.
- TU-Stadium (▶ Abb. 11.44): Häufig erst nach vielen J. ulzerierende rötlich-bräunliche TU disseminiert am gesamten Integument. Oft auch LK und selten innere Organe (meist Milz und Leber) betroffen; selten Fieber u. Abgeschlagenheit (B-Symptomatik).

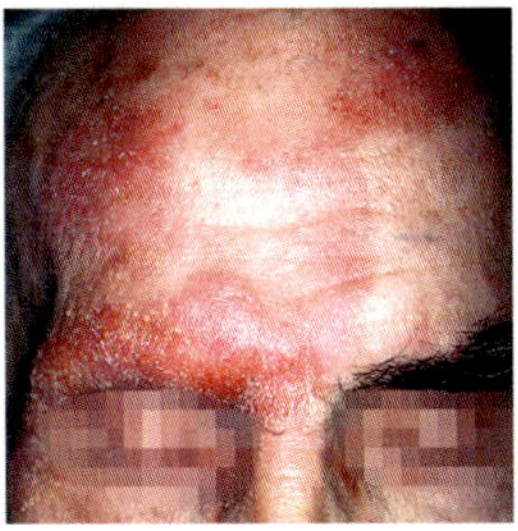

Abb. 11.43 Mycosis fungoides–Plaquestadium. [R299]

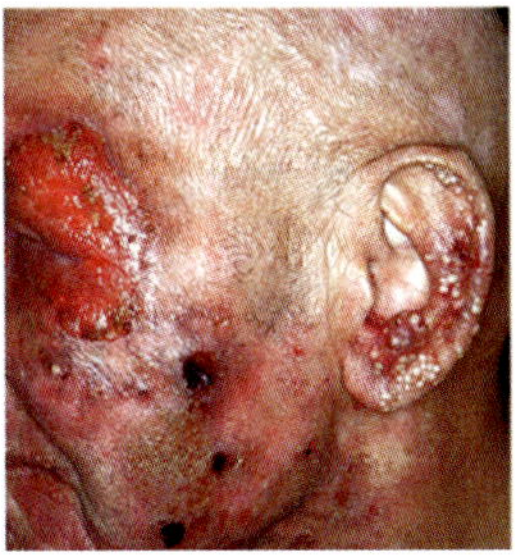

Abb. 11.44 Mycosis fungoides–Tumorstadium. [R299]

**TNM-Klassifikation:**
▶ Tab. 11.13, ▶ Tab. 11.14.

| Tab. 11.13 TNM-Klassifikation des kutanen T-Zell-Lymphoms. | | | |
|---|---|---|---|
| **Stadium** | **Befund** | **Stadium** | **Befund** |
| **T0** | klinisch und/oder histologisch verdächtige Läsion | **N0** | klinisch und histologisch unauffällig |
| **T1** | Prämykosid, Papeln oder Plaques < 10 % der KOF | **N1** | klinisch Lymphadenitis, histologisch unauffällig |
| **T2** | Befall > 10 % der KOF | **N2** | klinisch unauffällig; pos. Histologie |
| **T3** | Hauttumor(en) | **N3** | klinisch u. histologisch befallen |
| **T4** | Erythrodermie | | |
| **M0** | innere Organe unauffällig | **B0** | unauffälliges BB |
| **M1** | innere Organe befallen | **B1** | atypische zirkulierende Zellen |

| Tab. 11.14 Stadieneinteilung des kutanen T-Zell-Lymphoms. | |
|---|---|
| **Stadium** | **Befund** |
| **I A** | Plaques < 10 % KOF |
| **I B** | Plaques > 10 % KOF |
| **II A** | Plaques + LK-Vergrößerung (histologisch o. p. B) |
| **II B** | Tumoren mit/ohne LK-Vergrößerung (histologisch o. p. B.) |
| **III** | generalisierte Erythrodermie mit/ohne LK-Vergrößerung (histologisch o. p. B.) |
| **IV A** | histologischer Befall von LK |
| **IV B** | histologischer Befall von Organen |

## Diagnostik

Ekzemstadium: Dran denken! Bes., wenn die „Dermatose" schlecht auf die gängige Ther. anspricht, sich unter UV-Ther. aber bessert und/oder die Plaques langsam größer werden!

### Diagnosesicherung

- spindelförmige Biopsie aus Zentrum einer Läsion (Histologie, Immunhistochemie, PCR s. u.)
- Diff.-BB (häufig leichte Lymphozytose u. Eosinophilie)
- Lymphozytendifferenzierung (FACS-Analyse): CD4 + -Zellen ↑, selten CD8+ Zellen ↑
- IgE im Serum (häufig ↑ ↑ bis > 1000 kU/l)
- PCR → TCR-β u./od. TCR-γ PCR. Korrelation des T-Zell-Klons im Blut bzw. LK zur Läsion der Haut notwendig (PCR-Größe des Amplifikats bzw. der DNA-Sequenz).

### Histologie, Immunhistochemie, PCR

- Ekzemstadium:
  - Histologie: unspezif., ekzemähnliches histologisches Bild (perivaskuläres bis bandförmig konfluierendes, subepidermales Infiltrat mit Aufsteigen

von Lymphozyten in die Epidermis, gelegentlich als Pautrier-Mikroabszesse: herdförmige Aggregate von atypischen Lymphos innerhalb der Epidermis)
  - Immunphänotypisierung der malignen Infiltratzellen: CD3 +, CD4 +, CD8 – (selten CD8 +), CD30 meist negativ
  - PCR: In 80 % Nachweis eines dominanten T-Zell-Klons.
- Plaquestadium:
  - Histologie: Ansammlung von Lymphozyten mit zerebriformen Kernen in der Epidermis, entweder in Form von Pautrier-Mikroabszessen o. aufgereiht im Bereich der Basalmembranzone. Im oberen Korium bandförmiges, gemischtzelliges Infiltrat (Lymphozyten, Histiozyten, Eosinophile, Plasmazellen)
  - PCR: Häufig Nachweis eines dominanten T-Zell-Klons
- TU-Stadium:
  - Histologie: Entspricht Transformation in ein großzelliges T-Zell-Lymphom, oft anaplastisch, pleomorph oder immunoblastisch mit hoher Proliferationsrate und häufigem Antigenverlust.
  - Immunphänotypisierung der malignen Infiltratzellen: CD3 +, CD4 +, häufig auch CD30 +. Selten CD8 + -Zellen mit zytotoxischem Immunphänotyp nachweisbar.
  - PCR: dominanter T-Zell-Klon

**Ausbreitungsdiagnostik (zu Beginn und als halbjährliches Staging)**
- LK (palpatorisch, sonograf. Vermessung)
- Thorax-Rö (hiläre, mediastinale Lymphome?)
- Abdomen-Sono (abdominale Lymphome?)
- bei suspekten Befunden Thorax- und Abdomen-CT
- Blut: Diff.-BB, PCR
- Biopsie für Histologie, Immunhistochemie, Molekularbiologie (PCR)
- bei Vergrößerung diagn. LK-Exzision.

**DD:** Ekzem- / Plaquestadium: Kontaktekzem, atopisches Ekzem, Ps. vulgaris, Tinea corporis. Tumorstadium: kutanes B-Zell-Lymphom, Metastase, tiefe Mykose, Sarkoidose, atypische mykobakterielle Tuberkulose, Leishmaniose, Lepra.

## Therapie

**Merke**
- Stadiengerechte Ther. anstreben.
- Prinzip: „So viel wie nötig, so wenig wie möglich". Ziel ist, die Erkr. in ein früheres Stadium zurückzubringen u. dann stadiengerecht zu behandeln (z. B: Stadium II (Antikörper- / Chemother.) – Stadium I (PUVA-Ther.)).

**Ekzemstadium (I)**
- Extern Glukokortikoide (z. B. Mometasonfuorat-Salbe), alternierend mit blander Lokalther. (z. B. Excipial® Hydrolotio od. Excipial® U Lipolotio).
- UVB311 nm- od. syst. PUVA-Ther. ▶ 23.4.1 (Pausenschema: Mo / Di Ther., Mi Pause, Do / Fr Ther.) od. PUVA-Bad-Ther. ▶ 23.4.2. 4 Expositionen / Wo. über 4 Wo., nach klin. Befund 3 Expositionen / Wo. bis zur Heilung. **Cave:** Anfängliche flächenmäßige Zunahme der HV möglich („Immunreaktion"). Dennoch konsequente Weiterführung der Ther. Schema: 3 × / Wo. 8-Me-

thoxsalen 0,2 ml / l Wasser plus UVA (0,3 J / $cm^2$) jede 2. Sitzung über mehrere Wo.
- Second-line-Ther.: extern Chlormethingel (Ledaga®) 1x / d. inkl. Stadium IIA
- Chlormethin Gel (Ledaga®) 1x / d dünn auf betroffene Stellen auftragen. Bei Ulzeration od. Blasenbildung Ther.-Intervall verlängern (z. B. jeden 2. d im Wechsel mit externem Glukokortikoid) od. bei Zunahme beenden.
- Antihistaminika bei Bedarf (z. B. Aerius® 1–2 × 1 / d tagsüber, Atarax z. Nacht).



### Plaquestadium (II)
- Externe Ther. und PUVA-Ther. wie Stadium I (s. o.).
- PUVA, ggf. Kombination mit Bexaroten (Targretin®; ▶ 22) KI beachten (medikamentös insuff. eingestellte Fettstoffwechselstörungen) bzw. Interferon-α2a (z. B. Roferon® A; ▶ 22; ▶ Tab. 11.15). KI beachten (kardiale oder schwere Leber- oder Niereninsuff., vorbestehende Neuropathien, bekannte Psychosen), NW beachten (Grippesymptome) → Gabe von Indometacin oder Paracetamol.
- Ende der Ther.: Nach klin. U. ggf. histologisch u. molekularbiologisch (PCR) gesicherter Vollremission.

**Tab. 11.15 Kombinationstherapie PUVA und Interferon – Therapieschema.**

| Woche | Therapie |
|---|---|
| Wo. 1 | *Mo:* 3 Mio. IE Interferon-α2a (z. B. Roferon® A), *Mi:* 6 Mio. IE, *Fr:* 9 Mio. IE s. c. 4 ×/Wo. PUVA (s. o.). 30 Min. vor der abendlichen Interferon-α-Injektion 50 mg Indometacin als Zäpfchen (z. B. Indo-CT) |
| Ab 2. Wo. | *Mo, Mi, Fr* jeweils 9 Mio. IE Interferon-α2a (z. B. Roferon® A) s. c., 4× PUVA/Wo., Begleitmedikation |
| Ab 7. Wo. | Je nach Verträglichkeit ggf. Dosisreduktion (Interferon-α, z. B. 3 × 3 Mio. IE/Wo. s. c.; PUVA 3 ×/Wo. bis auf 1 ×/2 Wo.), bei Remission ggf. als Erhaltungsther. |

### Tumorstadium (III)
- Kombination PUVA und Bexaroten oder Interferon (s. o.)
- Interferon od. Bexaroten, ggf. mit PUVA
- Rö.-Weichstrahlen auf einzelne (tumoröse) Regionen (50 kV) Einzeldosis 0,75–5 Gy, Summendosis 30 Gy
- Low-dose-Ganzhautbestrahlung mit schnellen Elektronen (2 Gy / Sitzung, Summendosis 12 Gy)
- Second-line-Monochemother., z. B. Gemcitabin od. pegyliertes liposomales Doxorubicin (i. d. R. 6 Zyklen alle 4 Wo.)
- Bei CD30-Positivität von Tumorzellen Gabe von Brentuximab Vedotin nach vorausgegangener Systemther. (Ak-Wirkstoff-Konjugat aus CD30-Ak u. Zytostatikum Monomethyl-Auristatin E, Adcetris® 1,8 mg / kg KG i. v. alle 3 Wo.): **Cave:** häufig Polyneuropathie
- Nach vorausgegangener Systemther. Gabe von CC-Chemokin-Rezeptor 4 (CCR4)-Ak Mogamulizumab (Poteligeo® 1 mg / kg KG i. v. an Tag 1, 8, 15, 22, 28 u. anschließend alle 2 Wo.). **Cave:** Häufig Infusionsreaktionen, daher gute Überwachung.
- Bei geeigneten Pat. Evaluation einer allogenen KMT.
- Ultima Ratio: CHOP-Chemother.

**Progn:.** Moderat, häufig Inf. von ulzerierten TU bis hin zur Sepsis; Komplikation durch Ther. Nach erfolgreicher Ther. Evaluation einer Erhaltungsther.

## 11.12.2 Sézary-Syndrom (C84.1)



**Def.:** Chron. Erythrodermie, Blutbeteiligung u. generalisierte Lymphadenopathie. Maligne T-Lymphozyten (Sézary- oder Lutzner-Zellen) in Haut, LK u. Blut nachweisbar. Manifestationsalter meist > 40 J.

**Klinik:** Erythrodermie, Lymphadenopathie, schwere diffuse Alopezie, Onychodystrophie und palmoplantare Hyperkeratosen, sehr schwerer generalisierter Pruritus. Bei dunkel-pigmentierten Menschen zeigt sich meist eine *Melano*erythrodermie. Lymphadenopathie zunächst histologisch unspez., später Destruktion der Architektur durch TU-Zellen.

### Diagnostik

#### Diagnosesicherung

- Haut-Biopsie (Histologie ident. zu MF) und LK-Exstirpation (dichtes monotones Infiltrat von Sézary-Zellen in den T-Zell-Zonen, später mit Verlust der LK-Architektur)
- Blutausstrich zum Nachweis von Sézary-Zellen (6–10 µm, zytoplasmaarme, gelappte zerebriforme Kerne: EM)
- Diff.-BB (Leukozytose mit relativer Lymphozytose), BSG ↑↑, IgE-Serumspiegel oft ↑
- Lymphozytendifferenzierung (FACS-Analyse): CD4 + -Zellen ↑, sehr selten CD8 + -Zellen ↑, Bestimmung der Population der CD3 + CD7- und CD3 + CD26-Zellen. Bestimmung der CD4/CD8-Ratio (>10 ist diagnostisch für ein Sézary-Sy.).

#### Histologie

Ähnlich MF (▶ 11.12.1), zelluläre Infiltrate jedoch eintöniger, Epidermotropismus maligner Zellen kann fehlen. Immunhistochemie: CD3 + , CD4+ (T-Helfer-Zellen), CD45R0+ (Memory-Zellen), CD8-, CD30-/+ . PCR: Nachweis eines klonalen Rearrangements der TCR-γ- und/oder -β-Gene in Blutlymphozyten sowie Haut- und LK-Biopsiematerial.

> Als diagnosesichernd für ein Sézary-Sy. gelten > 1000 Sézary-Zellen/mm³ Blut, Nachweis eines T-Zell-Klons im Blut (PCR, Zytogenetik) mit atypischem Phänotyp (Antigenverlust von CD2, CD3 oder CD7 oder CD4/CD8-Ratio > 10).

#### Ausbreitungsdiagnostik

- ultraschallgestützte Analyse und Vermessung peripherer LK im Verlauf
- Exzision von LK zur histologischen Beurteilung; weitere Diagn. wie bei MF (▶ 11.12.1)

**DD:** Erythrodermien anderer Ursache, v. a. bei Ps., Pityriasis rubra pilaris, atopischem Ekzem, Arzneimittelexanthem oder seborrhoischer Dermatitis.

**Ther.:**

- In den Initialstadien wie bei MF (▶ 11.12.1).

- Bei Pruritus Antihistaminika, z. B. Desloratadin 1 × 1 Tbl./d. Supportive interne Ther. mit Antipyretika, z. B. Paracetamol bis 4 × 500 mg/d, Antazida, z. B. Ranitidin 150 mg, zur Nacht.
- Externe Ther. in der Phase der akuten Erythrodermie: Dexamethason 0,1, Liniment aquosum ad 100,0, Ölbäder (z. B. Balmandol). Zusätzlich pflegende Externa, z. B. Excipial® Hydrolotio oder Excipial® U Lipolotio.
- First-line: extrakorporale Photopherese (ECP), kombiniert mit Interferon α und/oder Bexaroten sowie ggf. zusätzlich einer PUVA-Bad-Ther. über mind. 6–12 Mon.
- Second-line: Chlorambucil (Leukeran®)/Steroid, Bexaroten (Targretin®), niedrig dosiertes MTX, Brentuximab Vedotin (Adcetris®), Mogamulizumab (Poteligeo®), Ganzhautelektronenbestrahlung, Alemtuzumab (Lemtrada®) i. v. od. niedrig dosiert s. c., Gemcitabin.

**Progn.:** Verlauf über mehrere J., plötzliche Exazerbation mit massivem Anstieg der Tumorzellzahl u. infektiösen Komplikationen bis zur Sepsis, letaler Ausgang. Insgesamt deutlich schlechtere Progn. als bei MF.

## 11.12.3 Andere Non-Hodgkin-Lymphome der Haut

### Primär kutanes CD30-pos. anaplastisches großzelliges T-Zell-Lymphom (PKALCL; C86.6)

**Def.:** Kutanes T-Zell-Lymphom, bei dem die großen malignen Zellen zu > 75 % CD30 exprimieren. Kein vorangegangenes bzw. begleitendes kutanes Lymphom, inklusive der lymphomatoiden Papulose. Diese Form gehört zur Gruppe niedrig maligner Lymphome. In ca. 10 % extrakutane Beteiligung. M:F = 3:2.

**Klinik:** Ein oder mehrere, einzeln stehende, livide Knoten oder TU, die sehr oft zur Ulzeration neigen, selten generalisierte HV. Spontane Regressionen möglich.

**Diagn.:** Diff.-BB, Biopsie aus dem Zentrum der Läsion, LK-Sono, Abdomen-Sono, Thorax-Rö., ggf. CT von Kopf, Thorax, Abdomen, diagn. LK-Exstirpation nur bei V. a. LK-Beteiligung:

- Histologie: diffuse, nicht epidermotrope Infiltrate aus großen lymphoiden Zellen. Die TU-Zellen können die charakt. Morphe von pleomorphen Zellen, von anaplastischen Zellen oder Immunoblasten aufweisen. Am Rand der Läsion häufig kleine, reaktive Lymphozyten.
- Immunhistochemie: CD30 +, CD4+ und CD15-; bei einem Teil der Pat. fehlen T-Zell-Marker, wie CD3, CD5 oder CD45R0. ALK1-.
- PCR: Meist Nachweis eines klonalen Rearrangements (TCR-β oder -γ-Gen).

**DD:** Tumorstadium einer MF (zusätzlich Patches od. Plaques vorhanden?), andere kutane Lymphome, kutane Metastasen anderer TU, Hautbeteiligung bei M. Hodgkin od. einem systemischen anaplastisch großzelligen Lymphom.

**Ther.:** Solitäre Läsion: Exzision od. Radiother., multiple Läsionen: niedrig dosiertes MTX od. PUVA. Second-line: Brentuximab Vedotin (Adcetris®), Bexaroten (Targretin®), IFN α, Gemcitabin. Je nach Schwere der Erkr. interdisziplinäre Betreuung mit Hämatologen.

**Progn.:** Sehr gut, 10-JÜR > 90 %.

### Lymphomatoide Papulose (LyP; C86.6)

**Def.:** Chron.-rez., oft rasch aufschießende, spontan unter Hinterlassung hyperpigmentierter Narben abheilende, papulonoduläre Hauteruptionen mit dem histologischen Bild eines CD30+ CTCL, v. a. am Körperstamm und den Extremitäten in variabler Zahl. Mukosa ausnahmsweise betroffen. V. a. in der 5. Lebensdekade, aber auch Kinder und ältere Menschen. M:F 2 : 1.

**Klinik:** Nebeneinander von papulösen, papulonekrotischen und knotigen 0,5–1 cm großen HV, Spontanheilung mit Narbenbildung innerhalb von 3–6 Wo. typisch. Kaum Einschränkung des AZ, kein Pruritus, keine Lymphadenopathie. In 10–20 % Assoziation mit einem anderen T-Zell-Lymphom (z. B. MF ▶ 11.12.1), primär kutanes anaplastisches großzelliges Lymphom oder einem Hodgkin-Lymphom (▶ 11.12.4), die der LyP vorausgehen, begleitend und nachfolgend auftreten können.



**Diagn.:** Diff.-BB, Biopsie (Exzisionsbiopsie eines Knotens). Um Auftreten eines Zweitlymphoms frühzeitig zu erfassen: LK-Palpation, LK-Sono, Thorax-Rö., Abdomen-Sono. Merke: Histologie reicht für Diagnosestellung einer kutanen CD30 + -Lymphoproliferation (kutanes anaplastisch großzelliges Lymphom oder lymphomatoide Papulose) nicht aus. Korrelation zum klinischen Befund zwingend erforderlich.

**Histologie (Haupttypen), Immunhistochemie:**
- Typ A (75 %): Nester von CD30 + -T-Zellen in einem gemischten Infiltrat von Lymphozyten, Histiozyten, neutrophilen und eosinophilen Granulozyten. Phänotyp überwiegend CD4 + .
- Typ B: epidermotropes Infiltrat, Befund ähnlich dem des klassischen Plaquestadiums der MF (▶ 11.12.1), CD30-, einzelne pos. Zellen möglich.
- Typ C: rasenartiges Infiltrat. Befund ähnelt dem des großzelligen anaplastischen CD30 + -T-Zell-Lymphoms. PCR: In mehr als 50 % klonale T-Zell-Rearrangements.

**DD:** Prurigo nodularis (juckt im Gegensatz zur LyP stark). Akute und chron. Form der Pityriasis lichenoides, Syphilis Stadium II, Langerhanszell-Histiozytose, papulonekrotisches Tuberkulid.

**Ther.:**
- Wait and watch aufgrund der Spontanheilungstendenz
- PUVA-Ther. (▶ 23.4.1)
- MTX: low-dose 10–15 mg / Wo. p. o. oder s. c.
- Nachsorge: halbjährliche klinische Kontrollen z. A. eines weiteren Lymphoms, bei Verdacht zusätzlich Diff.-BB, LK-Palpation, LK-Sono, Thorax-Rö., Abdomen-Sono.

**Progn.:** Insgesamt sehr gut, jedoch erhöhtes Risiko für Entwicklung eines Zweitlymphoms.

## Primär kutanes follikuläres B-Zell-Lymphom (PKFZL; C82.6)

**Def.:** Häufigstes kutanes B-Zell-Lymphom, gebildet von Keimzentrumszellen mit follikulärem oder diffusem Wachstumsmuster.

**Klinik:** Einzeln stehende und gruppierte Papeln, auch Plaques und / oder Knoten, häufig mit Umgebungserythem (▶ Abb. 11.45). Prädilektionen: Kopf, Hals, Stamm. Extrakutane Ausbreitung sehr selten (< 10 %).

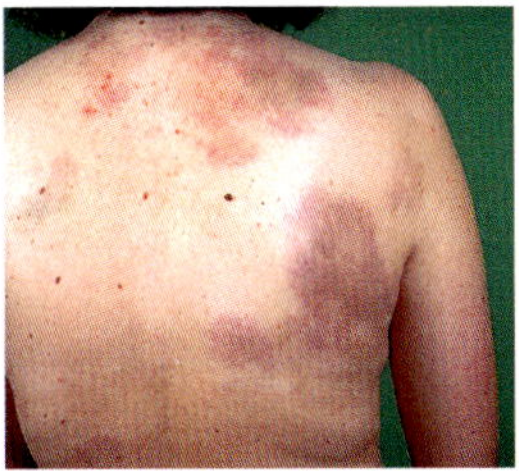

Abb. 11.45 Primär kutanes Follikelzentrum-Lymphom. [R299]

**Diagn.:**

- Diff.-BB, Biopsie, Thorax-Rö., Abdomen-Sono, LK-Sono, ggf. Schädel-CT, KM-Biopsie.
- Histologie: knotige bis diffuse Infiltrate ohne Epidermotropismus. Mischung von kleineren Keimzentrumszellen und großen multilobulären Zentrozyten mit CD20 + bcl-6+ Phänotyp, die v. a. in älteren Läsionen überwiegen.
- Immunhistochemie: Oberflächen-Immunglobulin (sIg) + , B-Zell-assoziierte Antigene (CD19 + , CD20 + , CD21 / 35 + , CD22 + , CD79a + , HL-Klasse-II-Antigen + ). BCL-6 + . BCL-2- / + (**cave:** bei BCL-2 Positivität dringend Ausschluss eines systemischen KZL mit sek. Hautbeteiligung). Weitere Antigene: CD5-, CD10-. PCR: In 60–80 % Nachweis eines klonalen Immunglobulin-Rearrangements.

Bei der Unterscheidung von primär kutanen B-Zell-Lymphomen zur Hautmanifestation eines extrakutanen B-Zell-Lymphoms ist entscheidend, dass zum Zeitpunkt der Diagn. an der Haut eine extrakutane Manifestation ggf. einschl. der KM-Biopsie ausgeschlossen wird.

**DD:** Pseudolymphom, andere B-Zell-Lymphome.

**Ther.:**

- bei unilokulärem Auftreten: Exzision oder Radiother. (wie MF ▶ 11.12.1).
- bei disseminiertem Befall: syst. Ther. mit monoklonalem CD20-AK (Rituximab, MabThera®) 375 mg / $m^2$ KOF i. v. Nachsorge: alle 3–6 Mon. Klinische Untersuchung und apparative Diagnostik bei klinischem Verdacht.

**Progn.:** Sehr gut, 5-JÜR > 95 %. Rez.-Rate ca. 30 %.

## Primär kutanes Marginalzonen-B-Zell-Lymphom (PKMZL; C85.1)

**Def.:** Niedrig-gradiges B-Zell-Lymphom der Haut aus kleinen B-Lymphozyten, bes. Marginalzonen-, lymphoplasmozytoide und Plasmazellen. Früher: kutanes Immunozytom. Niedrige Malignität, 5-JÜR > 90 %. Das PKMZL gehört in die größere Gruppe der sog. Mukosa-assoziierten Lymphgewebe-Lymphome (MALT-Lymphome). In einigen Fällen Assoziation mit Borrelia-burgdorferi-Inf.

**Klinik:** Einzelne oder multiple Knoten mit häufig subkutaner Ausbreitung. Prädilektionsstellen: Extremitäten und Stamm.

**Diagn.:** Wie PKFZL.

- Histologie: knotige oder diffuse lymphohistiozytäre Infiltrate mit freier Grenzzone zur Epidermis. Es finden sich kleine Lymphozyten, Marginalzonen-B-, lymphoplasmozytoide und Plasmazellen sowie reaktive Kernzentren. Monotypische Plasmazellen (Leichtkettenrestriktion) oft in der Peripherie der Infiltrate nachweisbar.
- PAS-pos. intranukleäre und intrazytoplasmatische Einschlusskörperchen sind in einzelnen Fällen zu finden.
- Immunhistochemie: Marginalzonen-B-Zellen exprimieren CD20, CD79 A und bcl2 u. IgM- / + ; BCL6-, CD5-, CD10- und CD6- (zur Abgrenzung zum PKFZL).
- PCR: klonales Immunglobulin-Gen-Rearrangement.

**DD:** Andere kutane Non-Hodgkin-Lymphome, leukämische Infiltrate.

**Ther.:** Wie PKFZL.

**Progn.:** Sehr gut, 5-JÜR > 90 %. Rez.-Rate ca. 55 %. Extrakutane Ausbreitung selten (< 10 %).

### Primär kutanes diffuses großzelliges B-Zell-Lymphom, Bein-Typ (PKDLCBL; C83.3)

**Def.:** Aggressiver B-Zell-Lymphomtyp, der sich meist bei älteren F an den Unterschenkeln manifestiert, histologisch aus großen Zentro- od. Immunoblasten besteht u. trotz intensiver Ther. nur eine 5-JÜR von 50 % aufweist.



**Klinik:** Rötliche / bläuliche Knoten, überwiegend asymmetrisch, selten an beiden Beinen gleichzeitig; Prädilektionsstelle: Perimalleolär. Bei Progredienz häufig ausgedehnter homolateraler inguinaler LK-Befall, später Zeichen eines generalisierten Lymphoms (bes. hiläre u. mediastinale Lymphome).

**Diagn.:**

- Diff.-BB, Biopsie, KM-Biopsie, LK-Sono, CT von Thorax und Abdomen. Bei V. a. LK-Beteiligung → LK-Exzision.
- Histologie: diffuse Infiltrate aus großen Lymphozyten (Zentro- u. v. a. Immunoblasten) ohne Epidermotropismus. Nur spärliches reaktives Infiltrat aus T-Lymphozyten u. Entzündungszellen.
- Immunhistochemie: Die malignen B-Zellen exprimieren monotypisch Oberflächen- od. zytoplasmatisches Immunglobulin, CD20 und CD79 A + . Starke BCL-2-, ebenso bcl-6- und (im Gegensatz zu PKFZL) MUM-2-Protein-Expression.
- PCR: klonales Rearrangement von Ig-Genen.

**Ther.:**

- Exzision des TU ggf. mit Radiother. bei singulärem Knoten, sonst: iR-CHOP (Anti-CD20-AK Rituximab, MabThera®+ CHOP-Polychemother.).

**Progn.:** 5-JÜR: 50 %. Rez-Rate ca. 70 %, extrakutane Ausbreitung in ca. 45 %.

## 11.12.4 Pseudolymphome (L98.8)

„Pseudolymphome", genauer u. besser „reaktive lymphatische Hyperplasien", sind keine eigenständige Erkrankungsgruppe u. repräsentieren rein deskriptiv klinisch verschiedenste reaktive, entzündliche Dermatosen, die differenzialdiagnostisch von malignen Lymphomen abzugrenzen sind. Hierzu gehören z. B.:

- Lupus erythematodes tumidus (früher: Lymphocytic infiltration)
- Lymphadenosis cutis benigna (Borrelioselymphozytom)
- persistierende noduläre Arthropodenbiss-Reaktionen
- lymphomatoide Arzneimittelreaktionen.

# 12 Allergie, Atopie, Ekzeme, Unverträglichkeitsreaktionen

*Thomas Dirschka, Claus Oster-Schmidt, Lutz Schmitz, Regina Fölster-Holst, Steffen Emmert, Johannes Niesmann, Volker Schenkelberger, Katja Dicke*

## 12.1 Grundbegriffe

### Allergie

Erworbene, immunologisch durch spez. Ak oder T-Lymphozyten vermittelte Überempfindlichkeitsreaktion auf exogene Substanzen, die eine asymptomatische Sensibilisierungsphase voraussetzt. Sie kann zu lebensbedrohlichen Systemreaktionen führen (Anaphylaxie). Anteil von Typ-I- u. -IV-Allergien an der Gesamtbevölkerung: Pollen- 20 %, Kontakt- 7 %, Tierhaar-, Hausstaubmilben-, Insektengift- jeweils 3 %, Schimmelpilz-, Nahrungsmittel- jeweils 2 %, Medikamentenallergien 1 %.

**Klassifikation allergischer Reaktionen nach Coombs und Gell:**
Typ I Reaktion vom Soforttyp durch spez. IgE-Ak (humoral).

Typ II Zytotoxische Reaktion durch spez. IgG- / IgM-Ak (humoral).

Typ III Immunkomplexreaktion durch Antigen-Ak-Komplexe (humoral).

Typ IV Verzögerte Reaktion durch sensibilisierte T-Lymphozyten (zellulär).

- **Atopie:** vererbbare Neigung zur Entwicklung von Allergien der Haut u. Schleimhäute gegenüber Umweltstoffen, meist assoziiert mit erhöhter IgE-Bildung.
- **atopische Erkr.:** Trias aus Rhinoconjunctivitis allergica, atopischem Ekzem, exogen-allergischem Asthma bronchiale. Verwandte Erkr.: Nahrungsmittelallergien, allergische Urtikaria.

### Pseudoallergien

Nicht-immunologische, oft dosisabhängige Überempfindlichkeitsreaktionen. Klinik ähnelt Typ-I-Allergie. Keine Sensibilisierungsphase (→ schon bei Erstkontakt Reaktion). Typisch: Reaktionsbereitschaft variiert, nicht jede Exposition muss zur Reaktion führen!

- Pathogenese: direkte Histaminfreisetzung, vermehrte Leukotrienproduktion, Aktivierung von Komplementkomponenten u. a.
- Auslöser (Beispiele): Muskelrelaxanzien, Röntgen-KM, Opiate, Lokalanästhetika, kolloidale Plasmaexpander, Nahrungsmitteladditiva
- Klinik: meist Urtikaria und Angioödeme; seltener Erytheme, Rhinokonjunktivitis, Bronchospasmus, anaphylaktoide Reaktionen, Diarrhö, Verschlechterung eines atopischen Ekzems u. a.
- Diagn.: Anamnese, orale, ggf. subkutane Provokation (▶ 2.4.3), z. A. einer Typ-I-Sens. Leukotrienstimulationstest, Prick-, Scratch-, Intrakutantest

**Intoleranz:** Überschießende Reaktion entsprechend dem pharmakologischen Wirkungsspektrum bereits auf subtherapeutische Dosis einer Substanz bei individueller Disposition. Beispiele: Angioödem auf ACE-Hemmer, ASS / NSAR-Intoleranz.

**Idiosynkrasie:** Überempfindlichkeitsreaktion mit Symptomen, die vom normalen pharmakologischen Wirkungsprofil der auslösenden Substanz abweichen. Beispiele: Hypersensitivitätssy. auf Antiepileptika und Sulfonamide; Hämolyse und Methämoglobinämie bei Gl-6-PDH-Mangel; medikamentös ausgelöste Porphyrieschübe; Laktoseintoleranz.

Z. T. werden die Begriffe Pseudoallergie, Intoleranz u. Idiosynkrasie synonym gebraucht.
Allgemeine Allergiediagnostik ▶ 2.4.

# 12.2 Typ-I-Allergie: Rhinoconjunctivitis allergica (H10.8)

## 12.2.1 Ätiologie / Klinik



**Def.:** Typ-I-Reaktion der Nasenschleimhaut und Konjunktiven auf Aeroallergene (▶ Tab. 12.1). Erstmanifestation meist vor dem 30. LJ., zunehmend auch > 40. LJ. (ca. 25 % der Pat. bei Erstmanifestation). Saisonal, intermittierend: Pollen, Prävalenz ca. 20 %. Perennial, persistierend: v. a. durch Hausstaubmilben, Schimmelpilze und Tierepithelien, Prävalenz ca. 5 %. Auch Komb. beider Formen. Insgesamt zunehmend.

**Tab. 12.1 Häufige Aeroallergene.**

| Allergen | Beispiele / Vorkommen | Bemerkungen |
|---|---|---|
| Pollen | Gräser/Getreide (z. B. Roggen, Wiesenlieschgras), Birke, Hasel, Beifuß, Wegerich, Ragweed (Ambrosia) | häufig Kreuzsens. (Birke, Hasel, Erle, Eiche, Buche, Gräser, Getreide); pollenassoziierte Nahrungsmittelallergie |
| Milben | v. a. Hausstaubmilben: Dermatophagoides (D.) pteronyssinus, D. farinae; auch Vorratsmilben. Allergen: In Milbenkot und zerfallenen Milbenkörpern enthalten (z. B. Der p1, p2, p23) | v. a. Matratze, Oberbett, Kissen, Polstermöbel, Teppich, Stofftiere. Optimales Mikroklima: Luftfeuchtigkeit 70–75 %, Temp. 20–25 °C; größte Milbenkonz. im Spätsommer–Herbst, ganzjährige Allergenbelastung, verstärkt jedoch im Winter |
| Tiere | v. a. Epithelien, z. B. von Katze, Hund, Meerschweinchen, seltener Pferde | Allergene sind auch in Urin (z. B. vom Meerschweinchen), Serum, Speichel. Allergenquellen bei Vögeln: Exkremente und Federn (z. B. Wellensittich) |
| Schimmelpilze | v. a. Sporen, saisonal (z. B. Cladosporium herbarum mit einer Sensibilisierungsprävalenz von 1,3 %, Alternaria alternata von 3 % als Außenbereichspilze), perennial (z. B. Aspergillus fumigatus als Innenraumpilz mit einer Sensibilisierungsprävalenz von 2,3 %) | pollinosisähnliche Beschwerden; Vermehrung in häuslicher Umgebung („intramural") durch hohe relative Luftfeuchtigkeit (>70 %) und Temp. (ca. 20 °C) begünstigt, Wachstum auf unterschiedlichsten Substraten (v. a. glukose-, ligninhaltige Materialien, aber auch Gips, Teppich oder Kacheln) |
| Latex | an Handschuhpuder gebundene Latexproteine | |

**Klinik:** Variiert mit der Reaktionsbereitschaft des Pat. und der Allergenkonz. in der Umgebung (z. B. typische Tageschwankungen bei Pollenflug Stadt / Land sowie regionale Unterschiede für die je Pollen produzierte Allergenmenge).

- Rhinitis: Pruritus, Rötung, Brennen / Pruritus an Mund- / Rachenschleimhaut und äußeren Gehörgängen. Weißlich-wässrige Rhinorrhö, anfallsartige Niesattacken, nasale Obstruktion.
- Konjunktivitis: Pruritus, Brennen, Rötung und Fremdkörpergefühl, Schwellung bis hin zur Chemosis, Tränenfluss während und nach Allergenexposition, evtl. Lidschwellung, Fotophobie. Bes. auf die Ausbildung eines „trockenen Auges" achten → ophthalmologisches Konsil.

## 12.2.2 Diagnostik / Differenzialdiagnosen

**Prinzip:** Zunächst genaue Anamnese zur Identifizierung möglicher Allergene, danach Prick- und ggf. Intrakutantest. Bestätigung der Testreaktion durch CAP-FEIA / RAST. In speziellen Fällen (z. B. perenniale Allergene): Provokationstestungen (nasal, konjunktival, selten auch tracheobronchial).



- Anamnese:
  - Saisonale oder ganzjährige Beschwerden (welche Mon.: Pollenfluginfo im Internet: z. B www.dwd.de/pollenflug (auch als App)?
  - Zu bestimmten Tageszeiten (nachts und nach dem Aufstehen → v. a. Hausstaubmilben durch hohe und lange Allergenexposition im Bett)?
  - Nur an bestimmten Orten (Arztpraxis → Latex? Wohnzimmer → Zimmerpflanzen? Häusliche Umgebung → Hausstaubmilben und Tierepithelien, z. B. Katze)?
  - Zusammenhang mit Einnahme von Medikamenten, Genuss von Nahrungsmitteln?
  - Beschwerden durch Temp.-Reize (kalte Luft) → hyperreflektorische Rhinopathie (v. a. nach langem Gebrauch von Rhinologika)?
- Prick-Test (▶ 2.4.1): Gräser-, Getreide-, Kräuter-, Baumpollen, Schimmelpilze, Hausstaubmilben, Tierepithelien, Latexmilch, ggf. Ficus-benjamina-Milch
- Intrakutantest (▶ 2.4.1). Ind.: fragliche Prick-Testreaktionen, V. a Manifestation einer Nahrungsmittelallergie als Rhinitis
- CAP-FEIA / RAST (▶ 2.4.2). Ind.: Bestätigung der Reaktionen im Prick- / Intrakutantest. Gezielt einzelne, im Prick-Test pos. Allergene testen (v. a. Roggen, Birke, Beifuß und Gräsermischung). Gruppenallergene nur, falls einzelnes Allergen im Hauttest nicht sicher zu identifizieren war.
- nasale Provokation (▶ 2.4.3): Wenn Hauttest / CAP-FEIA / RAST keine eindeutigen Ergebnisse zeigen (Abklärung einer lokalen IgE-Produktion bei fehlender system. Sensibilisierung), bei mehrfacher Sens. zur Identifizierung des beschwerdeführenden Allergens vor Hyposens.; zur Überprüfung der Relevanz perennialer Allergene vor Einleitung von Sanierungsmaßnahmen oder Hyposens.
- konjunktivale Provokation (▶ 2.4.3): Zur Bestimmung der klin. Relevanz von Typ-I-Sens. gegenüber Aeroallergenen.
- Bei entsprechenden Symptomen ophthalmologisches Konsil (DD).

**DD:**

- Nase: Inf. Rhinitis (meist kurze Anam.), vasomotorische Rhinitis (ganzjährig, v. a. nach dem Aufstehen und unter Exposition von kalter Luft, meist ältere Pat.), medikamentös (ASS / Analgetika-Intoleranz-Sy., ß-Blocker, ACE-Hemmer, Amitryptilin, Hydroxychloroquin), anatomisch (z. B. Septumdeviation, Septumsporn, Adenoidhyperplasie), hormonell (östrogenbedingte Rhinopathia gravidarum: innerhalb der letzten 6 Mon. der Gravidität), Rhinopathia bei Hypothyreose, ca. 50 % aller hypothyreoten Pat.)

- Auge:
  - Conjunctivitis simplex: häufig, mechanische / physikalisch-chemische Ursachen (Rauch, Staub, Wind, Ek- / Entropium, Überanstrengung, Sicca-Symptomatik)
  - Keratoconjunctivitis vernalis: v. a. saisonal bei kindlichen Atopikern, M > F → Pruritus, Fotophobie, zäher Schleim, verschwommenes Sehen, große Papillen an der Conjunctiva tarsi des Oberlids (pflastersteinartiges Bild)
  - atopische Keratokonjunktivitis: Bei atopischem Ekzem, meist in Komb. mit Lidekzem. Chron. Verlauf → verdickte abgerundete Lidränder. Oft bakt. Superinf.
  - gigantopapilläre Konjunktivitis: durch Fremdkörper (z. B. Kontaktlinsen, Augenprothesen, Nahtmaterial) → Schmerzen, Pruritus, Schleim auf der Kontaktlinse, Makropapillen (> 1 mm) an der Conjunctiva tarsi
  - Konjunktivitis bei Hautkrankheiten: Rosazea, Arzneimittelexanthem, EEM, TEN, M. Reiter, Schleimhautpemphigoid, Kontaktekzem der Augenlider
  - inf. Konjunktivitis, z. B. Keratoconjunctivitis epidemica: durch Adenoviren, Inkubationszeit 4–10 d, meist einseitiger Beginn → Fremdkörpergefühl, heftiges Tränen, Schwellung der Karunkel, Lidödem, konjunktivale Follikel, Fotophobie, Sehverschlechterung; evtl. LK-Schwellung präaurikulär, evtl. Keratitis



## 12.2.3 Therapie der Rhinoconjunctivitis allergica

**Prinzip:** Zunächst Versuch mit allg. Maßnahmen u. ggf. topischer Ther. Syst. Ther. möglichst nur bei schweren, beeinträchtigenden Symptomen od. Beteiligung anderer Organe (z. B. Lunge); ggf. in Komb. mit topischer Ther

### Allgemeine Maßnahmen

Allergenkarenz (▶ Tab. 12.2). Karenz ist nur selten möglich; Allergenreduktion reicht oft aus.

Pollenfluginfo im Internet: z. B www.dwd.de/pollenflug (auch als App).

**Tab. 12.2 Praktische Tipps zur Allergenkarenz.**

| Allergenkarenz | Relevanz |
|---|---|
| Pollen | |
| • Allergenquellen (z. B. blühende Wiese, Birkenallee) meiden<br>• Fenster/Türen während der größten Allergenbelastung geschlossen halten (Stadt: abends, Land: morgens/tagsüber)<br>• Regelmäßig Pollenfilter in Klimaanlage/Auto erneuern<br>• Duschen/Haarewaschen vor dem Schlafengehen, Kleidung nicht im Schlafzimmer ablegen<br>• Keine körperliche Anstrengung im Freien während des Pollenflugs, Pollenwarndienste (s. u.)<br>• Urlaubsplanung (örtlichen Pollenflug beachten, geringere Pollenbelastung meist an Nordsee bei Seewind, im Hochgebirge) | (+) |
| Schimmelpilze | |
| • Sanierung von Feuchtstellen, befallenen Klimaanlagen etc.<br>• Regelmäßiges Lüften v. a. während der Wintermon., Luftzirkulation auch in versteckten Winkeln der Wohnung ermöglichen, rel. Luftfeuchtigkeit < 50 % halten, Wärmeisolierung nur an Außenwänden | ++ |

**Tab. 12.2 Praktische Tipps zur Allergenkarenz.** *(Forts.)*

| | |
|---|---|
| Hausstaubmilben | |
| • Encasing (milben-/milbenallergenundurchlässige Spezialüberzüge für Matratzen, Bettdecken und Kopfkissen, s. u.). Bettwäsche bei mind. 60 °C waschen<br>• Reduktion von Staubfängern (v. a. Teppich im Schlafzimmer), Luftfeuchtigkeit durch regelmäßiges Lüften/Klimatisierung/Verzicht auf Luftbefeuchter senken, (Schlafzimmer-)Raumtemp. auf ca. 15 °C senken, Feinfilter-Staubsauger | ++ |
| Tierallergene | |
| • Tier 1 ×/Wo. waschen, gründliche Reinigung v. a. von Polstern. Oft jedoch Abschaffung des Tiers nötig. **Cave:** Allergene z. T. noch lange in der Wohnung nachweisbar. Teilweise unbemerkte Exposition an anderen Orten (z. B. KITA, Schulen).<br>• Bei Federnallergie auch Austausch der Bettmaterialien des Partners | + |
| Nahrungsmittel | |
| Eliminationsdiät (**cave:** Versteckte Allergene) | + |
| Sonstige (Kaffee, Rhizinusbohne, Latex, Mehl, usw.) | |
| Versuch der Allergenkarenz oder Reduzierung der Allergenkonz. v. a. am Arbeitsplatz, innerbetriebliche Umsetzung, ggf. nach BK-Verfahren Berufswechsel | + |



## Symptomatische Therapie

### Rhinitis

- **Cromoglicinsäure-Dinatriumsalz (DNCG):** Ind.: leichte Formen einer intermittierenden R. Anwendung: Einnahme schon einige d vor erwarteten Symptomen (prophylaktisch!). z. B. Vividrin®, Allergocrom®, 4–6 × 1 Sprühstoß.Nedocromil (z. B. Irtan®): Stärkere antiinflammatorische Wirkung, schnellerer Wirkungseintritt. 4 × 1 Sprühstoß, nicht für Kdr. < 12 J.
- **Antihistaminika:** Ind.: mittelgradige Beschwerden, v. a. Niesreiz, Juckreiz und Rhinorrhö, schneller Wirkungseintritt. Topische $H_1$-Blocker: z. B. Azelastin (2 × 1 Spühstoß, Kdr. ab 6 J.), Levocabastin (2 × 2 Sprühstöße). Orale $H_1$-Blocker: nicht sedierende Präp. wie Desloratadin (2,5 mg / 5,0 mg 1 × 1 Schmelztbl. / d 2,5 mg: Kdr. zwischen 6 u. 12 J., 5,0 mg ab 12 J.); Levocetirizin (1 ×1 Filmtbl. / d, Kdr. ab 30 kg KG). Für Kdr.: Desloratadin als Sirup (Aerius®, Kdr. ab 1 J. 1 × 1,25 mg / d, Kdr. ab 2 J. 2 × 1,25 mg / d) oder Levocetirizin als Saft (Kdr. ab 2. J.).
- **Topische α-Sympathomimetika:** Ind.: starke Obstruktion. Wirkungsverlust infolge Tachyphylaxie, trophische Schleimhautschäden bei dauerhaftem Gebrauch (max. 3–10 d); z. B. Xylometazolin, Oxymetazolin.
- **Topische Glukokortikoide:** Ind: starke nasale Obstruktion, v. a. bei hyperplastischen Verlaufsformen persistierender Rhinitiden. Verzögerter Wirkungseintritt von bis zu mehreren d, deshalb alleinige Gabe als Akutmedikation nicht ausreichend! Initial Komb. mit α-Sympathomimetikum. Wenn nicht ausreichend Komb. mit oralem Antihistaminikum. Regelmäßige Applikation erforderlich. Mögliche **NW:** selten Schleimhautatrophie, Epistaxis, Trockenheit der Schleimhaut, Borken, Septumperforation, syst. NW sehr selten. Nicht bei nasalen Inf. anwenden; z. B. Fluticasonfuroat (Avamyx®, ab 12 J. 1 × 2 Sprühstöße, 6–11 J. 1 × 1 Sprühstoß),

Mometasonfuroat (Nasonex®, ab 12 J. 1 × 2–4 Sprühstöße, 4–12 J. 1 × 1 Sprühstoß). Fluticasonpropionat plus Azelastin (Dymista®, ab 12 J., 2 × 1 Sprühstoß / d).
- **Orale Glukokortikoide:** Ind.: sehr schwere Fälle, Komb. mit topischer Ther. Vorteil: Auch Wirkung auf Nasennebenhöhlen. Applikation: gesamte Tagesdosis morgens.
- **Anticholinergika:** Ind.: sonst nicht zu beherrschende nasale Hypersekretion, z. B. Ipatropiumbromid (Atrovent® N Dosieraerosol, mit Nasenadapter, 3 × 1 Hub).

#### Konjunktivitis



- **Augentrpf.:** Cromoglicinsäure-Dinatriumsalz (z. B. Allergocrom® 4 × 1 Trpf. in jedes Auge). Antihistaminika wie Levocabastin (z. B. Livocab® 2[-4] × 1 Trpf. in jedes Auge), bei Verwendung benzalkoniumchloridhaltiger Augentrpf. (s. o.) keine weichen Kontaktlinsen tragen, bei harten Kontaktlinsen Applikation 15 min vor dem Einsetzen. Hier ggf. benzalkoniumchlorid-freie Augentrpf. (CromoHEXAL® sine).
- Bei starken Beschwerden Hyposens. (▶ 12.6) indiziert.

#### Kausale Therapie (Hyposensibilisierung)

- Voraussetzung: Allergenkarenz kann nicht eingehalten werden, Hyposens.-Lsg. ist sicher und effektiv.
- Ind.: ausgeprägte Klinik, mind. 4 Wo. / J. und durch med. Ther. nicht oder nicht ausreichend beherrschbar, zunehmende Schwere, genaue Kenntnis des Allergens, pos. Familienanamnese für Asthma bronchiale, beginnendes Asthma bronchiale; Ther. möglichst frühzeitig beginnen.
- Progn.: chron. bzw. chron.-rez. Verlauf. Durch „Etagenwechsel" nach J. Entwicklung eines Asthma bronchiale (Konzept der „vereinigten Atemwege" gemäß ARIA / WHO), durch Umweltfaktoren (z. B. Tabakrauch) begünstigt.
- Asthma bronchiale.

## 12.3 Typ-I-Allergie: Insektengiftallergie (T63.4)

Typ-I-Reaktion auf Insektengift, oft lebensbedrohlich; v. a. nach Wespen- u. Bienen-, selten Hornissen- u. Hummelstichen. Syst. Stichreaktionen bei ca. 0,8–5 % der Bevölkerung. Mit zunehmendem Alter schwerere Reaktionen.

### 12.3.1 Klinik

- normale Lokalreaktion (toxisch): Schmerzhafte, juckende oder brennende Rötung und Schwellung, bei Bienenstichen ggf. mit zentraler Hämolyse, Rückbildung innerhalb von h
- schwere bzw. gesteigerte Lokalreaktion (meist allergisch bedingt): > 10 cm, > 24 h bis zu 10 d anhaltend, ggf. Abgeschlagenheit, Müdigkeit, Übelkeit
- Sehr selten Inf. nach Stich, da Bienen- / Wespengift bakteriostatische Wirkung
- unspez. Allgemeinreaktionen, z. B. Müdigkeit, Abgeschlagenheit
- spez. Allgemeinreaktionen (▶ Tab. 12.3): Beginn meist innerhalb von min (seltener Intervalle > 30 min)

**Tab. 12.3 Klassifikation anaphylaktischer / anaphylaktoider Reaktionen (nach Ring / Messmer).**

| Grad | Haut | GI-Trakt | Respirationstrakt | Herz-Kreislauf-System |
|---|---|---|---|---|
| I | Pruritus, Urtikaria, Flush, Angioödem | – | – | – |
| II[1] | wie I | Nausea, Krämpfe Erbrechen | Dyspnoe, Globusgefühl Rhinorrhoe Heiserkeit, Dyspnoe | Tachykardie (↑ > 20/min), Hypotension (↓ > 20 mmHg systolisch) Arrythmie |
| III[1] | wie I | Erbrechen, Defäkation | Bronchospasmus, Zyanose Larynxödem | Schock |
| IV[1] | wie I | Erbrechen, Defäkation | Atemstillstand | Herz-Kreislauf-Stillstand |

[1] Beteiligung aller Organsysteme ist nicht obligat. Grad II–IV: stationäre Überwachung, absolute Ind. zur SIT.

! Bei großer Stichanzahl sind auch toxische Reaktionen möglich, z. B. Hypotonie, Schock, Rhabdomyolyse, Hämolyse, zerebrale Störungen, Leberparenchymschäden, Niereninsuff.

- Eine rasch abgeklungene Symptomatik kann nach einigen h wieder auftreten!
- Bei ungünstiger Lokalisation des Stichs, v. a. im Bereich der oberen Atemwege, besteht Lebensgefahr auch durch ausschließlich lokale toxische oder allergische Reaktion.

**Seltenere Stichreaktionen:**

- Serumkrankheitartige Reaktionen (Abgeschlagenheit, Fieber, Gelenkschmerzen), einige d nach dem Ereignis, ggf. für einige Wo. anhaltend.
- Vaskulitis, Nephropathie mit Hämaturie / Proteinurie, thrombozytopenische Purpura, periphere Neuropathie.

## 12.3.2 Diagnostik

**Merke:** Vor Hauttests Notfallbereitschaft herstellen.

### Aufdeckungsdiagnostik

- Anamnese: Zeitpunkt des Ereignisses, Insektenart (Abbildung zeigen), Stichstelle, zeitlicher Verlauf und Klinik der Stichreaktion, durchgeführte Ther., frühere Ereignisse, begünstigende Faktoren (z. B. ACE-Hemmer, β-Blocker, Inf.), konkurrierende Auslöser (z. B. Nahrungsmittel, Arzneimittel)?
- Intrakutantest (sensitiver als Prick-Test! ▶ 2.4.1, Durchführung frühestens 3–4 Wo. nach Systemreaktion): Endpunkt-Titration mit wässrigem Bienen- und Wespengift (0,00001–1 µg / ml, jeweils 0,02–0,05 ml).
- Spezifische Serum IgE-Bestimmung (CAP-FEIA / RAST) in der ersten Wo. u. nach 6 Wochen nach dem Stich.
- Immer körperliche Untersuchung und Bestimmung der basalen Serumtryptasekonz. bei Erw. mit syst. Soforttypreaktion und bei Kdr. nach schwerer Reaktion z. A. einer (okkulten) Mastozytose (bST > 11,4 µg / l = Tryptase ↑ ):

erste Messung 45 min bis 6 h nach Akutsymptomatik, zweite Messung nach 24 h, relativer Tryptaseanstieg auf 135 % → Nachweis einer Mastzellaktivierung. Bei Erw. KM-Stanze: in 90 % indolente syst. Mastozytose oder monoklonales Mastzellaktivierungs-Sy.

**Interpretationshilfen:**
- Hauttest und CAP-FEIA / RAST: Korrelieren nur gering mit dem Schweregrad der Symptomatik und dem Risiko einer erneuten schweren anaphylaktischen Reaktion.
- Pos. CAP-FEIA / RAST ist häufig! Assoziation mit spez. IgE auf häufige Aeroallergene und Gesamt-IgE untersuchen.
- Direkt nach einem Stich kann der CAP-FEIA / RAST auch neg. sein, innerhalb eines J. nach dem Stichereignis mit Allergie sind 70–90 % der Pat. CAP-FEIA / RAST-pos.
- Hauttest ist sensitiver als CAP-FEIA / RAST für Feststellung des verantwortlichen Insekts und bleibt länger pos. Spez. IgE-Konz. ↓ mit der Zeit. Speziesspez. Allergene: Wespe: Ves v5 (Antigen 5 / unbekannte Funktion, keine CCD), Biene: Api m1 (Phospholipase A2) bei Doppelsensibilisierung zur Identifizierung der bestehenden Sens., CCD = cross-reactive carbohydrate determinants.
- Markerallergene Biene: Api m1, Api m3, Api m4, Api m10
- Markerallergen Wespe: Ves v1, Ves v5
- Anstieg des CAP-FEIA / RAST (z. T. bei Mehrfachsens. auch des nicht mittherapierten Insekts!) und der Hauttestreaktivität am Anfang der SCIT.

**Stichprovokation**

Fakultativ, je nach internem Standard.
- Ind.: 6–18 Mon. nach Erreichen der Erhaltungsdosis einer Hyposens., um die aktuelle Reaktivität gegenüber dem betreffenden Insektengift abzuschätzen; zur Bestätigung des Ther.-Erfolgs oder zur Aufdeckung von Ther.-Versagern.
- Nicht zur Ind.-Stellung einer IT einsetzen!
- Syst. Reaktion bei Bienengift- eher als bei Wespengiftallergie, Giftmenge pro Stich: Wespe: ca. 5–10 µg, Biene: ca. 50–150 µg.
- Durchführung ▶ 2.4.3.
- Konsequenz:
  - Bei weiterhin syst. reagierenden Pat. IT-Dosis schrittweise auf 150 oder 200 µg steigern.
  - Bei gut tolerierter Stichprovokation weiterhin Mitführen eines Notfallsets, Einnahme der Medikamente bei beginnender syst. Reaktion.

Die Sens. kann durch die Stichprovokation geboostert werden! Deshalb Kontrolle der Sens. nach 2–4 Wo. mit CAP-FEIA / RAST, Beenden der SCIT erst nach 3(– 5) J. Ther.-Dauer.

## 12.3.3 Therapie

**Akutbehandlung**
- Lokalreaktion: Kühlkompresse für 20 min, im Abstand von mehreren h ein- od. zweimal Wdh. plus starkes Steroid als Gel / Creme, z. B. Betametha-

sondipropionat (DIPROSIS® Gel, DIPROSONE® Creme), plus Antihistaminikum, z. B. Desloratadin 1 × 1 Tbl.
- gesteigerte Lokalreaktion: zusätzlich Prednisolon (z. B. Decortin® H, 0,5–1 mg / kgKG p. o.; ▶ 22) für 2–3 d
- anaphylaktische Reaktion: Allergenzufuhr stoppen, symptomorientierte Lagerung, Dimetinden (Fenistil®) 1 Amp. i. v., Prednisolon (z. B. Decortin® H) 100–250 mg i. v., ab Grad II: Adrenalin-Autoinjektor (Fastjekt® oder Emerade® 300 / 500), $O_2$-Gabe, ossärer oder i. v.-Zugang, Volumensubstitution, Grad IV: Atemwege sichern, kardiopulmonale Reanimation, Defibrillation, Adrenalin i. v. → Leitlinie Anaphylaxie: https://www.awmf.org
- neben ausschließlicher Akutreaktion biphasische und protrahierte Verläufe trotz Ther.

**Vorgehen bei nachgewiesener Insektengiftallergie**

- Aufklärung über Expositionsprophylaxe und das Verhalten bei erneutem Stich:
  - ggf. Stachel durch seitliches Kratzen mit Fingernagel entfernen
  - Einnahme der Notfallmedikamente (erst spritzen, dann trinken)
  - Information anderer Personen, Aufsuchen eines Arztes / Krankenhauses
- Verordnung eines Notfallsets (Erläuterung und Training der Anwendung), www.anaphylaxieschulung.de), Ausstellen eines Anaphylaxiepasses, www.anaphylaxie.net.

Die Reihenfolge der Einnahme ist relevant!

- Adrenalin (Epinephrin): Fastjekt® oder Emerade® 300 / 500 Autoinjektor (bei KG > 45 kg, ED 0,23–0,37 mg i. m.), Fastjekt® junior oder Emerade® 150 Autoinjektor (für Kdr., ED 0,15 mg i. m.) Adrenalin-Applikation ggf. nach 15 min wdh. KI für Adrenalin beachten (z. B. Hypertonie, Thyreotoxikose), Eintritt der Wirkung nach i. m. Injektion > 5 min; wenn danach keine Besserung erneute Adrenalingabe. Daher Rezeptierung von 2 Pens erforderlich.
- Antihistaminikum wie Dimetinden (z. B. Fenistil® Trpf. 20 ml (Rp. zu Lasten der GKV!), im Notfall die Hälfte des Flascheninhalts trinken), Eintritt der Wirkung nach > 30 min
- Glukokortikoid wie Betamethason (z. B. Celestamine® N 0,5 liquidum 30 ml, Prednisolon Saft 1 mg / ml NRF 34.1, 100 ml, im Notfall die Flasche austrinken), Eintritt der Wirkung nach > 1 h
- β-Sympathomimetikum (s. o.), wenn bronchiale Hyperreagibilität oder Asthma anamnestisch bekannt oder während Anaphylaxie Atembeschwerden auftraten.

- Ggf. Umstellung von Begleitmedikation in Zusammenarbeit mit dem Hausarzt: β-Blocker (→ Hemmung der Adrenalinwirkung) oder ACE-Hemmer (unabhängiger Risikofaktor für schwere Systemreaktion) sind auch bei unbehandelten Pat. mit syst. Insektenstichreaktionen kontraindiziert!

### Hyposensibilisierung

Dauer der Ther. abhängig vom Anaphylaxierisiko nach dem Stichereignis u. bestimmten Risikofaktoren:

- Grad I + II: 3-5 J.
- Grad III + IV: ≥ 5 J. bis lebenslang
- Bienengiftallergiker mit hohem Risiko für Stiche z. B. Imker, Bäckereifachverkäufer: ≥ 5 J. bis lebenslang

- Mastozytose u. / o. basale Serumtyptase bST (> 11,4 µg / l) : ≥ 5 J. bis lebenslang
- System. Reaktion während der Ther. (alle Grade): ≥ 5 J. bis lebenslang

**Ind.:** Nachgewiesene IgE-vermittelte Bienen- od. / u. Wespengiftallergie mit anaphylaktischer Reaktion (ab Grad II nach Ring / Messmer). Bei Kdr. mit rein kutaner Reaktion Ind. nach individueller Abwägung, da schwere Reaktionen nach erneutem Stich insgesamt unwahrscheinlich. Eine Altersuntergrenze besteht nicht.

## 12.4 Nahrungsmittelreaktionen (K90.4)



Unverträglichkeit von Nahrungsmitteln mit sehr variabler klin. Symptomatik. Ursachen: Intoleranz / Idiosynkrasie (häufig); Allergie (seltener), unterteilt in primäre und sekundäre (= Kreuzallergie).

### 12.4.1 Ursachen von Nahrungsmittelreaktionen

**Toxische**

Verdorbene Konserven, Pilzgifte, Staphylokokken-Toxine u. a.

**Nichttoxische**

**Immunologisch vermittelte Reaktionen (Nahrungsmittelallergie)**

- IgE-vermittelte Reaktionen: Kdr. > Erw. Häufiger bei Pat. mit atopischem Ekzem (ca. 10–20 %). Geografische Unterschiede je nach Essgewohnheiten.
  - bei Kdr.: v. a. Ei, Milch, Soja, Nüsse, Erdnuss, Fisch, Weizen
  - bei Jugendlichen / Erw.: v. a. Früchte, Rohgemüse, Nüsse, Ei, Milch, Fisch, Erdnüsse, Schalentiere
- nicht IgE-vermittelte Reaktionen: z. B. IgG- / immunkomplexvermittelt

**Nichtimmunologisch vermittelte Reaktionen (Nahrungsmittelintoleranz)**

- Pseudoallergie: Häufig nur vorübergehend; z. T. Summationseffekte notwendig → orale Provokation mit Einzelstoff bleibt oft neg. Beispiele: Konservierungsstoffe (z. B. Sorbinsäure, Benzoate, Sulfite, Nitrite), Farbstoffe (z. B. Tartrazin), Antioxidanzien, Salizylate, Glutamat, unspez. Histaminliberatoren (z. B. in Erdbeeren, Tomaten).
- enzymatische Intoleranz: z. B. Laktase-Mangel (geringe Mengen Milch werden toleriert), Galaktosämie, Favismus, Phenylketonurie
- pharmakologische Intoleranz / biogene Aminreaktion: z. B. Nahrungsmittel mit hohem Gehalt an vasoaktiven biogenen Aminen wie Histamin (Thunfischkonserven, Sauerkraut, Käse, Salami u. a., v. a. bei Diaminooxidasemangel), Tyramin (z. B. Käse, Weine wie Chianti und Burgunder), Serotonin (v. a. Bananen) u. a.
- psychosomatische Reaktionen: z. B. Aversionen, Öko-Sy.

### 12.4.2 Nahrungsmittelallergene

Nahrungsmittel enthalten i. d. R. mehrere Allergene, die Reaktionen auslösen können. Diese sind z. T. thermolabil (gekochte Nahrungsmittel werden vertragen).

**Wichtige Nahrungsmittelallergene**

Abkürzungen: AS = artspez., N-AS = nicht-artspez., TL = thermolabil, TS = thermostabil, AB = allergene Bedeutung (+ = niedrig, ++ mittel, +++ = hoch).

- **Kuhmilch:** v. a. Sgl. / Kleinkdr. (nur 0,1 % mit echter Typ-I-Allergie, meist nur passager), selten bei Erw. (meist dauerhaft). Allergene: Kaseine (N-AS, TS, AB: ++), β-Laktoglobulin (AS, AB: ++ + ), α-Laktalbumin (AS, TL, AB: ++), bovines Serumalbumin (TL, AB: +), Immunglobuline (TL, AB: +) evtl. Kreuzsens. zu Rindfleisch / Rinderepithelien
- **Hühnerei:** häufiger Kdr. (meist Eiklar), seltener Erw. (meist Eigelb)
  - Eiklar-Allergene: Ovalbumin (TL, AB: ++), Ovotransferrin / Conalbumin (TL, AB: +), Ovomucoid (TS, AB: ++ + ), Lysozym (TL, AB: ++, evtl. Kreuzreaktion zum α-Laktalbumin), Ovomucin (AB: +).
  - Eigelb-Allergene: Apovitellenine, Livetin (→ Vogel-Ei-Sy.), Phosvitin; z. T. Kreuzreaktion zu Hühnerfleisch, z. T. zu Eigelb anderer Vögel
- **Fisch:** häufig, hohe allergene Potenz, orale und inhalative Sens. möglich (Kochdämpfe, allergenhaltiger Staub), v. a. Seefische; breite Kreuzreaktionen
- **Hülsenfrüchte:** Erdnuss (oft anaphylaktische Reaktionen, Ara h 2 korreliert am besten mit der Klinik), TS, persistierende Allergie, Sojabohne (potentes Allergen, v. a. durch Kuhmilchersatzformula auf Sojabasis bei Sgl.; Allergie geht i. d. R. nach J. verloren)
- **Getreide:** Weizen (v. a. Brot), Roggen (v. a. Brot), Gerste (v. a. Bierherstellung), Hafer; Kreuzreaktionen untereinander möglich, evtl. auch zu Getreidepollen
- **Sellerie:** schwere, auch anaphylaktische Reaktionen; häufig Komb. mit Pollensens.: Beifuß (wahrscheinlich über TS-Allergene, Pollinosis häufig klin. nicht manifest), seltener Birke (wahrscheinlich über TL-Allergene). Kreuzreaktionen zu verschiedenen Gemüsen (v. a. Karotte) und Gewürzen (s. u.)
- **Rosengewächse** (u. a. Apfel, Birne, Süß-, Sauerkirsche, Pflaume, Aprikose, Pfirsich, Himbeere, Brombeere, Erdbeere): evtl. Gruppensens. *Äpfel:* TL. Meist birkenpollenassoziiert. Meist als orales-Allergie-Sy., eher milde Ausprägung. Hochallergen: Braeburn, Cox Orange, Golden Delicious, Granny Smith, Jonagold. Niedrigallergen: Boskop, Jamba, Gravensteiner, Altländer, Gloster, Hammerstein, Goldparmäne
- **Kiwi:** häufig schwergradige allerg. Reaktionen; mehrere Kreuzallergien möglich: Birken-, Beifußpollen, Apfel, Haselnuss, Karotte, Kartoffel, Roggen- / Weizenmehl, Ananas und Papaya sowie deren Enzyme Bromelain u. Papain
- **Zitrusfrüchte** (z. B. Orange, Zitrone, Grapefruit, Mandarine): meist keine allerg. Reaktionen, sondern Unverträglichkeitsreaktionen durch hohen Fruchtsäuregehalt
- **Nüsse** (Hasel-, Para-, Wal-, Cashewnuss u. a.): häufig mit Sens. auf Pollen. *Haselnuss:* häufig Kreuzreaktion mit Hasel- / Birkenpollen, evtl. mit Roggenmehl, Kiwi, Sesam-, Mohnsamen; schwere anaphylaktische Reaktionen möglich
- **Gewürze:** Sens. häufiger bei Atopikern. In ca. 85 % gleichzeitig Sens. gegen Pollen, v. a. Beifuß-, Birkenpollen, häufig auch Sellerie

12

**Tab. 12.4 Klinisch bedeutsame Kreuzallergien.**

| | Sellerie-Beifuß-Gewürz-Syndrom | Birkenpollen-Nuss-Kernobst-Syndrom |
|---|---|---|
| **Hauptallergen** | Beifußpollen | Birken-, Haselpollen |
| **Kreuzallergen** | Sellerie, Petersilie, Kamille, Karotte, Anis, Dill, Koriander, Fenchel, Kümmel, Sonnenblumenkerne | Apfel, Pfirsich, Kirschen, Kartoffel, Haselnuss, Mandel, Walnuss, andere Nüsse |
| **Besonderheit** | 50 % der Beifußallergien sind trotz Manifestation der Nahrungsmittelallergie subklinisch (keine Rhinitis) | hohe Labilität: Apfelsaft und Kartoffel verlieren durch Oxidation ihre allergene Bedeutung |

12

Eine Sens. (meist gegenüber Pollen) kann mit (anderen) Nahrungsmittelallergien assoziiert sein (▶ Tab. 12.4).

### Seltenere Kreuzallergien

- Latex-Frucht-Sy.: Latex → Banane, Avocado, Esskastanie, Pfirsich, Aprikose, Birne, Feige, Mango, Papaya, Kiwi, Passionsfrucht, Artischocke, Sellerie, Kartoffel Tomate, Buchweizenmehl, Walnuss. **Cave:** Schwere Reaktionen möglich.
- Vogel-Ei-Sy.: F > M. Kreuzreaktion zwischen Eigelb (Livetin) und Vogel-Proteinen (Federn, Serum, Kot, Fleisch)
- Traubenkraut-Melone-Sy.: Ragweedpollen → Kürbisgewächse (z. B. Melone, Gurke)

## 12.4.3 Klinik und Diagnostik

### Klinik

Reaktionen treten meist innerhalb 1 h, häufig innerhalb min auf. Selten nach 4–6 h (Spätreaktion).

- Haut (≈ 45 %): meist Urtikaria, Angioödem, seltener morbilliforme Erytheme mit Pruritus. Kontakturtikaria (▶ 12.18.3). Ggf. Verschlechterung eines atopischen Ekzems.
- respiratorische Symptome (≈ 24 %): z. B. Rhinitis, Larynxödem, Asthma bronchiale. Auch nach Inhalation von Nahrungsmittelallergenen.
- „orales Allergie-Sy.“: wahrscheinlich Kontakturtikaria. Pruritus mit / ohne Schwellung von Lippen, Zunge, Gaumen, Oropharynx, häufig nach Früchten, Gemüse oder Nüssen meist als Kreuzreaktionen bei Pollenallergikern.
- GI-Symptomatik (selten allein, v. a. bei Sgl. und Kleinkindern): Koliken, Bauchschmerzen, Durchfälle, Erbrechen, meist verzögertes Auftreten. Anmerkung: Bei ausschließlichen GI-Symptomen keine IgE-vermittelte Allergie anzunehmen.
- anaphylaktische Reaktionen (≈ 10 %): v. a. auf Nüsse, Erdnuss, Krebstiere, Fisch, Eier, Milch / Käse, Sellerie, Gewürze. Meist zusammen mit Organmanifestationen
- **Sonderformen:**
  - „exercise-induced anaphylaxis“: seltene anaphylaktische Reaktion bei Komb. von Nahrungsaufnahme (z. B. Sellerie, Schalentiere) und körperlicher Anstrengung innerhalb von 2 h
  - Typ-III-Reaktionen: z. B. kuhmilchinduzierte allerg. Alveolitis im Kindesalter, hämorrhag. Gastroenteritis, Vasculitis allergica, Arthritis

- Typ-IV-Reaktionen: z. B. hämatogene Kontaktekzeme durch Nickel, Perubalsam; sehr selten
- unklare Reaktionsmechanismen: eosinophile Gastroenteritis, glutensensitive Enteropathie, Dermatitis herpetiformis

Reaktionsfördernd sind Alkohol, Inf., körperl. Anstrengung (z. B. exercise-induced anaphylaxis, Form der Summationsanaphylaxie), Stress, gleichzeitige Aufnahme mehrerer Allergene bei Sens., Menstruation, Einnahme von NSAR, PPI, bei pollenassoziierten Nahrungsmittelallergien auch Pollenflug.



## Diagnostik

**Prinzip:** Zunächst genaue Anamnese zur Identifizierung möglicher Allergene, danach Prick- und ggf. Intrakutan-/Scratch-Test. Bestätigung der Testreaktion durch CAP-FEIA/RAST. Ggf. Prüfung der klin. Relevanz durch Provokationstestungen.

- Anamnese: Symptome, Latenz, Auslöser, erforderliche Menge des Auslösers, Häufigkeit/Reproduzierbarkeit, Triggerfaktoren? Symptom-/Nahrungsmittel-Tagebuch (mind. 4 Wo.). Atopische Diathese? Rhinitis allergica? Pos. Familienanamese?
- Prick-Test (▶ 2.4.1). **Cave:** falsch neg. Reaktionen. Ggf. Mittestung von Kreuzallergenen (s. o., z. B. andere Nahrungsmittel, Pollen, Latex).
- Prick-zu-Prick-Test (▶ 2.4.1), v. a. bei hitzelabilen Allergenen wie Früchten und Gemüse. **Cave:** Falsch pos. Reaktionen, z. B. durch histaminreiche Nahrung.
- Intrakutantest (▶ 2.4.1), wenn Prick-Test neg. **Cave:** falsch-pos. Reaktionen.
- Scratch-Test (▶ 2.4.1) bei nativen Allergenen.
- Reibetest (▶ 2.4.1) mit nativem Allergen, z. B. bei V. a. auf hochgradige Sens.
- CAP-FEIA/RAST auf fragliches Allergen (Kreuzallergene und Ersatznahrungsmittel berücksichtigen). Komponentenbasierte IgE-Diagnostik bei polysensibilisierten Pat. → Herausfiltern der relevanten Majorallergene und der kreuzreagierende Minorallergene.
- Eliminationsdiät: sukzessives Weglassen aller verdächtigen Nahrungsmittel für 7–14 d.
- Orale Provokation (stat.) mit nativen Lebensmitteln oder speziellen Testkapseln (v. a. Farbstoffe, Konservierungsmittel, Glutamat, ASS) in ansteigender Menge unter Notfallbereitschaft. Ind.: Überprüfung der klin. Relevanz. Gleichzeitig „allergenfreie" Diät (z. B. Tee-Kartoffel-Reis) oder „allergenarme" Diät ohne verdächtige Lebensmittel.
  - offene Provokation: Neg. Test hat hohen prädiktiven Wert!
  - Einfachblinde orale Provokation
  - DBPCFC („double blind placebo controlled food challenge") als Goldstandard zur Überprüfung pos. Reaktionen in der offenen Provokationstestung.
  - **Cave:** Bei eindeutiger Anamnese, eindeutigen Testergebnissen und schwerer Reaktion auf orale Provokation verzichten!
- bei V. a. auf Typ-III-Reaktion: Bestimmung von Immunkomplexen, Komplementfaktoren nach Nahrungsmittelprovokation (Aussagekraft unsicher).

## 12.4.4 Therapie

- Keine Diätempfehlungen allein aufgrund eines pos. CAP-FEIA / RAST aussprechen, v. a. nicht bei Kdr.! Eltern nicht den CAP-FEIA / RAST-Bogen ohne Kommentar aushändigen, da sonst alle pos. Reaktionen mit einer manifesten Allergie gleichgesetzt werden und zu (sinnlosen und evtl. lebenslangen) Diätversuchen führen!
- Eine Hautreaktion (Prick-, Intrakutantest) oder ein pos. „Such-CAP-FEIA / RAST" ohne sichere Klinik wird nicht therapiert!

### Allgemeine Maßnahmen

- Meidung reaktionsfördernder Faktoren wie Alkohol und ASS.
- Bei schweren Reaktionen Notfallset (s. o.) verordnen.
- Zusätzlich Austestung von Ersatznahrungsmitteln (orale Provokation): z. B. Milchallergie: Sojamilch (wegen der Phytosterole bzw. der kortisonähnlichen Inhaltsstoffe erst ab 2. LJ.); Weizen- / Roggenmehl: Maismehl, Kastanienbrot, Buchweizenmehl.

12

**Bei Intoleranz:** Meiden möglicher auslösender Nahrungsmittelzusätze (v. a. Konservierungsmittel, Farbstoffe, Salizylate). Möglichst nur frische Nahrungsmittel aufnehmen.

### Bei Allergie

- Allergenkarenz (ther. Eliminationsdiät). Reprovokation nach 1 J. bis 18 Mon. (z. B. Kuhmilchallergie im Kindesalter). Kreuzallergien (s. o.) beachten! Allergenkarenz auch gegenüber Kreuzallergenen, falls klin. relevant. Besprechung der Diät in Zusammenarbeit mit Ökotrophologen.
- **Cave:** Versteckte Allergene (z. B. Erdnusspaste / Soja in Schokolade / Süßigkeiten, Fischallergene in Hühnerei durch Fischmehlfütterung, Eiklar, z. B. in Rotwein / Campari als Klärmittel).
- Wenn möglich Stillen in den ersten 4–6 Lebensmon. unabhängig von der familiären Vorbelastung. Ab vollendetem 4. Lebensmon. Hyposens. bzw. Erzeugung einer Toleranz durch Zufüttern auch ehemals gemiedener Allergene wie z. B. Kuhmilch oder Fisch. Anmerkung: Das Meiden bestimmter Lebensmittel während der Gravidität und Stillzeit ist ohne Nutzen für eine Allergieprävention, gleiches gilt für die Primärprävention einer Hausstaubmilbensanierung. Hunde wirken prophylaktisch im Hinblick auf Allergien.
- Allergenkarenz nicht möglich (versteckte Allergene!): Ther.-Versuch mit Cromoglicinsäure-Dinatriumsalz p. o. (z. B. Colimune® Kps. / Sachets 100 mg, Erw.: 4 × 2 / d, Kdr. 2–14 J.: 4 × 1 / d, Kdr. 2 Mon. – 2 J: 20–40 mg / kg KG / d). Falls nach 6 Wo. keine Beschwerdebesserung, Ther. abbrechen. Nachteil: Aufwändig, teuer, nur bei etwa 50–75 % der Pat. erfolgreich.
- Nahrungsmittelabhängige exercise-induced anaphylaxis: keine Nahrungsaufnahme im Zeitraum 4 h vor und nach körperlicher Anstrengung. Notfallset (s. o.).
- Allergenität vermindern, z. B. durch Kochen, Braten u. a.
- IT mit Nahrungsmitteln ist derzeit kein standardisiertes und etabliertes Ther.-Verfahren!
- Pollenassoziierte Nahrungsmittelallergien können sich unter IT mit Pollenextrakten bessern.

### Prognose

- Intoleranz: Nahrungsmittel werden oft nach einigen Mon. bis J. wieder vertragen.

- Allergie im Kindesalter:
  - Milch, Soja, Ei, Weizenmehl: Allergie verliert sich häufig nach Elimination für ein oder mehrere J. (Kontrollen: Prick, CAP-FEIA / RAST, ggf. Provokation alle 1–3 J.)
  - andere Allergien (Erdnüsse, Nüsse, Schalentiere, Fisch): Persistieren häufig lebenslang. Gute Progn. für (pollenassoziierte) Allergie gegenüber pflanzlichen Allergenen durch Karenz. Ggf. spätere Entwicklung anderer atopischer Krankheiten.

## 12.5 Typ-I-Allergie: Naturlatexallergie (L23.5)



Soforttypallergie auf Naturlatex. Zunehmende Bedeutung durch vermehrten Gebrauch latexhaltiger Produkte (z. B. Handschuhe mit hohem Proteingehalt). Macht ca. 18 % der periop. anaphylaktischen / anaphylaktoiden Reaktionen aus!

**Mögliche Allergenquellen**

- im Alltag: z. B. Gummibänder (z. B. Unterwäsche), Haushaltshandschuhe, Kondome, Luftballons, Pessare, Schnuller
- im Medizinbereich: z. B. Beatmungsmasken / -beutel, Kofferdam, Endotrachealtuben, Handschuhe, Fingerlinge, Pflaster

**Risikogruppen**

- medizinisches Personal (Sens.-Raten bis 17 %)
- Kdr. mit Spina bifida (> 50 %) u. / od. Urogenitalanomalien
- Pat. mit vielen Vor-OPs
- Beschäftigte in der Gummiindustrie
- erhöhtes Risiko auch bei atopischer Disposition oder bestehenden Handekzemen.

**Klinik:**

- Beginn meist als Kontakturtikaria (▶ 12.18.3); evtl. primär anaphylaktischer Schock
- inhalative Beschwerden (Rhinokonjunktivitis, Asthma): durch an Handschuhpuder adsorbierte Latexproteine
- latexassoziierte Nahrungsmittelallergien (▶ 12.4): Kreuzallergenität zur Birkenfeige Ficus benjamina.

**DD:** Urticaria factitia, allergisches Kontaktekzem auf Gummiinhaltstoffe (Auftreten nach 12–48 h, Ekzemmorphe, Crescendo-Reaktion), Handekzem. **Cave:** Mögliche Koinzidenz von Ekzem und Soforttypallergie nicht übersehen.

**Diagn.:**

- Anamnese: z. B.: Risikogruppe? Reaktion auf Naturlatex? Unklarer Narkose- / OP-Zwischenfall? Nahrungsmittelallergien?
- CAP-FEIA / RAST: weniger sensitiv als Hauttest
- offener Epikutantest z. B. des Handschuhmaterials mit Ablesung nach 20 min
- Prick-Test
- Reibetest (weniger sensitiv). Scratch-Test (evtl. bei neg. Prick-Test)
- Epikutantest bei V. a. / z. A. ein(es) allergisches Kontaktekzem(s)
- **Cave:** Testung im geschlossenen Epikutantest nur nach Ausschluss einer Soforttypallergie auf Naturlatex!

- **Expositionstests:** bei unklaren Befunden sowie speziellen, v. a. gutachterlichen Fragestellungen (z. B. angefeuchteten Fingerling oder angefeuchteten Handschuh für 15 min anziehen, gepuderte Handschuhe auspacken). Notfallbereitschaft und apparatives Monitoring (z. B. Rhinomanometrie, Peak flow, Lungenfunktion).
- ggf. Testung kreuzreaktiver Nahrungsmittel
- ggf. Prick-Test mit latexartigem Saft der Birkenfeige

**Ther.:**

- primäre Prävention: Bei bekannter Atopie oder Ekzemen Latexhandschuhe und bei Kdr. mit Spina bifida / urogenitalen Fehlbildungen Latexkontakt meiden. Genereller Verzicht auf gepuderte Latexhandschuhe, Verwendung allergenarmer, zukünftig evtl. allergenfreier Naturlatexprodukte oder naturlatexfreier Produkte.
- sek. Prävention:
  - Screening: frühzeitige Erkennung sensibilisierter / allergischer Pat. zur Verhinderung schwerer Reaktionen (z. B. bei OP)
  - Expositionsprophylaxe v. a. im medizinischen Bereich (z. B. latexfreie OP- / Untersuchungshandschuhe, latexfreier OP-Saal); Sanierung der Arbeitsstelle
  - Allergiepass bzw. „Medic-Alert"-Armband (auch bei bisher asymptomatischer Sens.!)
  - bei beruflich bedingter Sens. / Allergie → Hautarztbericht, BK-Anzeige (▶ 7.1.6)
  - ggf. Karenz kreuzallergener Nahrungsmittel, ggf. Birkenfeige abschaffen
  - Notfallset verordnen (▶ 12.3.3)
- Notfallther. anaphylakt. Reaktionen

## 12.6 (Allergen)Spezifische Immuntherapie [(A)SIT; Z51.6]

Schrittweises Herabsetzen der spez. IgE-vermittelten Überempfindlichkeit bei Sensibilisierten durch wiederholte s. c. (SCIT = subcutane Immuntherapie) oder sublinguale (SLIT = sublinguale Immuntherapie) Applikation eines allergenhaltigen Extrakts.Wirkungsprinzip: Immuntoleranzentwicklung durch Hochregulierung der CD4 + CD25+ regulatorischen T-Zellen = Suppressor-T-Zellen. Keine Altersbegrenzung nach oben, auch im höheren Lebensalter hohe Effektivität.

**Klin. Effekte:** Reduktion allergischer Reaktionen und des Medikamentenverbrauchs, Verhinderung des „Etagenwechsels", Verringerung der unspez. bronchialen Hyperreagibilität, Verhinderung der Ausweitung des Allergenspektrums.

### 12.6.1 Indikationen und Kontraindikationen

#### Indikationen

Nach Nachweis der Allergie *und* ihrer klin. Relevanz:

- IgE-vermittelte Soforttypallergie gegen Gift von Bienen (Apis mellifera) od. / u. Wespen mit schweren syst. Reaktionen mit respiratorischen u. / od. kardiovaskulären Symptomen. Anmerkung: Schwere Lokalreaktionen

(Ödem > 10 cm im Durchmesser, Persistenz > 24 h), ungewöhnliche (selten) und systemisch-toxische (nach multiplen Icti, z. B. bei Erw. 50–100) Reaktionen keine SCIT-Indikation.
- Allergien durch Inhalationsallergene länger als 2 J. bestehend, Allergenkarenz nicht ausreichend effektiv oder unmöglich (Pollen, Hausstaubmilben, einzelne Schimmelpilze, Tierepithelien), sofern
  - mittelschwere bis schwere allerg. Rhinitis und evtl. Konjunktivitis trotz Ther. mit symptomlindernden Medikamenten,
  - intermittierendes bis geringgradig persistierendes exogen-allerg. Asthma bronchiale
- Verfügbarkeit von standardisierten und qualitativ hochwertigen Allergenextrakten und deren Wirksamkeitsnachweis.
- Gute Compliance.

**Cave:** SCIT gegen Tierepithelien nur in Sonderfällen bei nicht durchführbaren Karenzmaßnahmen (z. B. Tierarzt mit Pferdehaarallergie, Pat. mit Asthma durch aggressive und fast ubiquitäre Katzenallergene).

Pat. mit starker bronchialer Hyperreagibilität und Gefahr eines Asthmaanfalls zunächst medikamentös einstellen u. so auf eine SCIT vorbereiten („therapiefähig machen“). Kooperation mit einem Pulmologen.

**Kontraindikationen**
- teil- oder unkontrolliertes Asthma bronchiale mit $FEV_1$ < 70 % des Sollwerts (alters-, ethnien-, geschlechts- und körpergrößenabhängig) trotz suffizienter Ther.
- kardiovaskuläre Erkr. mit erhöhtem Risiko von NW nach Adrenalingabe
- Behandlung mit β-Blockern, rel. kontraindiziert (auch Augentrpf., da red. Adrenalinansprechen im Anaphylaxiefall), gilt lt. Leitlinie nicht für SLIT
- schwere Autoimmunerkr. (mit Ausnahme von CED, Diab. mell. Typ I, Autoimmunthyroiditis Hashimoto, rheumatoide Arthritis), Immundefizienzen (nicht mehr generell als KI), Sarkoidose (pulmonal)
- floride Inf.
- Beginn in Gravidität
- Malignome mit aktuellem Krankheitswert
- mangelhafte Adhärenz
- Kdr. < 5 J.

Einige der o. g. KI (kardiovaskuläre Erkr., Asthma, β-Blocker) sowie zusätzliche Risikofaktoren (die meisten Antihypertensiva inkl. Diuretika, Alter > 40 J.) sind bei Pat. mit Hymenopterengiftallergie verantwortlich für das Auftreten schwerer anaphylaktischer Reaktionen bei erneutem Stich, sodass nach Nutzen-Risiko-Abwägung dennoch eine SCIT mit Bienen- oder Wespengift (unter Notfallbereitschaft) ind. sein kann.
Bei Hymenopterengift-SCIT gelten zudem ACE-Hemmer als KI → Absetzen oder Belassen nach Nutzen-Risiko-Abwägung (internistisches / kardiologisches Konsil) und ggf. Ersetzen durch anderes Antihypertensivum (Kalzium- od. AT-II Antagonist). Bei Belassen des ACE-Hemmers sorgfältige schriftliche Dokumentation und Überwachung nach SCIT über 1 h!

## 12.6.2 Praktisches Vorgehen

**Tipps zur SCIT:**

- Fertige Allergenextrakte sind erhältlich für Bienen- / Wespengift, Baumpollen (v. a. Frühblüher Birke, Hasel, Erle), Gräser- / Roggenpollen, Hausstaubmilben, Beifuß, Schimmelpilze (z. B. Alternaria alternata), Tierepithelien (z. B. Katzenhaare).
- Bei Pollenallergie keine „individuellen" Mischungen mit multiplen Allergenen anwenden (max. 3; Gräser zählen als 1 Allergen). **Cave:** Wirksamkeit ↓ durch sinkenden Allergengehalt des Einzelallergens in einer „großen" Allergenmischung.
- Allergene mit unterschiedlichem saisonalen Auftreten nicht komb. → sonst keine adäquate Anpassung der SCIT an die Allergiesaison möglich.
- Allergenextrakte unterschiedlicher Hersteller nicht gegeneinander austauschen.
- Dosierungsschemata: perennial (perenniale Allergene, Bienen- / Wespengift), perennial mit kosaisonaler Dosisreduktion (saisonale Allergene), präsaisonal (saisonale Allergene). Aufgrund der deutlich höheren erreichbaren Kumulativdosis ist eine perenniale Behandlung grundsätzlich der präsaisonalen vorzuziehen.
- Bei multiplen relevanten Allergenen ggf. zweite SCIT beginnen:
  - Zeitlich versetzt um ca. 2 Wo. (z. B. Gräser / Roggen perennial mit kosaisonaler Dosisreduktion in Komb. mit Frühblüher präsaisonal) oder
  - nach Abschluss der 1. SCIT.
- Lagerung der Allergenextrakte im Kühlschrank zur Verhinderung eines Wirkungsverlusts.
- Für Impfungen unter SCIT mind. 1 Wo. Abstand zur letzten Injektion.

Alle in D zugelassenen Therapieallergene unter: https://www.pei.de/DE/arzneimittel/allergene/therapie-allergene/therapie-allergene-node.html

### Praktische Durchführung

- Pat. über Ther.-Ablauf, Verhaltensmaßregeln, Ther.-Risiken (s. u.), Alternativen (Allergenkarenz, medikamentöse Ther.) und Erfolgsaussichten aufklären; Dokumentation. Keine körperlichen Anstrengungen und Alkoholgenuss am Injektionstag.
- Schriftliches Einverständnis des Pat. zur Ther. und zum obligatorischen Verweilen über 30 min in der Ambulanz / Praxis nach der Injektion einholen. Bei Risiko-Pat. (Asthma) ggf. auch länger.
- Kdr. bis zum 12. LJ. immer in Begleitung eines Erw., Kdr. > 12 J. allein nur mit schriftlichem Einverständnis der Eltern.
- Vor jeder Injektion nach Verträglichkeit der letzten Injektion und evtl. KI (z. B. geänderte oder neue Medikation, Impfungen, Inf.) fragen.
  - Überprüfung des korrekten Injektionsintervalls und der richtigen Allergenlsg. Bei Überschreitung des empfohlenen Injektionsintervalls oder Reaktionen auf die letzte Spritze Dosisreduktion (Dosissteigerung erfolgt anhand spezieller meist produktspez. Schemata, die individuell der Verträglichkeit angepasst werden).

- Bei Änderung einer bisher erfolgten symptomatischen Pharmakother. (z. B. Antihistaminikum) Möglichkeit einer höheren Reaktivität bedenken. Bei Asthma-Pat. Kontrolle des Peak Flow vor der Injektion.
- Notfallbereitschaft (Defibrillator, Intubationsbesteck, Sauerstoff, Gesichtsmaske, Infusionslösung, Medikamente: Adrenalin als Pen, Antihistaminikum (i. v.), Kortikoid (i. v.), inhalatives β2-Sympathomimetikum).
- Desinf., s. c. Injektion mit Tuberkulinspritze in dorsalen Oberarm (Grenze mittleres / distales Drittel) streng extravasal nach Aspiration (Arm bei jeder Injektion wechseln).
- Ther.-Abbruch: Nur bei nicht tolerablen NW wie Verstärkung einer obstruktiven Atemwegssymptomatik, bei schweren syst. NW od. mangelnder Adhärenz (Pat. geht wiederholt vor Ablauf der 30 min).

### Weiteres Vorgehen

- Kontinuierliche SCIT über mind. 3 J. In der Erhaltungsphase bei Inhalationsallergien Injektionen präparateabhängig alle 2–8 Wo. Bei fehlendem Ther.-Erfolg bei Aeroallergen-Extrakten Ind. überprüfen. Wurde gegen relevantes Allergen hyposensibilisiert?
- Bei Progredienz oder erneutem Auftreten von Beschwerden unter SCIT. Hauttestung wdh.: Neue Sens.?
- Begleitend allergische Krankheiten (z. B. Rhinitis, Asthma) symptomatisch therapieren.

Durchführung der SCIT nur durch einen darin und in der Notfallther. erfahrenen Arzt!

### Nebenwirkungen / Maßnahmen

- Lokalreaktionen vom Sofort- / Spättyp, häufig (Rötung, Schwellung, Pruritus, Schmerz) → Kühlkompresse auflegen.
- unspez. syst. Reaktionen: Müdigkeit, Abgeschlagenheit, Arthralgien.
- verstärkte Lokalreaktionen, evtl. für einige d anhaltend (meist geringer bei Depotpräp.) → ggf. Aufteilung der Dosis auf beide Arme, Kühlkompresse, Kortikosteroidcreme, z. B. Mometasonfuroat (z. B. Monovo® Creme), $H_1$-Blocker wie Desloratadin. Bei ausgeprägten Beschwerden Prednison (z. B. Decortin®) für 2–3 d. Evtl. Dosisreduktion bei nächster Injektion auf 75 %.
- anaphylaktische Reaktionen (< 1 %): Treten i. d. R. innerhalb der ersten 30 min auf. Warnzeichen Pruritus und Erythem palmoplantar / Kopfhaut, wenn zusätzlich Asthma, Rhinitis und Urticaria unverzügliche Einleitung der Notfallmaßnahmen. Meist bei anfänglicher Dosissteigerung oder während der Pollen- / Allergiesaison → proximal Staubinde anlegen, Notfallther., Dosisreduktion bei nächster Injektion auf 50 % bei leichter Allgemeinreaktion (z. B. Flush, Urtikaria) oder auf 10 % bei schwerer Allgemeinreaktion (z. B. Glottisödem, Bronchospasmus, Hypotonie) mit langsamerer Dosissteigerung. Das größte Risiko für anaphylaktische Reaktionen besteht bei SCIT / Hyposens. mit Gräserpollen → Prämedikation mit Antihistaminikum (z. B. Desloratadin) möglich.
- weitere NW: Pruritus, Verstärkung / Provokation der Rhinitis, eines Asthmaanfalls v. a. bei Pat. mit Asthma bronchiale bzw. hoher unspez. bronchialer Hyperreagibilität, Verschlechterung eines atopischen Ekzems.

### Prognose nach SCIT

- Insektengifte: Reduktion des Anaphylaxierisikos ohne / mit Mastozytose auf nahezu 0 %, evtl. durch höhere Erhaltungsdosis. Niedrigere Erfolgsrate bei Bienen- als bei Wespengift-SCIT.
- Aeroallergene: Ausweitung des Allergenspektrums und Schwere des Asthmas:
  - Pollen (ca. 80 %),
  - Hausstaubmilben (ca. 75 %), jedoch meist schlechtere Tolerabilität,
  - Tierepithelien: schlechtere Erfolgsrate. SCIT gegen Schimmelpilze nicht sinnvoll.

## 12.6.3 Besonderheiten der Insektengift-SCIT



**Hinweis:** Bei gesicherter Doppelallergie (Bestimmung von spez. IgE gegen die rekombinanten, speziesspez., nichtglykolysierten Majorallergene Api m1, Ves v5 und v1 im ImmunoCAP®) auf Bienen- und Wespengift gegen beide Gifte hyposensibilisieren: Mit dem Gift der stärkeren Sens. beginnen, nach Erreichen der Erhaltungskonz. mit der 2. SCIT beginnen. Anmerkung: Limitierte Kreuzreaktivität zwischen Hummel- und Bienengiftallergie, im Gegensatz dazu hohe zwischen Wespen- und Hornissengiftallergie.

### Dosierungsschemata

#### Einleitungsphase

Bei der Einleitungsphase werden je nach Zeitdauer bis zum Erreichen der Erhaltungsdosis verschiedene Schemata unterschieden:

- **Ultrarush-Verfahren:** Über 3,5 h bis 1,5 d, stat.; Ind.: z. B. Wiedereinleitung einer unterbrochenen Ther.
- **Rush-Verfahren:** 4–5 Injektionen / d, nach 3–5 d Erreichen der Höchstdosis → amb. Fortführung, stat. sinnvollstes Verfahren (schneller Schutz, höhere Gesamtdosis der kompletten Hyposens.). NW: Meist starke Lokalreaktion, (i. d. R. leichte) syst. Reaktionen v. a. bei Dosen zw. 10 u. 60 µg. Bei leichter syst. Reaktion Fortsetzung der Hyposens. am nächsten d mit zuletzt tolerierter Dosis, ggf. unter Antihistaminikagabe (z. B. Desloratadin 5 mg = 1 Tbl. Desloraderm®; ▶ 22).
- **Cluster-Verfahren:** Über mehrere Wo. mehrere Injektionen / d in wöchentl. Abständen. Vorteil: Amb., geringe NW, Nachteil: Erst später Schutz (nicht während der Flugzeit des Insekts durchführen), schlechtere Pat.- und NW-Kontrolle.
- **Konventionelles Verfahren** über ca. 7–15 Wo. mit 1 Injektion in wöchentl. Abständen: Vorteil: Amb., geringe NW, Nachteil: s. Cluster-Verfahren.
- Bei sehr starker Sens. Initialdosis an die Hauttestreaktivität anpassen z. B. bei Bienengiftallergikern Beginn mit ¹⁄₁₀ der Schwellenkonzentration.
- Während der Aufdosierung Verwendung wässriger Allergenzubereitungen (z. B. Reless®, Venomil®), für die Fortsetzungsther. kann ein Depot-Präp. verwendet werden (z. B. ALK depot SQ®).

#### Fortsetzungstherapie

- Nach erfolgter Rush-SCIT schrittweise Verlängerung des Injektionsintervalls auf 4 Wo.
- Dosis beträgt 100 µg / Injektion → Ther.-Versager bei Wespengift-SCIT ca. 5 %, bei Bienengift-SCIT 20–25 %. Bei der SCIT mit Bienengift (weniger wirksam als Wespengift) und Vorliegen von Risikofaktoren für schwere Anaphylaxie (s. u.) Ther. mit 200 µg / Dosis durchführen.

- Stichprovokation (OLU) frühestens ½ J. nach Erhaltungsdosis, nie am SCIT-Ende → Boosterung.
- Risikofaktoren für schwere Anaphylaxie nach Stich:
  - schwere Stichreaktion in der Vorgeschichte (Grad III nach Ring und Messmer oder starke Bronchoobstruktion)
  - kardiovaskuläre Erkr. u. Asthma
  - nicht absetzbare Ther. mit β-Blockern
  - basale Serumtryptase > 10 µg/l oder manifeste Mastozytose
- Bei Intervallüberschreitungen Dosis reduzieren (s. Herstellerangaben).

**Therapiebeendigung**

- Behandlungsdauer beträgt im Normalfall 5 (mind. 3) J. 8 J. nach Ther.-Ende haben ca. 20 % der Pat. wieder schwere Reaktionen nach einem Stich.
- Bei besonderer Exposition (z. B. Imker, Bäckerei-, Obstverkäufer, Waldarbeiter) Behandlung, solange Exposition besteht.
- Bei erhöhtem Risiko für schwere Anaphylaxie (s. o.) Verlängerung der Behandlung in Abwägung des individuellen Risikoprofils (s. o.).
- Bei Mastozytose, erhöhter Serumtryptase od. Herz-Kreislauf- oder Atem-Stillstand in der Vorgeschichte lebenslange Fortführung.

12

## 12.6.4 Sublinguale Immuntherapie (SLIT)

Applikation der Allergene in Tropfenform oder als Tbl. unter die Zunge.

- Ind., KI, Ther.-Dauer: ▶ 12.6.1, ▶ 12.6.2
- zusätzliche KI: Mundschleimhautkrankheiten (z. B. Lichen planus, Aphthen, Mykose)
- je nach Präp. Aufdosierung nach vorgegebenem Schema oder volle Dosis ab 1. d, erste Applikation unter ärztlicher Aufsicht; nach 1. Dosis Überwachung für 30 min in der Praxis.
- tgl. Anwendung
- Applikation nüchtern unter die Zunge, dort mind. 2–3 min verweilen lassen, dann schlucken. Platzierung der Tbl. vor der Zahnreihe → Wirkung ↑
- Nach Applikation 5 min kein Trinken, Essen od. Zähneputzen.
- Ther.-Unterbrechung notwendig bei respiratorischen Infekten, Gastroenteritis, Entzündung oder Verletzung der Mundschleimhaut (z. B. nach Zahnextraktion, Gingivabehandlung).
- Syst. NW einschließlich Anaphylaxe möglich, aber deutlich seltener als bei SCIT. Häufig v. a. in den ersten Wo.: Orales Allergiesy., GI-Symptome (z. B. Sodbrennen).
- Vorteile: keine Injektionen, Ther. kann zu Hause durchgeführt werden, geringeres Risiko anaphylaktischer Reaktionen.
- Nachteile: schlechte Adhärenz-Kontrolle, keine Überwachung der Ther. bei NW, schlechte Ther.-Kontrolle hinsichtlich Dosismodifikation bei Impfungen, Infekten, neuen Medikamenten, Pollenflug etc.
- Für Impfungen unter SLIT Dosis am Ther.-Tag weglassen. Keine Einschränkung für Notfallimpfungen.

> Für einzelne Präp. (Gräserpollen, HSM) liegen gute Daten bzgl. der Wirksamkeit bei Rhinoconjunctivitis allergica vor.

Präp.: GRAZAX® Tbl.(β-Blocker nicht als KI angegeben), ORALAIR® Tbl. (Beginn 4 Mon. vor bis Ende der Graspollensaison, Zulassung ab 5 J.), ACARIZAX® Lyo-Tbl. (β-Blocker nicht als KI angegeben, Zulassung von 12–65 J., Stopp, wenn nach 1 J. sine effectu), SLITone ULTRA® Lsg.(β-Blocker nicht als KI angegeben), ORALVAC® Compact Lsg., SUBLIVAC® Lsg.

## 12.7 Allergische Krankheiten vom Typ II

**Def.:** Durch Ak zur Zerstörung von Körperzellen führende (zytotoxische) Immunreaktion, v. a. nach Einnahme verschiedener Medikamente. Selten.

**Beispiele:** allerg. immunhämolytische Anämie, Agranulozytose od. Thrombozytopenie, hämolytischer Transfusionszwischenfall durch Blutgruppeninkompatibilität, hyperakute Transplantat-Abstoßungsreaktion.



> Wichtigste Maßnahme: Verdächtige Medikation absetzen, wenn nötig durch Ausweichmedikation ersetzen. Interdisziplinäre Zusammenarbeit mit Internisten!

### 12.7.1 Medikamentös induzierte (allergische) Agranulozytose (D70.19)

**Ätiol.:** z. B. Pyrazolone (z. B. Metamizol, Phenylbutazon).

**Klinik:** Nach 6- bis 10-tägiger Einnahme (bei Reexposition binnen 1–2 d) akuter Krankheitsbeginn mit Fieber, Nekrosen und Ulzerationen (Mund, Rachen, Darm), kutane Abszesse, Brochititis.

**Ther.:** Alle als Auslöser infrage kommenden Medikamente umgehend ab- / umsetzen, Pat. isolieren und stat. Ther. durch Internisten. Lebenslange Allergenkarenz.

**KO:** Inf. u. Sepsis. Letalität trotz Ther. bis 30 %.

**Progn.:** Erholung nach Absetzen des Med. i.d.R. innerhalb von 1–2 Wo.

### 12.7.2 Medikamentös induzierte immunhämolytische Anämie (D59.0)

**Ätiol.:** Medikamentös induzierte Auto-Ak durch hohe Penicillindosen, Isoniacid, Sulfonamide, α-Methyldopa.

**Klinik**
- akute intravasale Immunhämolyse (durch komplementaktivierende Ak): akuter Krankheitsbeginn mit Übelkeit, Fieber, Schüttelfrost, Dyspnoe, Bauch- / Flankenschmerzen, Tachykardie, evtl. Schock und Nierenversagen
- Autoimmunhämolyse (durch nicht komplementaktivierende Ak): langsamer Beginn, zunehmende Müdigkeit, Leistungsschwäche, Blässe oder Ikterus

**Ther.:** Auslösende Medikamente absetzen. Möglichst keine Ery-Konzentrate, ggf. erst nach Ak-Suche. Im Notfall langsam infundieren. Ther. von KO (z. B. Schock, Niereninsuff.).

### 12.7.3 Medikamentös induzierte Immunthrombozytopenie (D69.52)

**Ätiol.:** z. B. ASS, Carbamazepin, Heparin, Levodopa, Metamizol, Tetrazykline, Thiazide.

**Klinik:**
- petechiale Blutungen bei gutem AZ, evtl. auch Hämaturie; GI-, vaginale und selten intrakranielle Blutungen, bei akuter Form auch Fieber, Schüttelfrost, Arthralgien
- heparininduzierte Thrombozytopenie Typ II (HIT Typ II): Krankheitsbeginn ca. 6–14 d nach Behandlungsbeginn, rascher Abfall der Thrombos < 100 000 / µl (meist ≈ 80 000 / µl), ggf. lebensbedrohliche Thromboembolie, Letalität 25–30 %
- heparininduzierte Thrombozytopenie Typ I (HIT Typ I): Krankheitsbeginn mit Beginn der Heparinapplikation, Thrombo-Abfall bis 100 000 / µl, HV bei HIT I und II zentrale Nekrose als Folge mikrovaskulärer Thrombosen in induriertem Erythem, schmerzhaft
- Heparinallergie: HV als Erythem, erythematöse Plaques bis zu generalisiertem Exanthem

**Ther.:**
- Verdächtige Medikamente ab- / umsetzen, Pat. in Innere Klinik verlegen.
- mögliche Ausweichmedikamente bei HIT Typ II: Nicht-Heparin-Antikoagulanzien z. B. Danaparoid (Orgaran® 750 Anti-Xa-Einheiten s. c.), Argatroban (ARGATRA® i. v. Infusion, ethanolhaltig!) oder Bivalirudin (Angiox® i. v. Injektion / Infusion).
- mögliche Ausweichmedikamente bei Heparinallergie: Fondaparinux (Arixtra® s. c.), i. v. unfraktioniertes Heparin, Rivaroxaban (Xarelto® p. o.) oder Dabigatran (Pradaxa p. o.).

## 12.8 Allergische Krankheiten vom Typ III

Immunkomplexreaktion mit Ablagerung von Antigen-AK-Komplexen in verschiedenen Geweben. Beispiele: Vasculitis allergica (▶ 21.6.1), exogen-allergische Alveolitis, allergische bronchopulmonale Aspergillose, Serum-Krankheit, Arthus-Reaktion.

### 12.8.1 Exogen-allergische Alveolitis J67.8

**Def.:** Interstitielle Lungenerkr. nach Inhalation verschiedener organ. Stäube oder Chemikalien bei i. d. R. beruflicher Exposition.

**Klinik:** **Akute bis chron. Formen:** pneumonieähnlich mit Husten, Dyspnoe, Fieber, Abgeschlagenheit, Myalgie, Kopfschmerzen. Akut Rückbildung meist innerhalb weniger d bei Allergenkarenz. Gefahr Lungenfibrose.

**Ther.:** Allergenkarenz, Glukokortikoide z. B. Prednisolon (z. B. Decortin® H) 0,6–1 mg / kg KG / d

### 12.8.2 Arthus-Reaktion (T78.4)

**Def.:** Lokalisierte Immunkomplexreaktion nach lokaler Injektion eines Antigens mit Ausbildung einer örtlichen Rötung und Schwellung, ggf. auch Hämorrhagie, Ulzeration und Nekrose möglich. Max. Ausprägung nach 4–10 h.

**Beispiel:** Überschießende Lokalreaktion nach Tetanus-Auffrischimpfung bei hohem Tetanus-Ak-Titer.

### 12.8.3 Serumkrankheit (T80.6)

**Def.:** Syst. Immunkomplexreaktion auf ein syst. appliziertes Antigen. Selten.

**Ätiologie**

- heterologe Seren: meist vom Pferd, z. B. zur Immunisierung nach Schlangenbissen, Antilymphozyten- od. Antithymozytenglobulin zur Immunsuppression
- Medikamente: z. B. nach β-Lactam-Antibiotika, Penicillamin, Sulfonamiden, Gold, Streptokinase



**Klinik:** Ca. 7–10 d nach Applikation Fieber, Krankheitsgefühl, juckendes Exanthem,LK-Schwellungen, Arthralgien, Myalgien; Vaskulitis, Glomerulonephritis, Neuritis oder Herzbeteiligung.

**Ther.:** Antihistaminika u. ggf. syst. Glukokortikoide 40 mg / d.

## 12.9 Typ-IV-Allergie: allergisches Kontaktekzem (L23.9)

**Syn.:** Allerg. Kontaktdermatitis.

**Def.:** Durch sensibilisierte T-Lymphozyten vermittelte allergische Reaktion vom verzögerten Typ. Auslöser: direkter oder airborne Kontakt mit dem Allergen. Reaktion meist nach 24–72 h. Die häufigsten Allergene werden von der Deutschen Kontaktallergiegruppe (DKG) in der sog. DKG-Standardreihe zusammengefasst. Die bereits in der Standardreihe getesteten Substanzen wiederholen sich in den weiteren Testreihen nicht, d. h. die Standardreihe sollte immer mitgetestet werden. Aufschlüsselung aller Testreihen unter http://dkg.ivdk.org.

**Klinik:**

- akut (intensiver Kontakt, gute Penetranz, hoher Sens.-Grad) → meist unscharf begrenztes, ausgeprägtes Erythem, Ödem, Papeln, vesikulös bis bullös, nässend, meist starker Pruritus, evtl. hämatogene Streuung mit ekzematösen HV an kontaktfernen Körperstellen
- subakut (längere Einwirkdauer, geringere Allergenmenge, mittlerer Sens.-Grad, mittelgradige Penetranz) → Erythem, Ödem, Papeln, Lichenifikation und Schuppung
- chron. (lange Einwirkdauer, geringe Allergenmenge, schlechte Penetranz, niedriger Sens.-Grad) → trockenes Ekzem mit geringem Erythem, ausgeprägter Lichenifikation und Schuppung, ggf. hyperkeratotisch-rhagadiforme HV
- typische Lokalisationen ▶ Abb. 12.1

**DD:**

- toxisches Kontaktekzem: scharfe Begrenzung, keine Streuherde, eher Schmerzen als Pruritus, eher Blasen statt Bläschen, „Decrescendo" im Epikutantest → nach 24–48 h nachlassende Reaktion
- atopisches Ekzem, mikrobielles Ekzem
- Erysipel: unscharfe Begrenzung, zungenförmige Ausläufer, Fieber / Schüttelfrost, Leukozytose, kein Pruritus

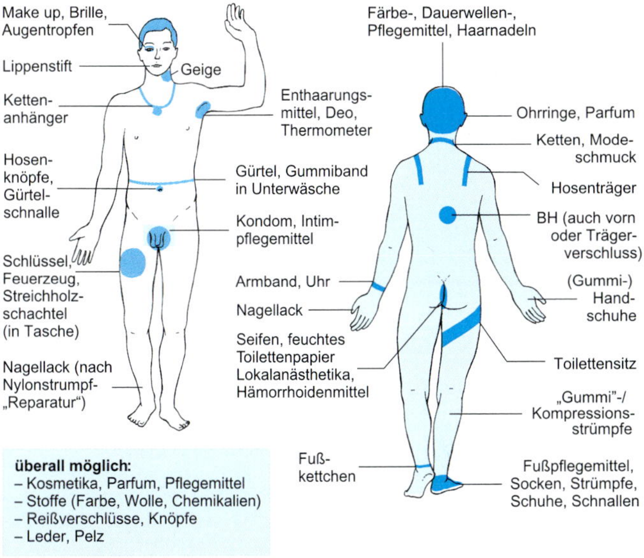


Abb. 12.1 Typische Lokalisationen des Kontaktekzems. [L157]

- an Handflächen auch Ps. palmaris et plantaris, dyshidrotische Form der Tinea manuum, kumulativ-subtoxisches Handekzem

**Diag.:**
- genaue Anamnese: Kontaktstoffe, Familien- und Berufsanamnese, Atopie
- nach vollständiger Abheilung der ekzematösen HV: Epikutantest (▶ 2.4.1); bei schwachem Allergen mit evtl. falsch neg. Epikutantestung (z. B. Kosmetika): Repeated Open Application Test (▶ 2.4.1)
- **Cave:** Diagnosestellung bei chron. oder auf andere Ekzemform aufgepfropftem allergischem Kontaktekzem schwierig.

**Ther.:**
- Allergenkarenz
- Glukokortikoide extern (s. u.), bei ausgeprägten HV mit hämatogener Streuung und Generalisation auch syst.: Initial Prednisolon 50–150 mg / d i. v. (z. B. Solu-Decortin® H), bei Dosisreduktion (z. B. Decortin® H p. o.; ▶ 22), Antihistaminikum wie Desloratadin 1 × 1 Tbl., ggf. Dimetinden i. v. (Fenistil® 2 × 1 Amp. als Kurzinfusion in 10 ml physiologischer NaCl-Lsg.; ▶ 22).
- akutes, nässendes Ekzem: Initial mittelstarke bis starke Glukokortikoide in wässriger Grundlage (z. B. Triamcinolonacetonid 0,1 % in Ungt. emulsificans aquosum oder Prednicarbat Creme) mit feuchten Umschlägen (z. B. physiologische NaCl-Lsg.). Bei Superinf. Octenisept-Umschläge (1:1000), bei unzureichender Wirkung interne antibiotische Ther.
- subakutes Ekzem: Potentes Glukokortikoid als Creme oder Salbe (z. B. Mometasonfuroat).

- chron. Ekzem:
  - Glukokortikoid (z. B. Mometasonfuroat, Prednicarbat) in möglichst fetter Grundlage (z. B. Ecural® Salbe, Dermatop® Fettsalbe), bei hyperkeratotischen Formen in hartnäckigen Fällen mit Zusatz von Acid. sal. 5–10 % (z. B. in Kerasal® Basissalbe) zur besseren Penetration, ggf. unter Okklusion.
  - Bei therapieresistenten plaqueförmigen hyperkeratotischen Herden Unterspritzung mit Glukokortikoid-Kristallsuspension.

Grundprinzip der externen Ekzemther.: Je chron., desto fetter. Bei V. a. Kontakt-Sens. gegenüber Externa allergologisch inerte Grundlage wählen, z. B. Vaselinum album.



### 12.9.1 Wichtige Kontaktallergene

#### Nickelsulfat

- **Bedeutung:** häufigstes Allergen; Sens. bei jüngeren F und M mit Ohrringen bis zu 20 %. Intensiver Kontakt notwendig; flüchtige Kontakte (z. B. Münzgeld) reichen für Sens. nicht aus. I.d.R. geringer Krankheitswert.
- **Vorkommen:** v. a. in Modeschmuck, Metallspielzeug, Jeansknopf, Uhren, BH-Verschluss, Brillen, Goldschmuck (v. a. 333 oder Weißgold; nickelhaltiges Gold ist mittlerweile in D nicht mehr zugelassen), Werkzeuge. **Cave:** Kommt als verstecktes Allergen in metallischen Nagellacken, Permanent-Make-Up, Tätowiermitteln, beruflich beim Verchromen und Galvanisieren, in Zement vor (BK).

#### Kobaltchlorid

- **Bedeutung:** Sens. häufig zusammen mit Nickel (Kopplungs- oder „Trittbrettallergie"). Selten klin. Relevanz (als Inhaltsstoff in Zement, blauem Lidstift, Keramikfarben).
- **Vorkommen:** In Metallen zusammen mit Nickel.

#### Chromsalze

- **Bedeutung:** Chromsalze, v. a. Chromate (hexavalent) weitverbreitete Allergene.
- **Vorkommen:** in Baustoffen oder Leder (z. B. Schuhe). Sens. besteht wahrscheinlich gegenüber Chrom-III-Ionen.
- **Schutzmaßnahmen:** strikte Allergenkarenz, v. a. bei beruflich exponierten Pat. (z. B. innerbetriebliche Umsetzung anstreben). Schuhe aus chromfrei gegerbtem Leder tragen.
- **Besonderheit:** „Gewöhnung" an das Allergen: „Klassisches" Kontaktekzem mit Erythem, Ödem, Vesikeln zeigt sich häufig nur zu Beginn (▶ Abb. 12.2). Danach Ausbildung chron. hyperkeratotischer Plaques. **Cave:** Ausgeprägte Ther.-Resistenz.
- Besondere berufliche Relevanz bei Maurern, Bauarbeitern, Galvanisateuren, Bergleuten (baustoffkontaminierte Arbeitsschuhe!).

#### Gummiinhaltsstoffe

- **Bedeutung:** haben häufig Farbstoffe, Vulkanisationsbeschleuniger, Alterungsschutzmittel, Antioxidanzien u. a.; Typ-IV-Allergien auf Latexprotein selbst extrem selten. Einzelstoffe: Benzothiazole, Thiurame, Carbamate, Para-Aminoverbindungen, Diphenylguanidin, Thioharnstoffe

- **Vorkommen:** Gummiprodukte
- **Schutzmaßnahmen:** Alternative Schutzhandschuhe, z. B. PVC-Handschuhe (▶ 7.1.5)
- **Besonderheiten:** untereinander häufig Kreuzallergien oder gemeinsames Auftreten als „Trittbrettallergien"

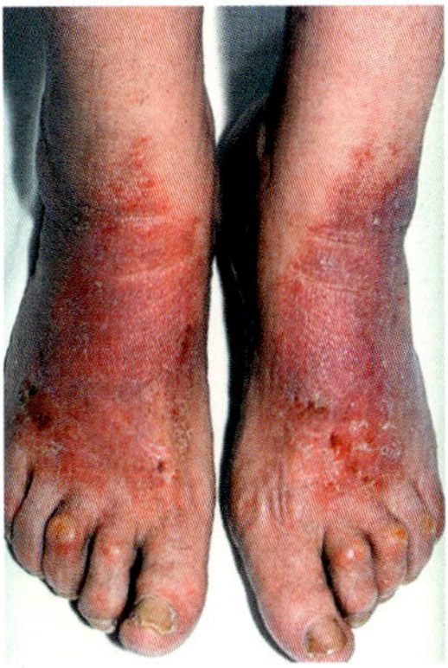

Abb. 12.2 Allergisches Kontaktekzem – Chromatallergie (Füße). [R299]



### Dermatika-/Kosmetikinhaltsstoffe

- **Bedeutung** haben oft Duftstoffe, Konservierungsstoffe (Methylisothiazolinon, Parabene, Kathon® CG, Euxyl® K 400, Bronopol, Imidazolidinylharnstoff), Grundlagen (z. B. Wollwachsalkohole), Zusatzstoffe (Antibiotika, Pflanzenextrakte u. a.).
- **Schutzmaßnahmen:** Allergenkarenz, ther. Einsatz nur allerg. indifferenter Rezepturen (z. B. Vaselinum album). V. a. bei Ulcus-cruris-Pat. Zurückhaltung mit Externa!
- **Besonderheiten:**
  - Formaldehyd-Sens. durch formaldehydabspaltende Konservierungsstoffe (z. B. Bronopol, Imidazolidinylharnstoff/Germall 115, Diazolidinylharnstoff/Germall II, Quarternium 15).
  - Kontaktallergene in Reinigungsmitteln (Seifen, Handwaschpasten): Häufig nichtakute, trocken schuppende Ekzemformen (nur geringer, kurzzeitiger Hautkontakt) → aufgrund Lokalisation und Morphe oft nicht von kumulativ-subtoxischen Handekzemen zu unterscheiden.

### Dentalstoffe

- **Bedeutung:** Dentalmetalle (Amalgam, Goldsalze, Palladium) und Acrylate sind **seltene** Allergene. Insgesamt geringe klin. Relevanz.
- **Vorkommen:** v. a. in der Prothetik, Füllungen
- **Besonderheiten:** Bei V. a. Amalgam-Sens. (**sehr selten!**) immer Vorstellung beim Allergologen (Amalgamaustausch wird nur bei nachgewiesener Sens. von der Krankenkasse (mit)getragen).
- **Cave:** Klin. Relevanz der Amalgamsens. meist gering. Ind. zum Austausch sehr zurückhaltend stellen!

### Pflanzen/Hölzer

- häufigste Auslöser: Korbblütlerextrakte in naturheilkundlichen Präp., Naturkosmetik und Hausmitteln: Kamille, Rainfarn, Arnika (Kreuzallergenität möglich)
- Testung als standardisierte Einzelextrakte oder als Sesquiterpenlactone-Mix
- **Cave:** Primin (in Primeln) ist ein potentes Allergen, führt z. B. zur Airborne-contact-Dermatitis → Augenlider, Gesicht, Hals).

### Arzneimittel

Breite Allergenpalette.

> Häufigste Allergene sind
> - **Neomycin** (Kreuzreaktion zu Gentamicin, Kanamycin)
> - **Lokalanästhetika** vom Amino-Ester-Typ (Paragruppenallergie) wie Benzocain, Cinchocain, Procain
> - **Hydroxychinoline** (Chlorquinaldol, Clioquinol, Chinolinol)
> - **Thiomersal** (Konservierungsmittel in Impflösungen) → **Cave:** Kontaktsens. gegenüber Thiomersal stellt keine KI zu einer notwendigen Impfung dar (**NW:** evtl. länger persistierende stärkere Impfreaktion, lebensbedrohliche Reaktionen nicht zu erwarten).

### Glukokortikoide

- Dunkelziffer von Kontaktsens. ca. 1–2 %; nur selten mit herkömmlichem Epikutantest nachweisbar (längerer Ablesezeitraum): Nach ca. 48 h regelmäßig Erythem an der Teststelle, verschwindet nach einigen d, ekzematöse kontaktallerg. Reaktion i. d. R. erst nach 6–7 d.
- **Diagn.:** Repeated Open Application Test (▶ 2.4.1).
- **Cave:** Häufig Kreuzallergenität unter den Glukokortikoiden.
- Bei Ther.-Resistenz trotz erfahrungsgemäß ausreichender externer Glukokortikoidther. immer an Typ-IV-Sens. denken (Ulkuspat.!).

## 12.10 Ekzeme: atopisches Ekzem (L20.8)

**Syn.:** Neurodermitis, endogenes Ekzem, atopische Dermatitis, AE (Oberbegriff für verschiedene Krankheitstypen).

**Def.:** Häufige, chron. oder chron. rez., entzündliche, ekzematöse Hauterkr., Erk.-Beginn v. a. im Kindesalter (85 % erkranken vor dem 5. LJ.). Starker Pruritus. Prävalenz im frühen Kindesalter ca. 15 %. Genetisch determinierte Überempfindlichkeit gegen natürliche Umweltstoffe wie Pollen, Hausstaubmilben, Tierhaare, Schimmelpilze, Nahrungsmittel, Irritanzien u. a. Verändertes (mikrobielle Vielfalt ↓) Mikrobiom (Gesamtheit der die Haut besiedelnden Mikroorganismen, die oft verschiedene Antibiotika und antimikrobielle Peptide freisetzen), Kolonisation mit Staph. aureus zwischen 90–100 %. In ¼ Nachweis einer Mutation, die zum Ausfall des Filaggrin-Gens führt → Filaggrinmangel (ohne Einfluss auf den Säureschutzmantel!) → Hautbarrierestörung, Allergenpriming ↑, Hydratation des Str. corneum ↓, Staphylokokkenabwehr ↓, da Produktion antimikrobieller Peptide von Keratinozyten. Prognose: Meistens kein Verschwinden der leichten bis moderaten Symptome des AE bis mind. zum 20. LJ. In mehr als 50 % Spontanheilung. Entwicklung einer Rhinoconjunctivitis allergica und / oder eines Asthma bronchiale allergicum in ca. ⅓ der Fälle.

**Epidemiologie:**

- Erkr.-Risiko: beide Eltern 70 %, ein Elternteil erkrankt → ca. 35 %. Polygene Vererbung.
- Erstmanifestation bei ca. 80 % der Pat. in den ersten beiden LJ., jedoch auch im Erw.-Alter möglich.
- Häufig atopische Erkr. (exogen-allerg. Asthma bronchiale, Rhinitis allergica, Conjunctivitis allergica) und Nahrungsmittelallergie in der Eigen- u. Familienanamnese.

**Triggerfaktoren des atopischen Ekzems:**
- Inhalationsallergene: v. a. Hausstaubmilben, Tierhaare, Pollen
- Irritanzien: u. a. Reinigungsmittel, Desinfektionsmittel, feuchtes Milieu, Wolle, Synthetik
- Schweiß
- Bakterien: v. a. Staph.-aureus-Superantigene
- trockene Luft (Luftfeuchtigkeit < 40 %), staubige Räume, Rauch (u. a. Zigarette, Pfeife)
- psychisch: Stress, depressive Verstimmung
- Nahrungsmittel:
  - Allergie: u. a. Eier (Eiweiß), Milchprodukte, Nüsse, Fisch, pollenassoz. Nahrungsmittel
  - Hinweis zur Prophylaxe ▶ 12.10.3
  - Intoleranz: Nahrungsmittelzusatzstoffe (z. B. „bunte Süßigkeiten")
  - Exazerbation möglich: säurehaltige Nahrungsmittel, z. B. Zitrusfrüchte (**cave:** Obstsäfte), Süßigkeiten, scharfe Gewürze, Alkohol
- Exazerbation kann sofort oder verzögert 48–72 h nach Nahrungsmittelgenuss eintreten!
- Kontaktallergene (z. B. Nickel, Duftstoffe, Emulgatoren)

12

## Klinik

**Diagnostische Kriterien des atopischen Ekzems nach Williams:**
- obligatorisches Kriterium: Pruritus
- fakulative Kriterien (mind. 3):
  - pos. Anamnese für Ekzeme in den Körperfalten (auch Wangenbeteiligung bei Kdr. < 10 J.)
  - pos. Anamnese für Rhinoconjunctivitis allergica u. Asthma bronchiale allergicum
  - bei Kdr. < 2 J. pos. Familienanamnese für atopische Erkr. bei einem Verwandten 1. Grades
  - generalisierte Xerose im letzten J.
  - sichtbare Beugeekzeme (oder Ekzeme an Wangen oder Stirn oder Extremitätenstreckseiten bei Kdr. < 4 J.)
  - Krankheitsbeginn unter 2 J. (bei Kdern nicht unter 3 Mon.)

**Cave:** Neben typischen HV häufig Minimalvarianten, die leicht verkannt werden.

- Quälender Pruritus → führt bei allen Pat. zu Exkoriationen und Erosionen. Trockene Haut. Ekzematisierung in typischer Lokalisation (variiert in verschiedenen Lebensabschnitten):
  - Sgl. / Kleinkinder (▶ Abb. 12.3, ▶ Abb. 12.4): stark exsudativ, v. a. im Gesicht und an den Beuge- oder den Streckseiten der Extremitäten. Häufig bakt. Superinf. (Impetiginisierung). Typisch: Aussparung der Windelregion.
  - ältere Kdr.: typischer Beugenbefall mit Lichenifikation

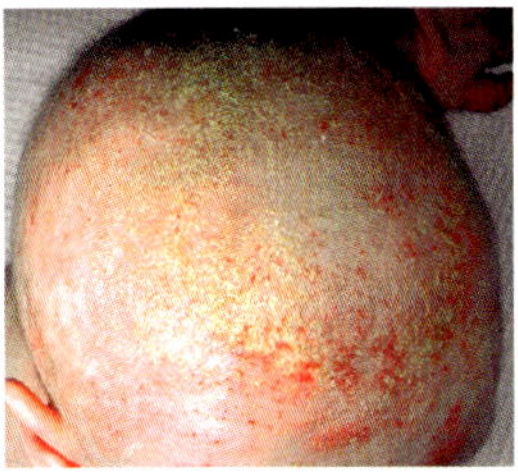

Abb. 12.3 Milchschorf. [R299]

- Erw.: Beugenbefall mit deutlicher Lichenifikation (▶ Abb. 12.5). Weitere Lokalisationen: Hals, Dekolleté, Hände und Füße (auch als atopisches, häufig dyshidrosiformes Hand- / Fußekzem)
- Variierende HV durch ständig wechselnde, unterschiedlich lange Phasen akuter und chron. Ekzemreaktionen sowie durch unterschiedliche Morphe des Ekzems, z. B.:
  - ekzematös: Bläschen, Papeln, Schuppung
  - lichenoid: Lichenifikationen v. a. in den Beugen, lichenoide Papeln
  - follikulär: follikuläre Papeln mit feinlamellärer Schuppung
  - pruriginös: rötlich-bräunliche, stark juckende, häufig exkoriierte Papeln und Knoten, v. a. bei schweren Formen des atopischen Ekzems
  - nummulär: münzförmig, als trockene oder stark exsudative Formen möglich, bei Kdr. und Erw. möglich
- weitere mögliche Symptome: Xerosis, ichthyosiforme HV, palmare Hyperlinearität, Keratosis follicularis, pelzkappenartiger Haaransatz, Neigung zu unspez. Ekzemen an Händen und Füßen (Pulpitis sicca [▶ Abb. 12.6], „atopic winter feet"), Mamillenekzem, Cheilitis, rez. Konjunktivitis, Dennie-Morgan-Falte (doppelte Unterlidfalte, ▶ Abb. 12.7), Keratokonus, Gesichtsblässe / -röte, Pityriasis alba, perifollikuläre Betonung, weißer Dermographismus (▶ 2.4.6). Hertoghe-Zeichen (Rarifizierung der lateralen Augenbrauen), Ohr-Rhagaden, „Dirty neck" (schmutzig-braune Verfärbung im Nacken nach rez. Entzündungen der Haut, verstärkte Nackenfalten)
- fotoaggraviertes atopisches Ekzem: Betonung der lichtexponierten Areale (v. a. Gesicht, Dekolleté), oft mit Lichenifikation

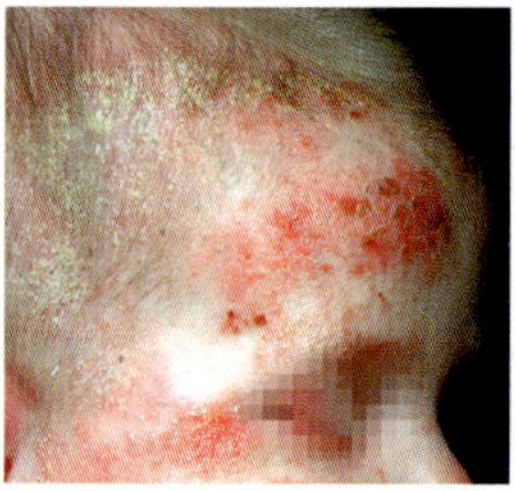

Abb. 12.4 Atopisches Ekzem: Säugling. [R299]

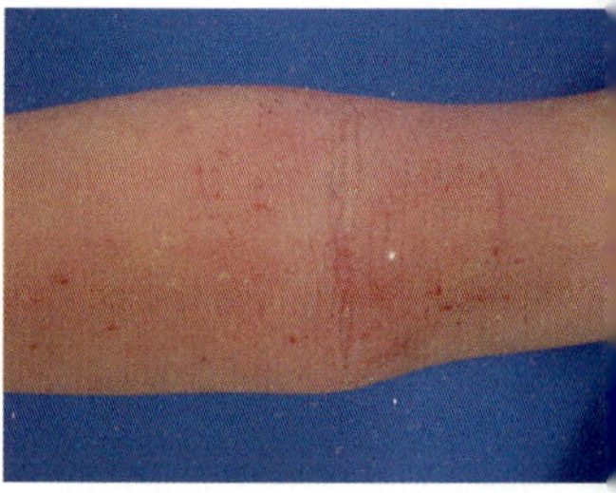

Abb. 12.5 Beugeekzem. [M123]

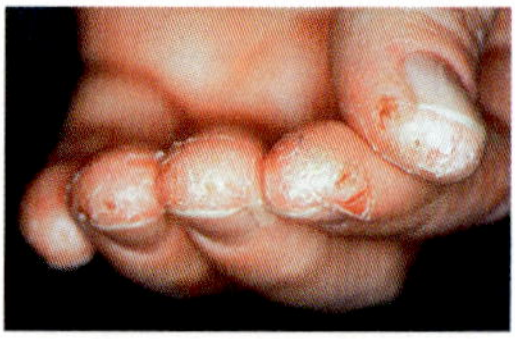

Abb. 12.6 Pulpitis sicca. [R299]

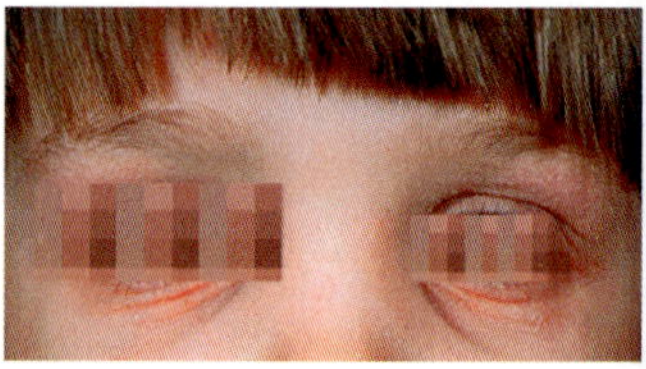

Abb. 12.7 Dennie-Morgan-Falte. [R299]

- häufig verwendete Schweregradteinteilungen: SCORAD, EASI, Grading nach Rajka; www.scorad.org, www.gpau.de

**KO:**
- bakt. Inf. (v. a. Staph. aureus: Impetiginisiertes atopisches Ekzem) → kann Klinik dauerhaft verschlimmern. Staph.-Toxine wirken als Superantigen
- Herpes-simplex-Inf. → Eczema herpeticatum (▶ 9.1.2)
- Mollusca contagiosa (▶ 9.1.4)
- „Head-and-neck-Dermatitis" (kann mit Malassezia-furfur-Besiedlung assoziiert sein)
- Erythrodermie (▶ 14.2)
- extrakutan: Katarakt (10 % der Pat., v. a. zwischen 5.–25. LJ.), → ophthalmologische Kontrollen

**Diagn.:**
- Anamnese, Klinik
- Blutunters.: Gesamt-IgE oft ↑, spez. IgE (CAP-FEIA / RAST), ECP (eosinophiles kationisches Protein) oft ↑, IL-31 ↑ (Spiegelhöhe korreliert mit Krankheitsschwere). Diff.-BB (Eosinophilie, Thrombozyten z. A. eines Wiskott-Aldrich-Sy.), Phenylalanin im Blut (bei V. a. Phenylketonurie ▶ 8.7)
- Hauttestungen: Prick- und Intrakutantest (Aero-, Nahrungsmittelallergene), häufig jedoch nicht aussagekräftig!
- V. a. Allergie gegen Inhalationsallergene: Karenzmaßnahmen durchführen (s. u.)
- Erregernachweis bei Inf.:
  - impetiginisiertes atopisches Ekzem: Abstrich auf Bakterien
  - Eczema herpeticatum ▶ 9.1.2

> Hauttestungen und CAP-FEIA / RAST zeigen häufig multiple, teilweise nicht relevante Sens.
> Bei ca. 20 % der Pat. ist eine Typ-I-Sens. oder ein erhöhtes Gesamt-IgE nicht nachweisbar (analog dem Asthma als endogene oder intrinsische Form des atopischen Ekzems bezeichnet).

**DD:**
- seborrhoische Dermatitis im Säuglingsalter: häufiger Befall der Windelregion, daneben weitere Intertrigines und Gesicht / Kopf, fehlender Pruritus
- Wiskott-Aldrich-Sy.: XR, Trias aus atopischem Ekzem mit Hämorrhagien, Thrombozytopenie, erhöhter Infektneigung
- Netherton-Sy.: Trias aus ichthyosiformen HV, Trichorrhexis invaginata und Atopie
- Phenylketonurie: Ekzem in 25 % der Fälle
- Mykosen: im Säuglings- / Kleinkindesalter Soor, bei Erw. Dermatophyten
- Skabies
- ekzematöse Erkr. anderer Genese, v. a. Kontaktekzem

## Therapie

### Prophylaxe, allgemeine Maßnahmen und Verhaltenstipps
- Umfangreiche Aufklärung der Pat. bzw. der Eltern über Krankheitsverlauf.
- Kontakt zu Hunden im Kleinkindesalter reduziert Sensibilisierungsneigung. Hausstaubmilbensanierung in der Wohnung fördert Atopien.
- Meiden von Irritanzien: u. a. häufiger Wasserkontakt, Reinigungs- und Desinfektionsmittel, Wolle (ideal: Weite, ungefärbte Baumwollkleidung), Duftstoffe, Kleidungsetiketten (wie „Sandpapier"), Schweiß (pruritogener Stimulus).

- Extreme Kälte oder Wärme meiden (z. B. Wärmestau unter der Bettdecke).
- Nahrungsmittelallergie (max. 20 %):
  - Karenzmaßnahmen nur nach sorgfältiger Diagn. (s. o.) und in Zusammenarbeit mit anderen Fachdisziplinen (Kinderarzt, Ökotrophologen) durchführen. Keine „esoterischen" Pauschaldiäten.
  - Stillen als Allergieprophylaxe. Falls nicht möglich → hypoallergene Milch (z. B. Nutramigen®, Pregestimil®). **Cave:** Auch Soja ist ein potentes Allergen, deshalb zur Allergieprävention nicht empfehlenswert!
  - Frühzeitiger (nach dem 4. Stillmonat) Kontakt mit diversen Lebensmitteln reduziert Sensibilisierung; Hautkontakt mit Lebensmittelproteinen oder pflanzlichen Proteinen (z. B. in Cremes / Salben) erhöht Sensibilisierungsneigung.
- Zusammenarbeit mit Psychologen (z. B. Prurituskontrolle, autogenes Training).
- Klimather. (▶ 23.8) und Einleitung von Rehabilitationsmaßnahmen (s. u.).

### Basistherapie der Hautveränderungen

- Regelmäßige Pflege der Haut mit harnstoffhaltigen Fertigpräp. (z. B. Excipial U Lipolotio®) → besser 4–5 × / d dünn eincremen als 2× dick (durchbricht oft Pruritus-Kratz-Zyklus). **Cave:** Harnstoff kann v. a. bei akuten und subakuten Läsionen brennen, bei Kdr < 4 J. → harnstofffreie Präp. verwenden (z. B. Lipikar Körperbalsam AP®, Cetaphil® Restoraderm).
- Rückfettende Bäder (z. B. Balmandol®, Eucerin pH5 Ölbad®), ggf. mit Polidocanol (antipruritogen; Balneum Hermal® Plus), erst gegen Ende des Bades hinzufügen.
- Nach dem Bad (5–10 min, lauwarmes Wasser) die Haut vorsichtig abtupfen, die Pflege auf die noch feuchte Haut applizieren. Dadurch Penetrationssteigerung.
- Nägel kurz halten! Für den Sgl. Schlafanzug mit integrierten Fäustlingen (z. B. Curaderm® oder Dermifant®).

**Allergie gegen Inhalationsallergene:** bei nachgewiesener Sens.: Hausstaubsanierung im Schlafzimmer. Betten sollten **nicht** enthalten: Federn, Wolle, Rosshaare. Nachweis der Hausstaubmilben mit Acarex® Test möglich, Encasing (▶ 12.2.3).

### Spezielle Therapie

Die antiinflammatorische topische Ther. mit Kortikosteroiden sollte zunächst reaktiv u. anschließend proaktiv erfolgen. Nach Beginn mit Kortikosteroiden kann nach wenigen d eine Kombination mit Calcineurin-Inhibitoren erfolgen (abends, morgens), bis bei gutem Ansprechen auf die Monotherapie mit Calcineurin-Inhibitoren übergegangen wird.

- nässende Läsionen: Prinzip „feucht auf feucht": feuchte Umschläge mit Desinfizienzzusatz, z. B. Octenisept®, Lavasept. Im akuten Stadium keine fetthaltigen Salben auftragen! Geeignet, z. B. Ungt. emulsificans aquosum DAB 8.
- nässende, krustöse Läsionen (Impetiginisierung): Prinzip „fett / feucht": Salbe (z. B. Ungt. Cordes®) unterlegen, darüber feuchte Umschläge (z. B. mit Octenisept®, Lavasept), auch als Wet-Wrap-Dressing mgl.
- trocken schuppende Kopfhaut: Ungt. emulsificans, Loyon® od. Dermabene® AntiSchuppenGel.
- Antihistaminika: nicht-sedierende Antihistaminika erfahrungsgemäß wenig effektiv. Sedierende Antihistaminika, z. B. Dimetinden (Fenistil® Lsg. ▶ 22), zur Nacht effektiver.

- Fotother., v. a. UVB (z. B. 311 nm) oder Komb. UVA / UVB. Bewährt hat sich auch die Balneofotother. (▶ 23.4.2). UV-Ther. bei Kdr. < 12 J. nur in Ausnahmefällen.

**Therapie bei Exazerbation**

- externe Glukokortikoide: Nicht kleckern, sondern klotzen! (Ausnahme: Gesicht, Genitalregion, Intertrigines, Innenseite von Oberarmen und -schenkeln.) Über 3–5 d z. B. Monovo® Creme, Dermatop® Creme. Im frühen Kindesalter z. B. Advantan® Creme (Advantan® Salbe auch im Säuglingsalter < 1 J zugelassen). Bei starker Ausprägung 1–2 d für 4–6 h unter Okklusion (nicht im Kindesalter). Sind HV noch nicht abgeheilt, intermittierend topische Glukokortikoide (ausschleichend): z. B. alternierend jeden 2. d, dann 2 × / Wo., 1 × / Wo., Pflege.

**Cave:** Bedarf für den ganzen Körper (Erw.): ca. 30–50 g / d.



- topische Calcineurininhibitoren (TCI): Hemmen die Aktivierung der T-Zellen, Anwendung v. a. in Gesicht und Intertrigines; ab dem 2. LJ. zugelassen. Je nach Stadium (chron., trocken oder akut) und Schwere des atopischen Ekzems wird die Salbe Tacrolimus (Protopic® 0,1 % im Erw.-, 0,03 % im Kindesalter bei mittel bis schweren Formen; ▶ 22) oder die Creme Pimecrolimus (Elidel® bei leichten bis mittelschweren Formen; ▶ 22) eingesetzt. TCI kommen parallel (in den genannten Problemzonen) oder im Anschluss an die Glukokortikoidther. zum Einsatz, ermöglichen Einsparung der Glukokortikoide. Schleimhautkontakt und Einsatz bei Hautinf. vermeiden. Passageres (wenige d) Brennen und Wärmegefühl möglich; bei Erw. [ca. jeder 5.] häufiger als bei Kdr. Langzeitwirkungen bisher ohne Hinweis auf erhöhtes onkogenes Risiko, keine Lymphomentwicklung nach 10-jähriger Anwendung von Tacrolimus im Kindesalter (EADV 2019). Herpes simplex, Mollusca contagiosa u. HPV-Inf. als KI. Zusätzliche Immunsuppression (auch Sonnenexposition) vermeiden (UV-Schutz erforderlich!).
- in therapierefraktären, schweren Fällen:
  - Dupilumab (Dupixent®): monoklonaler Antikörper gegen den Interleukin-4-Rezeptor (hemmt auch IL-13 u somit 2 entscheidende Zytokine der Th-2-Immunantwort). Zugelassen ab dem 12. LJ. Erstes Biologikum zur Ther. der mittelschweren (SCORAD > 25) und schweren (SCORAD > 50) AD (Initialdosis 600 mg s. c., dann alle 2 Wo. 300 mg s. c.). Gutes Sicherheitsprofil u. sehr gute Wirksamkeit (▶ 22); Haupt-NW: Reaktion an Injektionsstelle, Konjunktivitis (→ prophylaktische Gabe von Tränenersatzflüssigkeit u. Lidrandhygiene, wenn Konjunktivitis auftritt kurzzeitig Fluorometholon AT 2–4x / Fluoropos® AT → ophthalmologisches Konsil), Zulassungserweiterung ab einem Alter von 12 J. zu erwarten.
  - Ciclosporin A (Immunosporin® Optoral) 2,5–3,5 bis max. 5 mg / kg KG / d p. o. in 2 ED, zugelassen ab dem 16. LJ., im OLU für Kdr.
  - Mycophenolatmofetil (CellCept®) und Azathioprin (z. B. Imurek®) im OLU: in refraktären, nicht auf CsA ansprechenden Fällen bei Erw. Mycophenolatmofetil 1–2 g / d p. o. [beginnend 1 g, je nach Befund und Verträglichkeit Erhöhung auf 2 g / d], bei Kdr. 40–50 mg / kg KG / d, bei Jugendlichen 30–40 mg / kg KG / d, Azathioprin in

Abhängigkeit von der Thiopurinmethyltransferase-Aktivität 1–3 mg / kg KG / d p. o. OLU.
- orale Glukokortikoidther. bei Erw. über kurze Zeit, nicht bei Kdr. → Ausnahme z. B. bei gleichzeitiger Asthmaexazerbation. OLU.
- Bei hochgradig gegen Hausstaubmilben sens. Erw. mit atopischem Ekzem kann eine entsprechende spez. Immunther. (SCIT) eine Besserung des Hautstatus erzielen. OLU.

**Proaktive Ther.:** Im erscheinungsfreien Intervall die zuvor topisch behandelten Areale 2 × / Wo. weiterbehandeln (mit topischen Glukokortikoiden oder TCI), um neue klin. Schübe zu vermeiden. Proaktive Ther. mit TCI für 1 J. zugelassen!

> Im Rahmen der Neurodermitis-Ambulanz evtl. Telefon-Sprechstunde einrichten → hat sich sehr bewährt („kleine Psychother.").



### Weitere Hilfen

**Kontaktadressen für Patienten mit atopischem Ekzem**

- Deutsche Haut- und Allergiehilfe e.V, Tel. 0228 / 351091, www.dha-allergien.de.
- Deutscher Neurodermitis-Bund e. V., Tel. 040 / 230810, www.neurodermitis-bund.de.

**Einleitung von medizinischen Rehabilitationsmaßnahmen**

- Bei schweren, therapieresistenten Verläufen, v. a. bei Kdr., stat. Rehabilitationsmaßnahme empfehlenswert.
- Antragsformulare von Trägern der medizinischen Rehabilitation anfordern (Kdr. / Schüler: Krankenkassen, Berufstätige: Rentenversicherungsträger).
- Oft sind Mutter-Kind-Maßnahmen unumgänglich (Mutter als Begleitperson).

## 12.11 Ekzeme: Lichen simplex chronicus (L28.0)

**Syn.:** Lichen Vidal, Neurodermitis circumscripta.

**Def.:** Plaqueartiges, stark lichenifiziertes Ekzem unklarer Genese.

**Klinik:**

- umschriebenes, stark juckendes Ekzem mit Lichenifikation und später Hyperpigmentierung. Krustenbildung durch intensives Kratzen
- Prädilektionen: Fußgelenke, Unterschenkel, Nacken, selten auch Vulva. An den Unterschenkeln meist Ausbildung von Papeln
- typisch: quälender Pruritus (häufig psychische Beeinträchtigung) und starke Ther.-Resistenz

**Diagn.:** Klin. Bild, keine typischen Laborwertveränderungen.

**DD:** Lichen planus, Lichen planus verrucosus, Lichen amyloidosus, Kontaktekzeme, T-Zell-Lymphom.

**Ther.:** Für ca. 1–2 Wo. hochpotente externe Steroide wie Clobetasolpropionat z. B. Karison® Salbe 2 × / d, über Nacht unter Folienokklusion. Danach Übergang auf nächstschwächeres externes Steroid (Betamethasonvalerat, z. B. Soderm plus® Salbe) 1–2 ×/d; insgesamt i. d. R. über mehrere Wo. Zusätzlich UVB-Bestrahlungen (▶ 23.2), ggf. PUVA-Creme- oder -Bad-Ther. (▶ 23.4). Bei Ther.-Resistenz Unterspritzung mit Glukokortikoid-Kristallsusp. (z. B. Triam 10 Injekt®).

**Progn.:** Hoch-chron. Verlauf oft über J., deutliche Ther.-Resistenz.

# 12.12 Seborrhoisches Ekzem (L21.9)

## 12.12.1 Seborrhoisches Ekzem der Säuglinge

**Syn.:** Dermatitis seborrhoides infantum.

**Def.:** Während der ersten Lebenswo. auftretende sehr häufige ekzematöse HV nicht vollständig geklärter Ursache, pathogenetische Rolle von Pityrosporon ovale. Oft Superinf. mit Candida albicans. Typischerweise kein Pruritus.

**Klinik:**

- fettige, gelbe Schuppenkrusten
- Prädilektionen: Kapillitium, retroaurikulär, Augenbrauen, Nasolabialfalten und Wangen, Windelbereich. Kann auch generalisiert auftreten.
- bei Generalisation u. schlechtem Allgemeinbefinden an Netherton-Sy. denken!

**Diagn.:** Typische Klinik.

**DD:** Atopisches Ekzem (Milchschorf), lässt Windelbereich frei.

**Ther.:**

- Kopfherde: bei leichter Schuppung Kopfwäsche mit blanden Syndets z. B. mehrmals / Wo.
- stark schuppende bzw. krustöse Kopfherde: z. B. Loyon® oder Dermabene® AntiSchuppen Gel
- entzündliche Kopfherde: hydrophile Prednicarbat-Creme 0,08 % NRF 11.144 für einige d
- Körperherde: Glukokortikoide kurzzeitig in Creme oder Lotio (z. B. Hydrocortisonbuteprat Creme = Neuroderm akut®); ggf. antimykotische Ther. mit Ketoconazol (z. B. Nizoral® Creme). Ölbäder (z. B. Balmandol).

**Progn.:** Heilung meist nach einigen Wo. bis Mon.

## 12.12.2 Seborrhoisches Ekzem des Erwachsenen

**Def.:** Sehr häufiges, die seborrhoischen Zonen betreffendes Ekzem. Auslösung durch Pityrosporon ovale wird diskutiert.

**Klinik:**

- Gesicht (v. a. zentral frontal, Augenbrauen, Nasenflügel): fettig-gelbliche, pityriasiforme Schuppung auf unregelmäßigem, scharf abgegrenztem Erythem (▶ Abb. 12.8)
- Stamm (Schweißrinnen, intertriginöse Räume, Axillae, genitokrural, Nabel): gelbliche, erythematöse, leicht infiltrierte Herde mit typischer gelblicher Schuppung
- Kapillitium: perifollikuläre Rötungen und Schuppung, konfluierend mit fettiger, gelblicher Schuppung

- Sonderformen:
  - disseminiertes seborrhoisches Ekzem: disseminierte, konfluierende Herde unterschiedlicher Größe (v. a. am Stamm) mit Erythem, Schuppung, Erosionen, Nässen und Krusten
  - seborrhoische Erythrodermie: Maximalvariante, v. a. nach Irritation (z. B. durch Externa)

**Diagn.:** Typische Klinik.

**DD:** Ps. vulgaris, Rosacea, atopisches Ekzem, Ekzeme anderer Genese.

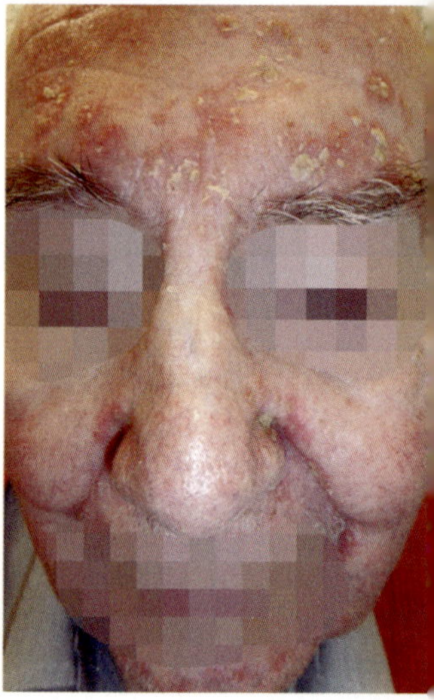

Abb. 12.8 Seborrhoisches Ekzem. [M123]

**Ther.:**

- Kopfherde: Haarwäsche mit Ketoconazol (z. B. Terzolin® Lsg. 1–2 × / Wo.). selendisulfidhaltige Shampoos (z. B. Selsun®), bei starker Schuppung Zinkpyrithion (z. B. Head and Shoulders). Bei stark entzündlicher Komponente kurzzeitig steroidale Lokalther. (z. B. Mometasonfuroat Lsg. oder Diprosis® Gel, 1–2 × / Wo. über 2–3 Wo.)
- Körperherde und Gesicht: Bifon- (z. B. Bifon Creme) oder ketokonazolhaltige Cremes (z. B. Nizoral® Creme)
  - alternativ: Pimecrolimus Creme (Elidel® Creme; OLU)
  - bei Nichtansprechen oder in schweren Fällen: Fluconazol 300 mg / Wo. für 4 Wo. im OLU
  - bei Exazerbation am Stamm kurzzeitig Glukokortikoide extern (z. B. Triamcinolonacetonid 0,1 % in Ungt. emulsif. aquos., Betamethason-17-valerat-Emulsion 0,05 % NRF 11.47.)
  - bei seborrhoischer Blepharitis glukokortikoidhaltige Augensalbe (Hydrocortison z. B. Ficortril® 0,5 %)
- disseminierte Formen: syst. Glukokortikoide in mittlerer Dosierung (Prednisolon, z. B. Decortin® H; ▶ 22)

**Progn.:** Meist chron.-rez. Verlauf. Langzeitther. erforderlich.

## 12.13 Mikrobielles Ekzem (L30.3)

**Syn.:** Nummuläres Ekzem.

Ätiol. weitgehend unklar. Möglicherweise kontaktallergische Mechanismen (Bakterienantigene) und Fokalgeschehen (chron. Bronchitis, Entzündung in den NNH, wurzelgefüllte Zähne, Otitis, Tonsillitis, Darmkandidose u. a.). Häufig bei CVI an den Beinen; auch bei atopischer oder psoriatischer Diathese.

**Klinik:**

- nummuläre bis polyzyklische, scharf abgegrenzte erythematöse Herde mit Papulovesikeln, späterer psoriasiformer Schuppung und typischen gelblichen impetiginisierten Krusten

- Prädilektionen: Streckseiten (Unterschenkel, Oberarme, Fußrücken), Stamm. An den Händen in Form von unsymmetrischen und nur einzelne Finger / Areale betreffenden Ekzemherden. Evtl. disseminierte Erkr. und Generalisation

**Diagn.:** Klin. Bild, mykologische Diagn. (Nativpräp., Kultur), PCR Abstrich auf Bakterien, Fokussuche (▶ 2.1.1).

**DD:** Ps. vulgaris, Tinea corporis, Stauungsekzem.

**Ther.:**
- Fokussanierung (z. B. CVI; ▶ 21.2.2)
- umschriebenene HV: Externe Ther. mit Glukokortikoiden (Prednicarbat Creme) und Antiseptika z. B. Vioform® 2 % in Lotio Cordes®, od. steroidal / antiseptisch (z. B. LOCACORTEN®-Vioform® Creme) 1–2 × / d. **Cave:** Möglichst keine fetten Grundlagen
- disseminierter Befall: Kurzzeitig syst. Glukokortikoide: Prednisolon (z. B. Decortin® H; ▶ 22), initial 50 mg / d p. o. mit nachfolgend rascher Dosisreduktion. Begleitend evtl. $UVA_1$- oder PUVA-Bad-Ther. (▶ 23). Bei Ther.-Resistenz und ausgedehntem Befall stat. Aufnahme

**Progn.:** Häufige Rez., Heilung oft erst nach Ther. der Grunderkr. (CVI, Fokus).

## 12.14 Exsikkationsekzem (L30.8)

**Syn.:** Austrocknungsekzem.

**Def.:** Chron. Austrocknung (Entzug von Wasser und Lipiden) durch exogene Einflüsse (Dusch- / Wasch- / Badeverhalten, Sauna, klimatische Verhältnisse: Geringe Luftfeuchte im Winter, insb. in beheizten Räumen). V. a. bei älteren Menschen.

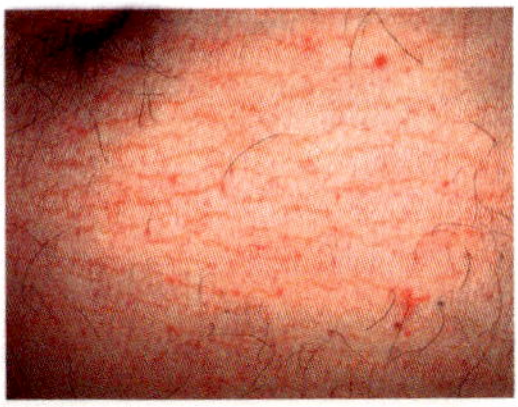

Abb. 12.9 Exsikkationsekzem (Etat craquelé). [R299]

**Klinik:** Trockene Haut mit Schuppung und netzförmigen oberflächl. Einrissen (Craquelé-Muster, ▶ Abb. 12.9). Prädilektionen: Unterschenkel, Streckseiten der Arme, aber auch Stamm. Später Entwicklung von mehr nummulären Herden. Oft starker Pruritus.

**Diagn.:** Klin. Bild.

**Ther.:**
- Dusch- / Badefrequenz ↓, Seifen, Syndets und v. a. Duschgels meiden, keine Schaumbäder. Stattdessen Bade- / Duschöl verwenden (z. B. Eucerin® Ölbad / F). Statt Seife Reinigung mit Lotio (z. B. Bepanthol Roche Lotio®), anschließend kurz Abduschen.
- Harnstoffhaltige Externa (z. B. Excipial® U Lipolotio).
- Bei starkem Pruritus Antihistaminikum wie Desloratadin (1 × 1 Tbl. / d; ▶ 22) u. / od. kurzzeitig mittelstarke externe Glukokortikoide (z. B. Prednicarbat-Salbe / Fettsalbe).

# 12.15 Toxische Kontaktdermatitis (L24.9)

**Syn.:** Toxisches Kontaktekzem.

**Def.:** Akute nichtallerg. Dermatitis durch Kontakt mit hauttoxischen Substanzen (dosis-, konzentrationsabhängig). Auslöser i. d. R. flüssige Stoffe (z. B. zu gering verdünnte Schmieröle, konzentrierte Lösungs- und Reinigungsmittel, Säuren, Laugen).

**Klinik:** Innerhalb von min bis h Entwicklung von entzündlichen, nässenden vesikulösen bis blasigen HV an der Kontaktstelle (scharfe Begrenzung), ausgeprägtes Ödem, starkes Brennen oder Pruritus (▶ Abb. 12.10). V. a. Hände (Fingerzwischenräume) betroffen. **Keine** Streuphänomene.

**Diagn.:** Klin. Bild, Anamnese (Kontaktstoffe?). Nach Abheilung Epikutantestung (▶ 2.4.1) z. A. einer Typ-IV-Reaktion.

**DD:** Allergische Kontaktdermatitis (Streureaktionen, Kontakt mit typischem Allergen wie Salbengrundlage usw.).

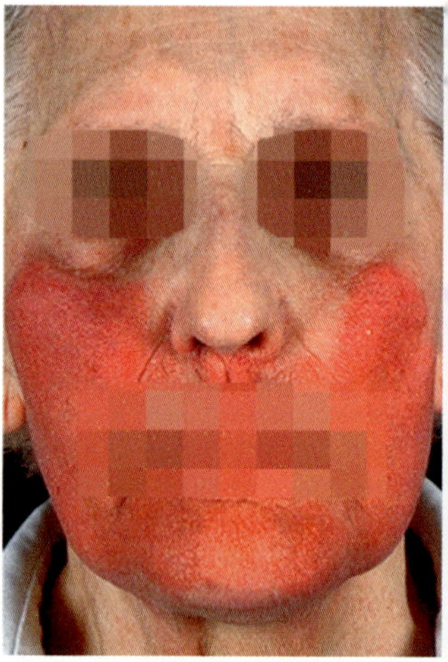

Abb. 12.10 Toxische Kontaktdermatitis. [R299]

> Bei Verursachung am Arbeitsplatz oft mehrere Beschäftigte betroffen.

**Ther.:**
- Auslösendes Agens meiden.
- Kurzzeitig externe Glukokortikoide wie Mometasonfuroat Creme, v. a. bei nässenden HV feuchte Umschläge (z. B. 0,9 % NaCl-Lsg.). Bei V. a. Superinf.: Octenisept Lsg. o. Kaliumpermanganat (hellrosa), ggf. als fett-feuchte Behandlung (Glukokortikoidsalbe / -fettsalbe + feuchte Umschläge).
- bei ausgeprägtem Befund: syst. Glukokortikoide wie Prednisolon (z. B. Decortin® H, Solu-Decortin® H), initial bis zu 50–150 mg / d mit rascher Dosisreduktion (▶ 22). Bei starkem Pruritus Antihistaminika wie Dimetinden i. v. (z. B. Fenistil® 2 × 1 Amp. / d; ▶ 22) od. orale nicht sedierende Antihistaminika (z. B. Levocetirizin).

# 12.16 Besondere Ekzemformen

## 12.16.1 Stauungsekzem (L183.1)

**Def.:** Lokalisierte flächige Ekzeme mit Rötung und Schuppung, v.a. an Unterschenkeln bei CVI. Meist auch ein allerg. Problem (lange Leidensgeschichte mit Vielzahl zuvor angewandter Externa und Bahnung von Kontaktallergien durch die ekzematisierte Haut).

**Typische Allergene:** Antibiotika (z. B. Neomycin), Konservierungsstoffe (z. B. Parabene, Euxyl® K 400, Kathon® CG), Antiseptika (z. B. Chinolin), Salbengrundlagen (z. B. Wollwachs, Cetylstearylalkohol), Lokalanästhetika (z. B. Benzocain), Glukokortikoide, Inhaltsstoffe von Kompressionsstrümpfen (Gummiinhaltsstoffe, Farbstoffe).

**Ther.:**
- Kompression und Ther. der CVI (▶ 21.2.2)
- extern: So wenig und allerg. indifferent wie möglich (Vaseline, Basiscreme DAC, Ungt. emulsificans aquosum); kurzzeitig Hydrocortisonbutyrat-Salbe (Laticort® Salbe)
- bei ausgeprägten Formen im akuten Schub kurzzeitig systemische Steroide

**Progn.:** Chron. Verlauf, falls Ursache (CVI) nicht therapiert wird.

### 12.16.2 Airborne contact dermatitis (L23.7)



**Def.:** Kontaktekzeme durch volatile Allergene (Typ IV und Typ I). Betroffen sind v. a. nicht bedeckte Körperstellen (Gesicht / Hals), auch ausschließlich Lider.
- typische Typ-IV-Allergene: Formaldehyd, Primin, Korbblütler, verschiedene Desinfektionsmittel
- typische Typ-I-Allergene: Pollen, Hausstaubmilben, Tierepithelien.

**DD:** Mechanische oder irritative Dermatitis (z. B. durch Holzstaub, Zement), fotoallergisches Kontaktekzem, chron. aktinische Dermatitis u. a.

**Ther.:** Wie allergisches Kontaktekzem (▶ 12.9) bzw. Lidekzem (▶ 12.17.2).

### 12.16.3 Purpuriforme Kontaktdermatitis (L23.9)

**Def.:** Purpuriforme HV durch Kontaktallergene, umschrieben an Kontaktstellen (z. B. eng anliegende Textilien).

**Auslöser:** V. a. Gummiadditivum (Antioxidans) Isopropylparaphenylendiamin (IPPD, z. B. in elastischer Unterwäsche, Gummistiefeln, Taucheranzug, Strümpfen, Kompressionsstrümpfen, BH), Wolle, Paraphenylendiamin (PPD).

**Klinik:** Ekzem mit späterer Entwicklung von petechialen HV, evtl. Petechien ohne Ekzem.

**Diagn.:** Testung mit Originaltextil (muss getragen werden → Druck-Komponente), Epikutantest oft neg.

**Ther.:** Wie allergisches Kontaktekzem (▶ 12.9.2). Fotoallergie ▶ 10.3.9.

## 12.17 Ekzeme an verschiedenen Lokalisationen

### 12.17.1 Kopfekzem (L30.9)

**Def.:** Häufige Erkr. mit flächiger Ekzematisierung der Kopfhaut. Ursachen: atopisches Ekzem, seborrhoische Dermatitis, allergisches oder toxisches Kontaktekzem.

**Klinik:**
- flächige Schuppung, Pruritus, ggf. Nässen. Lokalisation v. a. retroaurikulär, Stirnhaaransatz. Gehörgangsekzem
- Tinea amiantacea (keine Mykose!): massive dachziegelartige Schuppung, auch mit Effluvium

**Diagn.:** Anamnese (atopische bzw. psoriatische Diathese), Prick-Test (orientierend), Epikutantest (Standardreihe).

**DD:** Ps. capitis, Tinea capitis.

**Ther.:**
- allg. Maßnahmen: Meidung auslösender Kontaktallergene, Verminderung der Haarwaschfrequenz, Verwendung milder Haarshampoos (z. B. Physiogel®)
- Kopfherde: Haarwäsche mit Ketoconazol (z. B. Terzolin® Lsg. 1–2 × / Wo.). Alternativ selendisulfidhaltige Shampoos (z. B. Selsun®), bei starker Schuppung Zinkpyrithion (z. B. Head and Shoulders). Bei stark enzündlicher Komponente topisches Glukokortikoid, z. B. Mometasonfuroat Lsg. od. Diprosis® Gel, 1–2 × / Wo. über 2–3 Wo.
- Gehörgangsekzem: Fluocinolonacetonid (OtoFlamm® 250 µg / ml), 2× d, bei Bedarf
- Ther. des seborrhoischen Kopfhautekzems und der Ps. capitis ▶ 14.6.10.

12

## 12.17.2 Lidekzem (H01.1)

**Def.:** Chron. Rötung, Schuppung und evtl. Lichenifikation der Augenlider. Ursachen: Kontaktallergie (auch airborne contact dermatitis), Atopie, seborrhoisches Ekzem. Neben Allergenen, die unmittelbar mit dem Lid in Kontakt kommen, häufig durch indirekte Kontakte (über Finger) ausgelöst.

**Häufige Auslöser (Beispiele):** Kobaltchlorid (z. B. in blauer Wimperntusche), Ophthalmika, Kontaktlinsenflüssigkeiten (Thiomersal, Benzalkoniumchlorid), Acrylate (Haarspray, künstl. Fingernägel), Brillenmaterialien (Nickel, Kunstharze), Kontaktlinsen (allg. Unverträglichkeit mit erhöhtem Tränenfluss und konsekutiver Lidirritation, meist streifenförmig an den lateralen Augenwinkeln), Waschmittel u. a. Duftstoffe (Perubalsam!), Berufsallergene, Metall-, Boden-, Auto-, Möbelpolitur, Bohnerwachs, Schuhcreme, Fleckenentferner.
- Allergene in Nagellack (Nickel, Toluylensulfenamid-Formaldehydharz) lösen Lid- und Gesichtsekzeme aus, Finger bleiben erscheinungsfrei.
- Allergene können auch durch den Partner „übertragen" werden (z. B. Aftershave des Partners bei Duftstoffsens.).

**Klinik:** Erythem, Schuppung, Lichenifikation, Lidödem, Pruritus (v. a. bei Atopie, Kontaktekzem). Gelegentlich nur Lidödem.

**Diagn.:**
- Anamnese (Atopie, Typ-IV-Sens., Kosmetika, Beruf). Einfaches orientierendes Ausschlussverfahren:
  - Lidekzem perennial: Keine Verursachung durch Pollen.
  - Lidekzem auch bei längerem Aufenthalt außerhalb der eigenen Wohnung: Indoor-Allergen unwahrscheinlich.
  - Lidekzem saisonal: Kosmetikallergie unwahrscheinlich.
- Prick-Test (Atopie-Screening), Epikutantest, evtl. mit Klebefilmabriss, wenn z. B. Wimperntusche, Lidschatten u. a. als Auslöser.

> Bei schwacher Sens. gehen ekzematöse HV an den Augenlidern solchen an den primären Kontaktstellen voraus.

**DD:** Schilddrüsenerkr., Angioödem, Kollagenosen, Nephropathien, Lymphome.

**Ther.:**
- bei kontaktallergischer Genese: Allergenkarenz, bei unbekanntem Allergen strikte Kosmetikakarenz und Beschränkung auf möglichst „allergenarme" Hygiene- und Pflegeprodukte: Sapo calinus, DAC-Basiscreme oder Vaseline (**cave:** oft Auslsg. einer Keratopathia superficialis punctata bei Langzeitgebrauch).
- akutes Ekzem: Hydrokortison 0,5 % in möglichst indifferenter Grundlage (Vaseline) oder steroidhaltige Augenpräp. (z. B. Ficortril®-Augensalbe), Umschläge mit kaltem Schwarztee.
- nach Abklingen der akuten Phase: schrittweise Absetzen des Glukokortikoids, wechselweise Behandlung mit der reinen Grundlage, schließlich pflegende Ther. nur mit der Grundlage.
- chron. Lidekzem: Ther.-Versuch mit Pimecrolimus (Elidel®-Creme) 2 × / d (OLU, darf nicht in die Augen gelangen) über 2–3 Wo.



! Höherpotente Glukokortikoide oder Langzeitanwendung am Lid vermeiden, Gefahr der Steroidatrophie ist hier besonders hoch.

**Progn.:** Bei atopischer Genese oft schlecht auf Ther. ansprechender chron. Verlauf.

## 12.17.3 Handekzem (L30.9)

**Syn.:** Handdermatitis.

**Epidemiologie:** Großes sozioökonomisches Problem aufgrund von Lokalisation, Chronizität und Häufigkeit. Diagn. und v. a. ther. Herausforderung.
- Inzidenz: 5 / 1000 / J.
- 1-Jahres-Prävalenz: ≈ 10 % der Bevölkerung
- dermatologische Behandlungsprävalenz: ≈ 5 % der Bevölkerung
- Kein deutlich erhöhtes Handekzemrisiko durch Rauchen.

Etwa 1 % der Berufstätigen leidet an einem schweren Handekzem → eine der häufigsten Hauterkr. u. die häufigste berufsbedingte Hauterkr. (Friseure, Bäcker, Floristen, Fliesenleger, Zahntechniker, Metallarbeiter, Gesundheitsberufe etc.).

**Klassifikation von Handekzemen:** Keine einheitliche Erkr., sondern durch unterschiedliche klin. Erscheinungsformen (Morphe, Lokalisation) sowie unterschiedliche Ätiologien (häufig multifaktoriell) gekennzeichnet (▶ Tab. 12.5).

**Tab. 12.5 Klassifikation von Handekzemen.**

| Klassifikation nach | Ekzemvariante |
|---|---|
| Klinik | • hyperkeratotisch-rhagadiformes Handekzem<br>• dyshidrosiformes Handekzem<br>• Sonderformen, z. B. Fingerkuppenekzem |
| Ätiologie | • irritiativ-toxisches Handekzem<br>• (kontakt-)allergisches Handekzem<br>• atopisches (endogenes) Handekzem |
| Schweregrad | • leichtes Handekzem<br>• mittelschweres bis schweres Handekzem<br>• schweres Handekzem<br>• chron.-rez. Handekzem |

### Klinische Klassifikation

- **hyperkeratotisch-rhagadiformes Handekzem:**
  - häufigste Form des Handekzems mit umschrieben vermehrter Schuppung auf mehr oder weniger geröteter Haut (je nach Chronizität)
  - häufig sehr schmerzhafte Einrisse (palmar in den Gelenkfalten)
  - keine Bläschenbildung, kaum Pruritus
  - häufig chron. rez.

▶ Abb. 12.11.

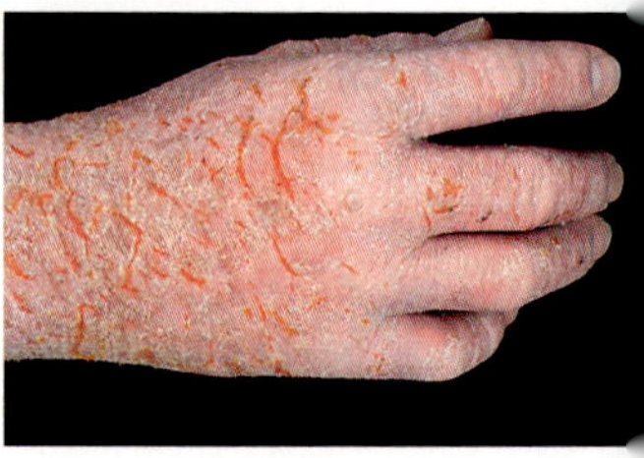

Abb. 12.11 Schweres, akutes hyperkeratotisch-rhagadiformes Handekzem. [R299]

- **dyshidrosiformes Handekzem:**
  - Entwicklung von stecknadelkopfgroßen, wasserklaren, stark juckenden Bläschen (Spongiose)
  - bevorzugt an den Fingerzwischenräumen (Übergang Leistenhaut – Felderhaut), aber auch Übergang auf die palmare Leistenhaut
  - häufig assoziiert mit Atopie
  - Cheiropompholyx: großblasige Variante des dyshidrosiformen Handekzems
  - Anmerkung: dyshidrosiform = Misnomen, da keine Beteiligung der Schweißdrüsen

▶ Abb. 12.12.

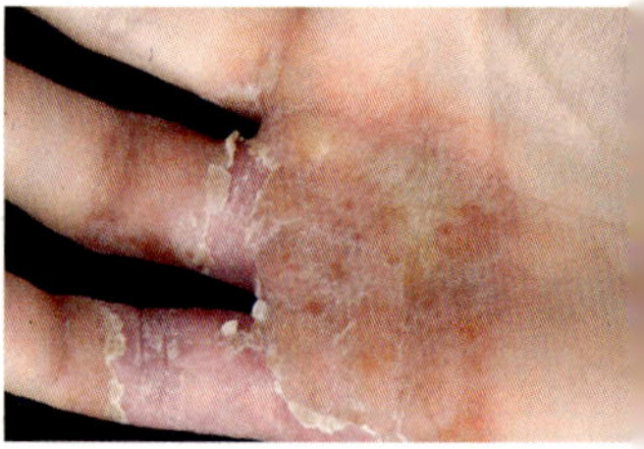

Abb. 12.12 Dyshidrosiformes Handekzem mit z.T. bräunlich eingetrockneten Blasen. [R299]

- **Sonderformen des Handekzems:**
  - Je nach Morphe und Lokalisation lassen sich Sonderformen des Handekzems beschreiben.
  - Fingerkuppenekzem: Lokalisation nur an den Fingerkuppen; häufig exogene Ätiologie (▶ Abb. 12.13).
  - nummuläres Ekzem: münzförmig umschriebene Ekzemherde.

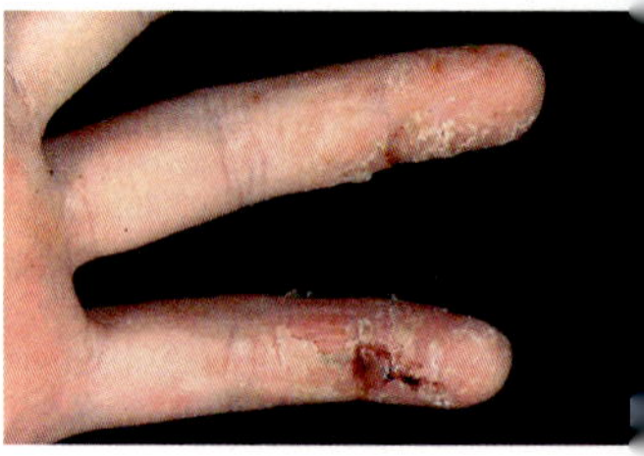

Abb. 12.13 Fingerkuppenekzem als Sonderform des Handekzems. [R299]

### Ätiologische Klassifikation

- **irritativ-toxisches Handekzem:**
  - ausgelöst durch hautirritative u. -toxische Stoffe (Nassarbeiten, Okklusion / Schwitzen, Desinfektionsmittel, Arbeitsstoffe etc.)
  - Begrenzung auf die Expositionsstellen, keine Streuphänomene
  - zuerst Ausprägung auf der dünneren Felderhaut der Fingerrücken u. des Handrückens; erst später Manifestation auf der palmaren Leistenhaut
  - morphologisch zunächst hyperkeratotisch, später rhagadiform
  - begünstigt durch komb. Vorliegen mit einer atopischen Diathese

- **(kontakt-)allergisches Handekzem:**
  - Typ-IV-allergisch vermitteltes Ekzem
  - klin.-morphologisch sehr heterogen
  - starker Pruritus
  - sek. Streuphänomene, unscharfe Begrenzung
  - Zweiphasenekzem: auf dem Boden eines irritativ-toxischen Ekzems leichtere Entwicklung einer Kontaktallergie
- **atopisches (endogenes) Handekzem:**
  - Vorliegen atopischer Erkr. (allergische Rhinokonjunktivitis, Asthma u. Ä.)
  - im Rahmen eines atopischen Ekzems
  - häufig dyshidrosiforme Morphe
  - Persistenz trotz Vermeidung (z. B. Arbeitskarenz)
  - Pulpitis sicca: Fingerkuppenekzem als Minimalvariante eines atopischen Ekzems



**Klassifikation nach dem Schweregrad**
- **leichtes Handekzem:** Heilt bei adäquater Ther. und Mitwirkung des Pat. (Prävention) schnell wieder ab.
- **mittelschweres bis schweres Handekzem:** Besteht trotz adäquater Ther. und Mitwirkung des Pat. (Prävention) mehrere Wo.
- **schweres Handekzem:** ausgedehnte dauerhafte oder rez. HV von erheblichem Krankheitswert.
- **chron.-rez. Handekzem:**
  - keine Heilung > 3 Mon. trotz adäquater Ther. und Mitwirkung des Pat. (Prävention) **oder**
  - mind. 2 Rez. innerhalb von 12 Mon.

**DD:** Ps. palmaris, Tinea manuum, Lichen planus, Mycosis fungoides, hereditäre palmare Keratosen, erworbene / paraneoplastische palmare Keratosen (z. B. Bazex-Sy.), Skabies, Erythema exsudativum multiforme, fixes Arzneimittelexanthem, Granuloma anulare, Syphilis II, Herpes simplex, Artefakte.
Ps., v. a. Ps. palmaris pustulosa, Tinea manuum und Lichen planus manchmal schwer abgrenzbar.

**Diagn.:**
- Anamnese:
  - genaue Privat- und Berufsanamnese, Atopie- und Allergieanamnese, Medikamentenanamnese (Kalziumantagonisten → Risikofaktor für Ekzeme im Alter)
  - spez. Expositionen
  - zeitlicher Erkr.-Verlauf (Heilung am Wochenende od. im Urlaub)
  - Zusammenhang mit Licht (fototoxisches, -allergisches Ekzem; Porphyrie)
- Inspektion / klin. Untersuchung:
  - Morphe der Krankheit an den Händen
  - Ganzkörperinspektion, ggf. Atopie-Score
- Atopie-Diagnostik:
  - Gesamt-IgE, spez. IgE-Suchtests, CAP-FEIA / RAST
  - Atopie- und allergenspez. Pricktestung
  - Ergänzungstests, z. B. bei Proteinkontaktdermatitis
- Diagnostik von Kontaktallergien:
  - orientierende Epikutantestung (Standardreihe)

  - spez. Epikutantestung (z. B. Berufsstoffe)
  - ggf. Fotopatch-Test
  - Relevanzbeurteilung des Ergebnisses!
- DD:
  - immer mykologische Diagn. (mikroskopisch, kulturell, PCR)
  - spezielle Diagn., z. B. Syphilisserologie, Ausschluss Ösophagus-Ca bei erworbener palmarer Hyperkeratose etc.
- histologische Diagnostik:
  - Häufig kann auf eine Biopsie zur histologischen Diagn. verzichtet werden.
  - Wenig hilfreich zur Abgrenzung einer Ps.
  - Hilfreich zur Abgrenzung von granulomatösen (Lichen planus, Granuloma anulare), Lichen planus, neoplastischen Krankheiten (Mycosis fungoides) oder Arzneimittelexanthemen u. a.



### Therapie

Spez. Dermatother. des Handekzems richtet sich nach Schweregrad → mehrschrittige Stufenther., bei der topische Behandlungen, Lichtther. und syst. Ther kombiniert werden. Bereits frühzeitig bei mittelschweren Handekzemen Einsatz einer Systemther. mit Alitretinoin (Toctino®; ▶ 22), falls potente topische Kortikosteroide nicht effektiv.

### Basistherapie

- indifferente Rückfettung der Haut mit konservierungsmittel- u. duftstofffreien Lotionen und Cremes (akutes Ekzem), z. B. Physiogel® A. I. Lotion / Creme oder fetthaltigeren Externa (chron. Ekzem), z. B. Dexeryl® Creme, Physiogel® A. I. Lipolotion
- Meiden von auslösenden Faktoren
- Hautschutzmaßnahmen (sek. Prävention)

### Stufe 1 – Spezifische topische Lokaltherapien

- Keratolytika, Gerbstoffe, antimikrobielle Substanzen, Leitungswasseriontophorese:
  - ≤ 20 % Salicylsäure in einer Salbengrundlage, z. B. in Vas. alb. NRF 11.43.
  - ≤ 10 % Harnstoff in einer Salbengrundlage, z. B. in Lotio/Creme NRF 11.71, 11.129.
  - Phenol-Methanal-Harnstoff-Polykondensat (z. B. Tannolact®)
  - bei Superinf. antiseptische Aufschläge, z. B. Schwarzteeumschläge od. antimikrobielle Externa, z. B. Octenidindihydrochlorid 0,1 % in DAC Basiscreme
  - Leitungswasseriontophorese zur Austrocknung und Schweißreduktion (Triggerfaktor)
- Glukokortikosteroide:
  - je nach Ekzemstadium Glukokortikosteroide unterschiedlicher Potenz
  - Glukokortikosteroide der Klasse 2 mit hohem TIX empfohlen, z. B. Prednicarbat (▶ 22) in verschiedenen Grundlagen
  - Intervallther. zur Einsparung von Glukokortikosteroiden
- Calcineurininhibitoren:
  - Langzeitbehandlung ohne glukokortikosteroidtypische NW, z. B. Pimecrolimus (Elidel® Creme) 2 × / d
  - keine Komb. mit Lichtther.

**Stufe 2 – hochpotente Glukokortikosteroide, Lichttherapien, Alitretinoin**

- hochpotente Glukokortikosteroide: Klasse-4-Glukokortikosteroide (Clobetasolpropionat, z. B. Karison®) kurzzeitig
- Lichtther.: Creme- oder Bade-PUVA (Psoralen plus UVA) als Teilkörperbestrahlung
- Alitretinoin (Toctino® Kps. à 10 / 30 mg; ▶ 22):
  - Indiziert beim chron., schweren und therapierefraktären Handekzem
  - Bei 50 % der Pat. Abheilung unter 30 mg / d Alitretinoin nach 6 Mon. (Monother.)
  - Kein Rebound, ⅔ aller abgeheilten Pat. über 6 Mon. rezidivfrei
  - Keine Tachyphylaxie. Bei 80 % der Pat. erneute Abheilung nach Rez.
  - häufigste NW: transiente Kopfschmerzen in den ersten Behandlungstagen (20 %), selten permanente, ther.-resistente Kopfschmerzen → Ther.-Abbruch
  - Kontrolle der Lipidwerte, keine Hepato-, Nephro- oder Thyreotoxizität
  - Kontrazeption bei F (Teratogenität) → schriftliche Aufklärung

12

**Stufe 3 – systemische Immunmodulatoren**

- Alitretinoin (Toctino®), 1. Wahl
- Ciclosporin (▶ 22) über einige Mon. (< 6 Mon.)
- kurzzeitig (1–2 Wochen) syst. Glukokortikosteroide, z. B. Prednisolon (Decortin® H; ▶ 22)

## 12.17.4 Fußekzem (L20.8)

**Ätiol.:** Atopie, genuin dyshidrotisch, kontaktallerg. Selten kumulativ-subtoxisch (Ausnahme: z.B. Untertagebergbau), häufig mykotisch überlagert. Klin. meist von nichtallergischen Fußekzemen nicht sicher zu unterscheiden. Zahl der potenziellen Allergene ist groß, im Zweifelsfall immer mit unbekannten Schuhinhaltsstoffen rechnen.

**Häufigste (bekannte) Allergene:**

- Gerbstoffe: Chromat (hexavalentes Chromsalz), Chromalaun (trivalentes Chromsalz), gelegentlich pflanzliche Gerbstoffe
- Formaldehyd, Glutaraldehyd
- Gummiinhaltsstoffe (Sohle und u. U. Kleber): V. a. Mercaptobenzothiazole, Thiurame
- Klebstoffe: Neoprenkleber (p-tertiäres Butylphenol-Formaldehydharz: PTBP), Polyurethankleber (Isocyanate), Kolophonium
- Acrylate
- Farbstoffe: Bismarckbraun, Azofarbstoffe

**Klinik:**

- Oft ausgedehnte Erytheme mit z. T. randständiger, plaqueförmiger oder diffuser Schuppung. Ggf. Bläschen- u. Pustelbildung.
- Bei trockenen Formen erhebliche Hyperkeratosen mit tiefen schmerzhaften Rhagaden.
- Starker Pruritus und Brennen.
- Maximalvariante mit großen Blasen: Podopompholyx.

**Diagn.:** Wie Handekzem (▶ 12.17.3); zusätzlich:

- Epikutantestungen mit nativem Schuhmaterial (trotz Sens. oft neg. → „Schuhverhältnisse“ nicht nachahmbar): Natives Schuhmaterial in Wasser einweichen, Epikutantestung über mehrere d unter okklusiven Bedingungen auf Rücken od. Oberarm.

- Bei V. a. Schuhallergie routinemäßig testen: Standard-, Gummi-, Lack-, Plastik-, Klebstoffreihe, p-Aminoazobenzol (Marker für Azo-Farbstoffe), Bismarckbraun, Chrom-III-Alaun, PTBP.

**DD:** Ps. plantaris, Ps. pustulosa, Tinea pedum.

**Besonderheiten:**
- Allergene wirken durch Okklusion im Schuh verstärkt; ggf. sensibilisierungsbahnende Vorerkr. (Hyperhidrosis, Mykose)?
- Auch bei primärem kontaktallergischem Fußekzem sind dyshidrotische HV an den Händen möglich (Streureaktion oder bei mykotischer Superinf. Id-Reaktion).
- Bei einigen Substanzen werden regelrechte „Allergendepots" im Str. corneum oder in Strümpfen gebildet → Ekzem persistiert noch einige Zeit, trotz Meidung des betreffenden Schuhs.
- Bei verifizierter Chromatallergie, allergen-(chrom-)freie Schuhe empfehlen.



**Ther.:** Wie Handekzem (▶ 12.17.3). Alitretinoin (Toctino®) im OLU, Methotrexat (▶ 22).

### 12.17.5 Skrotalekzem (L29.1)

**Def.:** Meist Manifestation eines atopischen oder seborrhoischen Ekzems am Skrotum; hochchron. Erkr.

**Klinik:** Flächige Rötung und teilweise Schuppung des Skrotums, später Lichenifikation, i. d. R. heftiger Pruritus.

**Diagn.:** Anamnese (nach Kontaktstoffen, atopischer Diathese fragen; Berufsanamnese), Prick-Testung, Epikutantestung mgl. Kontaktstoffe.

**DD:** Ps., Steroiddermatitis.

**Ther.:** Möglichst indifferent: Zunächst Absetzen aller Externa u. Beobachtung für 1–2 Wo.; wenn keine Abheilung, indifferente Lokalther. (z. B. Tannolact® Bäder, Tannolact® Creme) für weitere 2 Wo., dann Versuch mit schwachem externem Glukokortikoid (z. B. Hydrocortisonacetat 0,25 % in Pasta zinci mollis mit 3 % Triglyzeroldiisostearat 1–2 × / d für 1–2 Wo.), Calcineurininhibitoren, z. B. Pimecrolimus (Elidel®-Creme), 2 × / d bis zur Abheilung, bei rez. Verläufen 2x / Wo. proaktiv → anschließend pflegende Ther. z. B. mit Basiscreme DAC 2 × / d.
Analekzem ▶ 20.3.4.

## 12.18 Urtikaria (L50.8)

**Syn.:** Nesselsucht, Nesselfieber.

**Def.:** Akutes oder chron. rez. Auftreten von exanthematischen oder lokalisierten, flüchtigen, juckenden Quaddeln, Schwellungen (Angioödemen) oder beidem. Lebenszeitinzidenz ca. 20 %, Prävalenzrate bei Atopikern und Kdr. / jungen Erw. am höchsten.

**Einteilung**
- akute Urtikaria (Dauer < 6 Wo.):
  - akute kontinuierliche Urtikaria: tgl. Quaddel- u. / od. Angioödemschübe
  - akute intermittierende Urtikaria: Quaddel- u. / od. Angioödemschübe im Abstand von Wo. bis Mon.

- chron. Urtikaria (Dauer > 6 Wo.):
  - chron. kontinuierliche Urtikaria: tgl. Quaddel- und / oder Angioödemschübe.
  - chron. spontane (Quaddel- und / oder Angioödemschübe in Abständen von d bis wenige Wo.) u. induzierbare Urtikaria (physikalische, cholinergische, aquagene u. Kontakturtikaria).

## 12.18.1 Akute Urtikaria (L50.8)

**Def.:** Meist einmaliger Quaddelschub. Häufig im dermatol. Notfalldienst. Ätiol.: meist unklar, ggf. infektallerg. („Grippe"), pseudoallerg. (ASS / NSAR, seltener andere Medikamente s. u.), Komb. beider Mechanismen, allergisch (z. B. Nahrungsmittel, Insektenstiche wie z. B. Bienen- / Wespenstiche, Medikamente wie Penicillin).

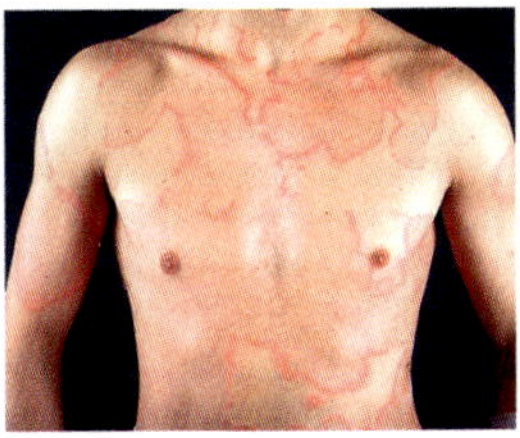

Abb. 12.14 Urtikaria. [R299]

**Klinik:** Variabel schwerer Quaddelschub (einzelne Urticae bis disseminierter oder generalisierter Befall; ▶ Abb. 12.14). Ggf. Temp. ↑, Arthralgien, Kopfschmerz, Kreislaufschwäche (bis anaphylaktische Reaktion → Heiserkeit, Kloßgefühl, Atemnot). Selten auch anaphylaktischer Schock.

**Diagn.:** Anamnese (v. a. Ätiol. eruieren, s. o.), nach Atemnot und Kreislaufschwäche fragen (stat. Aufnahme!), RR, Puls. Weitergehende Diagn. nur bei V. a. allergische Ursache.

**Ther.:**
- Stat. Aufnahme bei Luftnot, Heiserkeit, Lippenschwellung, Kreislaufschwäche, (ausgedehntem) generalisiertem Befall.
- kausal: Verdächtige Medikamente, Nahrungsmittel etc. weglassen, Insektenstachel entfernen (ggf. zusätzlich Tourniquet), Pat. abführen lassen (z. B. 1 Löffel Glaubersalz auf 1 Glas warmes Wasser).
- leichte Formen (lokalisierte oder nur wenige disseminierte Urticae): Antihistaminikum, z. B. Desloratadin (Aerius® 1 × 1 Tbl. / d; ▶ 22). Lokalther. mit Lotio alba aquosa (mit Pinsel auf Urticae auftragen).
- generalisierter Befall / Komb. mit Angioödem: Glukokortikoide wie Prednisolon (z. B. Solu-Decortin® H) je nach Klinik bis zu 100–250 mg (in schweren Fällen bis 1 g) i. v. (▶ 22) und $H_1$-Blocker, z. B. Dimetinden (Fenistil®; ▶ 22) ½ – 1 Amp. langsam i. v. Glukokortikoid ggf. wiederholt applizieren. Ggf. Ther. des anaphylaktischen Schocks → ▶ 12.3.3.
- Begleitend Sanierung einer akuten Inf.; allergen- / pseudoallergenarme Diät.

**Progn.:** In < 1 % Übergang in chron. Urtikaria. Nach Ther. mit Antihistaminikum oder Glukokortikoid im Notfalldienst rasche Besserung. Oft stellt sich der Pat. noch einmal vor, da die Symptome wiederkehren können.

## 12.18.2 Chronische Urtikaria (L50.8)

**Def.:** Urtikaria, die > 6 Wo. besteht. Prävalenz 1 %. 2 Subtypen: chron. spontane Urtikaria (CSU), überwiegend in der Kombination von Urticae und Angioödemen aufgrund bekannter oder unbekannter Ursachen, und die chron. induzierbare (CIU) mit meist unbekannter Ursache.

**Ätiologie:**
- **pseudoallergisch** (sehr häufig): Nahrungsmittelzusatzstoffe (z. B. Farbstoffe, Benzoate, Sulfite, Sorbinsäure, Glutamat) oder natürliche Inhaltsstoffe pflanzlicher Nahrungsmittel (z. B. Salizylate, Benzoate), Arzneimittel (z. B. ASS, NSAR, Muskelrelaxanzien, Morphin, Kodein, Dextran, Rö.-KM, Lokalanästhetika). Durch Histamin od. andere vasoaktive Amine in Nahrungsmitteln (z. B. Käse, Bier, Wein, Sauerkraut, Fisch / Konservenfisch).
- **infektallergisch** (häufig, v. a. im Kindesalter): z. B. Helicobacter-pylori-pos. Gastritis, Strept.-Tonsillitis, chron. Sinusitis, Zahnabszesse, Hepatitis B, infektiöse Mononukleose, intestinale Kandidose, Parasiten wie z. B. Oxyuren, Toxocara, Fasciola, tropische / subtropische Parasiten (Reiseanamnese).
- **allergisch** (selten, im Kindesalter häufig durch Nahrungsmittel): z. B. Arzneimittel (v. a. Penicillin), Nahrungsmittel (▶ 12.4), Hymenopterengift (Bienen, Wespen), selten inhalative Auslsg. (z. B. Pollen, Mehle [→ BK?], Hausstaubmilben, Platinsalze, Gewürze, Formaldehyd, Latex, Menthol), evtl. durch Ethylenoxid bei Hämodialyse. Evtl. nach Bluttransfusion (Immunkomplexe, Komplementaktivierung).
- **autoimmunologisch:** Durch Ak gegen IgE oder IgE-Rezeptor, z. T. assoziiert mit anderen Autoimmunerkr. (z. B. Autoimmunthyroiditis).
- **hormonell:** Schilddrüsenerkr., endogenes Progesteron (zyklusabhängiges Auftreten), (tierisches) Insulin.
- **Grunderkr.** (selten): z. B. SLE, M. Still, Polymyositis, Dysproteinämien, Lymphome, Leukämien. Urtikaria kann um Mon. vorausgehen.
- **Psychische Faktoren** und **Stress** evtl. als ursächliche oder verschlechternde Faktoren.

CIU: cholinergische Urtikaria, physikalische Urtikaria, Kontakturtikaria, aquagene Urtikaria.

**Klinik:**
- Lokalisierte oder disseminierte Quaddeln unterschiedlicher Größe. Intensiver Pruritus (typisch: Reiben der Haut, kein Kratzen), v. a. abends / nachts und bei Erwärmung. Durch Konfluenz anuläre, girlanden- oder landkartenartige Formen. Stecknadelkopfgroße Quaddeln typisch für cholinergische Urtikaria (▶ 12.18.4).
- Zeitverlauf: innerhalb von s bis min, Rückbildung meist binnen 30 min bis zu 3 h.
- weitere Manifestationen (fakultativ): Abgeschlagenheit, Appetitlosigkeit, Kopfschmerz, Fieber, Übelkeit / Erbrechen, Bauchkrämpfe, Diarrhö, Angioödem (▶ 12.19), Larynxödem, Bronchospasmus, Asthma bronchiale, Hypotonie, anaphylaktischer / anaphylaktoider Schock. Arthritis / Arthralgien (v. a. bei Serumkrankheit, Urtikariavaskulitis, Druckurtikaria, syst. Kälteurtikaria).
- Verlauf der pseudoallerg. Urtikaria:
  - i. d. R. bis 3 h nach Zufuhr des Auslösers, Reaktionen nach bis zu 12 h möglich
  - Persistenz meist 1–2 d, bei ASS-Intoleranz bis zu 2 Wo.
  - *Cave:* Nach Ablauf der Reaktion kann eine Refraktärzeit von ca. 72 h eintreten, in der die betreffende Substanz und auch andere Medikamente toleriert werden.

**Diagn. bei CSU und CIU:**
- CSU: Routinemäßig Ausschluss entzündlicher Grunderkr. (Diff.-BB, BSG oder CRP), Ab- und Umsetzen von NSAR. Erweiterte Diagnostik zur Identifikation und Behandlung von Ursachen nur bei Pat. mit lange

bestehender und / oder schwerer CSU auf Grund anamnestischer Angaben (Autoreaktivität → durch i. c.-Injektion von Eigenserum Quaddelbildung, Intoleranzreaktionen gegen Nahrungsmittel, chron. Inf.).
- CIU: Bestimmung des Reizes und der Reizschwelle (Kälte(kontakt)-, Wärme- (Hitzekontakt-), Drucktest, ggf. Lichttestung (▶ 10.3.2)).

**DD:** Nur rekurrierende Urticae oder Angioödeme: bradykininbedingte Angioödeme und IL-1-assoziierte urtikarielle Sy. (autoinflammatorische Krankheiten wie cryopyrinassoziiertes Fiebersy., Schnitzler-Sy.), Urtikariavaskulitis (Quaddeln persistieren für d) → Quaddeln mit Stift umranden u. am nächsten d kontrollieren → ortsständig; Histologie / Immunhistologie: Leukozytoklastische Vaskulitis. BSG ↑, Arthralgien?.

**Ther.:**
- kausal: Wo möglich Ursachenbeseitigung (Allergen, Pseudoallergen, Fokus). Bei nutritiver Genese diätetisch (Allergenkarenz).
- medikamentös:
  - Stufe 1:
    H1-Antihistaminika der 2. Generation (z. B. Desloratadin) 1 Tbl. / d für 2–4 Wo. (od. früher bei starken Beschwerden)
    wenn ineffektiv
  - Stufe 2:
    Erhöhung der Antihistaminika bis zu 4-facher Tagesdosis (OLU) für 2–4 Wo. (od. früher bei starken Beschwerden)
    wenn ineffektiv
  - Stufe 3:
    Add-on: Anti-IgE-Antikörper Omalizumab (Xolair®) 300 (wenn ineffektiv 450–600 mg, OLU) mg s. c. 1 × alle 4 Wo. (Wirkung auch bei induzierbarer Urticaria, OLU)
    wenn ineffektiv
  - Stufe 4:
    Add-on: Ciclosporin A (z. B. Sandimmun® Optoral) bis 4 mg / kg / KG / d p. o.für max. 3 Mon.
  - Bei Exazerbation kurzzeitige Gabe eines oralen Glukokortikoids (Prednisolon 0,5–1 mg / kg KG / d p. o. für 7–10 d)
  - Auslassversuch nach 3–6 Mon. wegen mg. Spontanremission
- externe juckreizstillende Präp. (z. B. Lotio alba aquosa, hydrophile Polidocanol-Creme 5 % NRF 11.118., Physiogel A. I. Creme)
- ggf. Verordnung eines Notfallsets
- ggf. zusätzlich psychosomatische Behandlung

**Progn.:** Abschwächung bis Verlust einer allerg. Urtikaria nach mehrjähriger Allergenkarenz möglich. Gleiches gilt für pseudoallergische Urtikaria (Karenzintervall ca. 6–12 Mon.).

## 12.18.3 Kontakturtikaria (L50.6)

**Def.:** An der Kontaktstelle mit exogenem Agens auftretende akute Urtikaria infolge allerg. oder (häufiger) nichtallerg. Reaktion.

### Nichtallergische (nichtimmunologische) Kontakturtikaria

**Ätiol.** Duft- / Aromastoffe (z. B. Perubalsam, Zimtaldehyd), Tiere (z. B. Arthropoden, Raupenhaare, Quallen), Pflanzen (z. B. Brennnesseln), Metalle (z. B. Kobaltchlorid), Desinfektions- / Konservierungsstoffe (z. B. Benzoesäure, Sorbinsäure), Medikamente (z. B. Nikotinsäureester, Alkohol, Benzocain, Kampher Capsaicin).

**Klinik:** Quaddelbildung an der Kontaktstelle. Bei niedriger Konz. nur Erythem und / oder Pruritus. Fast nie syst. Reaktionen.

**Diagn.:** Offene Applikation am volaren Unterarm, Ablesung nach 30–45 min ggf. Tachyphylaxie bei wiederholter Applikation. **Cave:** NSAR können Reaktionen supprimieren.

**Ther.:** Expositionsprophylaxe.

## Allergische (immunologische) Kontakturtikaria

IgE-vermittelte Reaktion.

**Ätiol.:**

- Pflanzenprodukte, z. B. Naturlatex, manche Hölzer
- diverse Nahrungsmittel (häufig berufliche Relevanz)
- Antibiotika, z. B. Cephalosporin, Chloramphenicol, Gentamicin, Neomycin, Penicillin
- andere topische Präp., z. B. Benzocain, Diphenylcyclopropenon, Menthol, Vitamin-E-Öl
- Desinfektions- / Konservierungsstoffe, z. B. Benzylalkohol, Chlorhexidin, Chloramin, Formaldehyd, Parabene
- Metalle, z. B. Nickel
- tierische Produkte, z. B. Blut, Haare / Fell, Gelatine, Speichel, Seide, Wolle.

**Klinik:** Pruritus, Erythem und Quaddelbildung an der Kontaktstelle. Evtl. sek generalisierte Reaktion bis hin zur Anaphylaxie, z. B. bei Naturlatexallergie (▶ 12.5). Bei oraler Aufnahme „orales Allergie-Sy." (▶ 12.4) möglich.

**Diagn.:** CAP-FEIA / RAST, offener Epikutantest (Ablesung nach 30 min, 1 h, 8 h), Reibe-, Prick-, Scratch-Test, (evtl. Intrakutantest), Scratch-Chamber-Test. **Wichtig:** Testung von Kontrollpersonen. Testung in ekzematöser / gescratchter Haut, insb. bei Nahrungsmitteln. **Cave:** Bei geschlossenem Epikutantest mit bestimmten Stoffen (z. B. Neomycin, Chloramphenicol) sind anaphylaktische Reaktionen möglich.

**Ther.:** Allergenkarenz. Versuch mit Antihistaminika (z. B. Desloratadin bis zu 4 × 1 Tbl. / d; ▶ 22), wenn Allergen nicht völlig zu meiden ist.

## Proteinkontaktdermatitis

**Def.:** Seltene, allergische oder nichtallergische ekzematöse Sofortreaktionen. **Auslöser:** Mehle, Gemüse (Kartoffel), Gewürze (Zwiebel, Knoblauch), Früchte (Tomate), Fisch, Fleisch, Hölzer, Latex; ggf. Relevanz in entsprechenden Berufen.

**Klinik:** Klin. unspez. Ekzembild mit Erythemen, Vesikeln, Pruritus, ggf. auch Urticae, meist innerhalb von 30 Min. Später chron. oder rez. Ekzem.

**Diagn.:** Klinik, Verlauf und pos. Intrakutan- / Prick-Test und CAP-FEIA / RAST, ggf. Scratch-Chamber-Test (▶ 2.4.1). Manchmal Aufflammen der ekzematösen HV nach dem Intrakutantest. Offener Epikutantest mit nativen Lebensmitteln, ggf. auch in läsionaler Haut. Geschlossener Epikutantest mit den betreffenden Allergenen meist neg.

**DD:** Kontakturtikaria, andere Ekzeme.

**Ther.:** Allergenkarenz, symptomatisch mit Antihistaminika.

### Aquagene Urtikaria (L50.2)

**Def.:** Durch Wasserkontakt (auch eigenen Schweiß) ausgelöste Urtikaria. Vorwiegend junge Pat., F:M = 5:1. Ggf. durch wasserlösliches Antigen aus der Epidermis. Extrem selten.

**Klinik:**
- wie cholinergische Urtikaria (s. u.): Quaddelbildung nach 5–10 min, Persistenz bis zu 60 min
- Prädilektionen bei Ganzkörperexposition: Stamm und Nacken
- meist anschließende Refraktärphase

**Diagn.:** 30–40 min Vollbad (35–36 °C) oder Kompresse mit physiologischer NaCl-Lsg. auf Rücken auflegen.

**DD:** Cholinergische, Wärme-, Kälteurtikaria, aquagener Pruritus (ohne HV, ältere Pat. → Ausschluss Polycythaemia vera!).

**Ther.:** Antihistaminika (▶ 22). Versuch mit Hardening (Toleranzinduktion).

12

## 12.18.4 Cholinergische Urtikaria (L50.5.)

**Def.:** Urtikaria nach Erhöhung der Körperkerntemp. Auslöser: meist körperliche Anstrengung, passive Überwärmung (z. B. heißes Duschen) oder emotionale Belastung. Häufig in der Altersgruppe 16–35 J. (Prävalenz ca. 11 %).

**Klinik:**
- Stecknadelkopfgroße Quaddeln auf gerötetem Grund, Auftreten während bis ca. 10 min nach Provokation, Persistenz meist für 30–60 min, selten bis zu 3 h. Intensiver Pruritus. Gelegentlich Konfluenz der Urticae. Nach Auftreten Refraktärperiode von bis zu einigen d möglich.
- Prädilektionsstellen: Brust, Rücken, Arme. Palmae und Plantae bleiben frei.
- In seltenen Fällen auch Allgemeinsymptome: Kopfschmerzen, Schwindel, Übelkeit, Rhinorrhö, Bronchospasmus, RR-Abfall bis zum anaphylaktischen Schock.

**Diagn.:** Anamnese, Belastungstests: Kniebeugen, Treppenlaufen, Fahrradergometer in warmer Kleidung und warmer Umgebung.

**Ther.:**
- Auslöser meiden
- Antihistaminika (z. B. Desloratadin Tbl. bis 4 × 1 / d)

**Progn.:** Meist nur geringer Leidensdruck. Erkr.-Dauer häufig mehrere J.

## 12.18.5 Physikalische Urtikaria mit ihren Unterformen

**Def.:** Lokalisierte od. generalisierte urtikarielle Reaktionen auf physikalische Reize. Mechanisch (Urticaria factitia, Druckurtikaria, vibratorisches Angioödem), thermisch (Kälte-, Wärmeurtikaria), elektromagnetisch (Lichturtikaria, Rö.-Urtikaria).

### Urticaria factitia (L50.3)

**Def.:** Symptomatischer Dermografismus, dermografische Urtikaria. Häufigste Form der physikalischen Urtikaria durch Scherkräfte. Altersgipfel: 20. – 30. LJ., F > M. Nie Angioödeme.

**Ätiol.:** Unbekannt, ggf. Medikamente (Penicillin), bei Parasitosen, während einer Schwangerschaft. Häufig in Komb. mit anderen Urtikariaformen.

**Klinik:** Häufig intermittierender, evtl. generalisierter Pruritus. Ausbildung juckender Quaddeln v. a. an Hautstellen, an denen Scherkräfte einwirken (Leiste, Taille, Schulter).

**Diagn.:** Dermografismus (▶ 2.4.6). Deutliche Einschränkung der Lebensqualität.

**Ther.:** Ther. ursächlicher Erkr. Auslösende Situationen meiden (z. B. scheuernde, eng anliegende Kleider, T-Shirts auf links drehen, Weichspülereinsatz). Bei großem Leidensdruck Antihistaminikum, evtl. bis zum 4-Fachen der empfohlenen Tagesdosis, ggf. IgE-Ak Omalizumab (Xolair®) erwägen.

**Progn.:** Meist mehrjähriger Verlauf.



## (Verzögerte) Druckurtikaria

**Def.:** Durch Druck ausgelöste Urtikaria ohne Urticae. V. a. jüngere M. Auch mit anderen Urtikariaformen assoziiert.

**Klinik:**
- mehrere h nach Druckexposition auftretende erythematöse bis zentral abgeblasste, überwärmte, tief liegende Schwellungen
- Prädilektionen: v. a. Füße, Hände, Gesäß, Rücken
- mehrtägige Persistenz möglich
- subjektiv Pruritus sowie v. a. Schmerzen / Brennen
- evtl. Abgeschlagenheit, Fieber, Schüttelfrost, Leukozytose, Schwindel, Kopfschmerzen, Arthralgien, Übelkeit

**Diagn.:** Anamnese, Klinik, Druck-Test (▶ 2.4.7) mit Ablesung nach 0, 4, 6 und 8 h und mehrmaliger Wdh. bei neg. Ausfall und anamnestischem Verdacht. Dermographismus mit Spätablesung (Urticaria factitia tarda).

**DD:** Erysipel, Angioödem, andere Urtikariaformen.

**Ther.:** Antihistaminika i. d. R. wirkungslos, dennoch 1. Wahl. Bei schwerer Beeinträchtigung syst. Glukokortikoid wie Prednisolon (z. B. Decortin® H) 5–7,5 mg / d (▶ 22). Bei Ther.-Resistenz Versuch mit Dapson (DAPSON-Fatol) 1 × 1 Tbl. / d (▶ 22). Auslöser meiden; wenn nötig → Berufswechsel.

**Progn.:** Meist mehrjähriger Verlauf. Evtl. Berufsaufgabe bei schwerer körperlicher Arbeit.

## Kälte(kontakt)urtikaria (L50.2)

**Def.:** Urtikaria oder Angioödeme nach Kälteexposition in Form von kalten Gegenständen, Flüssigkeiten oder Luft. F:M = 2:1. Altersgipfel: 20. – 30. LJ.

**Ätiol.:**
- idiopathisch (96 %)
- sek.: z. B. medikamentös (z. B. Penicillin, orale Kontrazeptiva), Inf.-Erkr. (Syphilis, Borreliose, Masern, Varizellen, Hepatitis, Mononukleose, HIV-Inf.), bei Kryoglobulinämie (ca. 20 %), Kryofibrinogenämie, Kältehämolysine, $C_2$- und $C_4$-Defekten, auch bei Malignomen, CAPS (Cryoporin-assoziierte periodische Sy.)

**Klinik:**
- Erytheme, Quaddeln mit gerötetem Hof, mäßiger Pruritus lokal oder generalisiert. Zusätzlich häufig Angioödem

- Sofortreaktion innerhalb von min oder nach Wiedererwärmung; verschwindet nach 30 min bis 3 h (Kälteurtikaria vom Soforttyp)
- Verzögertes Auftreten nach bis zu 24 h mit Persistenz für mehrere h (Kälteurtikaria vom verzögerten Typ, selten familiär AD vererbt)
- evtl. keine Urticae im Kontaktbereich, sondern nur in der Umgebung (Kältereflexurtikaria)
- häufige Begleitsymptome: Kopfschmerz, Schüttelfrost, GI-Symptome, Tachykardie, Atemnot bis Bewusstlosigkeit. In extremen Situationen (Sprung in kaltes Wasser) evtl. anaphylaktoide Reaktion
- Kälteurtikaria kann einer Kryoglobulinämie und einem Myelom um J. vorausgehen.

**Diagn.:**
- Kältetest / Kaltluft-Test (▶ 2.4.7)
- Grunderkr. ausschließen (s. o.): TPPA / VDRL-Test, EBV-, Borrelien-, HIV-Serologie, Kryoglobuline, Kälteagglutinine, Kryofibrinogen, Kältehämolysin. Lymphom, hämatologische Krankheit, Kollagenosen?

**Ther.:**
- Auslassversuch eines verdächtigen Medikaments; Ther. der Grunderkr.
- über Expositionsprophylaxe aufklären (Eis, kalte Getränke, kaltes Wasser meiden → Auslösung oropharynealer Ödeme)
- $H_1$-Antihistaminika (z. B. Desloratadin / Levocetirizin) bis zu 4 Tbl. / d
- Versuch mit Depot-Penicillin i. m. (Tardocillin® 1200) 1 × / Wo. über 4 Wo.
- Hardening (Toleranzinduktion) durch kontrollierte Kälteexposition (stat. Einleitung unter Antihistaminika-Schutz, Gefahr von anaphylaktoiden Reaktionen!) mit steigender Expositionsdauer, -fläche und sinkender Temp.
- Notfallset verschreiben
- Bei OP höhere Raum-Temp. des OP-Saals, Infusionen auf 37 °C erwärmen, präop. $H_1$-und $H_2$-Blocker

**Progn.:** Meist mehrjähriger Verlauf, bei familiären Formen evtl. lebenslang. Vital gefährdende Situationen (z. B. Sprung ins kalte Wasser) möglich.

## Wärme(kontakt)urtikaria (L50.2)

**Def.:** Urtikaria nach direkter äußerer Wärmeeinwirkung. Sehr selten, F > M. Evtl. hereditär.

**Klinik:**
- i. d.R innerhalb weniger min (ggf. nach 2–6 h) auftretende Erytheme und meist kleine Quaddeln mit Pruritus und Brennen am Ort der Wärmeeinwirkung
- auslösende Temp.: 38–56 °C
- Persistenz gewöhnlich über 1 h (auch h bis d)
- Betroffene Areale können bis zu Wo. refraktär sein.
- In ausgeprägten Fällen Allgemeinsymptome.

**Diagn.:** Anamnese, Wärmetest (▶ 2.4.7) mit Ablesung nach mehreren min und ggf. nach 2–6 h.

**DD:** Lichturtikaria, cholinergische Urtikaria.

**Ther.:** Versuch mit Antihistaminikum (24). Bei Ther.-Resistenz Versuch mit Chloroquin (Resochin®; ▶ 22) initial 250 mg / d p. o., später 250 mg / Wo. in 2 ED. Hardening durch kontrollierte Wärmeapplikation mit steigender Expositionsdauer, -fläche u. Temp.

**Progn.:** Persistenz evtl. über J., i. d. R. wenig beeinträchtigend.
Lichturtikaria ▶ 10.3.7, Urtikariavaskulitis ▶ 21.6.1.

## 12.19 Angioödem (T78.3)

**Syn.:** Quincke-Ödem, angioneurotisches Ödem, AE.

**Def.:** Akut auftretendes, bis zu 3 d anhaltendes umschriebenes Ödem von unterer Dermis, Subkutis u. / od. Submukosa des oberen Respirations- und GIT, ggf. in Komb. mit einer Urtikaria, als polyätiologisches Symptom (am häufigsten mit ca. 80 % entzündungsbedingtes Angioödem).

12

### Einteilung

#### Erworbene Angioödeme (>99 %)

- allergisch, pseudoallergisch (z. B. ASS), durch Histaminliberatoren, medikamentös (v. a. ACE-Hemmer (im Schnitt nach 3 J. Ther. ohne Prodromi auftretend, Häufigkeit 0,5 %, erhöhte Plasmabradykininspiegel und gesteigerte Sens. der Bradykininrezeptoren durch Anstieg der Akutphaseproteine als Folge von OPs und Entzündungen, Lokalisation umgekehrt wie HAE), $AT_1$-Antagonisten (Häufigkeit 0,1 %) und Östrogene), durch physikalische Stimulation, bei makulopapulöser kutaner Mastozytose (Urticaria pigmentosa), bei Immunkomplexkrankheiten (Urtikariavaskulitis, Serumkrankheit), bei lymphoproliferativen Erkr. mit normalem $C_1$-INH, episodisch mit Hypereosinophilie (Gleich-Sy.), getriggert durch virale Inf., chron. idiopathisch. Laborwerte normal (▶ Tab. 12.6)
- erworbener $C_1$-INH-Mangel (AAE, Beginn nahezu immer im Erw.-Alter):
  - Typ I: Bei lymphoproliferativen Erkr. (z. B. CLL, multiples Myelom), Systemerkr.
  - Typ II: Anti-$C_1$-INH-Ak vom IgG / M-Typ (z. B. B-Zelllymphom mit gesteigertem C1-INH-Verbrauch)

#### Genetisch bedingte Angioödeme (D84.1)

- hereditäres Angioödem (HAE): < 1 %, bradykininduziert; AD vererbt, mit inkompletter Penetranz, ca. ¼ Spontanmutationen, Manifestation meist in der Kindheit mit Aggravierung während der Pubertät, am stärksten in der 3. Lebensdekade, bei F schwerer Verlauf. Anfallshäufigkeit sehr unterschiedlich, nicht vorhersehbar und oft niedriger mit zunehmendem Alter. Molekularge-

**Tab. 12.6 Komplement- und $C_1$-INH-Spiegel bei Angioödemen (n = normal).**

| Angioödem-Typ | $C_1$-INH (funktionell) | $C_1$-INH (Konz. immunochemisch) | $C_{1q}$ | $C_4$ |
|---|---|---|---|---|
| HAE Typ I | ↓ | ↓ | n | ↓ |
| HAE Typ II | ↓ | n / ↑ | n | ↓ |
| HAE Typ III | n | n | n | n |
| AAE | ↓ | ↓ selten n | ↓ selten n | ↓ |

netische Untersuchungen (Einwilligung des Pat. erforderlich) zur Aufdeckung bis dahin unauffälliger Familienmitglieder. Deutliche Einschränkung der Lebensqualität, Entwicklung von Depressionen häufig.
  - Typ I: red. Synthese des C1-Esteraseinhibitor($C_1$-INH, am häufigsten), Bildung v. a. in Hepatozyten
  - Typ II: mangelnde Funktion des $C_1$-INH
  - Typ III (neu: HAE-nC1-INH): hereditäres AE mit FXII-Mutationen auf Chromosom 5, fast nur bei F, Auslsg. oft durch Östrogeneinfluss, Gravidität, oft orofaziale Lokalisation. Hereditäres AE ohne FXII-Mutationen. Kein Auftreten eines Erythema marginatum.
- familiäres, durch Vibration auslösbares AE



**Klinik:**
- plötzliches Auftreten umschriebener, unscharf begrenzter, tiefer, Schwellungen (▶ Abb. 12.15), ggf. Spannungsschmerz, meist kein Pruritus. Solitärer oder multipler Befall möglich. Verschlimmerung über 24–36 h. Spontane Rückbildung über 2–5 d

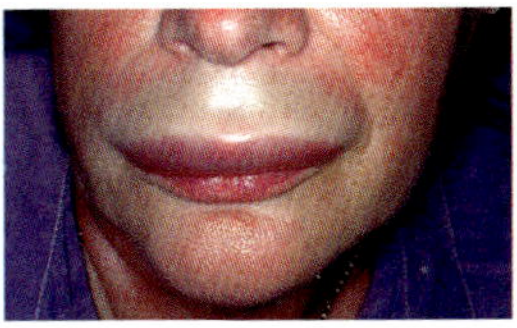

Abb. 12.15 Angioödem. [R299]

- ggf. zusätzlich Urticae (nicht beim hereditären oder AE mit erworbenem $C_1$-INH-Mangel!)
- Lokalisation: Lippen, Augenlider, Zunge, Hände, Füße, Pharynx, Genitalien
- bei Beteiligung von Zunge, Pharynx und Larynx Schluckbeschwerden, Kloßgefühl, ggf. vital bedrohliche Atemnot
- hereditäres und AE auf der Basis eines erworbenen $C_1$-INH-Mangels häufig (⅔ aller Pat.) mit GI-Beschwerden (z. B. Koliken, Diarrhöen, Übelkeit, Erbrechen) und Mund- / Pharynxschwellungen nach (Minimal-)Traumata (z. B. Insektenstiche) oder auch ohne. In ca. 50 % kommen Prodromi vor wie Müdigkeit, Arthralgien, Fieber, Frösteln, Kribbeln oder flüchtige, nichtjuckende, gyrierte Erytheme (Erythema marginatum in bis zu 50 % der Fälle) der oberen Körperhälfte. Abdominelle Beschwerden können erstes und einziges Symptom einer $C_1$-INH-Defizienz sein (unnötige Laparotomien unter der Vorstellung eines akuten Abdomens in ca. ⅓ der Fälle!). Im akuten Anfall Bradykininwerte bis zum 12-Fachen gegenüber Normalwert ↑.

**Diagn.:**
- wie chron. Urtikaria (▶ 12.18). 5 Fragen:
  - Treten bei Ihnen Quaddeln auf?
  - Nehmen Sie ACE-Hemmer, NSAR, Estrogene?
  - Gibt es betroffene Familienangehörige?
  - Traten die Beschwerden in Kindheit oder Jugend auf?
  - Können Sie vorhersagen, wann die Beschwerden auftreten?

**Merke**

Eselsbrücke: Q U I N C K E. keine **Q**uaddeln, **u**ngewöhnlich langer Bestand der Schwellung, **i**ntestinale Beteiligung, **N**ichtansprechen auf H1-Blocker und Kortison, **C**omedikation (ACE-Hemmer, NSAR), **K**indheit oder Familie mit Attacken, **E**strogene.

- als Screening-Test Bestimmung von $C_4$ i. S. (hohe Sensitivität, niedrige Spezifität, n 20–50 mg / dl).
- Bestätigungstest durch Bestimmung von $C_1$-INH-Konz. immunochemisch (n 15–35 mg / dl) und funktionell (möglichst im akuten Anfall, jedoch auch im anfallsfreien Intervall): meist < 30 % der Norm (▶ Tab. 12.6)
- außerdem: $C_{1q}$, $C_3$ (normal), Blutbild (Eosinophilie?)
- bei Bauchschmerzen Abdomen-Sono (Darmwandödem?, Aszites?), RR-Messung, da oft Blutdruckabfall. Keine Endoskopie!

**DD:** Erysipel, Melkersson-Rosenthal-Sy., Kontaktdermatitis, Lidödeme unterschiedlicher Ätiol. (z. B. Niereninsuff.)



## Therapie

- Notfallther. des AE mit normalem $C_1$-INH und allergischer / pseudoallergischer Genese: wie akute Urtikaria (▶ 12.18.1)
- andere Formen je nach Ätiol.: Grunderkr. behandeln (z. B. Neoplasie, Lymphom), ACE-Hemmer, $AT_1$-Antagonisten absetzen, Gabe von Icatibant (Firazyr®, s. u.) im OLU, Östrogene absetzen. Bei HAE Typ III Dauerprophylaxe mit Progesteronpräp. (z. B. Ultrogest® Kps.) oder bei akuten Attacken Gabe von $C_1$-INH-Konzentrat (s. u.)
- Glukokortikoide (z. B. Prednisolon): Ind.: familiäres, durch Vibration auslösbares AE, episodisches AE mit Hypereosinophilie
- Bei $C_1$-INH-Auto-Ak Plasmapherese mit Cyclophosphamid (500–750 mg / m² KOF; ▶ 22)

### Therapie bei $C_1$-INH-Mangel

> **!** Adrenalin, Steroide und Antihistaminika ineffektiv!

- akute Attacken:
  - Im Notfall Atemwegssicherung bis hin zur Tracheotomie.
  - Analgetika oder Narkotika bei Spannungsschmerz.
  - $C_1$-INH-Konzentrat: Berinert® langsam i. v. od. als Infusion (4 ml / min), gewichtsadaptiert 20 E / kg KG für Kdr. u. Erw. einmalig im Anfall od. CINRYZE® (als einziges auch mit Ind. Prophylaxe) 1000 E langsam i. v., wenn nach 1 h keine suffiziente Wirkung, erneut 1000 E i. v. Alternativ Conestat α, ein rhC1-INH (Ruconest®) ab 2 J., langsam i. v. über 5 min, gewichtsadaptiert 50 E / kg KG einmalig, 4200 E bei Erw. > 84 kg in 24 h. KI: Kaninchenallergie, deshalb vor 1. Injektion stets Ausschluss, Gravidität und Stillzeit. Anmerkung: Aktive Hepatitis-B-Immunisierung empfohlen.
  - Bradykinin-$B_2$-Rezeptorantagonist Icatibant (Firazyr®, zugelassen ab 2 J.) als Fertigspritze mit 30 mg Wirkstoff zur **langsamen** s. c.-Injektion (Einmalgabe im Anfall), vorrangig in die Abdominalhaut. Selbstmedikation nach entsprechender Anleitung. NW: V. a. Lokalreaktionen (z. B. Erythem, Ödem, Pruritus). Keine Dosisanpassung bei Nieren- od. Leberfunktionsstörungen. KI: Myokardinfarkt, Schlaganfall.
- **Kurzzeitprophylaxe** (vor OP oder zahnärztlicher Intervention):
  - Keine Prophylaxe vor kleinen Eingriffen, wenn $C_1$-INH-Konzentrat (Berinert®) kurzfristig zur Verfügung steht, wenn nicht, dann Danazol (s. u.).
  - Prophylaxe vor größeren chirurgischen / zahnärztlichen Eingriffen / Intubation mit Berinert® möglichst kurz (1–6 h) vorher (Erw. 1000 E, Kdr.

15–30 E / kg KG) oder CINRYZE® innerhalb 24 h vorher, wenn beides nicht vorhanden, dann Danazol (s. u.) und z. B. fresh frozen plasma möglichst kurz vorher.
- 5 d vor und bis 5 d nach Eingriff Danazol (Danatrol®, in D nicht zugelassen, Bezug nur über internationale Apotheke, nicht in den beiden 1. Trimestern der Gravidität) 2,5–10 mg / kg KG / d (max. 600 mg / d p. o.).

- **Langzeitprophylaxe:** Nur erforderlich bei Pat. mit > 12 schweren AE pro J od. > 24 Krankheitstagen pro J., zunehmend auch bei Kdr.:
  - CINRYZE® 1000 E i. v. alle 3–4 d, dann individuell angepasst.
  - Kallikrein-Inhibitor Lanadelumab (Takhyzyro®), ab 12 J., 300 mg s. c. alle 2 Wo., Verlängerung des Injektionsintervalls auf 4 Wo., v. a. bei niedrigem KG u. wenn >½ J. keine Atatcken aufgetreten sind. NW: Reaktionen a. d. Injektionsstelle, Pruritus, Zungenkribbeln, Schwindel, Mylagien, makulopapulöses Exanthem. KI: Kdr.: < 12 J., Schwangerschaft, Stillzeit.
  - Testosteron-Derivat Danazol (Danatrol®) initial 400–600 mg / d p. o. für 4 Wo., dann monatl. um 100 mg reduzieren bis minimale notwendige Dosis erreicht ist. NW: V. a. Virilisierung, Hepatotoxizität. KI: Kdr. < 12 J., Schwangerschaft, Stillzeit, Leber-, Niereninsuff., Thrombophilie. Vor Ther.: BB und Diff-BB, U-Status, Leberwerte, Lipidprofil, Abdomen-Sono, Ausschluss kardialer Risikofaktoren, unter Ther.: Laborwerte alle 6 Mon., Abdomen-Sono jährlich.
  - Tranexamsäure (Cyklokapron®) 20–50 mg / kg KG / d p. o. (max. 3–6 g / d) in 2 oder 3 ED. NW: Nausea, Diarrhöe, Muskelkrämpfe. Einsetzbar bei Kdr. und Graviden. Am wenigsten wirksame Substanz.

Vasculitis allergica ▶ 21.6.1.

## 12.20 Neutrophile urtikarielle Dermatose (NUD; T88.7)

**Def.:** Urtikarielle Hauterkr. im Rahmen von autoinflammatorischen oder autoimmunen Erkr. (CAPS, LE, Schnitzler Sy., Still Sy. des Erw.).

**Klinik:** Urtikarielle Exantheme meist weniger als 24 h persistierend, meist symmetrisch u. Gesicht nicht betroffen, periläsionale Halo-Bildung, Fieber, AZ-Verschlechterung, Gelenkbeschwerden, schlechtes Ansprechen auf AH.

**Diag.:** Anamnese, Klinik, Biopsie: Histo: dermales neutrophilenreiches Infiltrat, Zytoklasie, neutrophiler Epidermotropismus, Diapedese der Neutrophilen, Labor: CRP, BB, AK, Leberwerte, Ferritin.

**Ther.:** Abhängig von der zugrunde liegenden Erkr., DAPSON (▶ 22), Colchicin (▶ 22), IL-1-Blockade Anakinra (Kineret®, ▶ 22).

**DD:** Urtikaria, Urtikariavaskulitis.

## 12.21 Kutane unerwünschte Arzneimittelwirkungen

**Def.:** Subjektives Symptom od. objektiver Hautbefund. Selten durch klassische Reaktionen nach Coombs und Gell verursacht.

## 12.21.1 Ätiologie und auslösende Medikamente

**Ätiol.:** Häufigste Auslöser sind Antibiotika (v. a. β-Lactam-Antibiotika und Sulfonamide), NSAR (v. a. ASS) und Antiepileptika. Neuerdings auch Epidermal Growth Factor Receptor (EGFR)-Inhibitoren.

> **!** Auch nach langer, zunächst tolerierter Einnahme sind kutane NW möglich (z. B. Angioödem unter ACE-Hemmern). Art und Dauer der Medikamentenapplikation beeinflussen Reaktionsrate: Kurze hochdosierte, intermittierende (i. v.) Applikation führt überdurchschnittlich häufig zu Unverträglichkeitsreaktionen od. Sens.



**Risikofaktoren** Virale Inf., weibliches Geschlecht, Atopie, Autoimmunerkr., lymphoproliferative Erkr., pos. Familienanamnese, vorbestehende, intermittierende hochdosierte Medikation.

### Auslösende Medikamente

- ACE-Hemmer und Angiotensin-II-Rezeptorantagonisten:
  - Angioödeme: Pharmakolog. Wirkung! Meist innerhalb der ersten 2–4 Wo., jedoch oft auch nach mehrmonatiger / -jähriger Einnahme, evtl. andere Medikamente als Trigger; Verstärkung von Sofortreaktionen
  - seltener kutane NW (v. a. auf Captopril, Enalapril): Pruritus, Exantheme (v. a. makulopapulös, lichenoid, pityriasiform), Lichtempfindlichkeit, Pemphigus, IgA-lineare Dermatose
- Aminoglykoside: allergische Kontaktekzeme, z. B. durch Neomycin, Framycetin, Kanamycin. Anaphylaktische Reaktionen, z. B. nach Tobramycin.
- Antiepileptika (z. B. Phenytoin, Carbamazepin, Phenobarbital): makulopapulöse Exantheme, bullöse Reaktionen, DRESS, SJS, TEN. Häufig Kreuzreaktionen.
- Carbapeneme (z. B. Imipenem, Meropenem): ausgeprägte Kreuzreaktion zu Penicillinen.
- Cephalosporine: Kreuzreaktionen zu Penicillinen (bei neuen Cephalosporinen ab der 3. Generation nur gering). Soforttypreaktionen, toxisches Pustuloderm. Selten makulopapulöse Exantheme.
- Clindamycin: morbilliforme Exantheme (bis 10 %), Urtikaria, EEM.
- EGFR-Inhibitoren (z. B. Cetuximab [Erbitux®], Erlotinib [Tarceva®], Gefitinib [Iressa®]): akneiforme Exantheme.
- BRAF-Inhibitoren z. B. Vemurafenib [Zelboraf®]: TEN, DRESS.
- Glukokortikoide: Kontaktallergien (2–5 %). Bei syst. Applikation ggf. verzögerte Intoleranz-Reaktionen (u. a. Erytheme, Urtikaria, Ödeme).
- Gyrasehemmer: Exantheme, anaphylaktoide Reaktionen, fototoxische und -allergische Reaktionen, Vaskulitis, TEN.
- Heparine:
  - allergische Spättypreaktionen (Typ-IV-Reaktion: Erythem, Ödem, Infiltration an der Injektionsstelle, seltener mit Streureaktionen, Exantheme; gehäuft bei adipösen F)
  - heparininduzierte Thrombozytopenie (▶ 12.7)
  - selten Soforttyp-Reaktionen (Urtikaria, Angioödem, Asthma, anaphylaktische / anaphylaktoide Reaktionen)
  - Kreuzreaktivität zwischen hoch- und niedermolekularen Heparinen, z. T. auch Heparinoiden. Mögliche Ausweichmedikamente (vorher austesten:

  Prick-, Intrakutantest, subkutane Provokation): Natriumpentosanpolysulfat (z. B. Fibrezym®), Danaparoid (Orgaran®), Bivalirudin (Angiox®), Desirudin (Revasc®) oder Lepirudin (Refludan)
  - i. v.-Heparin kann trotz Typ-IV-Sens. vertragen werden!
- Impfstoffe:
  - Lokalreaktionen durch lokalisierte Vaskulitis infolge Immunkomplexreaktion (Typ-III-Reaktion, Arthus-Reaktion) normal
  - verstärkte Lokalreaktionen durch Typ-IV-Sens., z. B. auf Konservierungsmittel Thiomersal (keine KI für Folgeimpfung; wenn möglich, jedoch thiomersalfreien Impfstoff verwenden), od. Typ-III-Reaktion, ggf. bis zur syst. Vaskulitis, u. a. bei Hyperimmunität (v. a. Tetanus).
  - anaphylaktische Reaktionen u. a. durch Typ-I-Sens., z. B. auf Hühnereiweiß (Antigen-Spuren im Mumps-Masern-Röteln- oder Varizellen-Impfstoff meist von Allergikern toleriert, jedoch KI für Influenza-, Gelbfieber-Impfung), Gelatine (z. B. Mumps-Masern-Röteln- oder Varizellen-Impfstoff)
  - anaphylaktoide Reaktionen durch versehentliche i. v.-Injektion (z. B. Tetanus-, Tollwut-Impfstoff)
- Insulin: Durch Verwendung rekombinanter Humaninsuline werden Allergien seltener. In bis zu 10 % nach 1–4 Wo. lokale Reaktionen an der Injektionsstelle (Pruritus, Schwellung) → bilden sich unter Fortsetzung der Ther. i.d.R. spontan zurück. Bei syst. Reaktionen (< 0,5 %) → Dosisreduktion um ⅓, dann pro Dosis um 2–5 IE steigern.
- Lokalanästhetika (LA): Estertyp (z. B. Benzocain, Procain, Tetracain), Amidtyp (z. B. Lidocain, Mepivacain, Etidocain, Prilocain, Articain, Bupivacain):
  - allergische Kontaktekzeme (v. a. Estertyp, Kreuzreaktionen innerhalb der Gruppen, nicht zwischen Ester- und Amidtyp sowie Articain und anderen Amidtyp-LA); evtl. Kreuzreaktionen zu anderen Parastoffen
  - allergische Soforttypreaktionen (sehr selten)
  - toxische (pharmakolog.) Reaktionen (Höchstmengen beachten!)
  - pseudoallergische Reaktionen (schon bei niedrigeren Dosierungen). DD: Zusatzstoff-Unverträglichkeit (Sulfit, Benzoate, Vasokonstringenzien u. a.)
  - psychovegetative Reaktionen (häufig!): Hyperventilationstetanie, vagovasale Reaktionen, kalter Schweiß, Blässe
  - Bei V. a. Lokalanästhetika-Unverträglichkeit immer auch Naturlatexallergie abklären (z. B. Handschuhe beim Zahnarzt)!
- Makrolide: selten makulopapulöse, urtikarielle, fixe Exantheme, toxisches Pustuloderm
- Muskelrelaxanzien: Flush, kardiovaskuläre Reaktionen, anaphylaktoide Reaktionen (Histaminliberatoren!), seltener anaphylaktische Reaktionen infolge Typ-I-Reaktion
- NSAR: meist pseudoallergische Reaktionen (Urtikaria, Angioödem, Asthma bronchiale, anaphylaktoide Reaktionen; auch auf chemisch nicht verwandte Substanzen), verschiedene Exantheme (u. a. makulopapulöse, fixe), Fotoreaktionen, SJS, TEN, Vaskulitis, Purpura pigmentosa, Erythema nodosum. Selten allerg. Reaktionen (v. a. Pyrazolone)
- Penicilline:
  - Typ-I-Reaktionen (z. B. Urtikaria, Angioödeme, anaphylaktische Reaktionen)
  - Typ-II-Reaktionen (z. B. Anämie, Granulozytopenie, Thrombozytopenie)
  - Typ-III-Reaktionen (z. B. Serumkrankheit, Vaskulitis)

   - Spätreaktionen (z. B. makulopapulöse [häufig!] oder fixe Exantheme, SJS, TEN, allergische Kontaktekzeme bei berufl. Exposition). Hauttestung (Beginn mit Prick-Test, wenn neg. Ausfall i.c. Test) mit Penicilloyl-Polylysin (PPL; Allergopen®) besitzt prädiktiven Wert für spätere anaphylaktische Reaktionen
- Röntgenkontrastmittel (Rö.-KM): Anaphylaktoide Sofortreaktionen (häufiger bei ionischen, hyperosmolaren Rö.-KM als bei anderen), Spätreaktionen möglich
- Sulfonamide (v. a. Co-trimoxazol: Sulfamethoxazol / Trimethoprim): häufig allerg. Reaktionen (3–5 %, bei HIV-Pat. 44–69 %!), Urtikaria, Exantheme, TEN
- Tetrazykline: fototoxische Reaktionen, Fotoonycholyse, Exantheme (z. B. makulöse, fixe), SJS, akute generalisierte exanthematische Pustulose (AGEP), thrombozytopenische Purpura. Zudem bei Minocyclin Sweet-Sy., eosinophile pustulöse Follikulitis
- Tuberkulostatika (v. a. Streptomycin): makulopapulöse, lichenoide, bullöse, fixe Exantheme, Vaskulitiden, Stomatitis, Sofortreaktionen, TEN
- Zytostatika: meist toxische, dosisabhängige NW an praktisch allen Organen. Selten Überempfindlichkeitsreaktionen wie Exantheme, z. B. nach Mitomycin intravesikal, Procarbazin, Dacarbazin, MTX, Pentostatin, Cytarabin, Daunorubicin, od. Sofortreaktionen, z. B. nach L-Asparaginase (bei bis zu 10 %), Cisplatin od. Carboplatin.

## 12.21.2 Klinik der kutanen Arzneimittelreaktion

**Def.:** Meist makulopapulöse Exantheme (ca. 40 %), Urtikaria, Angioödem (ca 25 %), fixe Arzneimittelexantheme (ca. 8 %); schwere Arzneimittelreaktionen wie SJS (▶ 12.21.10) od. TEN (▶ 12.21.10) sind selten.

**Klinik:** ▶ Tab. 12.7.

**DD:** ▶ Tab. 12.7.

**Tab. 12.7 Arzneimittelreaktion – klinische Manifestation und Auslöser.**

| Manifestation | Medikament (Auswahl) | DD |
|---|---|---|
| Exanthem, makulopapulös, scarlatiniform | Penicillin, Ampicillin, Sulfonamide, Cephalosporine, NSAR, Antiepileptika, Metamizol, Thiamazol, Allopurinol, Probenecid, ACE-Hemmer | virale, bakt. Inf. |
| Exanthem, akneiformes | EGFR-Inhibitoren (z. B. Cetuximab [Erbitux®], Erlotinib [Tarceva®], Gefitinib [Iressa®]) | Akne/Rosacea fulminans |
| Exanthem, fixes (▶ 12.21.5) | ASS, Sulfonamide, Tetrazykline, Metamizol, Penicillin, NSAR, Allopurinol, Neuroleptika, Digitalis, Disulfiram | |
| SDRIFE (▶ 12.21.6) | Penicillin, Erythromycin, Aminoglykoside, Infliximab, Cetuximab | Intertrigo |
| Toxisches Pustuloderm (▶ 12.21.7) | β-Lactam-Antibiotika, Sulfonamide, ASS, NSAR, Paracetamol, Allopurinol, Tetrazykline, Erythromycin, Carbamazepin, Disulfiram | Pustulosis acuta generalisata, pustulöse Psoriasis, subkorneale Pustulose |
| Erythema anulare centrifugum | Salizylate, Chloroquin, Amitriptylin | Virusinf. |

**Tab. 12.7 Arzneimittelreaktion – klinische Manifestation und Auslöser.** *(Forts.)*

| Manifestation | Medikament (Auswahl) | DD |
|---|---|---|
| Anaphylaxie | Narkotika, Muskelrelaxanzien, Rö.-KM, ACE-Hemmer, β-Lactam-Antibiotika, Plasmaexpander | Latexallergie |
| Urtikaria | β-Lactam-Antibiotika, Sulfonamide, Allopurinol, NSAR, ASS, Neuroleptika, Thiamazol, Aciclovir, Dextran, Histaminliberatoren, ACE-Hemmer | andere Ursachen: u. a. bakt. Inf., Additiva, Latexallergie |
| Angioödem | ACE-Hemmer, $AT_1$-Antagonisten, Penicillin, Ampicillin, Tetrazykline, Erythromycin, Sulfonamide, Griseofulvin, ASS, NSAR | $C_1$-Esterase-Inhibitor-Mangel, bakt. Inf. |
| SJS, TEN (▶ 12.21.10) | β-Lactam-Antibiotika, Makrolidantibiotika, Tetrazykline, Sulfonamide, NSAR, Allopurinol, Phenytoin, Carbamazepin, Phenobarbital | virale Inf., staphylogenes Lyell-Sy., blasenbildende Dermatosen |
| Pruritus sine materia | Penicillin, Sulfonamide, Cephalosporine, ASS, ACE-Hemmer, Neuroleptika, Tamoxifen, HES, Interferon, Morphine | Lymphome, MS, primär biliäre Zirrhose, Polycythaemia vera, Schilddrüsen-Krankheiten, Parasitosen |
| Allergisches Kontaktekzem | Lokalanästhetika (Estertyp), Heparin, Parastoffe, Tetrazykline | toxische Reaktionen |
| Fotoallergische und -toxische Reaktionen | Tetrazykline, Sulfonamide, Nifedipin, ASS, NSAR, Lichtschutzfilter, Dacarbazin | polymorphe Lichtdermatose, lichtaggravierte Dermatosen |

## 12.21.3 Diagnostik

Vor jeder Medikamententestung überlegen, ob diese für den Pat. unverzichtbar ist bzw. Pat. von der Provokationstestung profitiert.

Faustregel: Erst eine klassische Typ-I-Sens. ausschließen, dann Provokationstestung einer Ausweichmedikation durchführen.

- exakte Anamnese: Nicht arzneimittelbedingte Reaktion ausschließen.
- Prick-, Scratch-Test: Testung nur bei Antibiotika und Antiphlogistika od. gelegentl. Typ-I-Sensibilisatoren (z. B. Gelatine) sinnvoll. Medikament in steriler 0,9 %iger NaCl-Lsg. auflösen und testen, pos. Reaktionen selten.
- Intrakutantest: nur wenige Medikamente (Heparin, Lokalanästhetika, Penicillin-Testlösung z. B. Allergopen®-Test als standardisierter Test mit hohem neg. prädiktivem Wert, bei pos. Ausfall erneute Beurteilung nach 3–5 J., bei zwingender Indikation für eine Penicillingabe Durchführung einer Penicillingabe in aufsteigenden Dosen zur Bildung einer vorübergehenden Induktion, Glukokortikoide) testfähig.
- CAP-FEIA / RAST, Leukotrienstimulationstest.
- spezielle Fragestellungen: Histamin-Freisetzungstest, ECP, Lymphozytentransformationstest (LTT).
- zur Diagn. der einzelnen Manifestationen ▶ Tab. 12.8.

**Tab. 12.8 Diagnostik von kutanen unerwünschten Arzneimittelwirkungen.**

| Klinik | Pathomechanismus | In-vivo-Diagnostik | In-vitro-Diagnostik |
|---|---|---|---|
| Urtikaria, Angioödem | Typ I, pseudoallerg. | Prick-, Intrakutan-, Scratch-Test, Provokation | CAP-FEIA/RAST, LST, HRA, ECP |
| Anaphylaxie | Typ I, pseudoallerg. | Prick-, Intrakutan-, Scratch-Test, keine direkte Provokation, Ausweichmedikation | CAP-FEIA/RAST, LST, HRA, ECP, Tryptase |
| SJS, TEN | Typ IV? | Histologie, Serumkonz., keine direkte Provokation, Ausweichmedikation | LTT |
| Vaskulitis | Typ III | Histologie, Epikutan-, Intrakutan-Test (Ablesung 24/48 h, ggf. Histologie), Provokation | LTT (spez. IgG, Coombs, Komplement) |
| Exanthem (fixes, makulopapulöses) | (Typ IV) | Epikutan-Test (in loco) | LST, LTT |
| Fotoreaktionen | Typ IV | Lichttreppe, Fotopatchtest, Fotoprovokation | LTT |
| Ekzem (Kontakt, hämatogen) | Typ IV | Epikutan-Test (offen, geschlossen, Abrisstest) | LTT |

LST = Leukotrienstimulationstest, LTT = Lymphozytentransformationstest, ECP = eosinophiles kationisches Protein, HRA = Histamin-Freisetzungstest

! Ungeeignete Testlsg. (z. B. nicht abgepufferte Lsg.) oder für kutane Testung ungeeignete Lsg. (Desinfektionsmittel usw.) können lokale toxische Reaktionen / Nekrosen hervorrufen. Ausweichtestung von Alternativpräp.: Keine Medikamente aus gleicher Gruppe wählen!

## 12.21.4 Therapie

Abhängig von klin. Erscheinungsbild:

- Sofortreaktionen (Urtikaria, Angioödem, Anaphylaxie):
  - Applikation stoppen, ggf. nach Rücksprache Hausarzt / Internist alle verdächtigen Medikamente absetzen / umsetzen
  - medikamentöse Ther.: Urtikaria ▶ 12.18, Angioödem ▶ 12.19, Anaphylaxie ▶ 12.3.3
- verzögerte Reaktionen (Exantheme):
  - Glukokortikoid: z. B. Prednisolon (z. B. Decortin® H bzw. Solu-Decortin® H) 50–100 mg / d p. o. bzw. i. v. schrittweise über 7–14 d (nach klin. Erscheinungsbild) absetzen (▶ 22).
  - bei Pruritus $H_1$-Antihistaminikum, z. B. Dimetinden (Fenistil®) 2 × 1 Amp. / d i. v., Desloratadin (Aerius® Tbl.) 1–2 × 1 / d (▶ 22), bei Unruhe Hydroxyzin (Atarax® Tbl.) bis 2 × 1 / d bzw. zur Nacht. **Cave:** Sedierung!

- Lokalther.: Wurden bereits syst. Glukokortikoide gegeben, blande (z. B. Lotio alba, Basiscreme DAC), sonst steroidale Lokalther.
- vital gefährdende verzögerte Reaktionen: TEN ▶ 12.21.10.

- Warnpass ausstellen (s. u.)
- bei vitaler Ind. u. fehlenden Ausweichmedikamenten Hyposens. (z. B. Co-trimoxazol zur Pneumocystis-jiroveci-Prophylaxe bei HIV-Inf., Insulin, β-Laktam-Antibiotika)
- ggf. Prämedikation (s. Kasten)

**Antiallergische Prämedikation (z. B. vor Rö.-KM-Gabe):**

- $H_1$-Antihistaminikum: z. B. Dimetinden (Fenistil®) i. v. 1 mg / 10 kg KG 5 min vorher
- $H_2$-Antihistaminikum: z. B. Cimetidin (z. B. Cimetidin-CT) i. v. 5 mg / kg KG 5 min vorher
- Glukokortikoid: z. B. Prednisolon (z. B. Decortin® H) p. o. 50 mg 13, 7 und 1 h vorher



**Allergiepass** Exakte Beschreibung der Reaktion (keine Pauschalierung wie „Penicillin-Allergie"). Verwandte (obsolete) u. alternative Medikamente auflisten.

**Beispiel: Allergiepass bei Z. n. Ampicillin-Reaktion**

- *Reaktion:* generalisiertes makulopapulöses Exanthem nach Einnahme von Ampicillin
- *Verwandte Medikamente:* Penicillin, Kreuzreaktionen Cephalosporine
- In der oralen Provokation bis zur normalen Einzeldosis vertragene *Ausweichmedikamente:* Doxycyclin (z. B. Doxy-Wolff®), Ciprofloxacin (z. B. Ciprobay® 500 Filmtbl.)

Nur nach Provokationstestung unbedenkliche Medikamente in Allergiepass als Ausweichmedikation aufnehmen.

## 12.21.5 Fixes Arzneimittelexanthem (L23.3)

**Syn.:** Toxisches Arzneimittelexanthem.

**Def.:** Nach Medikamentenzufuhr Ausbildung von HV immer (!) an derselben Lokalisation. Auslöser: Tetrazykline, Pyrazolone, Phenylbutazon, Phenazon, Penicillin, Etoricoxib und andere NSAR, Paracetamol, Cetirizin, Erythromycin, Sulfonamide, Chemotherapeutika, Hypnotika, Laxanzien.

**Klinik:**

- bis 2 cm große, scharf begrenzte, livide Erythemherde (multiple häufiger als solitäre), ggf. blasige Epithelabhebung
- Prädilektionen: Palmae, Plantae, Extremitäten, Genitalien, Mundschleimhaut
- in seltenen Fällen auch generalisiert bei gutem AZ (im Gegensatz zur TEN ▶ 12.21.10)

**Diagn.:** Medikamentenanamnese, Klinik, Epikutantest mit dem Antigen → pos. lokale Aufflammreaktion. Im Zweifel PE. Histologie: lichenoides Infiltrat, ggf. fokale epidermale Nekrose.

**Ther.:** Auslösendes Medikament ab-, umsetzen, zunächst zuwarten. Nur bei Persistenz oder schwerer Reaktion Glukokortikoide (Prednisolon, z. B. Decortin® H 60 mg / d p. o.; ▶ 22), ausschleichende Dosierung.

## 12.21.6 SDRIFE (Symmetric drug-related intertriginous and flexural exanthema; L23.3)

**Syn.:** Baboon-Syndrom.

**Def.:** Beugenbetonte Arzneimittelreaktion als syst. Kontaktdermatitis od. fixes Arzneimittelexanthem.

**Klinik:** Scharf gegrenzte Erytheme gluteal, inguinal u. axillär.



**Diagnose:** Medikamentenanamnese, Klinik, Biopsie. Histo: Spongiose, superfizielle perivaskuläre Infiltrate; Epikutantest.

**Ther.:** Auslösende Medikamente ab- oder umsetzen, lokal Glukokortikoide, z. B. Hydrokortison-17-butyrat (Alfason®Crelo).

## 12.21.7 Toxisches Pustuloderm (L27.0)

**Syn.:** Akute generalisierte exanthematische Pustulose (AGEP).

**Def.:** Pustulöse, ggf. schwer verlaufende unerwünschte Arzneimittelreaktion. Auslöser: v. a. Carbamazepin, β-Lactam-Antibiotika, Co-trimoxazol.

**Klinik:** Plötzlich auftretende Erytheme mit Pustelbildung, v. a. in den großen Beugen und intertriginös. Oft AZ ↓, Temp. ↑.

**Diagn.:** Medikamentenanamnese, Klinik, Labor: Leukos ↑, im Zweifel Biopsie. Histologie: intraepidermal und auch subkorneale Granulozytenaggregation. Papillarkörperödem. Perivaskuläre Rundzellinfiltrate.

**Ther.:** Ab-, Umsetzen der ursächlichen Medikamente. Syst. $H_1$-Blocker, z. B. Desloratadin 1–2 × 1 Tbl. / d oder Dimetinden (Fenistil®) 2 × 1 Amp. / d (▶ 22). Lokalther.: Z. B. Lotio alba aquosa.

**Progn.:** Nach Absetzen der auslösenden Medikamente allmähliche Abheilung binnen d bis Wo.

## 12.21.8 EGFR-Inhibitoren-Exanthem (L27.0)

**Def.:** Arzneimittelnebenwirkungen unabhängig vom jeweiligen EGFR-Inhibitor (z. B. der monoklonale Antikörper Cetuximab [Erbitux®], die Proteinkinaseinhibitoren Erlotinib [Tarceva®], Gefitinib [Iressa®]), Art, Schwere und Häufigkeit abhängig vom EGFR-Inhibitor, der Ther.-Dauer und Pat.-immanenten Faktoren. Ind. der Präp. in der Onkologie: Bronchial-Ca, kolorektales Ca, Kopf-Hals-TU. Anmerkung: EGFR-Expression auch von proliferierenden undiff. Keratinozyten der epidermalen Basalzellschicht, von Hautfibroblasten, Haarfollikeln und Schweißdrüsen. Prophylaktische Gabe eines oralen Antibiotikums und eines Lichtschutzpräp. ab Ther.-Beginn: Doxycyclin 100–200 mg / d für 6–8 Wo. oder Tetracyclin 2 × 500 mg / d für 4 Wo. komb. mit z. B. Actinica® (LSF > 25, mind. ½ h vor Sonnenexposition) → Reduktion von Häufigkeit und Schwere des Exanthems um ca. 50 %.

**Klinik / Verlauf:**

- Stadienartiger Verlauf, zunächst „akneiforme“, später zunehmend ichthyosiforme HV von Kopfhaut, Gesicht, vorderer und hinterer Schweißrinne

(Anmerkung: Der Begriff „akneiform" hat sich bezüglich der EGFR-Inhibitoren durchgesetzt, wenngleich es sich eher um ein rosazeaartiges klin. Bild handelt, da keine Komedonen auftreten). Ausprägungsgrad als prognostischer Faktor.
- Trockene Schleimhäute, Fissurenbildung an Händen und Füßen, Haarwuchsstörungen (typisch: Elongation und Welligkeit der Wimpern), schmerzhafte Paronychien; treten v. a. nach mehrmonatigem Einsatz der EGFR-Inhibitoren auf.

**Ther.:** ▶ Tab. 12.9.

**Tab. 12.9 Therapie des EGFR-Inhibitoren-Exanthems.**

| | Klinik | Therapie |
|---|---|---|
| Leichte akneiforme HV in den seborrhoischen Arealen | innerhalb der ersten 3 Wo. Auftreten einzeln stehender follikulärer Papeln und Pusteln an Stirn, Nase, äußerem Mund, bisweilen Kopfhaut, Brust, Rücken bei bis zu 90 % der Pat.; manchmal Spannungsgefühl u. Pruritus | • metronidazolhaltige Lotionen (z. B. Metrolotion®) 2 ×/d<br>• Nadifloxacin 1 % Creme (Nadixa® Creme) 2 ×/d<br>• Hautreinigung: leicht adstringierende Syndets (z. B. Dermowas® flüssiges Konzentrat)<br>• Kopfhaut: Klasse III-Steroide als Lsg. (z. B. Mometasonfuroat Lsg.) 2 ×/d |
| Mittelschwere bis schwere (Grad 3) akneiforme HV | • konfluierende Pusteln und/oder erhebliche Flächenausdehnung<br>• gelegentlich schmerzhaft<br>• gelegentlich Pruritus | • wie bei leichten akneiformen HV<br>• zusätzlich syst. Antibiotika: Tetracyclin Kps. 2 × 250 mg/d oder Doxycyclin Filmtbl. 2 × 50–100 mg/d<br>• Pruritus: syst. Antihistaminika (z. B. Fenistil®, Atarax®)<br>• Alternativther. bei mittelschweren HV: Komb.-Ther. mit topischen Glukokortikoiden (z. B. Prednicarbat Creme, im Gesicht max. 1–2 Wo.) 2 ×/d und topischen Gyrasehemmern (z. B. Nadixa® Creme) 2 ×/d<br>• Alternativther. bei schweren (Grad 3) akneiformen HV: Komb.-Ther. mit topischen Glukokoritikoiden (z. B. Prednitop Creme), topischen Gyrasehemmern (z. B. Nadixa® Creme) und Isotretinoin Kps. (z. B. 0,25 mg/kg KG/d p. o.; ▶ 22) bei simultaner Dosisred. bzw. Ther.-Abbruch. Anmerkung: Einsatz von KGF Palifermin (Kepivance®) → deutliche ↓ der kutanen NW → Ther.-Adhärenz ↑ (noch nicht zugelassen) |
| Ichthyosiforme HV (Spätphase akneiformer Exantheme) | • Rückbildung der pustulierenden HV, Austrocknung und Hinterlassung von Serokrusten, Schuppung nach weiteren 1–2 Wo.<br>• mögliche Ausbildung schmerzhafter Rhagaden/Fissuren | • antibiotikahaltige Cremes (z. B. Fucidine® Creme oder Nadixa® Creme) 2 ×/d dünn auftragen<br>• bei Superinf.: syst. antibiotische Ther. nach Antibiogramm (Flucloxacillin und Amoxicillin/Clavulansäure p. o.; ▶ 22)<br>• Hautreinigung: feuchtigkeitsspendende Duschöle/Cremeseifen (z. B. Nivea® Natural Oil)<br>• Hautpflege: feuchtigkeitsspendende Pflegelotionen (z. B. Bepanthol® Körperlotion) |

**Tab. 12.9 Therapie des EGFR-Inhibitoren-Exanthems.** *(Forts.)*

| | Klinik | Therapie |
|---|---|---|
| Xerosis cutis | • zunehmende Empfindlichkeit der Haut gegenüber Licht u. mechanischer Reizung<br>• Verdünnung der Epidermis, Teleangiektasien | • Gesicht und Hals: feuchtigkeitsspendende Seifen ohne Duftstoffe, Feuchtigkeitscremes (z. B. Abitima® face), Lichtschutzpräp. (z. B. Actinica®)<br>• Dusch- und Badeöle (z. B. Eucerin® pH 5 Duschöl, Balmandol Ölbad), harnstoffhaltige Pflegelotionen (z. B. Excipial® U Lipolotio) mehrmals tgl.<br>• Auftreten eines Ekzems Steroid (z. B. Prednicarbat Creme) für 1–2 Wo. |
| Fissurenbildung an Händen und Füßen | • Schmerzhaftigkeit und Berührungsempfindlichkeit<br>• schlechte Heiltendenz | • Hydrokolloidverbände (z. B. Varihesive® extradünn) für mehrere d belassen<br>• Gewebekleber (z. B. Dermabond®) |
| Paronychien | • nach mehrmonatiger Ther. Auftreten entzündlicher Veränderungen mit Eiterbildung u. erheblicher Schmerzhaftigkeit, meist an Großzehe oder Daumen | • allg. Empfehlung: weites Schuhwerk, korrekte Nagelpflege (kein Rundschneiden)<br>• Ther. wie bei herkömmlicher Paronychie<br>• Ultima Ratio: Nagelextraktion |
| Anmerkung: Akneiforme Exantheme auch durch andere Substanzen (z. B. MEK-Inhib.). | | |

## 12.21.9 Erythema (exsudativum) multiforme (L51.0)

**Syn.:** EEM.

**Def.:** Akutes Exanthem mit charakteristischen kokardenartigen Effloreszenzen. Oft nach Arzneimitteleinnahme oder nach Herpes-simplex-Inf. (Herpes-assoziiertes Erythema multiforme, HAEM, Nachweis von Herpes-DNA in frischen und abgeheilten Läsionen, häufig rez. Verlauf), seltener paraneoplastisch, oft auch unklare Ätiol.

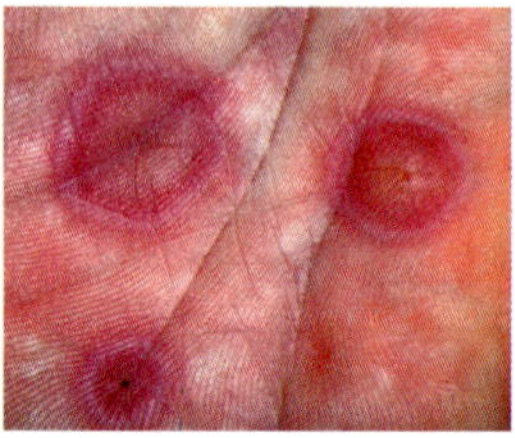

Abb. 12.16 Erythema exsudativum multiforme. [R299]

**Klinik / Verlauf:** Hellrote, fleckige Erytheme breiten sich nach peripher aus, später urtikarieller Aspekt und ggf. Ausbildung kokardenartiger Effloreszenzen mit zentraler Blase und peripherem Randwall (▶ Abb. 12.16).

- Minorform: HV dominieren; Prädilektionsstellen → Handrücken, Streckseiten der Arme; häufig in Frühjahr und Herbst.
- Majorform (Stevens-Johnson-Sy., ▶ 12.21.10): Neben HV AZ ⇊ (Abgeschlagenheit, Fieber, rheumatische Beschwerden, Schleimhautbefall, Augenbeteiligung). Prädilektionsstellen: Hals, Kopf, Stamm, Schleimhäute (Mund, Lippen, Nase, Pharynx, Trachea, Augen, genital). Selten.

**Diagn.:**
- klin. Bild, Anamnese (Medikamente, durchgemachte Herpes-Inf.?), BB, Temp.-Kontrolle, Biopsie, Fokus- und Tumorsuche (▶ 2.1.1), ggf. augenärztliches und HNO-ärztliches Konsil
- Histologie: nekrotische Keratinozyten, vakuoläre Alteration der Basalzellreihe, Papillarkörperödem, ggf. subepidermale Blasenbildung, perivaskuläre Rundzellinfiltrate mit Beimengung von neutrophilen und eosinophilen Granulozyten
- DIF: IgM, $C_3$-Komplement im Bereich der nekrotischen Keratinozyten, $C_3$-Komplement perivaskulär und an der Junktionszone

**DD:** Polymorphe Lichtdermatose, Sweet-Sy. (Neutrophilie).

**Ther.:**
- Alle infrage kommenden Medikamente absetzen.
- Minorform, leichte HV: externe Steroide, z. B. Mometasonfuroat Creme.
- Minorform mit schweren HV, Majorform: stat. Aufnahme, interne Glukokortikoide wie Prednisolon (z. B. Solu-Decortin® H; ▶ 22) initial 100–150 mg / d in langsam red. Dosierung. Ggf. intensivmedizinische Betreuung und Versorgung wie bei schwerer Verbrennung (▶ 10.1.2).
- Schleimhautbefall: Mundspülungen (z. B. Betaisodona Mundantiseptikum®), Panthenol (Panthenol 100 mg JENAPHARM® Tbl.).
- Anal-, Genitalbefall: Sitzbäder (z. B. Kamillosan®).
- Ophthalmologisches Konsil bei Augenbefall.
- Bei mehrmaliger Auslösung durch rez. Herpes-simplex-Inf. prophylaktische Ther. mit Aciclovir (z. B. Zovirax® Filmtbl.) 200–400 mg / d bis zu 1 J. Langsame Dosisreduktion, wenn längeres rezidivfreies Intervall.

**Progn.:** Oft langer Verlauf über 4–6 Wo., unbehandelt Letalität 10–15 % (Majorform), ggf. Übergang in TEN (▶ 12.21.10). **KO** der Major-Form: Hornhauttrübung und Synechienbildung.

## 12.21.10 Stevens-Johnson-Syndrom (SJS) und Toxic Epidermal Necrolysis (TEN; L51.20 u. L51.21)

**Def.:** Seltene, meistens medikamentös bedingte Krankheit der Haut u. Schleimhäute (Cavum oris, Lippen, Konjunktiven, Genitalien) v. a. in der 2. Lebenshälfte; genetische Prädisposition mit ethnischen Unterschieden für bestimmte Medikamente. SJS < 10 % der KOF, TEN > 30 % der KOF, SJS / TEN-Übergangsform 10–30 % der KOF. Ca. 5 % der Pat. sind HIV-infiziert. Letalität bei TEN bis zu 75 %. Fotodokumentation zu Beginn und im Verlauf.

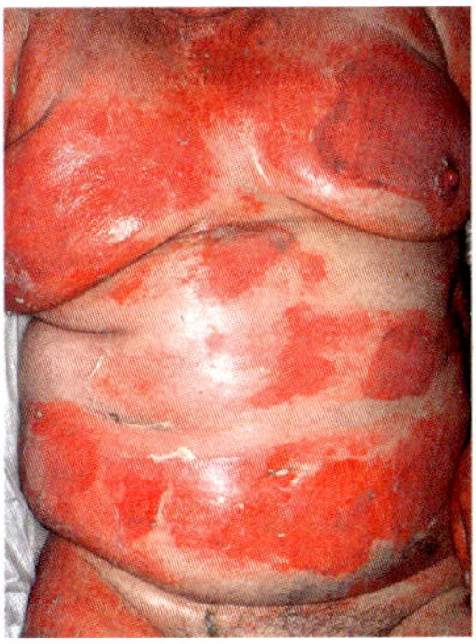

Abb. 12.17 Toxic Epidermal Necrolysis – Übersicht. [R299]

**Ätiol.:** Diverse Arzneimittel: Allopurinol (am häufigsten), NSAR vom Oxicam-Typ, aromatische Antiepileptika (Carbamazepin (HLA-A 3101 bei Hellhäutigen), Lamotrigin, Phenobarbital, Phenytoin), NNRTI (Nevirapin); Beginn der Hautreaktionen 1–3 Wo. nach Einnahme der Präp.

**Klinik:** Ähnliches Bild wie bei Verbrennung Grad II:

- Stammbetonte bzw. generalisierte atypische, flache Kokarden und Maculae, die konfluieren und auf denen sich Blasen bilden, die ihrerseits konfluieren (▶ Abb. 12.17, ▶ Abb. 12.18). Epidermisablsg. (handtuchartig abschiebbare Haut, Nikolski-Phänomen pos.).
- An Ober- und Unterlidern hämorrhagisch verkrustete Erosionen, Konjunktivitis mit Neigung zu Symblepharonbildung mit Entropium u. Trichiasis (im Extremfall Erblindungsgefahr).
- Erosionen und Ulzerationen an den hautnahen Schleimhäuten mit Neigung zu Verwachsungen, ggf. Onycholyse (im Extremfall Nagelverlust).
- AZ ↓↓, ggf. Somnolenz, häufig hohes Fieber, allenfalls mäßige Schmerzhaftigkeit, Flüssigkeits- und E'lytverlust (Glomerulonephritis, Myokarditis).

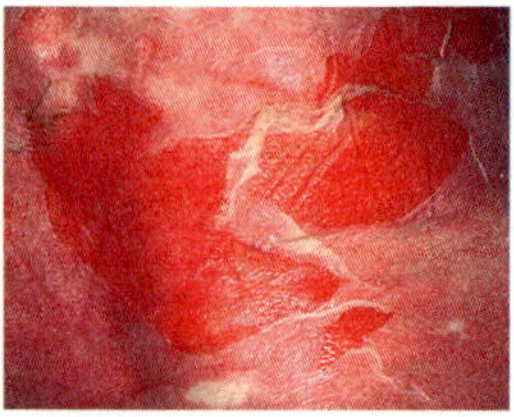

Abb. 12.18 Toxic Epidermal Necrolysis–Detail. [R299]

**Diagn.:** Ausführliche Medikamentenanamnese! Biopsie, Temp.-Kontrolle, Diff.-BB, RR, Krea., E'lyte, E'phorese (α-Globuline ↑, γ-Globuline ↓), Krea.-Clearance, tgl. Abstriche auf Bakterien. Zurzeit fehlen Laborteste zum Kausalitätsbeweis.

> SSSS durch Biopsie einer frischen Blasendecke ausschließen. Bei SSSS Spaltbildung intra-, bei SJS / TEN subepidermal!

Histologie: Str. corneum unverändert, übrige Epidermis Nekroptose (eosinophil), Stachelzellen mit hydropischer oder ballonierter Degeneration, subepidermaler Blasenspalt. Nekrotische Epidermis bildet das Blasendach. Schwach ausgebildetes perivaskuläres, lymphohistiozytäres Infiltrat mit einzelnen eosinophilen Granulozyten im oberen Korium, schweres Papillarkörperödem.

**DD:**

- **S**taphylococcal **s**calded **s**kin **s**yndrome (SSSS, seltener als SJS / TEN): v. a. Kdr. Intraepidermale, subkorneale Spaltbildung durch Bindung der Exotoxine ET A – D an Desmoglein 1, das in der Mukosa fehlt.
- **E**rythema **e**xsudativum **m**ultiforme **m**aius (EEMM): Hautablsg. < 10 % der KOF, typische Kokarden, extremitätenbetont, Schleimhautbefall; i. d. R. durch Inf., oft HSV Typ 1 > 2.
- **G**eneralized **b**ullous **f**ixed **d**rug **e**ruption (GBFDE): Ca. 1 Wo. nach Medikamenteneinnahme, v. a. Co-trimoxazol. Bräunliche Flecken mit großen, schlaffen Blasen, selten Schleimhautbeteiligung, keine sonstige Organbeteiligung, Histologie wie TEN.
- **D**rug **r**ash with **e**osinophilia and **s**ystemic **s**ymptoms (DRESS): Hypersensitivitäts-Sy. (Drug-induced hypersensitivity syndrome, DIHS), ca. 2–4 (max. 8) Wo., nach Medikamenteneinnahme, (in absteigender Häufigkeit) v. a. Antikonvulsiva (Carbamazepin, Phenobarbital, Phenytoin, Primidon, Zonisamid), β-Laktam-Antibiotika, NSAR (Diclofenac, Ibuprofen), Allopurinol. Erhöhte Inzidenz bei HIV-Inf. Morbilliformes Exanthem bis zur Erythrodermie, selten Schleimhautbeteiligung, Eos ↑ (> 4 %), hohes Fieber,

Gesichtsödem, Lymphadenopathie, Hepatitis (AST, ALT mind. 2-fach ↑), interstitielle Nephritis (Krea 1,5-fach ↑), interstitielle Pneumonie oder Myokarditis, Histologie wie Pseudolymphom. Reaktivierung von HHV 6 als möglicher Indikator für Krankheitsschwere und Prädiktor für schlechte Prognose. Letalität ca. 10 %.
- **A**kute **g**eneralisierte **e**xanthematöse **P**ustulose (AGEP): selten, v. a. Erw. Wenige h bis d nach Einnahme zahlreicher Medikamente, v. a. β-Laktam-Antibiotika, Makrolide u. Antimalariamittel. Beginn in den Körperfalten mit Erythem und multiplen kleinen sterilen (!) Pusteln mit Konfluenztendenz, seltenst Schleimhautbeteiligung, Neutros ↑, Fieber, Pruritus, Gesichtsödem. Histologie: Subkorneale Pusteln mit neutrophilen Granulozyten in der Epidermis, Ödem der papillären Dermis, leukozytoklastische Vaskulitis, Letalität 1–5 %. Nach Abklingen der Dermatose Epikutantest pos., wenn Pustel in Testfeld.
- Bullöses Pemphigoid (▶ 13.3.3), Pemphigus vulgaris (▶ 13.3.2).

12

## Therapie

> Progn. hängt entscheidend vom initialen Schweregrad (Serummarker IL-15) in den ersten 3 Mon. und der pflegerischen Sorgfalt ab. Die Mortalität ist bei erhöhten IL-15-Serumwerten erhöht. HV heilen i. d. R. narbenlos mit Hypo- / Hyperpigmentierungen (Persistenz über Mon. bis J.) ab. Ausstellen eines Allergiepasses. Nach Entlassung aus stat. Ther. Verlaufskontrolle (KO!) durch niedergelassenen Dermatologen und Hausarzt (erhöhte Sterblichkeit poststationär durch Alter, schwere Grundkrankheiten, Inf. und Malignome bedingt), bei Augenbeteiligung durch Ophthalmologen, bei Genitalbeteiligung durch Urologen bzw. Gynäkologen.

### Allgemeine Maßnahmen

- Abschätzen der Hautbeteiligung nach Neunerregel, Behandlung wie Verbrennung Grad II. Wenn Hautablsg. > 30 % der KOF, intensivmedizinische Betreuung.
- Lagerung des Pat. in einem Luftkissenbett, Bezug und Decke mit Metalline®-Folie direkt auf die Haut.
- Ausreichende Raumtemp. (30–32 °C). Raum leicht abdunkeln.
- Inf.-Gefahr minimieren: Einzelzimmer, Schleuse einrichten, mit sterilem Kittel ans Krankenbett, Besuch auf nächste Angehörige beschränken; diese hinreichend aufklären.
- Pat. viel trinken lassen (z. B. E'lyt-Getränke) und hochkalorische Ernährung.
- Thromboseprophylaxe mit niedermolekularem Heparin s. c., z. B. Tinzaparin (innohep®) 1 × 175 Anti-Xa I. E. / kg KG / d.
- Tgl. Abstriche von Haut und Schleimhäuten zur Keimbestimmung, Messung der Körpertemp. sowie Blutabnahme (BB, E'lyte, CRP, ALT, AST, γ-GT, Krea).
- Tetanusimpfung: Wenn Immunstatus unbekannt kontralateral vorzunehmende Simultanimpfung i. m. mit Tetanol® pur und Tetagam® P.

### Äußerliche Therapie

- Schutz unversehrter Haut z. B. mit Oleo-Tüll classics-Gaze, Bepanthen®-Salbe.

- erosive HV: antiseptische Behandlung mit Chlorhexidin-Lsg. 0,05 %ig, danach Abdeckung mit wirkstofffreier Fettgaze (z. B. Physiotulle®): 1 × / d bis zur beginnenden Epithelisierung.
- Blasen: steriles An- u. Abpunktieren (Blasendecke belassen!).
- Lippen: dexpanthenolhaltige Salbe (z. B. Bepanthen® Augen- u. Nasensalbe).
- Mundhöhle: Spülungen mit chlorhexidin- (z. B. Chlorhexamed® alkoholfrei) und dexpanthenolhaltigen Lsg. (z. B. Bepanthen® Lösung).
- Augen → tgl. ophthalmologisches Konsil (z. B. Illig-Schalen).
- Genitale: Leisten u. Penis mit Oleo Tüll-Gaze bedecken.

### Interne Therapie

- Prednisolon (▶ 22): Initial bis 1,5 mg / kg KG / d (z. B. Decortin® H), solange bis Hautzustand stabil → Dosisreduktion um 10–15 mg alle 2–3 d → Ab 25 mg / d p. o. alle 2–3 d Reduktion in 5-mg-Schritten → ab 10 mg / d p. o. alle 2–3 d Reduktion in 2,5-mg-Schritten.
- Ciclosporin A
- Adäquate tgl. Flüssigkeitssubstitution mit isotoner E'lytlsg. (0,7 ml / kg KG × betroffene KOF in %) u. Albuminlsg. (5 %iges Humanalbumin 1 ml / kg KG × betroffene KOF in %) über **peripheren** Zugang. **Cave:** ⅔ – ¾ des Flüssigkeitsbedarfs von Verbrennungsopfern!
- Schmerzther. mit Opioid (z. B. Tramadol-Trpf.) u. Sedation nach Schwere des Krankheitsbildes.
- Legen einer Nasensonde: Hochkalorische künstliche Ernährung mit 1500 kcal in 1,5 l Flüssigkeit Tag 1, dann tgl. Steigerung um 500 kcal bis zu 4000 kcal / d → Reduktion des Proteinverlusts u. Risikoreduktion einer intestinalen Atonie.
- Bei Superinf. zunächst kalkulierte syst. antibiotische Ther., später gemäß Antibiogramm.

**Merke**

- Glukokortikoide beim SSSS wegen Sepsisgefahr kontraindiziert. Sicherer Ausschluss.

# 13 Blasenbildende Krankheiten

*Thomas Dirschka, Claus Oster-Schmidt, Lutz Schmitz, Katja Dicke, Conrad Falkenberg*

# 13.1 Allgemeine Grundlagen

**Häufige Ursachen für Bläschen/Blasen an Haut u. hautnahen Schleimhäuten**

- physikalisch:
  - mechanisch: chron. Druck, z. B. enges Schuhwerk, nach Hautquetschung
  - toxisch: nach Säure- / Laugenverätzung
  - UV-Strahlen: Dermatitis solaris, nach Fotosens., z. B. Wiesengräserdermatitis
  - Verbrennung
- allergisch: Insektenstich (Ictus), allerg. Kontaktekzem, Cheiro- / Podopompholyx (▶ 12.17.3).
- infektiös: bakt. Inf. (z. B. Erysipel, Impetigo), Virusinf. (z. B. Varizellen, Herpes-Inf.)
- medikamentös: z. B. bullöses Arzneimittelexanthem; ▶ 12.21
- Stoffwechselerkr.: z. B. Porphyrien (▶ 8.11).

> Kann eine blasenbildende Erkr. anhand der klin. Morphe u. des Verteilungsmusters nicht eindeutig den häufigsten Ursachen zugeordnet werden, an klassische bullöse Dermatosen denken.

13

**Bullöse Dermatosen im klassischen Sinne**

- genetisch: angeborene Strukturstörungen in der Haut (hereditäre Epidermolysen):
  - Epidermolysis bullosa hereditaria
  - Pemphigus chronicus benignus familiaris
- immunologisch: Blasenbildung durch Auto-Ak gegen Hautstrukturen:
  - Pemphigus-Gruppe
  - bullöses Pemphigoid, vernarbendes Schleimhautpemphigoid, Pemphigoid gestationis, Dermatitis herpetiformis Duhring, lineare IgA-Dermatose, Epidermolysis bullosa acquisita, chron. bullöse Dermatose im Kindesalter.

**Klinische Einteilung u. allgemeine Diagnostik**

- Hauptkriterium für die klin. Einordnung ist die Lokalisation der Blase:
  - intraepidermal = schlaffe Blase
  - subepidermal = straffe Blase
- Bei V. a. bullöse Dermatose immer Biopsie zur lichtmikroskopischen Untersuchung.
- Differenzierung blasenbildender Autoimmunerkr. durch Nachweis von Ak mittels direkter u. indirekter Immunfluoreszenz.
- Klassifikation der hereditären Epidermolysen durch genaue Differenzierung der Blasenlokalisation mittels Antigen-Mapping (native, nicht fixierte Hautbiopsie), EM sowie molekulargenetische Mutationsanalyse (EDTA-Blut).

# 13.2 Kongenitale Blasenbildung

## 13.2.1 Epidermolysis bullosa hereditaria (Q81)

**Def.:** Heterogene Gruppe sehr seltener Genodermatosen (EBH). Gemeinsames Merkmal: Auftreten von blasigen HV nach geringfügiger mechanischer Belastung. Ursächlich bestehen Genmutationen für Strukturproteine der dermoepithelialen

Junktionszone (▶ Abb. 13.1). Der Funktionsverlust dieser Proteine bedingt die erhöhte Verletzbarkeit der Haut.

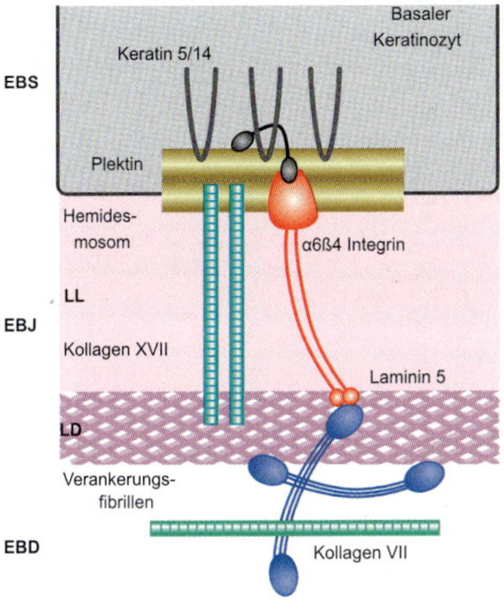


Abb. 13.1 Schematische Darstellung der dermoepithelialen Junktionszone. Der Übergang von Dermis zu Epidermis weist eine hochspezialisierte Basalmembranstruktur auf: Plektin, Kollagen XVII u. α6β4-Integrin sind Komponenten der Hemidesmosomen, die die epidermalen Keratinozyten mit der Basalmembran verbinden. Diese haftet mit den Verankerungsfibrillen – deren Hauptbestandteil Kollagen VII ist – in der oberen Dermis. LL Lamia lucida; LD Lamina densa.
(Mod. nach: Has C et al. Der Hautarzt 10/2004, S. 920–930) [L157]



## Einteilung

- anhand von Histologie, DIF u. EM
- historische Einteilung nach dem klin. Aspekt (▶ Tab. 13.1): nicht-vernarbende Epidermolysen (Blasensitz intraepidermal od. junktional) u. vernarbende Epidermolysen (Blasensitz subepidermal)
- anhand der Ebene der Spaltbildung in 3 Hauptkategorien: ▶ Abb. 13.2.
  - **EB simplex** (EBS) intradermale = epidermolytische Spaltbildung (suprabasale EBS → Blasenbildung durch Zytolyse suprabasaler Keratinozyten; basale EBS → Blasenbildung durch Zytolyse basaler Keratinozyten); Klin.: Heilung ohne Narben
    - EBS lokalisiert (früher: Typ Weber-Cockayne): AD, Mut. in Gen für Keratin 5, 14. In früher Kindheit Blasen, Erosionen, palmoplantare Krusten, v. a. im Sommer, Erosionen der Mundschleimhaut in 25 %
    - EBS generalisiert (früher: Typ Köbner): AD, selten AR, Mut. in Gen für Keratin 5, 14, intrazell. Domäne von Integrin ß4. Von Geburt an generalisiert Blasen, Erosionen, Krusten mit Betonung der Extremitäten; Milien, atrophe Narben, Nageldystrophie, -verlust, fokal palmoplantares Keratoderm; Mitbeteiligung der Mundschleimhaut, selten der Augen
    - EBS herpetiform (früher: Typ Dowling-Meara): AD, Mut. in Gen für Keratin 5, 14. Mit Geburt generalisiert Blasen (in herpetiformer Anordnung), Erosionen, Krusten unter Mitbeteiligung der Mundschleimhaut;

**Tab. 13.1 Wichtige bullöse Dermatosen im Überblick.**

| | Pemphigus vulgaris (L10.0) | Bullöses Pemphigoid (L12.0) | Dermatitis herpetiformis (L13.0) |
|---|---|---|---|
| **Alter** | 30–60 Jahre | > 60 Jahre | 20–50 Jahre |
| **Geschlecht** | M:F ≈ 1:1 | F > M | M >> F |
| **Klinik** | schmerzhafte Erosionen (Blasen platzen schnell), wenig Pruritus, lebensbedrohlich | große, pralle Blasen, mäßiger Pruritus, meist nicht lebensbedrohlich | kleine gruppierte Bläschen, kleine Erosionen, brennender bis schmerzender Pruritus |
| **Schleimhautbefall** | häufig, oft vor Hautsymptomen | sehr selten | sehr selten |
| **Nikolski I** | pos. | neg. | neg. |
| **Nikolski II** | pos. | pos. | neg. |
| **Histologie** | intraepidermale Blase | subepidermale Blase | subepidermale Blase |
| **DIF** | IgG in der Epidermis | IgG, $C_3$ linear an der Basalmembran | IgA granulär in den Papillenspitzen |



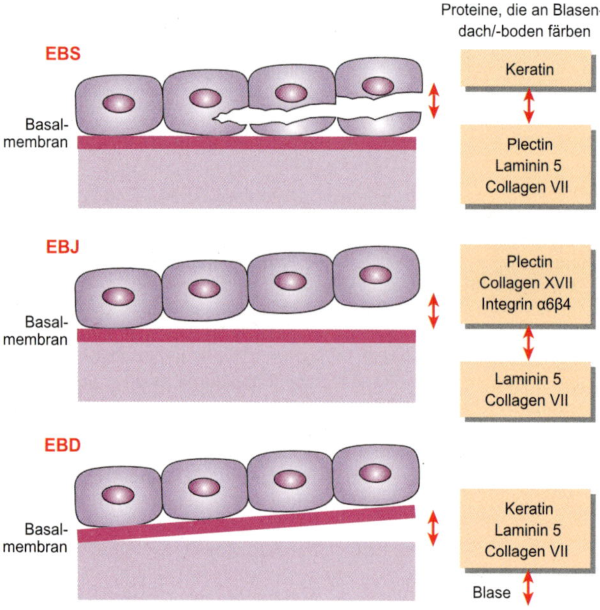


Abb. 13.2 Spaltbildung bei der Epidermolysis bullosa (Quelle: www.netzwerk-eb.de). [L157]

palmoplantare Hyperkeratosen, Nageldystrophien, atrophe Narbenbildungen, Milien; Anämie, Wachstumsretardierung, Obstipation

- **EB junctionalis** (EBJ) junktionale Spaltbildung in der Lamina lucida der dermoepidermalen BMZ
  - EBJ Typ Herlitz (JEB-H): AR. Mut. in Gen für Laminin 332 (→ fehlend od. ↓). Mit Geburt generalisiert Blasenbildung, chron.-granulomatöse Erosionen, Nageldystrophie u. -verlust, narbige Alopezie, Milien; Pseudosyndaktylie; Beteiligung der Mundschleimhaut, Mikrostomie, Ankyloglossie, Zahnschmelzhypoplasie, exzessive Karies; Anämie, Wachstumsretardierung, Beteiligung des GI-, Respirations- u. Urogenitaltrakts sowie der Konjunktiven; verzögerte Pubertät, hohe Letalität
  - EBJ Typ non-Herlitz (JEB-nH): gemischte Gruppe AR vererbter Erkr., bei denen untersch. Zielstrukturen betroffen sind → unterschied. Klinik
- **EB dystrophicans** (EBD) „Dermolytische" Spaltbildung unterhalb der Lamina densa der dermo-epidermalen BMZ; Mutationen im Kollagen-VII-Gen → Klin: Vernarbungen, Nagelverlust, Milien, mit Geburt gen. Blasen, Erosionen
  - EBD dominant: Pseudosyndaktylie, Nageldystrophie u. -verlust, Alopezie, gruppierte, hypopigmentierte Papeln; symptomatische Beteiligung der Mundschleimhaut, des GI- u. selten des Urogenitaltrakts; zahlreiche weitere klin. Ausprägungen
  - EBD rezessiv (Typ Hallopeau-Siemens): Krusten, narbige Alopezie, Mutilationen an Händen u. Füßen, Pseudosyndaktylien, Kontrakturen; Beteiligung der Mundschleimhaut, exzessive Karies; multiple Angiome; ausgeprägte Wachstumsretardierung, Anämie, Konjunktiven- u. GIT-Beteiligung, Glomerulonephritiden, renale Amyloidose, IgA-Nephropathie, chron. Niereninsuff., Kardiomyopathie, Osteoporose, SCC; verzögerte Pubertät, Letalität ↑
  - EBD rezessiv (Typ non-Hallopeau-Siemens): Krusten, Nageldystrophie, narbige Alopezie; Pseudosyndaktylie, SCC, Beteiligung der Mundschleimhaut; Wachstumsretardierung, Anämie, Beteiligung von Konjunktiven, GIT- u. Urogenitaltrakt, Letalität ↑

Anmerkung: zahlreiche weitere Unterformen in jeder Gruppe.

### Diagnostik bei V.a. Epidermolysis bullosa hereditaria

- klin. Bild (Verteilung, jahreszeitliches Vorkommen, zeitlicher Verlauf)
- Erbgang (Familienanamnese u. -unters., Konsanguinität?)
- mikrobiologische Besiedlung (Abstrich auf Pilze u. Bakterien)
- Biopsie für Histologie, EM, Immunfluoreszenz-Mapping (= Antigen-Mapping)
- Mutationsanalyse
- pränatale Diagn. bei schwerwiegenden Formen der EB (Chorionzottenbiopsie od. Amniozentese; Kontaktadresse: Frau Prof. Bruckner-Tuderman, Epidermolysis bullosa-Zentrum der Universität Freiburg, eb-zentrum@uniklinik-freiburg.de, Tel.: 0761 270–6140. www.netzwerk-eb.de

### Befunde

▶ Abb. 13.2.

### Therapie der Epidermolysis bullosa hereditaria

Insgesamt sehr begrenzte Ther.-Möglichkeiten! Vorzugsweise Beh. in spezialisiertem Zentrum: Epidermolysis bullosa Zentrum der Uniklinik Freiburg, Tel. 0761 270 66140, eb-zentrum@uniklinik-freiburg.de

### Allgemeine Maßnahmen

- Größere Wärmeeinflüsse u. mechanische Belastungen vermeiden (leichtes Schuhwerk, leichte Kleidung aus Baumwolle, Seide → Etiketten entfernen!), sorgfältige Hautpflege.
- Große Blasen unter Erhalt der Blasendecke eröffnen (z. B. durch Anritzen mit Skalpell).
- Lokal antiseptische od. adstringierende Maßnahmen (**cave:** Sekundärinf., z. B. Linola® Sept® Creme, Tannosynt® Lotio, Betaisodona® Salbe) u. nicht mit der Haut verklebende Gittergaze (z. B. Mepitel®, Oleo Tüll®), antiseptische od. gerbstoffhaltige Umschläge od. Teilbäder, z. B. Kaliumpermanganat (hellrosa), Granudacyn® Lsg., Tannosynt®. Keine Pflaster verwenden.
- Bei V. a. Superinf. Abstrich auf Bakterien u. ggf. syst. antibiotische Ther.
- Schmerzmanagement.
- Pruritus: Hautkühlung mit feuchten Kompressen, kurz geschnittene Fingernägel, Entspannungstraining, lokal Steroid mit hohem TIX, z. B. Methylprednisolonaceponat Creme. Antihistaminika sine effectu.
- Sorgfältige Mundhygiene, zahnärztliche Mitbetreuung.
- Stenosierungen im Schleimhautbereich (z. B. Ösophagus) operativ dilatieren.
- Regelmäßige Physiother., da hohe Gefahr von Kontrakturen bei vernarbenden Formen.
- Psychische u. sozialmedizinische Betreuung.
- Ernährung: Substitution von Vit., Spurenelementen, Nährstoffen.

### Spez. Ther.

Nicht bekannt. Zellbasierte Ther., Genther. u. Proteinersatzther. (Forschungsgegenstand).

## 13.2.2 Pemphigus chronicus benignus familiaris (Q82.8)

**Syn.:** M. Hailey-Hailey, Dyskeratosis bullosa.

**Def.:** AD, nicht immunologisch bedingte Genodermatose mit wechselnder Genpenetranz, sporadische Mut. in ca. 25 %. Assoziation mit HLA-B8. Beginn meist erst nach der Pubertät mit chron. rez., entzündlich nässenden Arealen in den Intertrigines. Altersgipfel: 3. – 4. Dekade.

**Ätiol.:** Synthesestörung der Tonofilamente u. Desmosomenkomplexe (Mut. im ATP2C1-Gen, das für die intrazelluläre Golgi-assozierte $Ca^{2+}$-ATPase kodiert → $Ca^{2+}$-Spiegel ↓ → Prozessierung von Adhäsionsmolekülen [E-Cadherine] fehlerhaft → interzelluläre Adhäsion ↓). Keine Beziehung zu Erkr. der Pemphigusgruppe!

**Klinik:** Einzelne od. gruppiert stehende, schlaffe Bläschen axillär, inguinal, anal u. seltener nuchal (▶ Abb. 13.3). Durch Konfluenz gerötete, meist

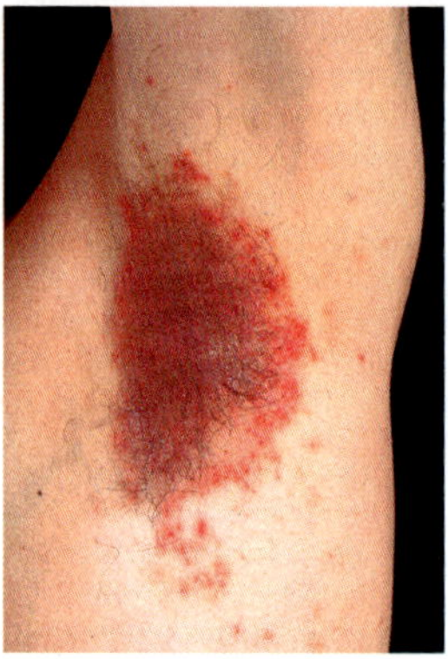

Abb. 13.3 M. Hailey-Hailey. [R299]

schmierig bedeckte, überwiegend scharf begrenzte Erytheme mit charakteristischen querverlaufenden Fissuren (gut zu erkennen, wenn Haut etwas gespannt wird). Nagelveränderungen, oft Leukonychia striata longitudinalis. Häufig Rez.

Klin. Diagnose oft durch Sekundärinf. erschwert (v. a. Candida-Inf.).

**Diagn.:**
- (Familien-)Anamnese, Inspektion, Biopsie (Histologie, ggf. EM), Abstrich auf Bakterien u. Pilze (Nativpräp., Kultur u. PCR). Anmerkung: Nachweis von Auto-Ak Desmocollin 1 + 2
- Histologie: suprabasale epidermale Akantholyse mit Spalt- od. Blasenbildung; dyskeratotische Umwandlung akantholytischer Zellen („Bild der einstürzenden Backsteinmauer"). Charakteristisch: Corps ronds, Grains u. Giant cells (große Dyskeratosezellen in oberer Epidermis)
- EM (nur bei diagn. Unsicherheit): Desmosomen rarefiziert, Desmolyse

**DD:** Candidaintertrigo, Pemphigus vegetans, Analbereich: chron. Analekzem.

**Ther.:**
- Provokationsfaktoren meiden: UV-Licht, Hitze (Sommermon.), starkes Schwitzen, Scheuern (z. B. beengende Kleidung), Inf. (v. a. Staphylokokken, Candida albicans).
- Hautreinigung mit milden Syndets (z. B. Dermowas©).

Haut sollte nicht auf Haut zu liegen kommen, deshalb z. B. breiten Leinenstreifen einlegen od. kochbares weißes Baumwollhemd mit ¼-Ärmel tragen.

**Leichtere Fälle**
- antiseptisch u. austrocknend, z. B. mit Granudacyn© Lsg., Tannolact© Lotion.
- Kortikosteroide in Cremes für Akutbehandlung (z. B. Prednicarbat Creme)
- Langzeittherapie mit Calcineurininhibitoren im OLU (Pimecrolimus = Elidel© Creme, Tacrolimus = Protopic© Salbe)

Intertrigines erleiden rasch Steroidatrophie: Nur einige d anwenden!

**Schwere Fälle**
- Kurzzeitig intern Kortikosteroide (z. B. Prednisolon [▶ 22]: Decortin® H initial 50 mg, rasche Dosisreduktion).
- Acitretin (Acicutan®; ▶ 22) 0,35 mg / kg KG / d über mehrere Wo., dann schrittweise Reduktion.
- Ablative Verfahren mit guten Ergebnissen, z. B. $CO_2$-Laser, Dermabrasio, Shaven. Als Ultima Ratio: Exzision des gesamten befallenen Areals mit nachfolgender plastischer Deckung, z. B. Spalthaut.
- Injektionen mit Botulinumtoxin.

**Progn.:** Chron.-rez.; erscheinungsarme Intervalle.

**KO:** Superinf., chron. Pyodermie.

### 13.2.3 Transitorische akantholytische Dermatose (L11.1)

**Syn.:** M. Grover.

**Def.:** Selbstlimitierende akantholytische Dermatose unbekannter Ätiol. Oft durch UV-Exposition provoziert. Spontanheilung binnen Mon. V. a. M in der 2. Lebenshälfte.

**Klinik:** Variabel. Kleine, urtikarielle Papeln u. Papulovesikel am oberen Rumpf, seltener kleine Blasen. Starker Pruritus.

**Diagn.:** Klin. Bild, Biopsie, Ausschluss der DD (s. u.), Nikolski neg. Histologie: ähnlich Pemphigus chronicus benignus familiaris (▶ 13.2.2) od. M. Darier, aber kleinherdig. DIF / IIF neg.

**DD:** Prurigo simplex subacuta, Skabies, Dyskeratosis follicularis (M. Darier).

**Ther.:** Provokationsfaktoren meiden (v. a. UV-Exposition), Lotio zinci. Bei Ther.-Resistenz kurzzeitig externe Kortikosteroide (z. B. Mometasonfuroat Creme) od. internes Steroid. Bei chron. Verlauf topisch Calcineurininhibitoren (OLU) wie bei M. Hailey-Hailey. Antihistaminika (z. B. Levocetirizin) bei starkem Pruritus. Alternativ Versuch mit UVB 311 nm, PUVA-Bad (▶ 23.4.2).

**Progn.:** Meist Spontanheilung in Wo. bis Mon., selten persistierend.



## 13.3 Immunologische Blasenbildung

### 13.3.1 Grundlagen und Diagnostik

**Def.:** Durch Auto-Ak bedingte blasenbildende Dermatosen.
- Pemphigusgruppe: Auto-Ak gegen desmosomale Proteine der Epidermis → intraepidermale Blasenbildung
- Pemphigoidkrankheiten: Auto-Ak gegen Strukturen der Basalmembran → subepidermale Blasenbildung

#### Diagnostikprogramm bei V. a. immunologische Blasenbildung
- Nikolski I: Tangentialer Druck auf scheinbar normale Haut bewirkt Abschieben der oberen Hautschichten (spez. für Pemphigus vulgaris! ▶ Tab. 13.1): Nikolski pos.
- Nikolski II: Druck auf eine Blase lässt Blase peripher weiterwandern (auch bei anderen blasenbildenden Dermatosen!).
- Messerschnittbiopsie einer kleinen, frischen Blase für Histologie, od. bei Vorhandensein nur gr. Blasen → Biopsie so wählen, dass Übergang zw. Blasendach u. periläsionaler Haut biopsiert wird (keine Biopsie aus Blasenzentrum), um Ablsg. des Blasendachs bei histolog. Bearbeitung zu vermeiden (▶ Tab. 13.1).
- DIF: periläsional, tiefgefrieren, z. B. in flüssigem $N_2$ od. eingelagert in Michels-Medium (▶ Tab. 13.1).
- IIF (alt. statt Organschnitte (s. u.) Einsatz von Biochip® Mosaiken):
  - Pemphigus-Ak: Im Pat.-Serum zirkulierende (ganz überwiegend) IgG-Ak, die auf Epithelzellen von Affenösophagus eine interzelluläre Reaktion zeigen. Substrat für paraneoplastischen Pemphigus: Rattenblase.
  - Pemphigoid-Ak: IgG- od. IgA-Ak gegen Bestandteile der Basalmembran (Substrat für Pemphigoide, lineare IgA-Dermatose u. Epidermolysis bullosa acquisita: humane Kochsalzspalthaut → durch Vorinkubation

normaler Haut in molarer NaCl-Lsg. wird eine Spaltbildung in Höhe der Lamina lucida erzeugt → Je nach Lokalisation der Bindung der Ak am Dach od. Boden der Blase Differenzierung der unterschiedlichen Krankheitsbilder möglich). Titerhöhe zur Verlaufskontrolle geeignet.

- ELISA, Profil-ELISA.
- TU-Suche (▶ 2.1.1).

## 13.3.2 Pemphigusgruppe

**Def.:** Blasenbildende Krankheit aufgrund einer Akantholyse durch Auto-Ak gegen desmosomale Proteine der Epidermis. Je nach Lokalisation der akantholytischen Spaltbildung unterschiedliche Typen:

- Suprabasale Blasenbildung: Pemphigus vulgaris, Pemphigus vegetans, paraneoplastischer Pemphigus.
- Subkorneale Blasenbildung bzw. Blasenbildung im Str. granulosum: Pemphigus foliaceus, Pemphigus erythematosus, brasilianischer Pemphigus (Fogo selvagem).

### Pemphigus vulgaris (L10.0)

Seltene, schwere blasenbildende Krankheit unklarer Ätiol. V. a. 40.–60. LJ.; keine Geschlechtsbevorzugung. Assoziation mit speziellen HLA-DR4- u. DR6-Allelen, Ak gegen desmosomale Proteine (Desmoglein 1 + 3) u. gegen ACh-Rezeptor der Keratinozytenmembran.

Evtl. assoziiert mit / ausgelöst durch:

- andere Autoimmunerkr. (in ca. 25 %): Myasthenia gravis, Thymome, LE
- Malignome: Hodgkin-Lymphom, CLL, Kaposi-Sarkom, Castleman-TU u. a. Karzinome; paraneoplastischer Pemphigus mit sehr schlechter Prognose
- Pharmazeutika: am häufigsten: D-Penicillamin u. ACE-Hemmer (Captopril, Enalapril)
- Inf. (HSV, EBV, CMV, HHV8, koagulase-pos. Staph. aureus, gramneg. Bakterien) / Impfungen
- UV-Strahlung, zusätzliche physikalische Faktoren wie Verbrennungen, Röntgen- u. PUVA-Bestrahlungen

**Klinik / Befund:**

- In > 60 % Beginn mit Schleimhautveränderungen: selten Blasen, eher flächige, schmerzhafte Erosionen mit schlechter Heilungstendenz (v. a. Mundhöhle, aber auch Genitalbereich od. Konjunktiven). **Cave:** Erstsymptom oftmals Mon. vorher als „Aphthe".
- HV: Schlaffe Blasen auf scheinbar unveränderter Haut, v. a. an Gesicht, Stamm, Axillen u. Leisten sowie an Stellen mit Druckbelastung (▶ Abb. 13.4, ▶ Abb. 13.5). Blasen platzen rasch → krustös belegte Erosionen. Läsionen breiten sich peripher aus. Heilung i. d. R. narbenlos, ggf. bleibende Hyperpigmentierung. Bei Sekundärinf. auch narbige Heilung.
- Heiserkeit: Hinweis auf Larynxbeteiligung.

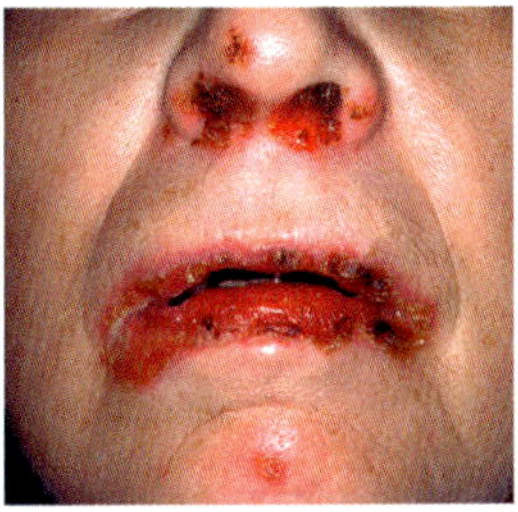

Abb. 13.4 Pemphigus vulgaris – Mundschleimhaut. [R299]

- Schluckstörungen: Hinweis auf Ösophagusbeteiligung.

**Diagn.:**
- Meist typische Klinik. Diagnostikprogramm für immunologische Blasenbildung (▶ 13.3.1).
- Histologie: suprabasale Akantholyse. Im oberen Korium entzündliches Infiltrat u. Ödem.
- DIF: IgG im Interzellularraum der Epidermis sowie $C_1$, $C_3$, $C_4$, selten IgM od. IgA.
- IIF: Bei 90 % Pemphigus-Ak im Serum (alle IgG-Subklassen) → dienen auch zur Verlaufskontrolle.
- ELISA: Nachweis von Auto-Ak gegen Desmoglein 1 u. 3.
- Bei Bedarf internistisches Konsil, HNO-Konsil.

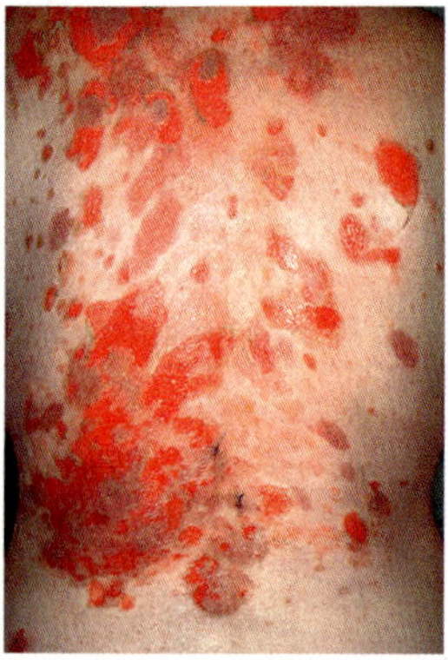

Abb. 13.5 Pemphigus vulgaris – Stamm. [R299]



**DD:** EEM, chron. rez. Aphthen. Lichen planus mucosae, Schleimhautpemphigoid, Akantholyse auch bei M. Darier, Pemphigus chron. benignus familiaris, M. Grover.

**Interne Therapie:**
Nur symptomatische Ther. möglich. Meist langzeitige, hochdosierte Immunsuppression erforderlich. Schnelle u. konsequente stat. Ther.-Einleitung. Engmaschige amb. Nachbeobachtung. Titerverlauf der Auto-Ak dienen zur Ther.-Kontrolle. Vorher Ausschluss von HIV-Inf., Tbc, Hepatitis B / C!
- Isolierter Mundschleimhautbefall, wenige Läsionen an der Haut:
  - Prednisolon (z. B. Decortin® H; ▶ 22) 40–60 mg / d
  - Tetrazyklin (Tetracyclin Wolff®) 2 g / d p. o. plus Nicotinamid 1,5 g / d p. o. kombiniert mit topischem Steroid
- Ausgedehntes Befallsmuster: Medikament der 1. Wahl: Rituximab (MabThera©), 1 g i. v. Tag 1 u. 15 plus Prednisolon 0,5 mg / kg KG / d p. o. (mittelschwere Form) bzw. 1 mg / kg / KG / d (schwere Form) für 4 Wo. → schrittweise Dosisreduktion über 3–6 Monate auf die kleinste noch morbostatisch wirkende Steroiddosis. Wdh. der i. v. Gabe von Rituximab nach 1 u. 1,5 J.
- Bisherige Standardther.: 1–1,5 mg / kg KG / d Prednisolonäquvalent p. o. plus Azathioprin 2–2,5 mg / kg / KG / d p. o. od. Mycophenolat-Mofetil (OLU) 2 g / d p. o. od. MTX 10–15 mg / Wo s. c. (OLU). Bei Ansprechen auf die Ther. schrittweise Red. des Steroids.

**Äußerliche Therapie:**
- Mundschleimhautveränderungen (alle Maßnahmen können je nach Befundschwere komb. werden):
  - Mundspülungen mit Fortecortin®-Lsg. (Dexamethason, 1 Tbl. in 100 ml Aqua fontana auflösen, 2 × 2 min / d gurgeln)
  - Triamcinolonacetonid 0,1 % (Volon® A Haftsalbe), 2 × / d auftragen
  - Kamille-Mundspülungen (z. B. Kamillosan® Mundspray), anästhetische Externa (z. B. Dynexan® Mundgel)
  - Tacrolimus 0,03 % (Protopic®) als Kurzkontaktth.: Spatel mit Gaze umwickeln, Gaze mit Tacrolimus Salbe tränken u. 20 Min. auf Schleimhautläsionen halten, 2 x / d über 1–2 Wo. OLU

- ggf. vitaminreiche Brei- od. Flüssigkost, Meiden scharfer od. säurehaltiger Nahrungsmittel u. zu heißer Speisen
- Hautläsionen:
  - Meiden von Traumen (weites Schuhwerk, Kleidung)
  - Kortikosteroidcremes (z. B. Mometasonfuroat-Creme od. „fett / feucht", wenn die Läsionen stark nässen, z. B. Kaliumpermanganatumschläge). Verklebungen verhindern (Fettgaze, z. B. Urgotül®), ggf. auch Lagerung auf Metalline® Folie; Läsionen immer gut abdecken, antiseptische Behandlung von Erosionen (z. B. mit Granudacyn®Lsg.-getränkte Kompressen auflegen). Bei sehr ausgeprägten Fällen antiseptische Bäder z. B. mit Kaliumpermanganat (1 : 10.000). Zur Reepithelisierung Pimecrolimus (Elidel®) (OLU) 2 ×/d.
  - intertriginöse Areale: Zusätzlich Leinenläppchen einlegen.
  - bei Befall über Gelenken: Physiother. zur Verhinderung von Kontrakturen.

**!** Starke Infektgefährdung durch Erosionen der Haut u. immunsuppressive Ther.

**Progn.:** Bei unzureichender Immunsuppression evtl. letal. Meist Aktivitätsminderung u. Reduktion der Immunsuppression möglich. Nur sehr selten völlige Heilung. Prophylakt. Meiden von Nahrungsmitteln wie Zwiebeln, Knoblauch, ungeschützter UV-Exposition, Kontrazeptiva u. Progesteron sowie bestimmter Medikamente (s. o.).

**KO:** Superinf., NW der immunsuppressiven Dauerther., durch Schleimhautbefall Essstörungen mit Mangelernährung, starke psychische Beeinträchtigung. Oft Berufsaufgabe erforderlich.

## Andere Pemphigus-Varianten

▶ Tab. 13.2.

**Tab. 13.2 Andere Pemphigus-Varianten.**

| | Pemphigus vegetans (L10.1) | Pemphigus foliaceus (PF; L10.2) | Pemphigus erythematosus (Senear-Usher-Sy.) Unterform des PF (L10.4) |
|---|---|---|---|
| **Autoantigene** | Desmoglein 3<br>Desmoglein 1 | Desmoglein 1 | Desmoglein 1 |
| **Erkr.-Alter** | frühes Erw.-Alter | 30.–60 LJ. | Ab 60. LJ. |
| **Klinik** | papillomatöse Wucherungen in den arrodierten Arealen, ggf. Pusteln, fötider Geruch | kleine, schlaffe Blasen, die schnell zerplatzen; nässende, krustöse Erosionen mit blätterteigartiger Schuppung. Selten: Sek. Erythrodermie. Exazerbation nach UV-Exposition | schmetterlingsförmige, krustenbedeckte Erytheme (Gesicht), fettig-krümelige Schuppung, Krusten, ggf. schlaffe Blasen auf geröteter od. normaler Haut. Exazerbation nach UV-Licht |
| **Prädilektion** | Intertrigines, selten übriges Integument | Kapillitium, Gesicht, vordere u. hintere Schweißrinne, Schleimhaut frei | seborrhoische Zonen: Gesicht, Brust, Rücken |

**Tab. 13.2 Andere Pemphigus-Varianten.** *(Forts.)*

| | Pemphigus vegetans (L10.1) | Pemphigus foliaceus (PF; L10.2) | Pemphigus erythematosus (Senear-Usher-Sy.) Unterform des PF (L10.4) |
|---|---|---|---|
| **Histologie** | suprabasale Akantholyse, pseudoepitheliomatöse Hyperplasie, Gewebseosinophilie | Akantholyse im oberen Str. spinosum od. Str. granulosum | Akantholyse im oberen Str. spinosum od. Str. granulosum |
| **DIF** | wie Pemphigus vulgaris (▸ 13.3.2) | intraepidermal IgG, $C_3$ | intraepithelial u. an Basalmembran IgG |
| **IIF** | wie Pemphigus vulgaris (▸ 13.3.2) | Pemphigus-Ak nicht immer nachweisbar | Pemphigus-Ak, selten ANA |
| **Therapie** | wie Pemphigus vulgaris (▸ 13.3.2) | wie Pemphigus vulgaris (▸ 13.3.2), leichte Fälle Dapson → 1,5 mg/kg KG/d, Lichtschutz (z. B. Actinica®) | Kortikoidexterna (z. B. Clobetasolpropionat-Creme 0,05 % (NRF 11.76.) 2 ×/d für 1–2 Wo., wenn nicht erfolgreich: Prednisolon 40–80 mg/d (z. B. Decortin® H), ggf. zusätzlich Hydroxychloroquin (Quensyl®; ▸ 22) 2 × 200 mg/d, Lichtschutz |

13

## Sonderformen

### Paraneoplastischer Pemphigus (L10.8)

- Autoantigene: multiple Proteine der Plakin-Familie, Desmoglein 3 u. 1, Desmocolline, BP 230, A2LM1 (Alpha-2-Makroglobulin-like-1).
- Klinik: Schleimhauterosionen, multiple HV, lichenoide Effloreszenzen palmoplantar. Häufige Assoziation mit B-Zell-Lymphomen.
- Prädilektion: stammbetont, palmoplantar.
- Histologie: Interface-Dermatitis, Keratinozytennekrosen mit geringer Akantholyse.
- DIF: Wie Pemphigus vulgaris, zusätzlich bandförmige IgG- u. C3-Ablagerungen an der dermoepidermalen Junktionszone.
- IIF: Nachweis von Serum-Ak nicht nur auf Affenösophagus (wie alle Pemphigusformen), sondern auch auf anderen Epithelien ist typisch.
- Ther.: TU-Suche! Ansonsten wie Pemphigus vulgaris.

### Pemphigus brasiliensis (Fogo selvage; L10.3)

In Brasilien u. anderen südamerikanischen Staaten durch einen bislang nicht identifizierten Erreger hervorgerufene endemische blasenbildende Erkr. der Pemphigusgruppe (ähnlich dem Pemphigus foliaceus). Entstehende Erosionen (v. a. Gesicht, Kapillitium u. Stamm) brennen wie „wildes Feuer" (fogo selvagem). F >> M. Diagn., DIF, IIF wie Pemphigus vulgaris (s. o.), Histologie wie Pemphigus foliaceus (s. o.).

**Ther.:** Wie Pemphigus vulgaris.

### 13.3.3 Bullöses Pemphigoid (BP; L12.0)

Subepidermale Spaltbildung als Folge einer Inflammationskaskade durch Bindung von Ak gegen hemidesmosomale Strukturproteine BP 230 u. BP 180 (Kollagen Typ XVII) u. direkte Aktivierung von TH17-Zellen. Erkr.-Alter nach der 7. Dekade. Manchmal Assoziation mit neurolog. Erkr. (z. B. M. Parkinson), mit TU nicht nachgewiesen. TU-Suche indiziert bei jungen u. Pat. mittleren Alters, schweren od. therapierefraktären Verlaufsformen. Häufigste der seltenen bullösen Autoimmundermatosen. M > F.

**Medikamenteninduziertes BP:** in jedem Alter, Blasen auf unveränderter Haut (Stamm, Extremitäten, Gesicht), Auftreten bis zu 3 Mon. nach Einnahme, > 50 Medikamente als Auslöser im Verdacht, Rez. selten, schnelles Ansprechen auf orales (0,5 mg Prednisolon / kg KG / d) u. potentes lokales Steroid nach Absetzen des Präp., Krankheitsverlauf ca. 6 Wo.: Diuretika (Furosemid, Spironolacton), ACE-Hemmer (Enalapril, Lisinopril), Antibiotika (Ampicillin, Cefalexin, Chloroquin, Penicillin, Rifampicin), NSAR (Ibuprofen), Impfstoffe (Influenza-Vakzine, Tetanustoxoid, Zostavax®), TNF-alpha-Inhibitoren (Adalimumab, Efalizumab, Etanercept), Antidiabetika (Tolbutamid, Gliptine), PD-1-Antikörper (Nivolumab).

**Klinik:**

- Beginn häufig mit erythematösen, z. T. urtikariellen od. auch ekzematösen HV („prämonitor. BP“). Teils quälender Juckreiz. Später Entwicklung von festen, prallen, teils auch hämorrhagischen Blasen („buntes Bild“, ▶ Abb. 13.6).
- Prädilektionsstellen: seitliche Halspartien, Axillen, Beugeseiten der Oberarme u. Oberschenkel, Nabelregion. Evtl. Befall der Palmae u. Plantae.
- Schleimhäute in 10–25 % betroffen. Heilung teils unter Hyperpigmentierung, typische postbullöse Milien. Meist starker therapieresistenter Pruritus.

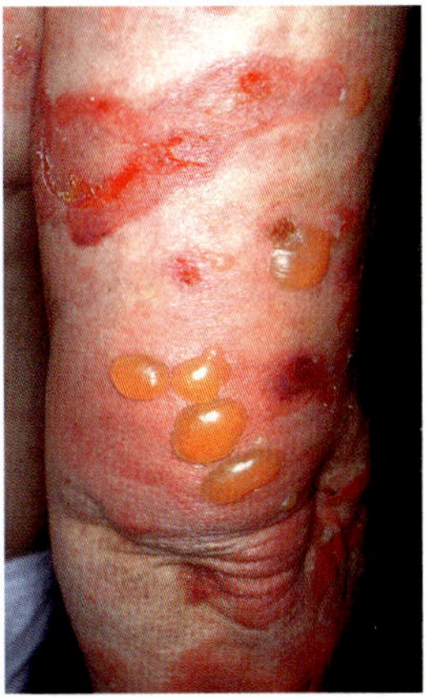

Abb. 13.6 Bullöses Pemphigoid. [R299]

**Diagn.:**

- Histologie: Subepidermale Spaltbildung mit zahlreichen Eosinophilen sowohl im Blasenlumen als auch im Papillarkörper, kräftiges Ödem.
- DIF: Bandförmige Ablagerung von IgG (≈ 50 %) u. $C_3$ (≈ 90 %) od. nur $C_3$ an der BMZ.
- IIF: In 50–70 % Nachweis zirkulierender Ak vom IgG-Typ gegen die BMZ; auf Kochsalzspalthaut zeigen Pemphigoidseren eine IgG-Reaktivität mit dem Blasendach.
- ELISA auf BP 180 (Serumspiegel des Auto-Ak korreliert mit Aktivität u. Schwere des Krankheitsbildes) u. 230 (v. a. bei lokalisierten BP-Fällen).

**DD:** Andere bullöse Dermatosen, v. a. lineare IgA-Dermatose; Epidermolysis bullosa acquisita.

13

**Ther.:**
- Verdächtige Medikamente um- od. absetzen!
- Bei leichten Fällen (<10 % KOF): Ther. mit hydrophiler Clobetasolpropionat 0,05 % Creme 1–2x / d über mehrere Wo., wenn kein suff. Ansprechen Doxycyclin 200 mg / d p. o. als Monother., auch bei KI gegen Steroideinsatz.
- Prednisolon (z. B. Decortin® H; ▶ 22) 0,75–1 mg / kg KG / d bis Krankheitskontrolle erreicht (i. d. R. am Ende der 2. Ther.-Wo.), zusätzlich Azathioprin (z. B. Imurek®; ▶ 22) 1–3 mg / kg KG / d p. o., wenn keine Blasenbildung mehr, Steroidreduktion um 5 mg / Wo. bis zu einer Tagesdosis von 30 mg, dann Prednisolon nach Klinik weiter vorsichtig reduzieren bis auf eine Erhaltungsdosis von ca. 10 mg / d, dann ggf. auch Azathioprin reduzieren. Auslassversuch, wenn über mehrere Mon. keine neuen HV auftreten.
- Für ausgeprägte Fälle Rituximab (MabThera®) im OLU: 375 mg / m² KOF i. v. über 4–6 h, 1 × / Wo. für 4 Wo. kombiniert mit IVIg (z. B. Privigen®) 2 g / kgKG pro Zyklus im OLU verteilt auf 3 aufeinanderfolgende d mit Wdh. alle 3–4 Wo. od. extrakorporale Protein-A-Immunadsorption.
- Bei therapierefraktären Fällen: Zusätzlich zu Prednisolon 0,25–0,5 mg / kgKG / d p. o. DADPS (DAPSON-Fatol; ▶ 22), IVIg (s. o.), extrakorporale Protein-A-Immunadsorption an 3 aufeinanderfolgenden d, bei Bedarf nach 2 Wo Wdh. Als erstes wird Prednisolondosis reduziert.
- Doxycyclin 200 mg / d p. o. (OLU). Ohne Therapieeffekt nach 4 Wo. absetzen.

**Progn.:** Chron. schubweiser Verlauf. Bei TU-assoziierten Formen Heilung nur nach kompletter TU-Resektion. www.pemphigus-pemphigoid-selbsthilfe.de.

**KO:** Superinf., psychische Beeinträchtigung.

## 13.3.4 Vernarbendes Schleimhautpemphigoid (L12.1)

**Syn.:** Vernarbendes Pemphigoid, CP.

**Def.:** Sehr seltene heterogene Gruppe von Krankheiten, immunhistologisch identisch mit bullösem Pemphigoid, mit Nachweis von IgG- (selten auch IgA-)Ak gegen BP 180, in 20 % von Anti-Laminin 332-Auto-Ak (in ca. 30 % Assoziation mit Neoplasie!) u. seltener BP 230. Schleimhautbefall steht jedoch im Vordergrund. Ausgeprägte Tendenz zur Narbenbildung. Meist nach dem 60. LJ., F > M. HLA-DQw 7.

**Klinik:**
- Ausgedehnte Erosionen an Mundschleimhaut, hier oftmals narbige Abheilung (Gefahr von Strikturen).
- **Cave:** ggf. Beteiligung von Ösophagus u. Larynx.
- Befall an Konjunktiven i. d. R. zunächst einseitig, später Übergriff auf das andere Auge (▶ Abb. 13.7).
- **Cave:** Durch Verwachsungen (Synechien) u. Narben Erblindungsgefahr!
- Genitalschleimhaut seltener betroffen.
- Bis zu 30 % Hautbefall, dann dem bullösen Pemphigoid ähnlich.
- **Sonderform:** Typ Brunsting-Perry. Variante mit Manifestation am Kapillitium u. Hals mit Gefahr der narbigen Alopezie.

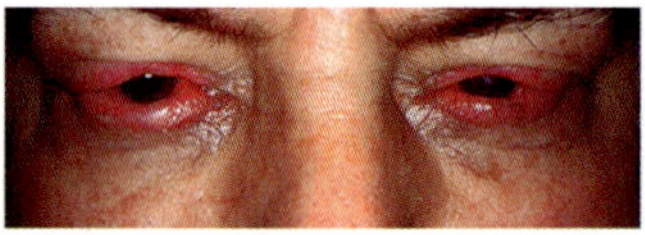

Abb. 13.7 Vernarbendes Schleimhautpemphigoid. [R299]

**Diagn.:**
- Diagn.-Programm immunologischer Blasenbildung (▶ 13.3.1), zusätzlich augenärztliches u. ggf. HNO-Konsil.
- Histologie: subepidermale Spaltbildung.
- DIF: linear IgG u. $C_3$ an der Basalmembran, selten IgA u. IgM.
- IIF: Nachweis zirkulierender Auto-Ak mit Kochsalzspalthaut (Sensitivität ca. 50 %).

**DD:** Andere blasenbildende Erkr., v. a. bullöses Pemphigoid, Pemphigus vulgaris.

**Ther:.** Insgesamt schwieriger als beim bullösen Pemphigoid!
- Mundschleimhaut: Spülungen mit z. B. Kamillosan® u. Kortikosteroid-Lsg., z. B. Betamethason-Lsg. (z. B. Celestamine® N 0,5 liquidum) mehrmals tgl. od. Haftsalben (Triamcinolonacetonid 0,1 %, z. B. Volon® A Haftsalbe). Tacrolimus 0,03 % (Protopic®) als Kurzkontaktther.: Spatel mit Gaze umwickeln, Gaze mit Tacrolimus Salbe tränken u. 20 min auf Schleimhautläsionen halten, 2x / d über 1–2 Wo. OLU.
- Auge: ophthalmologisches Konsil.
- Dexamethason-Cyclophosphamid-Stoßther. (bei schweren, therapieresistenten Verläufen):
  - Tag 1–3: 100 mg Dexamethason (z. B. Fortecortin® Inject) i. v., Tag 1 zusätzlich 500 mg / $m^2$ KOF Cyclophosphamid (z. B. Endoxan®) i. v. unter Blasenschutz mit Uromitexan® i. v.
  - Bis zum nächsten Zyklus 50 mg Cyclophosphamid p. o.
  - Erste Zyklen im Abstand von 14 d, Folgezyklen je nach Befund mit Intervallen von 4–12 Wo.
- alternativ:
  - Prednisolon (▶ 22) 60–80 mg / d (z. B. Decortin® H), in Komb. mit DADPS 100–150 mg / d (DAPSON-Fatol).
  - Prednisolon (▶ 22) 60–80 mg (z. B. Decortin® H) u. Azathioprin (Imurek®; ▶ 22) 100–150 mg / d.
  - IVIg im OLU: Dosis: 2 g / kg KG verteilt auf 2–5 d in monatl. Abständen (3–6 Mon.).
  - Rituximab (MabThera®) im OLU (s. o.).

**Progn.:** Wellenförmige klin. Aktivität, meist lebenslang. KO: In 20 % Erblindung, Sprach-, Ess- u. Schluckstörungen; maligne Entartung chron. befallener Areale, meist SCC.

### 13.3.5 Epidermolysis bullosa acquisita (EBA; L12.3)

**Def.:** Seltene, im Kindes- u. Erw.-Alter erworbene blasenbildende Dermatose. 2 klinische Typen: klassische / mechanobullöse (Blasenbildung nur an mechanisch belasteten Stellen) u. inflammatorische (Blasenbildung überall an der Haut) EBA. Keine familiäre Belastung. Bildung von Auto-Ak gegen Kollagen Typ VII (Hauptbestandteil der Verankerungsfibrillen) → erhöhte Verletzlichkeit im Bereich der dermoepidermalen Junktionszone mit Auftreten dermaler Blasenbildung. In 90 % HLA DR2 pos. Assoziation mit anderen Autoimmunerkr.

**Klinik:**
- Blasen, Erosionen, Narben u. Milien v. a. an den Streckseiten der Extremitäten u. mechanisch belasteten Zonen beim klassischen Typ (▶ Abb. 13.8). Blasen v. a. an den Beugeseiten der Extremitäten u. in Intertrigines beim

BP-artigen Typ (am häufigsten). CP-artiger Typ seltenste Form. Klin. Bild wie vernarbendes Pemphigoid.
- In 50 % Schleimhautbeteiligung: Mundhöhle, ggf. Larynx, Ösophagus, Augen.

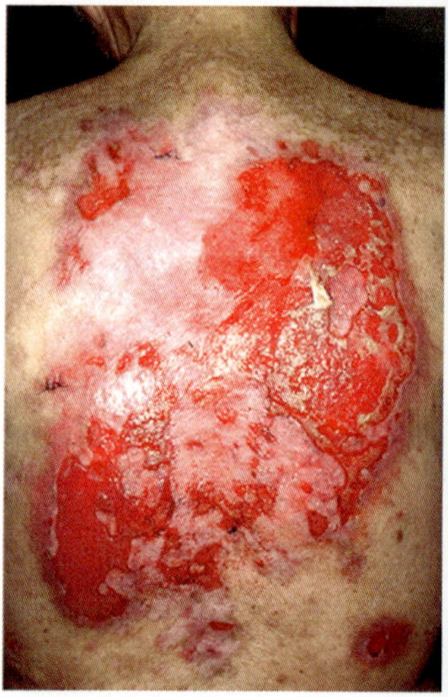

Abb. 13.8 Epidermolysis bullosa acquisita. [R299]

**Diagn.:**
- Typische Verteilung der Blasen (s. o.), Biopsie
- Histologie: subepidermale Blasenbildung
- DIF: lineare Ablagerung von IgG (seltener IgA), $C_3$ od. beiden entlang der BMZ
- IIF mit Kochsalzspalthaut: zirkulierende Antibasalmembran-Ak vom IgG-(seltener IgA-) Typ in bis zu 50 %
- Immunhistologie: Ak gegen Laminin, Kollagen VII: Markierung am Blasengrund an der dermalen Seite
- EM: Spaltbildung unterhalb der Basallamina (dermale Blasenbildung)
- Immun-EM: Ig-Ablagerungen unterhalb der Lamina densa (beim bullösen Pemphigoid an den Hemidesmosomen)
- ELISA zur raschen Detektion von Anti-Typ-VII-Kollagen-Ak. Titerhöhe korreliert mit Krankheitsaktivität.

**DD:** Porphyria cutanea tarda, andere blasenbildende Dermatosen, v. a. bullöses Pemphigoid, bullöse Arzneimittelexantheme.

**Ther.:**
- Prednisolon (▶ 22): Initial 60–80 mg / d (z. B. Decortin® H), auf 10–20 mg / d reduzieren; mit Azathioprin (z. B. Imurek®; ▶ 22) 100 mg / d komb. Ther.-Effekt nach mehreren Wo. nach dem Ausmaß von Blasenbildung u. Hautfragilität beurteilen. Wenn unbefriedigend: Prednisolon erneut auf 60–80 mg / d erhöhen od. Versuch mit Ciclosporin A 2,5–5 mg / kg KG / d (z. B. Sandimmun® Optoral).
- Colchicin (0,6–1,2 mg / d) u. Dapson (25–100 mg / d) in Komb. mit Glukokortikoiden bei gleichzeitig vorliegenden entz. Darmerkr.
- In Ther.-refraktären Fällen Rituximab (MabThera®, OLU) 4 Infusionen mit 375 mg / m² KOF in wöchentlichem Abstand od. Immunglobuline (z. B. Privigen®; ▶ 22) 400 mg / kg KG / d i. v. über 5 d, Zyklus alle 4 Wo. wdh.
- Antibiotische Ther. von Inf. gemäß Antibiogramm.
- Äußerliche Ther. wie Pemphigus vulgaris (▶ 13.3.2).

**Progn.:** Chron. Erkr. oft mit unbefriedigendem ther. Ansprechen. Bei Kdr. selbstlimitierende Verläufe.

**KO:** Superinf., narbige Kontrakturen, Mangelernährung, Synechienbildung, schwere psychische Beeinträchtigung.

## 13.3.6 Dermatitis herpetiformis Duhring (DH; L13.0)

**Def.:** Sehr selten. Blasenbildende Krankheit als Folge einer Autoimmunreaktion mit charakteristischem klin. Bild als kutane Manifestation einer glutensensitiven Enteropathie (Zöliakie → 9-fach ↑ Risiko für CED). Gehört zu den nicht IgE-vermittelten immunologischen Nahrungsmittelintoleranzen. Zwischen 10. u. 60. LJ., meist junge Erw. um das 30.–40. LJ., v. a. aus der weißen Bevölkerung. F > M. Autoantigen der Dermatitis herpetiformis Duhring epidermale Transglutaminase (TG3). Merke: Jede DH ist mit Zöliakie kombiniert, allerdings haben nur 5–10 % aller Zöliakie-Pat. eine DH. Zöliakiebeginn im Kleinkindalter.

**Klinik:**

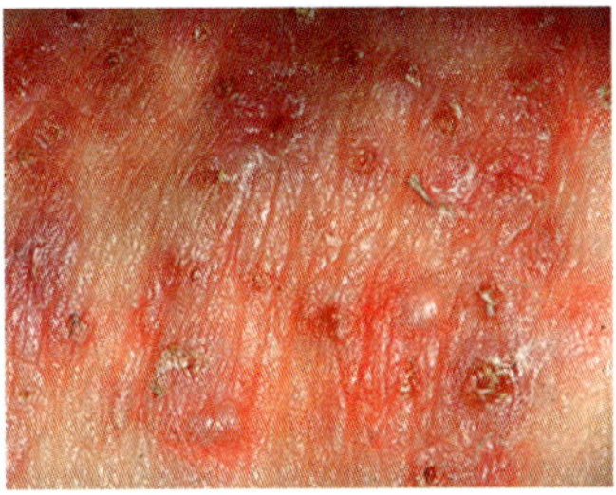

Abb. 13.9 Dermatitis herpetiformis Duhring. [R299]

- Zunächst gruppierte urtikarielle Erytheme, anschließend in der Peripherie überwiegend kleine, wasserklare Bläschen. Polymorphes Bild durch Nebeneinander von Erythemen, Bläschen, Erosionen, Exkoriationen, Krusten u. Hyperpigmentierungen (▶ Abb. 13.9). Petechien an den Finger selten (auch monosymptomatisch!).
- Typisch: brennender, stechender Pruritus.
- Prädilektionsstellen: Streckseiten der Extremitäten, Sakroiliakalregion, oberer Rücken, Bauch. Selten Schleimhautbefall.
- Auslöser: Jod (oral / lokal).
- Intestinale Symptomatik (chron. od. rez. Diarrhöen, Steatorrhö, Gedeihstörungen od. Gewichtsverlust) aufgrund der Glutensensitivität (verantwortliches Protein: Peptide des Glutens [Gliadine, v. a. in Cerealien]) kann vorhanden sein. Ca. ⅓ der Pat. sind übergewichtig.
- Auftreten weiterer immunologischer Erkr. gehäuft: Diab. mell. Typ 1, Autoimmunthyroiditis, seltener Autoimmunhepatitis, Vitiligo, perniziöse Anämie, LE, rheumatoide Arthritis u. a.

> Brennender, sehr quälender Pruritus oft Schlüssel zur Diagnose, da klin. Bild oft untypisch.

**Diagn.:**
- Diagn.-Programm immunologischer Blasenbildung (▶ 13.3.1).
- Anamnese: HV nach Genuss von Seefisch (stark jodhaltig), Diarrhöen, stechender Pruritus?
- Hautbiopsie, für DIF aus nicht entz. periläsionaler Haut.
- Ggf. Ex-juvantibus-Ther. mit DADPS (▶ 22) → innerhalb weniger d deutliche Besserung.
- Histologie: Blasenbildung in den Papillenspitzen: zunächst perivaskuläre Infiltrate mit neutrophilen u. eosinophilen Granulozyten, nachfolgend Mikroabszesse, schließlich subepitheliale Blasen.

- DIF: In den Papillenspitzen feingranuläre Ablagerungen von IgA u. $C_3$, selten bandförmiges IgA entlang der BMZ.
- IIF: Endomysium-IgA-Ak (EMA-IgA, weitere Auto-Ak möglich gegen Schilddrüse, Parietalzellen u. Gliadin). Vorher Ausschluss eines IgA-Mangels (Gesamt-IgA < 0,2 g/l)!
- Labor: Bluteosinophilie, ELISA: IgA-Ak gegen TG3 mit sehr hoher Sensitivität u. Spezifität. **Cave:** Falsch neg. unter Immunsuppression u. glutenfreier Ernährung, falsch pos. z. B. bei Down-Sy., Ps., EBV-Inf. u. a. → Bestätigungstest: Bestimmung der EMA-IgA-Ak. Merke: Gute Korrelation der Titerhöhe mit dem Ausmaß des Zottenschadens; bei IgA-Mangel Bestimmung der entsprechenden IgG-Ak.
- Gastroenterologisches Konsil.

**DD:** Bei Kdr.: atopisches Ekzem, Skabies, Urtikaria. Bei Erw.: andere blasenbildende Autoimmundermatosen, v. a. bullöses Pemphigoid u. lineare IgA-Dermatose, Urtikaria.

**Ther.:**

- 1. Wahl: DADPS (Diamino-Diphenylsulfon; ▶ 22) 1 mg/kg KG/d p. o. bei Erw., 0,5 mg/kg KG/d p. o. bei Kdr. (DAPSON-Fatol) über 1–2 J., bis glutenfreie Diät zum Verschwinden der HV führt, zusätzlich Vit. C (z. B. Cebion®) 1 g/d u. Vit E 1× 600 mg/d p. o. Dosierbeispiel für Erw.: initial 100 mg Dapson/d für 2–3 Wo. → Haut nahezu erscheinungsfrei → Reduktion auf 75 od. 50 mg/d für weitere 2–3 Wo. → Hautbild weiterhin unauff. → Reduktion durch alternierende Gabe → Erhöhung der Ther.-freien Tage nach klinischem Befund bis zur min. Erhaltungsdosis. Auslassversuch frühestens nach 6 Mon. klin. Erscheinungsfreiheit.
- Diät: Nach Abschluss der Diagnostik (Serologie u. Histologie) strikte Einhaltung einer glutenfreien Diät, auch wenn keine symptomatische Darmbeteiligung besteht (kausale Ther.) → Mais, Reis, Hirse, Hafer (oft vertragen) anstelle von Weizen, Roggen, Gerste, Dinkel. Unbedingt professionelle Diätberatung. Anfangs muss die Diät auch laktosefrei sein, da fast immer ein sek. Laktasemangel besteht. Normalisierung der serologischen Parameter nach 3–12 Mon., jodarme Kost (unbedingt meiden: Seefisch, jodiertes Speisesalz, zu viele Milchprodukte).
- Substitution von Fe, Zn, Mg, Folsäure, Vit. $B_{12}$ od. fettlöslichen Vit. nur bei nachgewiesenem Mangel.
- Antipruriginöse Externa (z. B. Thesit® 5 % z. B. in Basiscreme DAC). Kurzzeitiger Einsatz hochpotenter Kortikoidexterna (z. B. Clobetasolpropionat 0,05 % [NRF 11.76.]) 2 ×/d. Antihistaminika (z. B. Desloratadin od. Levocetirizin) 1 × 1 Tbl.
- Selbsthilfeorganisation: DZG-Deutsche Zöliakie-Gesellschaft e. V., www.dzg-online.de

**Progn.:** Unter konsequenter glutenfreier Diät Abklingen der HV nach 2–4 J., in einigen Fällen aber auch längerer Verlauf. **Cave:** Mögliche Spät-KO bei Nichteinhalten der Diät: Malabsorption, intestinale Lymphome, daher gastroenterologische Mitkontrollen erforderlich!

## 13.3.7 Lineare IgA-Dermatose (L13.8) u. chron. bullöse Dermatose des Kindesalters

**Def.:** Seltene blasenbildende Dermatose in 2 Altersstufen mit Ähnlichkeit zur DHD u. dem BP. Assoziation mit CED, SLE, PBC, Malignomen, CLL. Klassisches Autoantigen ist LAD-Antigen-1. Manifestation im frühen Erw.-Alter u. nach dem 60. LJ.

**Klinik:**

- Erw.: wie DHD (▶ 13.3.6): große pralle Blasen, häufig medikamenteninduziert, z. B. Vancomycin, Lithium, seltener durch andere Wirkstoffe.
- Kdr: kleine herpetiforme Bläschen u. große pralle Blasen, häufig anulär angeordnet, auf gerötetem od. unverändertem Grund; urtikarielle Erytheme.
- Prädilektionsstellen: Erw.: perioral, glutäal, Streckseiten der Extremitäten. Kdr.: perineal, anogenital, unteres Abdomen.

**Diagn.:**

- Histologie u. DD wie DHD (▶ 13.3.6)
- DIF: linear IgA u. $C_3$ an der BMZ
- IIF: niedrig-titrige IgA-Ak
- ggf. augenärztl. u. internistisches Konsil

**Ther.:**

- Erw.: wie DHD (▶ 13.3.6). Therapieversager: Azathioprin (z. B. Imurek®; ▶ 22) 100–150 mg / d u. Prednisolon (z. B. Decortin® H; ▶ 22) 30–50 mg / d, Reduktion nach klin. Befund auf 5–10 mg / d. Bleibt der Hautbefund unter einer niedrig dosierten Prednisolonther. stabil, auch Azathioprin vorsichtig reduzieren. Auslassversuch erst nach mehreren Wo. (erst Prednisolon, dann Azathioprin absetzen).
- Kdr.: zunächst watchful waiting. DADPS (▶ 22) 0,5–1 mg / kg KG / d u. Vit. C 500 mg / d (z. B. Cebion®). In schweren Fällen zusätzlich interne Kortikosteroide, langzeitig möglichst niedrig.

**Progn.:** Kdr.: Immer seltener werdende Schübe; nach 3–4 J. Spontanheilung. Erw. Spontanheilung in 30–60 %.

Pemphigoid gestationis ▶ 5.2.2.

# 14 Erythematöse, erythematosquamöse u. pustulöse Krankheiten

*Kristian Reich, Thomas Dirschka, Claus Oster-Schmidt, Lutz Schmitz, Conrad Falkenberg*

# 14.1 Erytheme

## 14.1.1 Figurierte Erytheme

### Erythema anulare centrifugum (L53.1)

**Def.:** Akut auftretende entzündliche Dermatose letztlich ungeklärter Ursache im mittleren Lebensalter auftretend. Mögliche Trigger: Malignome, Inf. (v.a. Darmcandidose, Tinea, Ascaris-, EBV-Inf., Borreliose), Medikamente (Salizylate, Chloroquin, Penicillin, Atorvastatin, Rituximab, Finasterid), Autoimmunkrankheiten od. Nahrungsmittelunverträglichkeiten (Fisch, Tomaten, Penicilliumpilz in Käse). Relativ häufig. 2 Formen: eine oberfl. u. eine tiefe.

**Klinik:** Akut auftretende, erhabene urtikarielle Erytheme, meist an Rumpf u. proximalen Extremitäten. Nach wenigen d Auftreten bogenförmiger Muster (▶ Abb. 14.1). Im Tagesverlauf Wechsel zwischen flachem anulärem Erythem u. urtikariellen HV. Bei der oberfl. Variante finden sich ein schuppender Rand u. Pruritus, bei der tiefen fehlen diese, evtl. subfebrile Temp. Heilung nach d bis Mon., auch jahrelanger rez. Verlauf möglich.

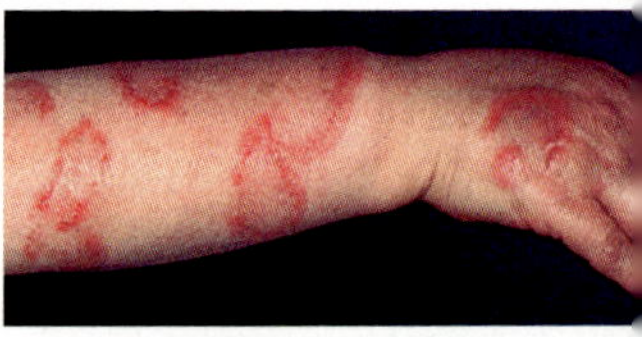

Abb. 14.1 Erythema anulare centrifugum. [R299]

**Diagn.:**

> Der Randwall tastet sich wie ein feuchter Wollfaden in der Haut.

- Klinik, BB (bei hoch entzündlichen Formen u. Foci ggf. Leukos ↑, BSG ↑), Temp. ↑, im Zweifel Biopsie. Ausschluss ätiol. Faktoren (s. o.).
- Histologie:
  - oberfl. Variante: Dichtes perivaskuläres lymphohistiozytäres Infiltrat u. Ödem auf die obere Dermis beschränkt. Epidermale Veränderungen wie Spongiose, Akanthose, Parakeratose.
  - tiefe Variante: Unverändertes Epithel, kein Ödem der papillären Dermis. Dichtes perivaskuläres lymphohistiozytäres Infiltrat u. Ödem der unteren u. oberen Dermis.
  - Eosinophile Granulozyten bei ca. 30 % beider Formen.

**DD:** anuläre Urtikaria, Urtikariavaskulitis, Tinea corporis (randständige Schuppenkrause), Erythema gyratum repens, Erythema migrans, Granuloma anulare, EEM (Schleimhautbefall).

**Ther.:** Alle Ther. nur schwach wirksam.

- Ther. der ggf. bestehenden Grunderkr., v. a. mögl. Tinea.
- Lokalther. mit Glukokortikosteroiden i. d. R. unbefriedigend, selbst unter Okklusion; Versuch mit Calcitriolsalbe (Silkis®) in Komb. mit UVB 311 nm.
- Bei Ther.-Resistenz syst. Glukokortikoide, z. B. Prednisolon (▶ 22) i. v. über einige d. Beginn mit 100 mg, rasche Dosisreduktion, möglichst niedrige orale Erhaltungsdosis, z. B. 2,5–5 mg. Bei Erscheinungsfreiheit absetzen. Meist rasches Rez. **Cave:** Je nach Grunderkr. ggf. kontraindiziert!

- Bei Pruritus Antihistaminika (▶ 22), z. B. Dimetinden (Fenistil®) 2 × 1 Amp. / d i. v. od. 2 × 1 Drg., Desloratadin 1 × 1 Tbl. / d p. o. od. Levocetirizin 1 × 1 Tbl. / d p. o.

## Erythema gyratum repens Gammel (L53.3)

**Def.:** Sehr seltenes, nicht obligat paraneoplastisches Sy. mit ungeklärter Pathogenese, TU-assoziiert in ca. 70 %: am häufigsten Lungen-Ca. Durchschnittliches Manifestationsalter ca. 60 J., M : F 2 : 1. Geht der TU-Diagnose gewöhnlich um Mon. voraus. Nicht paraneoplastisch häufiger: idiopathisch, Pityriasis rubra, Pso., Medikamente (Azathioprin, Interferon α) u. a. in absteigender Häufigkeit

**Klinik:** Girlandenförmige, flache bis leicht erhabene, 2–3 cm breite Erythemstreifen, randständige colleretteartige Schuppung an Stamm u. proximalen Extremitäten (Zebrahaut). Ständige Formveränderung des Erythems. Pruritus. Assoziiert Ichthyose in 15 % u. Keratoderma palmoplantare in 10 %.

**Diagn.:**
- Wie Erythema anulare centrifugum (▶ 14.1.1, „Erythema anulare centrifugum"), v. a. TU-Suche (▶ 2.1.1)!
- Histologie: Nicht diagnoseweisend! Oberfl. perivaskuläres lymphohistiozytäres Infiltrat in der Dermis mit vereinzelten Eosinophilen. Fokale Parakeratose, Hyperkeratose, Akanthose u. Spongiose der Epidermis.

**Ther.:** Symptomatisch; top. Glukokortikoide, Antihistaminika wenig effektiv. Ther. der Grunderkr.

## Erythema marginatum (L53.2)

**Syn.:** Erythema rheumaticum, Erythema circinatum.

**Def.:** Spez., aber nicht pathognomonische HV bei 10 % der Pat. mit rheumatischem Fieber, da auch bei Serumkrankheit, Psittakose, Trypanosomiasis u. a. auftretend. V. a. im Kindesalter. Durch β-hämolysierende A-Strept. ausgelöstes Hypersensitivitäts-Sy.

**Klinik:** Randbetonte, anuläre od. serpiginöse makulöse bis erhabene erythematöse, asymptomatische HV, die zu polyzyklischen Formen verschmelzen, v. a. an Stamm u. proximalen Extremitäten. Gesicht immer ausgespart. Dauer: Wenige h, nachmittags am stärksten ausgeprägt, Abklingen nach wenigen d. **Cave:** Fast immer koinzident mit kardialer Beteiligung (Endokarditis)!

**Diagn.:**
- Klinik, BSG u. CRP ↑, Leukos ↑, ASL-Titer ↑, EKG, Echo. Auch möglich: Temp. ↑. Anamnestisch „wandernde Polyarthritis", Z. n. Strept.-Angina bis vor 4 Wo.
- Histologie: perivaskuläres dermales Infiltrat mit deutlichem Neutrophilenanteil.

**DD:** Urtikaria; Erythema anulare centrifugum; Erythema gyratum repens.

**Ther.:**
- Bei V. a. rheumatisches Fieber stat. Aufnahme in pädiatrische bzw. internistische Abteilung.

## Erythema necroticans migrans (L01.0)

**Syn.:** Staphylodermia superficialis circinata, Glukagonomsy.

**Def.:** Obligat paraneoplast. Sy. bei glukagonsezernierendem Pankreas(schwanz)-TU (in 80 % maligne, in 20 % benigne i. R. eines MEN-Sy.). Auch Vorkommen bei

Hepatitiden (B / C), Adeno-, Bronchial- u. Plattenepithel-Ca. V.a. 6. Lebensdekade.

**Klinik:**

- Zentrifugal wachsende, zirzinäre erosive Erytheme mit leicht platzenden Blasen u. Pusteln (Sekundärinf. mit Staph. aureus). Schmerzhaft. Beginn häufig an Nates, inguinal u. Beinen, Gesicht kann auch betroffen sein. Wechsel zwischen Remission u. Exazerbation.
- Mögliche klin. Zeichen des Glukagonomsy.: Diab. mell., normozytäre normochrome Anämie, Diarrhö, Gewichtsverlust, abdominelle Schmerzen, Glossitis (kräftig rote Zunge!), Stomatitis, Cheilitis angularis, Nageldystrophie. Thromboembolisches Risiko deutlich ↑!

**Diagn.:**

- Typische Klinik, BB (Anämie), BSG ↑↑, BZ ↑↑, Plasmaglukagonspiegel > 1000 ng / ml (Norm: 50–250 ng / ml, mehrfach bestimmen), $K^+$ i.S. ↓, Hepatitisserologie, Biopsie, Pustelabstrich (Staph. aureus) auf Bakterien.
- Subtile Suche nach Pankreas-TU durch Internisten, Chirurgen, in > 50 % Metastasierung.
- Histologie: Charakteristisch! Subkorneale Pustel, einzelne dyskeratotische Epithelzellen, starkes subepitheliales Ödem, unterhalb des Str. granulosum im Epithel keine path. Veränderungen.

**DD:** EEM-artige Ps., subkorneale Pustulose, Akrodermatitis enteropathica (Zinkspiegel ↓); Candidose.

**Ther.:** In Abhängigkeit von der zugrunde liegenden Erkr. Nach kurativer TU-Resektion heilen die HV schnell.



## Erythema elevatum et diutinum (L95.1)

**Def.:** Sehr seltene neutrophile Dermatose. Subakutes symmetrisches Auftreten von entzündlichen Papeln, Knötchen u. Knoten im Rahmen von Paraproteinämien (oft, IgA > IgG), Myelom, Inf. (HIV, Hepatitis) od. Autoimmunerkr. (rheumatoide Arthritis) im Sinne einer chron. rez. leukozytoklastischen Vaskulitis mit lokaler Fibrose. Bevorzugt im 3. – 6. Dezennium.

**Klinik:** Allmähliche Entwicklung polyzyklischer, knotiger blau-rötlicher Infiltrate streckseitig, v.a. an Füßen, Knien u. Handrücken; Nates, Gesicht u. Nacken können mitbetroffen sein. Evtl. stechende Schmerzen u. Brennen, Pruritus.

**Diagn.:**

- Klinik, Biopsie aus frischer Läsion, Leukos ↑, BSG ↑, keine spez. Laborwerte.
- Ausschluss entzündlicher Foci u. TU-Suche (▶ 2.1.1).
- Histologie (altersabhängig): Leukozytoklastische Vaskulitis, neutrophile (überwiegend) u. eosinophile Granulozyten diffus im Korium verteilt, Kerntrümmer. Epidermis u. Haaranhangsgebilde sind intakt. Im Spätstadium: Perivaskuläre Fibrose, intrazelluläre Lipidablagerungen u. Neoangiogenese.

**DD:** Granuloma anulare, Granuloma faciale, Erythema anulare centrifugum (keine Vaskulitis), EEM, Arzneimittelreaktion.

**Ther.:**

- Behandlung der Grunderkr.
- DADPS (DAPSON-Fatol; ▶ 22) 50–150 mg / d p.o. am besten u. sehr schnell wirksam, Ther.-Versager bekannt. Alternativ: symptomatische Ther. mit syst. Glukokortikoiden (weniger effektiv!), z.B. Prednisolon (▶ 22) i.v.

(Solu-Decortin® H), rasche Reduktion, Beginn z. B. mit 100 mg, möglichst niedrige orale Erhaltungsdosis, z. B. 2,5–5 mg. Bei Erscheinungsfreiheit absetzen.
- In Einzelfällen Nicotinamid 200 mg / d wirksam.
- Bei Pruritus Antihistaminika (▶ 22), z. B. Dimetinden (Fenistil®) od. 2 × 1 Drg., Desloratadin 1 × 1 Tbl. / d p. o. od. Levocetirizin 1 × 1 Tbl. / d p. o.
- Läsionen können auch spontan nach unterschiedlich langer Zeit (mehrere J.) unter Hinterlassung einer hypo- od. hyperpigmentierten Narbe heilen.

## 14.1.2 Multiforme u. nodöse Erytheme

Erythema exsudativum multiforme ▶ 12.20.8; M. Kawasaki ▶ 9.1.7.

### Erythema nodosum (L52)

**Def.:** Inf.- od. medikamentenallerg. Krankheit mit plötzlich auftretenden, sehr schmerzhaften kutan-subkutanen Knoten an der Unterschenkelstreckseite. Selten auch Befall der Oberschenkel u. Arme.

**Ätiologie:**
- Erkr. wie Sarkoidose, M. Crohn, Colitis ulcerosa, Sweet-Sy., Sjögren-Sy., Zöliakie, M. Behçet, primäre biliäre Zirrhose
- Bakterieninf.: 2–3 Wo. nach Strept.-Inf. des oberen Respirationstrakts, Tbc, Darminf. (v. a. Yersinien, Shigellen, Salmonellen), Toxoplasmose
- Pilzinf., z. B. Histoplasmose
- Virusinf., z. B. HSV-, CMV-, EBV-Inf., Masern, Hepatitis
- Medikamente, z. B. Sulfonamide, Kontrazeptiva, Salizylate, Omeprazol, Minocyclin, Phenytoin
- Malignome: AML, M. Hodgkin, Non-Hodgkin-Lymphome, Karzinoid

14

**Klinik:**
- Prodromi: Abgeschlagenheit, subfebrile Temp.
- Ausbildung schmerzhafter, rötlicher, bis hühnereigroßer Knoten mit extremer Druckdolenz, Überwärmung (▶ Abb. 14.2). Meist Fieber (38–39 °C) u. Krankheitsgefühl. Im Verlauf bläulich-grünliche Verfärbung der Herde durch Hb-Abbau (Erythema contusiforme). Ggf. Konfluenz u. Einblutung.
- Restitutio ad integrum binnen d bis Wo.
- **Sonderformen:**
  - Erythema nodosum migrans: Einseitige HV langsam am Unterschenkel wandernd, oft bei Schwangerschaft.
  - Löfgren-Sy. (▶ 16.1): klassische Trias aus Erythema nodosum, bihilärer Lymphadenopathie, Sprunggelenkarthritis bei Sarkoidose (v. a. junge F).

**Diagn.:**
- Fokussuche (▶ 2.1.1), v. a. bakt. Erreger aus dem Stuhl (Yersinien, Shigellen, Salmonellen), Medika-

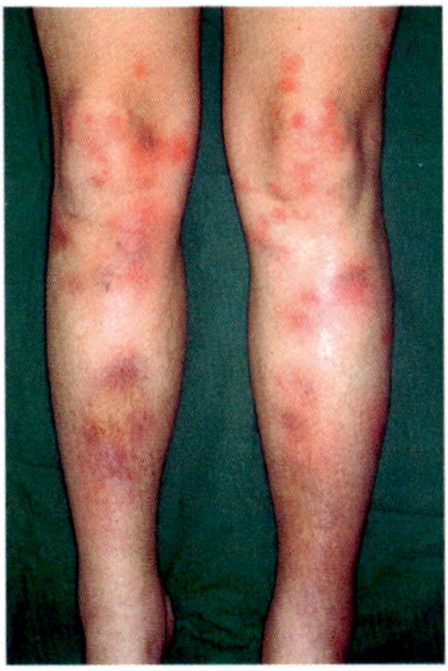

Abb. 14.2 Erythema nodosum. [R299]

mentenanamnese. Tiefe Messerbiopsie (mit Erfassung der Korium-Subkutis-Grenze) bei unklarer Klinik.

- Histologie: Perivaskuläre Ansammlung von Neutros, Eos u. Lymphos mit nachfolgender Verteilung entlang der Fettgewebssepten (septale Pannikulitis). Später zunehmend Histiozyten radiär entlang der Lymphgefäße angeordnet (Miescher-Radiärknötchen). Ggf. kleine Granulome.

**DD:** Erythema induratum; Lupuspannikulitis, kutanes Lymphom, $\alpha_1$-Antitrypsinmangel, Periarteriitis nodosa cutanea; EEM; Erysipel.

**Ther.:**

- Gabe von Kaliumiodatum-Lsg. (10,0 in Aq. dest. ad 100,0) 5 × 1 TL / d über 1 Mon. In schweren Fällen stat. Behandlung u. Bettruhe.
- Lokalther.: halogenierte Steroide (z. B. Mometasonfuroat Creme) unter Folienokklusion. Kühlung od. feuchte Kochsalzumschläge, später Kompressionsverband.
- Syst. Ther.: Glukokortikoide i. v. Beginn mit Prednisolon (▶ 22) 100 mg (Solu-Decortin® H) in rascher Dosisreduktion. Ggf. ergänzend ASS (z. B. Aspirin®; ▶ 22) 1–2 g / d über mehrere d bis Wo. (Magenschutz → PPI!).

## Akute febrile neutrophile Dermatose (L98.2)

**Syn.:** Sweet-Sy.

**Def.:** Meist infektallerg. fieberhafte Krankheit, seltener paraneoplastische Genese.

14

**Klinik:** Prodromalstadium 1–3 Wo. vor den Hauterscheinungen wie grippaler Infekt. Wenn hohes Fieber (fehlt in 30 % d. F.!) Auftreten von einzelnen od. multiplen schmerzhaften, brennenden, aber nie juckenden, sukkulenten, scheibenförmigen bis nummulären, livid- bis hellroten HV, v. a. im Gesicht, am Hals, an den Streckseiten der Extremitäten, z. T. Vesikulation u. Pustulation (▶ Abb. 14.3, ▶ Abb. 14.4). „Illusion of vesiculation" durch ausgeprägtes Ödem. **Keine** Lymphadenopathie!

Unterscheidung von 6 ätiopathogenetischen Formen:

- idiopathische / klassische Form: ⅔ der Fälle; F > M, 40. LJ., 2 Häufigkeitsgipfel (Frühjahr / Herbst), infektallergisch, folgenlose Spontanheilung, Rez. mehrere Mon. später möglich.
- paraneoplastische Form: ca. 20 % der Fälle; myeloproliferative Erkr., v. a. akute myeloische Leukämie, seltener solide TU des GIT, der Mamma. Kann einem TU-Leiden vorausgehen, während der Zytostatikagabe auftreten, asymptomatische Metastasen, ein Rez. od. eine Persistenz des TU anzeigen.
- parainflammatorische Form: entzündliche Darm-, Autoimmunerkr., diverse Inf.; Vakzination.

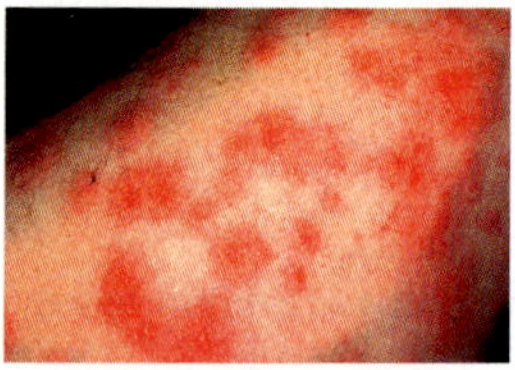

Abb. 14.3 Sweet-Syndrom (Übersicht). [R299]

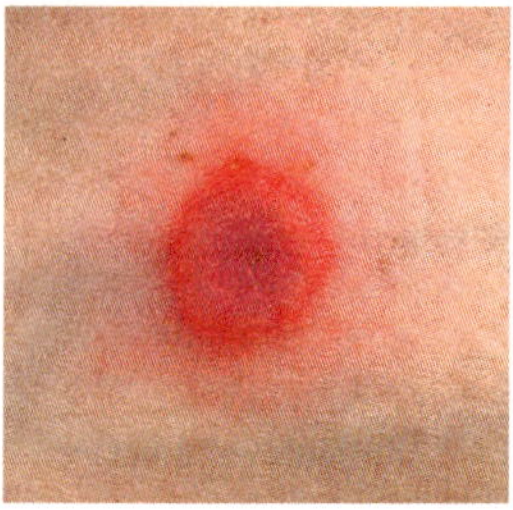

Abb. 14.4 Sweet-Syndrom (Detail). [R299]

- medikamenteninduzierte Form: selten; GCSF (am häufigsten), orale Kontrazeptiva, Minocyclin, Lithium, Furosemid, Trimethoprim-Sulfamethoxazol, Imatinib, Bortezomib.
- in der Gravidität: selten; Auftreten im 1./2. Trimenon, keine Gefährdung des Kindes, Spontanheilung. Therapeutisch lokale u. syst. Steroide. Rez. in Folgeschwangerschaft(en) möglich.
- kindliche Form: selten; manchmal durch Cutis laxa kompliziert.

**Diagn.:**

- Diagnosesicherung für das Sweet-Sy.
  - Hauptkriterien, die beide erfüllt sein müssen:
    - klinisch: plötzliches Auftreten von erythematösen, z. T. sukkulenten Plaques od. Knoten, gelegentlich mit Vesikeln, Pusteln od. Bullae
    - histologisch: fleckige u. diffuse Neutrophileninfiltration der mittleren od. oberen Dermis mit Karyorrhexis u. massivem papillärem Ödem, nur wenige Lymphos, Histiozyten u. eosinophile Granulozyten im Infiltrat (selten vaskuläre Beteiligung im Sinne einer leukozytoklastische Vaskulitis)
  - Nebenkriterien, von denen 2 erfüllt sein müssen:
    - vorangegangener Inf. der oberen Atemwege, des GIT od. Impfung od. assoz. mit entz. Erkr. (infektiös/autoimmun) od. mit myeloproliferativen Erkr. od. anderen Malignomen bzw. mit einer Schwangerschaft
    - Unwohlsein u./od. Fieber (>38 °C)
    - BSG > 20 mm in der 1. h, CRP ↑, Leukozytose > 8000/µl, Neutrophile >70 % (3 von 4 Kriterien müssen hier erfüllt sein)
    - promptes Ansprechen auf die syst. Kortikoidgabe. Antibiotika sine effectu
- Abklärung möglicher Ursachen: Thorax-Rö., Stuhlunters. auf pathogene Keime, Multitest-Mérieux, iFOBT, Oberbauch-, Nierensono, KM-Stanze, Biopsie
- Histologie: Spongiose, ggf. subkorneale Bläschen, massives Papillarkörperödem, dichte Infiltrate fast exklusiv aus neutrophilen Granulozyten im oberen u. mittleren Korium. Keine od. selten eine (fokale) Vaskulitis nachweisbar.

**DD:** EEM; Erythema nodosum, Erythema elevatum et diutinum u. a.

**Ther.:**

- Aufgrund des AZ ⇊ oft stat. Einweisung erforderlich. Beseitigung der auslösenden Grunderkr.
- Prednisolon (▶ 22) 0,5–1 mg/kg KG/d initial über 2–3 d. Reduktion der Steroiddosis alle 2 d (ab 30 mg in 5-mg-Schritten) über 4–6 Wo. Liegt Infekt vor, kein Kortikoid, sondern Colchicin (▶ 22) 1 mg/d für mind. 3 Wo. od. Indometacin (▶ 22) 150 mg/d über 1 Wo., dann Reduktion auf 100 mg für weitere 3 Wo. od. Kaliumjodid 600–1200 mg/d. Bei zu frühem Absetzen Rez.-Gefahr.
- Spontanheilung mit einer Hyperpigmentierung nach 4–6 Wo., Rez. in loco sind nicht ungewöhnlich.

## 14.2 Erythrodermien (L53.9)

**Def.:** Generalisierte Rötung der Haut als gemeinsame Endstrecke ätiol. verschiedenartiger Erkr. Ätiol.: Ausbreitung zuvor bestehender Dermatosen, innere Grunderkr. (z. B. Leukämie), idiopathisch. Ursprüngliche Erkr. i.d.R. klin. nicht mehr nachweisbar.

**Klinik:** Uniforme, meist schuppende Hautrötung mit generalisierter LK-Schwellung, häufig Haar- u. Nagelverlust. Ps. od. Lichen planus evtl. noch an Nagelveränderungen zu erkennen. Oft erhebliche E'lyt- u. Flüssigkeitsverluste.

**Diagn.:**

- Fragestellungen: Gutartig od. bösartig? Infektiös od. nichtinfektiös?
- Systematik mit Hilfswort **„SCALPID"**:
  - **S** → Sézary Sy., Scabies crustosa, SCLE
  - **C** → Kontaktdermatitis
  - **A** → atopisches Ekzem
  - **L** → Lymphome (kutanes T-Zell-Lymphom), chron. lymphatische Leukämie, Lichen planus
  - **P** → Ps., Pityriasis rubra pilaris, Pemphigus foliaceus, Paraneoplasie
  - **I** → Ichthyosis
  - **D** → Drugs (Arzneimittelreaktion)
- Anamnese: zugrunde liegende Erkr., Arzneimittel, Kontaktallergien
- Klinik: Schleimhautbefall: Lichen planus ▶ 15.1, Nagelveränderungen: Ps. ▶ 14.6.7
- Labor: Diff.-BB, E'lyte, Gesamteiweiß, Krea, Krea-Clearance, Immune'phorese des Serums
- Thorax-Rö, Abdomen-, LK-Sono, EKG
- Temp.-Kontrolle, von erosiven HV Abstrich auf Bakterien. Biopsie (Grunderkr. histologisch oft noch nachzuweisen. Dadurch spezifischere Ther. möglich: Entnahme **vor** Steroidmedikation! Mehrere Biopsien aus unterschiedlichen Bereichen!), ggf. LK-Biopsie (maligne Grunderkr., z. B. Lymphom?). Bei V. a. hämatologische Grunderkr. Beckenkammbiopsie.

**Ther.:** I. d. R. stationäre Aufnahme.

- Zunächst Herz- u. Kreislaufstabilisierung, je nach Schwere der Erkr. EKG-, Puls- u. RR-Monitoring. Flüssigkeits- u. E'lytdefizit ausgleichen. Initial hochdosiert Glukokortikoide, z. B. 150 mg Prednisolon (▶ 22) i. v. (z. B. Solu-Decortin® H) über 2–3 d, dann Dosisreduktion. Bei Besserung des klin. Bildes auf orale Medikation umstellen (z. B. Decortin® H) u. Dosis reduzieren.
- Bei extremem Pruritus Antihistaminikum (▶ 22), z. B. Dimetinden (z. B. Fenistil®) 2 × 1 Amp. / d i. v. od. Desloratadin 1–2 × 1 Tbl. / d p. o.
- Zur Behandlung der Grunderkr. UV-Ther., z. B. PUVA-Bad-Ther. Falls diese Behandlung nicht ausreicht, MTX (▶ 22) 15–20 mg / Wo. s. c. od. Ciclosporin (▶ 22) 2,5–5 mg / kg KG / d p. o.
- Kortikoidsalben (z. B. Mometasonfuroat Salbe), bei stärker exsudativen HV feuchte Umschläge, bei Superinf. Octenidin- od. Kaliumpermanganat-Umschläge.

**Progn.:** Übergang in EEM möglich. Schweres, ggf. vital bedrohliches Krankheitsbild. Verlauf bei vorbestehender Dermatose günstiger als bei hämatologischer Grunderkr.

# 14.3 Parapsoriasisgruppe (L41.-)

Historische Einteilung u. Beschreibung verschiedener, neben der Ps. existierender, erythematosquamöser Dermatosen. Eine pathogenetische od. nosologische Beziehung zur Ps. besteht nicht.

**Einteilung**

- Parapsoriasis en plaques:
  - Parapsoriasis en petites plaques, benigne kleinherdige Form
  - Parapsoriasis en grandes plaques, großherdig-entzündliche Form u. großherdig poikilodermatische Form
  - Parapsoriasis en plaques als frühe Form eines kutanen T-Zell-Lymphoms (MF 11.12.1).
- Parakeratosis variegata
- Pityriasis lichenoides acuta
- Pityriasis lichenoides chronica

## 14.3.1 Parapsoriasis en plaques (L41.8)

**Def.:** Hoch-chron., über J. bis Jahrzehnte verlaufende, entzündliche Dermatose unklarer Genese. M > F. Meist Erw. (▶ Abb. 14.5).

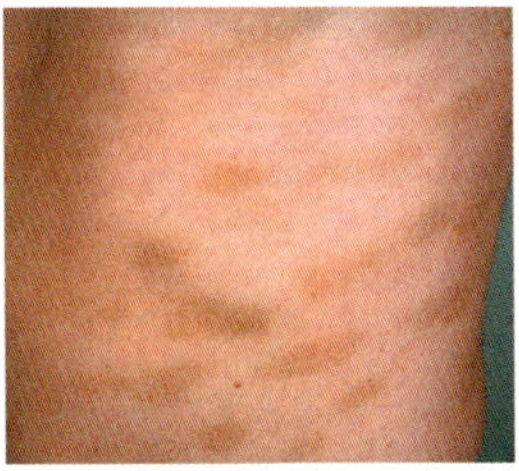

Abb. 14.5 Parapsoriasis en plaques. [R299]

### Kleinherdige Form (L41.3)

**Syn.:** Chronic superficial dermatitis, Parapsoriasis en petites plaques.

**Klinik:** Diskrete, multiple, bis max. 10 cm große, ovale, rundliche od. fingerförmige („fingerprint dermatosis") konfluierende Plaques von gelblich-rötlicher Farbe. Scheinbar vergröberte Hautfelderung durch feine Risse im Str. corneum. Hautoberfl. weist charakteristische zigarettenpapierartige Beschaffenheit (Pseudoatrophie) auf. Selten leichter Pruritus. Prädilektionsstellen: seitlicher Rumpf (hier v. a. entlang der Hautspaltlinien) u. Extremitäten. Familiäres Vorkommen.

**Diagn.:**

- Anamnese (Besserung unter Sonnenlicht, Verschlechterung im Winter). Charakteristische Klinik (s. o.) → Haut zwischen 2 Fingern fälteln u. Herde bei seitlich auffallendem Licht betrachten! Bei diagn. Unsicherheit Biopsie.
- Histologie: Relativ unspez. leichte dermale epidermotrope Dermatitis. Wichtig: orthokeratotische Verhornung.

**DD:** Seborrhoisches Ekzem; Exsikkationsekzem; Pityriasis rosea (kragenartige Schuppung).

**Ther.:** Gutes Ansprechen auf UV-Bestrahlungen: $UVA_1$-Ther. ▶ 23.3, UVB-Ther. ▶ 23.2.1, PUVA-Bad-Ther. ▶ 23.4.2. Im Sommer häufig keine Ther. erforderlich (natürliche UV-Exposition), im Winter Rez.
Evtl. rückfettende Maßnahmen (z. B. Excipial® U Lipolotio), bei UV-resistenten Herden externe Steroide (z. B. Mometasonfuroat-Creme). Ggf. Antihistaminikum (z. B. Desloratadin 1 × 1 Tbl. / d p. o.).

**Progn.:** Chron. Verlauf. Nach vielen J. in 10–15 % Übergang in MF.

## Großherdige Form (L41.4)

**Syn.:** Parapsoriasis en grandes plaques.

**Def.:** Hoch-chron.-entzündliche Hauterkr. ungeklärter Ätiol., primär entstanden od. aus kleinherdiger Form hervorgegangen. Selten, M > F. Meist im mittleren Erw.-Alter.

**Klinik:** Zunächst wenige, über 10 cm große, entzündlich gerötete Plaques ohne besondere Prädilektion: Asymmetrisch angeordnet, scharf begrenzt, häufig bizarr konfiguriert. Charakteristische pityriasiforme Schuppung. Stärkere Infiltration der Herde im weiteren Verlauf spricht für ein kutanes T-Zell-Lymphom. Häufig Pruritus, der im Verlauf zunimmt.
**Sonderform:** großherdig-poikilodermatischer Typ: Atrophie der Herde mit Teleangiektasien u. retikulären Hypo- u. Hyperpigmentierungen (poikilodermatisches Bild).

**Diagn.:**
- Klinik, gelegentlich LK-Schwellung, Biopsie (Verlaufskontrollen mit jeweils mehreren Biopsien aus unterschiedlichen Herden erforderlich), Immunhistologie.
- Diagn. z. A. kutanes T-Zell-Lymphom:
  - BSG (selten ↑), Diff.-BB, Lymphozytendifferenzierung per FACS-Analyse
  - Abdomen-Sono, Thorax-Rö., KM-Biopsie
  - klin., histologische, immunhistologische u. molekularbiologische Unters. alle 6 Mon., die übrigen Unters. alle 1–2 J. wdh.
- Histologie:
  - Unspez.: Akanthose u. stärkeres bandförmiges lymphohistiozytäres Infiltrat mit mäßigem Epidermotropismus. Vornehmlich Orthokeratose
  - kutanes T-Zell-Lymphom: Infiltration des gesamten Koriums mit stärkerer Exozytose ins Epithel u. ggf. Pautrier-Mikroabszesse
- Immunhistologie: Nachweis von CD2 + -, CD3 + -, CD4 + -, CD45RO + -Zellen bei Übergang in kutanes T-Zell-Lymphom. Oft massenhaft T-Helferzellen (CD4 + ) nachweisbar (T-Helferzell-Lymphom).
- Molekularbiologie: In der PCR meist keine klonale Vermehrung der T-Lymphos (T-Zell-Rezeptor-Rearrangement).

**DD:** Parapsoriasis en plaques – benigne kleinherdige Form; seborrhoisches Ekzem; Exsikkationsekzem; zirkumskripte Sklerodermie vom Atrophodermietyp, mikrobielles Ekzem, Tinea corporis.

**Ther.:**
- Prinzip: So viel wie nötig, so wenig wie möglich.
- Bei diskretem Befund zunächst nur klin. Kontrollen. Versuch mit steroidhaltigen Externa (z. B. Hydrocortisonbutyrat Creme), ggf. in Komb. mit UVB-Bestrahlungen in suberythematogenen Dosen 2–3 × / Wo.
- Bei zunehmender Infiltration der Herde syst. PUVA- od. PUVA-Bad-Ther. Als Re-PUVA in Komb. mit Acitretin (Acicutan®; ▶ 22) 0,5 mg / kg KG / d. Nachts rückfettende Externa (z. B. Excipial® U Lipolotio).
- Durch zu frühzeitige aggressive Ther. wird Übergang in kutanes T-Zell-Lymphom beschleunigt.

> UVB- bzw. UVA-Ther. immer wieder in der Remission unterbrechen, sonst frühzeitiger Wirkungsverlust.

**Progn.:** Chron. Verlauf. Nach vielen J. in 10–15 % Übergang in ein kutanes T-Zell-Lymphom (▶ 11.12.1).

## 14.3.2 Parakeratosis variegata (L41.5)

**Syn.:** Parapsoriasis lichenoides, Parapsoriasis variegata.

**Def.:** Chron. entzündliche Dermatose unbekannter Ätiol. Extrem selten. Chron.-progredienter Verlauf, wahrscheinlich Variante der Paraps. en grandes plaques, Übergang in kutanes T-Zell-Lymphom möglich (ca. 10 %). Meist im mittleren Erw.-, gelegentlich im Jugendalter.

**Klinik:** V. a. am Stamm lokalisierte multiple, z. T. konfluierende lichenoide Papeln in anulärer, striärer od. netzförmiger Anordnung. In Regressionszonen Atrophie, vermehrte Pigmentierung u. Teleangiektasien bei Rückbildung der HV.

**Diagn.:**
- Vorgehen wie bei Paraps. en grandes plaques (▶ 14.3.1)
- Histologie: atrophische Epidermis, subepitheliales bandförmiges Rundzellinfiltrat mit deutlichem Epidermotropismus, evtl. Pautrier-Mikroabszesse, Pigmentinkontinenz

**DD:** Paraps. en grandes plaques – großherdig-poikilodermatische Form.

**Ther.:** PUVA- od. RePUVA-Ther. Ansonsten wie Paraps. en grandes plaques. **Cave:** Lokale Steroide i. d. R. nicht ausreichend wirksam.

## 14.3.3 Pityriasis lichenoides et varioliformis acuta (L.410)

**Syn.:** M. Mucha-Habermann, PLEVA.

**Def.:** Seltene, epidemisch in den Herbst- / Wintermon. auftretende, akut od. subakut verlaufende, selbstlimitierte erythematosquamöse Dermatose unbekannter Ätiologie (virale Trigger?) bei Kdr. u. jungen Erw. Bei Kdr. Körperbefall stärker ausgeprägt, häufiger Hypopigmentierungen, schlechtes Ther.-Ansprechen, häufiger chron.-rez. Verlauf als bei Erw. PLEVA u. Pityriasis lichenoides chronica sind Formen ein- u. derselben Erkr., da bei einem Individuum Läsionen von beiden simultan vorkommen. Jahrelanger Verlauf mögl.
Häufig nach vorangegangener Inf. v. a. bei Kdr.

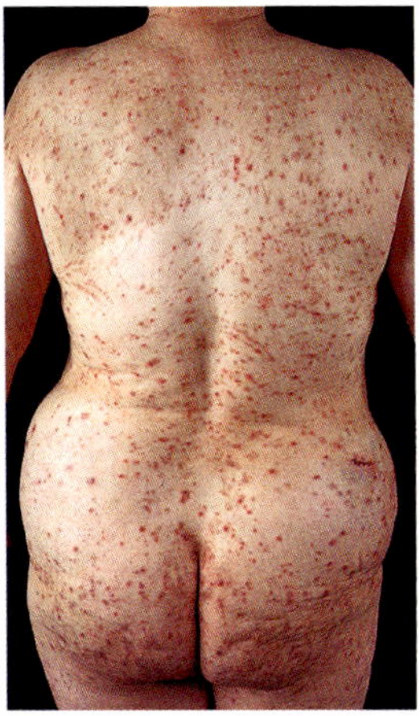

Abb. 14.6 Pityriasis lichenoides acuta. [R299]

**Klinik:**
- Kleine, infiltrierte Erytheme mit diskreter Schuppung u. unscharfer Begrenzung, v. a. am Rumpf u. an den Extremitäten (▶ Abb. 14.6). Im Zentrum ggf. kleine Hämorrhagie od. Nekrose; in diesem Fall schmerzhaft.
- Häufig Abgeschlagenheit, ggf. Temp. ↑. In ca. 50 % Pruritus.

14

- Endzustand varioliforme Narben.
- Häufig Sekundärinf. der Effloreszenzen u. Wundheilungsstörungen.

**Diagn.:**
- Klinik, Biopsie, DIF, BSG ↑, ggf. Leukos ↑. Bei Sekundärinf. Abstrich auf Bakterien u. Antibiogramm. Fokussuche (▶ 2.1.1)
- Histologie: fokale Para-, variable Hyperkeratose, fokale Schuppenkruste, einzelne Dyskeratosen, epidermale Nekrose, Schwellung der Endothelzellen mit perivaskulärem epidermotropem Rundzellinfiltrat bis ins mittlere Korium, Erythrozytenextravasate.
- DIF: Ablagerung von IgM u. Komplement (C1q, C3, C9) in den Gefäßwänden

**DD:** Varizellen (Schleimhaut-, Kopfhautbeteiligung), lymphomatoide Papulose, Icti, Arzneimittelexantheme, Gianotti-Crosti-Sy.

**Ther.:**
- Bei febrilem, ulzeronekrotischem Verlauf mit stark beeinträchtigtem AZ syst. Steroide erforderlich. Erw.: Beginn mit Prednisolon (▶ 22) 60 mg / d, schrittweise Dosisreduktion, komb. mit MTX 25 mg / Wo. s. c. unter stationären intensivmedizinischen Bedingungen. Kdr.: Methylprednisolon 1–2 mg / kg KG / d p. o., komb. mit MTX 7,5–10 mg / m² KOF / Wo s. c.
- Antibiotika, z. B. Erw. Erythromycin 3× 500 mg / d p. o. für 10 d, evtl. zusätzlich Prednisolon 1 mg / kg KG / d p. o. mit rascher Dosisreduktion, Kdr (< 9 J.): Erythromycinethylsuccinat 30–50 mg / kg KG / d p. o. in 3 ED. Ausnutzung der paraantibiotischen Wirkung.
- Ther. mit topischen Steroiden: Für Erw. z. B. Betamethasonvalerat 0,1 % (NRF 11.37.), für Kdr. z. B. Clobetasonbutyrat 0,05 % (Emovate®)
- Versuch mit UVB 311 nm -Ther. od. komb. UVA / UVB-Ther. od. PUVA 3 × / Wo. über mehrere Wo. (▶ 22)
- Bei Ther.-Resistenz im OLU Versuch mit MTX 25 mg / Wo. s. c., Acitretin (Acicutan®) 50 mg / d p. o. u. topisches Tacrolimus 0,1 % (Protopic®) 2 × / d

## 14.3.4 Pityriasis lichenoides chronica (L41.1)

**Syn.:** M. Juliusberg, Parapsoriasis guttata.
Kein eigenständiges Krankheitsbild, Entstehung de novo od. aus PLEVA, selten Übergang in MF (▶ 14.3.3).

**Klinik:**
- Einzeleffloreszenz entwickelt sich zunächst zu kleiner derber roter Papel mit fest anhaftendem oblatenförmigem Schuppenbesatz (typisch). Heranwachsen bis auf max. 0,5 cm, dann wieder Abflachung ohne Entwicklung einer zentralen Nekrose od. Narbe, symmetrisch in Hautspaltlinien angeordnet.
- Zurückbleiben einer planen weißlichen od. bräunlichen HV, die an der Oberfl. noch die Schuppe trägt.
- In ca. 50 % Pruritus. Guter AZ.

**Diagn.:**
- Klinik, BB (unverändert!), Biopsie, DIF, Ausschluss Syphilis, Suche nach entzündlichem Fokus; wie PLEVA
- Histologie: fokale Parakeratose, Spongiose, fokale Dyskeratosen, vakuoläre Degeneration der Basalzellreihe, perivaskuläre Rundzellinfiltrate, Epidermotropismus, Ery-Extravasate
- DIF: Ablagerung von IgM u. Komplement (C3) in den Gefäßwänden (unspez.)

**DD:** Papulosquamöses Syphilid; Ps. guttata, Pityriasis rosea, Virus-, Arzneimittelexantheme.

**Ther.:** Wie PLEVA (▶ 14.3.3).

# 14.4 Pityriasis rosea (L42)

**Syn.:** Röschenflechte.

**Def.:** Häufige, in allen Ethnien auftretende exanthematische, zweiphasig verlaufende Erkr. (endogene Reaktivierung von HHV 7 u. / od. 6; genetische Komponente?), mit 2 Häufigkeitsgipfeln (Frühjahr / Herbst). Auftreten v. a. bei Kdr. u. jüngeren Erw. (10–35 J.) ohne Geschlechtspräferenz, Erkr. im 1. Trimenon der Gravidität → Information an Gynäkologen, da Risiko für Abort u. Frühgeburt erhöht. Selbstlimitierender Verlauf über 4–8 (max. 12) Wo. mit Restitutio ad integrum.

**Klinik:**

- Beginn mit solitärer, rötlicher, ovaler Plaque meist am Stamm (Plaque mère, Primärmedaillon in ca. 50 %) mit typischer, nach innen gerichteter Schuppenkrause (Collerette; Schuppung wird häufig übersehen). In ca. ⅓ der Fälle prodromale Allgemeinsymptome (Inf. der oberen Atemwege).
- 1–2 Wo später exanthematische Aussaat mit *in den Hautspaltlinien* (Christbaumform) angeordneten Herden in 2 morphologischen Varianten: entweder als Primärmedaillons en miniature od. als makulöse, erythematöse, nicht schuppende HV am Stamm (▶ Abb. 14.7). Gesicht u. distale Extremitäten i. d. R. ausgespart.
- Pruritus u. Mundhöhlenbefall können auftreten.

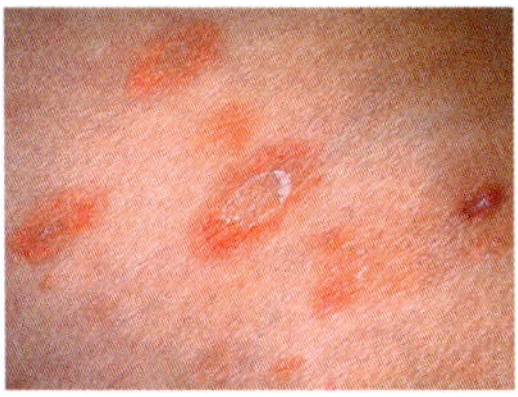

Abb. 14.7 Pityriasis rosea. [R299]

> Typisch: Diskrepanz zwischen subjektivem Wohlbefinden / Symptomarmut u. ausgeprägtem Exanthem.

**Diagn.:** Typische Klinik mit Anordnung der HV in den Hautspaltlinien. Primärmedaillon führt i. d. R. zur Diagnose. Labor unauffällig.

**DD:** Tinea corporis, Pityriasis lichenoides acuta; Syphilis; erythrosquamöses Syphilid (ähnliches Exanthem, aber fehlende Plaque mère); Ps. vulgaris (nicht in Hautspaltlinien); Pityriasis versicolor; Arzneimittel- (z. B. ACE-Hemmer, Diuretika, β-Blocker, Metronidazol, Isotretinoin, Imatinib, Terbinafin u. a.) od. Virusexanthem.

**Ther.:** I. d. R. nicht erforderlich, bei starkem Pruritus orales Antihistaminikum, z. B. Levocetirizin 5 mg zur Nacht. **Cave:** Jede übertriebene Ther. od. „übermäßige Pflege" od. häufiges Duschen verlängert die Erkr., da Haut äußerst irritabel.

**Progn.:** Restitutio ad integrum. Rez.-Rate < 5 %.

## 14.5 Pityriasis rubra pilaris (PRP; L44.0)

**Def.:** Chron. entzündliche, durch follikuläre Keratosen gekennzeichnete Verhornungsstörung. 2 Häufigkeitsgipfel: Die ersten 10 LJ. u. zwischen 40–60 J. Sehr selten.

**Klinik:**

- initial: Dicht stehende, follikulär gebundene, rot-bräunliche Papeln mit zentraler Keratose. Prädilektionsstellen: Finger- u. Handrücken, Extremitätenstreckseiten.
- Nachfolgend flächenhafte, kleieförmig schuppende, lichenifizierte Erytheme am Kapillitium, Gesicht u. Stamm, evtl. bis zur Erythrodermie konfluierend (▶ 14.2). Dazwischen Inseln normaler Haut (sog. „nappes claires").
- Diffuse Erytheme an Palmae u. Plantae, flüchtige Hornauflagerungen, ggf. schmerzhafte Rhagaden.

**Diagn.:** Blickdiagnose i. d. R. ausreichend. Histologie nicht diagnoseweisend. Unterscheidung in 5 PRP-Typen:

- Typ 1: klassische PRP des Erw. Oraler u. genitaler Befall selten. Spontanheilung in ca. 80 % innerhalb von 1–3 J. Häufigste Form.
- Typ 2: atypische PRP des Erw. Im Unterschied zu Typ 1 ichthyosiformer Aspekt, ekzematöse Bereiche, Alopezie u. Entwicklung über J. Selten.
- Typ 3: klassische juvenile PRP. Wie Typ 1. Spontanheilung innerhalb von 3 J.
- Typ 4: umschriebene juvenile PRP. Auftreten v. a. präpubertär nach akuten bakteriellen od. viralen Inf., Rückbildung nach einigen Mon. Häufigste Form des Kindesalters. In der Regel keine Systemther. erforderlich.
- Typ 5: atypische juvenile PRP. Auftreten nach der Geburt od. in den 1. LJ. Selten.

**Sonderformen:** Atypische PRP plus HIV (Typ 6) u. familiäre, AD vererbte PRP. Die Typen 2, 4 u. 5 machen ca. 35 % aller PRP-Fälle aus.

**DD:** Seborrhoisches Ekzem (Palmae / Plantae stets frei); Ps. (keine follikulären Papeln); atopisches Ekzem, Erythrodermien anderer Genese (▶ 14.2).

**Ther.:**

- Lokalther.: Pflegendes externum (O / W-Lotiones) mit Milchsäure od. Harnstoff, Steroidexterna, z. B. Mometasonfuroat-Creme, nur bedingt wirksam; Calcipotriol-Salbe (OLU), Ölbäder (z. B. Balmandol). Insgesamt schlechtes Ansprechen auf reine Lokalther., daher oft zusätzlich:
- UVB 311 nm, einsetzbar auch in Gravidität.
- Therapiealgorithmus PRP Typ I – VI:
  First line: Retinoide: Isotretinoin 0,5–1 mg / kg KG / d p. o., Acitretin 0,5 mg / kg KG / d p. o.
  second line: Immunsuppressiva: MTX 15–25 mg / Wo s. c.
  third line: Biologika: z. B. Ustekinumab 45 mg / 12 Wo s. c., Infliximab 5 mg / kg KG / 8 Wo i. v., Etanercept 50 mg / Wo. s. c., Adalimumab 40 mg / 2 Wo. s. c.
  Anmerkung: Acitretin als einziges Präp. neben Prednisolon (30–40 mg / d p. o.) zugelassen.

# 14.6 Psoriasis (L40.-)

## 14.6.1 Definition u. Epidemiologie

Häufige chron. Hautkrankheit mit kontinuierlicher od. schubartiger Krankheitsaktivität. Punktprävalenz in Deutschland: ca. 2 % (> 4 % bei 40- bis 60-Jährigen; < 1 % bei < 18 J.). Scharf begrenzte erythematosquamöse Plaques als Resultat eines überschießend ablaufenden Abwehr- u. Reparaturprogramms der Haut mit Entzündung (Infiltration, Erythem) u. epidermaler Regeneration (Schuppung). Lebensqualität häufig deutlich ↓, Pruritus bei ca. 75 % der Pat. Besondere Manifestationen: Kopfhaut (70 %), Nägel (50 %), palmoplantar (20 %), invers; inflammatorische Arthritis mit Enthesitis, Daktylitis, Wirbelsäulenbeteiligung (Ps.-Arthritis (PsA); 10–30 %). Typische Komorbidität: Depression, Angststörung, metabolisches Syndrom, kardiovaskuläres Risiko.

## 14.6.2 Ätiologie

### Genetik

Ca. 40 % pos. Familienanamnese; Erkrankungsrisiko für Kdr. wenn beide Elternteile betroffen 65 %, wenn 1 Elter betroffen 28 %; ca. 60 Suszeptibilitätsloci identifiziert, beziehen sich vielfach auf immunologische (HLA, Zytokine) od. epidermale Faktoren (late cornified envelope protein); deutlichster Zusammenhang mit PSORS1 (6p21.3). Das in dieser Region gelegene HLA-Cw6-Allel zeigt stärkste Assoziation mit Ps. (Risiko bei Trägern ca. 3- bis 4-fach ↑). Andere mit der Ps. assoziierte Varianten betreffen Gene, die TNF- od. IL-23-Funktionen beeinflussen; zusätzliche genetische Risikofaktoren für PsA (TNF-Promotor). Bei PsA mit Wirbelsäulenbeteiligung Assoziation mit HLA-B27.

### Triggerfaktoren

- äußerlich: mechanische Reize, Trauma (Köbner-Phänomen = isomorpher Reizeffekt); chem. Reize, irritative Dermatitis; selten UV-Strahlung; saisonale Effekte (Verschlechterung Herbst, Winter)
- innerlich: Medikamente (z. B. Hydroxychloroquin, Chloroquin, Lithium, Interferon-α); Rebound nach Absetzen syst. Steroide; Inf. (HIV, Streptokokken-, virale Infekte); psychische Faktoren (Stress); Lifestyle (Alkohol, Rauchen)

### Immunpathogenese

Aufgrund von Gemeinsamkeiten in der Pathophysiologie u. genetischen Prädisposition Zuordnung der Ps. (zusammen mit rheumatoider Arthritis u. M. Crohn) zur Gruppe der IMID (**I**mmune-**M**ediated **I**nflammatory **D**iseases).

> Die Ps. gehört zu den häufigsten chron. Entzündungskrankheiten in D mit > 2 Mio. betroffenen Pat., ca. 2% der Weltbevölkerung. Auf dem Boden einer genetischen Prädisposition manifestiert sie sich häufig im 3.–4. Lebensjahrzehnt.

## 14.6.3 Einteilung der Psoriasis

### Klinische Formen

- **Ps. vulgaris** (auch Plaque-Ps.; > 90 %):
  - Ps. guttata: tropfenförmig exanthematischer Typ (nicht selten bei Erstmanifestation nach Streptokokken-Pharyngitis), häufig später Übergang in chron.-stationären Typ

  - Ps. nummularis, Ps. geographica: deskriptive Begriffe nach Größe u. Form der Plaques
  - erythrodermatische Ps.: schubartig entzündliche Maximalvariante mit Beteiligung der gesamten KOF od. eines Großteils der KOF (Sub-Erythrodermie)
  - Ps. capitis (Kopfhautbefall; bei Älteren häufiger als bei Jüngeren)
  - nicht-pustulöse Ps. palmoplantaris (Befall von Palmae u. / od. Plantae), Ps. inversa od. intertriginosa (in Abweichung von den typischen Prädilektionsstellen Befall von Körperfalten, Achseln, Leisten)
- **Pustulöse Ps.** (Ps. pustulosa):
  - generalisierte (primär) pustulöse Ps. (Typ von Zumbusch; GPP): schwere eigenständige exanthematische Variante mit unklarer Beziehung zur Ps., od. klinisch ähnliches Bild bei schwerer Exazerbation einer bekannten Ps.
  - sek. pustulöse Ps. (Ps. cum pustulatione): Auftreten von Pusteln in bestehenden Plaques als Zeichen einer vermehrten Krankheitsaktivität
  - Impetigo herpetiformis: Ps. zugerechnete seltene Sonderform der (anulären) generalisierten pustulösen Ps. im letzten Schwangerschaftstrimenon (▶ 5.3.2)
  - Psoriasis pustulosa palmoplantaris: Nur bei gleichzeitig bestehender Ps. dieser zuzuordnen (Typ Barber-Königsbeck), häufig eigenständiges Krankheitsbild (Pustulosis palmoplantaris) mit anderer Genetik u. anderem Ther.-Ansprechen. Ähnliches Krankheitsbild nach Streptokokkeninf. beschrieben (pustulöses Bakterid Andrews, ▶ 14.9.2).
  - Akrodermatitis continua suppurativa Hallopeau: Sonderform einer akralen pustulösen Ps. mit Endglieder- u. Nagelbeteiligung (▶ 14.9.1).
- **Nagel-Ps.:** Entzündliche Beteiligung der Nagelmatrix u. / od. des Nagelbetts mit charakteristischen klin. Veränderungen, bei allen Ps.-Formen möglich (insg. ca. 50 %), häufiger bei Pat. mit PsA (ca. 70 %), selten ohne Hautbeteiligung (▶ 14.6.6).
- **Ps.-Arthritis (PsA):** Klin. vielgestaltige Variante einer seroneg. Spondylarthritis, die i. d. R. J. nach Beginn der HV auftritt; Sonderform bei pustulöser Ps. SAPHO-Sy.; (▶ 14.6.7).



**Typen der Psoriasis**
- **Psoriasis Typ I** (ca. 70 %): Beginn vor 40. LJ., pos. Familienanamnese, Assoziation mit genetischen Faktoren (v. a. HLA-Cw6 u. TNF-Polymorphismen), Tendenz zu schwererer Verlaufsform mit häufigen Rez. Beginn im Kindesalter möglich (Prävalenz Ps. < 18 LJ. bis zu 1 %).
- **Psoriasis Typ II** (ca. 30 %): Beginn nach 40. LJ., genetische Assoziationen weniger ausgeprägt, eher limitierter Befall mit chron.-stationärem Verlauf.

## 14.6.4 Psoriasis vulgaris (L40.0)

**Syn.:** Plaque-Ps. od. Ps. vom Plaque-Typ.

**Def.:** Häufigste Form der Ps., Manifestation mit erythematösen, schuppenden Plaques in typischer Lokalisation (Kopfhaut, Streckseiten der Extr., insbes. Ellbogen, Knie, Unterschenkel, sakral); erstes Auftreten gelegentlich nach Infektion als Ps. guttata, häufig Beginn mit wenigen Plaques u. langsamer Zunahmen der Krankheitsaktivität; schubartiger od. kontinuierlicher chron. Verlauf. Deutliche Einschränkung der Lebensqualität u. Beeinträchtigung vieler Aspekte des tgl. u. des Berufslebens (Stigmatisierung, gestörtes Körpergefühl u. Sexualleben), auch für Angehörige oft belastend; Alkohol- u. Nikotinabusus häufiger als in der übrigenn Bevölkerung. Charakt. Komorbidität (Elemente des metabol. Syndroms, Depression, Angststörungen) mit erhöhter kardiovaskulärer Morbidität u. Mortalität in Abhängigkeit von der Schwere der Ps.; andere IMID kommen häufiger vor.

## Klinik / Verlauf

Variabler klin. Verlauf mit diskreten Formen (z. B. nur Ps. capitis), bei ca. 30 % der Pat. mehr als 10 % der KOF befallen, selten Befall des gesamten Integuments (erythrodermatische Ps.). Schwere über J. oft zunehmend mit Verschlechterung durch Triggerfaktoren (Inf., Medikamente, psychosozialer Stress), seltener von Beginn an schwere Verlaufsform. Auftreten einer PsA oft mit einer Latenz von J. bis Jahrzehnten.

### Hautveränderungen

- typische Herde: scharf begrenzte, erhabene, entzündlich gerötete Plaques mit charakteristischer silbriger (psoriasiformer) Schuppung
- Prädilektionsstellen: Streckseiten der Extremitäten, v. a. Knie- u. Ellenbogen (▶ Abb. 14.8), Unterschenkel, sakral u. Kopfhaut. Typisch auch umbilikal, Rima ani. Pruritus häufig. Bei schwerer Ps. capitis reversibler od. sehr selten irreversibler Haarausfall möglich (Vernarbungen wurden beschrieben). Mechanische Triggerung (Köbner-Phänomen)

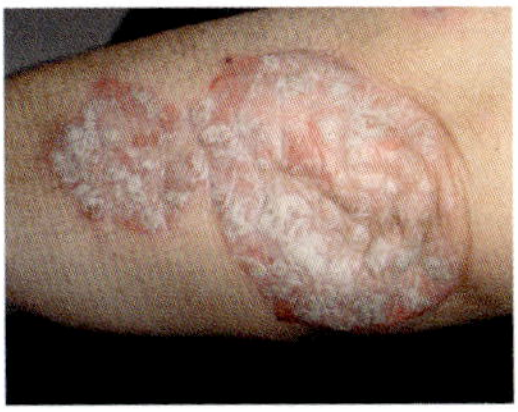

Abb. 14.8 Ps. vulgaris – Ellenbogen. [R299]

- Seltener allein (Ps. inversa, intertriginosa) od. zusätzlich (Ps. vulgaris partim inversa) in den Körperfalten (axillär, submammär, inguinal, genitoanal)
- palmoplantarer Befall (ca. 20 %, meist mit zusätzlichem Befall anderer Areale): Scharf begrenzte Erytheme mit umschriebenen Hyperkeratosen u. häufig auch schmerzhaften Rhagaden, seltener Pusteln (Ps. pustulosa palmoplantaris Typ Barber-Königsbeck; ▶ 14.6.3) od. Bläschen
- charakteristische Nagelveränderungen (▶ 14.6.7; ▶ Abb. 14.12)

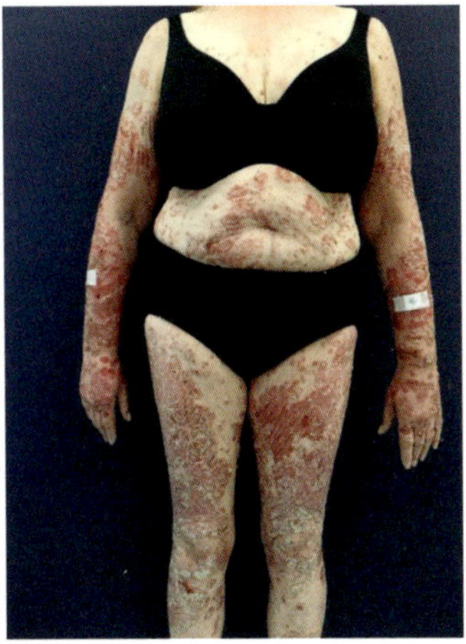

Abb. 14.9 Plaque-Ps. [M123]

### Verlauf (Phänotypen der Psoriasis)

- Selten Beginn mit exanthematischer Aussaat kleiner papulöser Herde (Ps. guttata, ▶ Abb. 14.11), z. B. nach Streptokokken-Pharyngitis.
- Häufiger Beginn als leichte Ps. mit langsamer Zunahme; bei chron.-stationärer Form (▶ Abb. 14.9) gleichförmige Plaques, die unbehandelt über lange Zeit persistieren; bei Schüben Ausbildung kleiner Plaques, die

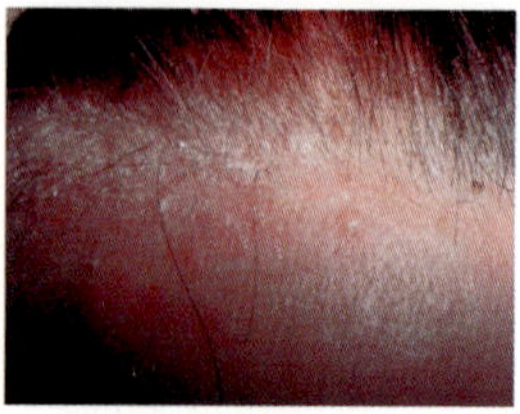

Abb. 14.10 Ps. capitis. [R299]

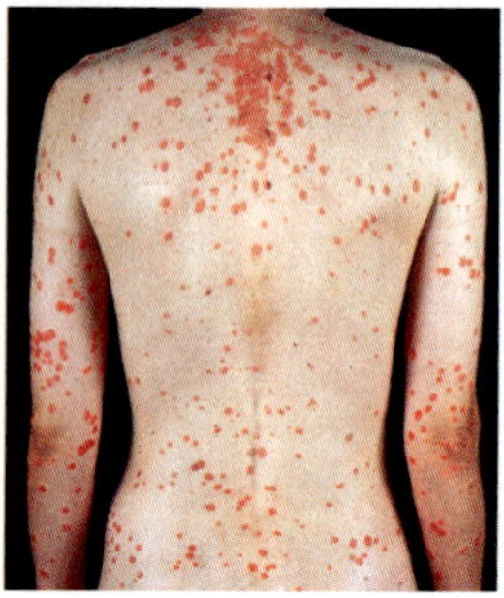

Abb. 14.11 Ps. vulgaris–Guttata-Form. [R299]

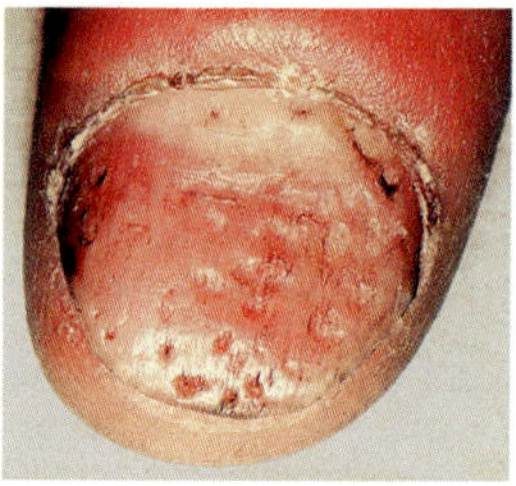

Abb. 14.12 Nagel-Psoriasis. [R299]

sich im Verlauf vergrößern u. konfluieren. Jahreszeitliche Schwankungen (Winter Verschlechterung, Sommer Verbesserung).

- Bei starker Aktivitätszunahme (z. B. schwere Inf., nach syst. Steroidgabe) selten Ausbildung von Pusteln in bestehenden Plaques (Ps. cum pustulatione) od. Entwicklung einer psoriatischen Erythrodermie; bei schwerer therapierefraktärer Ps. u. seborrhoischer Dermatitis an HIV-Inf. denken.
- Ps. capitis (▶ Abb. 14.10) bei etwa 30 % der Pat. bei Erkr.-Beginn, bis zu 80 % im Verlauf der Erkr., Befall des Gehörgangs, retroaurikulär; Überschreiten der Stirn-Haargrenze.
- Generalisierte pustulöse Ps. bei maximaler Aktivierung der Ps.; bei einigen Pat. einziger schubartig wiederkehrender Phänotyp als whs. eigenständige autoinflammatorische Erkr. (▶ 14.6.5).
- I. d. R. narbenlose Abheilung der Plaques bei Ther.; gelegentlich reversible Hyper- od. Hypopigmentierung (Leukoderma psoriaticum).
- Nagel-Ps. (▶ Abb. 14.12) häufig assoziiert mit PsA (bes. DIP-Arthritis); entzündliche Beteiligung der Endphalanx mit Pustelbildung (Acrodermatitis continua suppurativa Hallopeau) u. Gefahr der irreversiblen Matrixschädigung od. psoriatische Pachydermo-Periostitis (POPP-Sy.) mit Veränderungen von Nagel, Haut u. Knochen mögl.

14

### Diagnostik

#### Allgemeine diagnostische Hinweise

Zur Anamnese s. Management der Pat. Bei klassischer Plaque-Ps. Anamnese u. Klinik diagnoseweisend. Grundsätzlich Ganzkörperinspektion (Befall Kopf, Genitale, Rima ani). Individuelles diagn. Vorgehen. Biopsie (aus dem aktiven Rand der Plaques; bei pustulöser Ps. Biopsie aus pustulöser u. nichtpustulöser HV), wenn klin. Bild od. Verlauf nicht eindeutig. Selten Schleimhautmanifestation im Sinne einer Lingua geographica. Bei V. a. Inf. mikrobiologische Diagn. (Bakteriologie bei Pusteln, Mykologie [▶ 2.3] bei Nagel-Ps., Kopfhaut-Ps., Ps. vulgaris palmoplantaris).

Historisch zur klin. Diagnosesicherung Rückgriff auf **Ps.-Phänomene:**

- Kerzenwachsphänomen: Durch Kratzen an einer psoriatischen Plaque → Zusammenschieben von Schuppen u. Zellen der Epidermis (Konsistenz erinnert an Kerzenwachs).
- Phänomen des letzten Häutchens: Weiteres Kratzen → Erscheinen eines dünnen, fragilen Häutchens (entspricht Basalmembran mit anhaftenden basalen Keratinozyten).
- Auspitz-Phänomen / Phänomen des blutigen Taus: Weiteres Kratzen → Eröffnung des Papillarkörpers → punktförmige Blutungen aus den vermehrten u. erweiterten Kapillaren (▶ 14.6.4).

### Laboruntersuchungen

Keine Ps.-typischen Laborveränderungen. Laboruntersuchungen sinnvoll z. B. bei:

- schweren Formen wie Erythrodermie, generalisierte pustulöse Ps. (Wasser-, Eiweiß-, E'lythaushalt, Entzündungsparameter)
- V. a. Inf. (Diff.-BB, CRP, BSG; wenn Risiko ↑ → HIV-Test)
- vor u. unter syst. Ther. (ggf. HIV, Hepatitisdiagn.; Tbc-Ausschluss mittels Interferon-Gamma-Release-Assay [IGRA]),
- PsA (ggf. CRP, Rheumafaktor, anti-CCP, ANA, ENA, Borrelienserologie)
- Abklärung bestimmter DD (z. B. SCLE, Syphilis)
- Abklärung einer möglichen Komorbidität (z. B. 2x / J Nüchternfett- u. BZ-Werte, RR, Ratio Hüft-Bauch-Umfang, Alkohol- / Nikotinabusus, Vit.-D-Mangel, ▶ Tab. 14.1).

**Tab. 14.1 CASPAR-Kriterien**

| **Pat. muss entz. Gelenkerkr. haben u. ≥ 3 Pkt. für Diagnose PsA.** | | |
|---|---|---|
| 1 | Gegenwärtige Ps. (psoriat. Haut-/Kopfhauterkr.) | 2 Pkt. |
| 1 | Pos. Eigenanamnese für Ps. | 1 Pkt. |
| 1 | Pos. Familienanamnese für Ps. | 1 Pkt. |
| 2 | Typ. Nagelveränderungen bei Ps. (▶ 14.6.7) | 1 Pkt. |
| 3 | Neg. Rheumafaktor, am besten im ELISA | 1 Pkt. |
| 4 | Aktuelle/anamnest. Daktylitis | 1 Pkt. |
| 5 | Radiolog. Nachweis juxtaartikulärer Knochenneubildung (unscharf begr. Ossifikation in Nähe der Gelenkränder) an Hand/Fuß | 1 Pkt. |

### Histopathologische Diagnostik

Typisches histologisches Bild der Ps. mit epidermalen Veränderungen: Verbreiterung des Stratum corneum (Hyperkeratose) u. Verdickung der Epidermis mit kolbenartiger Ausziehung der Reteleisten (Akanthose), kernhaltige Korneozyten (Parakeratose), Reduktion od. Fehlen des Str. granulosum, Infiltration mit T-Zellen u. neutrophilen Granulozyten bei intraepidermalem Ödem (granulozytäre Spongiose), z. T. bis hin zur Ausbildung subkornealer (Munro) o. im Str. spinosum (Kogoj) gelegener Mikroabszesse. Dermale Veränderungen: Vermehrt geschlängelte u. dilatierte Gefäße im oberen Korium, perivaskulär akzentuiertes gemischtzelliges Infiltrat mit Histiozyten, Lymphos u. neutrophilen Granulozyten.

Bei akuter eruptiver Ps. typische Veränderungen weniger ausgeprägt. Ein chron. Ekzem kann histologisch psoriasiform erscheinen, v. a. bei palmoplantarer Lokalisation → histologische DD erschwert.

**DD:**

- Ps. vulgaris: Pityriasis rosea, Pityriasis lichenoides chronica, Pityriasis rubra pilaris, Lichen planus, kutaner LE (v. a. psoriasiformer SCLE), Parapsoriasis en plaques, kutane T-Zell-Lymphome, mikrobielles Ekzem, seborrhoische Dermatitis (nicht selten mit Ps. vergesellschaftet), M. Reiter, papulosquamöses Syphilid, Tinea corporis, superfizielles BCC, M. Bowen
- Ps. (vulgaris) palmoplantaris: Hyperkeratotisch-rhagadiformes Handekzem, atopisches Handekzem, dyshidrosiformes Ekzem, Kontaktekzem, Palmoplantarkeratosen, Tinea manuum et pedum, Palmarsyphilid
- erythrodermatische Ps.: Generalisierte Ekzeme (Exsikkationsekzem, irritatives od. allergisches Kontaktekzem), Arzneimittelreaktion, T-Zell-Lymphom (Sézary-Sy.), Pityriasis rubra pilaris

Plaque-Ps. häufigste klin. Form der Ps. Kopfhaut, Streckseiten der Extremitäten u. Sakralregion am häufigsten betroffen, Nagelbeteiligung bei > jedem 3. Pat. Andere Befallsmuster: Körperfalten, Genitalregion, Handinnenflächen, Fußsohlen. Jeder 2.–3. Pat. zeigt Verlauf mit Phasen stärkerer Krankheitsaktivität. Generalisierte Hautentz. mit od. ohne Pustelbildung bei schwersten Formen der Ps. Diagnose ist meist anhand des klin. Bildes zu stellen. Histolog. Untersuchung einer Gewebeprobe erleichtert Abgrenzung von anderen Erkr. mit erythrosquamösen HV, wenn klin. Bild od. Verlauf nicht eindeutig.

14

## 14.6.5 Pustulöse Psoriasis (L40.1)

### Generalisierte pustulöse Psoriasis (L40.1)

**Syn.:** GPP, Ps. pustulosa generalisata Typ von Zumbusch.

**Def.:** Seltene, schwere, entzündlich-exsudative generalisierte Pustulose mit anderer Pathophysiologie u. Genetik (Variation des IL-36 Rezeptor Antagonisten kod. Gens) als bei Plaque-Ps. Phänotypisch ähnlich auch bei max. Krankheitsaktivität einer Ps. (Pat. mit bekannter Ps. vulgaris entwickelt generalisierte Pusteln); mögliche Triggerfaktoren z. B. Entzug syst., auch intraartikulär verabreichter Kortikosteroide, Ciclosporin; schwere Inf.

**Klinik / Verlauf**

- Große Teile der KOF betreffende, z. T. konfluierende Pusteln auf erythematöser, infiltrierter, auch ödematös verdickter Haut (▶ Abb. 14.13); z. T. ausgeprägtes Krankheitsgefühl mit Abgeschlagenheit, Fieber, Myalgien u. Arthralgien.
- Bei schwerem Schub → i. d. R. stationäre Aufnahme erforderlich; schnell wirksame antientzündliche Ther. (z. B. Ciclosporin, Infliximab [Remicade®], IL-17-Inhibitoren).
- **Cave:** Störungen des Wasser-, Eiweiß- u. E'lythaushalts. Inf. KO wie Bronchopneumonien. Begleitende Hepatopathie mit Leberwerterhöhung.

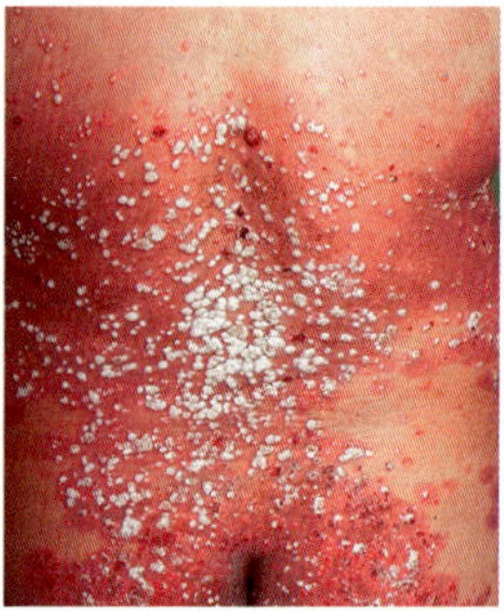

Abb. 14.13 Ps. pustulosa generalisata. [R299]

Nach plötzlichem Absetzen von höheren Dosierungen syst. Kortikosteroide (seltener anderer Systemtherapeutika wie Ciclosporin) kann Ps. in schwere generalisierte pustulöse Form übergehen → Dosis langsam schrittweise reduzieren. Syst. Kortikosteroide in der Ps.-Ther. nicht indiziert. Gefährdet sind Pat. mit Ps.-Arthritis mit hoher Krankheitsaktivität, die mit hohen Dosen syst. Kortikosteroide (auch intraartikulär) behandelt werden.

**Diagn.:**

- ▶ 14.6.4, „Allgemeine diagnostische Hinweise"
- Labordiagn. (Albumin, E'lyte, Leber- u. Nierenwerte, Diff.-BB, Entzündungsparameter)
- Histologie (▶ 14.6.4, „Histopathologische Diagnostik"): schwere exsudative Entzündung mit Bildung ausgeprägter intraepithelialer Abszesse v. a. aus neutrophilen Granulozyten

**DD:** Subkorneale Pustulose Sneddon-Wilkinson, akute generalisierte exanthematische Pustulose (AGEP; auch Pustulosis acuta generalisata od. toxisches Pustuloderm Giesser; postinf., Antibiotikaeinnahme), Pyodermie, akute febrile neutrophile Dermatose (Sweet- Sy.; eher rötlich-livide, sukkulente Papeln u. Plaques; sek. Pustelbildung möglich).

## Pustulosis palmoplantaris (L40.3)

**Syn.:** Ps. pustulosa palmoplantaris Typ Barber-Königsbeck.

**Def.:** Ausbildung von Pusteln auf scharf begrenzten Erythemen an Handinnenflächen u. / od. Fußsohlen; versch. Unterformen mit heterogener Pathophysiologie; 1) meist eigenständige Krankheit ohne sonstige Zeichen einer Ps. (PPP); 2) gelegentlich bei Ps. vulgaris, Assoziation mit Rauchen u. Tonsillitis (PPPP). 3) seltener als „paradoxe Psoriasis" bei Ther. von IMID (Immune-Mediated Inflammatory Disease) mit TNF-α-Inhibitoren.

**Klinik / Verlauf:**

- Meist umschriebene erythematöse Areale mit sterilen Pusteln in verschiedenen Stadien (von gelblich prall gefüllt bis bräunlich eingetrocknet) an Fußsohlen u. / od. Handinnenflächen (▶ Abb. 14.14).
- Schubartiger od. chron. kontinuierlicher Verlauf; häufig schwer therapierbar u. hartnäckig.

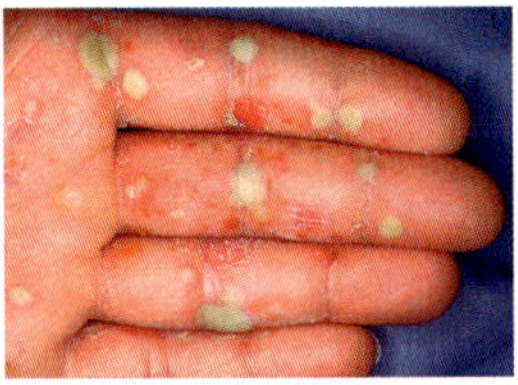

Abb. 14.14 Ps. pustulosa palmoplantaris. [R299]

**Diagn.:**

- ▶ 14.6.4, „Allgemeine diagnostische Hinweise"
- Histologie (▶ 14.6.4, „Histopathologische Diagnostik") mit PAS-Färbung zum Ausschluss einer Tinea manuum / pedum; wie Ps. vulgaris, große intraepidermale unilokuläre Pusteln u. Munro-Mikroabszesse regelmäßig nachweisbar.

**DD:** Pustulöses Bakterid Andrews (▶ 14.9.2; nach schweren Streptokokkeninf. mit Allgemeinsymptomen), impetiginisiertes dyshidrosiformes Hand- u. Fußekzem (Atopie?), Tinea manuum bzw. pedum, papulosquamöses Syphilid, Keratosis palmoplantaris, M. Reiter, Hand-Fuß-Mund-Krankheit (wenige akral lokalisierte, schmerzhafte Bläschen; nur mäßige od. fehlende Störung des AZ).

## 14.6.6 Nagelpsoriasis L40.8

Entzündliche Mitbeteiligung von Nagelmatrix u./od. Nagelbett mit entsprechenden klinischen Veränderungen bei ca. 40 % der Pat. mit Ps. ohne PsA u. ca. 70 % der Pat. mit PsA; oft sehr belastend, da sichtbar; Schmerzen u. Nagelverformung störend bei vielen Verrichtungen des tgl. Lebens; Assoziation zwischen Gelenk- u. Nagelbefall erklärt durch Fasern, die von der DIP-Enthese in die Nagelmatrix ziehen. In klinischen Studien zur Schweregradbestimmung oft NAPSI (nail psoriasis severity index) verwendet.

### Klinik / Verlauf

#### Klinische Zeichen eines Befalls der Nagelmatrix

- Tüpfelnägel: Folge der umschriebenen verminderten Festigkeit der Nagelplatte aufgrund der Hyperparakeratose der Nagelmatrix
- Leukonychie: fleckförmige weißliche Verfärbungen der Nagelplatte
- Dystrophie: gestörtes Wachstum der Nagelplatte als Folge des Nagelmatrixbefalls
- Lunulaerythem: sichtbares Zeichen der entzündlichen Hyperämie der Nagelmatrix

#### Klinische Zeichen eines Befalls des Nagelbetts

- distale Onycholyse: Abhebung der Nagelplatte durch entzündliche Veränderungen / Hyperkeratose im Nagelbett
- Ölflecken: durch die Nagelplatte bräunlich durchscheinende kleine Plaque im Nagelbett
- subunguale Hyperkeratosen: „Schuppenbildung" einer Nagelbettplaque
- Splitterblutung: durch Nagelwachstum strichförmig ausgezogene Blutung aus den veränderten Gefäßen (▶ 14.6.2) an der Grenze zwischen Nagelbett u. -platte

14

**Diagn.:**

- Ausschluss einer Onychomykose durch Dermatophyten (mikrobiologische Diagn.); ggf. auch Inf. mit Schimmelpilzen (Scopulariopsis brevicaulis) bzw. Hefen (Candida spp.).
- Nagelbiopsie aufwändig u. für Pat. unangenehm; aber im Einzelfall diagnoseweisend.

**DD:** Nagelmykose, Lichen planus des Nagels (Graham-Little-Sy.), metabolische Nagelveränderungen, Nagelveränderungen bei anderen Krankheiten (z. B. M. Darier), auf das Nagelorgan beschränkte eigenständige Krankheiten (▶ 18.4).

## 14.6.7 Psoriasis-Arthritis (PsA; L40.5 + )

**Syn.:** Arthropathia psoriatica.
Bei 10–30 % der Pat. meist J. nach Beginn der ersten Hautmanifestation Auftreten einer vielgestaltigen entzündlichen Erkr. der Enthesen (Region, in der Sehnen, Bänder u. Gelenkkapseln in den Knochen einstrahlen), Sehnen u. Gelenke = PsA. Am häufigsten kleine Gelenke der rechten Hand u. die Knie betroffen. Altersgipfel bei ca. 40 J., aber auch früher (juvenile idiopathische Arthritis). Selten (< 10 %) PsA vor Auftreten von Hautsymptomen od. ohne Hautsymptome.
**Merke:** Lotsenfunktion des Dermatologen bei der frühen Diagn. der PsA. Durch rechtzeitige Einleitung einer Ther. Verhinderung einer irreversiblen Schädigung der Gelenke. Bei pustulöser Ps. Auftreten einer besonderen klin. Variante mit Osteitis, Periostitis u. Osteomyelitis möglich; sehr selten auch bei anderen pustulösen Hauterkr. (z. B. schwere Akne), daher als SAPHO-Sy. beschrieben (**S**ynovitis, **A**kne, **P**ustulosis, **H**yperostose, **O**steitis).

## Klinik / Verlauf

### Klinische Einteilung der PsA (Moll und Wright, 1973)

Kommentar: historische Einteilung, als Konzept weiterhin sinnvoll
- symmetrische Polyarthritis (ähnlich RA; kleine Gelenke der Hände u. Füße; ca. 60 %)
- asymmetrische Oligoarthritis (Befall einzelner großer Gelenke, v. a. Kniegelenke; ca. 30 %)
- DIP-Arthritis (als vorherrschende Form mit 5–10 % selten; neben anderen Formen ca. 40 %)
- mutilierende (destruierende) Arthritis (5 %)
- Wirbelsäulenbeteiligung mit Spondylitis (ähnlich M. Bechterew; Assoziation mit HLA-$B_{27}$) u. asymmetrischer Sakroiliitis (5–40 %)

### Weitere klinische Aspekte der PsA

- Beginn u. manchmal dominanter Phänotyp: Enthesitis = Entzündung der Enthese, d. h. des Bereichs, in dem Sehnen, Kapseln, Bänder in den Knochen einstrahlen (z. B. Ferse)
- Entzündliche Beteiligung der Sehnen u. Sehnenscheiden mit resultierender Schwellung eines Fingers od. einer Zehe (Wurstfinger bzw. -zehe; Daktylitis).
- Nebeneinander verschiedener Formen (z. B. Oligo- od. Polyarthritis mit DIP-Arthritis u. / od. Wirbelsäulenbeteiligung) od. Wechsel des dominanten Phänotyps im Verlauf
- Bei Befall der kleinen Hand- / Fußgelenke unterscheidet man Befall der DIP u. proximalen Interphalangealgelenke (PIP) mehrerer Finger (Transversaltyp; bei RA typischerweise MCP u. PIP betroffen) vom Befall einzelner Finger im Strahl (Axialtyp; zu unterscheiden von Daktylitis).

14

### SAPHO-Syndrom

Insges. selten; meist bei pustulösem palmoplantarem Befall; zwei klinisch dominierende Verlaufsformen: 1) sternocostoclavikuläre Hyperostose (SCCH) mit Auftreibung u. Verkalkung der Enthesen (Osteitis, Osteomyelitis, Hyperostose) im Bereich von Schlüsselbein, Rippen, Sternum (auch „anterior chest wall syndrome" → schmerzhafte Atemexkursionen). 2) chron. rekurrierende multifokale Osteomyelitis (CRMO), bes. bei Jugendlichen u. jungen Erw. mit Befall von Kiefer- u. / od. langen Röhrenknochen. **Cave:** DD: inf. Osteomyelitis, Knochen-TU.

### Verlauf der PsA

- sehr variabel: Bei einigen Pat. über J. gering ausgeprägter Befall weniger Gelenke, bei > **40 %** der Pat. ≥ 5 Gelenke im Verlauf betroffen mit Gefahr irreversibler knöcherner Veränderungen (ca. 20 %) ähnlich wie bei RA.
- Bei ca. 5 % aggressiv-destruktive Variante mit rascher Gelenkzerstörung (Arthritis mutilans).

## Diagnostik

- Jeden Pat. mit Ps. nach Zeichen einer Gelenkbeteiligung (auch Enthesitis!) untersuchen; inflammatorische Arthritis → i. d. R. Morgensteifigkeit > 20 min bzw. Schmerzen in Ruhe; degenerative Gelenkkrankheiten → Belastungsschmerzen.
- Bei V. a. PsA Kooperation mit Rheumatologen; Überweisungsstrategien festlegen; diagn. Kriterien PsA bei infl. Arthritis: CASPAR-Kriterien (▶ Tab. 14.1); interdisziplinäre Festlegung der Ther. in Abhängigkeit von

Gelenk- u. Hautsymptomen (zus. Labordiagn. RF, CRP, anti-CCP, ANA, ENA, Borrelienserologie).
- bildgebende Diagn.: Ultraschall (Weichteilveränderungen, Hyperämie), MRT (Weichteilveränderungen), konventionelles Rö., CT (die PsA zeigt im Rö neben erosiv-destruktiven Veränderungen auch Verkalkung der Enthesen u. Syndesmophytenbildung); als Suchtest ggf. Skelettszintigrafie.

**DD:** Andere seroneg. Spondylarthropathien z. B. bei M. Crohn, reaktive Arthritis nach Inf., RA (v. a. bei polyarthritischer PsA; ca. 10–20 % der PsA-Pat. RF u. auch anti-CCP pos.), Arthrosis deformans, Osteoarthritis (z. B. aktivierte Heberden-Arthrose mit DIP-Befall), metabolische Arthropathien, Knochen-TU (DD bei CRMO, SCCH).

> Eine chron. seroneg. Spondylarthritis (Ps.-Arthritis) entwickelt sich bei etwa jedem 5. Pat. mit Ps., meist J. nach Beginn der Hautsymptome. Vielgestaltiges klin. Bild mit asymmetrischem Befall einzelner großer od. kleiner Gelenke der Hände u. Füße u. möglicher Beteiligung der Wirbelsäule. 7 von 10 Pat. haben Nagelbeteiligung. Enthesitis gilt als früher Entzündungsprozess, DIP-Arthritis u. Daktylitis als typische klin. Zeichen. Frühe Diagn. wichtig, um durch rechtzeitige Ther. das Eintreten irreversibler Gelenkveränderungen zu verhindern.

## 14.6.8 Komorbidität bei Psoriasis

14

Kommentar: Bestimmte Erkr. sind bei Pat. mit Ps. häufiger als bei gesunden Individuen. Die als PsA bezeichnete Variante einer seroneg. Spondylarthropathie (▶ 14.6.6) gehört unseres Erachtens zur Ps.u. ist keine Komorbidität. Andere IMID kommen bei Pat. mit Ps. gehäuft vor, darunter RA (etwa 4× häufiger) u. CED (M. Crohn u. Colitis ulcerosa; etwa doppelt so häufig), u. können als assoz. Erkr. angesehen werden. Als Komorbidität der Ps. wird typischerweise angesehen:
- Das metabolische Sy. u. seine einzelnen Komponenten (Hypertonie, abdominelle [viszerale] Fettleibigkeit [bei **M** Taille > 94 cm, bei **F** > 80 cm], diabetische Stoffwechsellage u. Hyperlipidämie) sind bei Pat. mit Ps. ca. 2–3× häufiger als in der Gesamtbevölkerung; Risiko für kardiovaskuläre Folgeerkr. ↑ wie KHK, Herzinfarkt od. Schlaganfall. Assoziation v. a. bei Pat. mit schwerer Ps.
- Psychiatrische Komorbidität: Pat. mit Ps. weisen erhöhte Raten an Depression u. Angststörungen auf (ca. 2- bis 3-fach ↑), möglicherweise auch erhöhte Suizidalität.

### Diagnostik

Die metabolisch / kardiovaskuläre Komorbidität sollte beim Management der Ps. u. der Therapieauswahl beachtet werden (▶ Tab. 14.2). Interdisziplinäre Kooperation mit Haus- u. entsprechenden Fachärzten.

**Tab. 14.2 Diagnostische Maßnahmen u. therapeutische Empfehlungen bei Patienten mit schwerer Ps.**

| Komorbidität | Diagnostische Maßnahmen | Therapeutische Maßnahmen, Zielwerte |
|---|---|---|
| Hypertonie | RR-Messung | < 140/90 mmHg |
| Diab. mell. | Nüchtern-BZ | < 100 mg/dl |

**Tab. 14.2 Diagnostische Maßnahmen u. therapeutische Empfehlungen bei Patienten mit schwerer Ps.**

| Komorbidität | Diagnostische Maßnahmen | Therapeutische Maßnahmen, Zielwerte |
|---|---|---|
| Fettstoffwechselstörung | Chol., TG, LDL, HDL | 1 kardiolog. Risikofaktor: LDL < 160 mg/dl<br>> 2 kardiolog. Risikofaktoren: LDL < 130 mg/dl<br>metabol. Sy.: LDL < 100 mg/dl<br>Hochrisikopat., akutes Koronoarsy., Diab. mell.: LDL < 70 mg/dl |
| Übergewicht | Gewicht, Taillenumfang, BMI | BMI < 25 kg/m²/KOF<br>Taillenumfang < 94 cm M, < 88 cm F |
| Kardiovaskuläre Krankheiten | Gezielte Anamnese (KHK, AVK), tastbare Pulse; Folsäure, Harnsäure, Homocystein | Nikotinkarenz, Bewegung |
| Empfohlenes Intervall für Kontrolluntersuchungen: alle 12 Mon., bei schwerer Ps. alle 6 Mon.<br>Lifestyle-Empfehlungen: Nikotinkarenz, Alkoholabstinenz, Diät, Bewegung, gesunde Kost | | |

## 14.6.9 Management der Psoriasis

Individuelles Management. Ein komplexes Behandlungskonzept benötigen v. a. schwer betroffene Pat., Pat. mit PsA, Pat. mit vorliegender Komorbidität. Dermatologe mit Lotsenfunktion. Berücksichtigung von Begleiterkr. u. Begleitmedikation bei der Auswahl einer Ps-Ther. → Leitlinien. Beurteilung der Wirksamkeit ausgewählter Ther. anhand klar definierter Ther.-Ziele u. Ausschöpfung des zur Verfügung stehenden therapeutischen Spektrums → langzeitiger Behandlungserfolg. V. a. bei schwer betroffenen Pat. ausreichende Dokumentation vor u. während Ther. In D ärztliche Ps.-Netze zur besseren Versorgung von Psoriatikern (http://www.psonet.de).

### Dokumentation / Maßnahmen vor Therapiebeginn

- Alter, Geschlecht, Familie, Beruf
- Vor- u. Begleiterkr. (z. B. Malignome, Inf., Gelenkbeschwerden, metabolisches Sy., psychiatrische Krankheiten)
- Nikotin, Alkohol
- Alter bei Erstmanifestation der Ps. / PsA
- Krankheitsverlauf
- bisherige Ther. u. deren Ansprechen
- Hospitalisation / Rehabilitation wegen Ps.
- Schwere der Hautsymptome (PASI, BSA; sichtbare Areale, Genitalbefall, Pruritus)
- Gelenkbeschwerden
- Beeinträchtigung der Lebensqualität (DLQI)
- besondere Risikofaktoren (HIV, Hepatitis, Auslandsaufenthalte)
- Überprüfung des Impfstatus (wenn nötig Auffrischimpfungen u. andere notwendige Impfungen, z. B. Grippeschutzimpfung vor Durchführung einer syst. Ther.)
- Tbc-Testung (IGRA [z. B. QuantiFERON-Tb-Gold®] ggf. Thorax-Rö.)

### Bestimmung der Krankheitsschwere

**Parameter zur Bestimmung der Schwere der Hautsymptome:**

- *Body Surface Area (BSA):* Ausdehnung psoriatischer HV auf der KOF in %; Palma des Pat. ≈ ca. 1 % seiner KOF
- *Psoriasis Area and Severity Index (PASI;* ▶ Tab. 14.3*):* Folgende Faktoren fließen in den Score ein: Ausprägung von Erythem, Induration u. Schuppung (jeweils 0–4) sowie die Ausdehnung der Ps. in den 4 Körperarealen Kopf u. Nacken, Arme, Rumpf einschließlich Achseln u. Leisten, Beine einschließlich Gesäß. www.pasitraining.com
- *Physicians' (Investigators') Global Assessment (PGA):* Globaleinschätzung der Ps. durch den Arzt auf Basis der Ausprägung von Erythem, Infiltration u. Schuppung u. der befallenen KOF: z. B. 0 = keine, 1 = fast keine, 2 = leichte, 3 = mittelschwere, 4 = schwere Ps.

**Tab. 14.3 PASI.**

| Plaque-Charakteristika | Ausprägungsgrad der Symptome | Kopf | Rumpf | Arme | Beine |
|---|---|---|---|---|---|
| Erythem | 0 = keine<br>1 = gering<br>2 = mittel<br>3 = stark<br>4 = sehr stark | 0–4 | 0–4 | 0–4 | 0–4 |
| Induration | | 0–4 | 0–4 | 0–4 | 0–4 |
| Schuppung | | 0–4 | 0–4 | 0–4 | 0–4 |
| **Summe** der Scores für jedes Körperareal **(A)** | | | | | |
| **Ausdehnung** | **Flächen-Score** | **Kopf** | **Rumpf** | **Arme** | **Beine** |
| Prozentualer Befall **(B)** | 0 = 0 %<br>1 = 1–9 %<br>2 = 10–29 %<br>3 = 30–49 %<br>4 = 50–69 %<br>5 = 70–89 %<br>6 = 90–100 % | 0–6 | 0–6 | 0–6 | 0–6 |
| Multiplikation Wert **A** u. **B** für jedes Areal (≙**C**) | | | | | |
| Wichtungsfaktor **(D)** je Körperareal | | 0,1 | 0,3 | 0,2 | 0,4 |
| Multiplikation der Werte **C** u. **D** | | | | | |
| **Summe aller Werte für D (= PASI)*** | | | | | |

* Werte zwischen 0–72 möglich

**Parameter zur Bestimmung der Schwere der Beeinträchtigung der Lebensqualität:**

- *Dermatology Life Quality Index (DLQI):*
  - Fragebogen, den der Pat. im Wartezimmer selbst ausfüllt, mit 10 Fragen zu Symptomen u. Eindrücken, alltäglichen Aktivitäten, Freizeit, Arbeit u. Schule, Beziehungen u. Schwierigkeiten mit der Behandlung. Bewertung der Antwort zu jeder Frage: 0 = wenig belastet bis 3 = stark belastet. DLQI reicht von 0–30. Interpretation: 0–1 = kein Einfluss, 2–5 = kleiner Einfluss, 6–10 = mittlerer Einfluss, 11–20 = sehr großer Einfluss u. 21–30 = extrem großer Einfluss der Hauterkr. auf die Lebensqualität.

**Einteilung des Schweregrads der Ps.:**

**Kommentar:** wichtige Dokumentation zur Erstattung von systemischen Ther., ggf. durch Bilddokumentation ergänzen.

- Leichte Ps., wenn PASI < 10, BSA < 10 u. DLQI < 10; lokalisierte, wenig belastende Ps., i. d. R. mit top. Ther. kontrollierbar; langzeitig top. Ther. i.d.R nur bei lokalisierter Ps. (z. B. PASI < 5) möglich.

- Mittelschwere bis schwere Ps., wenn PASI > 10 u. / od. BSA > 10 od. bei besonderer Belastung (DLQI > 10, sichtbare Areale, signifikante Nagel-Ps., palmoplantare Ps., Genitalbereich) od. Vorhandensein besonders belastender Symptome wie Pruritus, Bluten → i. d. R. Indikation Fotother. / syst. Ther.

**Mögliche Therapieziele**
- absoluter PASI < 3
- PASI 90 (= 90 %ige Red. des PASI-Ausgangswerts unter Ther.)
- PGA 0 / 1

Ziel sollte möglichst erreicht u. in Langzeitbehandlung erhalten werden.

## 14.6.10 Therapie der Psoriasis

- Pat. über Notwendigkeit einer langzeitigen Ther. aufklären. Für keine Dermatose gibt es derzeit so viele Ther.-Optionen; Krankheitskontrolle auf hohem Niveau fast immer mögl.; optimistische Grundeinstellung des Arztes verbessert Mitarbeit / Adhärenz des Pat.
- Individuelles „Krankheitsmanagement" (Gewichtsreduktion, gesunde Ernährung, Rauchstopp; ggf. Zusammenarbeit mit Ernährungsberatung, Physiotherapeuten etc.). Deutliche Besserung der Ps. verbessert oft auch Körper- u. Lebensgefühl u. fördert Mitarbeit u. Motivation des Pat.; Gewichtsred. verbessert vielfach das Ansprechen auf eine syst. Ther. Rauchen ist ein Risikofaktor für Ps.
- Individuelles Ther.-Konzept, richtet sich u. a. nach Schwere u. Verlaufsform der Ps., Leidensdruck, Lebensstil u. sozialem Umfeld, Komorbidität u. Komedikation, Vorther., deren Wirksamkeit u. Verträglichkeit, Manifestation der Ps. (z. B. Nagel-Ps., PsA); Triggerfaktoren?
- Leichte lokalisierte Ps. → top. Ther. ausreichend.
- Belastende lokalisierte, mit top. Ther. nicht ausreichend zu beherrschende Ps., mittelschwere bis schwere Ps. (ca. 30–50 % der Pat.); Fotother. als Induktionsther.; syst. Ther. zur Langzeitkontrolle bei chron. aktiver Verlaufsform.

### Allgemeine Maßnahmen

- Meidung irritativer / mechan. Triggerfaktoren, Sonnenbrand, starke Hautaustrocknung
- Nagel-Ps.: Irritationen vermeiden (z. B. Feuchtarbeiten, Gitarre spielen); Nägel kurz halten
- Hautreinigung mit Syndets (z. B. pH5-Eucerin®, Dermowas®), Haarwäsche mit milden Shampoos (z. B. Physiogel®). Bei stärkerer Kopfschuppung Wäsche mit zinkpyrithionhaltigem Shampoo (z. B. Head & Shoulders®). Tgl. rückfettende Maßnahmen (z. B. harnstoffhaltige Externa wie Excipial® U Lipolotio, ISO-UREA MD BAUME Psoriasis)
- Kontrolle von / Gespräch über Risikofaktoren: Rauchen, Alkohol, gesunde Ernährung (keine spezielle Ps.-Diät). Angepasste Physiother., sportl. Aktivität bei PsA; ▶ Tab. 14.2

### Indikation zur stationären Aufnahme

Ambulant nicht beherrschbare Ps., z. B. schwerer Schub einer Ps. vulgaris, generaliserte pustulöse Ps., Ps.-Erythrodermie.

### Therapiekonzepte in der Übersicht

▶ Tab. 14.4, ▶ Tab. 14.5; ▶ Abb. 14.15.

**Tab. 14.4 Synopsis zur Therapie der Ps. vulgaris.**

| Schwere der Ps. | Therapie |
|---|---|
| Leichte lokalisierte Ps. | • Top. Steroide der Klasse II–III, kurzzeitig auch IV (Ps. capitis)<br>• Vit.-D-Analoga (z. B. Calcipotriol [Daivonex®]), Tacalcitol (Curatoderm®), Calcitriol (Silkis®)<br>• Klassische Dithranol-Ther. unter amb. Bedingungen kaum durchführbar |
| Mittelschwere bis schwere Ps. | Top. Ther. plus<br>• Fotother. (UVB 311 nm, Breitband-UVB, PUVA); ggf. plus Retinoide (Acicutan®, Neotigason®) als Induktionsther. od.:<br>• syst. Ther. mit Fumarsäureester (z. B Skilarence®), MTX (z. B. Metex®), Ciclosporin (z. B. Immunosporin®)<br>• i. d. R. wenn mind. eine dieser Ther. nicht ausreichend od. unverträglich od. kontraindiziert:<br>• First-line-Ther.: Adalimumab (Humira®), Secukinumab (Cosentyx®), Ixekizumab (Taltz®), Brodalumab (Kyntheum®), Guselkumab (Tremfya®), Risankizumab (Skyrizi™), Tildrakizumab (Ilumetri®)<br>• Second-line-Ther.: Apremilast (Otezla®), Ustekinumab (Stelara®), Etanercept (Enbrel®), Infliximab (REMICADE®), Biosimilars |
| Ps. u. PsA | In Abhängigkeit von der Schwere der Hautsymptome u. der PsA: topische Ther. plus<br>• NSAR (z. B. Ibuprofen 3 × 600 mg/d) od.<br>• MTX u./od. Leflunomid (Arava®) od.<br>• Second-line: TNF-Inh. (auch Golimumab [Simponi®] u. Certolizumab (Cimzia®), IL-17A Inh. (Cosentyx®, Taltz®) od. Apremilast (Otezla®) p.o od. Ustekinumab (Stelara®) |

14

## Topische Therapie

### Behandlung bei Befall der klassischen Prädilektionsstellen

**Ther.-Prinzip:** I. d. R. spezielle Keratolyse vor Ther.-Beginn nicht notwendig; bei ausgeprägter Schuppung einige d okklusiv behandeln (unter durchsichtiger Frischhaltefolie über Nacht). **Cave:** Okklusive Anw. von Acid. sal. an der Kopfhaut kann bei Kdr. neurotoxisch wirken. Auswahl der Präp. u. Grundlage (Creme, Salbe, Lsg., Emulsion, Gel, Schaum etc.) richtet sich u. a. nach Lokalisation, klin. Typ der Ps. u. Pat.-Präferenz.

#### Vitamin-D-Analoga (Calcipotriol, Tacalcitol, Calcitriol)

- Induktionsther. über ca. 4 Wo. 1–2 × / d, dann intermittierende Erhaltungsther. (z. B. an 3–5 d 1–2 × / d). Keine Kombination mit Acid. sal.
- Sehr gute Daten für Calcipotriol
- Mittlere Wirksamkeit
- Lokale Irritationen (Rötung, Brennen) bei ca. 20 % der Pat.
- Für die verschiedenen Präp. gelten unterschiedliche Altersbeschränkungen u. Höchstmengen pro Wo.; bei Nichtbeachtung Störungen des Kalziumstoffwechsels mögl.
- Für Plaques am Körper Cremes od. Salben verwenden (z. B. Daivonex® Creme od. Salbe), an der Kopfhaut Lsg. od. Emulsionen (z. B. Curatoderm® Emulsion od. Calcipotriol Lsg.).
- Fazial u. genital aufgrund des geringeren irritativen Potenzials Tacalcitol (z. B. als Emulsion).

#### Fixe Kombination von Calcipotriol u. Betamethason

- Salbe / Lipid-Gel / Sprühschaum (Daivobet®, Enstilar® Schaum) 1–2 × / d zur Induktionsther. über 4 Wo., danach intermittierende Erhaltungsther. an 2–3 d / Wo. (in Studien bis 1 J. untersucht).

**Tab. 14.5 Systemtherapie der Ps.**

| Ther./Ps.-Form | UVB | PUVA/Re-PUVA | Acitretin | Fumarate | MTX | Ciclosporin | Apremilast | TNF-Inh. (ADA,I FX)* | IL-12/23p40-Inh. (UST) | IL-17-Inh. | IL-23p19-Inh. |
|---|---|---|---|---|---|---|---|---|---|---|---|
| Ps. vulgaris | | | | | | | | | | | |
| Kurzzeitwirksamkeit | 3 | 3 | 1 | 2 | 2 | 3 | 2 | 3 | 3 | 4 | 4 |
| Langzeitwirksamkeit | 1 | 1 | 1 | 3 | 3 | 1 | 3 | 3 | 4 | 3–4 | 4 (?) |
| Ps. pustulosa palmoplantaris | 1 | 2–3 | 2 | ? | 2 | 3 | 2–3 (?) | 1 | 1 | 2 | ? |
| P. pustulosa generalisata | 0 | 0 | 1 | 0 | 1 | 3 | ? | 3–4 | ? | 3–4 | ? |
| PsA | 0 | 0 | 0 | 0 | 2 | (2) | 2–3 | 3–4 | 2–3 | 3–4 | 3 (?) |
| Erythrodermia psoriatica | 1 | 2 | 1 | 1 | 1 | 3 | ? | 3–4 | 3 | 4 | ? |
| Nagel-Ps. | 0 | 0 | 1 | 1 | 1 | 2 | 2–3 | 4 | 3 | 4 | 4 |
| Akrodermatitis continua suppurativa | 0 | 1–2 | 1 | 0 | 2 | 3 | ? | 3 | ? | ? | ? |
| Langzeitsicherheit | +++ | ++ | +++ | +++ | ++ | + | ++ + + | +++ | ++ + + | +++ | ++ + + |
| Verträglichkeit | ++ + + | +++ | ++ | ++ | ++ | ++ | +++ | +++ | ++ + + | +++ | ++ + + |

Wirkung: 0 = wirkungslos/nicht indiziert; 1 = gering wirksam; 2 = mäßig wirksam; 3 = gut wirksam; 4 = sehr gut wirksam; ? = noch keine klin. Erfahrungen.
Langzeitsicherheit/Verträglichkeit: + = gering; ++ = mäßig; +++ = hoch; ++ + + = sehr hoch.
* Etanercept bei Ps. weniger wirksam als Adalimumab od. Infliximab, bei PsA ähnliche Wirksamkeit

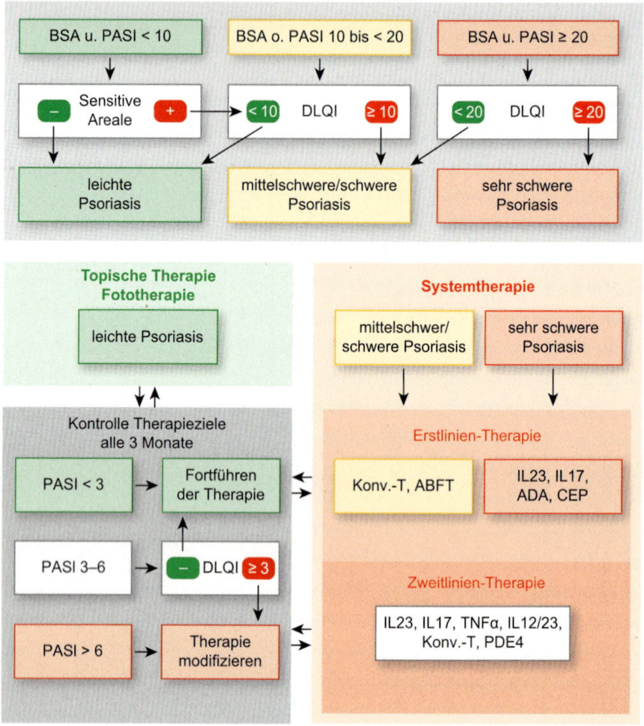


Abb. 14.15 Behandlungspfad der Plaque Psoriasis gemäß Onkoderm Behandlungspfad 2019 (von Kiedrowskie et al.). ABFT: ambulante Balneofototherapie, ADA: Adalimumab, CEP: Certolizumab-pegol [W1128, L231]

- Bessere Verträglichkeit u. Wirksamkeit als Vit.-D-Analoga allein; Sprühschaum in Studien Salbe überlegen.
- Bei nicht sachgerechter Dauerther. Gefahr steroidbedingter typischer NW (Atrophie, Striae, Akne).
- Anw. nur auf max. ca. 30 % der KOF.
- Anw. nicht im Gesicht; kurzzeitige Anw. (max. 2 Wo.) an Stirn-Haar-Grenze u. genital.
- Als Salbe für den Pat. z. T. nicht sehr praktisch (zieht nicht schnell ein); Gel für die Kopfhautther. bei kurzen Haaren od. nicht behaartem Kapillitium.

### Kortikosteroide

- Klasse-II- u. -III-Steroide: Gut wirksame Lokalther.; als kontinuierliche Anw. 1–2 × / d zur Induktionsther. über 2 Wo.; dann als intermittierende Erhaltungsther. an 2–3 d / Wo., z. B. in Komb. mit Vit.-D-Analoga; Klasse-I-Steroide sind i. d. R. bei Ps. unwirksam; Klasse-IV-Steroide zur kurzzeitigen Induktionsther. an palmoplantarer Lokalisation u. in speziellen Präparationen (Shampoo, Schaum) für die Kopfhaut-Ps.

- Bei nicht sachgerechter Dauerther. Gefahr steroidbedingter NW (s. o.).
- Leitlinien zum Einsatz topischer Steroide beachten (bevorzugt Steroide mit einem TIX 2: Prednicarbat, Methylprednisolonaceponat, Hydrocortisonbutyrat, Mometasonfuroat).
- Für besondere Lokalisationen (Genitale, Nägel, Kopfhaut) passende Grundlagen (Emulsion, Lsg.) verwenden.

### Dithranol (Anthralin, Cignolin)

- Unbekannter Wirkmechanismus; wenig Daten, große empirische Erfahrung; kein modernes Ther.-Konzept!
- Irritationen der Haut u. bräunliche Verfärbungen (auch sanitärer Einrichtungen) für den Pat. ästhetisch oft nicht akzeptabel; unter stat. Bedingungen erreichen Pat. nicht selten eine nachhaltige Besserung der Plaques; unter amb. Bedingungen nur selten durchführbar.
- Zwei Prinzipien: Über die Zeit Konz. der topischen Cignolin-Präp. steigern (nur stat.) od. mit einer (höheren) Konz. (1–3 %) als Kurzzeitkontaktther. die Dauer der Anw. von wenigen Min. alle 2 d um wenige min bis zu einer Anw. von 30 min ↑ (Minutenther. → Dithranol Macrogolsalbe NRF 11.53).

> Monother. mit Steinkohlenteer-Präp. angesichts risikoärmerer (Karzinogenität wird diskutiert) u. besser akzeptierter (Farbe u. Geruch) Alternativen nicht empfehlenswert.

## Topische Therapie an speziellen Lokalisationen

### Kapillitium

- Nur bei sehr starker Schuppung (sog. Tinea amiantacea) keratolytische Vorther. mit auswaschbaren Cremes od. Salben (z. B. DAC Basiscreme) od. Lygal® Kopfsalbe (enthält 3 % Salizylat) unter Okklusion. Nur in Ausnahmefällen für 1 od. 2 Abende salizylsäurehaltige Zubereitungen mit Konzentration von 5 bis maximal 10 %, z. B. in einer Öl- (z. B. Oleum olivarum) od. Gelgrundlage (z. B. Squamasol® Gel). Keine Anw. bei Kdr.: Gefahr einer Salizylat-Vergiftung!
- I. d. R. ähnlich gute Keratolyse u. gleichzeitig antientzündliche Ther. mit Steroid- od. Vit.-D-Analoga-haltiger Creme über Nacht unter Folie (Duschhaube) an 2–3 aufeinanderfolgenden Abenden.
- Morgens Haarwäsche mit milden harnstoffhaltigen Shampoos (z. B. Eucerin® 5 % Urea Shampoo), in den ersten Wo. im Wechsel z. B. mit Psorinol® active Shampoo. Bei gleichzeitiger seborrhoischer Dermatitis auch Shampoos mit antimykotischen Wirkstoffen (z. B. Zink-Pyrithion- od. Terzolin® Shampoo).
- In der Erhaltungsther. intermittierende Anw. von Steroiden u. Vit.-D-Analoga auch als Lsg. (z. B. Ecural® Lsg, Calcipotriol Lsg.). Längere Anw. alkoholischer Lsg. ist wegen des Risikos von Irritationen oft ungünstig. Alternativ Kopfhautlotion (z. B. Amciderm® Lotio) od. Emulsion (z. B. Monovo® Emulsion, Curatoderm® Emulsion).
- Zur Induktions- u. Erhaltungsther. clobetasolpropionathaltige Präp. mit sehr guter Evidenz. Clobex® Shampoo: Auf die trockene Kopfhaut einmassieren u. nach 15 min auswaschen. Clobetasol-Lsg. od. hydrophile Betmethasonvalerat Emulsion NRF 11.47: Zur Induktionsther. abends tgl. über 1–2 Wo., danach intermittierend 1–2 ×/Wo. Daivobet® Gel (fixe Komb. aus Calcipotriol u. Betamethason): Gute Sicherheit bei intermittierender Anw. in der Langzeitther.

> Okklusionsverband (z. B. Duschhaube, Haushaltsfolie über Nacht) zum Schuppenlösen → Wirkung der Lokaltherapeutika ↑ u. Behandlungszeit ↓.

### Gesicht

- Zur Initialther. kurzzeitiger (1–3 d) Versuch mit Steroiden der Klasse II (z. B. Prednicarbat Creme) erlaubt (ggf. nach 1 Wo. wdh.).
- Ther. mit Tacalcitol (Curatoderm®) auch zur Erhaltungsther. über einen längeren Zeitraum, gelegentlich initiale Reizung mit Rötung u. Brennen (mit Pat. besprechen).
- OLU von Calcineurin-Inhibitoren, oftmals gute Wirkung bes. in der Erhaltungsther. (Tacrolimus [Protopic® 0,1 % Salbe]; Pimecrolimus [Elidel® 1 % Creme]); oft initiale Reizung (Brennen, Rötung) u. Flush bei Alkoholkonsum.
- Bei Überlagerung mit seborrhoischer Dermatitis Komb. mit topischen Antimykotika (z. B. Nizoral® Creme).

### Äußerer Gehörgang

Kurzzeitige Verwendung (2–3 d) von Steroidtinkturen (z. B. Mometasonfuroat-Lsg.), danach Vit.-D-Analoga (z. B. Daivonex® Creme, Curatoderm® Emulsion).

### Ps. palmoplantaris

- Hyperkeratotische Form: Steroide der Klasse III od. IV bevorzugt als Salbe (z. B. Mometasonfuroat Salbe), initial 2–3 Nächte unter Okklusion (Plastikfolie über Nacht), bei Bedarf nach 1 Wo. wdh.; in der Erhaltungsther. intermittierend ohne Okklusion im Wechsel mit Vit.-D-Analoga (z. B. Daivonex® Salbe).
- Überlagerung mit irritativer u. / od. allergischer Kontaktdermatitis abklären.
- Gute Indikation für PUVA (palmoplantarer Bade- od. Creme-PUVA) auch in Komb. mit syst. Retinoiden.
- Bei deutlicher Ekzemkomponente Alitretinoin (Toctino®) als OLU erwägen (▶ 12.17.3).

> Rhagaden äußerst schmerzhaft. Abheilung durch Abkleben mit Hydrokolloidverband (z. B. Varihesive® extra dünn) über 3–4 d beschleunigt. Hyperkeratotische Ränder abschneiden.

- Pustulöse Form: Wie Ther. der pustulösen Ps., ggf. lokale PUVA. TNF-Inhibitoren hier weniger gut geeignet (Berichte über Verschlechterung / Auslösung palmoplantarer Pustulose).

### Intertrigines u. genitoanal

- Bei starken Entzündungszeichen evtl. Initialther. mit Steroiden (Vobaderm® Creme) über 5–7 d; dann Vit.-D-Analoga (Curatoderm® Emulsion) in Komb. mit Calcineurin-Inhibitoren (OLU; Elidel® Creme).
- Abklärung u. Ther. einer überlagernden Inf. mit Hefepilzen.
- In der Rima ani über Nacht zusätzlich Anwendung von miconazolhaltiger Zinkpaste (z. B. Micotar ZP), in den intertriginösen Arealen z. B. Cloderm® Puder

## Fototherapie der Psoriasis

- Muss für den individuellen Pat. passen (Hauttyp, Hautkrebsrisiko, Praktikabilität, UV-Vorther., immunsuppressive Vorther.).

- Modalitäten: Breitband-UVB, UVB 311 nm, lokale PUVA (Bad od. Creme mit Psoralen als Lichtsensibilisator), syst. PUVA; auch Sole-Fotother. (nach Bad in Salzlösung od. Auftragen von Starksolegel (NRF 11.88. 15 Min. vor Bestrahlung), ggf. in Komb. mit syst. Retinoiden (Acitretin, z. B. Re-PUVA). ▶ 23.1, ▶ 23.2, ▶ 23.3, ▶ 23.4.
- Festlegung von Dosis u. Ther.-Regime nach Bestimmung der MED (▶ 10.3.2) u. unter Berücksichtigung des Gerätetyps (Herstellerhinweise beachten!). Alle Angaben sind lediglich Richtwerte.
- UVB-Ther. an jedem Tag der Wo. möglich; Steigerung nach Verträglichkeit.
- PUVA-Ther. an 3–4 d / Wo.; Steigerung nach 48 h (erst dann Verträglichkeit beurteilbar).
- UV-Ther. nur zur Induktionsther. über 6–8 Wo.; bei hoher kumulativer Dosis steigt das Hautkrebsrisiko (PUVA); UV-Pass führen.
- Besonders UVB 311 nm u. PUVA mit guter, z. T. nachhaltiger Wirksamkeit.
- Bei einigen Pat. führt UV-Ther. zu einer Verschlechterung der Ps.
- Behandlung nie ohne UV-Schutzbrille! Genitalien, wenn nicht befallen, lichtundurchlässig abdecken (Lederkappen, dicke Textilien).
- Vorbereitung, Vorgehen u. KO → Fotother. (▶ 23).
- Lokale PUVA-Ther. (▶ 23.4.3):
  - Vorgehen: Palmar u. plantar Auftragen einer 0,0006 % 8-MOP-haltigen Creme (NRF 11.96) u. 3–4 × / Wo. Bestrahlung nach 30 min bis 1 h mit 0,5–1 J / cm² UVA (Steigerung nach Verträglichkeit).
  - **Cave:** Bei Bestrahlung der Hand Baumwollhandschuhe als Lichtschutz für 8–12 h empfohlen. Maßnahmen bei Verbrennung wie bei Dermatitis solaris (▶ 10.3.3).
- PUVA-Bad-Ther. (▶ 23.4.2):
  - Methoxsalen-Badekonz. 0,5 % (NRF 11.83).
  - Vorgehen: Beginn mit 0,2–0,3 J / cm², Steigerung jeweils nach frühestens 72 h (**Cave:** PUVA-Dermatitis) um 0,2–0,5 J / cm².
- Durchführung ▶ 23.4.1.

## Systemtherapie der Psoriasis vulgaris (▶ Tab. 14.5, ▶ Tab. 14.6)

- Bei mittelschwerer bis schwerer Ps. (▶ 14.6.9) od. wenn besondere (auch als solche zu dokumentierende) Bedingungen vorliegen (bes. Leidensdruck, bes. Lokalisation, Therapieresistenz top. Ther.).
- Bei PsA u. Hautsymptomen (MTX, TNF-Inhibitoren, IL-17A-Inhibitoren; ggf. Ustekinumab, Apremilast).
- I. d. R. Start mit sog. konvent. Systemther., v. a. MTX u. Fumarsäurester; Ciclosporin nur als Induktionstherapie bei hoch entzündlichen u. Sonderformen (PPP, GPP, Erythrodermie); Acitretin (in Komb. mit PUVA) nur bei PPP.
- Folgende Biologics haben eine First-line-Zulassung für die Systemther.: Adalimumab (Humira®), Secukinumab (Cosentyx®), Ixekizumab (Taltz®), Brodalumab (Kyntheum®), Guselkumab (Tremfya®), Tildrakizumab (Ilumetri®), Risankizumab (Skirizi™); Einsatz als erste Systemther. nur in Ausnahmefällen, bei denen mit anderen Ther. keine ausreichende Aussicht auf Erfolg besteht.
- Typischerweise kommen Apremilast (second-line) u. Biologics mit First- u. Second-line-Zulassung nach (mindestens einer) konventioneller Ther. in Betracht.
- Biologics können nach der gehemmten Zielstruktur eingeteilt werden in TNF-Inh. (Etanercept, Infliximab, Adalimumab), IL-12 / 23p40 (Ustekinu-

**Tab. 14.6 Wirkungsweise der Systemtherapeutika auf Komorbiditäten (gemäß Onkoderm Behandlungspfad 2019, von Kiedrowskie et al.)**

| Wirkstoff | PsA | Adipositas | Kardiovaskuläre Erkr. | Malignom | Herzinsuffizienz | Latente Tbc | CED | MS |
|---|---|---|---|---|---|---|---|---|
| Acitretin | - | + | - | ++ | ++ | + | + | + |
| Ciclosporin A | - | + | - | - | ++ | - | + | + |
| Methotrexat | + | - | ++ | - | ++ | - | + | + |
| Dimethyl-fumarat | - | + | + | + | + | + | + | ++ |
| Etanercept | ++ | + | ++ | - | (+) | - | + | - |
| Infliximab | ++ | ++ | ++ | - | (+) | - | ++ | - |
| Adalimumab | ++ | + | ++ | - | (+) | - | ++ | - |
| Certolizumab | ++ | + | ++ | - | (+) | - | ++ | - |
| Ustekinumab | ++ | ++ | + | + | ++ | - | ++ | + |
| Secukinumab | ++ | ++ | - | - | ++ | + | - | + |
| Ixekizumab | ++ | ++ | - | - | ++ | + | - | + |
| Guselkumab | + | ++ | - | - | ++ | - | + | + |
| Brodalumab | - | ++ | - | - | ++ | + | - | + |
| Risankizumab | + | - | - | - | ++ | - | + | + |
| Tildrakizumab | - | ++ | - | - | ++ | - | + | + |
| Apremilast | + | ++ | - | + | ++ | + | + | - |



mab), IL-17A (Secukinumab, Ixekizumab), IL-17RA (Rezeptorkette; Brodalumab) u. IL-23p19 (Guselkumab, Tildrakizumab, Risankizumab).

- Individuelle Ther.-Entscheidung auf Basis der Pat.-Charakteristika (z. B. Alter, Geschlecht, soziales Umfeld, Krankheitsschwere, Verlauf u. Typ der Ps., Ansprechen auf Vorther., Begleiterkr. U. -medikamente) u. des Medikamentenprofils (Wirksamkeit, Sicherheit, KI, Zeit bis zum Ansprechen, Praktikabilität, Langzeitprofil); möglichst mit dem für den Pat. bestgeeigneten Therapeutikum beginnen u. Ther. so lange wie möglich u. nötig fortsetzen.
- Vor jeder syst. Ther.: Impfstatus (am besten erst impfen), Routine-Labor, am besten auch Tbc-Screening (Thorax-Rö., ELISA bzw. Elispot), bei Risiko Hepatitis-Serologie, HIV-Test.
- Ther.-Ziele festlegen (vor Ther.) u. überprüfen (am Ende der Induktionsther. nach 10–16, max. 24 Wo.; alle 8–12 Wo. während der Erhaltungsther.); Ther.-Monitoring (Zwischenanamnese, Labor, bei Verdacht Tbc-Test mittels ELISA / Elispot wdh.).

### Fumarsäureester

- Fumaderm® enthält Mischung von Fumarsäureestersalzen; aktiver Bestandteil ist Dimethylfumarat (DMF), das als Monosubstanz in Skilarence® enthalten ist.
- Wenige Daten, viel Erfahrung (seit 1994 für die Behandlung der Ps. in D zugelassen).
- Langsamer Wirkungseintritt (16–24 Wo.), langfristig mittlere bis gute Wirksamkeit (PASI 75 bei ca. 30–50 %), wenig Wirkungsverlust.

- Wenig wirksam bei Nagel- u. Gelenkbefall.
- In der Induktionsther. (v. a. Wo. 2–4) meistens transient Übelkeit, Bauchschmerzen, Durchfälle, Flush (ca. 30 %). I. d. R. Fortsetzung der Ther. möglich (Symptome verlieren sich), durch abendliche Einnahme wird Flush-Symptomatik „verschlafen". **Cave:** Leukopenie, Lymphopenie bei ca. 10 % der Pat. → Beachten der Monitoring- u. Stopp-Regeln (s. Fachinfo). Bei Lymphos < 700 / µl Behandlungsstopp!
- Dosierung: Steigerung von 30 mg DMF auf bis zu 720 mg DMF; individuelle Erhaltungsther. nach Klinik (meist 1–3 Tbl. / d).
- Monitoring (s. Fachinfo): BB, Nieren-, Leberwerte.
- Bei Pat. mit guter Verträglichkeit u. Wirksamkeit bes. geeignet zur Langzeitther.

### Methotrexat (MTX)

- Hemmung der Dihydrofolatreduktase; immunologische Effekte durch Aktivierung des Adenosin-A2-Rezeptors mit Steigerung der intrazellulären cAMP-Synthese.
- Gute Daten, viel Erfahrung (seit Jahrzehnten zur Behandlung chron. Entzündungserkr. eingesetzt).
- Langsamer Wirkungseintritt (8–16 Wo.), langfristig mittlere bis gute Wirksamkeit (PASI 75 bei ca. 40 %), langfristig wenig Wirkungsverlust.
- Wirksam bei PsA.
- Günstiges Sicherheitsprofil bei Auswahl geeigneter Pat. (Risikofaktoren: Diab. mell. Typ II, Adipositas, Hepatopathie, starker Alkoholkonsum) u. leitliniengerechtem Ther.-Monitoring. Auf KM-Suppression achten, selten Lungenfibrose.
- Wenn möglich parenterale Gabe (s. c. od. i. m.) 1 × / Wo.; immer mit Folsäure komb. (z. B. Folsan® 5–10 mg / d nach der MTX-Gabe). Leberbiopsie bei unkomplizierter Ther. nicht indiziert.
- Dosierung: 15 mg / Wo., ggf. auf 22,5 od. 25 mg / Wo. steigern; in Erhaltungsther. 10–15 mg / Wo.
- Beim Monitoring Propeptid von Prokollagen III (PIIINP) vor Ther. u. dann alle 3–6 Mon. bestimmen (Marker für Leberfibrose) → keine Wertigkeit bei aktiver PsA. Anstieg des MCV kann leichte Überdosierung anzeigen. Ansonsten alle 2 (zu Beginn) bis 6 Wo. (bei guter Verträglichkeit in der Erhaltungsther.) BB, Leber-, Nierenwerte.
- Vorgehen bei akuter Vergiftung (KM-Suppression): Calciumfolinat (z. B. Leukovorin®) 1–15 mg / d.

### Ciclosporin A

- Hemmung der Translokation des Transkriptionsfaktors NFAT u. damit der Zytokinproduktion in T-Zellen.
- Gute Daten, viel Erfahrung.
- Schneller Wirkungseintritt (2–6 Wo.), gute Wirksamkeit (PASI 75 bei ca. 60–70 %), langzeitig Wirkungsverlust (abnehmende Wirkung bei Intervalltherapie., zur Dauerther. nicht geeignet).
- Wirksam auch bei Sonderformen (pustulöse Ps., Erythrodermie).
- Wenig wirksam bei PsA, fraglich bei Nagel-Ps.
- Günstiges Sicherheitsprofil bei Auswahl geeigneter Pat. in der Kurzzeitther. (bis zu 6 Mon., ggf. bis zu 1 J.). Nach einigen Mon. zunehmend Nephrotoxizität, Hypertonie, Immunsuppression, Hypertrichose, Gingivahyperplasie.
- Dosierung: 3–5 mg / kg KG / d verteilt auf 2 ED; nach ca. 6–8 Wo. langsam um 0,5 mg / kg KG alle 14 d reduzieren.

- Beim Monitoring besonders auf RR u. Nierenfunktion achten; Labor alle 2–4 Wo. (BB, Leber- Nierenwerte, AP, Kalium, CRP, Urin).
- **Cave:** Multiple WW mit in der Leber verstoffwechselten (Cytochrom P450) Medikamenten (β-Blocker, Ca-Antagonisten) sowie Johanniskraut, Grapefruitsaft.
- Nicht geeignet bei Pat. mit sehr vielen Fotother. (PUVA) in der Vorgeschichte (Hautkrebsrisiko ↑).

### Syst. Glukokortikoide

Syst. Steroide aufgrund ihres ungünstigen Nutzen-Risiko-Profils einschließlich der Gefahr schwerer Rebound-Phänomene **nicht** indiziert. Seltene Ausnahmen: Schwangerschaft; bei GPP, Erythrodermie, schwerer PsA-Schub in Komb. mit anderen Medikamenten.

### Acitretin (z. B. Neotigason®, Acicutan®)

- Effekte v. a. auf die Verhornungsstörung.
- Wenige Daten, viel Erfahrung.
- Als Monother. bei der Plaque-Ps. wegen schlechten Nutzen-Risiko-Profils nicht sinnvoll; Kombination mit UV-Ther. (UVB; v. a. PUVA bei palmoplantarer Ps.) u. ggf. Biologics (Daten für Etanercept).
- In der Langzeitther. Hyperlipidämie häufig, Haarausfall, Hepatopathie; Gefahr der Retinoiddermatitis; nicht bei Depression.
- Dosierung 0,3–0,5 mg / kg KG / d über mehrere Mon.; bei Re-PUVA: Retinoidbehandlung 2–4 Wo. vor Bestrahlung beginnen u. über 3 Mon. nach Bestrahlungsende unter langsamer Dosisreduktion fortführen.
- Monitoring alle 4–8 Wo.: Leber- u. Blutfettwerte.
- i. d. R. nicht bei Frauen, die schwanger werden können (sichere Schwangerschaftsverhütung während u. 3 J. nach Ther.-Ende notwendig!).



### Biologics

Antikörper (Ak) od. Fusionsproteine, die eine Inhibition von Zytokinen vermitteln (TNF, IL-17, IL-23). Sehr gutes Nutzen-Risiko-Profil, hoher Preis. Biosimilars können als den Originalpräparaten gleichwertige Therapeutika angesehen werden. Modalitäten u. Risiken (z. B. Induktion von Anti-drug-Antikörper [ADA]), der (multiplen) Umstellung zwischen versch. Biosimilars) bislang ungeklärt.

**TNF-Inhibitoren :**

- Gute Daten, sehr viel Erfahrung, gute Wirksamkeit bei PsA (u. RA); Adalimumab u. Infliximab auch bei CED zugelassen; gute Wirksamkeit bei Nagel-Ps. (v. a. Adalimumab u. Infliximab).
- Bes. Sicherheitsaspekte: Tbc (zwingend Tbc-Test vor Ther.-Beginn, Behandlung einer latenten Tbc 4 Wo. vor Therapiebeginn starten); eher nicht geeignet für Pat. mit Lupus, demyelinisiernder Erkr. in der Vorgeschichte, nicht bei NYHA III / IV.
- Labormonitoring vor Ther.-Beginn u. im Verlauf; bei entsprechendem Verdacht Entzündungsmarker, ANA, ENA, Kontrolle des Tbc-Tests (ELISA, Elispot).
- Etanercept (Enbrel®):
  - Fusionsprotein mit Hemmung von TNF; Second-line-Zulassung; Biosimilars verfügbar; Zulassung bei Kindern mit Ps. ab dem 6 LJ.
  - Wirkungseintritt nach 6–12, z. T. nach 24 Wo., mittlere bis gute Wirksamkeit (PASI 75 bei ca. 40–60 %). Langzeitig wenig Wirkungsverlust.
  - Subkutane Injektion; Dosierung 2 × 50 mg / Wo. in den ersten 12 Wo., danach 1 × 50 mg / Wo.

- Wirksam bei Kopfhaut-Ps., Nagel-Ps., erythrodermischer Ps.

• Infliximab (REMICADE®):
  - Chimärer Ak mit Hemmung von TNF; Second-line-Zulassung; Biosimilars verfügbar.
  - Schneller Wirkungseintritt nach 2–10 Wo. Gute Wirksamkeit (PASI 75 bei ca. 70–80 %, PASI 90 bei ca. 50–60 %). In der Langzeit-Ther. Wirkungsverlust bei einem Teil der Pat. mit niedrigen Wirkstoffspiegeln mgl. (z. T. durch ADA). Besserer Erhalt der Wirksamkeit vermutlich bei gleichzeitiger Gabe von Low-dose-MTX (7,5–10 mg / Wo. s. c.).
  - intravenös: Dosierung 5 mg / kg KG als Kurzinfusion über 2–3 h zu Ther.-Beginn, nach 2 u. nach 6 Wo.; Erhaltungsther. mit Infusionen alle 8 Wo.; bei unregelm. Infusionen, bes. als Monother., erhöhtes Risiko von Infusionsreaktionen, ggf. Antihistaminika u. 1 mg / kg KG Prednisolon (z. B. SoluDecortin® H) i. v. als Vortherapie.
  - Wirksam bei Kopfhaut-Ps., Nagel-Ps., palmo-plantar vom Plaque-Typ, erythrodermischer Ps.
• Adalimumab (Humira®):
  - humaner Ak mit Hemmung von TNF; First-line-Zulassung, Biosimilars, Zulassung bei Kindern mit Ps. ab dem 4. LJ.
  - Wirkungseintritt nach 4–16 Wo. Gute Wirksamkeit (PASI 75 bei ca. 70 %, PASI 90 bei ca. 50 %). Langzeitig Wirkungsverlust bei einem Teil der Pat. (z. T. durch ADA).
  - subkutane Injektion: Dosierung 80 mg zu Ther.-Beginn, 40 mg nach 1 Wo., danach 40 mg alle 2 Wo.
  - Gute Daten bei Nagel-Ps.

**IL-17 Inhibitoren:** Neue Wirkstoffklasse zielgerichteter Therapien; derzeit zwei Antikörper gegen IL-17A (Secukinumab [Cosentyx®] u. Ixekizumab [Taltz®] sowie ein auch andere IL-17-Zytokine hemmender Ak gegen die IL-17RA-Rezeptoruntereinheit (Brodalumab [Kyntheum®]); für alle gilt:
  - First-line-Zulassung bei Erw. mit Ps.; Secukinumab auch Zulassung bei PsA u. AS; Ixekizumab auch bei PsA
  - Gute Daten, bislang begrenzte Erfahrung (am meisten mit Secukinumab); schneller od. sehr schneller Wirkungseintritt; höhere Ansprechraten als mit Ustekinumab (PASI 90 ca. bei 70 %, PASI 100 bei ca. 40 %)
  - Tbc-Testung u. ggf. Ther. wird empfohlen, Risiko whs. deutlich geringer als bei TNFα-Inh.; keine Wirksamkeit bei CED; tlw. Verschlechterung bzw. Neuauftreten einer CED beschrieben; weiterer Klasseneffekt: leichte Zunahme von Candida-Inf., meistens leicht od. mittelschwer u. unter Fortführung der Ther. gut beherrschbar, selten Candida-Ösophagitis; kein Einsatz als erste Biologics-Ther. bei Pat. mit aktiver CED od. CED in der Vorgeschichte od. schwerer Candida-Inf.
• Secukinumab (Cosentyx®)
  - Überlegene Wirksamkeit gegenüber Etanercept u. Ustekinumab; gute Wirksamkeit bei Nagel-Ps., Kopfhaut-Ps., palmo-plantare Ps., generalisierte pustulöse Ps.
  - Bisher 5-Jahres-Daten mit stabiler Erkr.-Kontrolle bei ca. 70 % der Pat.; bei wenigen Pat. Wirkungsverlust nach 4–8 Mon. in der Praxis beobachtet (durch Dosisschema mit -reduktion?)
  - Keine klinisch relevante Immunogenität
  - Subkutane Injektion von jeweils zwei Spritzen à 150 mg zu Therapiebeginn, in den Wo. 1, 2, 3 u. 4, danach einmal im Monat

- Ixekizumab (Taltz®)
  - Überlegene Wirksamkeit gegenüber Etanercept u. Ustekinumab; gute Wirksamkeit bei Nagel-Ps., Kopfhaut-Ps., erythrodermatischer Ps., generalisierter pustulöser Ps.; bei Psoriasi-Arthritis $2^{nd}$ line.
  - Bisher 3-Jahre-Daten mit stabiler Erkr.-Kontrolle bei ca. 70 % der Pat.; geringe klin. relevante Immunogenität (bei ca. 1–2 % der Pat.), Injektionen bei vielen Pat. leicht schmerzhaft; selten Injektionsreaktionen mit "Recall"-Charakter.
  - Subkutane Injektion; zwei Spritzen à 80 mg zu Therapiebeginn, dann eine Spritze à 80 mg alle 2 Wo. bis Wo. 12, dann einmal im Mon.
- Brodalumab (Kyntheum®)
  - Anderer MOA; überlegene Wirksamkeit gegenüber Ustekinumab; sehr gute Wirksamkeit auch bei Pat. mit vorherigem Wirkungsverlust anderer Biologics u. bei generalisierter pustulöser Ps.
  - Langzeitwirksamkeit aufgrund vorzeitigen Abbruchs des Studienprogramms unklar, aber bei regelmäßiger 2-wöchentl. Gabe gute Krankheitskontrolle whs.
  - In klin. Entwicklung 4 Suizide im Ps.-Programm (wahrscheinlich eher der Ps. als der Substanz zuzuordnen), daher bei Pat. mit Depression in der Vorgeschichte nicht empfohlen; aktive CED u. CED in der Vorgeschichte sind als Kontraindikation anzusehen
  - Subkutane Injektion: eine Spritze à 210 mg zu Therapiebeginn, an Wo. 1 u. 2, dann alle 2 Wo.

### IL-12 / IL-23 Inhibitor

14

- Ustekinumab (Stelara®):
  - humaner Ak mit Hemmung von p40, einer gem. Untereinheit von IL-12 u. IL-23; Second-line-Zulassung, bei Kdr. mit Ps. ab dem 12. LJ. zugelassen.
  - gute Daten, viel Erfahrung; Zulassung auch bei M. Crohn.
  - Wirkungseintritt nach 4–12 Wo., max. Wirksamkeit nach 24 Wo. Gute Wirksamkeit (PASI 75 bei ca. 70–80 %, PASI 90 bei ca. 50 %). In der Langzeitther. bei entsprechender Dosierung wenig Wirkungsverlust; in Ps.-Registern das Biologic (ohne IL-17- od. IL-23-Inh.) mit der höchsten „drug survival rate".
  - Wirksam bei Kopfhaut-Ps., palmo-plantarer Ps. vom Plaque-Typ, erythrodermische Ps., Nagel-Ps., PsA, aber nicht auf dem Niveau von Adalimumab od. Infliximab; gute Wirksamkeit bei Enthesitis, Daktylitis, nicht bei Spondylitis.
  - Tbc-Testung u. ggf. Ther. wie bei TNF-Inh., aber wahrscheinlich geringeres Risiko; Labormonitoring vor Ther.-Beginn, danach nur bei klin. Verdacht (Details s. Fachinformation u. Leitlinien).
  - subkutane Injektion: Dosierung 45 mg zu Ther.-Beginn, nach 4 Wo., danach alle 12 Wo.; bei Pat. > 100 kg auch Gabe von 90 mg (eigene Fertigspritze) je Injektion mögl.; einige Pat. < 100 kg benötigen 90 mg (in D gleicher Preis wie 45 mg) u. einige Pat. Injektionen alle 8–10 Wo. (OLU).

### IL-23 Inhibitoren

- Guselkumab (Tremfya®)
  - Hemmung der IL-23-spezif. Untereinheit p19 (sog. IL-23-Inhibitor); überlegene Wirksamkeit gegenüber Adalimumab; Wirksamkeit bei Pat. mit unzureichendem Ansprechen auf Ustekinumab. Entwicklungsprogramm bei M. Crohn; First-line-Zulassung bei erwachsenen Pat. mit Ps.
  - Gute Daten; begrenzte Erfahrung

  - Sehr gute Kurzzeit- u. Langzeitwirksamkeit (PASI 90 bei ca. 70–80 % der Pat., PASI 100 bei ca. 50 % der Pat.) mit stabiler Krankheitskontrolle (3-Jahres-Daten) bei über 70 % der Pat; langsamer Wirkungsverlust nach Therapiestopp bei ansprechenden Pat.
  - Wirksam bei Nagelps.
  - Bisher gutes Sicherheitsprofil; kein Candida- od. CED-Signal
  - Subkutane Injektion: eine Spritze à 100 mg zu Therapiebeginn, nach 4 Wo, dann alle 8 Wo.
- Tildrakizumab (Ilumetri®)
  - Hemmung der IL-23-spezif. Untereinheit p19 (sog. IL-23-Inh.); überlegene Wirksamkeit gegenüber Etanercept.
  - Gute Daten; begrenzte Erfahrung
  - Sehr gute Kurz- u. Langzeitwirksamkeit mit stabiler Erkr.-Kontrolle (3-Jahres-Daten) bei ca. 60 % der Pat.
  - Bisher gutes Sicherheitsprofil (häufigste NW in klin. Studie: Infekte der oberen Atemwege)
  - subkutane Injektion: eine Spritze à 100 mg zu Therapiebeginn, nach 4 Wo., dann alle 12 Wo. (Pat. mit hoher Krankheitslast, > 90 kg evtl. 200 mg)
- Risankizumab (Skyrizi™)
  - Hemmung der IL-23-spezif. Untereinheit p19 (sog. IL-23-Inh.); überlegene Wirksamkeit gegenüber Ustekinumab u. Adalimumab; Wirksamkeit bei Nagel-Ps., Kopfhaut-Ps., palmo-plantarer Ps.
  - Gute Daten; begrenzte Erfahrung
  - Sehr gute Kurz- u. Langzeitwirksamkeit mit stabiler Krankheitskontrolle (2-Jahres-Daten) bei ca. 80 % der Pat.
  - Häufigste NW in klin. Studien: Infekte der oberen Atemwege
  - subkutane Injektionen: 150 mg (2 Spritzen à 75 mg) zu Therapiebeginn, nach 4 Wo., dann alle 12 Wo.

**Apremilast (Otezla®)**

Hemmung des Enzyms Phosphodiesterase Typ IV: Erhöhung der intrazellulären cAMP-Spiegel; dadurch Herrunterregulation proinflammatorischer Zytokine wie IL-17 u. experimentell auch Induktion antiinflammtorischer Zytokine wie IL-10.

- Tablettentherapie; Second-line-Zulassung bei Ps. u. PsA (ggf. mit MTX) ab dem 18. LJ. erste positive Daten bei Colitis ulcerosa
- Gute Daten, rel. viel Erfahrung
- Mittlere Wirksamkeit nach 4–6 Wo (PASI75 ca. 30–40 %); in der Langzeitther. stabile Krankheitskontrolle bei ca. 50 % der Pat.
- Wirksam bei Kopfhaut-Ps., Nagelps. U. PsA, aber nicht auf dem Niveau der TNF-Inh.; pos. Erfahrungen bei PPP
- Häufige transiente NW in der Induktionsther.: Diarrhoe, Kopfschmerzen, Übelkeit; Gewichtsverlust von im Mittel 1,5 kg über ein Jahr; nicht empfohlen bei Pat. mit Depression
- Dosierung von 10 mg / d bis 60 mg / d in 1. Wo.; Erhaltungsther. mit 2 × 30 mg / d.
- Keine Tbc-Testung od. Laborkontrollen vorgeschrieben.

## Klimatherapie

Günstiger Einfluss bes. als Helio-Thalasso-Ther. (Nordsee). Durch natürliche UV-Strahlung u. Bäder in Salzwasser (Herauslösung entzündlicher Mediatoren aus dem Str. corneum) guter ther. Erfolg, der auch über die Kur hinaus eine längerzeitige Remission bewirken kann (▶ 23.8).

14

- Ind.: Stabilisierung eines Ther.-Erfolgs; NW-armes Ther.-Konzept, gelegentlich Einsparung von Medikamenten mgl.; psychische Stabilisierung, sehr günstiger Effekt bei gleichzeitiger Atopie
- Vorgehen: Klimather. erfordert konsequente Durchführung der Heilmaßnahmen (Helio-Thalasso-Ther.) über mind. 4–6 Wo. Empfehlenswert: jährliche Durchführung (wird nicht immer vom Kostenträger übernommen)

### Alternative Therapiekonzepte

- Diät: Verschiedene komplexe Diätverfahren werden vorgeschlagen, halten jedoch klin. Studien nicht stand; kalorienarme Diät wirkt sich günstig aus, Alkohol meiden (s. a. Komorbidität, Triggerfaktoren ▶ 14.6.2).
- Kontrazeptiva: gelegentlich Berichte über Besserung der Symptomatik unter gestagenbetonten Ovulationshemmern.
- Eigenblutther.: ohne gesicherten Erfolg.
- Omega-3-Fettsäuren (als Fischöl 60–75 g / d): keine gesicherte Besserung
- Traditionelle Chinesische Medizin (TCM; Akupunktur, Moxibustion, Phytother.): ohne gesicherten Erfolg.
- Anti-Stress-Ther. / antidepressive Ther.: Bei Bedarf unterstützend als zusätzliche Verfahren.

### Unterstützung für Psoriasis-Patienten

#### Selbsthilfegruppen

Deutscher Psoriasis Bund e. V., Seewartenstr. 10, 20459 Hamburg, Tel. 040 / 22 33 99–0, E-Mail: info@psoriasis-bund.de.

#### Internetadressen

- www.psoriasis-bund.de → Deutscher Psoriasis Bund.
- www.psoriasis.org → National Psoriasis Foundation (USA).
- www.psonet.de → Homepage regionaler Psoriasisnetzwerke in D.

## 14.7 Morbus Reiter (reaktive Arthritis; M02.3-)

**Def.:** Infektallerg. Erkr., u. a. mit der Symptomtrias: Urethritis od. Zervizitis, Konjunktivitis u. seroneg. asymmetrische Arthropathie, die > 1 Mon. andauert. Häufig jedoch oligosymptomatisches Bild. Krankheitsbeginn mit jedem Symptom → diagn. Probleme. Meist postvenerische (Chlamydien-, Ureaplasmainf.; endemisch) od. postdysenterische (Salmonellen-, Shigellen-, Yersinien-, Campylobakterinf.; epidemisch) Verlaufsform. Fast ausschließlich bei jungen M. In 80–90 % familiäre Häufung u. HLA $B_{27}$-pos. Bei AIDS ggf. Erstmanifestation od. Verschlechterung.

**Klinik:**

10–30 d nach einer inf. Enteritis od. Urethritis akute Erkr.:

- Urethritis (fast immer vorhanden, erstes Symptom, weitere Symptome ca. 14 d später): eitriger Fluor mit schmerzhaftem Wasserlassen, ähnlich der Gonorrhö. Oft begleitet von unspez. Prostatitis (häufig), Zystitis, Pyelonephritis.
- Arthritis: Knie- u. Fußgelenke sowie Sakroiliakalfugen; Gelenkbeschwerden persistieren oft über J. mit schubartigem Verlauf, evtl. schwerwiegende Gelenkdestruktionen.
- Konjunktivitis (ca. 30 %): meist bilateral, unterschiedlich ausgeprägt, Keratitis, Iritis, selten Uveitis möglich.

- Psoriasiforme Dermatitis (ca. 10 %): Wo. danach meist pustulöse Veränderungen an Palmae u. Plantae mit schwielenartigen Hyperkeratosen (Keratoderma blennorrhagicum) od. auch schuppenden od. pustulösen HV. Erythematosquamöse Plaques an Kapillitium u. Nagelregion. In 20–30 % Nageldystrophie mit komplettem Nagelverlust.
- Schleimhautveränderungen: erythematöse Flecken, selten Erosionen u. Ulzerationen im Mund.
- Balanitis circinata (ca. 25 %): Kleine keratotische Papeln u. Pusteln an der Glans penis, die zu scharf begrenzten, polyzyklischen Plaques mit randständiger Schuppung konfluieren; selten Pruritus.
- andere Organmanifestationen (selten): Myo- / Perikarditis, Pleuritis.

**Diagn.:**
- BSG ↑, Leukos ↑ (10 000–20 000 / $mm^3$ [10–20 Gpt / L]), HLA-$B_{27}$, RF (neg.!), ASL, CRP ↑, Urinsediment (Leukozyturie, Bakteriurie), Urinkultur zur Erreger- u. Resistenzbestimmung, Harnröhrenabstrich auf Chlamydien u. Mykoplasmen, z. A. einer Tbc z. B. QuantiFERON-Gold® in tube als Blutuntersuchung.
- Rö. der Gelenke: In 40 % der Fälle radiologische Veränderungen wie bei rheumatoider Polyarthritis.

**DD:** Erregerbedingte Urethritiden; Arthritis psoriatica; rheumatoide Polyarthritis (RF pos.); septische u. gonorrhoische Arthritis; M. Behçet; Serumkrankheit, M. Bechterew, Toxoplasmose (v. a. bei schwerer Uveitis); akutes rheumatisches Fieber.

## Therapie

### Interne Therapie
- Ind.: AZ ⇊, schwere pustulöse HV.
- Vorgehen: Kortikosteroide – Beginn mit 100 mg Prednisolon (z. B. Solu-Decortin® H; ▶ 22). Bei Wirkungseintritt zunehmende Dosisreduktion u. möglichst niedrige Erhaltungsdosis, die über mehrere Wo. fortgeführt werden muss. Evtl. Komb. mit Azathioprin, 50–100 mg / d p. o. od. Acitretin (Acicutan®; ▶ 22), 30–50 mg / d p. o.
- Urethritis (falls infektbedingt): Doxycyclin (▶ 22) oral 2 × 100 mg / d über 2 Wo., parallel Partnerbehandlung
- Arthritis: Bettruhe, NSAR, z. B. Indometacin 150 mg / d p. o. Bei schwerem Gelenkbefall: Sulfasalazin 1,5–2 g / d p. o. od. MTX (▶ 22) 7,5–15 mg / Wo. p. o. od. s. c., ggf. auch in Komb. mit NSAR (**cave:** Nicht am selben Tag einnehmen, Lebertoxizität; nicht bei HIV-Inf.), Infliximab (REMICADE®) im OLU

### Externe Therapie
- Balanitis circinata: Lotio alba aquosa (austrocknendes Ther.-Prinzip), gleichzeitig externe Steroide über mehrere Wo. (z. B. Mometasonfuroat-Salbe)
- Keratoderma blennorrhagicum: wie Ps. palmoplantaris (▶ 14.6.10, „Topische Therapie an speziellen Lokalisationen")
- Psoriasiforme Dermatitis: initial topische Steroide (z. B Mometasonfuroat-Salbe), ggf. Calcipotriol-Salbe, Ölbäder (z. B. Excipial® Mandelöl-Bad), UVB-Bestrahlungen
- Schleimhautläsionen: z. B. Sucralfat-Susp. (Sucrabest®), Kamillosan®-Mundspray

**Progn.:** Gut. 2 / 3 nach 6 Mon. beschwerdefrei; schubweiser Verlauf mgl.

## 14.8 Morbus Behçet (M35.2)

**Def.:** Seltene Multisystemkrankheit klassifiziert als autoinflammatorische Krankheit, Vaskulitis variabler Gefäße (nach der Chapel-Hill-Nomenklatur). In typischen Fällen Symptomtrias aus oralen Aphthen aller 3 bekannten Typen, aphthösen Genitalulzera (selten auch Beinulzera) u. Hypopyoniritis. Häufig oligosymptomatische Fälle → diagn. Probleme. Verbreitung in der Türkei u. Südostasien, Bevorzugung junger M zwischen 20 u. 40 J. Gehäufte Assoz. v. a. mit HLA-B51 (in 60–80 % vorhanden) u. Erythroparvovirus A (alt: Parvo-Virus B19).

**Klinik:** Orale (Foetor ex ore!) u. genitale **Aphthen** sichern weitgehend die Diagnose. Daneben fakultative Organmanifestationen möglich:

- Haut: Erythema nodosum, Pseudofollikulitiden, akneiforme Knoten
- Auge (Erblindungsgefahr durch Optikusatrophie, Glaukom u. Katarakt): Chorioretinitis, Uveitis anterior, Netzhautveränderungen, Glaskörperblutungen. Augensymptome: Fotophobie, ziliare Injektion, keine Sekretabsonderung wie bei der Konjunktivitis → ophthalmologische Vorstellung innerhalb von 24 h
- ZNS: Hirnstammsymptome, Psychosy., Enzephalomyelitis; hohe Letalität. Symptome können einer MS ähneln
- Gefäßsystem: OVT, TVT, Thrombose der V. cava od. der Vv. renales, Aneurysmen großer Arterien
- GIT: Dysphagie, Ösophagusveränderungen, Dyspepsie, Enterokolitis, Proktitis
- Gelenke: seroneg. Polyarthritis, Arthralgien, Sakroileitis
- Urogenitalsystem: Nephropathien, Harnblasenulzera, Orchitis, Epididymitis
- Allgemeinsymptome: Fieber, Abgeschlagenheit, Gewichtsverlust, Nachtschweiß

**Diagnostik:**

- Labor: BSG ↑↑, Diff.-BB
- Augenärztliches u. neurologisches Konsil

**Diagnostische Kriterien der Study Group for Behçet's Disease:**
Rez. orale Aphthen mit ≥ 3 Rez. / J. plus 2 der folgenden Symptome:

- Genitalulzera
- Augenveränderungen
- HV (Erythema nodosum, Pseudofolliculitis barbae, Papulopusteln, akneiforme Knötchen)
- pos. Pathergietest (i. c. Injektion von 0,1 ml einer physiologischen NaCl-Lsg. Test nach 24 u. 48 h ablesen. Auftreten einer kleinen Pustel. Wenn neg., Test wdh.). Merke: Test variiert in verschiedenen Populationen u. seine Sensitivität nimmt über die Zeit ab.

**Internationale Kriterien für M. Behçet:**
4 Punkte Erkr. wahrscheinlich, 5 P. hochwahrscheinlich, ≥ 6 P nahezu gesichert

| Zeichen/Symptom | Punkte |
|---|---|
| Augenläsionen | 2 |

| | |
|---|---|
| Genitalulzera | 2 |
| Orale Ulzera | 2 |
| Hautläsionen | 1 |
| Neurologische Manifestationen | 1 |
| Vaskuläre Manifestationen | 1 |
| Pos. Pathergie-Test | 1 (zusätzlich) |

Quelle: International Team for the Revision of the International Criteria of BD, 2013.

**DD:** Rez. Aphthen; Herpes simplex.

**Therapie:**
- orale Aphthen: eingeschränkter Gebrauch einer Zahnbürste u. von herkömmlicher Zahnpasta; Mundspülungen mit Kamillentee; Sulcralfat-Susp. (Sucrabest®; OLU ▶ 19.3.7)
- genitale aphthöse Ulzerationen: Komb. aus fluoriertem Steroid u. Antiseptikum in Cremegrundlage (z. B. DuoGalen® = Flumetasonpivalat + Triclosan). Sulcralfat-Susp. (Sucrabest®) mit 5 ml 4 × tgl. betupfen auch hilfreich
- Systemther. obligat bei neurologischem Befall u. Augenbeteiligung, sonst je nach Befallsmuster (▶ Tab. 14.7)
- bei GI-Beteiligung: Sulfasalazin 2–4 g / d p. o.
- bei Gelenkmanifestationen: Indometacin 100 mg / d p. o. über mehrere Wo.
- Antikoagulation bei einer vorliegenden OVT / TVT (▶ 21.2)
- Positive Daten mit Effekten insbesondere auf Aphthen liegen für Apremilast aus einer Phase III-Studie vor.

**Progn.:** In der Gravidität Verbesserung der Krankheitsaktivität in ca. 60 %, Rez. in ca. 30 %.

**Tab. 14.7 Systemtherapie bei M. Behçet**

| Manifestationen | Wirkstoff | Anmerkung |
|---|---|---|
| Okulär | Prednison 1 mg/kgKG/d p. o. u. Azathioprin 2,5 mg/kgKG/d p. o. | |
| Okulär (schwer) | Ciclosporin A 5–10 mg/kgKG/d p. o. od. Adalimumab initial 80 mg s. c., danach alle 2 Wo 40 mg s. c. | Adalimumab ist bei schwerer Uveitis zugelassen |
| Arthritis | Colchicin 0,5 mg/d für 3 d, dann Steigerung um 0,5 mg bis zu einer Enddosis von 1,5 mg/d | unspez. Symptom, auch als Erstsymptom. Bei > 50 % der Pat. tritt Arthritis (v. a. Knie-, Sprung-, Handgelenk) im Erkr.-Verlauf auf, am häufigsten als Monarthritis |
| Aphthosis | Prednison 1 mg/kgKG/d p. o. od. Apremilast 2 × 30 mg/d p. o. | |
| Vaskulär | Prednison 1 mg/kgKG/d p. o., Azathioprin 2,5 mg/kgKG/d p. o. od. Ciclosporin A 5–10 mg/kgKG/d p. o. | Zusätzlich TAH, **keine** Cumarine |

# 14.9 Akropustulosen

## 14.9.1 Akrodermatitis continua suppurativa (L40.2)

**Syn.:** M. Hallopeau.

**Def.:** Chron., ggf. zur Mutilation führende pustulöse Erkr. der Finger- u. Zehenendglieder. Wahrscheinlich Variante der Ps. pustulosa palmoplantaris (▶ 14.6.5). HLA-B27-Assoziation.

**Klinik:** Spontan od. nach Trauma periungual Aufschießen von sterilen Pusteln, die beetartig konfluieren (▶ Abb. 14.16). Nach Eintrocknen u. Verkrustung entsteht eine blätterteigartige Schuppung. Nach längerer Krankheitsdauer ggf. Onychodystrophie sowie Pseudoatrophie der periungualen Haut. Manchmal kolbige Auftreibung der Endphalangen, selten Mutilation der Endphalangen.

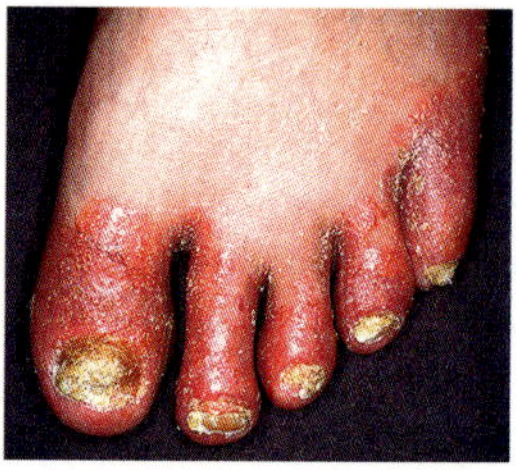

Abb. 14.16 Akrodermatitis continua suppurativa. [R299]

**Diagn.:**
- Klinik, PE, BB, bakt. Pustelabstrich (steril), Rö. der Hände u. Füße
- Histologie: unilokuläre Pustel im oberen Epithel mit schwammartiger Epidermisdegeneration (spongiforme Kogoj-Pustel, ▶ 14.6.4), Papillarkörperödem, perivaskuläre lymphohistiozytäre Infiltrate

**DD:** Akrodermatitis enteropathica (Zinkspiegel ↓↓); mykotische Paronychien; Herpes simplex digitalis.

**Therapie:**
- Lokalther.: Sehr ther.-resistentes Krankheitsbild, häufig Komb. verschiedener Ther.-Konzepte erforderlich.
  - Zunächst halogenierte Steroidexterna (Clobetasol, z. B. Dermoxin®, od. Betamethason, z. B. Diprosone® Salbe), feuchte, adstringierende Umschläge (z. B. Schwarztee-Umschläge)
  - Danach mittelstarke Steroide wie Mometasonfuroat unter Okklusion (Ecural® Fettcreme). Unterspritzung mit steroidalen Kristallsuspensionen (z. B. Volon® A 10 in Scandicain® 1:2). Zusätzlich lokale PUVA-Ther.; PUVA-Bad-Ther.
- Systemther.: Indiziert, wenn Lokalther. keine ausreichende Besserung erbringt (▶ Tab. 14.5).
  - Acitretin (Acicutan®; ▶ 22): initial 0,5 mg/kg KG/d p. o., Erhaltungsdosis 0,1–0,2 mg/kg KG/p. o.
  - Fumarate (Skilarence®; ▶ 22): bei schweren, ther.-resistenten Verläufen zunächst Versuch mit bis zu 6 Tbl./d p. o. in aufsteigender Dosierung
  - MTX (▶ 22): initial 25 mg/Wo. i. m./s. c./p. o., später möglichst niedrige Erhaltungsdosis (2,5 mg/Wo. p. o.)
  - Ciclosporin A (▶ 22): in schweren Fällen 2,5–5 mg/kg KG/d p. o.
  - TNFα-Inh., z. B. Adalimumab (Humira®), 80 mg s. c. Wo 1, 40 mg Wo 2, im Anschluss 40 mg alle 2 Wo. scheinen erfolgsversprechend. OLU

### 14.9.2 Pustulosis palmaris et plantaris (L40.3)

**Def.:** Chron.-rez. entzündlich pustulöse Reaktion an Handinnenflächen u. Fußsohlen; Assoziation mit IL36RN-Variationen (GPP > ACS > PPP); Inf. (Tonsillitis) u. Rauchen werden als Triggerfaktoren diskutiert; pustulöses Bakterid Andrews: post-inf. klinische Variante mit palmoplantaren Pusteln auf fast unveränderter Haut; bei klinischer Assoziation mit Plaque-Psoriasis auch Ps. pustulosis palmoplantaris (PPPP).

**Klinik:** Zunächst gelbe stecknadelkopf- bis reiskorngroße Pusteln an Palmae u. Plantae, später bräunliches Eintrocknen mit Entwicklung von Schuppenkrusten. Polymorphes Bild durch parallel unterschiedliche Pustelstadien. An den Händen v. a. an Thenar u. Hypothenar lokalisiert, an den Füßen v. a. im Fußgewölbe. Interdigitalräume stets ausgespart.

**Diagn.:**
- Klinik, Biopsie, BB (ggf. Leukozytose), BSG ↑↑, oft pathol. Glukosetoleranztest, Bestimmung von Ak gegen Gliadin u. Gewebstransglutaminase, Fokussuche (▶ 2.1.1), Ausschluss Hypo- od. Hyperparathyreoidismus (häufig assoziierte Erkr.)
- Histologie: unilokuläre Pustel in oberen Epithellagen mit spongiformer Epithelveränderung in der Umgebung. Schwaches perivaskuläres lymphohistiozytäres Infiltrat

**DD:** Sichere Abgrenzung zur Ps. pustulosa palmoplantaris nicht möglich.

**Ther.:** Nikotinkarenz. Fokussanierung, Ther. wie Ps. pustulosa palmoplantaris (▶ 14.6.10, „Therapie besonderer klinischer Formen"), evtl. gliadinfreie Diät.

**KO:** In 10–40 % Auftreten von Mono- od. Oligoarthritiden. Häufig Beteiligung der Kostoklavikulargelenke.



## 14.10 Generalisierte Pustulosen

### 14.10.1 Pustulosis subcornealis (L13.1)

**Syn.:** Sneddon-Wilkinson-Sy.

**Def.:** Seltene chron.-rez. Krankheit unklarer Genese mit disseminierten sterilen Pusteln an Stamm, Intertrigines u. proximalen Extremitäten. F in der 3.–7. Lebensdekade bevorzugt betroffen. Mögliche Assoziation mit monoklonaler IgA-, seltener IgG-Gammopathie unbestimmter Signifikanz (MGUS), multiplem Myelom, Pyoderma gangraenosum, CED, APUDom, Thymom.

**Klinik:** An Rumpf u. proximalen Extremitäten disseminierte, zunächst stecknadelkopfgroße, später konfluierende, scharf umschriebene Pusteln. Kopf u. distale Extremitäten fast immer ausgespart. Sehr fragile Pusteldecke, die rasch einreißt u. polyzyklische krustös bedeckte Erosionen hinterlässt. Geringer Pruritus. AZ o. p. B.

**Diagn.:**
- Pustelabstrich auf Bakterien (steril)
- Ausschluss Myelom: Ig in Serum u. Urin, Disk-E'phorese, Immun-E'phorese, Knochenszinti, Beckenkammbiopsie
- Ausschluss von CED: Anamnese, iFOBT, ggf. Koloskopie.
- Histologie: unmittelbar subkorneal einkammerige Pusteln mit massenhaft neutrophilen Granulozyten; geringe Akanthose; Papillarkörperödem; perivaskuläres lymphohistiozytäres Infiltrat. (half-pustular, half-clear flaccid fluid blister)

**DD:** Großblasige Impetigo contagiosa, Ps. pustulosa generalisata (verläuft mit Fieberschub), Pemphigus foliaceus, AGEP, Dermatitis herpetiformis, subkornealer pustulöser IgA-Pemphigus (wichtigste DD).

**Ther.:** Bislang existiert kein allgemein anerkanntes Ther.-Konzept.

- Lokalther.: Glukokortikoide Klasse III in Creme- od. Lotiongrundlage (z. B. Betagalen® Lotion). Keine fetten Grundlagen (Okklusion u. Gefahr des Wärmestaus).
- Systemther.: beste Ergebnisse mit DADPS (▶ 22) 50–100 mg / d p. o. (DAPSON-Fatol). Ggf. alternativ Acitretin (Acicutan®; ▶ 22) initial 0,5 mg / kg KG / d p. o., danach Erhaltungsther. mit 0,1–0,2 mg / kg KG / d p. o., PUVA-Badether., Re-PUVA.

## 14.10.2 Pustulosis acuta generalisata

Infektallerg., pustulöse Id-Reaktion, selbstlimitierender Verlauf binnen 10 d bis 4 Wo. mgl., selten auch chron.

**Klinik:** An Stamm, Kapillitium u. bevorzugt distalen Extremitäten disseminierte u. / od. gruppierte Pusteln (▶ Abb. 14.17). Schleimhäute, Palmae u. Plantae frei. Pusteln werden bis erbsgroß, zerplatzen u. hinterlassen Erosionen od. trocknen bräunlich ein. AZ ↑↓ mit Abgeschlagenheit u. Fieber.

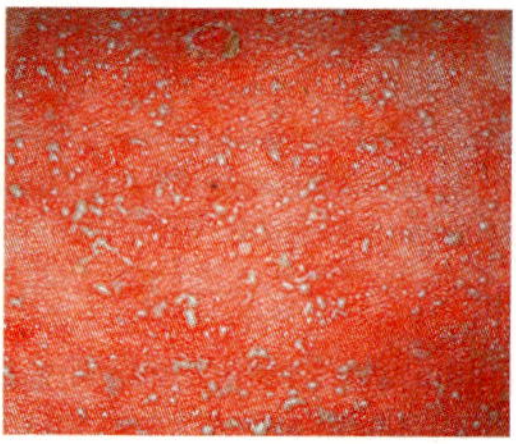

Abb. 14.17 Pustulosis acuta generalisata. [R299]

**Diagn.:**

- Temp. ↑, BSG ↑, Leukos ↑, Eosinophile ↑, Nachweis zirkulierender Immunkomplexe, Fokussuche, Pustelabstrich (steril) auf Bakterien
- Histologie: subkorneale Pustelbildung, basale Epidermis oft spongiotisch aufgelockert, Papillarkörperödem, perivaskuläres lymphohistiozytäres Infiltrat

**DD:** Pyodermie; Ps. pustulosa generalisata.

**Ther.:**

- Lokalther.: Lotio alba aquosa, bei schwerem Verlauf Mometasonfuroat-Salbe
- Systemther.: Glukokortikoide in mittlerer Dosierung, Beginn mit 100 mg Prednison (▶ 22), rasche Dosisreduktion bei Befundbesserung. Bei chron. Verlauf Einsatz von Acitretin (Acicutan®; ▶ 22) 0,5 mg / kg KG / d p. o. od. MTX s. c., OLU (▶ 22)

## 14.10.3 Eosinophile Pustulose (L73.8)

**Syn.:** Eosinophile pustulöse Follikulitis Ofuji.

**Def.:** Dermatose unklarer Genese, bei der es zur Bildung von Pusteln kommt, die eosinophile Granulozyten enthalten. Betroffen v. a. Kopfhaut.

**Klinik:** Zunächst vereinzelte hochrote urtikarielle Papeln von 1–3 mm Größe, aus denen sich im Verlauf sterile Pusteln entwickeln, die nach kurzer Zeit krustös eintrocknen. Ausgeprägter Pruritus, keine Beeinträchtigung des AZ.

**Diagn.:**

- BSG ↑, Leukos ↑, eosinophile Granulozyten ↑↑, selten IgE ↑

- Histologie: intraepitheliale, z. T. follikuläre Pusteln aus vornehmlich eosinophilen u. wenigen neutrophilen Granulozyten. Subepithelial unspez. eosinophile Entzündung

**DD:** Ps. vulgaris cum pustulatione; impetiginisiertes mikrobielles Ekzem; Candidamykose, Pustulosis palmaris et plantaris; Tinea capitis; Skabies (Gangstrukturen); hypereosinophile Dermatitis, Erythema (toxicum) neonatorum (kein Pruritus!), Langerhanszell-Histiozytose.

**Ther.:**
- Lokalther.: Lotio alba aquosa, Glukokortikoide der Klasse III als Lotio (z. B. Betagalen® Lotion). Versuch mit PUVA-Bad-Ther. (▶ 23.4)
- Systemther.: DADPS (DAPSON-Fatol; ▶ 22) 100–150 mg / d p. o. Alternativ: Versuch mit Indometacin 100 mg / d p. o.

**Progn.:** Chron. rez., Spontanheilung unter Narbenbildung jederzeit mgl.

## 14.11 Erkrankungen mit Eosinophilie

Eosinophilie mit > 700 Zellen / μl Blut erfordert Abklärung folgender Erkr.:
- allergische / Hypersensitivitäts-Reaktionen: atopische Erkr., Arzneimittelreaktionen, pulmonale Aspergillose
- parasitäre Krankheiten: gewebeinvasive Helminthen (Strongyloidiasis, Trichinose, Filariasis, Toxocariasis)
- Kollagenosen: Panarteriitis nodosa, mikroskopische Polyangiitis, eosinophile Fasziitis
- Neoplastien: M. Hodgkin, T-Zell-Lymphome / Leukämie (Sézary-Sy.), Eosinophilen-Leukämie, solide TU
- Immundefekt-Sy.: Hyper-IgE-Sy., selektive IgA-Defizienz, Wiskott-Aldrich-Sy., toxisches Öl-Sy.

Häufige KO: Funktionsstörung innerer Organe bei Mitbeteiligung.



### 14.11.1 Idiopathisches Hypereosinophilie-Syndrom (D47.5)

**Kriterien:** HES. Eosinophile > 1500 / μl über mind. 6 Mon. ohne erkennbare Grundkrankheit u. Gewebseosinophilie unklarer Genese mit variablen HV an verschiedenen Organen (v. a. Herz, Lunge, GIT, Haut u. / od. Nervensystem). M:F = 9 : 1. Erkr.-Gipfel zwischen dem 20. u. 50. LJ. Im Kindesalter sehr selten.

**Klinik:**
- Haut (häufig): urtikarielle, z. T. pruriginöse Papeln auf erythematösem Grund, ödematöse Schwellung, meist disseminiert mit quälendem Pruritus
- Schleimhaut (selten): Aphthöse Veränderungen
- Innere Organe: Löffler-Endokarditis (relativ häufig), evtl. Myokardfibrose u. Kardiomegalie, Lungeninfiltrate, Hepatosplenomegalie, neurologische Auffälligkeiten (selten)
- Allg.-Symptome: evtl. Fieber, Abgeschlagenheit
- Fortgeschrittenes HES klinisch von mikroskopischer Polyangiitis nicht eindeutig abgrenzbar

**Diagn.:**
- Klinik, Diff.-BB (Eosinophilie > 1500 / μl), Temp., Abdomensono, Thorax-Rö., Echokardiografie, ggf. KM-Stanze.

- Histologie: Papillarkörperödem, perivaskuläre Rundzellinfiltrate mit massiver Beimengung eosinophiler Granulozyten

**DD:** Hypereosinophile Dermatitis.

**Ther.:**
- syst. Glukokortikoide: Beginn mit Prednisolon 60–100 mg / d (z. B. Solu-Decortin® H; ▶ 22), symptomorientierte Dosisreduktion auf möglichst niedrige Erhaltungsdosis, häufig allerdings 20–30 mg / d p. o. erforderlich. Ansprechrate ca. 80 %. Frühzeitiger Einsatz steroidsparende Medikamente (z. B. Azathioprin, MTX)
- Reslizumab (Cinqaero®) 3 mg / kg KG i.v. in monatl. Abständen (OLU)
- alternativ: DADPS (DAPSON-Fatol; ▶ 22) 100–150 mg / d p. o. Zusätzlich PUVA-Bad-Ther. (▶ 23.4.2). Zur symptomatischen Ther. des Pruritus z. B. Desloratadin 1–2 × 1 Tbl. / d p. o.
- extern: initial steroidhaltige Salben (z. B. Mometasonfuroat-Salbe), später Polidocanol, z. B. Polidocanol 5 % in Basiscreme DAC
- **Cave:** Wiederholte Kontrollen von Herz, Lungen u. Leber / Milz

## 14.11.2 Eosinophile Zellulitis (L98.3)

**Syn.:** Wells-Sy.

**Def.:** Seltene granulomatöse Entzündung mit Blut- u. Gewebeeosinophilie. Ätiol.: Ungeklärt, Hypersensitivitätsreaktion (?) auf diverse Stimuli wie Medikamente, Icti, Inf., Impfungen, Malignome od. myeloproliferative Erkr. Bevorzugte Lokalisationen: Gesicht, Extremitäten u. Körperstamm. Große Variabilität der Morphe → kein typisches klinisches Bild. HV singulär od. multipel auftretend. Kinder u. Erw. sind betroffen u. zeigen oft unterschiedliche HV: Kinder v. a. die klassische Plaque-Variante, Erw. häufiger eine granuloma-ähnliche.



**Klinik:**
- Initial urtikarielle, oft juckende Erytheme unterschiedlicher Größe mit peripherer Ausbreitung u. zentraler Rückbildung. Später granulomatöse od. sklerodermieartige HV
- Ggf. Assoziation von Fieber, Gelenkbeschwerden u. Fazialis-Lähmungen

**Diagn.:**
- Klinik, Diff.-BB (Eosinophilie > 1500 / µl, BSG ↑, Biopsie zur Diagnosesicherung, weitere Diagn. wie Hypereosinophilie-Sy. (▶ 14.11.1)
- Histologie: im Akutstadium dermales Ödem, eosinophiles Infiltrat der oberen u. mittleren Dermis ohne Zeichen einer Vaskulitis, im Subakutstadium sog. „Flammenfiguren" (eosinophile Verquellung von Kollagenfasern durch Eosinophilenleukoklasie), danach Verschwinden der Eosinophilen, Histiozyten u. Riesenzellen bilden Palisadengranulome.

**DD:** Urtikaria, polymorphe Lichtdermatose, beginnendes Erysipel, Granuloma anulare, allergische Kontaktdermatitis, Borreliose, idiopathisches Hypereosinophilie-Sy.

**Ther.:**
- Wenn vorhanden, Ther. des ursächlichen Stimulus, z. B. Weglassen des Medikaments
- Syst. Glukokortikoide, z. B. Prednisolon 2 mg / kg KG / d für 1–2 Wo. (z. B. Decortin® H; ▶ 22), danach Reduktion über 2–3 Wo. Evtl. gleichzeitig Gabe eines mit H1-Antihistaminikums, z. B. Cetirizin® 10 mg / d p. o. od. auch höher dosiert

- Alternativ lokal Steroide wie Mometasonfuroat-Creme, v.a. bei Kdr. u. einer begrenzten Anzahl von HV bzw bei KI für syst. Steroide
- In steroidrefraktären Fällen od. bei Pat., die die hohe Steroidgabe wegen NW nicht tolerieren Versuch mit Ciclosporin 1,25–2,5 mg/kg KG/d p.o. über 3–4 Wo. od. DADPS 100 mg/d p.o. über 2 Wo., anschließend Reduktion auf 50 mg/d p.o. für 6 Wo., danach weitere Reduktion auf 50 mg 3 ×/Wo. Anmerkung: Komb. von 50 mg DADPS pro Tag p.o. mit 50–100 mg Prednisolon pro Tag p.o. mit weniger NW

**Progn.:** Benigner Verlauf mit Spontanremission i.d.R. ohne Narbenbildung meistens innerhalb weniger (4–5) Wo., sehr häufig Rez., die über mehrere J. auftreten können.

# 15 Lichen planus, Prurigokrankheiten

*Thomas Dirschka, Claus Oster-Schmidt, Lutz Schmitz, Katja Dicke, Conrad Falkenberg*

# 15.1 Lichen planus (L43.8)

**Syn.:** Knötchenflechte, Lichen ruber planus, Lichen ruber.

**Def.:** Entzündliche, subakut bis chron., nicht kontagiöse, selbstlimitierte Hauterkr. unbekannter Ätiol. mit einer Häufigkeit von bis zu 4 % in der Bevölkerung. Provokation und Unterhaltung durch irritative Stimuli möglich (Köbner-Phänomen, isomorpher Reizeffekt, ▶ 14.6.4). Triggerung durch Foci, verschiedene Medikamente und Impfungen. Weltweites Vorkommen, zwischen dem 30. u. 60. LJ. M < F.

**Mögliche assoziierte Erkrankungen**

- Stoffwechselerkr.: Diab. mell. (in 25 % der Fälle!), Hypercholesterinämie, Hyperurikämie
- Hepatopathien: chron.-aktive Hepatitis C, primär biliäre Cholangitis
- Hypertonie, Depression, rheumatologische Erkr.
- Autoimmunerkr.: SLE und Alopecia areata (beide Geschlechter), Sjögren-Sy. (nur F)

## 15.1.1 Lichen planus (L43.8)

**Def.:** Häufigste Form mit klassischer Klinik.

### Klinik

**Hautveränderungen**

- 5 Ps der Morphe: pruriginöse, plane, polygonale, purpurfarbene Papeln (▶ Abb. 15.1). Oberfl. oft mit weißer, netzförmiger Zeichnung („Wickham-Streifung", ▶ Abb. 15.2), die bei Dunkelhäutigen fehlt.
- Lokalisation: HV anfänglich oder ausschließlich an Prädilektionsstellen: Handgelenke u. Unterarme beugeseitig, lateraler Hals, lumbosakral und Knöchel, Penishaut. Palmoplantarer Befall sehr selten (Bild der „entzündeten Schwiele").
- Anordnung: Einzelne oder gruppierte Papeln, die bei massivem Befall zu größeren Plaques konfluieren. Exanthematische Ausbreitung (Lichen planus exanthematicus, bei Kdr. die häufigste Variante, Gesichtsbefall!) möglich.
- Verlauf: Meist schleichender Beginn mit langsam zunehmender Papelzahl (Anzahl sehr variabel). I. d. R. Abflachung nach einigen Mon. → Hyper-

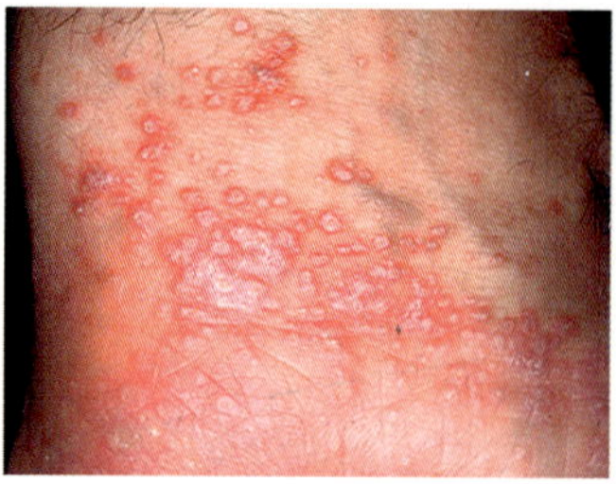

Abb. 15.1 Lichen planus. [R299]

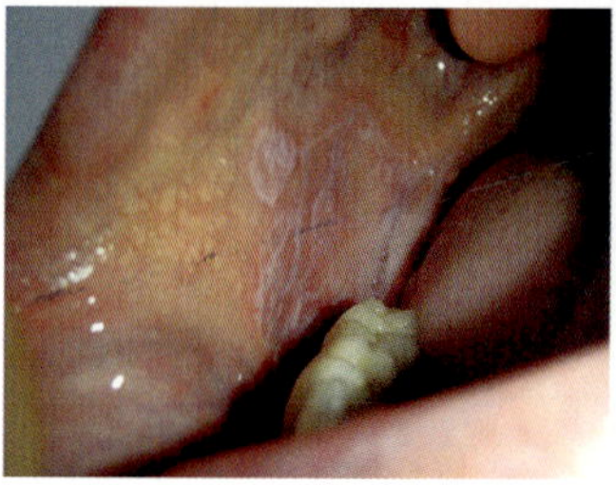

Abb. 15.2 Lichen planus, Wickham-Streifung. [R299]

15

pigmentierung (v.a. bei Dunkelhäutigen sehr intensiv), die lange persistieren kann (Lichen tropicalis). Evtl. stellenweise Blasenbildung (Lichen planus pemphigoides ▶ 15.1.2).

**Schleimhautveränderungen (in 25–70 %)**
Wickham-Streifung (weißliche Netzzeichnung) v.a. seitl. Wangen (bei erosivem bukkalem Befall Ösophagusbeteiligung möglich → Risiko der malignen Entartung und von Stenosenbildung mit Dysphagie) und Zunge, seltener Lippenrot, Genital-, Analschleimhaut (▶ Abb. 15.2) und Konjunktiva (→ Risiko der Synechienbildung).

**Nagelveränderungen (in 10–20 %, ausschließlich in < 5 %)**
- Isolierter Befall nicht selten, da unterdiagnostiziert, keine pathognomonischen Veränderungen → Stanzbiopsie zur frühzeitigen Diagnose. Auftreten in jedem Alter, Fingernägel >> Zehennägel.
- Nagelmatrixbeteiligung: Nagelverdünnung mit Längsriffelung und Onychoschisis, rote Lunula, Trachyonychie, Anonychie, Erythronychie, Pterygium, Atrophie des Nagelapparates, partielle oder totale Vernarbung der Nageleinheit'.
- Nagelbettbeteiligung: Onycholyse, Hyperkeratosen, Atrophie. Langzeitprognose schlecht mit hoher Rate von Rez. und Vernarbungen der Nageleinheit!

**Diagn.:**
- Klinik: Die klassische Form ist typisch. **Cave:** Viele Varianten können das Bild maskieren.
- Medikamentenanamnese (auslösende Stoffgruppen s.u.). Latenzzeit durchschnittl. 1 J! I.d.R. fehlen Wickham-Streifung, Nagel- und Mukosaveränderungen.
- Biopsie und Histologie: Meist typisch und deshalb wichtigste Unters.
- Ausschluss assoziierter Krankheiten: BB, BZ-Tagesprofil, AST, ALT, γ-GT, Chol., Harnsäure, iFOBT, Hep.-B-/-C-Serologie, bei FFA (s.u.) nur TSH.

> Bei V.a. Lichen planus immer auch Mund-, Genital-, Analschleimhaut, Finger- und Fußnägel und behaarten Kopf (ggf. vernarbende Alopezie) inspizieren.
> - Immersionsöl lässt Wickham-Streifung besser erkennen.

15

- Histologie: Orthohyperkeratose, Hypergranulose, Akanthose mit sägezahnartiger Elongation der Reteleisten, vakuolige Degeneration der Basalzellreihe. Bandförmiges subepitheliales, nach unten scharf begrenztes dichtes lymphozytäres Infiltrat mit Invasion einzelner Lymphos ins Epithel. Gelegentlich subepitheliale Spaltbildung. Einzelne eosinophile (zytoide) Apoptosekörper bilden sich im basalen Epithel und „tropfen" ins Str. papillare ab. Pigmentinkontinenz; Schleimhautbefall: Parakeratose, Hypogranulose bis fehlendes Str. granulosum, Epithelatrophie.
- DIF: Im Epithel und Str. papillare starke Fluoreszenz zytoider Körperchen, die sich mit IgG, IgM, $C_3$ beladen.

**DD:** Lichenoide Eruptionen durch Medikamente (▶ Tab. 15.1), Lichen amyloidosus, Verrucae planae juveniles, papulöses Syphilid.

**Verlauf / Progn.:** I.d.R. Spontanheilung binnen 1–2 J., bei Medikamentenkarenz binnen 2–4 Mon. V.a. hypertrophe HV persistieren manchmal viele J. Vor sicht-

**Tab. 15.1 Medikamente, die Lichen-planus-artige Exantheme provozieren.**

| Gruppe | Einzelsubstanzen |
|---|---|
| Antiarthritika | Goldverbindungen, D-Penicillamin |
| Antibiotika | Streptomycin, Tetrazykline |
| Antidiabetika | Sulfonylharnstoffe, Glimepirid |
| Antileprosa | Dapson |
| Antimalariamittel | Chloroquin, Hydroxychloroquin, Chinin, Chinidin |
| Antipsychotika | Levomepromazin, Amitriptylin, Carbamazepin |
| Diuretika | Hydrochlorothiazid, Furosemid, Spironolacton |
| Tuberkulostatika | INH, EMB |
| Antihypertensiva | β-Blocker, Ca-Antagonisten, ACE-Hemmer |
| Antiphlogistika | ASS, Ibuprofen, Naproxen |
| Lipidsenker | Simvastatin, Pravastatin |
| TNF-α-Blocker | Infliximab, Adalimumab |
| Tyrosin-Kinase-Inh. | Olmutinib, Dasatinib, Nilotinib |
| PD-1-Inh. | Pembrolizumab |

barer Rückbildung Pruritusreduktion; Effloreszenzen flachen ab und verschwinden. Sehr lange persistierende Hyperpigmentierungen möglich.

**KO:**

- maligne Entartung: SCC. Gefährdet sind v. a. lange bestehende verruköse und erosive HV, insgesamt aber selten.
- narbige Alopezie („Pseudopelade"): Bei Befall der Kopfhaut.
- Nagelstörungen: Selten irreversible Zerstörung mehrerer oder aller Nägel.
- Erythrodermie (▶ 14.2): Zugrunde liegender Lichen planus oft noch an Nagelveränderungen zu erkennen.

15

## 15.1.2 Varianten des Lichen planus (Auswahl)

### Lichen planus verrucosus

**Syn.:** Lichen planus hypertrophicus.

**Def.:** CVI oft Mitursache. Bei Erw. mittleren und höheren Alters.

**Klinik:** Hypertrophe, flach erhabene, erythematöse bräunliche oder bräunlich-rote warzenartige derbe/harte Papeln, v. a. am streckseitigen Unterschenkel, Knöchel sowie Fußrücken (▶ Abb. 15.3). Quälender Pruritus!

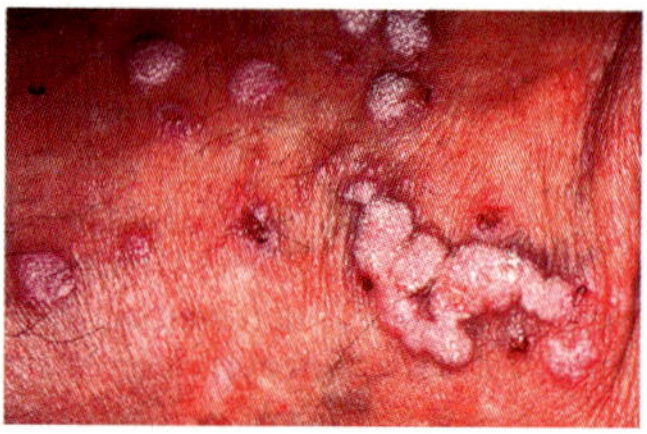

Abb. 15.3 Lichen planus verrucosus. [R299]

**Diagn.:** Wie Lichen planus (▶ 15.1.1), zusätzlich CVI abklären (▶ 21.2.2).

**DD:** Lichen simplex chronicus, noduläre Variante eines bullösen Pemphigoids, Tuberculosis verrucosa cutis, Leishmaniasis.

## Lichen planopilaris (L66.1)

**Syn.:** Follikulärer Lichen planus, Lichen planus follicularis, LPP.

**Def.:** Seltene Variante mit überwiegend follikulärem Befallsmuster. Meist im mittleren Erw.-Alter, F > M, selten bei Kdr. und Jugendlichen.

**Klinik:**

- Lichen planus follicularis: An die Follikel gebundene, stecknadelkopfgroße rötliche Knötchen, typisches Reibeisengefühl beim Darüberstreichen. Prädilektionsstellen: Gelenkbeugen, oberer Stamm, Hals, Oberschenkelinnenseiten, Kreuzbeingegend.
- Lichen planus follicularis capillitii seu decalvans: Führt zu fleckiger, vernarbender Alopezie (Pseudopelade Brocq; ▶ 18.3.7), zentrale Manifestation mit zentrifugaler Ausbreitung, gleichzeitig verstärkte interfollikuläre Verhornungsstörung mit Erythem, sek. aerobe bakt. Inf. → Erregerbehandlung lokal und systemisch nach Resistogramm; fast immer Haut und Schleimhaut befallen.
- Als möglicher Subtyp eines LPP: frontal fibrosierende Alopezie Kossard (FFA = bandförmige vernarbende Alopezie mit frontotemperoparietalem Muster) mit unbekannter Pathogenese und Inzidenz, Tendenz ↑, fast immer bei F (in 85 % post-, in 15 % prämenopausal), irreversibler Augenbrauenverlust von lateral nach medial als Initialsymptom bei leichten Formen, Wimpernverlust, nichtentzündliche Gesichtspapeln (Folge einer Beteiligung der Vellushaare im Gesicht), perifollikuläre Verhornungsstörung mit Erythem auf der Kopfhaut (dermatoskopisch gut nachweisbar) und Beteiligung der Körperbehaarung bei schweren. In ca. ⅓ einhergehend mit Pruritus, seltener Trichodynie. Idente histopathologische Veränderungen. DD: Lichen planopilaris, Ulerythema ophryogenes, Traktionsalopezie. Ther.-Versuch: lokal mit 0,1 %iger Betamethasoncreme plus 3–5 % Salizylsäure, prämenopausal 5α-Reduktaseinhibitor (teratogen) im OLU Finasterid (HWZ 6–8 h) 2 oder 3 mg / d in Komb. mit oralem Kontrazeptivum, postmenopausal und M Finasterid oder Dutasterid (Avostat®, HWZ 5 Wo.) 0,5 mg / Wo. für mehrere Mon., Erfolgsrate im Hinblick Stabilisierung ca. 50 %. Prognose ohne Ther.: Langsame Progression oder spontanes Sistieren, kein erneutes Haarwachstum.
- Graham-Little-Piccardi-Sy. (sehr selten): Komb. aus vernarbender Alopezie der Kopfhaut, nicht vernarbendem Verlust der Axillar- und Pubesbehaarung, Lichen planus follicularis an Stamm sowie Extremitäten und Nagelveränderungen, z. B. Onychodystrophie. V. a. bei F und familiär gehäuft.

**Diag.**

- wie Lichen planus (▶ 15.1.1).
- Histologie: perifollikuläre lymphohistiozytäre Entzündungsreaktion mit reaktiven perifollikulären Hyperkeratosen, perifollikuläre Fibrosierung und irreversible Destruktion der Wulststammzellen → Follikelatrophie. Kapillitium: Perifollikuläre muzinöse Fibroplasie, Fehlen von Mm. arrectores pilorum u. Talgdrüsen,
- DIF: Z. A. eines LE durchführen, wie Lichen planus (▶ 15.1.1).

**DD:**

- Kapillitium: andere vernarbende Alopezien, Folliculitis decalvans, LE
- Kapillitium u. / od. übriges Integument: M. Darier, Mucinosis follicularis

## Lichen planus erosivus / ulcerosus (L43.8)

**Syn.:** Ulzerierender Lichen planus (selten).

**Klinik:** I. d. R. nur Plantar- und ZZR-Befall mit oft sehr ausgedehnten Ulzerationen und Vernarbungen. Sehr schmerzhaft, deshalb Gehunfähigkeit. Am Kapillitium fast immer ausgeprägte vernarbende Alopezie. Bei Nagelbefall oft permanenter Verlust der Nagelplatten.

## Lichen planus actinicus (L43.3)

**Syn.:** Lichen planus (sub)tropicus.

**Def.:** Variante, die v. a. in tropischen und subtropischen Ländern im Frühjahr und Sommer bei Kdr. und jungen Erw. mit dunklerem Teint entsteht.

**Klinik:** Anuläre oder nummuläre Herde an belichteten Stellen (v. a. Gesicht, Hände und Unterarmstreckseiten) mit variablem Pruritusgrad. Ausgeprägte grau- oder blauschwarze Hyperpigmentierungen.
Histologie: wie Lichen planus, mit ausgeprägter Pigmentinkontinenz bis ins tiefe Korium.

**DD:** Lichenoides oder fixes Arzneimittelexanthem, tuberkuloide Lepra.

## Lichen planus pemphigoides (L43.1)

**Syn.:** Lichen planus bullosus.

**Def.:** Variante mit blasiger Umwandlung der bestehenden HV oder primärer Blasenbildung in unveränderter Haut an den unteren Extremitäten. Oft lineäre C3-Ablagerungen an der Basalmembran und Immunglobulinablagerungen an der Junktionszone. Beim Lichen planus bullosus Beschränkung der Blasenbildung auf die Läsion.

**Diagnostik**
- Wie Lichen planus, v. a. Biopsie zur Histologie und DIF
- Porphyrine in Serum und Urin z. A. Porphyria cutanea tarda
- Histologie: wie Lichen planus, zusätzlich subepitheliale Blasenbildung

15

**DD:** Artefakte; Porphyria cutanea tarda, bullöses Pemphigoid, Pemphigus vulgaris.

## Lichen planus der Schleimhäute (L43.8)

Entartungsrisiko ↑. Klin. Kontrollen alle 3 Mon.! Gelegentlich Dentalmetalle u. Gewürze als Auslöser (sog. orale lichenoide Läsionen). Spontanremission in < 5 % bei oralem Befall.

### Lichen planus erosivus mucosae (L43.8)

Seltene Variante mit äußerst schmerzhaften Schleimhauterosionen (oral, seltener genital u. ösophageal) → Dysphagie und Odynophagie.

**DD:** Pemphigus vulgaris, EEM, vernarbendes Schleimhautpemphigoid, Epidermolysis bullosa acquisita, Candidose, Leukoplakien, SCC.

### Lichen planus genitalis (L43.8)

Bei M (in ca. 20 % der Fälle) umschriebene Papeln v. a. an Glans penis, die zentral heilen → anuläre Formen. Selten Penisschleimhaut, Skrotal- u. Inguinalhaut betroffen.
Bei F chron. Verlauf, Erosionen schmerzen, brennen, jucken; Ausfluss, häufig HV auch im Mund (Vulvovaginal-Gingival-Sy., maligne Entartung nach langjährigem

Verlauf → regelm. Kontrolluntersuchungen). Nur frühzeitige Ther. verhindert vaginale Strikturen.

**DD:** M. Bowen, Erythroplasie Queyrat, Candidose, Balanitis plasmacellularis, Syphilis, Schleimhautpemphigoid, Pemphigus vulgaris (Biopsie aus unbefallener Mukosa für DIF).

### Lichen planus analis (L43.8)

Wickham-Streifung des Analtrichters. Oft unstillbarer Pruritus.

**DD:** Chron. Analekzem, Candidose, Pemphigus chronicus benignus familiaris.

## 15.1.3 Therapie des Lichen planus

Feste Ther.-Regime existieren nicht. Prinzip: Zunächst Versuch mit Lokalther. und evtl. UV-Ther., bei Nichtansprechen zusätzlich Systemther. Ther. von Begleiterkr. (z. B. Hep. C). Anmerkung: i. d. R. Spontanheilung nach 8–12 Mon.

### Wahl des Therapieregimes

Richtet sich nach:

- Ausdehnung des klin. Befunds (lokalisiert, disseminiert)
- Lokalisation (Haut, Schleimhaut, behaarter Kopf)
- Stärke des Pruritus
- Ausmaß der Beeinträchtigung im tgl. Leben (v. a. Lichen planus erosivus mucosae, exanthematischer Lichen planus)
- Ästhetischer Beeinträchtigung (vernarbende Alopezie, Nagelverlust, Hautbild).

### Allgemeine Therapieprinzipien

- Ab- / Umsetzen angeschuldigter auslösender Medikamente.
- Meiden von Kaffee, Alkohol, Nikotin, scharfen Speisen / Getränken und irritativen Stimuli, z. B. schlecht sitzende Zahnprothese (v. a. bei Lichen planus erosivus mucosae).
- Intensive Hautpflege, v. a. nach dem Baden / Duschen (z. B. Excipial® Hydrolotio) oder tgl. Ölbäder (z. B. Balmandol).
- Zur Linderung des Pruritus keine beengende Kleidung.
- Bei starkem Pruritus Antihistaminikum, z. B. Desloratadin (▶ 22) oder Levocetirizin (▶ 22) 1–2 × 1 Tbl. / d p. o.; ggf. Phenothiazin (▶ 22) wie Promethazin mit milder neuroleptischer Wirkung (z. B. Atosil® 25–50 mg / d p. o.).

### Geringer Lokalbefund

- Topische Steroidcremes oder -salben (Klasse III oder IV) 1× morgens (z. B. Mometasonfuorat-Creme unter Folienokklusion, i. d. R. über mind. 3 Mon. erforderlich. Bei Besserung Übergang auf weniger potente Präp., z. B. Prednicarbat 2 × / d.
- Umschriebene verruköse Herde: Hochpotentes topisches Steroid 1 × / d bis zur klin. Besserung, max. über 1–2 Wo. (Clobetasolpropionat-Creme unter Folienokklusion., danach weiter z. B. mit Mometasonfuorat-Creme zusätzlich Unterspritzung mit steroidhaltiger Kristallsuspension (z. B. Volon® A 10 verdünnt in Scandicain® 1 : 3 oder in NaCl 0,9 % 1 : 1) 2 × / Wo. bis zu deutlicher Rückbildung, max. über 10 Wo.

### Ausgedehnter Lokalbefund

- UVB311 nm-Bestrahlungen (▶ 23.2.1), lokale PUVA-Ther. (▶ 23.4.3), PUVA-Bad-Ther. (▶ 23.4.2); sehr wirksam, jedoch zeitaufwändig (Ther. 4 × / Wo. über mehrere Wo.); bei Bedarf zusätzlich
- Prednicarbat-Creme flächig auftragen. **Cave:** An syst. Wirkung denken.
- Alternativ (z. B. bei Steroidphobie): Vit.-$D_3$-Analogon, z. B. Calcipotriol (nie direkt vor der UV-Ther. auftragen, da dadurch unwirksam), oder Calcineurininhibitor, z. B. Tacrolimus 0,1 % Salbe (Protopic®, keine Komb. mit UV-Ther., OLU).

### Exanthematischer Lichen planus

Reine Lokalther. insuff. Stufenweiser Aufbau der Ther.

- Beginn mit PUVA-Bad-Ther. (▶ 23.4.2), 4 × / Wo. über mehrere Wo. in Komb. mit Lokalther. mit Prednicarabt-Creme 1× morgens. Bei fehlendem Ansprechen nach 4 Wo. zusätzlich:
- Orale Kortikosteroide, z. B. Prednisolon (z. B. Decortin® H), bis etwa 0,5 mg / kg KG / d für 4–6 Wo. mit schrittweiser Dosisreduktion auf möglichst niedrige Erhaltungsdosis. Bei fehlendem Ansprechen nach 3 Wo. → Reduktion der Steroide und Versuch mit
- Acitretin (Acicutan®, Initialdosis 0,5–0,7 mg / kg KG / d p. o., Erhaltungsdosis 0,3–0,5 mg / kg KG / d p. o.; ▶ 22) als Monother. oder in Komb. mit PUVA-Bad-Ther. als sog. RePUVA. Ansprechen frühestens nach 2 Wo. zu erwarten. Anstelle von Acitretin Isotretinoin (▶ 22) 0,3–0,5 mg / kg KG / d. Verbleiben Restläsionen, zusätzlich niedrigdosierte orale Steroidgabe (z. B. 5 mg Prednisolon morgens).
- Alternativ: Hydroxychloroquin (Quensyl®; ▶ 22) 200–400 mg / d p. o. für 6–12 Wo. od. MTX (▶ 22) 10–20 mg / Wo s. c. für 4–24 Wo.

### Schwerste Verläufe

z. B. therapieresistenter exanthematischer Lichen planus, Schleimhautulzerationen.

- Azathioprin (▶ 22) 50–100 mg / d in Komb. mit Kortikosteroiden p. o. (Beginn mit 100 mg Prednisolon [▶ 22], mit schrittweiser Dosisred., möglichst niedrige Erhaltungsdosis), Komb.-Möglichkeiten: Lokalther. (s. o.), PUVA-Ther. Bei fehlendem Ansprechen nach 3 Mon. Versuch mit
- Ciclosporin (▶ 22) 3–5 mg / kg KG / d p. o. für 6–8 Wo. OLU. Komb.-Möglichkeiten: Lokalther. (s. o.). **Cave:** Keine Komb. mit UV- / PUVA-Ther., da Risiko für Entstehung kutaner Malignome ↑.
- Sulfasalazin (z. B. Azulfidine®, im OLU): 1 g bis max. 2,5 g / d p. o. über einige Wo.



### Besondere Verlaufsformen und Lokalisationen

- Ther. von Hyperpigmentierungen ▶ 10.4.
- Nagelveränderungen: weitgehend therapieresistent.
  - Irritative Mechanismen meiden (Schreibmaschineschreiben u. Ä.). Nägel kurz halten und mit klarem Nagellack und rückfettenden Handcremes (z. B. Lipoderm®) schützen.
  - Ggf. gleichzeitig bestehende Onychomykose behandeln (▶ 9.4.6).
  - Bei Befall einzelner Nägel Nagelmatrix mit Triamcinolonacetonid-Kristallsuspension unterspritzen (z. B. Volon® A 10 + Scandicain® 1 : 1 mit dem Dermojet) – sehr schmerzhaft, Pat. zuvor darauf hinweisen!
  - Bei Befall mehrerer / aller Nägel initiale Gabe von Prednison 0,5 mg / kg KG / d p. o., Fortsetzung mit einer niedrigen Dosis jeden 2. Tag über 6 Mon. od. Hydroxychloroquin (Quensyl®) 200–400 mg / d p. o.

- Lichen planus genitalis: Betamethasonvalerat 0,1 % in Asche Basis Lotio 2 × / d für 2 Wo., steroidfreie Weiterbehandlung z. B. mit Pimecrolimus 1 %ig (Elidel® Creme) 2 × / d, OLU.
- Lichen planus analis: wie Lichen planus genitalis, zusätzlich Sitzbäder mit Gerbstoffen (z. B. Tannosynt®). Irritative Mechanismen (z. B. übertriebene Analhygiene mit Seifen und Feuchttüchern) meiden.
- Lichen planus mucosae: Wenn orale Form, Mundhygiene ansprechen, symptomatisch, 3 × / d 0,1 %ige Triamcinolonacetonidhaftsalbe (Volon® A Haftsalbe) über mehrere Wo., dann schrittweises Ausschleichen, supportiv Gabe von Doxycylin (▶ 22) 100 mg / d p. o. für 3 Wo., alternativ Minipulsther. mit Betamethason 5 mg p. o. an 2 aufeinanderfolgenden d der Wo. über mehrere Wo., dann schrittweise Reduktion. Wenn vulvovaginal, Minipulsther. (s. o.) u. Calcineurininhibitor Pimecrolimus 1 %ig (Elidel® Creme; besser schleimhautverträglich als Tacrolimus 0,03 %ig [Protopic® 0,03 Salbe]), bei Ther.-Resistenz MTX (▶ 22) 2,5–7,5 mg / Wo. p. o. Alles OLU.
- Lichen planus follicularis capillitii:Ther. oft unbefriedigend. Topisch Mo + Do Clobetasol-17-propionat-Schaum (Clobex Shampoo®), Di + Fr Pimecrolimus-Creme (Elidel®, OLU), PPAR-γ Bildung in Talgdrüsen ↓, im OLU PPAR-γ Agonist, z. B. Pioglitazon (Actos®), Hydroxychloroquin (Quensyl®) 200–400 mg / d p. o. ▶ 15.1.2, Lichen planus mucosae: ▶ 19.3.4. Lichen nitidus ▶ 16.3.

# 15.2 Prurigokrankheiten

Heterogene Gruppe ätiol. ungeklärter, intensiv juckender Hautkrankheiten.

### Einteilung nach der Akuität

- Akute Prurigo (Strophulus infantum)
- Subakute und chron. Prurigo:
  - idiopathisch
  - symptomatisch bei Grunderkr.(in ca. 80 %): Unterscheidung von atopischer Form der Prurigo: atopisches Ekzem (ca. in 50 % der Fälle) und nicht atopische Form: Fokalinfekte, hormonelle Störungen, Stoffwechselerkr. (Diab. mell., Hyperurikämie, Lebererkr.), Nieren-, Blutkrankheiten (Polycythaemia vera), maligne Krankheiten (Lymphome, v. a. Leukämie und M. Hodgkin, selten viszerale Ca).

## 15.2.1 Prurigo simplex subacuta (L28.2)

**Syn.:** Strophulus adultorum, Lichen urticatus.

**Def.:** V. a. bei F jüngeren und mittleren Alters. Schwerste klin. Formen bei Dialysepat. Psychische Faktoren spielen wichtige Rolle („neurotisches" Kratzverhalten).

**Klinik:**

- Primäreffloreszenz ist die sog. Seropapel: urtikarielles Knötchen ≤ 5 mm mit gerötetem Hof; bei akuten HV evtl. mit winzigem zentralem Bläschen.
- Typischer Ablauf: extremer Pruritus → Seropapel wird zerkratzt, bis Blut kommt (Erleichterung) → Erosion oder Kruste.
- Prädilektionsstellen:
  - akute oder frühe subakute Form: Kapillitium, Kopf, Gesicht, Hals und Dekolleté, seltener Schultern und Oberarme
  - chron. Verlaufsformen und noduläre Prurigo: Streckseiten der Extremitäten. Rücken typisch Schmetterlingszeichen

**Diagnostik**

- Anamnese, klin. Bild. Typisches Kratzverhalten des Pat.: kein flächiges Scheuern, sondern gezieltes „Herauslöffeln" der HV. Pat. gibt an, dass Pruritus sofort nach Blutung der HV sistiert.
- Labor: BB, BSG, AST, ALT, γ-GT, Harnsäure, BZ-Tagesprofil, Krea, Krea-Clearance, TU- und Fokussuche (▶ 2.1.1).

> Bei subakuter Prurigo immer nach Haustieren fragen und diese vom Tierarzt sorgfältig auf Parasiten (Räudemilben, Skabiesmilben, Flöhe) untersuchen lassen. Schlafplatz des Haustiers entwesen, auch wenn anscheinend keine Parasiten vorhanden sind.

**DD:**

- Häufig: pruriginöses Ekzem, Skabies, Lichen planus verrucosus, Malassezia-Follikulitis
- Selten: M. Grover, Dermatitis herpetiformis, Pityriasis lichenoides et varioliformis acuta
- Sehr selten: papulonekrotisches Tuberkulid, Syphilis II, Varizellen

**Therapie**

- Symptomatische Formen: Ther. der Grunderkr. (bringt jedoch nicht immer durchgreifende Besserung!).
- Kurzschneiden der Fingernägel.
- Umschriebene verruköse Herde: hochpotentes topisches Steroid 1 × / d bis zur klin. Besserung, max. über 1–2 Wo. (z. B. Clobetasolpropionat-Creme unter Folienokklusion. z. B. Clobegalen®), danach weiter z. B. mit Mometasonfuroat-Creme (Ecural® Fettcreme). Zusätzlich Unterspritzung mit steroidhaltiger Kristallsuspension (z. B. Volon® A 10 verdünnt in Scandicain® 1 : 3) 2 × / Wo. bis zur deutlichen Rückbildung, max. über 10 Wo.
- UVA / UVB (▶ 23.2.1), ggf. in Komb. mit Solebädern; PUVA-Bad-Ther. (▶ 23.4.2), syst. PUVA-Ther. (▶ 23.4.1).
- Anlegen von Zinkleimverbänden zur Verhinderung des Kratzens.
- PPI, z. B. Pantoprazol 2 × 20 mg / d p. o. im OLU.
- Sedierende Antihistaminika wie Promethazin (z. B. Atosil® 25–50 mg / d p. o.). **Cave:** Nicht sedierende Antihistaminika i. d. R. nicht ausreichend wirksam!
- Bei Ther.-Resistenz: Kortikosteroide p. o. (z. B. Prednisolon 1 mg / kg KG / d in absteigender Dosierung über 2–3 Wo.). **Cave:** Nur vorübergehend hilfreich. Sehr gut wirksam: Thalidomid (▶ 22; nur bei schwersten nodulären Prurigoformen anwenden). Zusätzlich Psychother. (▶ 6.4) zur Kontrolle des Kratzverhaltens.

**Progn.:** Oft über J. verlaufend. Wird durch intensive Ther. guter Befund erreicht, kann dieser oft über einen längeren Zeitraum durch Lokalther. gehalten werden. Heilung unter Bildung atropher Narben und Hyperpigmentierungen.

## 15.2.2 Prurigo nodularis Hyde (L28.1)

Seltene chron. Form der Prurigo. V. a. F mittleren Alters. Aufgrund differenzialdiagn. Schwierigkeiten Diagn. und Ther. wie bei Prurigo simplex subacuta (▶ 15.2.1).

**Klinik:**

- Bis zu mehrere cm große Knötchen und Knoten. Extremer Pruritus. Keine Seropapeln nachweisbar (werden wahrscheinlich sofort zerkratzt). Multiple Exkoriationen, Erosionen und Krusten sowie Narben, hyper- und depigmentierte Areale.
- Prädilektionsstellen: fast ausschließlich Unterschenkel (v. a. Streckseiten), selten an Armen oder anderen Körperstellen.

**Diag.**

- Wie Prurigo simplex subacuta (▶ 15.2.1), klin. Bild, Biopsie, HIV-Serologie
- Histologie: Akanthose, (pseudokarzinomatöse) Papillomatose, Hyper- und Parakeratose, lymphozytäres Infiltrat im Str. papillare. Hyperplasie der kutanen Nerven

**DD:** Lichen planus verrucosus, atopisches Ekzem.

**Ther.:** Wie Prurigo simplex subacuta (▶ 15.2.1). Zusätzliche Möglichkeiten:

- Bei Wunsch des Pat. (hoher Leidensdruck, ästhetische Beeinträchtigung): Abtragen der Knoten mit Erbium: YAG- oder $CO_2$-Laser.
- Capsaicin-Creme in aufsteigender Konz. (0,025–0,3 %, NRF 11.125.) 4–6 × / d über Wo. / Mon.
- als Ultima Ratio: Thalidomid (▶ 22) initial 100–400 mg / d p. o., i. d. R. sehr gut wirksam, als Erhaltungsdosis 25–100 mg / d p. o. schwersten nodulären Prurigoformen vorbehalten.

**Progn.:** Chron. Verlauf über viele J.

# 16 Nichtinfektiöse granulomatöse Erkrankungen

*Thomas Dirschka, Claus Oster-Schmidt, Lutz Schmitz*

# 16.1 Sarkoidose (D86.9)

**Syn.:** M. Boeck.

**Def.:** Weltweit vorkommende granulomatöse Systemerkr., die eine T-Zell-vermittelte Immunreaktion vom Th1-Typ darstellt und in allen Organen auftreten kann. Auslösendes Agens unbekannt. Assoz. mit diversen Autoimmunerkr., Lymphomen, SCC. Gewöhnlich sporadisches Auftreten. Prävalenz ca. 50 Fälle/100 000 Einwohner, Nord-Süd-Gefälle. Häufigste Organmanifestationen: intrathorakale LK, Lunge (100 %), Trachea, Bronchien (50 %), Milz, Leber (70 %), Augen (50 %), Speicheldrüsen (30 %), Haut (20–40 %), Herz, Gefäße, Muskulatur, Urogenital-, Skelett- (20 %) und Nervensystem (15 %). F > M. Manifestation meist zwischen 20.–40. LJ. Risikofaktoren: Berufe in metallverarbeitender Industrie, Exposition gegenüber Insektiziden. Gabe von rekombinantem IFNα und IFNβ kann zur Entstehung einer Sarkoidose führen. Bei Krankheitsverdacht vollständige Durchunters.; interdisziplinäre Kooperation.
**Merke:** Hautsarkoidose ohne weiteren Organbefall sehr selten.

## Klinik

### Allgemein

- akute Sarkoidose (D86.8, Löfgren-Sy., 10 % der Fälle): meist AZ ⇊ (Fieber, Abgeschlagenheit, periartikuläre Inflammation bzw. Arthritis der Sprunggelenke), bihiläre LK-Schwellung (gelegentlich parenchymale Infiltrate), Erythema nodosum (L52, ▶ 14.1.2), v. a. bei jungen F, ggf. zusätzlich Iridozyklitis. Gehäuftes Vorkommen im Frühjahr. Spontanheilungsrate 85 %, meistens innerhalb eines ½ J., Übergang in Lungensarkoidose möglich.

Weitere Symptome ▶ Tab. 16.1.

- chron. Sarkoidose: In 70–80 % zunächst asymptomatisch od. unspez. Beschwerden wie Leistungsabfall, Druckgefühl über dem Sternum. Im Thorax-Rö. oder durch Organmanifestationen zufällig erkannt. Oft extrapulmonaler variabler Organbefall.

### Klinik der Hautsarkoidose (D86.3)

Sehr variables klin. Bild („great imitator"): knotig, papulös, ichthyosiform, psoriasiform, lichenoid, erythrodermisch. Nicht geringe Spontanheilungstendenz!

16

**Tab. 16.1 Klinik der Organsarkoidose.**

| Organ | Klinik |
|---|---|
| Lymphknoten (> 90 %) | meist Schwellung der Hilus-LK, nur radiologisch nachweisbar |
| Lunge (> 90 %) | Verminderung des Lungenvolumens mit Dyspnoe, persist. Husten, Fieber |
| Gelenke | arthritische Beschwerden (v. a. oberes Sprunggelenk als 1. Hinweis) |
| Knochen (ca. 1 %) | Ostitis multiplex cystoides Jüngling → zystische Veränderungen der Phalangen |
| Herz (ca. 5 %) | Reizleitungsstörungen (Rhythmusstörungen) |
| Augen (ca. 15–20 %) | Uveitis anterior: Fotophobie, ziliare Injektion → rotes Auge |
| ZNS (ca. 5–10 %) | Encephalitis granulomatosa (Kopfschmerz, Schwindel, neurologische Symptome) |

Kutane Sarkoidose geht in ca. ⅓ der Fälle mit einer pulmonalen einher, umgekehrt Letztere in ca. ¼ der Fälle mit einer kutanen. Diagnose lässt sich nur histologisch sichern. **Cave:** Klinik wird oft verkannt.

HVmanifestieren sich oft an den Akren (Nase, Ohren, Finger).

**Häufigste spezifische Varianten:**

- kleinknotig disseminiert: 2–5 mm große blaurote Knötchen, v. a. im Gesicht, an Extremitäten, seltener am Stamm. Bei langem Bestand Hyperpigmentierung. DD: Lichen planus, Syphilis II, lichenoides Arzneimittelexanthem.
- großknotig: Bis zu einigen cm große harte, blaurote Infiltrate, v. a. im Gesicht (Nase, Wangen, Ohrläppchen), die gelegentlich ulzerieren. Manifestation an der Nase → Lupus pernio (▶ Abb. 16.1), in bis zu ¾ der Fälle pulmonale Beteiligung, F > >M. DD: Rosacea (inkl. granulomatöse Rosacea!), Granuloma anulare, Nekrobiosis lipoidica, Lupus vulgaris, Fremdkörpergranulom.
- subkutan-knotig: Derbe, in der Subkutis tastbare, i. d. R. schmerzlose Knoten an den Extremitäten. Darüber liegende Haut meist normal, selten bläulich gefärbt. DD: subkutanes Granuloma anulare, Rheumaknoten → Histologie.
- Narbensarkoidose: in Narben blau-bräunliche bis blau-rötliche kleine derbe Knötchen (▶ Abb. 16.2). DD: Keloid, Fremdkörpergranulom → Histologie.

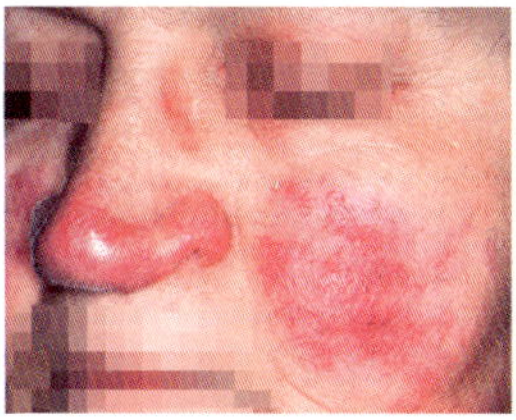

Abb. 16.1 Lupus pernio. [R299]

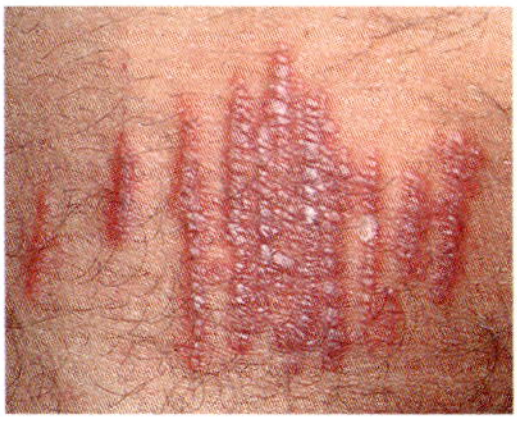

Abb. 16.2 Narbensarkoidose. [R299]

**Seltene Sonderformen:**

- Heerfordt-Sy.: Fiebrige, entzündlich-granulomatöse Erkr. mit Konjunktivitis, Iridozyklitis, bilateraler Parotisschwellung, Tränendrüsenbefall, Befall der mediastinalen LK, u. U. ZNS-Beteiligung (Fazialisparese)
- Mikulicz-Sy.: Parotis- und Tränendrüsenschwellung (auch bei anderen Krankheiten möglich)
- Parinau-Sy.: Konjunktivitis mit papillären Wucherungen, ggf. Tränendrüsenbefall

**Diagn.:** Aufgrund extremer klin. Variabilität oft nur einige HV diagn. wegweisend!

- Inspektion → apfelgeleeartige (gelblich-graue) Färbung unter Glasspateldruck
- Bei Verdacht immer Biopsie, Ausnahme Lupus pernio
- Labor: BSG ↑, $Ca^{2+}$ in Serum und Urin ↑, ACE od. sIL-2R (soluble Interleukin-2-Rezeptor α, sCD25) im Serum ↑, γ-Globuline ↑, Neopterin ↑, HIV-Test (Ausschluss von „sarcoid like lesions")
- Interdisziplinäre Abklärung einer Organsarkoidose
- Histologie: Epitheloidzellige Granulome im Korium in unterschiedlicher Höhe, häufiger horizontal angeordnet, und (seltener) im subkutanen Fettgewebe. Peripher kein oder nur schmaler Lymphozytensaum („nackte" Granulome, charakt., aber nicht spez.). Aufbau aus Epitheloidzellen,

mehrkernigen Riesenzellen, die Asteroidkörperchen und rund-ovale basophile Schaumann-Körper enthalten. Selten zentr. Nekrose (Verkäsung) → Ausschluss Inf., v. a. Tbc. Selten epidermale Veränderungen (Atrophie, Parakeratose, Akanthose, pseudoepitheliomatöse Hyperplasie). Anmerkung: Fremdkörpermaterial lässt sich nicht selten in solchen Granulomen polarisationsmikroskopisch nachweisen, was zur Diagnose Fremdkörperreaktion verleiten kann.

**Ther.:**

- Akute Sarkoidose (Löfgren-Sy.):
  - Ther.-Ind.: AZ ⇊, Erythema nodosum, schwere Arthritis
  - Stat. Aufnahme, Bettruhe; zunächst Versuch mit NSAR wie Diclofenac 2 × 50 mg / d. Eine immunsuppressive Ther. ist nicht sinnvoll.
  - Bei Iridozyklitis ophthalmologisches Konsil wegen Gefahr der Erblindung!
- Kutane Sarkoidose ohne extrakutanen Befall
  - Zunächst Versuch mit lokalen Kortikosteroiden, ggf. unter Okklusion (z. B. Mometasonfuroat-Creme) 1 × / d über 4 Wo. Bei Nichtansprechen:
  - intraläsionale Unterspritzung mit Triamcinolonacetonid (z. B. Volon® A 10 in Scandicain® 1 : 1) alle 4 Wo., mehrfach. **Cave:** Fettgewebsatrophie bei s. c. Injektion. Bei Nichtansprechen:
  - Kryochirurgie (geschlossenes Kontaktverfahren, 2-facher Zyklus, – 180 °C; ▶ 24.5).
- Narbensarkoidose: topisch Kortikosteroid, ggf. unter Okklusion, z. B. Mometasonfuroat-Salbe 2 × / Wo. für bis zu 6 Wo. Bei Nichtansprechen: Exzision der Narbe.
- Großknotige (Lupus pernio) und subkutane Sarkoidose:
  - Hydroxychloroquin (▶ 22) 200–400 mg / d p. o.; ophthalmologisches Konsil vor und während der Ther. alle 6–12 Mon. oder wie extrakutane Sarkoidose (s. u.). Anmerkung: Einsatz auch bei Hypokalzämie und zur Einsparung von Kortikosteroid. Lupus pernio: Farbstofflaser.
- Extrakutane (nur symptomatische Organe!) und kutane Sarkoidose: i. d. R. konsiliarische ambulante Ther. durch den Hautarzt, interdisziplinäre Zusammenarbeit (keine allgemein verbindlichen Angaben zur Dosis und Ther.-Dauer!):
  - Syst. Kortikosteroide wie Prednisolon (▶ 22) 20–40 mg / d p. o. über 6 Mon., dann schrittweises Absetzen über 6 Mon., in lebensbedrohlicher Situation Steroidgabe in einer Dosis von 1 mg / kg KG / d. **Cave:** Eine zu früh einsetzende Kortisonther. erhöht das Rez.-Risiko und verschlechtert den Verlauf. Keine Ther. von Rö.-Befunden!
  - Bei hohen Kortikosteroiddosen zum Einsparen von Kortikosteroid oder bei Ther.-Resistenz (in ca. 10 %) Azathioprin 50–200 mg / d p.o (▶ 22). Mindesttherapiedauer 6 Mon. Anmerkung: Problematisch bei jungen Menschen mit Kinderwunsch → teratogen, KM- und hepatotoxisch.
  - Zum Einsparen von Kortikosteroid und bei Ther.-Resistenz MTX (▶ 22) 15 mg / Wo. s. c. bis zu 6 Mon.
  - Ultima Ratio: Lungentransplantation.
- Kontrollunters.: bei chron. Sarkoidose Lufu, Ergometrie alle 3 Mon., Thorax-Rö 1 × / J.

**Progn.:**

- akute Sarkoidose: hohe Spontanremission innerhalb von 1–2 J.
- chron. Sarkoidose: Spontanremission in Abhängigkeit vom Rö.-Typ: II > 50 %, III > 20 %, IV 0 %. Dauer, Verlauf und Progn. schwer abzuschätzen.

Übergang in Lungenfibrose möglich. Letaler Verlauf in 5–10 %. Chron. HV oft therapieresistent.

- **Merke:** Osteoporoseprophylaxe wegen der Hyperkalzämie nicht durch Ca- und Vit.-D-Substitution. Bisphosphonate sind möglich. UV-Exposition meiden.

# 16.2 Granuloma anulare (L92.0)

**Def.:** Recht häufige benigne T-Zell-vermittelte granulomatöse Krankheit unklarer Ätiopathogenese. Manifestation v. a. im Kindes- und Erwachsenenalter, z. B. nach Inf., Icti, Traumata u. a. Assoziation mit inf. und endokrinologischen Erkr. (z. B. Diab. mell.) sowie Malignomen.

**Klinik:**

- Bis münzgroße Herde mit leicht eingesunkenem Zentrum und papulösem polyzyklischem Randsaum (Anulus). Weißlich glänzender Rand, seltener blaurot bis braunrot und derb. Kein Pruritus.
- Lokalisation: prinzipiell alle Körperregionen, beim klassischen Granuloma anulare v. a. Hand- und Fußrücken (▶ Abb. 16.3).

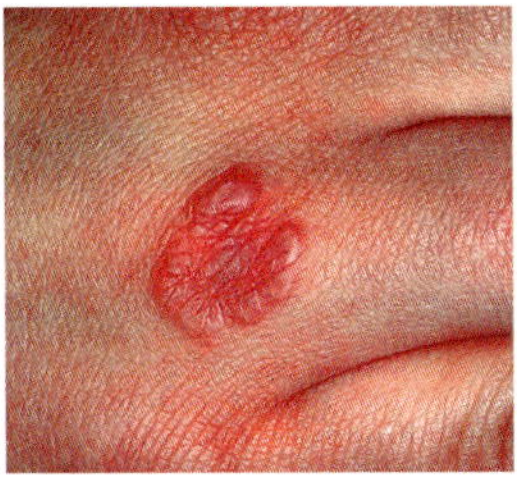

Abb. 16.3 Granuloma anulare. [R299]

### Sonderformen

- Granuloma anulare (GA) perforans: Sehr seltene lokalisierte Form von multiplen kleinen GA, v. a. an Streckseiten der Extremitäten; Ausbildung zentraler Nekrosen und Ulzeration unter gelegentlicher Entleerung glasiger Flüssigkeit. Meist narbige Abeilung. DD: Elastosis perforans serpiginosa (Nacken, Schulter).
- GA disseminatum: Disseminierter Befall an Stamm und Extremitäten, in bis zu 20 % gleichzeitig bestehender oder sich entwickelnder Diab. mell. Chron. persistierender Verlauf über ≥10 J. häufig. Meistens höheres Lebensalter, schlechtes Ther.-Ansprechen, DD: Lichen planus exanthematicus (Histologie).
- GA subcutaneum: selten, palmoplantar, verschiebliche, hautfarbene oder rötlich-livide, derbe, schmerzlose Knoten, v. a. Kleinkdr. Bis zu 50 % gleichzeitig bestehende typische HV. Chron. persistierender Verlauf bis zu 15 J. DD: Rheumaknoten (Histologie), subkutan knotige Sarkoidose (Histologie), Fremdkörpergranulom (Histologie), Epithelioma calcificans Malherbe (Histologie).
- GA actinicum: lichtprovozierte Form in aktinisch belasteten Arealen, v. a. Gesicht.

**Diagn.:**

- Klinik bei der lokalisierten Form meist eindeutig. In allen anderen Fällen Biopsie: Entnahme schließt anulären Rand und Zentrum der HV ein. Anmerkung: Biopsie → Abheilen der Läsion möglich!
- Histologie: Pallisadenförmige Granulome um zentral gelegenes Muzinmaterial im Korium, Rand aus Lymphos, Histiozyten (CD68 pos. Makrophagen) und ggf. Riesenzellen, zentral Nekrobiosezone.

**DD:** Typisches GA: Nekrobiosis lipoidica, kutane Sarkoidose, CDLE, Erythema elevatum diutinum, Tinea u. a.

**Therapie:**

> Ther. v. a. bei Kdr. zurückhaltend. Ausnahme: Sehr ausgedehnter, länger als 1 J. bestehender Befund.

- Lokalisierte Form:
  - Reizther. mit Heftpflasterverband für einige Wo.
  - Bei Ther.-Resistenz Okklusivverband mit Steroidexternum, z. B. Mometasonfuroat-Salbe unter Folienokklusion über Nacht 2x / Wo. für 4–6 Wo. Bei GA perforans im OLU Calcineurininhibitor Tacrolimus (Protopic® 0,1 % Salbe) über 6 Wo.
  - Alternativ Unterspritzung mit kristalloiden Steroidsuspensionen, z. B. Volon® A 10 in Scandicain® 1 : 1, 1 × / Mon., mehrfach (0,1–0,3 ml pro Herd ins obere Korium injizieren) → bei Kdr. nur bei ausgedehnten, über 1 J. spontan nicht abgeheilten Läsionen. **Cave:** Fettgewebsatrophie bei s. c.-Injektion.
  - Alternativ Kryochirurgie (offenes Sprayverfahren, ▶ 24.5): jede Läsion 10–60 s, falls erforderlich Wdh. nach 3–4 Wo.
- disseminierte Formen: UVB311 nm-, UVA1-Bestrahlungen, Isotretinoin 0,5 mg / kg KG / d p. o. im OLU über 8–12 Wo., evtl. niedrigdosierte Erhaltungsther. für weitere 4–8 Wo.
- Granuloma anulare actinicum: Lichtschutz (z. B. Eryfotona®), Unterspritzung mit kristalloider Steroidsuspension (s. o.).

**Progn.:**
- lokalisierte Form: Spontanheilung in ca. 50 % innerhalb von 2 J., häufig Rez., Besserung während der Wintermon.
- GA subcutaneum: oft Spontanheilung, häufig Rez.
- GA disseminatum: selten Spontanheilung, häufig Rez., Besserung während der Wintermon.

## 16.3 Lichen nitidus (L44.1)

**Def.:** Seltene, harmlose, kleinpapulöse, chron. Hautkrankheit unklarer Ursache; in allen Lebensaltern bei beiden Geschlechtern.

**Klinik:**
- Bis stecknadelkopfgroße, gewöhnlich diskrete, selten gruppierte monomorphe Papeln mit perlmuttartigem Glanz, selten ausgedehnt bis generalisiert. **Kein** Pruritus.
- Lokalisation: Penis, Unterarme, Handgelenke, selten Stamm.



**Diagn.:**
- Klin. Bild, Biopsie (Histologie charakteristisch)
- Histologie: Granulome an der Epidermis-Korium-Grenze (Papillenspitzen), z. T. von Epithellippen eingefasst („ball in claw"). Granulome aus Epitheloidzellen, Histiozyten, Plasmazellen, oft Riesenzellen vom Langhans-Typ. Ggf. fokale vakuoläre Alteration der Junktionszone.

**DD:** Lichen planus (entzündliche Komponente, Pruritus!), Lichen amyloidosus (Pruritus!), Verrucae planae juveniles (pos. Köbner-Phänomen), Keratosis follicularis (andere Prädilektionsstellen).

**Ther.:** Nicht erforderlich, Pat. über Harmlosigkeit aufklären. Bei Ther.-Wunsch:

- Penis: Calcineurininhibitor, z. B. Tacrolimus 0,1 % (Protopic®) 2x / d über 4 Wo.
- andere Lokalisationen: Potente Steroidcreme, z. B. Mometasonfuorat-Creme 2 × / d über 4 Wo.
- disseminierter Befall: UVB 311 nm über einige Wo.

**Progn.:** Oft Spontanremission nach mehrjährigem Verlauf.

# 16.4 Granuloma faciale (L92.2)

**Def.:** Sehr seltene, benigne, extrem chron. Hautkrankheit unklarer Ursache. V. a. im Gesicht lokalisiert. Erythema elevatum diutinum als extrafaziale Variante.

**Klinik:**
- Initial rötliche, polyzyklische Maculae. Später Übergang in braunrote Plaques mit „Peau-d'orange"-Oberfl. (charakteristisch) wegen erweiterter Follikelostien. Seltener Knotenbildung.
- Parästhesien, Brennen und Pruritus.
- Lokalisation: Schläfe, Wange, Nase, Kinn, Ohrläppchen.

**Diagn.:**
- Klin. Bild, Glasspateldruck → gelb-bräunliches Eigeninfiltrat, Biopsie.
- Histologie:
  - frühe Läsion: Endothelschwellung und Leukozytendiapedese, neutrophile Granulos dominant, fokal Kernstaub (wie bei leukozytoklastischer Vaskulitis).
  - späte Läsion: Massive Ansammlung von Eosinophilen (diagn. wegweisend) in der Dermis, darüber hinaus von Histiozyten, Plasmazellen, Lymphos. Aussparung des Str. papillare und der Region um die Adnexe. Zunehmende Fibrose, selten granulomartiger Aspekt (Fehlen einer zentralen Nekrobiose u. von mehrkernigen Riesenzellen!).

**DD:** Sarkoidose (Histologie), Tuberculosis cutis luposa (Anamnese, selten Kopf, Histologie, IGRA), Borrelienlymphozytom (meistens solitär, Farbe braun, Histologie, Serologie), CDLE (Histologie, IF).

**Ther.:**
- Extrem therapierefraktär. Ther. nur auf Wunsch des Pat. Wenn möglich, Exzision in toto.
- ausgedehnte Herde: Unterspritzung mit kristalloiden Steroidsuspensionen, z. B. Volon® A 10 in Scandicain® 1:3, 1 × / Wo. über 4–6 Wo. (0,3–0,8 ml als kleine intradermale Quaddel injizieren). **Cave:** Fettgewebsatrophie bei s. c. Injektion → meist inkomplette Rückbildung der Herde.
- Bei ausgedehntem Befund Bestrahlung mit schnellen Elektronen.

**Progn.:** Meist Persistenz über J. und oft nur inkomplette Rückbildung unter Ther.

# 16.5 Necrobiosis lipoidica (NL; L92.1)

**Def.:** Seltene zirkumskripte granulomatöse Hautkrankheit unklarer Ätiopathogenese, mittleres Lebensalter, M < F. Komorbidität (in absteigender Häufigkeit): Diab. mell., Hypertonie, Adipositas, chron. Herzinsuffizienz, Dyslipidämie, Schilddrüsenerkr.

**Klinik:**

- Initial kleine Maculae oder Papeln (nicht selten multipel) → rot-braune Plaques → polyzyklische Plaques mit bräunlichem Randsaum und gelb-bräunlichem, sklerotischem, oft glänzendem Zentrum mit Teleangiektasien. Häufig zentraler Haarverlust. Evtl. Konfluenz.
- In 30 % schmerzhafte Ulzeration des Zentrums mit schlechter Heilungstendenz nach Minimaltrauma.
- Lokalisation: In 85 % prätibial, Fußrücken oder Knöchel; oft symmetrisch (▶ Abb. 16.4). Oberschenkel, Arme, Rumpf und behaarter Kopf in 15 %.
- **Sonderform:** Granulomatosis disciformis chronica et progressiva. Granulome ohne Nekrobiosezone, kaum Lipidablagerungen, keine Assoziation mit Diab. mell.; Klinik, Verlauf und Ther. wie Necrobiosis lipoidica.

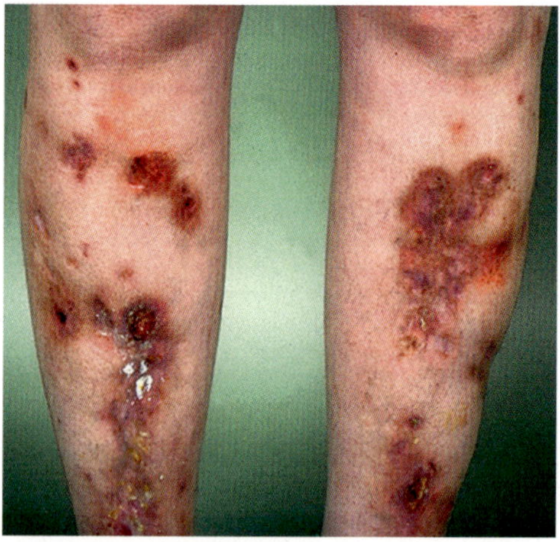

Abb. 16.4 Necrobiosis lipoidica. [R299]



**Diagn.:**

- Bei typischer Morphe Blickdiagnose, Messerbiopsie in unklaren Fällen (über Verdachts- und DD sollte der Histologe informiert werden!), Glasspateldruck → gelbliche Eigenfarbe, BZ (wenn ↑, Vorstellung beim Diabetologen, auch wenn normal → Abklärung latenter Diab. mell.), RR.
- bei Ulzeration: MRT, evtl. plus Messerbiopsie z. A. Osteomyelitis.
- Histologie: Zentrale Nekrosezone mit randständigen Granulomen aus Lymphos, Histiozyten, Epitheloidzellen, Plasmazellen, Fremdkörperriesenzellen und Schaumzellen mit peripherer Fibrosezone im mittleren und unteren Korium. Verdickung und Verschluss von Kapillaren. Anzahl intradermal gelegener Nerven ↓. Muzinfärbung neg.

**DD:** Granuloma anulare disseminatum, kutane Sarkoidose, zirkumskripte Sklerodermie, nekrobiotisches Xanthogranulom (sehr ähnliche Klinik und Histologie, zusätzlich Paraproteinämie), bei Diab. mell. zusätzlich Dermopathia diabetica (multiple rundliche Herde), Lipodermatosklerose.

**Ther.:**

- Keine zugelassene Ther. Häufig unbefriedigend. Kosmetisches Resultat schlecht → psychische Belastung.
- Kleine Läsionen: möglichst Exzision.
- Größere Läsionen:
  - allg. Maßnahmen: Ther. einer ggf. vorhandenen Grunderkr., Kompressionsther. bei Unterschenkelbefall, Schutz vor Verletzung (zusätzliche Abpolsterung). Nikotinverbot.
  - Ther. der 1. Wahl von frühen Läsionen und aktiven Randzonen atropher Herde: topische Steroide unter Okklusion (z. B. Mometasonfuroat-Creme 1 ×/d), auch intraläsional (z. B. Volon® A 10 in Scandicain® 1 : 1, 1 ×/Mon.), streng intradermale Quaddel. **Cave:** Fettgewebsatrophie bei s. c. Injektion.
  - bei Ulzeration: Tacrolimus 0,1 % (Protopic®) 2x/d über 4 Wo. (OLU), Abdeckung mit einer Kompresse. Bei Therapieresistenz Ciclosporin 2,5 mg/kg KG/d p. o. plus Wundbehandlung mit Feuchtverbänden unter Beibehaltung der Grundther.

**Progn.:** Oft chron. Verlauf. Selten (< 20 %) Spontanheilung und sehr selten Entstehung von kutanen SCC. Merke: optimale BZ-Einstellung führt zu keiner Besserung des Hautbefundes.

## 16.6 Melkersson-Rosenthal-Syndrom (G51.2)

**Def.:** Seltene granulomatöse Erkr. unklarer Genese mit der Trias Cheilitis granulomatosa, Fazialisparese und Lingua plicata. V. a. junge Erw. chron. rez. Verlauf über J. bis Dekaden, Assoziation mit M. Crohn.

**Klinik:** Vollbild nur selten ausgeprägt!

- Nicht schmerzhafte Gesichtsschwellung durch granulomatöse Entzündung in verschiedenen Schleimhautarealen oder Drüsen (Lippen, Zunge, Wangen, Augenlider, Stirn, Gaumen, Gingiva, Speicheldrüsen), typische episodenhafte Schwellungen von wenigen h bis d; oft Erstsymptom, später evtl. persistierend; ▶ Abb. 16.5.
- Meist unilaterale rez. Fazialisparese vom **peripheren** Typ. Seltener sind andere Hirnnerven betroffen. Nahrungsaufnahme bei schwerer Nervenbeteiligung behindert.
- Lingua plicata (Faltenzunge).
- Minorsymptome: z. B. Parästhesien im Kopfbereich, migräneartige Kopfschmerzen, Pruritus, Störungen der Tränensekretion, Geschmacksstörungen, M. Crohn, Übelkeit, Hitzegefühl u. a.

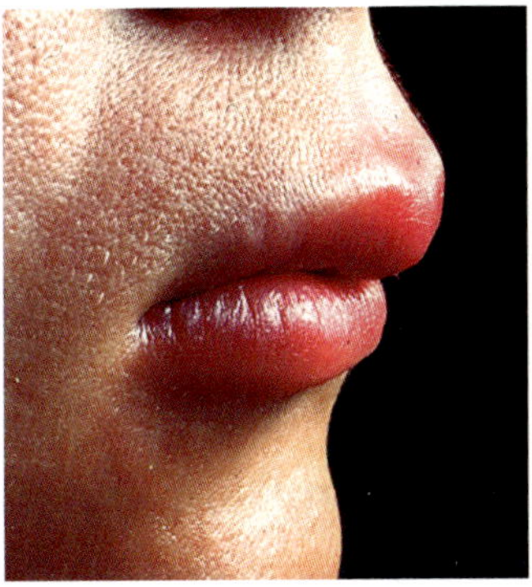

Abb. 16.5 Melkersson-Rosenthal-Syndrom. [R299]

**Diagn.:**

- Bei Erstdiagn. stat. Aufnahme zur Abklärung. Inspektion, tiefe Biopsie (**cave:** Typische histologische Veränderungen werden nicht immer „getroffen"), Fokussuche (▶ 2.1.1).

- Histologie: schweres Ödem im Korium (z. T. bis auf die Muskulatur reichend), diffuse lymphoplasmazelluläre Infiltration, fokal Granulome vom Sarkoidosetyp (nur selten nachweisbar).

**DD der Makrocheilie:** Rez. Quincke-Ödem, hereditäres Angioödem, rez. Erysipel, rez. Herpes simplex, M. Crohn.

**Ther.:** Keine Standardther., oft frustran. Versuche mit:
- Unterspritzung mit Triamcinolon (z. B. Volon® A 10 in Scandicain® 1 : 1), alle 4 Wo. Quaddel im Bereich der Lippenschwellung setzen. **Cave:** Gewebsatrophie.
- Syst. Kortikosteroide wie Prednison, Beginn mit 40–60 mg / d p. o. über 3 Wo., allmähliche Dosisreduktion, Erhaltungsdosis 5–10 mg / d p. o., jedoch keine Langzeitther.
- Bei Ther.-Resistenz Clofazimin (Lamprene®, über Victoria Pharmacy Zürich beziehen, +41 43 344 60 60; ▶ 22) 100(– 200) mg / d p. o., initial tgl., dann 3x / Wo. über ½ J (OLU)
- Lippenreduktionsplastik im schubfreien Intervall in Kombination mit Kortisonunterspritzung.

## 16.7 Noduli rheumatosi (M06.3)

Chron. Verlauf. Oft assoziiert mit schwerer primärer chron. Polyarthritis.

**Syn.:** Rheumatismus nodosus.

**Klinik:** Meist schmerzlose, tiefe (subkutane), bis erbsgroße hautfarbene Knoten; Lokalisation: V. a. am Ellenbogen, am ulnaren Unterarm, an den Fingerstreckseiten. **Cave:** Perforation.

**Diagn.:** Klin. Bild mit schwerer Polyarthritis. Labor: RF pos., ggf. ANA pos.

**DD:** Juxtaartikuläre Knoten, Heberden-Knoten, Gelenk-Xanthome, Gichttophi.

**Ther.:**
- Ther. der Grunderkr.
- Injektionen mit kristalloiden Steroidsuspensionen, z. B. Volon® A 10 in Scandicain® 1 : 3, 1 × / Wo. über 4–6 Wo.: Kleine Depots in die Knoten setzen.
- Bei solitären Knoten in „günstiger“ Lage: Exzisionsversuch.
- Bei Perforation: Mit Hydrokolloidverband abkleben (z. B. Varihesive® extradünn), über mehrere d belassen, bis zur Heilung wdh.



## 16.8 Fremdkörpergranulom (L92.3)

**Def.:** Nach Einschluss schwer resorbierbarer Fremdkörper entstandenes, resorptives Granulom. Entwicklung über mehrere Wo.

**Ätiol.:**
- traumatisch: Fadengranulom bei Verbleib nicht resorbierbaren Nahtmaterials, Silikate (z. B. Sturz auf sandige Fläche), Stacheln (z. B. Kakteen, Seeigel), Tätowierfarbstoffe, Haare („Friseurgranulom“).
- körpereigene Substanzen: Gichttophi, nekrotisches Fettgewebe (lipophages Granulom), z. B. nach Erythema nodosum.

**!** Die Injektion von nicht resorbierbaren Fillern (z. B. Silikon) kann ebenso wie Tätowierfarbstoffe zu flächenhaften, therapieresistenten chron. Granulomen mit kosmetischer Entstellung führen!

**Klinik:** Unterschiedlich große rötlich-braune, meist derbe Knoten, druckdolent. Oft an Plantae.

**Diagn.:**

- Anamnese (Fremdkörper?), klin. Bild, ggf. Biopsie.
- Histologie: zellreiches Granulom mit Riesenzellen vom Fremdkörpertyp (ungeordnete Riesenzellen), umgebende Fibrosierung.

Fremdkörper können oft polarisationsmikroskopisch nachgewiesen werden.

**Ther.:** Exzision. Bei flächigen Granulomen (nach Tätowierungen, kosmetischer Silikoninjektion) Exzision meist nicht vollständig möglich, Ther.-Versuch mit Unterspritzung kristalloider Steroidsuspensionen, z. B. Volon® A 10 in Scandicain® 1:3, 1 ×/Wo. über mind. 4–6 Wo. → meist unbefriedigende Ergebnisse, worüber der Pat. aufzuklären ist.

# 17 Genodermatosen, Bindegewebskrankheiten, Keratosen

*Claus Oster-Schmidt, Conrad Falkenberg, Thomas Dirschka*

# 17.1 Neurokutane Syndrome

**Syn.:** Phakomatosen.

**Def.:** Gruppe von Fehlbildungssy. mit kutanen, neurologischen und oft okulären Symptomen.
Wichtige Internetadressen: https://www.ncbi.nlm.nih.gov/omim, http://compbio.charite.de/phenomizer.

## 17.1.1 Neurofibromatosen

### Neurofibromatose Typ 1 (Q85.0)

**Syn.:** M. von Recklinghausen, NF-1, Neurofibromatose vom peripheren Typ.

**Def.:** AD, Penetranz, fast 100 % im Alter von 8 J., variable inter-/intrafamiliäre Expressivität. Neumutationen in ca. 50 %. Häufigkeit: ca. 1:2000 Neugeborene. Defekt des NF-1-Gens auf Chromosom 17q11.2 (Genprodukt: Neurofibromin).

**Klinik:**
- Haut:
  - Café-au-lait-Flecken, oft kongenital, selten nach 2. LJ. (≥ 2,5 cm groß), bei Erw. (≥ 10 cm groß) zu >90 % vorhanden.
  - Gesprenkelte Hyperpigmentierungen der Axillen und Leisten ab Pubertät, bei Erw. zu > 80 %.
  - Teils unzählige, mit dem Alter zunehmende Neurofibrome (nahezu 100 %). Typisch: sog. Klingelknopfphänomen → Knötchen lassen sich auf Druck in die Haut zurückschieben.
  - Seltener plexiforme Neurofibrome (diffuse subkutane TU, die mit einer vermehrten, lappenartigen Hautfältelung einhergehen, ▶ Abb. 17.1), Pruritus in ca. 25 %.

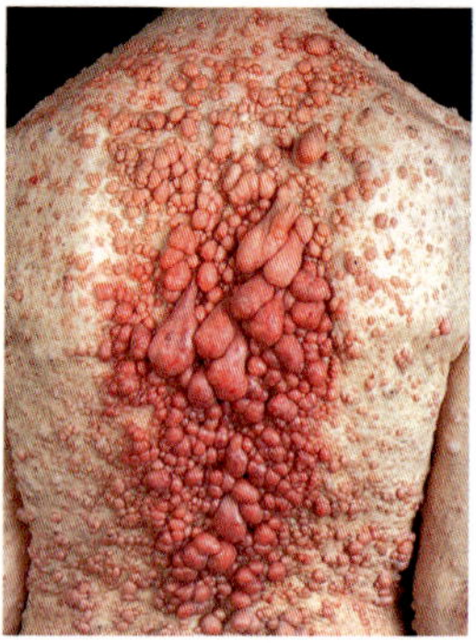

Abb. 17.1 Neurofibromatosis generalisata. [R299]

- Weitere Organmanifestationen:
  - ZNS: Optikusgliom (ca. 15 %), Meningeome, Astrozytome. Lernbehinderungen (bis zu 80 %), seltener geistige Retardierung. Epilepsien in ca. 5 % der Fälle.
  - Auge: Lisch-Knötchen (asymptomatische bräunliche Iris-Hamartome, ab 17. LJ. bei 90 %), Anzahl korreliert nicht mit Schwere der Krankheit.
  - Skelettanomalien: Skoliose (ca. 10–20 %), Tibiapseudarthrose, Keilbeinflügeldysplasie.
  - Endokrine Störungen: selten Phäochromozytom oder Hypophysen-TU.
  - Maligne TU: erhöhtes Risiko der Entwicklung einer chron.-myeloischen Leukämie. In ca. 10 % können sich während des Lebens v. a. an den Beinen maligne periphere Nervenscheiden-TU aus präexistenten

  - plexiformen oder subkutanen Neurofibromen entwickeln → Haupttodesursache.
  - Darm: GIST-Tumore (ca. 5 %), v. a. im Dünndarm, klinisch inapparent, selten maligne Transformation
- Teils schwere psychosoziale Beeinträchtigung.
- Schmerzen durch Druck auf Nerven durch Neurofibrome.
- Lebensbedrohliche intrakranielle Raumforderungen, Entwicklung maligner TU oder vaskuläre KO (sek. Hypertonus durch Nierenarterienstenose und durch Phäochromozytom).

**Diagn.:** Klinik, wobei ≥ 2 der diagn. Kriterien der NF-1 vorliegen müssen.

**Diagnostische Kriterien der NF-1:**
- ≥ 6 Café-au-lait-Flecken mit Durchmesser > 5 mm (präpubertär) bzw. > 15 mm (ab Pubertät)
- ≥ 2 Neurofibrome oder 1 plexiformes Neurofibrom
- > 2 gesprenkelte axilläre oder inguinale Hyperpigmentierungen (freckling)
- 1 Optikusgliom
- ≥ 2 Lisch-Knötchen (Irishamartome)
- umschriebene Knochenveränderung (z. B. Keilbeinflügeldysplasie)
- 1 Verwandter 1. Grades mit NF-1.

Pränatale und Präimplantationsdiagn. möglich.

**DD:** Familiäre Café-au-lait-Flecken, andere Sy. wie LEOPARD-Sy., Watson-Sy., McCune-Albright-Sy., Proteus-Sy., Legius-Sy.

**Ther.:**
- Keine Kausalther. möglich. MEK1/2-Inhibitor in klin. Studien. Genetische Beratung.
- Regelmäßige interdisziplinäre Kontrollen.
- Exzision schmerzhafter und störender TU.

**Progn.:** Abhängig von Ausprägung und Verlauf. Größenzunahme von nodulären/plexiformen NF oder Auftreten von Schmerzen → V. a. malignen Nervenscheiden-TU. Vorkommen multipler nodulärer NF korreliert mit der internen TU-Masse und mit der malignen Transformation.

## Neurofibromatose Typ 2 (Q85.0)

**Syn.:** NF-2, Neurofibromatose vom zentralen Typ.

**Def.:** AD, Penetranz 100 % im Alter von 30 J., variable Expressivität. In 50 % sporadisch. Häufigkeit: 1 : 40 000. Mutation im Gen für Neurofibromin II/Merlin (Genlocus auf Chromosom 22q12.2).

**Klinik:**
- Bilaterale vestibuläre Schwannome („Akustikusneurinome")
- Inkonstantes Vorkommen von HV mit diskreter Ausprägung (wenige Café-au-lait-Flecken, häufig Schwannome, selten Neurofibrome)
- Juvenile Katarakt (50–85 %).

**Diagn.:** Klinik, CT, MRT.

**Diagnostische Kriterien der NF-2:**
- Nachweis von bilateralen Vestibularisschwannomen („Akustikusneurinomen").
- 1 Verwandter 1. Grades mit NF-2 und einem unilateralen Vestibularisschwannom oder 2 der folgenden Veränderungen: Neurofibrome, Meningeome, Gliome, Schwannome anderer Lokalisation, Katarakt.

**DD:** NF-1, Schwannomatose.

**Ther.:** Frühzeitige Diagnose ermöglicht die operative Ther. oder stereotaktische Bestrahlung der Vestibularisschwannome.

**Progn.:** Hör- und Sehverlust bei später Diagnosestellung häufig.

## Tuberöse Sklerose (Q85.1)

**Syn.:** Tuberöse Hirnsklerose, M. Bourneville-Pringle, tuberous sclerosis complex (TSC).

**Def.:** AD, hohe Penetranz, in 80–85 % Mutationen in einem von zwei Tumorsuppressorgenen. Ihre Genprodukte Hamartin (TSC1, Genlokus 9q34) und Tuberin (TSC2, Genlokus 16p13.3) bilden den mTOR-Komplex 1. Häufigkeit: 1 : 6000 Geburten. In D ca. 8000 Erkrankte. www.tsdev.org.

**Klinik:** Große phänotypische Variabilität. Trias (▶ Tab. 17.1).
Modifizierte Gomez-Kriterien zur Diagn. eines TSC: https://www.sciencedirect.com/science/article/pii/S0887899413004906#bib2

**Tab. 17.1 Klinische Trias der tuberösen Sklerose.**

| | Häufigkeit | Auftreten/Bemerkungen |
|---|---|---|
| **Epilepsie** (meistens als BNS-Epilepsie) | ca. 60 % | im 1. LJ./Auslöser Hirn-TU |
| **Mentale Retardierung** | > 50 % | |
| **Hautveränderung** | | |
| ≥ 3 hypopigmentierte Maculae mit Durchmesser ≥ 5 mm (Eschenlaub-Flecken) | > 90 % | oft kongenital/stammbetont, Sichtbarmachung auf heller Haut mittels Wood-Licht, nicht spezifisch für TSC |
| ≥ 3 zentrofaziale Angiofibrome (Adenomata sebacea) | ca. 85 % bei Erw. | meistens im Alter von 5–7 J./kalottenförmige, stecknadelkopfgroße, rötlich-gelbe TU, Zunahme in Zahl und Größe in Pubertät, dann konstant, pathognomonisch für TSC |
| ≥ 2 peri-/subunguale Angiofibrome (Koenen-TU) | ca. 20–50 % bei Erw. | ab Pubertät/pathognomonisch für TSC |
| Frontale fibröse Plaque/lumbale Chagrinhaut | 20–80 % | ab 2. Lebensdekade |
| grob texturierte Plaques (pflastersteinartig), hautfarben bis gelb-bräunlich (Shagreen-Flecken) | k. A. | meist ab 5. LJ., stammbetont (v. a. Lendenregion), fokale Kollagenansammlung |

**Diagn.:** Schädel-MRT, thorakales CT, Herz-, Nieren-, Leber-Sono.

**DD:** Isolierte faziale Angiofibrome oder bei MEN-1.

**Ther.:**

- Dermatologe mit Lotsenfunktion. Interdisziplinäre Betreuung nach auftretenden Symptomen.
- faziale Angiofibrome: $CO_2$-Laser, Dermabrasion (▶ 24.10.3), nicht komplikationsfrei. Versuch mit dem mTOR-Inhibitor Sirolimus 0,4 % in Vas. alb. 1× tgl., 3 d die Wo. über Mon. im OLU, auch im Kindesalter einsetzbar. Koenen-TU (▶ Abb. 17.2): Exzision.

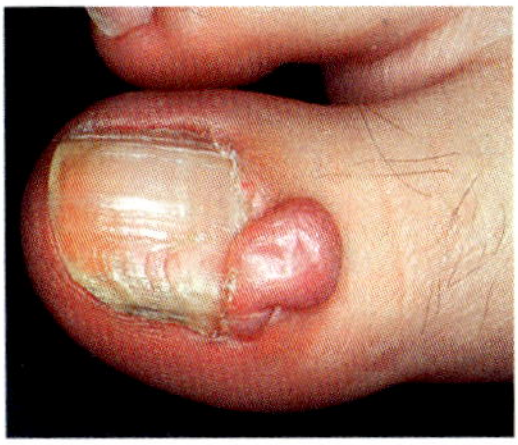

Abb. 17.2 Koenen-Tumor. [R299]

**Progn.:** Abhängig von der Ausprägung. Progredienter Verlauf, KO durch Organbeteiligung.

## 17.1.2 Seltene Angiodysplasiesyndrome

▶ Tab. 17.2

Vaskuläre Malformationen vom Typ „slow flow“: kapillar (CM), lymphatisch (LM), venös (VM).

Vaskuläre Malformationen vom Typ „fast flow“: arteriell (AM), arteriovenös (AVM), arteriovenöse Fisteln (AVF).

**Tab. 17.2 Übersicht von Angiodysplasiesyndromen (Auswahl).**

| Regional begrenzte Syndrome | N. flammeus lat. | Ipsilaterale Weichteil- u. Knochenhypertrophie | Atypische „Varizen“ | AV-Fisteln | Lymphödem | Anmerkungen |
|---|---|---|---|---|---|---|
| Klippel-Trenaunay (Q87.2) | + | +, meist dysproportioniert | + | (-/+ ) | + | Extremitäten–Stamm: CLVM, keine oder hämodynamisch irrelevante AVF |
| F. P. Weber (Q87.2) | + | +, proportioniert | + | + | + | Extremitäten: CLVM mit hämodynamisch relevanten AVF |
| Sturge-Weber, Angiomatosis encephalotrigeminalis (Q85.8) | + | - | - | + | - | faziale CM, intrakranielle CM, VM, AVM, Glaukom, intrazerebrale AVF |

## Sturge-Weber-Syndrom (SWS; Q85.8)

**Syn.:** Angiomatosis encephalotrigeminalis/encephalofacialis, „Slow-flow"-Malformation.

**Def.:** Kongenitale Angiodysplasie im Versorgungsgebiet des N. trigeminus (N. V), des Gehirns und der Chorioidea durch somatische Mosaikmutation.

**Klinik:**

- Faziales Angiom (port-wine stain, PWS) im Versorgungsgebiet des 1. Trigeminusastes (V1), seltener unter Einbeziehung der Mundschleimhaut. Wahrscheinlichkeit für das Sy. 50 % bei unilateralem, fast 100 % bei bilateralem Befall. Meistens bei Geburt vorhanden. Keine Regression.
- Ipsilaterale leptomeningeale Angiomatose und Glaukom (> 50 % auf der Seite des SWS, v. a. wenn bei einem PWS des Oberlids).
- Vollbild des Sy. mit ZNS-Beteiligung: epileptische Anfälle generalisiert oder fokal, meistens kontralateral zum PWS (> 50 % der Pat., Auftreten häufig im 1. LJ.), Oligophrenie (> 50 % der Pat.), Hemiplegie (ca. 30 % der Pat.) oder psychische Auffälligkeiten.

**Diagn.:** Klinik, sofortige ophthalmologische und neurologische Vorstellung (Notfall).

**Ther.:**

- Ther. des PWS mit pulsed sequential dual wavelength 595 nm und 1064 nm Laser, Kombination aus PDL (pulse dye laser) und Nd:YAG-Laser, Alter < 7 J. in i. v.-Anästhesie, ohne Anästhesie ab Alter von 7 J. Post-Op für 3 d lokal Momethasonfuoratcreme, anschließend UV-Schutz-Creme (SPF 50 + ) für 1 Mon. Wdh. nach wenigen Wo. bis Mon.
- Ophthalmologische und neurologische Behandlung.

## Klippel-Trenaunay- und F. P.-Weber-Syndrom (Q87.2)

**Def.:** KT-Sy.: komplex-kombinierte Gefäßmalformation mit kapillär-venöser oder kapillär-venös-lymphatischer Komponente in Kombination mit einer Gewebs- und Knochenhypertrophie der betroffenen Extremität, Typ „slow-flow". PW-Sy.: Hypertrophie meistens der unteren Extremität auf Grund arteriovenöser Malformation, Typ „fast-flow".

**Diagn.:** Klinik, Fotodokumentation, Längen- (Beckenschiefstand) und Umfangsvergleich der Extremitäten, Duplexsono, radiologische Abklärung. Abgrenzung der beiden Sy. durch MRT-Angiografie.

**KO:** Ulzerationen der betroffenen Extremität, rektale Blutungen bei kolorektaler Beteiligung, pulmonale arterielle Hypertension durch hämodynamisch relevante Anomalien der kleinen Gefäße.

**Ther.:**

- Laserther. des N. flammeus (▶ 24.10)
- Kompressionsther. bei Lymphödemen (▶ 21.4)
- Schaumsklerosierung oder OP der „Varizen" (▶ 21.2.1)
- Bei extrakutanen Gefäßanomalien Mikroembolisation und/oder gefäßchirurgische Ther.
- Chirurgische oder orthopädische Korrektur der Extremitätenlängendifferenz.

**Progn.:** Günstig beim Klippel-Trenaunay-Sy., da nach Abschluss des Längenwachstums weitgehend stationär. Zweifelhaft/unklar beim F. P.Weber-Sy. (kardiale Belastung!), Tendenz zur Aggravation.

# 17.2 Xeroderma pigmentosum (Q82.1)

**Häufigkeit/Vorkommen:** Sehr selten, M = F, alle Ethnien.

**Gen. Merkmale/Auswirkungen:** AR, 8 genetische Subtypen, sog. Komplementationsgruppen (XP-A bis G, XP-V, in der BRD XP-C, D, E und V am häufigsten), jeweils auf unterschiedlichen Chromosomen, Penetranz 100 %, Störungen der DNA-Reparatur.

**Klinik:** **Stadienhafter Verlauf:** bei Geburt Kind normal, Erstsymptome durch erhöhte Lichtempfindlichkeit → Erythema solare, Fotophobie, Konjunktivitis, vorzeitiges Auftreten chron. Lichtschäden im 1. Lebensjahrzehnt: Lentigines, Atrophien, Teleangiektasien, Xerosis cutis, präinvasive und invasive kutane TU (10.000-fach ↑ Risiko für NMSC, 2000fach ↑ für MM). 50-fach ↑ Risiko für primäre ZNS-TU, Risiko für interne TU ↑. Mikrozephalie (vogelähnliches Gesicht). In 25 % neurodegenerative Störungen → Verlust der tiefen Sehnenreflexe, Hörminderung.

**Diagn.:** Messung der Exzisionsreparatur, z. B. an Lymphos, Gentest zur Bestimmung der Komplementationsgruppe.

**DD:** Poikilodermien, Cockayne-, Bloom-, LEOPARD-Sy., Trichothiodystrophie, Porphyrien, nävoides BCC-Sy.

**Prophylaxe/Ther.:** Rauchverbot, lebenslanger UV-Schutz (Externum mit hohem LSF, Textilien mit integriertem UV-Schutz, Sonnenbrille, Meiden bestimmter Leuchtmittel, spez. Folien für Fenster-, Autoscheiben), Vit.-D-Kontrolle; bislang keine Genther. einsetzbar, leitliniengemäße TU-Behandlung s. entsprechende Kap.; genetische Beratung.

**Kontrollen/Prognose:** Lichtgeschädigte Haut alle 3–6 Mon., ophthalmologisch und HNO-ärztlich mind. 1x/J., neurologisch und psychologisch bei Bedarf/Lebenserwartung TU-abhängig ↓.

**Tipp:** https://ghr.nlm.nih.gov/condition/xeroderma-pigmentosum

# 17.3 Kongenitale und erworbene Hautatrophien

## 17.3.1 Fokale dermale Hypoplasie (Q82.8)

**Syn.:** Goltz-Gorlin-Sy.

**Def.:** Selten, XD, meistens ohne familiäre Vorbelastung, fast ausschließlich bei F, da Defekt für männliche Embryonen i. d. R. in utero letal. Mesoektodermale Fehlbildungen.

**Klinik:**

- Haut: Fleck- und streifenförmige kutane Aplasie, teils den Blaschkolinien folgend. Haut zigarettenpapierartig dünn, Teleangiektasien, streifige Poikilodermie, Fettgewebshernien. Himbeerfarbene Papillome (perioral, perianal, genital, periokulär). Schütteres Kopfhaar, fokal narbige Alopezie. Onchyodystrophie. Störung der Schweißsekretion.
- Skelettsystem: Osteopathia striata (am häufigsten), Syndaktylien, Polydaktylien, Mikrozephalie, asymmetrisches Gesicht, Extremitätenfehlbildungen.

- weitere Manifestationen: Zahnstellungsanomalien, Hypodontie. Selten Iriskolobome, Mikrophthalmie, unilaterale Anophthalmie. Geistige Retardierung. Kardiale und renale Fehlbildungen möglich, gynäkologische Veränderungen.

**Diagn.:** Klinik, Biopsie. Molekulargenetische Diagn. möglich.
Histologie: Nahezu komplettes Fehlen der Dermis, Subkutis scheint direkt an Epidermis zu grenzen.

**DD:** Aplasia cutis congenita, Incontinentia pigmenti, Anetodermie.

**Ther.:** Symptomatische Hautpflege, keine kausale Ther. möglich. Vorstellung beim Gynäkologen zur Fertilitätsabklärung. Genetische Beratung.

## 17.3.2 Progerien (E34.8)

**Def.:** Heterogene Gruppe hereditärer Erkr. mit vorzeitiger extremer Alterung des Pat. Aus der Gruppe der Vergreisungssyndrome werden exemplarisch 3 vorgestellt (▶ Tab. 17.3).

**Tab. 17.3 Progerien (Auswahl).**

| | Akrogeria Gottron | Progeria infantilis | Progeria adultorum |
|---|---|---|---|
| **Synonym** | | Hutchinson-Gilford-Sy. | Werner-Sy. |
| **Häufigkeit** | sehr selten | | |
| **Vorkommen** | alle Ethnien, M < F | v. a. Hellhäutige, M≈F | alle Ethnien, M = F |
| **Vererbungsmodus** | ? | AD | AR |
| **Ausprägung der Vergreisung** | bei Geburt oder kurz danach | mit 1–2 J. | mit 15–30 J. |
| **Hautatrophie** | + (akral) | + | + (akral, zentripetal fortschreitend) |
| **Atrophie des subkutanen Fettgewebes** | + | + | + |
| **Vogelgesicht** | + | + | + |
| **Hohe krächzende Stimme** | - | + | + |
| **Minderwuchs** | - | + | + |
| **Arteriosklerose** | - | + | + |
| **Diab. mell.** | - | + | + (sehr häufig) |
| **Hypogenitalismus** | - | + | + |
| **Reduzierte Lebenserwartung** | - | + (Lebenserwartung ca. 15 J.) | + (Lebenserwartung 5. Lebensdekade) |
| **DD** | Progeria infantilis, Aplasia cutis congenita, Ehlers-Danlos-, Brugsch-Sy. | systemische Sklerose, Sklerema neonatorum, HV bei eosinophiler Fasziitis | MCTD, systemische Sklerose, Rothmund-Thomson-Sy. |

**Tab. 17.3 Progerien (Auswahl).** *(Forts.)*

| | Akrogeria Gottron | Progeria infantilis | Progeria adultorum |
|---|---|---|---|
| **Besonderheiten (Auswahl)** | Komb. mit Sklerodermie, skarlatiniformes Exanthem | Alopezie, Osteoporose, verlängerte PTZ, Thrombos ↑, Phosphat ↑ | Alopezie, beidseitige Katarakt, Lichtempfindlichkeit ↑, interne Malignome, dolente malleoläre Ulzerationen |
| **Therapie** | keine spez., Basispräp. für die Haut, UV-Schutz, Nikotinverzicht | | |
| **Betreuung** | durch Dermatologen | interdisziplinär, vorzugsweise in Spezialzentren | |
| **Tipp** | Patienten: www.paedinfoline.de | | |

## 17.3.3 Hereditäre Poikilodermien (Q82.8)

**Def.:** Seltene Erkr. mit bereits im Säuglings- oder Kindesalter auftretenden Hypo- und Hyperpigmentierungen, Hautatrophie und Teleangiektasien in kleinfleckiger oder netzförmiger Anordnung (▶ Abb. 17.3). Von den hereditären Poikilodermien können solche im Rahmen von kongenitalen Sy. sowie erworbene, z. B. nach Radiatio oder chron. Sonnenbelastung, abgegrenzt werden.

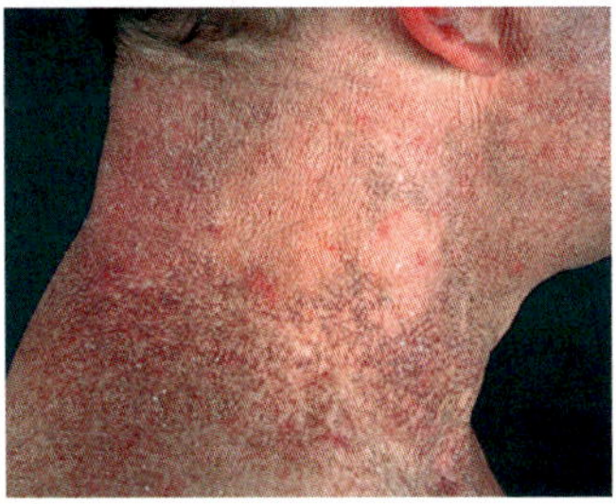

Abb. 17.3 Poikilodermie. [R299]

### Rothmund-Thomson-Syndrom (Q82.8)

**Def.:** Sehr selten, AR, M > F, alle Ethnien, Manifestation der HV im 1. LJ.

**Klinik:**

- Haut:
  - Livedo-racemosa-artige Erytheme an Gesicht, Extremitäten und Gesäß
  - UV-Empfindlichkeit früh ↑
  - Blasen im akuten Stadium, Entwicklung der Poikilodermie aus diesen Veränderungen
  - akrale hyperkeratotische HV in der Pubertät
  - fakultativ Hypotrichose, verminderte Schweißsekretion, Palmoplantarkeratose oder Entwicklung von BCC und kutanem SCC.
- Weitere Symptome: Skelettanomalien, Kleinwuchs, charakt. Fazies (Sattelnase, Mikrognathie, Vorwölbung der Stirn), gehäuftes Auftreten von Osteosarkomen und NMSC, Hypogonadismus, juvenile Katarakt zwischen 3. und 7. LJ., dys-/atrophe Nägel, Zahnanomalien, vorzeitiges Ergrauen.

**Diagn.:** Klinik; molekulargenetische Diagn. möglich. Regelmäßige augenärztliche, orthopädische, radiologische und zahnärztliche Kontrollen.

**DD:** Akuter kutaner LE, Bloom-Sy., Dyskeratosis congenita, Protoporphyrie.

**Ther.:** Symptomatisch. Konsequenter lebenslanger UV-Schutz.

**Progn.:** Abhängig vom Auftreten maligner TU.

## Dyskeratosis congenita (Q82.8)

**Syn.:** Zinsser-Engman-Cole-Sy.

**Def.:** Sehr selten, uneinheitlich vererbt, alle Ethnien, M > F, Telomerasedysfunktion, Manifestation in 1. Lebensdekade.

**Klinik:**

- Haut:
  - hyper- und hypopigmentierte Maculae (gesprenkelt, retikulär) u. poikilodermatische Veränderungen mit Atrophie u. Teleangiektasien, v. a. in den UV-exponierten Arealen (Gesicht, Hals, Oberkörper)
  - Leukoplakien der oralen und genitoanalen Schleimhäute
  - Onychodystrophie, Palmoplantarkeratose, Blasenbildungen im Mund u. an der Haut, Hyperhidrose, Alopezie, vorzeitiges Ergrauen, Adermatoglyphie
  - Auftreten von kutanem SCC.
- Weitere Symptome: Tränenträufeln, Karies, Zahnverlust, aplastische Anämie, pulmonale KO.

**Diagn.:** Klinik. LuFu. Thorax-Rö, iFOBT, molekulargenetische Analyse, Pränataldiagn., KM-Ausstrich, Diff-BB.

**DD:** Fanconi-Anämie, Rothmund-Thomson-, Kindler-, Bloom-Sy.

**Ther.:** Symptomatisch, z. B. CSF. Stammzelltransplantation. Engmaschige Kontrollen. Kein Nikotin, UV-Protektion.

**Progn.:** Lebenserwartung deutlich ↓ (oft in 2. Lebensdekade letal).

## Kindler-Syndrom (Q87.1)

**Syn.:** Kongenitale bullöse Poikilodermie.

**Def.:** Sehr selten, AR, M = F, alle Ethnien, mutiertes Strukturprotein der Keratinozyten, Subtyp der Epidermolysis-bullosa-Gruppe.

**Klinik:**

- Haut:
  - Blasenbildung an Akren mit Gefahr der Superinf. ab Geburt. Triggerung der Blasenbildung durch UV-Exposition oder Bagatelltraumen. Fotosensitivität
  - fortschreitende Poikilodermie ab dem 2. – 3. LJ.
  - diffuse Hautatrophie, Leukokeratosen der oralen, seltener analen Schleimhaut, Onychodystrophie, Palmoplantarkeratose
  - frühes Auftreten von aktinischen Keratosen und kutanen SCCs.
- Weitere Symptome: Zahnanomalien, Parodontitis, Zahnverlust, interdigitale Synechien, Hypo-/Anhidrose, Phimose, Stenosen von Ösophagus, Analkanal u. Urethra, proportionierter Kleinwuchs.

**Diagn.:** Lichtmikroskopisch mittels Immunhistochemie. Elektronenmikroskopie: Spaltbildung im Bereich der basalen Keratinozyten, der Lamina lucida und unter der Lamina densa, charakteristische Verdopplung der Lamina densa.

**DD:** Epidermolysis bullosa, Dyskeratosis congenita, Rothmund-Thomson-, Cochayne-, Bloom-Sy.

**Ther.:** Multidisziplinär; symptomatisch, z. B. Teleangiektasien mit PDL. Meiden von mechanischer Hautbelastung, UV-Exposition und Traumata, Basisther. der Haut. Dermatologische Kontrollen in ½-jährlichen Abständen. Psychosoziale Betreuung.

**Progn.:** Narbenfreie Abheilung der Blasen. Besserung der Blasenbildung und der Fotosensitivität mit zunehmendem Alter. Normale Lebenserwartung.

### 17.3.4 Anetodermien (L90.)

**Syn.:** Dermatitis maculosa atrophicans.

**Def.:** Gruppe seltener, umschriebener, irreversibler Hautatrophien unklarer Genese mit Betonung von Stamm und proximalen Extremitäten. Häufigkeitsgipfel 2.–4. Lebensdekade, F > M. Historisch bedingte Unterscheidung in primär = Typ Schweninger-Buzzi (L90.1) ohne Erythem u. sekundär = Typ Jadassohn-Pellizzari (L90.2) postinfektiös, Typ Alexander bullös. Primäre Anetodermie: Ausschluss Antiphospholipid-Sy. mit oder ohne Zeichen eines SLE; sekundäre: Ausschluss Tbc, Urticaria pigmentosa, Pityriasis versicolor, Granuloma anulare, B- und T-Zell-Lymphom u. a.

**Klinik:** Kleinfleckige, scharf begrenzte, rundliche bis ovale Herde mit häufig fein gefältelter, verdünnter Haut. Herde teils eingesunken, teils hernienartige Vorwölbung des subkutanen Fettgewebes.

**Diagn.:** Klinik, Biopsie, BA zum Ausschluss der o. g. Erkr.
Histologie: Verminderung bis Fehlen oder Fragmentierung der elastischen Fasern (Elastica-van-Gieson-Spezialfärbung), Verdünnung der kollagenen Fasern im Str. reticulare, verminderte Anzahl von Fibroblasten, variables, meist gering ausgeprägtes entzündliches Infiltrat im Korium.

**DD:** Extragenitaler Lichen sclerosus, Atrophodermia idiopathica et progressiva Pasini et Pierini (superficial morphea), Striae distensae atrophicae, Mid-dermal elastolysis, erworbene Cutis laxa, fokale dermale Hypoplasie.

**Ther.:** Primäre Anetodermie: s. u. Antiphospholipid-Sy., sekundäre Anetodermie: zugrunde liegende Erkr. Atrophie: keine.

## 17.4 Hereditäre Bindegewebskrankheiten

### 17.4.1 Ehlers-Danlos-Syndrom (Q79.6)

▶ Tab. 17.4, ▶ Abb. 17.4

**Tab. 17.4 Ehlers-Danlos-Syndrom.**

| | EDS-Typen (13 bekannt, Überlappungen möglich) | | |
|---|---|---|---|
| | klassischer Typ | hypermobiler Typ (am häufigsten) | vaskulärer Typ |
| Häufigkeit/ Vorkommen | Selten, alle Ethnien, M = F | | |
| Genetische Merkmale/ Auswirkung | AD, gestörte oder reduzierte Kollagensynthese | | |

**Tab. 17.4 Ehlers-Danlos-Syndrom.** *(Forts.)*

| | EDS-Typen (13 bekannt, Überlappungen möglich) | | |
|---|---|---|---|
| | **klassischer Typ** | **hypermobiler Typ (am häufigsten)** | **vaskulärer Typ** |
| **Klinik** | **Haut:** leicht vulnerabel, hyperelastisch (Gummibandphänomen), atrophe und bizarre Narbenbildung, piezogene Knötchen an den Fußkanten, molluskoide Pseudo-TU über den ossären Protuberanzien **Gelenke:** hypermobil, rez., oft wenig schmerzhafte (Sub-) Luxationen, Fehlstellungen, Skoliose **andere Organe:** Varizen, i. m. Hämorrhagien, Valvulopathie, Hernien | **Haut:** Veränderungen fehlen i. A. oder nur schwach ausgeprägt **Gelenke:** hypermobil, oft (Sub-)Luxationen, chron. Schmerzen ab 2. bis 4. Lebensdekade (ähnlich wie bei Fibromyalgie), vorzeitige Arthrose, Skoliose **andere Organe:** kardiovaskuläre KO, Reizdarm-Sy., Dysfunktion des autonomen NS | **Haut:** dünn, durchscheinend, fragil, aber nicht hyperextensibel, spontane Ekchymosen **Gelenke:** nicht überstreckbar **andere Organe:** spontane Ruptur von Arterien, Darm (Divertikel), gravidem Uterus; Pneumothorax, Skelettanomalien (Pes equinovarus, Hüftluxation) **charakteristische Fazies:** schmale Kopfform, schmale Nase und Lippen, große Augen |
| **Diagn.** | Metenier-Zeichen (leichtes Retrahieren des Oberlids), Beighton-Test (Ausmaß der Gelenkhypermobilität), Gentest | Beighton-Test, Gentest nicht möglich, da mutiertes Gen unbekannt | Gentest |
| **DD** | Cutis laxa, Osteogenesis imperfecta, Marfan-Sy., Gerinnungsstörungen etc. | | |
| **Prophylaxe/ Therapie** | genetische Beratung, Beratung über Risiken einer Gravidität und Geburt, Meiden von Traumen (sportliche Aktivitäten), Hautschutz (z. B. Meiden intensiver UV-Exposition), wenn OP erforderlich, muss das Nahtmaterial 3–4× länger belassen bleiben, keine kausale Ther. | genetische Beratung, keine kausale Ther. | genetische Beratung, Beratung über Risiken einer Gravidität und Geburt, Meiden von Traumen (sportliche Aktivitäten), Hautschutz (z. B. Meiden intensiver UV-Exposition), wenn OP erforderlich, muss das Nahtmaterial 3–4× länger belassen bleiben, keine kausale Ther. |
| **Kontrolle/ Prognose** | Kontrolle der Gelenke → Stabilisierungsmaßnahmen/Lebenserwartung normal | Kontrolle der Gelenke → Stabilisierungsmaßnahmen/ Lebenserwartung normal | regelmäßige RR- und kardiovaskuläre Kontrolle (Aortenaneurysma, Dissektion von Arterien, Mitralklappenprolaps), Lebenserwartung durch vaskuläre KO ↓, Notfallausweis |
| **Tipp** | http://bit.ly/EDS2017papers | | |

### 17.4.2 Marfan-Syndrom (Q87.4)

**Häufigkeit/Vorkommen:** Selten, M = F, alle Ethnien.

**Genetische Merkmale/Auswirkungen:** AD, 25 % Neumutationen, mangelhaftes elastisches Fasernetz.

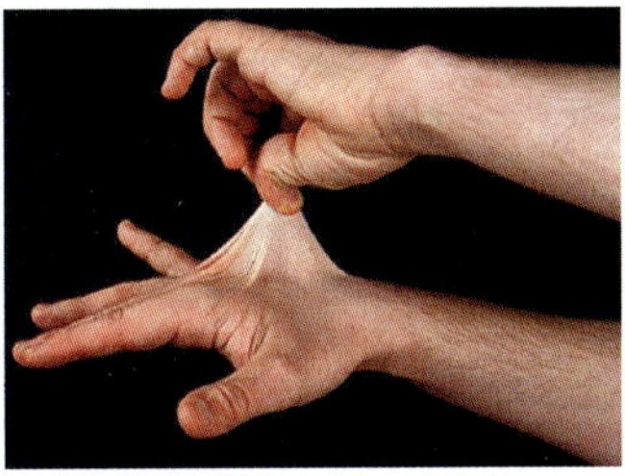

Abb. 17.4 Ehlers-Danlos-Syndrom. [R299]

**Klinik:**

**Trias (große klinische Variabilität)**

- Ectopia lentis
- Progressive Aortenwurzeldilatation
- Typische Skelettanomalien (Dolichozephalie, Retrognathie, schlanker Habitus mit langen Armen, Arachnodaktylie) mit Tendenz zu orthopädischen Veränderungen, z. B. Skoliose, Kyphose, Pes planus u. a.
- (selten HV: Striae rubrae/distensae)

**Diagn.:** Nicht erklärbare Striae und Habitus, pos. Daumenzeichen → revidierte Genter Kriterien: www.marfan.org/dx/rules

**DD:** Verwandte Störungen: Loeys-Dietz-Sy., Beals-Sy., Homozystinurie, Weil-Marchesani-Sy. u. a.

**Prophylaxe/Ther.:** Meiden starker körperlicher Belastungen, β-Blocker → Auftreten oder Fortschreiten einer Aortendilatation möglicherweise ↓/kausal keine, symptomorientiert.

**Kontrollen/Progn.:** Befundabhängig in individuell festzulegenden Zeitabständen durch Ophthalmologen, Orthopäden, Kardiologen und Gefäßchirurgen, Lebenserwartung ↓ durch KO, z. B. Aortenruptur.

**Tipp:** www.marfan.de

## 17.5 Keratosen

**Def.:** Quantitative Störung des Gleichgewichts von Neubildung und Abschilferung der Hornschicht, häufig verbunden mit einer qualitativen Abweichung des Verhornungsvorgangs (Dys-, Parakeratose). Unterscheidung in Retentions- (verminderte Abschilferung von Hornzellen) und Proliferationskeratosen (beschleunigte Epidermopoese).

### 17.5.1 Hereditäre Ichthyosen (Q80.-)

**Def.:** Heterogene Gruppe seltener, > 30 monogen vererbter Verhornungsstörungen mit den beiden Hauptgruppen nicht-syndromale und syndromale Ichthyosen. In Zusammenschau von EA, FA, Typ der Schuppung, Schwere/Ausdehnung der Ichthyose und Erythem vorläufige Untergruppierung der Ichthyose möglich (s. Algorithmus ▸ Tab. 17.5).

**Allg.:** Allen Ichthyoseformen ist Barrierestörung der Haut gemein. Entscheidend für Progn. und Ther. ist die exakte Einordnung der Ichthyose → v. a. bei Kdr. mit schwerer Ausprägung Vorstellung in Spezialzentren. Genetische Beratung, auch der Familienangehörigen (http://www.bvdh.de/index.php).

**Tab. 17.5 Orientierende klinische Einordnung hereditärer Ichthyosen (HI).**

| Flexuren befallen? | | | |
|---|---|---|---|
| **ja** ↓ | | **nein** ↓ | |
| Flexuren betont, Blasenbildung? | | feine weiße Schuppen, hyperlineäre Palmae? | |
| **ja** ↓ | **nein** ↓ | **ja** ↓ | **nein** ↓ |
| epidermolytische Ichthyose (EI) | lamelläre Ichthyose (LI) | Ichthyosis vulgaris (IV) | XR-Ichthyose (XRI) |

Histologische Routineuntersuchung wenig ergiebig. Ausnahme IV → fehlendes oder deutlich ↓ Str. granulosum.

**Ther.:**

- Erhöhung der Luftfeuchtigkeit in Räumen.
- Externa mit 5–10 % Urea, 10–15 % Glycerol, 5–12 % Milchsäure, 3–10 % NaCl bzw. 20–30 % Macrogol 400, bei starker Verhornung Okklusivverband (z. B. lipophile Harnstoff-Creme 5 %/10 % NRF 11.129., hydrophile Harnstoff-Creme 5 %/10 % NRF 11.71., lipophile Harnstoff-Natriumchlorid-Creme NRF 11.75., Harnstoff-Cetomacrogol-Creme 10 % NRF 11.73.).
- Umschriebene Anwendung retinoidhaltiger Externa (z. B. Lipophile Tretinoin-Creme/Salbe 0,025 %/0,05 %/0,1 % NRF 11.123./11.101). **Cave:** Kein Einsatz bei Graviden, Stillenden oder im gebärfähigen Alter ohne Kontrazeption.
- Bei therapierefraktären Fällen syst. Ther. mit Retinoiden (▶ 22):
  - Acitretin (z. B. Acicutan®): z. B.: bei XRI und LI 0,5 (bis max. 1) mg/kg KG/d p. o. für 1–3 Mon. → Red. auf die individuell gerade noch morbostatisch wirkende Erhaltungsdosis für die Langzeitgabe. EI 0,1 (bis max. 0,5) mg/kg KG/d p. o. über den identen Zeitraum → Red. wie bei XRI. **Anmerkung:** Möglichst keine Langzeitgabe bei Kdr.
  - Isotretinoin (OLU): v. a. bei Kdr. und Frauen im gebärfähigen Alter statt Acitretin (deutlich kürzere HWZ). Dosis 1–2 mg/kg KG/d p. o. als initiale Dosis → Red. auf 0,2–0,3 mg/kg KG/d p. o. zur Langzeitther.
  - Pos. Nebeneffekt der Retinoidther.: Verbesserung der Thermoregulation.
- **Merke:** Lokale und sys. Steroide sind kontraindiziert.

Weitere Informationen in der S1-Leitlinie unter www.awmf.org.



## Nicht-syndromale hereditäre Ichthyosen (HI)

▶ Tab. 17.6, ▶ Abb. 17.5

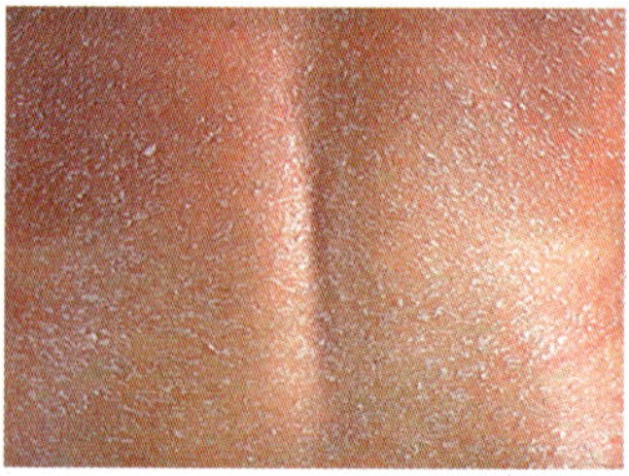

Abb. 17.5 Ichthyosis vulgaris [R299].

| Tab. 17.6 Wichtige Ichthyosen im Überblick. | | | | |
|---|---|---|---|---|
| **Nicht-syndromale HI** | | | | |
| | **kongenital** | | **nicht kongenital** | |
| **Ichthyose-Typ** | Ichthyosis vulgaris (IV; Q80.0; ▶ Abb. 17.5) | XR-Ichthyose (XRI; Q80.1) | lamelläre Ichthyose (LI; Q80.2) | epidermolytische Ichthyose (EI; Q80.3) |
| **Häufigkeit/ Vorkommen** | bis zu 1 %, M = F, alle Ethnien | selten, nur M, F Konduktorin, alle Ethnien | sehr selten, M = F, alle Ethnien | sehr selten, M = F, alle Ethnien |
| **Vererbungs-modus/Gen** | ASD/FLG | XR/STS | AR/TG | AD/KRT 1 u. 10 |
| **Klinik** | intrafamiliär unterschiedlich starke phänotypische Ausprägung, Manifestation im 1. LJ., feine, irreguläre weiß bis schmutzig-graue bis braune Schuppung an Extremitätenstreckseiten und Abdomen, palmoplantare Hyperlinearität („I-Hand"), Windelregion gewöhnlich frei, Haare und Nägel **normal** | Manifestation bei Geburt oder in den ersten 3 Lebensmon., schmutzig gelbbraune bis dunkle Schuppung von Nacken, oberem Stamm und Extremitätenstreckseiten, Kopf oft betroffen („dirty face"), Haare und Nägel **normal** | bei Geburt oft Kollodiumbaby → Verlegung auf neonatale Intensivstation → Ablsg. der Membran → Risiko für Sepsis und hypernatriämische Dehydration ↑; Kindheit/Erw.-Alter generalisierte Schuppung: fein, weiß bis dunkel, dick, plattenartig, Haare und Nägel dystroph | Manifestation bei Geburt oder kurz danach Erythem, Blasen und/oder Erosionen („verbrühtes Kind"), im Verlauf generalisierte Hyperkeratosen über ± ausgeprägtem Erythem, v. a. in Flexuren und lat. Rumpf, Haare, Nägel, Zähne **normal** |
| **Besonderheiten** | Keratosis follicularis an prox. Extremitäten und glutäal, oft Assoziation mit atopischem Ekzem (AE) | Hypogonadismus, verspäteter Descensus testis, Kryptorchismus, Risiko für Hoden-Ca. ↑, Hornhauttrübungen, auch bei Konduktorin, ADHS, Autismus | ausgedehnte, schwere und chron. Inf., Ektropium, Eklabium, Hörminderung | lebenslang rez. bakterielle Hautinf. (Foetor) |
| **DD** | LI, XRI, atopisches Ekzem, allergisches Kontaktekzem, asteatotisches Ekzem, Impetigo | LI, atopisches Ekzem, asteatotisches Ekzem | EI, XRI, Harlekin-Ichthyose (schlechte Prognose), Reed-Sy., Trichothiodystrophie, Netherton-Sy., Sjögren-Larsson-Sy. | LI, XRI, SSSS, SJS, TEN, Epidermolysis bullosa |

**Tab. 17.6 Wichtige Ichthyosen im Überblick.** *(Forts.)*

| Nicht-syndromale HI | | | | |
|---|---|---|---|---|
| | kongenital | | nicht kongenital | |
| Ther. mit oralen Retinoiden | - | + | +++ | ++ |
| Prognose/ Kontrolle | spontane Besserung im Sommer, Zunahme der Schuppenbildung bis zur Pubertät, danach Abnahme, normale Lebenserwartung | spontane Besserung im Sommer, lebenslang vorhanden, i. d. R. keine Regression, normale Lebenserwartung, ophthalmologische und urologische Kontrollen, bei F als Konduktorin Wehenschwäche | lebenslang vorhanden, normale Lebenserwartung | mit den J. Blasenbildung ↓, lebenslang vorhanden, normale Lebenserwartung |

## Kongenitale Ichthyosen mit assoziierten Symptomen (Ichthyose-Syndrome)

**Def.:** Sehr seltene genetische Erkr. mit unterschiedlich stark ausgeprägter kongenitaler Ichthyose in Verbindung mit weiteren Symptomen (▶ Abb. 17.6). Hier exemplarische Darstellung des Netherton-Syndroms.

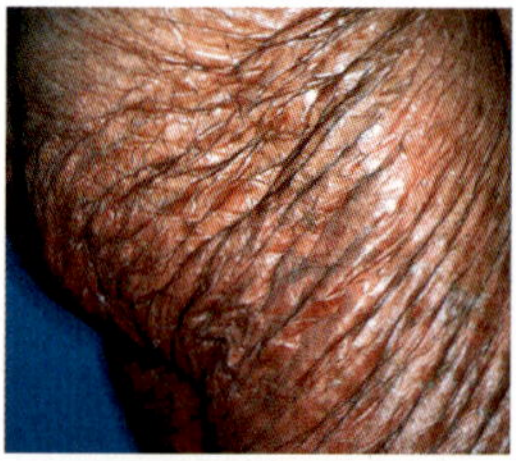

Abb. 17.6 Ichthyosis congenita. [R299].

### Netherton-Syndrom (Q80.8)

**Häufigkeit/Vorkommen:** sehr selten, F > M, alle Ethnien.

**Vererbungsmodus/Gen:** AR/SPINK5.

**Klinik:** **Merke:** große Variationsbreite der Hautmanifestationen und assoziierten Symptome.
Schuppende Erythrodermie bei Geburt oder innerhalb der ersten Lebenswo. → Thermoregulation gestört, hypernatriämische Dehydratation, Risiko für Sepsis ↑ → Verlegung auf eine neonatale Intensivabteilung.
Ichthyosis linearis circumflexa (Erstmanifestation nach dem 2. LJ., polyzyklische und serpiginöse braunrote Hyperkeratosen mit randständiger doppelter Schuppenleiste, Dauer der HV einige Wo. bis J., „Hallmark“), Pruritus.

**Assoziierte Symptome:** Trichorrhexis invaginata (Erstmanifestation nach dem 1. LJ., Haare kurz, spröde, glanzlos), Pili torti, atopische Diathese, Immunstörung. Gedeihstörungen, Diarrhoe, Wachstumsretardierung in den ersten 2 LJ., danach meistens Besserung.

**Diagn.:** IgE↑, Hypereosinophilie, LM: Bambushaar, Trefferquote↑ bei Untersuchung von abgeschnittenen Augenbrauenhaaren (früheres Auftreten, auch alleinige Stelle), wenn neg., alle ½ J. wdh., Hautbiopsie **nicht** diagnostisch.

**DD:** Akrodermatitis enteropathica, seb. Ekzem, Omenn-Sy., Wiskott-Aldrich-Sy., Erythrokeratodermia variabilis et progressiva, Hyper-IgE-Sy.

**Ther.:** Mehrmals tgl. Milchsäure- und ammoniumlaktathaltige Externa, im OLU 1 % Pimecrolimus - Creme (Elidel®) Pimecrolimus-Creme. Anmerkung: Retinoideinsatz eher zurückhaltend, TNFα-Blocker und Genther. in klin. Studien.

**Prognose:** Erythrodermie lebenslang vorhanden, mit dem Alter Besserung, öfter kutane und systemische Inf., normale Lebenserwartung.

## 17.5.2 Erworbene Ichthyosen (L85.0)

**Def.:** Selten, Erw. mit latenter Disposition, häufig Assoziation mit Pruritus, klinisches und histologisches Bild i. d. R. ähnlich der AD-Ichthyosen (▶ Tab. 17.7).

**Tab. 17.7 Erworbene Ichthyosen.**

<table>
<tr><th>Ichthyosen</th><th>Grunderkr.</th><th colspan="2">Maßnahmen</th></tr>
<tr><td>als paraneoplastisches Sy.</td><td>M. Hodgkin, andere Lymphome, Leukämien, Lungen-, Mamma-Ca u. a.</td><td>Ther. der zugrunde liegenden TU-Erkr.</td><td rowspan="3">topisch wie bei den hereditären Ichthyosen</td></tr>
<tr><td>als Reaktion auf Medikamente</td><td>Hypervitaminose A, Nikotinsäure, Allopurinol, Cimetidin, INH, Retinoide u. a.</td><td>Absetzen des Präp.</td></tr>
<tr><td>im Rahmen einer Systemerkrankung</td><td>AIDS, Hypothyreose, LE, Hyperparathyroidismus, Niereninsuff., Sarkoidose u. a.</td><td>Ther. der zugrunde liegenden Erkr.</td></tr>
</table>

## 17.5.3 Hereditäre Palmoplantarkeratosen (Q82.8)

**Def.:** Heterogene Erkr.-Gruppe genetisch bedingter Keratosen der Palmae und Plantae, die als diffuse, papulöse oder streifige Verhornung mit oder ohne zusätzliche Symptome auftreten können (▶ Abb. 17.7).

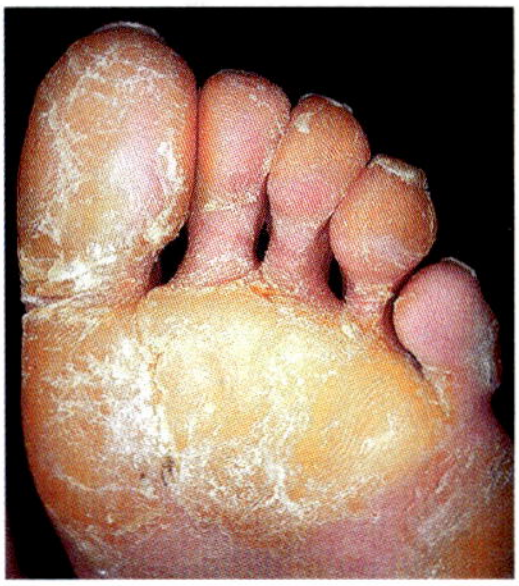

Abb. 17.7 Keratosis palmoplantaris. [R299]

**DD:** Erworbene Formen (L85.1): z. B. Keratosis plantaris et palmaris (KPP) climacterium (M. Haxthausen), durch entzündlichen Dermatosen (Psoriasis, atopisches Ekzem, chron. Handekzem), Infektionen (Tinea pedum, Scabies crustosa), Systemerkr. (SLE, Lymphödem, Myxödem, Hypothyreose), Malignome (Lungen-, Blasen-Ca), Medikamente (Verapamil, Hydoxyurea, Bleomycin, Sorafenib u. a.). Unterscheidung zwischen nicht-syndromalen und syndromalen Formen (▶ Tab. 17.8).

Tab. 17.8 Übersicht über die verschiedenen Formen (Auswahl).

| Nicht-syndromale Keratosis palmaris et plantaris (KPP) | | | |
|---|---|---|---|
| **KPP-Typ** | KPP diffusa Vörner-Unna-Thost | KPP papulosa Buschke-Fischer-Brauer | KPP striata Brünauer-Fuhs-Siemens |
| **Vererbungsmodus/Gen** | AD/KRT 9, seltener KRT 1 | AD/AAGAB | AD/DSG1, DSP |
| **Manifestationsalter** | frühe Kindheit | frühe Adoleszenz bis zur 6. Dekade | 1.–2. Dekade |
| **Palmoplantare Merkmale** | diffus, epidermolytisch, wachsartig gelbbraun, roter Randsaum, Haare, Nägel, Zähne normal | punktförmig, papulös, Hyperhidrose eher ungewöhnlich | striär Finger und Palma, mehr diffus und fokal Planta (druckbelastete Stellen), Hyperhidrose |
| **Andere klinische Befund** | oft Dermatophytose | Dermatophytose eher ungewöhnlich | plantar Schmerzen, stark gelocktes Haar |
| **Anmerkungen** | mechanische Entfernung, mildes Keratolytikum, systemische Retinoide: eher abzuraten → exzessives Schälen → Probleme beim Gehen | inter- und intrafamiliär stark variable Ausprägung, gutes Schuhwerk, mechanische Entfernung mit Bimsstein, Ansprechen auf Keratolytika, topische und systemische Retinoide mäßig | Triggerung durch Handarbeit/mechanische Belastung, gutes Ansprechen auf Retinoide, komb. mit Urea-haltigem Externum |
| **Syndromale Keratosis palmaris et plantaris** | | | |
| **KPP-Typ** | KPP mit Periodontopathie Papillon-Lefèvre -Sy. | KPP mit Ösophagus-Ca Howel-Evans-Sy. | KPP mutilans Vohwinkel-Sy. |
| **Vererbungsmodus/Gen** | AR/CTSC | AD/RHBDF2 | AD/GJB2 |
| **Manifestationsalter** | vor 2. LJ. | Pubertät | Kindheit |
| **Palmoplantare Merkmale** | diffus, transgredient, Hyperhidrose, Ausbildung von Schnürfurchen → Pseudo-Ainhum (Spontanamputation von Fingern/Zehen) | fokal, nicht epidermolytisch, über Druckstellen, v. a. plantar, Nägel normal | diffus, transgredient, honigwabenartig, warzenförmige Papeln über Fingerknöcheln und anderen Extensorstellen, die seesternartig („starfish-like pattern") verschmelzen (pathognomonisch), Ausbildung von Schnürfurchen (v. a. 5. Finger/Zehe) → Pseudo-Ainhum |

**Tab. 17.8 Übersicht über die verschiedenen Formen (Auswahl).** *(Forts.)*

| **Syndromale Keratosis palmaris et plantaris** | | | |
|---|---|---|---|
| **Andere klinische Befunde** | Parodontose, schwere Gingivitis, vorzeitiger Verlust der Milchzähne, psoriasiforme Plaques über Ellbogen und Knien, Tendenz zu pyogenen Inf., dünnes Haar | orale Leukokeratose, follikuläre Hyperkeratose, sehr hohes Lebenszeitrisiko für Ösophagus-Ca | Innenohrschwerhörigkeit bei Geburt |
| **Anmerkungen** | gutes Ansprechen auf Retinoide komb. mit Antibiotika und zahnärztlicher Behandlung → Reduktion der Gingivaentzündung und Versuch der Zahnerhaltung | gen. Beratung, Suche nach Mutationsträgern intrafamiliär, präventive Endoskopie | gutes Ansprechen auf Retinoide, chirurgische Behandlung von Narbenbändern zum Erhalt von Fingern/Zehen, frühzeitige Versorgung mit Hörhilfen |

## 17.5.4 Follikuläre Keratosen

### Keratosis follicularis (Q82.8)

**Syn.:** Keratosis pilaris, Lichen pilaris, Keratosis suprafollicularis.

**Def.:** Weit verbreitete, harmlose Verhornungsstörung der Haarfollikel, assoziiert mit atopischer Diathese oder milder Ichthyosis vulgaris. Beginn in der Kindheit oder Pubertät, F > M, v. a. Hellhäutige, wahrscheinlich AD vererbt.

**Klinik:**

- follikulär gebundene, spitzkegelige, hautfarbene, ggf. entzündlich gerötete (Keratosis follicularis rubra) Hornkegel
- Prädilektionsstellen: Oberarmstreckseiten, Außenseiten der Oberschenkel, Glutealregion
- oft Akrozyanose.

**Diagn.:** Klinik.

**Ther.:** Nicht erforderlich.

- bei starker kosmetischer/psychischer Belastung: 5 % Milchsäure-,5 % Urea- oder 2–5 % Salizylsäure-haltige Externa und wirkstofffreie Basistherapeutika.

**Progn.:** I. d. R. Besserung mit zunehmendem Alter.

### Ulerythema ophryogenes (L66.4)

**Syn.:** Keratosis pilaris rubra atrophicans faciei.

**Def.:** Gewöhnlich sporadisch auftretende, jedoch auch AD vererbte, seltene follikuläre Verhornungsstörung mit konsekutiver Follikelatrophie und irreversiblem Haarverlust. Manifestation im Kindes- oder frühen Erwachsenenalter. Alle Ethnien. Oft Assoziation mit Keratosis follicularis.

**Klinik:**
- Kleinste follikuläre Hyperkeratosen auf gerötetem Grund im Bereich der lateralen Augenbrauen, im Verlauf Verlust der Augenbrauen (▶ Abb. 17.8). Laterale Partien von Stirn und Wangen können mitbetroffen sein und als persistierendes Gesichtserythem (Typus rusticus) imponieren.
- Assoziation mit Noonan-, Cornelia de Lange- oder Rubinstein-Taybi-Sy.

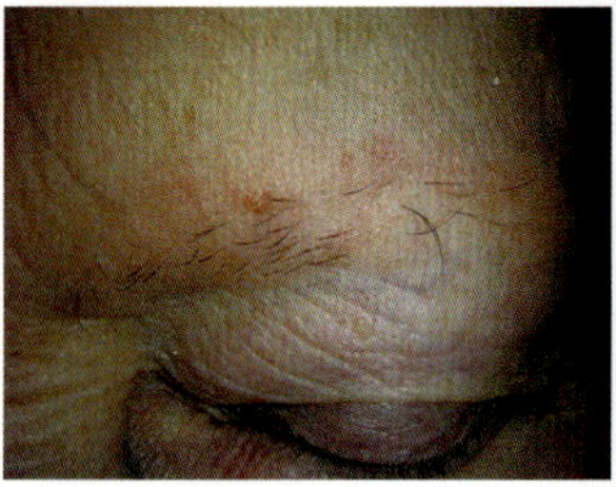

Abb. 17.8 Ulerythema ophryogenes. [R299]

**Diagn.:** Klinik.

**Ther.:** Harmlose Erkr., im Wesentlichen kosmetisch störend.
- 5 % Milchsäure-,5 % Urea- oder 2–5 % Salizylsäure-haltige Externa und wirkstofffreie Basistherapeutika.
- Bei starker entzündlicher Komponente kurzzeitig Einsatz von Kortikoidcremes mit hohem TIX-Wert (z. B. Prednicarbat 2x/d), im OLU 1 % Pimecrolimus-Creme (Elidel®) oder 0,03 % Tacrolimus-Salbe (Protopic®; ▶ 22.2.6).
- Versuch mit topischen Retinoidcremes.
- UV-Schutz bei längerer Sonnenexposition, da Exazerbation möglich.

**Progn.:** Im Lauf des Lebens Verlust der Augenbrauen, dann Besserung der entzündlichen Komponente. Narbenbildung möglich.

## Hyperkeratosis follicularis et parafollicularis in cutem penetrans (L87.0)

**Syn.:** M. Kyrle.

**Def.:** Sehr selten. Meistens assoziiert mit sek. Niereninsuff. od. Diab. mell., auch familiär gehäuft mit AR-Vererbung. V. a. Dunkelhäutige, M < F.

**Klinik:** V. a. an den Beinen lokalisierte, isoliert oder gruppiert stehende, gelbbraune follikuläre Papeln mit festhaftender, verruköser Auflagerung. Asymptomatisch bis stark juckend.

**Diagn.:** Klinik, Biopsie, BZ, Leber- und Nierenwerte.

**DD:** Keratoakanthom, SCC, Elastosis perforans serpiginosa, M. Flegel, Prurigo nodularis.
Histologie: Invagination atropher Epidermis mit Ausbildung von mit parakeratotischem Hornmaterial gefüllten Kratern.

17

**Ther.:**
- Ther. der Grunderkr.
- Kampher-, Menthol-, Polidocanol-haltige Externa
- UV-Ther. bei renalen und hepatischen Grunderkr.
- Retinoidcreme, in ausgeprägten Fällen Isotretinoin 1 mg/kg KG/d für 5 Wo, dann für weitere 8 Wo 0,75 mg/kg KG/d p. o.

**Progn.:** Verbesserung der HV bei Ther. der Grunderkr. möglich. Chron.-progredient. Narbige Abheilung.

## 17.5.5 Nichtfollikuläre Keratosen

### Hyperkeratosis lenticularis perstans (L85.8)

**Syn.:** M. Flegel.

**Def.:** Seltene, AD vererbte, selten auch sporadische Genodermatose, Beginn im mittleren bis höheren Lebensalter, M = F, alle Ethnien.

**Klinik:**

- Vornehmlich symmetrisch an Fußrücken und Unterschenkelstreckseiten lokalisierte braunrote, zentral eingesunkene, hyperkeratotische und symptomlose Papeln und Plaques mit fest haftender Schuppung.
- Tautropfenartige Punktblutung nach Ablösen der Hornschuppe.

**Diagn.:** Klinik, Familienanamnese, Biopsie.
Histologie: kompakte Ortho-, fokal Parahyperkeratose, Epidermisatrophie. Im Papillarkörper bandförmiges, lymphozytäres Infiltrat, Rarefizierung der elastischen Fasern. Elektronenmikroskopisch verminderte Tonofilamente, Fehlen der Odland-Körperchen (Keratinosomen) im Str. granulosum.

**DD:** Porokeratosen, Ps. vulgaris, Hyperkeratosis follicularis et parafollicularis in cutem penetrans, Elastosis perforans serpiginosa, Dyskeratosis follicularis, Stukkokeratosis.

**Ther.:** Schwierig. Am effektivsten 5-FU-Creme (z. B. Efudix®) u. Calcipotriol-Creme im OLU komb. mit Basistherapeutika, Dermabrasion.

### Dyskeratosis follicularis(Q82.8)

**Syn.:** M. Darier.

**Def.:** Seltene, AD vererbte Genodermatose mit kompletter Penetranz und variabler Expression. Mutationen des ATP2A2-Gens, das eine Kalzium pumpende ATPase im sarko/endoplasmatischen Retikulum (SERCA2) kodiert → inadäquate Auffüllung der Kalziumspeicher des endoplasmatischen Retikulums aus dem Zytosol→ gestörte Zelladhäsion der Keratinozyten (Akantholyse). Störung der Keratinisierung von Epidermis, Nägeln und Mukosa. Beginn i. d. R. peripubertär (5–50 J.). Triggerung durch UV-Exposition, Schwitzen, Stress, oft schubweiser Verlauf. Oft Kolonisation mit Staph. aureus in läsionaler Haut und in den Nasenöffnungen, Korrelation mit der Krankheitsschwere.

**Klinik:**

- Prädilektionsstellen: seborrhoische Zonen von Gesicht und Stamm, behaarter Kopf, Anogenitalregion, Palmae, Plantae und Nägel, Schleimhaut.
- Beginn mit glasstecknadelkopfgroßen, isoliert stehenden, rötlich-bräunlichen Papeln mit fest haftenden Keratosen. Keine follikuläre Bindung. Konfluenz zu beetartigen, verrukösen oder auch mazerierten Flächen mit teils starkem Pruritus und fötidem Geruch (▶ Abb. 17.9).
- Charakteristische Unterbrechungen der Papillarlinien an Palmae und Plantae („Pits“).

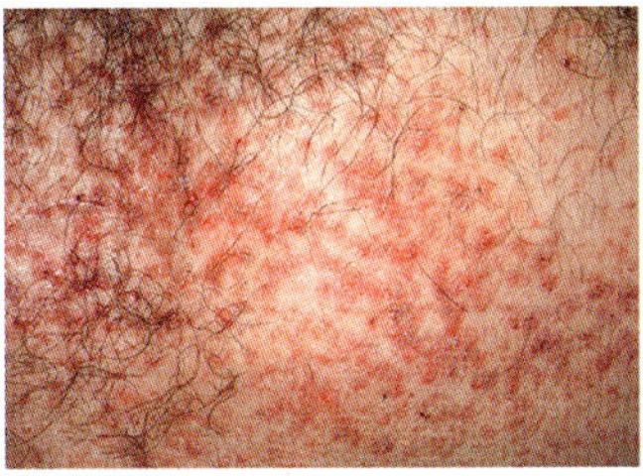

Abb. 17.9 Dyskeratosis follicularis. [R299]

- Typische Papeln an Gaumen, Wangen-, Ösophagus-, Enddarm- und Genitalschleimhäuten.
- Kleinfleckige, oft an die Follikelmündung gebundene Leukoderme. Rillenförmige Nageldystrophien, longitudinale Erythronychien mit sägezahnartigem Rand, Leukonychia striata longitudinalis (häufig).

**KO:** Oft bakterielle und mykotische Superinf., selten generalisierter Herpes simplex.

**Diagn.:** Klinik, fötider Geruch, Finger- und Handabdruck, Histologie, Rö. der langen Röhrenknochen.
Histologie: Mäßige Akanthose mit Hyperkeratose und säulenförmiger Parakeratose mit einzelnen dyskeratotischen Zellen (grains). Umschriebene suprabasale Spaltbildung. Im Str. spinosum und granulosum dyskeratotische Keratinozyten, aus dem Zellverband gelöste, hypereosinophile und abgerundete Zellen („Corps ronds").

**DD:** Seborrhoisches Ekzem, Pemphigus chronicus benignus familiaris (M. Hailey-Hailey), transitorische akantholytische Dermatose (M. Grover), Acanthosis nigricans, Pemphigus vegetans, hyperkeratotische Naevi.

**Ther.:** z. T. wegen hoher Irritierbarkeit schwierig.

- Meiden der Triggerfaktoren.
- Topisch retinoid- (z. B. Adapalengel oder -creme, OLU), salizyl- (z. B. hydrophile Salicylsäure-Creme 5 % NRF 11.106.) oder harnstoffhaltige Externa. 5-FU 1 % in DAC-Basiscreme, Tacrolimus (Protopic®, OLU), Tazaroten (ZORAC® 0,05 %, OLU, Verdünnung mit wasserhaltigem Polyacrylatgel DAB 9) 0,0125 % 2 ×/d.
- Desinfizierende Bäder (z. B. schwachkonzentriert Kaliumpermanganat), v. a. bei beginnender Superinf.
- Doxycyclin 50 mg/d p. o. über mehrere Wo.
- Top. Diclofenac-Gel (Solaraze®, Solacutan®) 2x/d über mehrere Mon.
- In ausgedehnten Fällen Acitretin (Acicutan®) oral 10–25 mg/d p. o., individuell abzustimmende Erhaltungsdosis. Alternativ (OLU): Isotretinoin initial 0,5 mg/kg KG/d p. o., Steigerung der Dosis nach Ansprechen und Verträglichkeit; Alitretinoin (Toctino®) 30 mg/d p. o.
- Dermabrasion, ablativer Laser.

## 17.5.6 Erythrokeratodermien (Q82.8)

**Def.:** Gruppe seltener, anlagebedingter Dermatosen, die sich durch persistierende Erytheme und Keratosen auszeichnen (▶ Tab. 17.9).

17

**Tab. 17.9 Erythrokeratodermien (EK).**

| EK-Typ | EK variabilis (EKV) Mendes-da-Costa-Sy. | EK progressiva symmetrica (EKPS) Gottron |
|---|---|---|
| Vorkommen | v. a. Hellhäutige, M = F | |
| Vererbungsmodus/ Gen | AD, AR/GJB 3 u. 4 | AD/GJB 2 u. 4, GJA 1 |
| Manifestationsalter | oft bei Geburt bis frühe Kindheit | frühe Kindheit |

| Tab. 17.9 Erythrokeratodermien (EK). *(Forts.)* | | |
|---|---|---|
| **Klinik** | **wandernde** polyzyklische, erythematöse HV begleitet von stationären Hyperkeratosen<br>2 Typen:<br>scharf begrenzte keratotische und erythematöse Plaques, die sich ausdehnen und wieder zurückgehen, v.a. Extensorseiten, lat. Stamm, Gesäß<br>transiente erythematöse polyzyklische oder kommaförmige makuläre HV **ohne** Prädilektionsstellen<br>wenig Pruritus, Aggravation durch Wärme, deutliche inter-/intrafamiliäre Variabilität | Haut bei Geburt normal, später große landkartenartige, **symmetrische,** fein schuppende Plaques mit Erythem, v.a. Schultergürtel, Wangen, Gesäß, wenig Pruritus |
| **Bemerkungen** | EKPS als Phänotypvariante der EKV<br>gleichzeitiges Vorliegen beider EK-Typen in einer Familie<br>Spontanremissionen im Alter ohne Residuen möglich<br>normale Lebenserwartung<br>Meiden von Triggern, z. B. Kälte, starke Temperaturwechsel, mechanische Irritation<br>genetische Beratung<br>gutes Ansprechen auf Retinoide komb. mit milden keratolytischen Externa (z. B. Excipial® U Lipolotion) | |

## 17.5.7 Porokeratosen (Q82.8)

Def.: Gruppe unterschiedlicher, seltener multifokaler Differenzierungsstörungen der Epidermis, die sich durch zentrifugal fortschreitende Hyperkeratosen mit zentraler Atrophie und Ausbildung ringförmiger, parakeratotischer Hornleisten auszeichnen (▶ Tab. 17.10). Typisch ist das histologische Bild der kornoiden Lamelle („Hallmark"), Biopsie muss den Rand der Läsion einschließen.
Assoziation mit folgenden Erkr.: HIV, M. Crohn, Diab. mell., Lebererkr., chron. Niereninsuff., hämatologische und solide TU.

**Tab. 17.10 Porokeratosen (P)**

| **Ausdehnung** | **lokalisiert** | | **disseminiert** | |
|---|---|---|---|---|
| **Typ** | P. Mibelli (PM) | P. linearis (PL) | P. superficialis disseminata actinica (PSDA) | P. palmaris et plantaris disseminata (PPPD) |
| **Häufigkeit/ Vorkommen** | ca. ⅓ der Fälle/M > F, Hellhäutige | k. A./M = F, Hellhäutige | > ½ der Fälle/F > M, Hellhäutige | k. A./M > F, Hellhäutige |
| **Manifestationsalter** | Kindesalter, gelegentlich frühes Erwachsenenalter | Kindesalter | frühes Erwachsenenalter | Adoleszenz oder frühes Erwachsenenalter |

**Tab. 17.10 Porokeratosen (P)** *(Forts.)*

| **Ausdehnung** | **lokalisiert** | | **disseminiert** | |
|---|---|---|---|---|
| **Klinik** | Trigger: UV-Licht, Immunsuppression<br>v. a. Extremitäten, Mukosabeteiligung (selten)<br>gewöhnlich asymptomat.<br>kleine Papeln mit zentralem Hornstachel → zirzinäre oder girlandenförmige Plaques, teils mit atropher Oberfl. | Trigger: Immunsuppression<br>Extremitäten, lat. Stamm, Kopf oder Nacken, den Blaschko-Linien folgend<br>Streifen oder Plaques rotbrauner Papeln | Trigger: UV-Licht, Immunsuppression, Thiazide, nach Fotochemother.<br>v. a. Extensorseiten der distalen Extremitäten<br>in ⅓ Pruritus<br>wenige oder multiple kleine fleischfarbene bis rötlichbraune fein schuppende Maculae | Trigger: Immunsuppression<br>palmoplantar bilateral symmetrisch, später Ausdehnung auf das gesamte Integument, Mukosabeteiligung (selten)<br>gewöhnlich asymptomatisch<br>kleine, keratotische rotbraune Papeln |
| **Besonderheit** | simultanes oder sukzessives Auftreten verschiedener Typen bei demselben Individuum | | | |
| **DD** | Psoriasis, aktinische Keratosen | ILVEN, Lichen striatus, Incontinentia pigmenti | Psoriasis, aktinische Keratosen, Stukkokeratosen | Verrucae vulgares, M. Darier |
| **Therapie** | konsequente UV-Protektion, möglichst Meiden von Aktivitäten im Freien zwischen 13 und 16 Uhr<br>Pruritus: topisch Steroid mit hohem TIX-Wert, z. B. Prednicarbat, Mometasonfuorat als Creme<br>first line: Topika z. B. (OLU) 5-FU 5 % (PASD), Imiquimod (PM, PSDA), Diclofenac 3 % (PSDA), Tacrolimus (PL), Vit.-$D_3$-Analoga (PSDA), PDT (PL, PSDA); Kryochirurgie (PM), Kürettage, ablativer Laser (PM)<br>second line: orale Retinoide, v. a. bei LM und HV unter Immunsuppression → Risiko der malignen Transformation ↓→ Langzeitgabe. Zusätzlich milde topische Keratolytika | | | |
| **Prognose/ Kontrollen** | langsam progredienter Verlauf → Zunahme der HV in Zahl und Größe<br>potenzielles Entartungsrisiko bei allen Typen, maligne Transformation am höchsten bei PL und allen Typen unter Immunsuppression → Auftreten von aggressiven BCCs u. kutanen SCCs → regelmäßige dermatologische Kontrolle | | | |

# 18 Erkrankungen der Hautanhangsgebilde

*Thomas Dirschka, Claus Oster-Schmidt, Lutz Schmitz, Conrad Falkenberg*

# 18.1 Talgdrüsenerkrankungen

## 18.1.1 Acne vulgaris (L70.0)

**Def.:** Weltweit häufigste, meist zwischen 15. und 18. LJ. auftretende, multifaktorielle, hormonabhängige Erkr. des Talgdrüsen-Haarfollikel-Komplexes. Bis zu 40 % Persistenz, F >> M, bei F > 50 J. Prävalenz noch 15 %. Bis zu 30 % der Pat. benötigen medizinische Ther.
Oft starke psychosoziale Beeinträchtigung in problematischer Sozialisierungsphase (v. a. Pubertät) und starkes subjektives Gefühl der Beeinträchtigung. Höchste Suizidrate von dermatologischen Pat.

**Ätiologie:** Die ätiologischen Vorstellungen zur Akneentstehung haben sich in den letzten Jahren deutlich erweitert und unterscheiden sich partiell bei verschiedenen Akneformen:

- **Allg.:** genetische Disposition, androgen- und PPAR-bedingte (peroxisomproliferationsaktivierende Rezeptoren) Talgdrüsenüberfunktion (Seborrhö), qualitativ sowie quantitativ modifizierte Talgzusammensetzung, Verhornungsstörung mit Hyperkeratose im Ausführungsgang des Talgdrüsenfollikels → Mikro- und Makrokomedonen, bakt. Besiedlung des Talgdrüsenfollikels (v. a. Cutibacterium acnes) Biofilmausbildung.
- Bakteriell geförderte Entzündungsreaktion.
- Entzündungsförderung durch Neuropeptide.
- Aktivierung proinflammatorischer Zytokine (z. B. TNFα, ILα, IL1β, IL8, IL10).
- Störungen der zyklischen Entwicklung des Talgdrüsenfollikels.
- Überexpression von TGFβ → Entstehung von hypertrophen Narben und Keloiden.
- Hochglykämische und viele Milchprodukte umfassende westliche Ernährung als wichtiger Akneförderer.
- Akne provozierende Stoffe und Medikamente: Rauchen, Glukokortikosteroide (iatrogen [systemisch oder topisch] oder endogen), androgene / anabole Steroide, Psychopharmaka, Neuroleptika (Lithium, Hydantoin, Trimethadon, Amineptine), Ciclosporin, Azathioprin, Psoralene, Halogene (Jod oder Brom als Medikamente), Dioxine (Chlorakne), Kelp-Akne durch Diät, Methylendioxyamphetamine („ecstasy pimples"), Isoniazid, Nicotinsäureamid, D-Penicillamin, Thiourazil, Antibiotika (Doxycyclin, Minocyclin), Vitamine $B_2$, $B_6$, $B_{12}$ („Hefetabletten").

### Klinik der Acne vulgaris

**Prädilektionsstellen** Gesicht, Brust, Rücken, selten proximale Oberarmstreckseiten.

**Primäreffloreszenzen**

- geschlossene Komedonen: hautfarbene bis gelbliche Papeln (Mikrozysten aus Keratin und Sebum)
- offene Komedonen: Papeln mit oberfl. gelegenen schwärzlich pigmentierten Follikelostien



**Sekundäreffloreszenzen** Entzündlich gerötete Papeln und Pusteln. Bei schweren Verläufen: Abszesse, entzündliche Zysten und Knoten, gefolgt von ggf. atrophischen oder keloidalen Narben, Epidermalzysten und Fistelkomedonen.

### Einteilung nach vorherrschendem Effloreszenztyp

- Acne comedonica (▶ Abb. 18.1): Multiple offene und geschlossene Komedonen v. a. im Gesicht, aber auch an Schulter, Rücken und Brust.
- Acne papulopustulosa (▶ Abb. 18.2): Weiterentwicklung von Komedonen zu entzündlichen Papeln und Pusteln.
- Acne conglobata (▶ Abb. 18.3): Schwerste Akneform mit ausgeprägter Seborrhö und multiplen entzündlichen Knoten und Abszessen sowie fluktuierenden, unterminierenden Fisteln und Riesenkomedonen. Neben Gesichtsbefall häufig Ausbreitung auf Schulter, Rücken, Brust und Arme. Heilt mit dicken, verbrückenden Narben und Keloiden ab. M > F.

### Sonderformen

- Acne fulminans: Akut verlaufende Acne conglobata mit hämorrhagischen Nekrosen, Fieber, Polyarthralgien, AZ ↓, Leukos ↑, z. T. auch mit Erythema nodosum ( ▶ 14.1.2) Fast ausschließlich M.
- Acne inversa / Hidradenitis suppurativa (▶ 18.2.1): schwere, chron. verlaufende Pyodermie mit abszedierenden und fistelbildenden Entzündungen axillär, inguinal, gluteal, perineal, perianal, Mons pubis, submammär sowie Abdominalfalte. KO: ausgeprägte Narbenbildung mit Bewegungseinschränkungen, starke psychosoziale Belastung; Spätfolgen: ggf. SCC (▶ 11.5), kutane Amyloidose (▶ 8.9.1).
- Akne-Tetrade: Komb. aus Acne conglobata, Acne inversa, Perifollikulitis capitis abscedens et suffodiens und Pilonidalzysten (Steißbeinfisteln). Selten, M >> F.

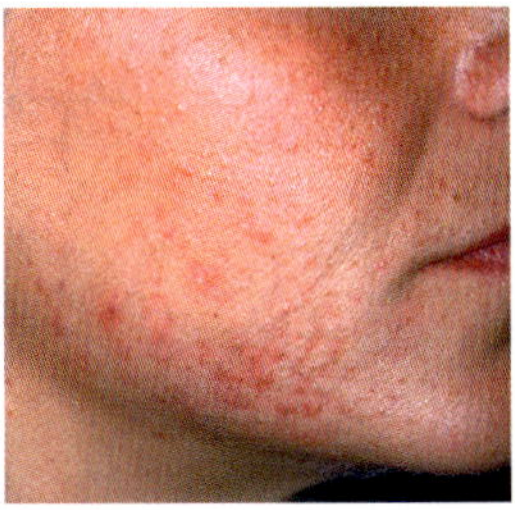

Abb. 18.1 Acne comedonica. [R299]

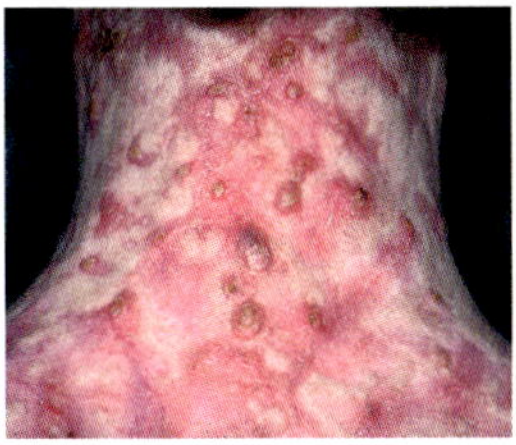

Abb. 18.3 Acne conglobata. [R299]

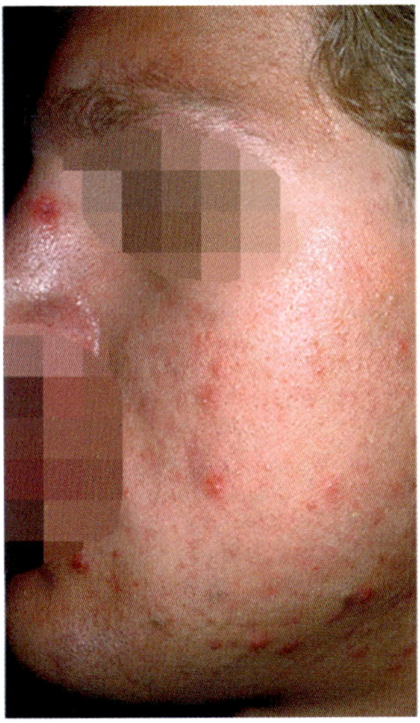

Abb. 18.2 Acne papulopustulosa. [R299]

- Acne excoriée des jeunes filles: Sonderform des sog. Skin-picking-Syndrome. Durch chron. Manipulationen infolge neurotischer Drang- und Zwangsmanipulationen – v. a. in Stresssituationen – hervorgerufene schüsselförmige Erosionen, Krusten und Narben im Gesicht, bes. bei Mädchen und jüngeren F bei eher leichter Akneneigung.
- Acne medicamentosa: Akne oder akneiforme Exantheme durch Medikamente (s. o.). Primär entstehen Papeln und Pusteln, ggf. erst sek. Komedonen.
- Acne venenata (Kontaktakne): Komedonen und nachfolgend sek. Akneeffloreszenzen durch Kontakt mit komedogenen Verbindungen wie chlorierten Kohlenwasserstoffen (Chlorakne), Öl, Teer (Berufsakne) sowie mit fettenden Kosmetika (Kosmetikakne).
- Acne neonatorum: Bei Neugeborenen oder in den ersten Lebenswo. auftretende, leichte, i. d. R. spontan reversible Akne, ausgelöst durch mütterliche Androgene.
- SAPHO-Sy.: Pyogene autoentzündliche Erkr. als Subgruppe der Autoinflammations-Sy. Synovitis, Akne, Pustulose, Hyperostose, Osteitis. Rheumafaktor-neg. multifokale Osteoarthropathie mit verschiedenen Hautmanifestationen.
- PAPA-Sy. (selten): Pyogene autoentzündliche Erkr. als Subgruppe der Autoinflammations-Sy., Trias aus nichtaxialer pyogener, seroneg. und selbstlimitierender Oligoarthritis, Pyoderma gangraenosum und Akne conglobata.
- PASH-Sy. (selten): Pyogene autoentzündliche Erkr. als Subgruppe der Autoinflammations-Sy., Akronym für Trias aus Pyoderma gangraenosum, Akne vulgaris und Hidradenitis suppurativa. Abzugrenzen vom PAPA-Sy.

## Diagnostik

- Anamnese: Erkr.-Dauer, psychische Einstellung, Hauttyp (bei Dunkelhäutigen evtl. Heilung unter postinflammatorischer Hyperpigmentierung), Hautempfindlichkeit, Keloidneigung, berufliche Tätigkeit, Provokationsfaktoren. Abhängigkeit der Erkr. vom Menstruationszyklus, Ernährungsfaktoren (s. o.)
- Bestimmung des Hauttyps (▶ 10.3.12)
- Graduierung der Akne: Komedonen, Papeln, Pusteln und Knoten vor und unter Ther. in einem bestimmten Feld auszählen (Ther.-Erfolg!), Fotodokumentation
- Ganzkörperinspektion: Androgenisierungserscheinungen bei F, inverser Befall (Befall inguinal, axillär, gluteal)?
- Labor:
  - bei stark entzündlichem Verlauf BSG ↑↑, Leukos ↑.
  - serologische Hormonuntersuchungen indiziert bei:
    – akutem Auftreten oder akuter Verschlechterung der Akne bei F mit od. ohne Virilisierungszeichen und / oder Zyklusauffälligkeiten,
    – V. a. late-onset kongenitaler adrenaler Hyperplasie, polyzystisches Ovarial-Sy.(PCOS, (▶ 18.10.3)), Insulinresistenzstatus oder Ovarial-TU,
    – Kdr., die post partum länger als 16–24 Wo. Akne zeigen und / oder Akne im Alter von 3–7 J. entwickeln,
    – F mit Acne adultorum und Sonderformen: peri- u. postmenopausale, postkontrazeptive u. Akne in graviditate,
    – erwachsene F mit Akne bei Ther.-Versagen.
  - erforderliche Untersuchungen: DHEA-S, Gesamttestosteron, freies Testosteron, Sexualhormon-bindendes Globulin (SHBG), Prolaktin,

LH / FSH. Blutentnahme zwischen 8:00 und 9:00 Uhr am 3.–5. Zyklustag durchführen.
- Bakt. / mykologische Diagn. ind. bei klin. infekt. DD.

## Differenzialdiagosen

Follikulitis (v. a. gramneg. Follikulitis in Folge antibiotischer Ther., Malassezia-Follikulitis, Tinea faciei, Demodex-Follikulitis), N. comedonicus, M. Favre-Racouchot, Rosazea (keine Komedonen! Aber Papeln und Pusteln möglich).

## Therapie

### Allgemeine Tipps / Beratung

- Hautreinigung mit milden Syndets (z. B. Hydroderm® Gesichtsreinigung), z. B. 2 × / d.
- Keine übertriebene Reinigung: Auslösung einer Detergenzienakne möglich!
- Keine Anwendung von Fettsalben, Salben und W / O-Externa im Gesicht.
- Sog. Pickelquetschen im Gesicht unbedingt meiden.
- Eröffnung geschlossener Komedonen mit feiner steriler Kanüle oder Lanzette mit Exprimierung der Komedo durch medizinisches Fachpersonal (sog. Aknetoilette).
- Ernährungsberatung.
- Verschlechterung der Akne unter Stressfaktoren (z. B. vor Prüfungen) möglich.
- **Cave:**
  - Bei lokaler und syst. Arzneither. KI in der Schwangerschaft beachten!

### Therapieprinzip

Ther. richtet sich nach:
- Aknetyp (▶ Tab. 18.1)
- Schweregrad der Akne (leicht, mittelgradig, schwer) und Ausdehnung
- Lokalisation (Rückenakne erfordert meist Systemther.!)
- Empfindlichkeit der Haut (Benzoylperoxid und topische Retinoide können zu Beginn der Ther. die Haut reizen) → Ther. vorsichtig beginnen, z. B. jeden 2. d
- Zulassungsstatus bei F, v. a. in Gravidität und Stillzeit (Retinoide, auch topisch, kontraindiziert! Sichere Kontrazeption erforderlich)
- Berücksichtigung des subjektiven Krankheits- und Ther.-Konzepts sowie der Pat.-Vorstellungen von Heilung
- Merke: Keine topische Monother. der Akne mit Antibiotika.

**Tab. 18.1 Therapie der Akne gem. deutscher S2-Leitlinie.**

| | Acne comedonica[1] | Acne papulopustulosa (mild-moderat)[1] | | Schwere Acne papulopustulosa nodosa bis moderate noduläre Akne[1] | Schwere Acne nodosa / Acne conglobata [1] |
|---|---|---|---|---|---|
| **1. Wahl** | top. Retinoid, Adapalen | Adapalen 0,1 % + BPO od. Clindamycin + BPO als Fixkomb.od. Tretinoin + Clindamycin als Fixkomb. | | orales AB + Adapalen od. Azelainsäure od. Adapalen 0,3 % + BPO als Fixkomb. od. Tretinoin + Clindamycin als Fixkomb. | orales AB + BPO + top. Retinoid oder orales AB |

**Tab. 18.1 Therapie der Akne gem. deutscher S2-Leitlinie.** *(Forts.)*

| | Acne comedonica[1] | Acne papulopustulosa (mild-moderat)[1] | | Schwere Acne papulopustulosa nodosa bis moderate noduläre Akne[1] | Schwere Acne nodosa/Acne conglobata [1] |
|---|---|---|---|---|---|
| **Alternativen** | Azelainsäure | BPO od. top. Retinoid od. orales AB + Adapalen | | orales Isotretinoin | orales Isotretinoin |
| Alternativen **nur bei F** | s. 1. Wahl | | | orales antiandrogenes Kontrazeptivum + top. Ther. | orales antiandrogenes Kontrazeptivum + orales AB |
| **In der Gravidität** | Azelainsäure | Azelainsäure + BPO oder top. Erythromycin + BPO | ab 2. Trimester orales Erythromycin (nicht während Laktation, max. für 1 Mon., um Resistenzbildungen zu vermeiden) + Azelainsäure | ab 2. Trimester orales Erythromycin + Azelainsäure + BPO | ab 2. Trimester orales Erythromycin + Azelainsäure + BPO, bei starker Entzündung orales Prednisolon kurzzeitig |
| **Erhaltungsther.** | top. Retinoid (s. o.) | top. Retinoid (s. o.) | top. Retinoid (s. o.) + BPO | | |

AB: Antibiotikum, BPO: Benzoylperoxid.
[1] Zusätzlich mechanische Komedonenentfernung

## Topische Aknetherapie (▶ Tab. 18.2)

**Tab. 18.2 Topische Aknetherapie.**

| Wirkstoff | Handelsnamen (Bsp.) | Anwendung | NW | Beachten | Tipp |
|---|---|---|---|---|---|
| **Azelainsäure** | Skinoren® Gel/Creme | 1–2 ×/d dünn auftragen | leichtes Brennen nach dem Auftragen | geringe Wirkung; nur bis mittelschwerer Akne sinnvoll; gut geeignet für Atopiker. | auch bei der Erw.-Akne von F u. in Gravidität einsetzbar |

**Tab. 18.2 Topische Aknetherapie.** *(Forts.)*

| Wirkstoff | Handelsnamen (Bsp.) | Anwendung | NW | Beachten | Tipp |
|---|---|---|---|---|---|
| **Benzoylperoxid (BPO)** | Benzaknen® 5 %/10 % Gel | 1–2 ×/d dünn auftragen | irritative Dermatitis | Haarbleichung, entfärbt farbige Wäsche beim Waschen, Lichtempfindlichkeit | Ther. mit langsamer Erhöhung der Behandlungsfrequenz, bei Erw.-Akne BPO max. 5 %. |
| **Adapalen** | Dipalen® Creme/Gel | 1× abends dünn auftragen | irritative Dermatitis zu Beginn der Ther. | bei A. papulopustulosa Komb. mit BPO sinnvoll | Ther. zunächst nur jeden 2. d über Nacht, bei der Erw.-Akne von F, auch als Langzeitther., Kontrazeption beachten |
| **Adapalen + BPO** | Epiduo®, Epiduo® forte | 1× abends dünn auftragen | irritative Dermatitis zu Beginn der Ther. | wie BPO | Ther. zunächst nur jeden 2. d über Nacht; zur Langzeitther. über 12 Mon. geeignet |
| **Clindamycin + BPO** | DUAC® Aknegel | 1× abends dünn auftragen | irritative Dermatitis zu Beginn der Ther. | bei länger andauernder Diarrhö Ther. sofort abbrechen, **cave** Resistenzbildung | in der Gravidität einsetzbar |
| **Clindamycin + Tretinoin** | Acnatac® | 1× abends dünn auftragen | irritative Dermatitis zu Ther.-Beginn | erhöhte Fotosensibilität, **cave** Resistenzbildung | |

## Systemische Aknetherapie

### Antibiotische Systemtherapie der Akne (▶ Tab. 18.3)

NW: ▶ 22.

**Tab. 18.3 Antibiotische Systemther. der Akne.**

| Wirkstoff | Handelsnamen (Bsp.) | Dosierung |
|---|---|---|
| Doxycyclin | Doxyderma® | 1 × 50 mg > 1 Mon. < 3 Mon. |
| Tetracyclin | Tetracyclin Wolff® | 2 × 500 mg > 1 Mon. < 3 Mon. |
| Erythromycin | Erythromycin ratiopharm® Tbl. | 2 × 500 mg > 1 Mon. < 3 Mon., in Gravidität einsetzbar |
| Kontrolle bzgl. des Ansprechens nach 6–8 Wo.<br>**Merke:** Minocyclin nicht mehr Ther. der Wahl | | |

### Isotretinoin

- Präp.: z. B. Aknenormin®, Isotret®-HEXAL.
- Ind.: Zur Ther. der schweren Acne papulopustulosa und Acne conglobata sowie schwerer Rückenakne bei M. als Second-line-Ther., wenn ther.-refraktär auf Standardther., bei F im Erw.-Alter First-line-Ther. bei nodulozystischer Akne. Äußerst effektive Ther. mit Langzeitremissionen.
- Dosierung: Beginn mit 0,5 mg / kg KG / d über 2–6 Mon. (befundabhängig). Einnahme mit fetthaltiger Mahlzeit erhöht Resorption. Kumulative Gesamtdosis sollte 150 mg / kg KG nicht überschreiten.
- Pat. wünscht z. B. kein Isotretinoin → Doxycyclin komb. z. B. mit Epiduo® oder Acnatac® über 20 Wo.
- Tipp: Auch mit geringer Dosierung (z. B. 0,2 mg / kg KG / d) gute Behandlungseffekte; Remissionszeiten jedoch kürzer → mehrere Ther.-Zyklen erforderlich. Rez.-Wahrscheinlichkeit bei kumulativer Dosis < 120 mg / kg KG ↑; höhere kumulative Gesamtdosis → Wahrscheinlichkeit für Rez. deutlich ↓.
- Tipp: zusätzlich Desloratadin 5 mg / d p. o. (OLU) → NW ↓, Effekt ↑ (unklarer Mechanismus).
- Anwendung bei F: Bei schweren Akneformen, wenn empfohlene Lokalther. und antiandrogenes Kontrazeptivum über 6 Mon. keinen hinreichenden Effekt zeigen. Schwangerschaftspräventionsprogramm beachten:
  - Pat. über Methoden der Schwangerschaftsprävention aufklären.
  - Mind. 1, besser 2 sich ergänzende empfängnisverhütende Methoden anwenden, inklusive einer Barrieremethode.
  - Empfängnisverhütung 1 Mon. nach Beendigung der Ther. fortsetzen.
  - 1. Schwangerschaftstest (SST) unter ärztlicher Kontrolle durchführen und dokumentieren; am besten 3 Wo. nach dem letzten ungeschützten Verkehr.
  - SST außerdem 1 Mon. nach Beginn der Anwendung einer sicheren Empfängnisverhütung.
  - Kontroll-SST alle 28 d am erneuten Verschreibungstermin oder innerhalb der letzten 3 d vor dem Besuch beim verschreibenden Arzt.
- KI: Leberschäden, Neigung zu Fettstoffwechselstörungen, Diab. mell.
- Laborkontrollen: AST, ALT, γ-GT, Chol., TG, CK (möglichst kein Sport am Vortag).

> - Keine Komb. mit Tetracyclin, Minocyclin, Doxycyclin (Hirndruck ↑).
> - Bei hoher sportl. Aktivität CK-Kontrollen. CK > 2-fach der Norm: Ther. anpassen / abbrechen, wenn Sport nicht red. wird.
> - Kontaktlinsenträger sollten für die Zeit der Ther. auf eine Brille umsteigen.
> - Keine Blutspende während und bis 1 Mon. nach Ther.-Ende
> - Bei Langzeitther: DISH-Sy. möglich (**d**iffuse **i**diopathic **s**keletal **h**yperostosis). Symptome: Bewegungseinschränkung an Gelenken und Enthesen (Enthesiopathia).

- Merke: Depression als NW zur Fachinformation von Isotretinoin 1988 hinzugefügt, bisher jedoch ohne belastbaren kausalen Zusammenhang mit der Medikation und der Erkrankungsschwere → Statement der „American

Academy of Dermatology" 2010: A correlation between isotretinoin use and depression / anxiety symptoms has been suggested but an evidence-based causal relationship has not been established.

### Antiandrogene Aknetherapie

- Ind.: zur Behandlung der mittelschweren Acne papulopustulosa bis Acne conglobata bei F und / oder Androgenisierung.
- Besitzt v. a. antiseborrhoischen Effekt.
- Dos. (antiandrogener Effekt in absteigender Stärke):
  - Cyproteronacetat (CPA): z. B. in Diane®-35 (2 mg CPA, komb. mit 35 mg Ethinylestradiol, EE); 1. – 21. Zyklustag 1 Tbl., danach 7 d Pause.
  - Dienogest: z. B. in Valette®, Maxim®; 1. – 21. Zyklustag 1 Tbl., dann 7 d Pause.
  - Chlormadinonacetat (CMA): z. B. in Neo-Eunomin® (2 mg CMA komb. mit 35 mg EE); 1. – 22. Zyklustag 1 Tbl., dann 6 d Pause.

**Cave:** Evtl. verringerte kontrazeptive Wirkung bei gleichzeitiger Einnahme von Antibiotika oder johanniskrauthaltiger Präp.

### Angriffspunkte der Aknetherapeutika (▶ Tab. 18.4)

**Progn.:** Bei Acne comedonica und papulopustulosa gut, jedoch Langzeitther. über J. Bei Acne conglobata trotz interner Isotretinointher. oft Narbenbildung.

**Tab. 18.4 Angriffspunkte von Aknetherapeutika.**

| Wirkstoff (Beispielpräp.) | Seborrhö | Follik. Hyperkeratose | Mikrobielle Besiedelung | Entzündung |
|---|---|---|---|---|
| Externa | | | | |
| Azelainsäure (Skinoren®) | – | ++ | ++ | + |
| Benzoylperoxid (Cordes® BPO) | – | + | +++ | (+) |
| Adapalen (Dipalen®) | – | ++ | (+) | + |
| Tretinoin Creme/Gel/Lsg. 0,025 %/0,05 %/0,1 % NRF 11.100/11.124/11.102 | – | ++ | (+) | – |
| Interna | | | | |
| Cyproteronacetat (in Diane®-35) | ++ | – | – | – |
| Chlormadinonacetat (in Neo-Eunomin®) | + | – | – | – |
| Interna | | | | |
| Isotretinoin (Aknenormin®) | +++ | ++ | (+) | ++ |
| Tetracyclin (Tetracyclin Wolff®) | – | – | ++ | + |

- nicht wirksam, (+) schwach, + mäßig, ++ stark, +++ sehr stark wirksam.

**Therapien besonderer Akneformen / Probleme**

- Abszesse bei Acne conglobata: ichthyolhaltige Zugsalben (z. B. Ichtholan® 50 %).
- Abszedierende Fistelgänge inzidieren, antiseptische Tamponade (z. B. Fucidine® Creme).
- Rückenakne: sehr therapierefraktär auf äußerliche Ther., frühzeitige komb. Lokal- und Systemther. wie bei Acne conglobata.

**Akne fulminans**

- Stat. hochdosierte Antibiotikather. nach Antibiogramm, v. a. mit Clindamycin, Erythromycin oder Tetrazyklinen in Komb. mit oralen Glukokortikoiden (z. B. Prednisolon [▶ 22] 1 mg / kg KG / d) in absteigender Dosierung.
- Nach 1–2 Wo. Einleitung einer oralen Isotretinointher. (z. B. Aknenormin®; ▶ 22).

## 18.1.2 Rosazea (L71.9)

**Def.:** Sehr häufige, chron. entzündliche Gesichtsdermatose in den seborrhoischen Arealen im mittleren Lebensalter mit Entwicklung einer Augenbeteiligung in 30–50 % (Symptome: Augentränen, -brennen, Fremdkörpergefühl, trockene Augen), letztere auch Erstsymptom; v. a. hellhäutige Menschen, letztlich aber alle Ethnien u. Fototypen betroffen. Krankheitsbeginn bei F mit ca. 35 J., bei M mit ca. 50 J.

**Ätiol.:** Störung der Aktivierung und Produktion von Cathelicidinpeptiden (z. B. LL-37), Demodex folliculorum mit seinem intestinalen Bacterium oleronius als Inflammationsstimulator. Verschiedene Trigger: Sonne, kühles Wetter (Wetterumschwung), Alkohol, warme Getränke, scharf gewürzte Speisen, emotionale Erregung, Medikamente (z. B. Sildenafil [VIAGRA®]).

**Klinik:** Anfangs Erytheme, später auch Papeln und Pusteln v. a. zentrofazial (Nase, Wangen), mit Ausdehnung auf Kinn und Stirn, selten auch retroaurikulär, zervikal, prästernal u. Calvities (▶ Abb. 18.4). Symptome der einzelnen Formen überlappen oft (jede Kombination von Einzelsymptomen mögl.):

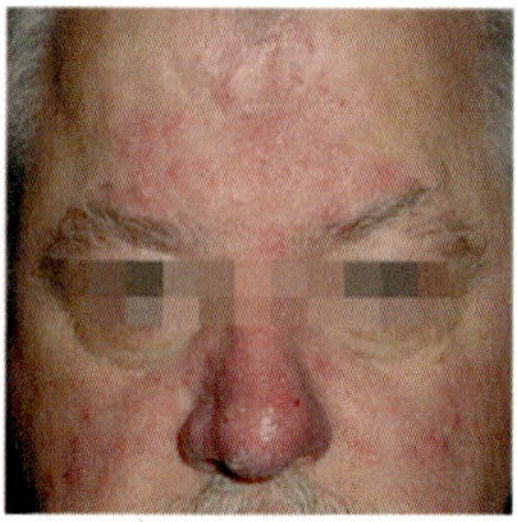

Abb. 18.4 Rosazea. [R299]

- Vorstadium: transiente Erytheme (flushing), v. a. nasolabial und auf den Wangen. Kutane Hyperreagibilität (stinging, burning, itching) durch verschiedene Noxen. DD: periorale Dermatitis.
- R. erythematosa et teleangiectatica: Persistierende Erytheme mit Teleangiektasien, v. a. nasolabial und auf den Wangen. Irritierbarkeit der Haut zunehmend. DD: LE, Dermatomyositis, Mastozytose, Polycythaemia vera, allergisches Kontaktekzem u. a.
- R. papulopustulosa: Zusätzlich symmetrisches Auftreten von follikulär gebundenen Papeln und Pusteln im Erythem über Wo., **nie** Komedonen. DD: Acne papulopustulosa, gramneg. Follikulitis, periorale Dermatitis, Demodikose.

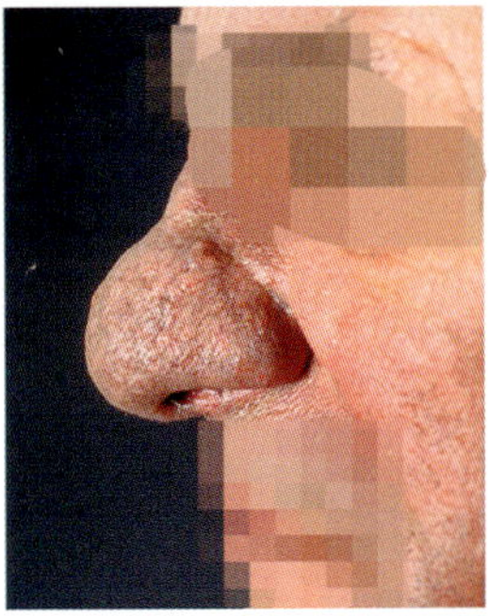

Abb. 18.5 Rhinophym. [R299]

- R. glandulohyperplastica / phymatöse Rosacea: großflächige entzündliche Knoten und Infiltrate. Großporige, entzündlich verdickte, ödematöse Haut mit Bindegewebs- und massiver Talgdrüsenhyperplasie. DD: Acne conglobata, Sarkoidose (Lupus pernio), MF (Facies leontina), zusätzlich Phymata: Rhinophym (▶ Abb. 18.5): selten einzige Manifestationsform der Rosazea, knollenförmige Vergrößerung der Nase infolge Talgdrüsenhyperplasie und Bindegewebsvermehrung sowie Gefäßektasien. Ausgeprägte Seborrhö. Seltener gleichartige HV an Kinn (Gnato-), ausnahmsweise an Ohr (Oto-), Lid (Blepharo-) und Stirn (Metophym). M >> F.

**Sonderformen**

- granulomatöse (lupoide) Rosazea: V. a. an Ober- und Unterlidern sowie perioral Erytheme mit disseminierten bräunlich-rötlichen Papeln und diaskopisch lupoidem Infiltrat. **Cave:** Klin. oft mit Haut-Tbc od. Sarkoidose verwechselt. In der Histologie epitheloidzellige tuberkuloide Granulome; entzündliche Reaktion jedoch follikulär gebunden! DD: Lupus vulgaris, Sarkoidose.
- Steroidrosazea: Steroidhaut mit Atrophie, Teleangiektasien, Erythemen mit Teleangiektasien sowie follikulären Papulopusteln; infolge top., seltener syst. Langzeitkortikosteroidther.
- Rosacea conglobata: sehr selten. Hämorrhagisch-abszedierende Knoten und Plaques im Gesicht. DD: Acne conglobata (auch Brust, Rücken, Schultern u. Extremitäten betroffen).
- Rosacea fulminans (Pyoderma faciale): Schwere, akut mit starker Seborrhö auftretende Acne-conglobata-artige Rosazea nur bei jüngeren F unter Kontrazeptiva od. in / nach der Gravidität, oft familiär, selten Allgemeinsymptome, ausgeprägte Narbenbildung (→ früher Einsatz der Ther.). DD: Acne fulminans (jüngere M, oft Allgemeinsymptome), Acne conglobata.
- M. Morbihan: derbes „Ödem" (korrekt Fibrose) der oberen Gesichtspartie. In der Histologie vermehrt Mastzellen im Bindegewebe. M > F. Ausschluss einer Kontakturtikaria auf Kosmetikinhaltsstoffe!
- gramnegative Follikulitis: Nach Langzeitther. mit Tetrazyklinen durch Selektion gramneg. Keime.
- Rosazeaartige / akneiforme Eruptionen: 7–10 d nach Ther.-Beginn in Gesicht, auf Brust und Rücken; ausgelöst von in der Onkologie eingesetzten EGFR-Inhibitoren wie Cetuximab (Erbitux®), Erlotinib (Tarceva®), Gefitinib (Iressa®) oder Panitumumab (Vectibix®), Teilsymptom von PRIDE (**p**apulopustules and / or **p**aronychia, **r**egulatory abnormalities of hair growth, **i**tching, **d**ryness, due to **E**GFR inhibitors). Häufig spontane Besserung.

**Diagn.:** Anamnese (Triggerfaktoren s. o.), klin. Bild; ophthalmologisches Konsil.

**KO:** Unabhängig von der Schwere der Rosazea (z. T. sogar um J. vorausgehend): Augenbeteiligung („rabbit eye") mit Symptomen wie Fremdkörpergefühl, Tro-

ckenheit, Lichtempfindlichkeit, Pruritus, Brennen; Klinik: Konjunktivitis, Iritis, Skleritis, Blepharitis, selten Keratitis mit Vaskularisation u. Ulzeration (Erblindungsgefahr!).
**Merke:** keine Korrelation des Ausprägungsgrades von Haut- und Augensymptomen!

### Therapie

#### Allgemein

- Reinigung mit mildem Syndet (z. B. Sebamed® Waschemulsion)
- Konsequenter Lichtschutz mit Sonnenschutzpräp. (z. B. ISDIN Fusion Water)

#### Rosacea erythematosa et teleangieectatica

- Hautpflege (wichtig), z. B. Cetaphil®Gesichtscreme
- Teleangiektasien: Frühzeitige Ther. mit KTP-, Nd:YAG- bzw. Farbstofflaser (▶ 24.12)
- Lokalther. bei persistierendem Erythem mit dem α2-Adrenorezeptoragonisten Brimonidin als 0,33 %iges Gel (Mirvaso®) 1 × morgens gleichmäßig dünn auftragen: Eintritt der Wirkung nach ½ h, Dauer bis zu 12 h, keine Tachyphylaxie, kein Rebound, keine antiinflammatorische Wirkung, keine Wirkung auf Teleangiektasien. KI: Einnahme von MAO-Inhibitoren, tri- und tetrazyklischen Antidepressiva. NW (bis zu 20 % der Pat.): Erythem, Pruritus, Hautbrennen (bes., wenn keine Hautpflege angewendet wird).
- Anmerkung: Bei Rosazeadiathese gegen Flush Ther. mit dem β-Blocker Carvedilol (z. B. Querto®, OLU): 6,25 mg / d p. o., bei guter Verträglichkeit wöchentliche Steigerung um 6,25 mg bis 31,25 mg / d p. o. NW: Schwindel, Müdigkeit, Hypotonie, Bradykardie, GIT-Störungen, Mundtrockenheit.

#### Rosacea papulopustulosa

Externe Ther. u. syst. Antibiotika:

- leichte Form: Azelainsäure 15 % (Skinoren® Gel) *od.* 20 % (Skinoren® Creme, OLU): 2 × / d, unbedenklich in Gravidität u. Stillzeit.
- Ivermectin 1 % als Creme (Soolantra®) 1× abends bis zu 4 Mon., keine Besserung nach 3 Mon.: Ther.-Abbruch. **Cave:** Nicht in Gravidität u. Stillzeit.
- Ther. der 2. Wahl: Metronidazol 0,75 % (z. B. Metrogel®, Metrocreme®, Metrolotion®, MetroGalen® Gel, ROSICED® Creme): 2 × / d bis zu 12 Wo.
- Tetracyclin-HCl 250–500 mg / d (z. B. Tetracyclin Wolff®, OLU, Einnahme nüchtern) od. Doxycylin (▶ 22) 40 mg / d (Oraycea®) über 3 Mon. Anmerkung: Paraantibiotische Effekt der Tetrazykline durch Inhibition der Serinprotease Kallikrein 5. In der Gravidität Erythromycin (▶ 22) 250–1000 mg / d, bei Kdr. 10–30 mg / kg KG / d p. o. OLU.

#### Phymatöse Rosacea

Zusätzlich zur externen Ther.: bei M und F (sichere Kontrazeption!) interne Ther. mit Isotretinoin (Aknenormin®; ▶ 22) 0,3 mg / kg KG / d über mind. 6 Mon. OLU.

#### Rhinophym

- Im ödematösen Stadium mit Talgdrüsenhyperplasie Versuch mit Tetrazyklinen bzw. Isotretinoin p. o. (s. o.).
- Bei Fibrosierung mit Knötchen- und Knollenbildung → OP: In Vollnarkose Abtragung der knotigen und talgdrüsenreichen HV bis auf dünne Koriumschicht mit anschließender Reepithelisierung. Je nach Ausprägung unterschiedliche Techniken möglich: Kryochirurgie (v. a. bei flachen HV,

▶ 24.5), Dermabrasion, Dermashaving mit Skalpellklinge und Rasierapparat (sehr blutig), elektrochirurgische Abtragung mit elektrischer Schlinge (**cave:** Hitzenekrosen des Knorpels) od. Ablation mit Erbium:YAG- bzw. Vaporisation mit $CO_2$-Laser. Ultima Ratio: Exzision und plastische Deckung.

> **!** Rhinophym-OP nur durch sehr erfahrenen Dermatochirurgen nach Vorlage eines alten Fotos des Gesichts mit normaler Nase. Fehlerhaftes Vorgehen → entstellende Zerstörung der Nasenhaut.

**Sonderformen**

- Rosacea fulminans (▶ Abb. 18.6): Prednisolon (▶ 22) bis 0,5 mg / kg KG / d p. o. für 1–3 Wo., über 1–2 Wo. langsam reduzieren plus Isotretinoin (s. o., OLU) nach deutlichem Rückgang der Entzündungszeichen für 4–6 Mon.
- M. Morbihan: Isotretinoin (OLU, ▶ 22) 10–20 mg / d p. o. über 3–6 Mon. plus Ketotifen (Ketof®) 2 × 1 mg / d p. o. Bei schwerer Ausprägung zusätzlich Steroid intern (s. Rosacea fulminans).
- Granulomatöse (lupoide) Rosazea: Isotretinoin (OLU, ▶ 22) 10–20 mg / d p. o. über mehrere Mon.
- Steroidrosazea: Zunächst sofortiges Absetzen des Steroids → Exazerbation! Im OLU Pimecrolimus (Elidel® Creme) 2 × / d in Komb. mit Doxycyclin (▶ 22) 2 × 100 mg / d p. o. über 1–2 Mon. od. alternativ Isotretinoin 10–20 mg / d p. o.
- Rosazeaartige Eruptionen unter EGFR-Inhibitoren (▶ 12.21.8)
- Ophthalmorosacea: gute Lidrandhygiene, Auftragen von Soolantra® Creme auf Wimpernregion im OLU 1x / d, Oraycea® 40 mg Tbl. 1x / d über 4–6 Wo. Bei trockenen Augen z. B. Siccaprotect® ATR 3–5x / d.

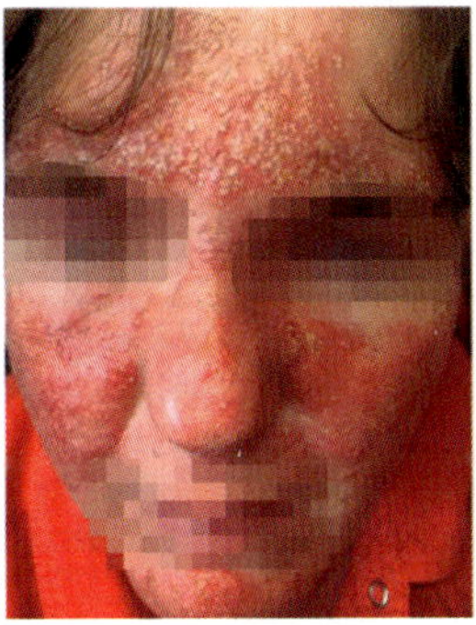

Abb. 18.6 Rosacea fulminans. [M123]

**Progn.:** Chron. Erkr., unter Ther. gute Symptomkontrolle mögl.

## 18.1.3 Demodikose (B88.0)

**Def.:** Seltene, diskrete, rosazeaartige, meist einseitige, plötzlich auftretende Dermatose des Gesichts im höheren Erw.-Alter. Kein Flushing, kein persistierendes Erythem, keine Lichtempfindlichkeit.

**Ätiol.:** Besiedlung der Talgdrüsenfollikel durch die Haarbalgmilbe (Demodex folliculorum) mit nachfolgender Fremdkörperreaktion.

**Klinik:** Follikulär gebundene Papeln, seltener Papulopusteln mit pityriasiformer Schuppung. Meist einseitig auf den Wangen, häufig auch auf den Lidern u. am Lidrand (Meibom-Drüsen). Selten perimamillär. Teleangiektasien fehlen.

**Diagn.:** Hornschichtabriss mit Zyanoakrylattechnik (sofort mikroskopische Unters.: 100-fache Vergrößerung mit Immersionsöl), Biopsie eines Follikels und Milbennachweis im histologischen Schnitt.

**Ther.:** Lokale (alleine oft insuff.) bzw. syst. antiparasitäre Behandlung im OLU mit:

- topisch Ivermectin (Soolantra® Creme) 1x / d über Nacht bis zur Abheilung im OLU, Erhaltungsth.: 1–2x / Wo. od.
- syst. Ivermectin (Scabioral®) einmalig gewichtsadaptiert (max. 18 mg) od.
- Benzylbenzoat (Antiscabiosum 25 %) jeweils 1 × / d über 3 d od.
- Permethrin 5 % (Infectoscab) 2 × / d über 3 d od.
- Crotamiton (Crotamitex® Gel oder Lotio) 2 × / d über 3 d od.

Bei Resistenz: Metronidazol (z. B. Clont®) 500–1000 mg / d p. o. in 2–3 ED über 7–14 d.

**Progn.:** Häufig chron.-rez. Verlauf.

## 18.1.4 Periorale (periorifizielle) Dermatitis (L71.0)

**Def.:** Chron. entzündliche, v. a. perioral, aber auch periokulär sowie perinasal („periokuläre Dermatitis") lokalisierte Dermatose, v. a. bei F im jüngeren und mittleren Alter. Zunehmend aber auch bei M und seltener bei Kdr. („childhood perioral dermatitis") und im höheren Erw.-Alter. Oft starker Leidensdruck.

**Ätiol.:** Störung der epidermalen Barrierefunktion durch übermäßige Anwendung von Feuchtigkeitscremes, Nacht- und Nährcremes (v. a. bei Pat. mit trockenem Hauttyp), oft bei atopischer Diathese sowie durch externe (auch nasale und inhalative) Glukokortikoide. Bei Kdr. nach Anwendung von physikalischen Lichtschutzpräp. (Okklusiveffekt!) mit hohem LSF.

**Klinik:** Flächenhaft disseminierte, rötliche, ca. 1–2 mm große Papeln und Pusteln auf erythematöser, leicht schuppender Haut perioral (typisch: Freier Randsaum um das Lippenrot im Gegensatz zum Lippenleckekzem), periokulär, ferner Kinn, Unterlider, bei ausgedehntem Befall auch Oberlider, Stirn, Wangen, retroaurikulär und Hals (▶ Abb. 18.7). **Keine** Komedonen. Brennen und Spannungsgefühl, selten Pruritus. Ggf. Verschlechterung durch UV-Bestrahlung. **Sonderform:** Lupoide periorale Dermatitis: Multiple glasige Papeln innerhalb der Prädilektionen.

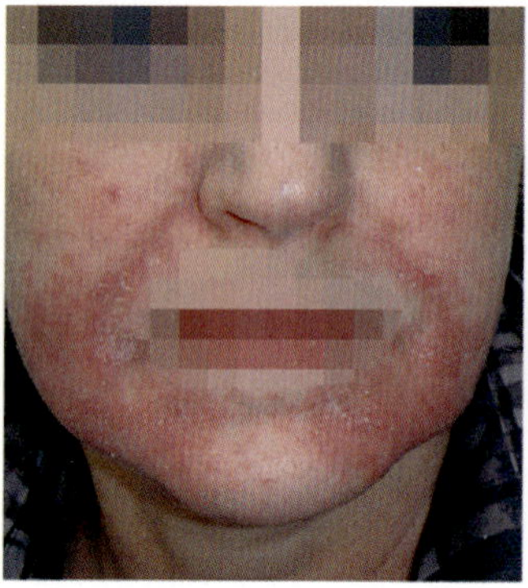

Abb. 18.7 Periorale Dermatitis. [R299]

**Diagn.:** Klin. Bild typisch, ggf. Biopsie.

**DD:** Rosazea, Demodikose, Acne vulgaris, atopisches Ekzem, seborrhoisches Ekzem.

**Ther.:**

- Strikt alle Kosmetika (v. a. Nacht- und Nährcremes) sowie Glukokortikoide meiden (so genannte „Null-Therapie"), bei fehlender Besserung Ther. mit
- Pimecrolimus (Elidel®) 2 × / d bis zur Heilung, maximal über 4–6 Wo. (OLU), alternativ:
- bei starker entzündlicher Komponente zusätzlich feuchte Umschläge mit kaltem Schwarztee

- Ichthyol-Mischpaste (Ichthyol pur 1,0, Ungt. molle, Pasta zinci mollis aa ad 30,0) gegen entz. Läsionen 1x / d
- bei schwerem Befall Tetrazykline p. o. wie bei Rosazea (▶ 18.1.2), bei Kdr. ab 9. LJ. u. kg > 43 kg Doxycylin 2 × 2 mg / kg KG / d p. o. oder Erythromycin 3 × 10 mg / kg KG / d p. o.
- bei granulomatöser perioraler Dermatitis Isotretinoin (z. B. Aknenormin®) im OLU 0,5 mg / kg KG/d p. o. (▶ 22), Schwangerschaftspräventionsprogramm beachten!

**Progn.:** Bei konsequenter Ther. und Kosmetikaverzicht langsame Besserung über Mon.

# 18.2 Schweißdrüsenerkrankungen

## 18.2.1 Erkrankungen der apokrinen Schweißdrüsen

### Hidradenitis suppurativa (HS) / Acne inversa (AI; L73.2)

**Def.:** Schwere, unter starken Abszedierungen und Fistelbildungen verlaufende chron. rez. Entzündung v. a. der Terminalhaarfollikel mit starker Einschränkung der Lebensqualität im jungen Erw.-Alter (ca. 1–4 % der Bevölkerung weltweit), F > M. Trigger: Adipositas, Bakterien (z. B. Staph. aureus), Genetik, Hormone, Rauchen (80 % der Pat.), Stress. Oft Teilsymptom einer Aknetetrade. Ca. 30 % familiäre Belastung.
Komorbidität: Auftreten nach HS: metabolisches Sy., RA, Depression, Ps., COPD
mit HS: CU
vor HS: MC, Schizophrenie, Asthma, PCOS

| Schweregradeinteilung nach Hurley* | |
|---|---|
| Grad 1 | ≥ 1 Abszess, keine Fistelgänge noch Vernarbungen |
| Grad 2 | ≥ 1 Abszess, weit auseinander liegende, rez. Abszesse mit Strang-, Fistel- und Narbenbildungen |
| Grad 3 | Flächiger Befall mit Abszessen, Fistelgängen und Narbenzügen |
| * ungeeignet für Langzeitverlaufsbeurteilung | |

Verlaufsbeobachtung d. Erkr.-schwere möglich (▶ Tab. 18.5)

**Tab. 18.5 Severity Assessment of Hidradenitis Suppurativa (SAHS) Score.**

| Score | betroffene Regionen[a] (Anzahl) | Inflam. u. / od. schmerzhafte Läsionen außer Fisteln (Anzahl) | Fisteln (Anzahl) | Neue od. rez. Knoten in den letzten 4 Wo. (Anzahl) | Schmerzskala (NRS-11)[b] |
|---|---|---|---|---|---|
| **0** | 0 | 0 | 0 | 0 | 0–1 |
| **1** | 1–2 | 1–4 | 1–2 | 1–2 | 2–4 |
| **2** | 3–4 | 5–9 | 3 | 3–4 | 5–6 |
| **3** | ≥ 5 | ≥ 10 | ≥ 4 | ≥5 | ≥7 |

A jede Region (links u. rechts jeweils separate Region) wird mit einem Punkt bewertet
B Numerische Skala von 0–10

Erkrankungsschwere gemäß SAHS-Score:
- SAHS-Score ≤ 4: leicht
- SAHS-Score 5–8: mittelschwer
- SAHS-Score ≥ 9: schwer

**Klinik/Diagn:** Abszedierende und fistulierende Entzündung, überwiegend axillär, inguinal (▶ Abb. 18.8) od. anogenital (aber auch: nuchal, retroaurikulär, sub-/intermammär, abdominal, Mons pubis, gluteal). Häufig auch Sinus pilonidalis vorhanden. Eitrige, hochschmerzhafte subkutane Knoten, fuchsbauartige Gänge, eingeschränkte Beweglichkeit durch narbige Strikturen. Im akuten Schub schweres Krankheitsgefühl, auch Temp. ↑, Diff.-BB (Leukos ↑), Abstrich auf Bakterien. Ebenfalls Rücken- u. Gesichtsbefall möglich! KO: Nach langer Bestandszeit SCC auf dem Boden der chron. Inflammation mögl. (< 5 %). Merke: Bei V. a. Malignität histologische Abklärung.

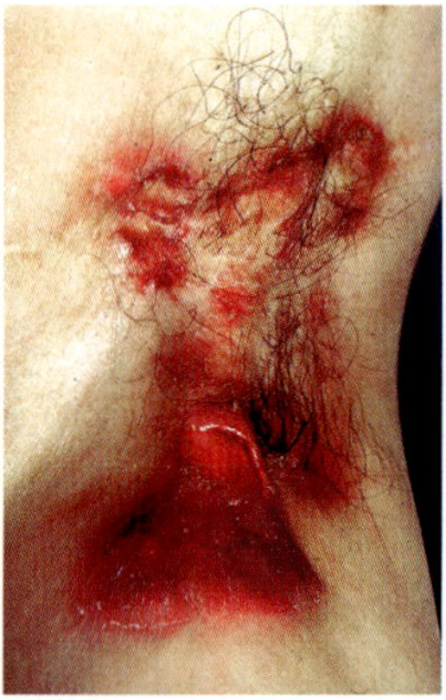

Abb. 18.8 Hidradenitis suppurativa. [R299]

**DD:** Im Initialstadium Furunkel, Akne vulgaris, perianale Abszesse, Lymphadenopathie, in späteren Phasen Aktinomykose, Haut-Tbc, Lymphogranuloma venereum, Fisteln bei M. Crohn.

**Therapie:** Die Ther. richtet sich nach dem Schweregrad der Erkr. u. erfolgt stufenweise. Grundsätzlich sollte für jedes betroffene Areal (z. B. axillär, inguinal) festgelegt werden, ob ein konservatives Vorgehen mögl. ist (inflammatorische Komponente, keine kutane Destruktion) oder ob eine absolute OP-Indikation besteht (kontrakte od. ziehharmonikaartige Narben, Fisteln, schwere Gewebedestruktion).
- Allgemeinmaßnahmen sollten in jedem Stadium erfolgen: Triggerfaktoren meiden (Gewichts- und Stressreduktion, Nikotinkarenz); mechanische Irritation meiden (weite Kleidung); konsequente, mehrmals tägl. Desinf. der betroffenen Areale (Octenisept ®) → Reduktion der Keimzahl; trockenes Milieu schaffen (Einlage von Baumwoll- / Leinenläppchen in Intertrigines; Haare in betroffenen Arealen trimmen, keine Nassrasur).

Konservatives Vorgehen:
- Bei initialen Befunden (Hurley I): top. Antiseptikum (z. B. Polihexanid-Gel NRF 11.131) oder top. AB (Zindaclin 1 % Gel® im OLU) für max. 3 Mon. Zusätzlich Zink-Gluconat (Cefazink®) 3 × 30 mg / d p. o. für 6 Mon. (NW häufig: Magenprobleme → Einnahme mit einer Mahlzeit, Dosis evtl. red.).
- Bei Nichtansprechen d. Lokalther. in Hurley I oder ≥ Hurley II: antibiotische Kombinationsther. mit Clindamycin und Rifampicin jeweils 2 × 300 mg / d p. o. für 10–12 Wo.; Auch zum „Down-Staging" vor geplanter OP zur Reduktion der inflam. Last einsetzbar. Alternativ: Doxycyclin 1 × 50 mg / d p. o. für max. 3 Mon. Bei Unverträglichkeit, NW oder nicht Ansprechen und führender inflam. Komponente:
- Adalimumab (Humira®, Imraldi®): Alter ab 18 J. Tag 1: 160 mg s. c., Tag 15: 80 mg s. c., dann 40 mg / Wo. s. c. oder 80 mg s. c. jede 2. Wo.; Alter ab 12 J. Tag 1: 80 mg s. c., ab Tag 8: 40 mg s. c. alle 2 Wo., bei insuffizientem Ansprechen Erhöhung auf 80 mg s. c. jede 2. Wo. oder 40 mg / Wo. s. c. Anmerkung: Kombination mit OP entweder präoperativ zur Verkleinerung

des OP-Areals oder postoperativ zur Rez.-Prophylaxe. Zusätzlich tgl. Anwendung einer antiseptischen Lsg., z. B. Octenidin-Lsg., Komb. mit Doxycyclin 1 × 50 mg / d p. o. ist mögl. Ther.-Dauer: wenn < 25 % Verbesserung nach 12 Wo. → Ther.-Abbruch; wenn 25–50 % Verbesserung nach 12 Wo. → Fortführung der Ther. für weitere 12 Wo. mit Reevaluierung.
- Additive Laserepilation (je nach Behaarungstyp) zur Zerstörung der Haarfollikel sinnvoll. Erfolgsrate in absteigender Häufigkeit: inguinal, axillär und submammär. Bei F Cyproteronacetat durch Gynäkologen mögl. KI abs.: Meningeom, auch in der Vorgeschichte
- Merke: Ein rein konservatives Therapiekonzept ist nur sinnvoll, wenn keine dauerhafte Gewebedestruktion (z. B. kontrakte od. ziehharmonikaartige Narben, Fisteln) besteht. Häufig Kombination aus konservativem (z. B. Doppel-AB. od. Biologika) und interventionellem Vorgehen nötig. Bei Erstvorstellung d. Pat. Erstellung eines Ther.-konzepts sinnvoll.

Interventionelles Vorgehen:
- akuter solitärer Knoten / Abszess: intrafokale Injektionen mit Triamcinolon-Kristallsuspensionen (z. B. Volon® A 10), verdünnt mit LA 1 : 2 bis 1 : 5. Bei starker Fluktuation / Spannung und Schmerzen operative Entlastung durch „Deroofing" (Entdeckelung) des Knotens in Lokalanästhesie. Bei Inzision besteht sehr hohes Rezidivrisiko. Bei rez. Befunden / hoher Krankheitslast unbedingt begleitende Systemther. einleiten bzw. anpassen.
- schwere Gewebedestruktion (Fisteln, kontrakte od. ziehharmonikaartige Narben): sono. Darstellung des HS-Gebiets zur OP-Planung, Exzision des destruierten Gewebes, Klingenführung mgl. 45° abgeflacht zum Schnittrand, um Risiko des Einwachsens von Haaren bei Wundheilung zu minimieren. Sekundäre Wundheilung oder Deckung mittels Spalthaut (bes. axillär → Gefahr der kontrakten Narben / Ausbildung von Narbensträngen; genitoanal bei größeren Wunden → Gefahr der Verziehung freier Strukturen, z. B. Labien). Kein primärer Wundverschluss!
- Bei ausgeprägten Befunden mit Fistelbildung od. Vor-OPs im Analbereich, M. Crohn, anamnestisch Blut / Pus im Stuhl → präoperative Proktoskopie bzw. 3D-Sonographie od. MRT obligat.

## Fox-Fordyce-Krankheit (L75.2)

**Def.:** Seltene, chron., fast nur bei jungen F auftretende, juckende, papulöse Dermatose. Beginn: Pubertät, v. a. axillär, aber auch genitoanal, periumbilikal sowie im Bereich der Mamillen. Ätiol.: unklar, vermutlich spielen Hormone eine Rolle.

**Klinik:** Gruppiert stehende, monomorphe, stecknadelkopfgroße, hautfarbene bis rötliche, derbe, stark juckende Knötchen in den Arealen mit apokrinen Schweißdrüsen. Spärliche Achselbehaarung.

**Ther.:**
- Kurzzeitig Steroid (z. B. Prednicarbat) als Creme 1–2 x / d (max. 2 Wo.), zusätzlich bei Bedarf AH der 2. Generation, z. B. Levocetirizin, Desloratadin 1 × 1 Tbl. / d
- Alternativ zum Steroid im OLU Pimecrolimus 1 % Creme (Elidel®) 2x / d über mehrere Wochen
- Antiperspiranzien wie bei ekkriner Hyperhidrose (▶ 18.2.2)
- intrafokale Injektionen mit Triamcinolon-Kristallsuspensionen (z. B. Volon® A 10), verdünnt mit LA 1 : 2 bis 1 : 5 → Atrophierisiko
- Bei F antiandrogen wirksame Kontrazeptiva (▶ Tab. 18.1)

**Progn.:** Heilt nach der Menopause spontan ab.

### Bromhidrose (L75.0)

**Def.:** Säuerlich-ranziger Körpergeruch durch übel riechenden axillären (am häufigsten), inguinalen und plantaren Schweiß. Ätiol.: Zersetzung organischer Schweißbestandteile durch koryneforme Stäbchen. Manifestation im geschlechtsreifen Alter. Dunkelhäutige >> Weiße. Häufige Assoziation mit Trichobacteriosis palmellina.

**Ther.:** Wie Hyperhidrose (▶ 18.2.2).

### Chromhidrose (L75.1)

**Def.:** Sekretion von farbigem, meist bläulich-schwärzlichem (Lipofuscine), selten auch gelbem oder grünlichem Schweiß v. a. im Gesicht (Wangen), seltener axillär und perimamillär. Bei Weißen selten, häufig bei Dunkelhäutigen. Beginn nach der Pubertät, stärkste Ausprägung im geschlechtsreifen Alter. Besserung im Alter.

**Diagn.:** komplettes BB zum Ausschluss einer Blutungsdiathese, Anlegen von Bakterien- und Pilzkulturen zum Ausschluss einer pseudoekkrinen Chromhidrose.

**Ther.:** keine adäquate.

## 18.2.2 Erkrankungen der ekkrinen Schweißdrüsen

### Hyperhidrose (R61.9)

**Def.:** Generalisierte (ca. ⅔ d. F.) oder fokale Überfunktion ekkriner Schweißdrüsen. Bis zu 2 % der Bevölkerung betroffen.

**Einteilung und Klinik:**

- somatische od. sek. Hyperhidrose: generalisiert: endokrinologische Störungen und Veränderungen (Hyperpituitarismus, Hyperthyreose, Diab. mell., Phäochromozytom, Menopause, Gravidität), Adipositas, Inf., Malignome, neurologischen Erkr., Medikamente (Steroide, Parasympathomimetika, Antidepressiva, PPI, ß-Blocker u. a.); segmental: Neuropathie, M. Sudeck, Karpaltunnelsy., Ross-Sy., Harlequin-Sy.; fokal: Frey-Sy.
- essenzielle od. primäre Hyperhidrose: Überfunktion ekkriner Schweißdrüsen, v. a. axillär, palmar, plantar, fazial, nuchal, in bis zu 65 % familiäre Häufung. Auslöser: emotionale Anspannungen, Nikotin, Koffein, Alkohol, erhöhte Wärmebelastung (▶ Tab. 18.6):
  - Hyperhidrosis axillaris
  - Hyperhidrosis manuum (diffuse Rötung, Akrozyanose und Hypothermie der Palmae)

**Tab. 18.6 Diagnosekriterien der primären Hyperhidrose.**

| | |
|---|---|
| Hauptkriterium | Fokales sichtbares Schwitzen, das über ein normales Maß hinausgeht und seit wenigstens 6 Mon. besteht |
| Nebenkriterien | 1. primärer Befall von Achselhöhlen, Handflächen, Fußsohlen oder Stirn-Kopf-Bereich<br>2. bilaterale und symmetrische Ausprägung<br>3. wenigstens 1 Episode pro Wo.<br>4. kein Schwitzen während des Nachtschlafs<br>5. Erstmanifestion vor dem 25. LJ.<br>6. Pos. Familienanamnese<br>7. Beeinträchtigung im Alltag |
| Die Diagnose ist mit einer Sensitivität von 99 % und einer Spezifität von 80 % zu stellen, wenn das Hauptkriterium und wenigstens 4 der 7 Nebenkriterien erfüllt sind. | |

18

- Hyperhidrosis pedum (livide Verfärbung der Fußsohlenhaut, Mazeration der Hornschicht mit grübchenförmigen Defekten [Keratoma sulcatum; ▶ 9.2.1; ▶ 13])
- gustatorische Hyperhidrose (reflektorisch ausgelöstes Schwitzen an Wangen, Stirn, Oberlippe und Oberkörper nach Genuss scharf gewürzter oder saurer Speisen).

Zu den klinischen Schweregraden ▶ Tab. 18.7.

**Tab. 18.7 Klinische Schweregrade der Hyperhidrose.**

| Grad | Axillär | Palmoplantar |
|---|---|---|
| I | Haut nur verstärkt feucht; Schwitzflecke 5–10 cm | Palmae/Plantae sehr feucht |
| II | Schweißperlenbildung; Schwitzflecke 10–20 cm | Schweißperlenbildung streng auf Palmae/Plantae beschränkt |
| III | Schweiß tropft ab; Schwitzflecke > 20 cm | Schweißperlenbildung auch an den distalen dorsalen Flächen von Fingern/Zehen sowie am lateralen Rand von Hand/Fuß; Schweiß tropft ab |

**Diagn.:** Gravimetrie: Schweiß mittels saugfähigem Filterpapier aufnehmen und wiegen. Wert > 30 mg/min als Hinweis auf übermäßige palmare Schweißproduktion, > 50 mg/min als Hinweis auf übermäßige axilläre.

## Therapie

### Allgemeine Maßnahmen

- Körperhygiene: desodorierende, saure Seifen oder Syndets (z. B. Stepin®, Dermowas®), Deodoranzien (z. B. 8 × 4®intensive, Sebamed®)
- atmungsaktive Kleidung
- Ernährung: Meiden von Nikotin, Koffein, Tein, Alkohol, heißen Getränken, scharfen Gewürzen. Günstig sind mehrere kleine Mahlzeiten. Gewichtsreduktion bei Adipositas

### Lokale Antihidrotika

- Anwendung nur auf intakter, gesunder Haut (nicht bei Schwangeren und Kdr. empfohlen): aluminiumchloridhaltige Fertigpräp. (z. B. Sweat-off®, Odaban®, SweatStop®), abends auf die trockene Haut auftragen, morgens abwaschen
- methenaminhaltiges Fertigpräp. (Antihydral® Salbe 1–2 ×/d, nicht bei Typ-IV-Sens. auf Formaldehyd)
- Botulinumtoxin A (z. B. Botox®) bei Hyperhidrosegrad III, tief intradermale Injektion (Quaddelbildung) in die hyperhidrotischen Areale im Abstand von 1–1,5 cm; 50 MU/Seite; Auflsg. der Trockensubstanz mit 5 ml 0,9 %iger NaCl-Lsg. Wirkungseintritt nach ca. 3 d bei einer Dauer von 4–6 Mon. Wirksamkeitsdauer bei wiederholter Anwendung ↑. NW: Hämatom, passagere Beeinträchtigung der Feinmotorik bei palmarer Injektion! KI: Schwangerschaft, Stillzeit, neuromuskuläre Krankheiten, Gerinnungsstörung, Kindes- und Jugendalter.

### Systemische Antihidrotika

- Methantheliniumbromid (Vagantin®) 2–3 × 50 mg/d oder situativ bei generalisierter (First-line-Ther. im OLU) und axillärer Hyperhidrose, nicht ZNS-gängig. Eintritt der Wirkung nach 30–60 min, wirksam bis zu 6 Std. → bis zu 50 %ige Reduktion der Schweißproduktion (NW: „nur" periphere anticholinerge, z. B. (oft) Mundtrockenheit

- Bornaprinhydrochlorid (Sormodren®) 4–8 mg / d p. o. verteilt auf 2–3 Dosen, Erhaltungsther. (Anmerkung: nicht selten reichen 1–2 mg / d p. o. aus!). ZNS-gängig, suff. Wirkung oft erst nach 2–3 Wo.
- naturheilkundl.: Trockenextrakt aus Salbeiblättern (Sweatosan®) 3x / d 1–2 Tbl.

### Operative Maßnahmen

Ind.: Konservativ nicht beherrschbare Hyperhidrosis axillaris bei hohem Leidensdruck, prinzipiell auch bei Kdr. und Jugendlichen in LA bzw. Tumeszenzanästhesie.

- Schweißdrüsensaugkürettage: Kombination von oberfl. Liposuktion mit subkutaner Kürettage mittels Kürette. Absaugen des Materials über stumpfe Liposuktionskanüle (Öffnung zur Hautoberfl. halten). Vorbereitung: Am Abend vor OP Rasur und ggf. Anzeichnen des erkrankten Areals mit wischfestem Marker (z. B. Edding 3000®). Postop. 2- bis 3-tägige Ruhigstellung der Axilla.
- endoskopische transthorakale Sympathikusblockade mittels Clips (ETSC): reversible Ausschaltung des 2. bis 5. thorakalen Ganglions in ITN. Durchführung in Spezialzentren als Ultima Ratio. Gravierende NW mögl., kompensatorisch Schwitzattacken an anderen Lokalisationen häufig.

### Sonstige

- Leitungswasseriontophorese: Ind.: idiopathische Hyperhidrosis manuum et pedum klin. Grad I und II. Gleichstrom-(GS-)Gerät: schwache kontinuierliche Gleichströme in lauwarmen Wasserbädern; Stromfluss 10–30 mA (toleranzabhängig) über 10–15 min, zunächst 1 × / d, später 1–2 × / Wo. Besserungen nach 2–4 Wo. Alternativ: gepulste Gleichstrom-(PS-)Geräte, einfacher in der Handhabung, kein „Weidezauneffekt“, bei Kdr. zu bevorzugen. KI: z. B. Herzschrittmacher, Metallimplantate, Ringe und andere metallische Gegenstände, Gravidität, Spirale bei Behandlung der Füße. Heimbehandlung mit Iontophoreseset nach eingehender Einführung in dessen Handhabung (z. B. Biopromed®, Kornwestheim oder Hidrex® GmbH, Wuppertal) mögl., Nachteil: sehr zeitaufwändig → hohe Adhärenz nötig
- fraktionierte Mikronadel-Radiofrequenzther. in LA 2 × im Abstand von 4 Wo. bei axillärer Hyperhidrose

**Progn.:** Lediglich chirurgische Maßnahmen bringen u. U. permanente Besserung. Lebenslange Intervallther. bei Anw. lokaler Anhidrotika.

## Miliaria (L74.3)

**Syn.:** Schweißbläschen, Hitzepickel.

**Def.:** Bei starkem Schwitzen entstehender, häufig juckender Hautausschlag. Ätiol.: Schweißfluss ↑ und Verlegung des Ausführungsgangs. V. a. in den Tropen oder bei sehr eng anliegender Kleidung. Adipositas.

**Klinik:**

- Miliaria cristallina: gewöhnlich im Kindesalter. V. a. am Rumpf kleine bis stecknadelkopfgroße, wasserhelle, pralle, leicht platzende Bläschen mit dünner Decke. Pathogenese: Gangverschluss in der Hornschicht
- Miliaria rubra / profunda: in jedem Lebensalter. V. a. in bedeckten Körperarealen, intensiv rote punktförmige Flecken. Sek. Entwicklung von Bläschen mit Pruritus. Intertrigines: Konfluenz und ggf. Impetiginisierung. Pathogenese: Gangverschluss im Str. spinosum bzw. in der Dermis

**Ther.:** Lotio zinci spirituosa, bei Superinf. syst. Antibiose gemäß Antibiogramm.

# 18.3 Erkrankungen der Haare und Haarfollikel

## 18.3.1 Überblick: Haarzyklus

**Physiologischer Haarzyklus** (▶ Tab. 18.8, ▶ Abb. 18.9).

- Anzahl der Kopfhaare: ca. 100 000, Dichte: 175–300 / $cm^2$, Dicke: 0,1–0,25 mm
- Haarwachstum: ca. 0,3 mm / d; asynchron und zyklisch mit tages- und jahreszeitlichen Schwankungen sowie Wachstums- und Ruhepausen
- normaler Haarverlust: ca. 25–100 Haare / d

**Tab. 18.8 Physiologischer Haarzyklus (Kapillitium).**

| Phase | Dauer | Anteil |
|---|---|---|
| Anagen (Wachstum) | 2–7 J. | 80–90 % |
| Katagen (Übergang) | 2–3 Wo. | 1–3 % |
| Telogen (Ruhe) | 2–4 Mon. | 10–20 % |

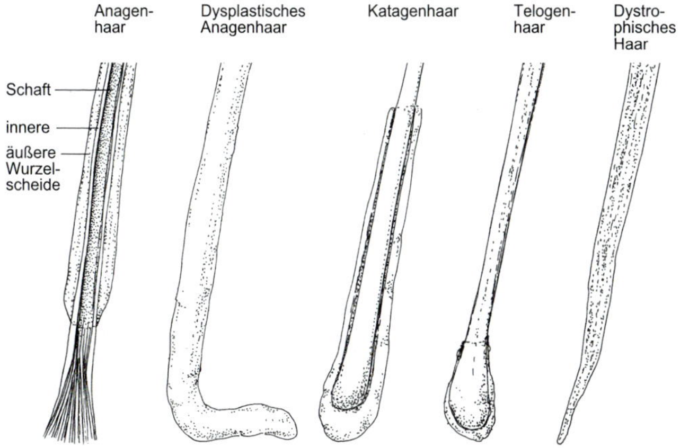


Abb. 18.9 Haarzyklus. [L157].

**Hormoneinflüsse auf das Haarwachstum**

- Androgene: Wachstum von Sexual- und Körperbehaarung ↑, Wachstum der Kopfhaare ↓
- Östrogene: Wachstum der Kopfhaare ↑, Sexual- und Körperbehaarung ↓

**Pathologischer Haarzyklus**

- Effluvium: Haarausfall > 100 / d bei schwarz-, > 50 / d bei rothaarigen Menschen
- Alopezie: sichtbarer Haarverlust (Verlust > 60 %)

## 18.3.2 Diagnostik bei Haarerkrankungen

### Anamnese

**Eigenanamnese**

- Beschwerden: Haarausfall (Anzahl / d), Zeitdauer, Lokalisation, Nachwachsen der Haare, Haarstruktur (Haare dünn, stumpf), Kopfhautschuppung, Kopfhautjucken?
- Bisherige Ther., Haarwaschmittel?
- Medikamenteneinnahme (Kontrazeptiva, Antihypertensiva [ß-Blocker, ACE-Hemmer], Antidepressiva, Antikoagulanzien, wie Kumarine, Heparin, Interferon, Cholesterinsenker, v. a. Fibrate, NSAR, v. a. Ibuprofen und Naproxen, Zytostatika, Steroide)?
- Zyklusunregelmäßigkeiten, Geburten, Fehlgeburten, Menopause?
- Bekannte internistische Erkr. (Anämie, Schilddrüsenfunktionsstörungen, Autoimmunerkr.)?
- Vorausgegangene Inf., OP, Narkosen?

**Familienanamnese** Glatzenbildung, Haarbildungs- und Nagelwachstumsstörungen (Geschwister, Eltern, Großeltern)?

### Klinische Untersuchung / Inspektion

- Kapillitium: Haarquantität, -qualität, -ansatz, -follikel (erhalten / vernarbend), Kopfhauterytheme, Kopfhautschuppung, Zupftest (lassen sich bereits mit 2 Fingern und leichtem Zug an verschiedenen Arealen Haare herausziehen? Neg., wenn < 4 ausgezogene Telogenhaare.)
- sek. Geschlechtsbehaarung (Bart, Axilla, Pubes): Hypertrichose? Hirsutismus?

### Labor

- Routinelabor: BSG, BB, AST, ALT, γ-GT, Ferritin
- zusätzlich bei V. a. androgenet. Alopezie der F: Geschlechtshormone (freies u. Gesamt-Testosteron, 17-ß-Östradiol, DHEAS, Progesteron, LH, FSH, Prolaktin)
- zusätzlich bei V. a. Autoimmunerkr.: Schilddrüsenhormone ($fT_3$, $fT_4$, TSH) v. a. bei diffusem Effluvium, Autoantikörper (ANA, AMA, ASMA, ENA, Schilddrüsen-Ak)
- Zusatzdiag. bei spez. Fragestellungen: Serologie (TPPA, VDRL, HIV, Hepatitis), Metalle (Eisen), Schwermetalle (Thallium, Blei, Quecksilber u. a.) bei V. a. Intoxikation, ggf. Biotin, Vit. $B_6$ und $B_{12}$, Folsäure bei diffusem Effluvium und V. a. Mangelerscheinung

### Spezielle Diagnostik

- Haarzählung: Am Tag der Haarwäsche und den darauffolgenden 4 d. Zwischen Haaren mit Wurzel und abgebrochenen Haaren differenzieren und den Mittelwert bilden.
- Haarstatus (Trichogramm): Haarwurzelunters. zur Differenzierung verschiedener Formen des Haarausfalls (s. u.).
- Mykologische Unters. von Kopfhautschuppen und Haaren bei V. a. Inf. Nativpräp. (KOH) und Kultur anfertigen, PCR (▶ 2.3).
- Biopsie der Kopfhaut bei vernarbenden Alopezien.

18

### Technik des Trichogramms

- 5 d nach der letzten Haarwäsche Epilation von jeweils ca. 50–70 Haaren mit einer gummiarmierten Klemme mit einem schnellen festen Ruck an zwei definierten Stellen:

 - diffuse und androgenetische Alopezie: frontal und okzipital
 - zirkumskripte Alopezie: am Herdrand und kontralateral an einem unauffälligen Bezirk
- Eindecken (z. B. mit Eukitt®)
- Haarwurzeln auf einem Objektträger ausbreiten und unter dem Mikroskop auswerten (▶ Tab. 18.9): Differenzierung nach physiologischen (Anagen-, Katagen-, Telogenhaare; ▶ Abb. 18.9) und pathol. Haarwurzelformen (dystroph, dysplastisch, abgebrochen) sowie Berechnung der prozentualen Anteile. Haarschaftanomalien (▶ 18.3.8)?

**Tab. 18.9 Auswertung eines Trichogramms.**

| Haarwurzelform | Normwerte | Charakterisierung der Haarwurzel |
|---|---|---|
| **Anagen** | 80–90 % | dunkle keratogene Zone mit Teilen der Wurzelscheide |
| **Dysplastisch** | Bis 30 % | dünne Anagenhaare ohne Wurzelscheiden mit U-förmiger Krümmung im Wurzelbereich |
| **Katagen** | 1–3 % | kolbenförmige Haarwurzel, Wurzelscheide im Bereich des Haarschafts noch vorhanden |
| **Telogen** | Bis 20 % | heller, verhornender Kolben. Keine Wurzelscheide |
| **Dystroph** | Bis 2 % | zunehmende Verjüngung des Haarschafts ohne Kolben, Matrix oder Wurzelscheide |
| **Abgebrochen** | Bis 10 % | glatte Bruchfläche |

Bei langsamem, schrägen Zug falsch-pos. Zunahme der abgebrochenen und dysplastischen Haare. Bei sehr starkem Haarausfall bzw. bei fehlendem Nachwachsen der Haare ggf. fälschlicherweise zu hoher Anagenanteil. Daher Bewertung immer nur unter Berücksichtigung des klin. Befunds!

## 18.3.3 Kongenitale Alopezien und Hypotrichosen

### Aplasia cutis congenita (Q84.8)

**Def.:** Scharf umschriebener Hautdefekt (Nichtanlage von Epidermis und Korium), meist auf der Kopfhaut (hoch okzipital oder parietal), charakteristisch „hair collar sign", selten auch Rumpf und proximale Extremitäten. Heilt unter Narbenbildung mit entsprechender Alopezie. Selten können auch Muskulatur, Knochen und Meningen betroffen sein.

### Atrichie (Q84.0)

**Def.:** Umschriebene oder generalisierte Haarlosigkeit aufgrund mangelnder Anlage funktionsfähiger Haarfollikel. Follikelöffnungen nachweisbar. Sehr selten.
- Atrichia congenita diffusa (Syn.: Alopecia congenita totalis): diffuser Haarmangel, z. T. mit Fehlen von Wimpern und Augenbrauen
- Atrichia congenita circumscripta (Syn.: Alopecia triangularis congenitalis): ein oder mehrere, scharf umschriebene, haarlose Areale an der Kopfhaut, meist frontoparietal einseitig oder bds.

### Hypotrichosen (L65.8)

**Def.:** Angeborener zirkumskripter oder diffuser Haarmangel mit licht angeordneten Terminalhaaren oder farblosen Lanugohärchen, z. T. in Verbindung mit Haarschaftsanomalien. Selten.

- isolierte Hypotrichosen:
  - Hypotrichosis congenita circumscripta: einzelne oder multiple Herde an der Kopfhaut
  - Hypotrichosis congenita hereditaria generalisata Marie Unna: von Geburt an Fehlen der Haare, kurze Wimpern, rarefizierte Augenbrauen, verspätetes Wachstum lichter, dystropher, schwer kämmbarer Kopfhaare (Pili torti, Pili canaliculi). Spärliche Sekundärbehaarung. Ab dem 10. – 25. LJ. verstärktes Effluvium bis hin zur totalen Alopezie.
- assoziierte Hypotrichosen: Haarmangel im Rahmen von hereditären Sy. wie u. a. hidrotische und anhidrotische ektodermale Dysplasie, tricho-rhino-phalangeales Sy., Schöpf-Sy., Rothmund-Thomson-Sy., Netherton-Sy., Menkes-Sy., Argininbernsteinsäure-Sy.

**Ther.:** Nicht möglich. Bei starker psychischer Belastung Verordnung einer Perücke (Kunsthaarperücke wird von Krankenkasse übernommen), bei einzelnen Herden ggf. Haartransplantation (Kostenübernahme bei Krankenkasse beantragen).

## 18.3.4 Syndrom der leicht ausziehbaren Haare = Loses-Anagenhaar-Syndrom (L73.8)

**Def.:** Bei meist blonden Kdr. (v. a. Mädchen zw. 2. – 5. LJ.) auftretendes Phänomen von büschelweise leicht und schmerzlos epilierbaren Anagenhaaren der Kopfhaut. Z. T. vollständiges Nachwachsen, z. T. auch Wachstumsverlangsamung oder Stillstand. Ätiol.: bisher ungeklärt.

**Diagn.:** Inspektion (Nachwachsen verschieden langer Haare, aber auch Wachstumsstillstand, keine Kopfhautveränderungen), Zupftest pos.; Trichogramm (fast ausschließlich dysplastische Anagenhaare). Im Zweifel zusätzlich Raster-EM (irreguläre, longitudinale Furchen, z. T. um die Längsachse verdrehte Haarschäfte; ▶ 18.3.8).

**Ther.:** Keine. Traktion vermeiden (z. B. kein Zopf). Zum Schlafen Haarnetz.

**Progn.:** Gut, i. d. R. Normalisierung bis zur Pubertät.

## 18.3.5 Traumatische Alopezien

**Def.:** Meist umschriebene Alopezien durch Ausziehen oder Abbrechen der Haare infolge von Zug, Druck, Biegung oder ähnlichen Belastungen.

### Trichotillomanie (F63.3)

Ausreißen der eigenen Kopf- bzw. Körperhaare vorwiegend bei Kdr. im Rahmen eines Beruhigungseffekts, z. T. auch bei geistiger Retardierung. Bei Jugendlichen und Erw. meist im Rahmen einer Selbststimulation oder Autoaggression. F:M ≈ 2 : 1.

**Klinik:** Meist solitäre, relativ scharf begrenzte, nie völlig kahle Areale mit nachwachsenden kurzen, unterschiedlich langen Haaren, meist frontoparietal oder frontotemporal. Bei psychischer Störung z. T. auch Augenbrauen, Wimpern oder Barthaare betroffen.

**Diagn.:**

- Trichogramm: Im betroffenen Areal bzw. am Herdrand keine oder nur wenige Telogenhaare, z. T. hoher Katagenanteil, im unauffälligen Kopfhautbereich normales Haarwurzelmuster. Biopsie.

- Histologie: zahlreiche Anagenfollikel ohne Haarschaft. Intra- und perifollikuläre Hämorrhagien sowie intrafollikuläre Melaninschollen. Hoher Katagenanteil. Nur geringe Begleitentzündung.

**DD:** Alopecia areata, andere nicht narbige Alopezien.

**Ther.:** Aufklärung der Eltern. Ggf. Psychother. Bei Kleinkindern Haare auf 1–2 cm kürzen. Versuch mit N-Acetylcystein (Fluimucil®, OLU) 1,2 g / d p.o. (0,6–2,4 g / d) über mehrere Mon. Deutlich besseres Ansprechen bei Erw. als bei Jgdl.

**Progn.:** Bei Kdr. i.d.R. günstig.

### Druck- und Traktionsalopezien (L65.9)

**Def.:** Regressive Veränderungen der Haarfollikel bis hin zur Haarwurzelatrophie durch chron. Druck und Zug. Nachwachsen von vellusartigem, verdünntem Haar.

- Druckalopezie: durch häufiges Tragen von Helmen, Mützen, Hauben
- Traktionsalopezie: Zurücktreten der Haargrenze an Stirn, Schläfen oder Hinterkopf durch chron. Zug (Pferdeschwanz, Haartrachten)

## 18.3.6 Diffuser Haarausfall und diffuse, primär nicht-vernarbende Alopezien

**Def.:** Haarausfall durch endogene oder seltener exogene Schädigung von anagenen Haarfollikeln. Stärke, Beginn und Dauer des Haarausfalls sind abhängig von Intensität und Dauer der einwirkenden Noxe.

**Klinik:** Diffuser Haarausfall am Kapillitium bis hin zur diffusen Alopezie. Haarfollikel erhalten, keine Narbenbildung.

- Alopezie vom Frühtyp: Bei schwerer toxischer Schädigung sofortige Hemmung der Haarproduktion mit Verdünnung der Haare, die im Haarfollikel abbrechen und als dystrophe Haare innerhalb von 1–3 Wo. ausfallen.
- Alopezie vom Spättyp: Bei schwächerer Schädigung der anagenen Haarmatrix Umwandlung der Anagenhaare in Telogenhaare und Ausfall 2–4 Mon. später.

**Diagn.:** Anamnese, Labor (▶ 18.3.2), Zupftest am gesamten Kapillitium pos. Trichogramm: Frühtyp: Anagen-dystrophes, Spättyp: Telogen bzw. telogen-dystrophes Haarwurzelmuster.

**DD:** Physiolog. (Neugeborene, nach SS, Senium), psych. Stress, hohes Fieber, Inf. (z. B. Grippe, Syphilis, AIDS), chron. Erkr. (Eisenmangelanämie, Hepatopathien), konsumierende Erkr., endokrinolog. Erkr. (Hyper- / Hypothyreose, Hashimoto-Thyreoditis), androgenet., Alopecia areata, Kopfhauterkr. (Pityriasis capitis simplex, seb. Kopfhautekzem, Ps. capitis), physikal. (Rö.-Strahlung, Trichotillomanie), med. (Androgene, Antikoagulanzien, Kontrazeptiva, Lipidsenker, Thyreostatika, Vit. A-Säure-Präparate, Zytostatika), Schwermetalle (Quecksilber, Blei, Thallium), nutritv (Fehl- / Mangelernährung, Malabsorption).

**Ther.:**

- Bei internistischen Erkr. deren Ther., bei Mangelerscheinung Substitution
- Bei Arzneimittelinduktion Absetzen des Medikaments, bei chron. Intoxikation Ausschalten der Noxe
- Bei Zytostatikagabe prophylaktische topische Kältether. 10 min vor Applikation
- Alopecia androgenetica und Alopecia areata (s. u.)

- seborrhoisches Kopfekzem und Pityriasis simplex capitis: Haarwäsche mit ketoconazolhaltigem Shampoo (z. B. Terzolin®), Ciclopiroxolamin (z. B. Stieprox®), Selendisulfid (z. B. Selsun®), im Wechsel mit milden Shampoos (z. B. Weleda®, head&shoulders®). Bei starker Ausprägung zusätzlich kortikoid- und salizylsäurehaltige Kopfhauttinkturen (z. B. Alpicort® Lsg.). Bei starker Kopfhautschuppung zusätzlich extern Salizylsäure (z. B. Squamasol® Lsg. / Gel).
- Ps. capitis (▶ 14.6.10)

## Alopecia androgenetica (AA, L64.-)

**Def.:** Reduktion der Haardichte am Kapillitium durch Umwandlung der Terminalhaarfollikel zu Vellushaarfollikeln unterschiedlicher Ausprägung letztlich ungeklärter Genese (Testosteron, Androstendion oder DHEAS ohne kausalen Zusammenhang mit AA; genetische Faktoren machen 70–80 % aus). Mit ca. 90 % häufigste Form des progredienten Haarausfalls.

**Klinik / Verlauf:**

- Bei M (male pattern) Beginn meist im frühen Erw.-Alter, selten in der Pubertät. Schubweiser Verlauf, nach dem 40. LJ. nur geringfügige Progredienz. Einteilung in 4 Stadien:
  - Stadium I: beidseitige frontotemporale Haarlichtung (Geheimratsecken, Trianguli)
  - Stadium II: zentrale Lichtung im Tonsur-(Vertex-)bereich
  - Stadium III: Konfluenz der vorderen und hinteren Areale durch Haarlichtung des Scheitels
  - Stadium IV: als Endzustand lediglich hufeisenförmiger seitlicher und hinterer Haarkranz
- Bei F Unterscheidung zwischen AA mit ↑ DHT-Spiegeln und Haarverlust vom weiblichen Typ (female pattern hair loss, FPHL, ca. 50 % der F ab 50 J. betroffen). Beim häufigeren weiblichen Alopeziemuster diffuse Ausdünnung des Scheitels. Ein frontaler Haarstreifen von 1–2 cm Breite bleibt erhalten.

**Diagn.:**

- Anamnese, Inspektion (typische Lokalisation, diffuse nichtvernarbende Alopezie), Zupftest, dermatoskopische Haar- und Kopfhautuntersuchung
- bei F Ganzkörperinspektion (Hirsutismus oder Virilisierung als Hinweis für androgenproduzierenden TU?)
- Labor oft überflüssig. Wenn Labor: Abnahme am 6. / 7. Zyklustag von Testosteron gesamt, DHEAS, E2, Androstendion, Progesteron, LH, FSH; zusätzlich bei F Prolaktin bei diffusem Effluvium. Normwerte schließen jedoch androgenetische Alopezie nicht aus
- Trichogramm: telogenes Haarwurzelmuster
- Trichoskop: Miniaturisierung der Haarfollikel

### Therapie

#### Männer

Bei Ther.-Wunsch Aufklärung über Ther.-Dauer (J. – Jahrzehnte). Möglichst frühzeitig beginnen, da sonst irreversible Follikelregression. Ziel: Verhinderung bzw. Verlangsamung der weiteren Progression. Bei vorhandener Alopezie Wiederbehaarung durch topische Präp. nicht oder nur in sehr geringem Umfang möglich.

- Finasterid 1 mg / d als Dauerther., senkt DHT um 70 %. In 90 % der Fälle Sistieren des Haarausfalls nach ca. 6 Mon. und in ca. 60 % Neuwachstum von

Haaren, falls Miniaturisierung des Haarfollikels noch nicht abgeschlossen. Max. Effekt nach 1–2 J. NW: Gute Verträglichkeit, aber (selten) erekt. Dysfunktion, Ejakulationsstörungen, Libido ↓ sowie Risiko von Depressivität u. Suizidalität. Nachgewiesener prophylaktischer Effekt auf benigne Prostatahyperplasie als „günstige" NW! Keine Laborkontrollen erforderlich. Vor Ther. bei M > 45 J. urologisches Konsil und PSA-Bestimmung. Nach Absetzen der Ther. Erreichen des Ausgangsbefundes nach ca. 1 J.
**Cave:** Finasterid kann zu Fehlbildungen der äußeren Geschlechtsorgane bei männl. Feten führen und muss von Schwangeren gemieden werden (kein Kontakt mit Tbl., Finasterid auch im Sperma nachweisbar)!
- Minoxidil 5 % als Schaum 2 × / d (z. B. Regaine® Schaum Männer). Verlangsamt bzw. verhindert die weitere Progredienz der Alopezie. Telogenes „shedding" 1–2 Mon. nach Ther.-Beginn. In bereits kahlen Arealen wachsen bis 20 % der ursprünglichen Haare bei 30 % der Pat nach. Max. Effekt nach 6 Mon. Nach Absetzen erneuter Ausfall ca. 3 Mon. später. **Cave:** Syst. Resorption von bis zu 4 % der applizierten Menge. NW: unerwünschtes Haarwachstum im Gesicht und an Extremitäten, Potenzstörungen, in ca. 2 % Flüssigkeitsretention bzw. Herz-Kreislauf-Störungen. **KI:** Entzündungen der Kopfhaut.
- Eigenhaartransplantation: In LA Transplantation von kleinen Haarbüscheln (Follicular Unit Transplantation, FUT) oder Einzelhaaren (Follicular Unit Extraction, FUE, narbenfrei, zeitaufwändiger und teurer als FUT) aus dem erhaltenen Haarkranz in den Alopeziebereich. Sichere Methode mit einer Einwachsrate von 80 %, Ausfall der Haarschäfte 2–3 Wo. post-OP, Erfolgsbeurteilung nach ca. 1 J. Zusätzlich Finasterid 1 mg / d p. o.

### Frauen

**Extern**

Langzeitther. über mind. 6 Mon.
- Minoxidil 5 % Schaum (Regaine® Schaum Frauen) 1 × / d. NW: unerwünschtes Haarwachstum im Gesicht und an Extremitäten, in ca. 2 % Flüssigkeitsretention bzw. Herz-Kreislauf-Störungen. KI: Gravidität, Stillzeit, Entzündungen der Kopfhaut. **Cave:** Bei F dunklen Hauttyps Hypertrichose frontal und fazial.

**Intern**

Mit Antiandrogenen. **Cave:** Einsatz von syst. Antiandrogenen zur Ther. der Alopecia androgenetica (v. a. bei höherer Dosierung) nur zurückhaltend nach Ausschöpfen der lokalen Ther.-Möglichkeiten, da nach Absetzen häufig Reboundeffekt. Enge Kooperation mit Gynäkologen.
- in der Prämenopause:
  - leichte Alopecia androgenetica oder Hirsutismus: z. B. Diane®-35, Neo-Eunomin® oder Valette®
  - mittelschwere Alopecia androgenetica oder Hirsutismus: z. B. Diane®-35 + Androcur® 10 in möglichst niedriger Dosis (KI abs.: Meningeom auch in der Vorgeschichte)
  - schwere Alopecia androgenetica oder Hirsutismus: z. B. Diane®-35 + Androcur® oder Diane®-35 + Androcur® Depot Lsg.
- Ab 4. J. nach der Menopause: Androcur® ½ – 2 Tbl. / d kontinuierlich. **Cave:** Nur in Absprache mit dem Gynäkologen.

KI der Antiandrogenther: Kausal behandelbare Ursachen des Hirsutismus (▶ 18.3.10), Gravidität, Leber-TU, vorausgegangene thromboembolische Prozesse,

Raucherinnen > 35 J., Herz-Kreislauf-Erkr., Fettstoffwechselerkr., schwere Leberstoffwechselstörungen, schwere Adipositas. NW: Müdigkeit, Gewichtszunahme, Mastodynie, Menstruationsstörungen, Kopfschmerzen.

**Progn.:**

- Bei frühzeitiger syst. Ther. beim M in 70 % Sistieren des Haarausfalls, jedoch Dauerther.! Bei Abbruch erneutes Effluvium. Bei abgeschlossener Glatzenbildung Wiederbehaarung nur durch Eigenhaartransplantation.
- Bei F bei Ausschöpfen aller Optionen i. d. R. gut, bei interner Ther. nach Absetzen nicht selten Reboundeffekt.

## Alopecia areata (L63.8)

**Def.:** Häufigste Autoimmunerkr. mit potenziell reversiblem, oft akut einsetzendem, meist umschriebenem symptomlosem Haarausfall ohne Vernarbung, v. a. bei Kdr. und jungen Menschen, ca. 65 % < 30 J. Pos. FA in bis zu 40 %. Häufigkeit: ca. 1,7 %: Herzinfarktrisiko nach 10 J. Krankheitsdauer 4-fach ↑.
Ätiol.: v. a. genetische Disposition und Autoimmunmechanismen. Assoziiert mit Atopie und Autoimmunerkr. (Thyroiditiden, Vitiligo, selten Myasthenia gravis, LE, Zöliakie, perniziöse Anämie, Diab. mell. Typ 1).

**Einteilung:**

- Grad 1: < 30 % des Kapillitiums
- Grad 2: 30–70 % des Kapillitiums
- Grad 3: > 70 % bzw. ges. Kapillitium (Alopecia areata totalis)
- Grad 4: Gesamtes Integument (Alopecia areata universalis)

**Klinik:**

- Ein oder mehrere, runde oder ovale, scharf begrenzte, haarlose Areale des Kapillitiums (▶ Abb. 18.10), der Augenbrauen, Wimpern, Barthaare (▶ Abb. 18.11), selten auch Achsel- und Pubesbehaarung.
- Teigige, elfenbeinfarbige Kopfhaut, sichtbare Follikelöffnungen (!), keine Vernarbungen.
- Bei Progredienz leichte Epilierbarkeit der randständigen Haare sowie „Ausrufezeichenhaare" oder „Kommahaare": Kurze, abgebrochene Haare, die nur am distalen Ende pigmentiert sind und deren Haarschaft sich zur Kopfhaut hin verjüngt.
- Kadaverhaare: Pigmentierte, den Follikel komedoartig ausfüllende Haarreste.
- Im Krankheitsschub evtl. zervikale LK-Schwellungen.
- In 20 % sind Nagelveränderungen assoziiert: Tüpfelnägel, Onychodystrophie, Leukonychie.

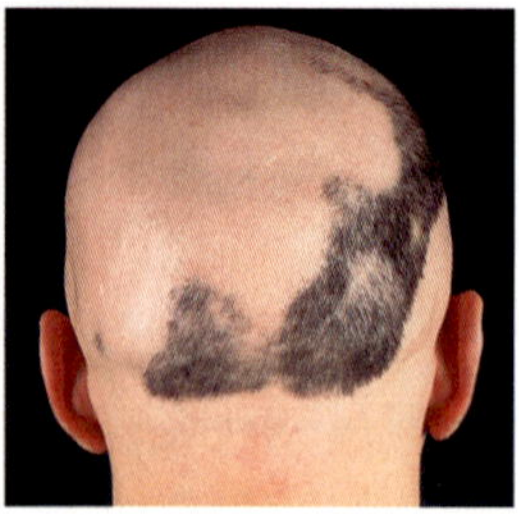

Abb. 18.10 Alopecia areata. [R299]

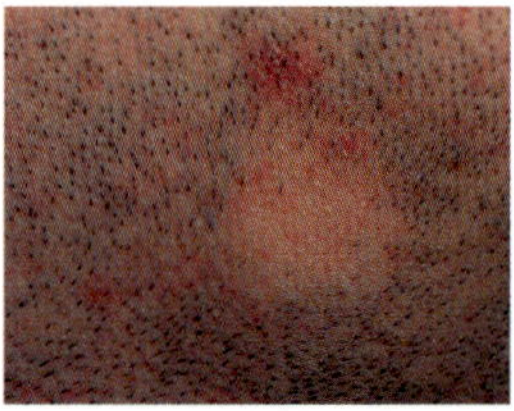

Abb. 18.11 Alopecia areata barbae. [R299]

**Sonderformen**

- Alopecia areata incognita (auch diffusa): großflächiges, diffuses Effluvium (bei Verdacht Biopsie!)
- Ophiasis: Breiter, von okzipital nach bds. temporal reichender, kahler Streifen
- „plötzliches Ergrauen": Ausfall von pigmentiertem Haar
- Alopecia areata totalis und universalis: Ausfall sämtlicher Kopf- bzw. Körperhaare

**Diagn.:**

- Anamnese (familiäre Belastung, Atopie), klin. Bild. Hinweis: Bei AA sind Follikelostien erhalten!
- Dermatoskopie: „black dots": Ausrufezeichenhaare → spez. Zeichen; „yellow dots": degenerierte follikuläre Keratinozyten + Sebum → neben kurzen Vellushaaren sensitives Zeichen
- Trichogramm (Randbereich): Bei langsamer Progredienz telogenes, bei rascher Progredienz telogen-dystrophes, selten rein dystrophes Haarwurzelmuster.
- Labor: $fT_3$, $fT_4$, TSH, MAK, TAK, BZ-TP. Anmerkung: Vit.-D-Spiegel häufig ↓ → als Versuch orale Substitution mit Vit. $D_3$. Topische Vit.-D-Analoga im OLU als ther. Versuch.
- Bei diagn. Unklarheit: Biopsie.
- Histologie: initial „bienenschwarmartiges" Infiltrat CD4 pos., CD8 pos., NK- sowie Mastzellen im Bereich anagener Haarfollikel. Peri- und intrabulbäres lymphozytäres Infiltrat; Follikelverkleinerung.

**DD:** Pseudopelade Brocq, Pseudopeladezustände, Syphilis II, Mikrosporie, Trichotillomanie mit ihren Sonderformen Trichoteiromanie und Trichotemnomanie.

**Ther.:** Bei geringer Ausprägung zunächst abwarten, da bei Erstmanifestation in ca. 30 % Spontanheilung innerhalb von 6 Mon., v. a. bei Kdr. (Nachwachsen eines zunächst unpigmentierten Flaums, ▶ Tab. 18.9).
Lokaltherapien:

- Klasse-III / IV-Glukokortikoide als Tinktur (z. B. Karison®Crinale Lsg., Betnesol® V Lotio, Dermoxinale® Lsg.) bzw. als Creme unter Okklusion (z. B. Diprosone®, Dermoxin®) 2x / d
- Calcineurininhibitoren: Pimecrolimus (Elidel®) 2x / d 6–8 Wo im OLU
- Intrafokale, streng intrakutane Injektionen von Triamcinolon-Kristallsuspensionen (z. B. Volon® A 10) verdünnt in LA (z. B. Scandicain®) 1 : 2 bis 1 : 5 alle 2–6 Wo. Applikation in den Randbereich der Läsionen. **Cave:** Keine Injektionen im Schläfen- und vorderen Scheitelbereich, Erblindungsgefahr (Kristallembolie in die A. centralis retinae [Endarterie])!
- Minoxidil 5 % Lsg. 1 × / d (z. B. Regaine® Schaum) in Komb. mit topischen oder intraläsionalen Glukokortikoiden bzw. Cignolin. Ther. bis zum vollständigen Nachwachsen der Haare, mind. 3 Mon.
- Topische Immunther. mit Diphenylcyclopropenon (DPCP). Lsg. in Azeton; benötigte Konz. 0,01, 0,05, 0,1, 0,5 % (Auftragung durch Arzt mit Wattetupfer, Handschuhe). 1 × / Wo., Titration an Dosis, die jeweils leichtes Kontaktekzem hervorruft. **Cave:** Aufklärung u. schriftliche Einwilligung, da keine Zulassung als Medikament, Hyper- / Hypopigmentierung bei Menschen dunklen Typs. KI: Kdr. und Schwangere. Zunächst über 3–6 Mon., falls dann kein Erfolg, Abbruch. UV-Schutz! Wirksamste Ther. mit einer Erfolgsrate von ca. 30 %.

- Cignolin-Minutenther. (z. B. Dithranol-Macrogolsalbe 0,5 und 1 % NRF 11.53.) 1 × / d. Ziel ist eine ständige, leichte toxische Kontaktdermatitis mit Pruritus und Rötung. Beginn mit 0,5 %, Auswaschen nach 10 min, nachfolgend Steigerung der Einwirkdauer auf bis zu 30 min, anschließend höhere Konzentration. Mit Handschuhen auftragen. NW: Haar-, Wäscheverfärbung. Ther. bis zum vollständigen Nachwachsen der Haare, mind. 3 Mon. Tipp: Kombination direkt mit DPCP bei schwerster AA.

Systemtherapien:
- Glukokortikoide: 200 mg Prednisolon / Wo. p. o. für 3 Mon.(z. B. Decortin® H; ▶ 22) oder Prednison 0,5–1 mg / kg KG / d p. o. (z. B. Decortin®) oder 500 mg / d Methylprednisolon (Urbason® solubile forte) i. v. für 3 d. Nach Ther.-Ende meist Progredienz.
- Kasuistiken und Studien: Janus-Kinase-Inhibitor Tofacitinib (Xeljanz®) 2 × 5 mg / d p. o. (Nichtansprechen: 2 × 10 mg / d p.o.) o. Ruxolitinib (Jakavi®) 2 × 20 mg / d p. o. im OLU.
- Zinkaspartat (z. B. Unizink® 50), Zinksulfat (z. B. Zinkit®) od. Zinkorotat (z. B. Zinkorot®) 1–2 Tbl. / d über mind. 6 Mon. (allein oder adjuvant). **Cave:** Wenn Einnahme > 3 Mon. Risiko für mikrozytäre Anämie ↑.
- MTX 15–25 mg / Wo. s.c im OLU

**Progn.:** Sehr unterschiedlich und abhängig vom Schweregrad.
- Dauer des ersten Schubs bei 30 % < 6 Mon., bei 50 % < 1 J.
- Bei nur wenigen Alopezieherden häufig Spontanheilung. In 50–70 % Rez. nach Mon. bis J.
- Prognostisch ungünstig: Ophiasis, Alopecia areata incognita, totalis und universalis, schwere Nagelveränderungen, lange Erkr.-Dauer sowie begleitende Autoimmunerkr., familiäre Belastung, Manifestation vor dem 5. LJ. u. atopische Diathese

## 18.3.7 Erworbene, vernarbende Alopezien

**Def.:** Irreversible Alopezie mit Untergang der Haarfollikel und der übrigen Hautanhangsgebilde (▶ Abb. 18.12). Ätiol.: Schädigung der oberen und mittleren Schichten des Koriums. Narbenbildung.

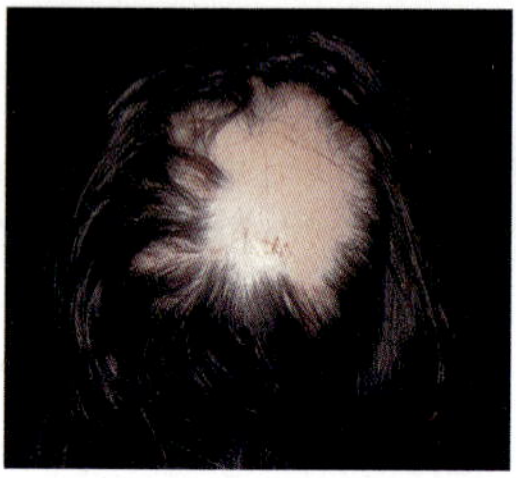

Abb. 18.12 Vernarbende Alopezie. [R299]

### Ursachen narbiger Alopezien
- Entwicklungsdefekte und Genodermatosen: Aplasia cutis congenita, Chondrodystrophia congenita calcificans*, Dyskeratosis follicularis*, epidermale Nävi, Epidermolysen*, Icht. congenita*, Icht. vulgaris*, Incontinentia pigmenti*, Keratosis pilaris decalvans*, N. sebaceus, Porokeratosis Mibelli
- physikalische Schädigungen: Ionisierende Strahlen (Radioderm), mechanische Verletzungen, Verätzungen, Verbrennungen
- Inf.: Folliculitis sclerotisans nuchae, Folliculitis decalvans*, Furunkel, Karbunkel, Lepra, Syphilis III, Lupus vulgaris, Perifolliculitis capitis abscedens et suffodiens, tiefe Trichophytie*, Favus*, Zoster
- TU: Adnex-TU, BCC, Hautmetastasen, maligne Lymphome, SCC.

18

- Kollagenosen: DLE*, zirkumskripte Sklerodermie*
- Granulomatosen: Granuloma anulare*, Necrobiosis lipoidica*, Sarkoidose*
- Sonstige: Amyloidose, Lichen planus*, Mucinosis follicularis*, Ulerythema ophryogenes*, vernarbendes Pemphigoid
- Pseudopelade Brocq

**Cave:** Erkr. mit * können zum Pseudopeladezustand führen.

## Pseudopelade Brocq (L66.0)

**Def.:** Seltene, chron.-progrediente, kleinfleckige, irreversible, vernarbende Alopezie unbekannter Ätiol. Bes. bei F im mittleren Lebensalter.

**Klinik:** Beginn meist okzipital oder parietal. Initial einzeln oder gruppiert vorkommende, kleinfleckige, z. T. konfluierende, atrophisch-narbige Alopezieherde, nur selten randständige Rötung und Schuppung. Kopfhaut weißgelb glänzend, atrophisch, ohne sichtbare Haarfollikel-Öffnungen. Konfluenz zu polyzyklischen, atrophischen Arealen mit einzelnen, erhalten gebliebenen Haaren bzw. Haarbüscheln. Vereinzelt leichter Pruritus, ansonsten keine Symptome.

**Diagn.:**

- Inspektion des gesamten Integuments, BSG, BB, ANA, AMA, ASMA, ENA, Anti-ds-DNA, Biopsie
- Histologie: Im Frühstadium gering ausgeprägtes lymphohistiozytäres perifollikuläres Infiltrat im oberen und mittleren Korium. Später Sklerose mit Rarefizierung oder Verlust der Haarfollikel, stattdessen senkrecht zur Hautoberfl. verlaufende Bindegewebsstränge
- DIF: unspez., Ausschluss eines DLE (▶ 8.13.2)

**DD:** Alle zum Pseudopeladezustand führenden Erkr. (s. o.).

**Ther.:**

- Keine kausale Ther. bekannt.
- Versuch mit lokalen Glukokortikoiden (z. B. Mometasonfuroat-Creme unter Okklusion, oder Clobetasol, z. B. Dermoxinale® Lsg.) oder Triamcinolon-Kristallsuspension streng i. c. in das Randareal (z. B. Volon® A 10, verdünnt mit LA 1 : 2 bis 1 : 4).
- Nach Stillstand Eigenhaartransplantation (bei Wunsch des Pat.).

**Progn.:** Chron.-schleichender Verlauf über J. und Jahrzehnte, vereinzelt auch rasche Progredienz. Stillstand möglich.

## Pseudopeladezustand

**Def.:** Herdförmige, atrophisierende, z. T. konfluierende Alopezie bei dermatol. Grunderkr. (s. o.). Im Endzustand von der Pseudopelade Brocq oft nicht zu unterscheiden.

**Diagn.:** Gezielte Anamnese, Ganzkörperinspektion, Histologie, DIF, Labor (BSB, BB, Auto-Ak).

**Ther.:** Behandlung der Grundkrankheit, nach Heilen ggf. Haartransplantation.

## Folliculitis decalvans (L66.2)

**Def.:** Seltene, primär neutrophile, vernarbende Alopezie am behaarten Kopf mit Staphylokokken-Inf. als Primär- oder Sekundärmanifestation.

**Klinik:** Follikuläre Pusteln, die auf umgebende Follikel übergreifen und sich so nach zentrifugal ausbreiten. Krustöse Auflagerungen. Am Rand Büschel- / Pinselhaare mit 5–20 Haarschäften aus einem Follikel = ideale Eintrittspforte für Staph. Zerstörung der Follikel mit nachfolgender narbiger Alopezie. Meist langsam fortschreitender Verlauf, evtl. mit vollständigem Haarverlust.

**Diagn.:** Inspektion; Ausschluss Follikulitiden anderer Genese (mykologische Kultur, PCR, bakt. Abstrich aus einer follikulären Pustel zur Erregerbestimmung mit Antibiogramm).

**DD:** Folliculitis et Perifolliculitis capitis abscedens et suffodiens (v. a. junge M, schmerzhaft), Lichen planus, DLE (ausgeprägte narbige Alopezien eher selten).

**Ther.:** Insgesamt schwierig und langwierig.
Tgl. topisches Antiseptikum z. B. Octenidin-Lsg. (Octenisept®) u. Isotretinoin 0,5 mg / kg / KG / d p.o. im OLU (1st line). Clindamycin (z. B. Clinda-saar®) 2 × 300 mg / d p.o plus Rifampicin (z. B. Eremfat®) 2 × 300 mg / d p. o. über 10–12 Wo. (2nd line), erscheinungsfrei über Mon., in ca. 50 % Rez.

### Follikulitis et perifollikulitis abscedens et suffodiens

**Syn.:** dissecting folliculitis.
Seltenes Teilsyndrom der Acne conglobata mit Fistelbildung.

**Ther.:** Isotretinoin 0,5–1 mg / kg / KG / d p. o. plus kurzzeitig Steroid intern. Rifampicin + Clindamycin (s. o.) → v. a. Ausnutzung des paraantibiotischen Effekts. Ultima Ratio: Infliximab im OLU.

## 18.3.8 Haarschaftanomalien (L67.-)

**Def.:** Struktur- und Konfigurationsänderungen des Haarschafts. Meist harmlos, selten schwerwiegende assoziierte Symptome. Kosmetische Beeinträchtigung, v. a. bei erhöhter Brüchigkeit.

**Klinik:** Haarschaftanomalien (▶ Tab. 18.10). Brüchiges, dünnes, spärliches Haar: Bei Malabsorptions- und Malnutritionssy., Kachexie, toxischen Schädigungen, Hypothyreose sowie Stoffwechselstörungen (▶ 8).

**Diagn.:** Inspektion, Mikroskopie, ggf. Licht- und Raster-EM des Haarschafts.

**Ther.:**
- Ausschaltung von exogenen Noxen, Behandlung der Stoffwechselerkr.
- erbliche Haarschaftveränderungen: Ther. nicht möglich, Versuch bei Menkes-Sy.

**Tab. 18.10 Haarschaftanomalien (▶ Abb. 18.13).**

| Anomalie | Befund | Vorkommen |
|---|---|---|
| Haarschaftveränderungen mit erhöhter Brüchigkeit des Haarschafts | | |
| Pili torti (Torsionshaare) | Abflachung des Haarschafts mit mehrfacher Drehung um die eigene Längsachse | AD (v. a. blonde Mädchen), bei exogenen Schädigungen, ektodermalen Dysplasien, Menkes-, Netherton- und Bjørnstad-Sy. |
| Monilethrix (Spindelhaar) | Perlschnurartige Kaliberschwankungen, Abbruch nach 1–2 cm Länge; Prädilektion: Okziput, Nacken. Häufig gleichzeitig follikuläre Keratosen | AD, Manifestation in den ersten Lebensmon |

**Tab. 18.10 Haarschaftanomalien (▶ Abb. 18.13).** *(Forts.)*

| Anomalie | Befund | Vorkommen |
|---|---|---|
| Trichorrhexis nodosa | Knotenförmige Schaftbrüche mit gegeneinander gerichteten, pinselförmigen Bruchenden. Abbruch nach wenigen cm. Glanzlose, raue, strohige Haare | Häufigste Form des Schaftbruchs, meist traumatisch bedingt (Dauerwelle). Auch bei ektodermalen Dysplasien, Ichthyosen, Netherton-, Menkes-, und Bjørnstad-Sy. |
| Trichorrhexis invaginata (Bambushaar) | Knotige Auftreibungen durch Stauchungen der distalen in die proximalen Schaftteile. Haarabbrüche nach 3–4 cm | Netherton-Sy. |
| Trichoschisis | Glatter, transversaler Schaftbruch | Bei Trichothiodystrophie (Schwefelmangelhaar), Ichthyosen sowie isoliert |
| Trichoptilosis (Haarspliss) | Längliche Aufsplitterung des Haares an seinem freien Ende | Meist traumatisch: Häufiges oder intensives Kämmen, Dauerwellen |
| Trichothiodystrophie | Extrem leicht abbrechendes und schütteres, trockenes Haar. Longitudinale Furchenbildung, Tigerschwanzmuster | AR Störung des Schwefelmetabolismus, meist bei neuroektodermalen Sy. |
| **Haarschaftveränderungen ohne erhöhte Brüchigkeit des Haarschafts** | | |
| Pili anulati (Ringelhaare) | Abwechselnd 1–3 mm lange, helle und dunkle (Lufteinschlüsse) Bande. Harmlos. | Isoliert oder AD |
| Pili trianguli et canaliculi (Glaswollhaare, Sy. der unkämmbaren Haare) | Longitudinale Furchenhaare mit dreieckigem, ovalem oder nierenförmigem Querschnitt. Haare unkämmbar, rau, trocken, meist blond | Sporadisch und familiär, AD. Manifestation im 1. LJ. |
| Pili recurvati | Gekrümmte Haare im Bart, die wieder in die Haut einwachsen und Fremdkörperreaktionen hervorrufen | Schwarzhaarige und stark pigmentierte M, v.a. bei krausem Haar |
| **Syndrome mit Haarschaftveränderungen** | | |
| Bjørnstad-Sy. | Pili torti mit angeborener Innenohrschwerhörigkeit. Normale Intelligenz | AR |
| Menkes-Sy. (Kinky-hair-Sy.) | Pili torti, Trichorrhexis nodosa, schütteres, struppiges Haar, Wachstumsverzögerung, geistige und psychomotorische Retardierung, Krämpfe | XR Kupferstoffwechselstörung (meistens M). Manifestation 1.–5. Mon., Tod vor dem 5. LJ. Weibl. Konduktorinnen |
| Netherton-Sy. | Trichorrhexis invaginata, Pili torti, Icht. linearis circumflexa, evtl. Atopie und zerebrale Krampfanfälle | AR |

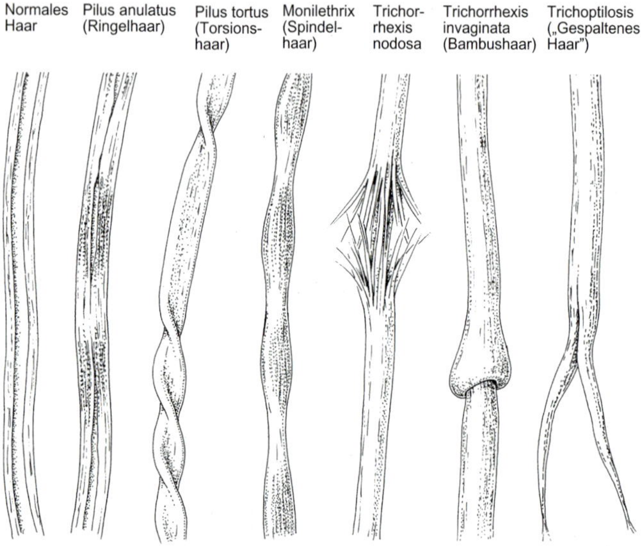


Abb. 18.13 Haarschaftanomalien. [L157]

## 18.3.9 Hypertrichose (L68.8)

**Def.:** Verstärkte Körperbehaarung ohne Beteiligung der Sexualbehaarung. Meist hervorgerufen durch Übergang von farblosen, feinen Lanugohaaren in gefärbte, dicke, markhaltige u. längere Terminalhaare.

### Umschriebene Hypertrichosen

- kongenital: auf einem NZN oder einem Becker-N. (nävoide Hypertrichose) oder selten pferdeschwanzartig über der Wirbelsäule als Hinweis auf eine Spina bifida occulta.
- erworben: lokale Haarvermehrung als Folge von lang andauernden mechanischen oder thermischen Belastungen, Entzündungen, Verletzungen, topischer Glukokortikoidther., AVK, Z. n. Phlebothrombose der Beine u. a.

### Diffuse Hypertrichosen (Auswahl)

- ethnisch bedingte Hypertrichose: V. a. bei dunkelhaarigen F aus dem Mittelmeerraum an Armen, Beinen und Wangen auftretend. Kein pathol. Befund, evtl. erhebliche psychische Belastung.
- Hypertrichosis lanuginosa congenita: Sehr seltene, generalisierte Hypertrichose bei Geburt (Ausnahme: palmoplantar) mit dichten, seidenartigen Lanugohaaren, die bis zum 1. LJ. wachsen und dann allmählich ausfallen.
- Hypertrichosis lanuginosa acquisita: Erworbene, generalisierte Hypertrichose mit langen, eher pigmentierten Lanugohaaren. Obligate Paraneoplasie, meist bei metastasierenden Erkr. innerer Organe.

- symptomatische Hypertrichose: bei Grunderkr. wie Porphyrien (Stirn, Schläfen), Untererernährung, Anorexia nervosa, Akromegalie, Dermatomyositis, prätibialem Myxödem sowie nach Schädel-Hirn-Traumen.

**Medikamentöse Hypertrichosen:** Durch Langzeitther. mit ACTH, Ciclosporin A, Danazol, Diazoxid, Glukokortikoiden, Interferonen, Latanoprost (Augentropfen), Minoxidil (auch topisch), D-Penicillamin, Phenytoin, Psoralen, Streptomycin, Zidovudin u. a.

**Ther.:** Wie Hirsutismus (▶ 18.3.10).

## 18.3.10 Hirsutismus

**Def.:** Vermehrtes Wachstum von Terminalhaaren bei F als Folge erhöhter Androgenspiegel oder erhöhter Androgensensitivität der Haarfollikel in androgenabhängigen Regionen (Oberlippe, Kinn [▶ Abb. 18.14], präaurikulär, perimamillär, Linea alba, medialer Oberschenkel), bei ca. 10 % der F im reproduktiven Alter. Teilsymptom der Virilisierung (zusätzlich Vertiefung der Stimme, Akne, Muskelzunahme, Amenorrhö, Mammaatrophie, androgenetische Alopezie u. Klitorishypertrophie).

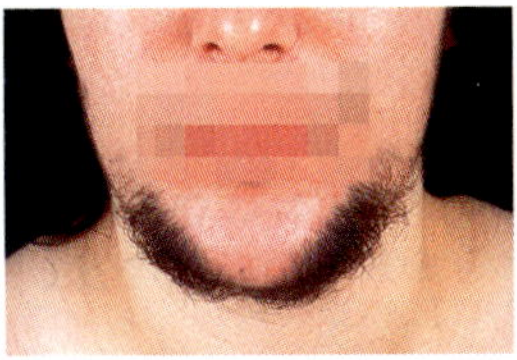

Abb. 18.14 Hirsutismus. [R299].

**Ätiologie:**
- nichtendokrine Störungen:
  idiopathisch (südländische F, familiär); Ausschlussdiagnose
- endokrine Störungen:
  - NNR: NNR-Hyperplasie bei Adipositas, Diab. mell. Typ 2 u. Akromegalie, Cushing-Sy. (zentral, adrenal, paraneoplastisch), adrenogenitales Sy. (AGS) vom nichtklassischen Typ (Assoziation mit schwerer Akne, Resistenz auf Antibiotika und Isotretinoin, Ansprechen auf niedrig dosiertes Prednisolon 2,5–5 mg / d als abendliche Einmalgabe. Konstellation basales 17-OH-Progesteron > 200 ng / dl und / oder 17-OH-Progesteron > 100 ng / dl im ACTH-Stimulationstest), NNR-Adenom, NNR-Ca, ektope ACTH-Sekretion, z. B. bei kleinzelligem Bronchial-Ca.
  - Ovar: Ovarialzysten, Ovarhyperplasie, Ovarial-TU
  - Hypophysen-TU
  - Intersexualität: z. B. Pseudohermaphroditismus masculinus, Gonadendysgenesie
  - Medikamente (dosisabhängig): prinzipiell wie bei Hypertrichose (▶ 18.3.9), zusätzlich Anabolika, Androgene, Azetazolamid, Gestagene, Glukokortikoide, Gonadotropine, Spironolacton, nach Absetzen meistens reversibel
  - Syndrome: Achard-Thiers-Sy. bei älteren F (Hirsutismus, Virilismus, Adipositas, Hyperostosis frontalis interna, Diab. mell.), Trisomie 21, hereditäre Mukopolysaccharidose, HAIR-AN-Sy. (Hyperandrogenismus → Seborrhoe, Akne, Hirsutismus, androgenetische Alopezie; Insulinresistenz, Acanthosis nigricans), in hohem Maße genetisch bedingtes metabolisch-reproduktives Syndrom (MRS, früher polyzystisches Ovarial-Sy., aber viele Pat. ohne Zysten und jede 3. – 4. gesun-

de Frau mit Zysten ohne Krankheitswert; nach Ausschluss von Hyperprolaktinämie, Late-onset-AGS, Schilddrüsendysfunktion, Cushing-Sy., androgenproduzierendem NN-TU) liegt vor, wenn Adipositas, Fertilitätsstörungen (chron. Anovulation [Oligo- / Amenorrhö]) bzw. Hormonveränderungen vorhanden sind.

**Diagnostik:**

- Anamnese: Beginn, Dauer des Haarwachstums, begleitendes Effluvium capillitii, ethnischer Hintergrund, familiäre Belastung, Zyklusstörungen (normale Menses schließen endokrinologische Ursache **nicht** aus!), Kinderlosigkeit, Medikamente
- körperliche Unters.: Quantifizierung der Gesichts- / Körperbehaarung, Akromegalie, Galaktorrhö, Seborrhö, Acne vulgaris, androgenetische Alopezie; ggf. Gyn-Konsil, endokrinologisches Konsil
- Labor (Blutabnahme 3. – 5. Zyklustag, nüchtern, zwischen 8 und 10 Uhr): freies u. Gesamt-Testosteron, DHEAS, SHBG (bei Insulinresistenz oft < 10 nmol / l), TSH, in Einzelfällen auch FSH, LH, Prolaktin, Estradiol u. Androstendion
- endokrinologisches u. gynäkologisches Konsil
- Bildgebende Verfahren bei TU-Verdacht: Transvaginal-Sono z. A. eines Ovarial-Ca., MRT Ovarien, Nebenniere (ab DHEAS-Spiegeln von 13,6 μmol / l), Rö. (Sella-Zielaufnahme), ggf. Schädel-CT.

**An TU denken bei:**
präpuberalem Auftreten: kongenitales AGS, Ovarial- u. NNR-TU; postpuberalem Auftreten, rascher Progredienz, starker Ausprägung mit Virilisierung, Testosteron > 2 ng / ml Serum, DHEAS > 7 μg / ml Serum: Akromegalie, M. Cushing; rascher Zunahme der Behaarung während einer Gravidität: Luteom.

**Therapie:**

- kurativ: Bei endokrinologischen Erkr. und TU in Zusammenarbeit mit Endokrinologen, Gynäkologen, Internisten, Onkologen oder Chirurgen.
- symptomatische physikalische Ther.:
  - Entfernung der störenden Haare mit 800-nm-Dioden-Laser (▶ 24.10.8). Mehrfache Behandlung erforderlich, da nur aktiv wachsende **dunkle** (Anagen-)Haare dauerhaft zerstört werden (Anagenanteil variiert lokalisationsabhängig: Kopf ca. 85 %, Oberlippe ca. 65 %).
- symptomatische medikamentöse Ther.:
  - Diverse orale Antiandrogene im OLU (Verordnung durch Gyn.)
  - Enzyminhibitoren: Eflornithin (Vaniqa®) 2 × / d lokal (im Gesicht nach Rasur, haarfarbenunabhängige Wirkung, nach 2 Mon. sichtbar, mit allen anderen Methoden kombinierbar) als Dauerther.

# 18.4 Nagelkrankheiten

## 18.4.1 Diagnostik

### Nagelanatomie und seine Physiologie

- Nagelmatrix: „Bildungsorgan" des Nagels vom proximalen Ende der epidermalen Endgliedeinstülpung (Nageltasche) bis zur sichtbaren halbmondförmigen hellen Zone unterhalb der Nagelplatte (Lunula) reichend.
- Nagelbett: Schließt sich der Nagelmatrix nach distal an. Umgewandelte Koriumschicht mit der Unterseite der Nagelplatte fest verhaftet.
- Nagelplatte: Besteht aus einer von der Nagelmatrix gebildeten dorsalen und mittleren sowie einer ventralen Schicht (Verhornungsprodukt des Nagelbetts).
- Hyponychium: dorsaler Epidermisbereich zwischen Fingerbeere und Nagelbett.
- Perionychium (Syn.: Nagelwall, Nagelfalz, Paronychium): Proximal und seitlich umfassende Hautfalten.
- Cuticula (Syn.: Nagelhäutchen, Eponychium): auf der proximalen Nagelplatte locker anhaftendes, sichelartiges epitheliales Häutchen.
- Fingernägel wachsen 3× schneller als Fußnägel. Wachstumsgeschwindigkeit mit dem Alter abnehmend.

### Anamnese

- Nagelveränderung seit wann? Familiäre Häufung (ggf. genetischer Defekt)?
- Bekannte Grunderkr. (v. a. Schilddrüsenerkr., Malignome, Vit.-Mangelerkr., Hepatopathien, Herzkrankheit)?
- Bekannte dermatol. Erkr. (v. a. Ps., Lichen planus, atopisches Ekzem, Ekzeme, Haarkrankheiten)?
- Nagelpflege → werden traumatisierende Werkzeuge eingesetzt?
- Medikamente? Kürzlich durchgemachte Inf.?

### Inspektion und Palpation

- Alle oder einzelne Nägel betroffen (Hinweis auf syst. oder lokale Ursache)?
- Nagelform (Wölbung → Uhrglasnagel, Löffelnagel)
- Nageloberfl. (Grübchen, Furchen, Spaltung, Riffelung, „Bröckelnagel")
- Nageldicke: Nagelplatte verdickt, subunguale Hyperkeratose, Nagel verdünnt
- Nagelhäutchen (hyperkeratotisch, kapillarisiert, schmerzhaft, umgebende Rötung → Kollagenose?)
- Nagelverfärbung → oft Hinweis auf TU: Nagel selbst betroffen? Nagelbett betroffen?
- Schmerzen im Nagelbereich (Druckschmerz, spontaner Schmerz → Inf. oder TU?)
- Veränderungen der Nagelumgebung (Pigmentierung, Rötung, Schmerzhaftigkeit)?
- Bei Zehennagelveränderungen (Vorliegen von Zehen- und / oder Fußdeformitäten?).
- Integument: V. a. Ps., Lichen planus, atopisches Ekzem, Ekzeme, Haarerkr.

**Labordiagn.:** Nur, wenn Nagelveränderung klin. nicht eindeutig diagnostizierbar ist oder eine laborchemisch fassbare Ursache vermutet wird (z. B. Zinkmangel).

Zur Nagelunters. gehören immer ein Nativpräp., eine mykologische Kultur u./o. PCR. Onychomykosen können sich hinter stark variierenden Symptomen verbergen.

## 18.4.2 Onychophagie (F98.8)

**Syn.:** Nägelkauen.

**Def.:** Schlechte Angewohnheit oder Ausdruck innerer Spannungen als Folge von Konflikten oder Stress im Berufs- oder Privatleben. Kdr. sind schätzungsweise in ca. 30 %, Erw. in ca. 15 % betroffen.

**Klinik:** Typische „abgekaute“ Nagelplatten mit nach proximal verlagertem Rand. Oft periunguale Entzündung. Verletzung des Nagelbetts möglich.

**Diagn.:** Klinik, eindeutige (Fremd-)Anamnese.

**Ther.:**

- Kdr: Bei gelegentlichem Nägelbeißen keine besondere Ther. erforderlich. Auftragen einer bitteren Tinktur auf die Nägel möglich (Stop ’n grow®). Bei fortgesetztem Nägelkauen nach Auslösern suchen. Stressbedingtes Nägelbeißen durch Yoga, autogenes Training und Sport günstig beeinflussbar.
- Erw.: Im Prinzip wie bei Kdr. Ggf. bestehen psychologische Probleme, eine Zwangsstörung oder Störungen, bei denen Autoaggressionen vorkommen. Dann Vorstellung bei einem Psychologen indiziert (▶ 6.3.2).

## 18.4.3 Unguis incarnatus (L60.0)

**Syn.:** Eingewachsener Nagel.

**Def.:** Einwachsen der Nagelplatte in seitlichen Nagelfalz, schmerzhafte periunguale Entzündung, häufig. Meist Großzehe medial betroffen. Begünstigt durch „Rundschneiden“ der Zehennägel, zu enges Schuhwerk, Hallux valgus, Trauma. Komb. junger M, Hyperhidrose und Unguis incarnatus sollte an einen nicht erkannten Diab. mell. denken lassen.Tritt auch als Folge einer onkologischen Ther. z. B. mit EGFR- od. MEK-Inhibitoren auf.

**Klinik:** Zunächst nicht entzündliches Einwachsen des Nagels in das periunguale Gewebe. Später Rötung, Schwellung und ggf. starke (Druck-)Schmerzhaftigkeit. Im chron. Stadium Bildung von Hypergranulationsgewebe der Nagelfalten.

**Diagn.:** Anamnese (werden die Nägel „rund“ geschnitten? Trauma, Schuhwerk, Sport), Klinik. Ggf. Abstrich auf Bakterien, ggf. Nagelspäne für Nativpräp., mykologische Kultur u. PCR entnehmen.

**Ther.:** Wichtigste Maßnahme: Über korrekte Nagelpflege aufklären (Nagel nie bis in das Nagelbett schneiden).

- **Nagel droht einzuwachsen:** Entweder kleine selbstgerollte Papierkügelchen unter den einwachsenden Nagelrand schieben und einige d belassen oder eine Schienung mit einem längs aufgeschlitzten Infusionsschlauchstück oder Einsatz einer Orthonychie-Spange (z. B. VHO-Nagelspange, durch die der Nagel langsam über Wo. aufgebogen wird). Letztere wird von Podologen eingesetzt. Bei beginnender Entzündung zusätzlich lauwarme Bäder mit Kernseifenzusatz und anschließendem Auftragen von Ichtholan® 50 % Salbe.
- **rez. einwachsender Nagel mit schmerzhafter Paronychie:** Laterale Nagelresektion u. Phenolkaustik der Nagelmatrixhörner: segmentale Exzision, anschl. 3 × 1 min Phenolum liquefactum mit einem Wattestäbchen in den Matrixraum einbringen (in Oberst-LA). Im Anschluss Ruhigstellen u. Hochlagern des betroffenen Beins, antiseptische Ther. (z. B. Braunovidon® Salbenverband) für 2–3 d.

> ! Bei Diabetikern Zehverlust bei unzureichender Ther. mögl.!

KO: Osteomyelitis bei tiefer bakt. Inf., Zehverlust bei Diab. mell.

## 18.4.4 Angeborene Nagelveränderungen

Sehr selten, variable Sy. Oft bestehen auch andere ektodermale Fehlbildungen (> 80 Dysplasie-Sy. bekannt, v. a. Haut, Haare, Gelenke, Zähne betroffen).

Klinik: Fehlende oder deformierte Nägel aufgrund von Fehlanlagen (totale Aplasie, Hypoplasie, Mikroonychie, Polyonychie, Brachyonychie), Nagelverdickungen, Onycholysen, Leukonychie. Ein oder mehrere Nägel betroffen. Oft verschiedene Veränderungen beim selben Pat.

**„Häufigere" angeborene Nagelveränderungen**

- Brachyonychie („Rackettnagel"): Auf verkürzten Finger-Endphalangen verkürzte breite Nägel, meist ein, seltener beide Daumen, sehr selten übrige Nägel. F > M. AD mit variabler Penetranz u. Expression.
- Congenital malalignment of the great toenails: Großzehennägel verdickt, verstärkt transversal gekrümmt, verlangsamt wachsend. Wachstumsrichtung nach lateral verschoben (Stellungsanomalie der Nagelplatte). Folgen: Starke Druckempfindlichkeit, Onycholyse. KO: chron. Paronychie durch Einwachsen des Nagels.

Diagn.: Anamnese (v. a. der Familie), Inspektion, Nativpräp. (▶ 2.3.2), mykologische Kultur u./o. PCR (▶ 2.3.3). Biopsie nur, wenn Erkr. klin. unklar od. nur fraglich angeboren.

> Immer an syndromales Leiden denken. Bestehen außerdem Haar-, Haut-, Knochenveränderungen, Intelligenzdefekt?

Ther.: Meist nicht möglich. Bei Großzehennageldystrophie frühzeitige operative Korrektur der Nagelfehlstellung (Rotation der Nagelmatrix). Bei KO (Einwachsen, periunguale Entzündungen, Schmerzen) als Ultima Ratio Entfernung des Nagelorgans.

## 18.4.5 Ablösung oder Zerstörung des Nagels / erworbener Nagelverlust

### Onycholyse (L60.1)

Def.: Lsg. der Nagelplatte vom Nagelbett. Häufigste Nagelveränderung.

Ätiol.:

- Trauma (Druck, übertriebene / falsche Maniküre → Nagelfeile wird unter Nagel geschoben, zu enges Schuhwerk, Überwachsen des 2. Zehs), Kältetrauma
- Kontakt mit Lösungsmitteln
- allerg. Reaktionen (z. B. gegen Acrylverbindungen zum Aufkleben künstlicher Nägel, Formaldehyd in Nagellack)
- Entzündungen im Nagelbett (Ps., Ekzeme, Inf.)
- Porphyrie

- Arzneimittel
- subunguale TU

**Klinik:** Distal oder seitlich beginnende, meist partielle, z.T. auch totale Ablsg. der Nagelplatte vom Nagelbett, Farbabweichungen des gelösten Nagelanteils.

**Diagn.:**
- Zuerst „banale" Ursachen ausschließen (z.B. Trauma bei Maniküre).
- Nach Entzündungen suchen (z.B. Ps. → Ellenbogen, Knie, Kapillitium ansehen).
- Inf. ausschließen (Abstrich auf Bakterien, Nativpräp., mykologische Kultur u. PCR; ▶ 2.3).
- Arzneimittelanamnese (s.u.).
- Porphyriediagn. (▶ 8.11).
- Bei V.a. TU (Größenwachstum, Pigmentierung, Schmerzhaftigkeit): Nagelplatte entfernen (▶ 24.7) u. Biopsie am Ursprungsort (Nagelbett bzw. Nagelmatrix).

**Ther.:** Ursache beseitigen, Sekundärtraumen meiden.

## Onychomadese (L60.8)

**Def.:** Ablsg. der Nagelplatte von proximal nach distal mit Kontinuitätstrennung von der Matrix. Ätiol.: Oft Entzündung der Nagelmatrix (Ps., Lichen planus, lokale Inf.), Traumen, fieberhafte Inf., akute Arzneimittelexantheme (z.B. EEM), Intoxikationen.

**Klinik:** Zunächst starke Querrille, die schließlich so tief reicht, dass sich der proximale Nagelanteil von der Nagelmatrix löst. Dahinter schiebt sich ein „zweiter" Nagel nach.

**Diagn. und Ther.:** ▶ 18.4.5, „Onycholyse".

## Erworbene Nagelatrophie (L60.3)

**Def.:** Fehlbildung des Nagels durch gestörte Entwicklung der Nagelplatte. Ätiol.: Hyperthyreose, AVK, M. Raynaud, blasenbildende Erk. (z.B. Epidermolysis bullosa), Akrodermatitis continua suppurativa.

**Klinik:** Verdünnt und verlangsamt wachsende Nagelplatten oder streifenförmige Nagelanteile, Überwachsen des Nagelbetts durch epitheliales Ersatzgewebe oder Nagelhäutchen.

**Diagn.:** Nativpräp., mykologische Kultur u. PCR. Nach Grunderkr. suchen, z.B. Anamnese, $fT_3$, $fT_4$, TSH, ANA, AMA, ASMA, ENA, Anti-ds-DNA-Ak, art. DSA, Ak gegen Stachelzellen und Desmosomen / Hemidesmosomen.

**DD:** Onychotillomanie (artifizielle Zerstörung des Nagels).

**Ther.:** Ther. der Grunderkr., Sekundärtraumen meiden.

## Bröckelnagel

V.a. bei Ps. vulgaris, Pityriasis rubra pilaris, M. Darier, Ekzemen.

**Klinik:** Auflsg. der glatten Nageloberfl. Aufgeweichte, in kleinen Fragmenten abbrechende Nagelplatten über verdicktem bröckligem Nagelbett.

**Diagn.:** Suche nach Grunderkr., Nativpräp., mykologische Kultur u./o. PCR (▶ 2.3). Ther. nach Befund.

## 18.4.6 Pigmentveränderungen, Nagelverfärbungen

### Dunkle Pigmentierung im Nagel

**Def.:** Unterschiedlich ausgebildete Verfärbung (schwarz, braun, blauschwarz, grünschwarz) unter oder im Nagel.

**Klinik und DD:**

- Dunkle Längsstreifen im Nagel (longitudinale Melanonychie) → DD: Idiopathisch oft bei dunkelhäutigen Ethnien. Bei Hellhäutigen vor allem NZN, MM (Alter 40–60 J., plötzliches Auftreten, posttraumatisch, Breite > 5 mm, häufig nicht pigmentierte TU-Ausläufer), Einblutung; auch durch AZT-Ther. bei HIV.
- Umschriebene dunkle Flecken im / unter dem Nagel → DD: NZN, MM (**Cave:** In 25 % amelanotisch), Einblutung, subunguale Inf. (Pseudomonas aeruginosa, Hefen, Schimmelpilze).
- Punkt- oder strichförmige dunkle Nagelveränderung → DD: Ps., Niereninsuff., Strahlenschaden.
- Diffuse Pigmentierung → DD: Melanose, Peutz-Jeghers-Sy., endokrine Krankheiten, perniziöse Anämie, längere Ther. mit Minocyclin.

**Diagnostik und weiteres Vorgehen:**

- Anamnese (vorangegangenes Trauma, Wachstumsgeschwindigkeit, Schmerzen). Ist eine Einblutung wahrscheinlich (Trauma, Ps.) kann zunächst für 2 Wo. beobachtet werden.
- Immer Nativpräp., mykologische Kultur u. PCR, Abstrich auf Bakterien, wenn mögl. Bei V. a. Inf. zunächst engmaschige Kontrolle (alle 2 Wo.).
- Sofortige Biopsie: Bei dunklen Längsstreifen, umschriebenen dunklen Flecken, Übergreifen einer Pigmentierung auf das periunguale Gewebe (Nagelhäutchen, Haut, Hutchinson-Zeichen), Pigmentierung mit Nagelzerstörung. Biopsietechnik: Oberst-LA; Haut nach Inzision vom Nagelbett temporär lösen (z. B. mit Metallsonde). Biopsie am Ursprungsort der Pigmentierung. Anschließend Haut zurückklappen und Naht. **Cave:** Nagelmatrixbiopsie → Nagelwachstumsstörung; Pat. vorher darüber aufklären.

**Ther.:**

- Einblutung: Abwarten, Einblutung „wächst" nach distal heraus. Tipp: Durch Fräsen gewonnenes Nagelmaterial 2–3 h in Wasser geben und dann Nachweis von Blut, z. B mit Combur-Test®.
- NZN: Exzision im Gesunden.
- MM: Oft sehr aggressiv wachsend. MM-Resektion mit mikrografischer Schnittrandkontrolle zur Reduktion des Sicherheitsabstands; ggf. LK-Dissektion (▶ 11.6).
- Ps. (▶ 14.6); Onychomykose, Tinea unguium (▶ 9.4.6).
- Green nail syndrome als Folge einer Inf. mit Pseudomonas aeruginosa: im OLU Nadifloxacin (Nadixa® Creme) 2x / d subungual od. Gentamicin (Infectogenta® Creme) 2x / d. über > als 3 Wo.

! Subunguale MM können harmlose Fleck- oder Streifenbildungen täuschend nachahmen. V. a. amelanotische MM werden oft verkannt.

## Akutes subunguales Hämatom (T14.05)

Direkt nach einem Trauma (meist Quetschung → typisch: Schlag mit dem Hammer / Einklemmung) auftretende subunguale Einblutung.

**Klinik:** Akute bläulich-schwärzliche Verfärbung (▶ Abb. 18.15), sehr schmerzhaft.

**Diagn.:** Typische Anamnese und Klinik.

**Ther.:** Nagelplatte sofort entlasten z. B. mit heißer Büroklammer oder mit $CO_2$-Laser bzw. Erbium:YAG-Laser (schmerzfrei) und Hämatom entleeren. Danach Druckverband → Blutstillung und Anpressen der Nagelplatte.

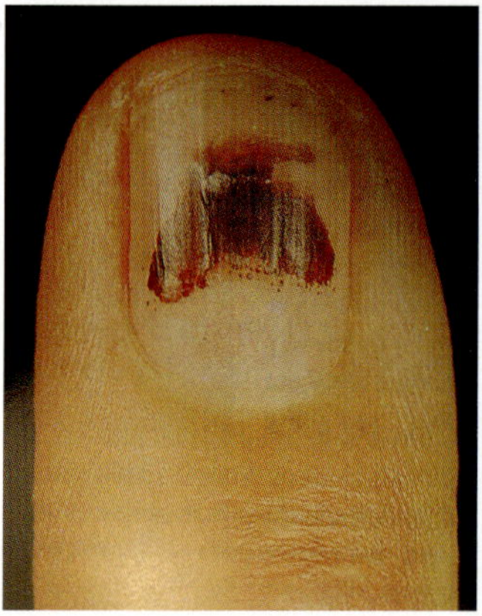

Abb. 18.15 Nagelhämatom. [M123]

## Nagelweißverfärbungen

Unterschieden werden Weißfärbungen durch eine Verhornungsstörung der Nagelzellen mit Veränderung der Strukturanordnung (Leukonychien) von allen Weißfärbungen anderer Genese (Leukopathien). Klin. meist keine scharfe Abgrenzung.

**Klinik und DD:**

- Kleine quere oder rundliche Flecken → DD: Idiopathisch, Trauma, Ps.
- Querstreifen, ein Nagel betroffen → DD: Drucktraumen (z. B. enges Schuhwerk)
- Querstreifen, alle Nägel betroffen (Mees-Streifen) → DD: Schwermetallvergiftungen, Zytostatika, Pellagra
- Querbänder, paarweise angeordnet (Muehrke-Bänder) → DD: Hypalbuminämie
- Längsstreifen → DD: Fehlverhornungen (Vorstufe von Hohlkehlen)
- Längsstreifen, multipel, parallel → DD: M. Darier, Strahlenschäden
- Überwiegende trübe Weißfärbung mit distalem „rosafarbenen" Band (Terry-Nägel) → Leberzirrhose
- Totale glänzende Weißfärbung → DD: chemische Noxen
- Totale trübe Weißfärbung → DD: Hepatopathien, Colitis ulcerosa (seltener)

**Diagn.:** Bei offensichtlicher Ursache (z. B. Drucktrauma) keine weitere Diagn.; Entnahme von Nagelspänen für Nativpräp., mykologische Kultur u./o. PCR. Bei V. a. Grunderkr. weiterführende Abklärung.

**Ther.:** Auslöser meiden, ggf. Ther. der Grunderkr.

## Sonstige Nagelverfärbungen

**Klinik und DD:**

- Silberblau im Lunulabereich → DD: Argyrose (Silbereinlagerung, z. B. nach silberhaltigen Medikamenten)
- Blaurot → DD: Nagelbettzyanose (zentrale Kreislaufstörung, Methämoglobinämie)

- Rote Flecken subungual → DD: Gefäß-TU, subunguale Entzündungen, Ps.
- Rote Querbänder → DD: bei Heparinther.
- Erytheme der distalen Nagelbetten, auf Druck verschwindend („Half-and-half-nails", „Crescents") → DD: Chron. Niereninsuff. (bei Dialysepat.), häufig komb. mit Splitterblutungen (1–3 mm lange strichförmige, längsgerichtete Mikroblutungen aus den Papillen des Nagelbetts)
- Gelbverfärbung aller Nägel („Yellow-Nail-Sy.") → entspricht Skleronychie (▶ 18.4.8)
- Schmutzig-gelb → Onychomykose, bei Schimmelpilzbefall auch schwärzlich

**Diagn.:** ▶ 18.4.6, „Nagelweißverfärbungen".

**Ther.:** Ursache beheben, Ther. der Grunderkr., soweit mögl.

## 18.4.7 Subunguale Tumoren

TU im Nagelbereich können im Gewebe unter der Nagelplatte oder aus der den Nagel umgebenden Region entstehen.

### Klinik und Therapie

#### Benigne Tumoren

- Verruca vulgaris: häufigster subungualer TU. Vom Paronychium oder Hyponychium Einwachsen ins Nagelbett mit partieller Nagelablösung; oft Wachstumsstörung. Selten solitärer Nagelbefall. Falls vollständige Entfernung des Nagels erforderlich, Pat. vorher über mögliche spätere Wachstumsstörungen aufklären. Seltene DD ist die Parakeratosis pustulosa bei Kdr. (v. a. F < 8 J.), bei der ein einziger Nagel befallen ist (v. a. der Zeigefinger) und die in 50 % mit einer anderen Erkr. assoziiert ist (Ps. häufiger als atopisches Ekzem). Spontanheilung innerhalb von 6 Mon. die Regel.
- Exostose: Kein echter TU, sondern Knochenauswuchs oder verkalkter Knorpelrest, der zur Abhebung der Nagelplatte führt. Häufig bei jungen Menschen, meistens an Großzehe. Trias: Schmerz, Nageldeformation, röntgenologischer Nachweis. Ther.: Vollständige Resektion der Exostose.
- Mukoide Dorsalzyste: Bis haselnussgroßer, prall-elastischer, teilweise schmerzhafter, glasiger TU mit gallertartiger Flüssigkeit (Pseudozyste!), meist an der Dorsalseite der Finger- und Zehenendglieder lokalisiert. Rillenbildungen in der Nagelplatte durch Kompression der Matrix. Ther.: Exzision bei Schmerzhaftigkeit oder erheblicher kosmetischer Beeinträchtigung. Sterile Punktion und 1 Wo. festes Pflaster als Verband. Versuch der Vaporisation mit CO2-Laser (Rez. in ca. 30 %).
- Koenen-TU: Fibrokeratome am seitlichen und hinteren Nagelfalz. Selten als isolierte Erscheinung, meist beim M. Bourneville-Pringle (▶ 17.1.1).Ther.: Exzision so früh wie möglich oder Vaporisation mit $CO_2$-Laser!
- Glomustumor ▶ 11.1.5.

#### Maligne Tumoren

- M. Bowen: Verlauf wie bei einer chron. Nagelbettentzündung mit nässender Rötung, Krustenbildung, Ausbildung rötlicher Vegetationen, Ulzerationen und Narbenbildung. Oft vollständige Zerstörung des Nagelbetts. Ther.: Frühzeitige vollständige Exzision, mitunter des gesamten Nagelorgans, da ansonsten Übergang in Ca.

- SCC: Oft zu spät erkannt, da unter dem Bild einer chron. Paronychie mit zunehmender Schmerzhaftigkeit verlaufend. Später Zerstörung der Nagelplatte. Ther.: Bis hin zur Amputation des Fingers im Grundgelenk. I.d.R. dann günstige Prognose.
- MM: ▶ 11.6, ▶ 18.4.6.

## 18.4.8 Nagelplattenveränderungen

**Def.:** Nagelveränderungen, die im Rahmen bestehender Haut- oder Systemkrankheiten, Intoxikationen, Medikamenteneinnahme, Traumen oder idiopathisch entstehen.

**Klinik und DD der möglichen Ursachen:**

- Uhrglasnagel: Nagelplatte in longitudinaler und transversaler Richtung verstärkt konvex gekrümmt und hypertrophisch über verdickten Fingerendgliedern (Trommelschlägelfinger) → DD: Zyanose durch Herz-Lungen-Erkr., Leberzirrhose, Schilddrüsenkrankheiten, Sprue, Colitis ulcerosa, Eisenmangelanämie, Polyzythämie, maligne TU (Lunge, Leber, Mediastinum).
- Unguis inflexus: Longitudinal verstärkte konvexe Krümmung und Verdickung der Nagelplatte mit schmerzhaftem Einwachsen der seitlichen Nagelkanten → DD: Traumen, atrophisierende Erkr., z. B. PSS.
- Röhren-(Zangen-)nagel: Syn.: Pincer nail (▶ Abb. 18.16), sehr oft DI betroffen. Verstärkte transversale Krümmung und Verdickung der Nagelplatte mit schmerzhaftem Einwachsen der seitlichen Nagelkanten → DD: Idiopathisch, evtl. nach Einnahme von β-Blockern, reversibel nach deren Absetzen.

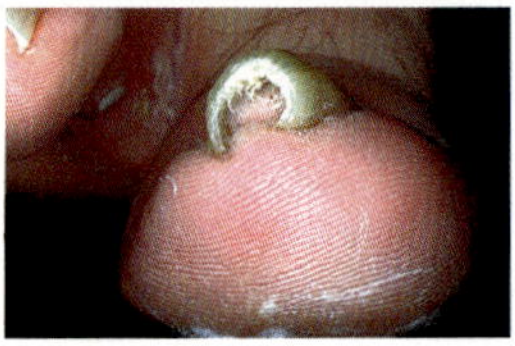

Abb. 18.16 Pincer-Nail-Syndrom. [R299]

- Koilonychie (Löffelnagel): Löffelförmig-konkave Krümmung der Nagelplatte → DD: Physiologisch bei Kleinkindern (Spontanheilung), erworben als Folge von Durchblutungsstörungen, Avitaminosen, Eisenmangel, Medikamenten, hereditär als bleibendes Symptom isoliert oder mit anderen ektodermalen Defekten assoziiert.
- Skleronychie: Permanent verlangsamtes Nagelwachstum mit Verdickung und verstärkter transversaler Krümmung der Nagelplatten, häufig Onycholysen, v. a. bei F → DD: idiopathisch, hereditär, in > 50 % der Pat. assoziiert mit Atemwegsaffektionen (Sinusitis, Bronchitis, Pleuritis, Lungenfibrose, Bronchiektasien). Liegt zusätzlich eine primäre Lymphzirkulationsstörung vor, spricht man vom Yellow-Nail-Sy. (▶ Abb. 18.17).
- Onychauxis / Onychogrypose (▶ Abb. 18.18): → Keratotische Hyperplasie des Nagels (Onychauxis), krallenartige Verdrehung und Verdickung (Onychogrypose), häufig Onycholyse, Schmerzen, grau-schwärzliche Verfärbung des Nagels → DD: Mechanisches Trauma, verminderte Blutzirkulation (häufiger im hohen Alter).
- Grübchen (Foveolae): „punktförmige" oberfl. Substanzdefekte, einzeln oder in größerer Zahl → DD: Ps. (größer, meist unregelmäßig über mehrere

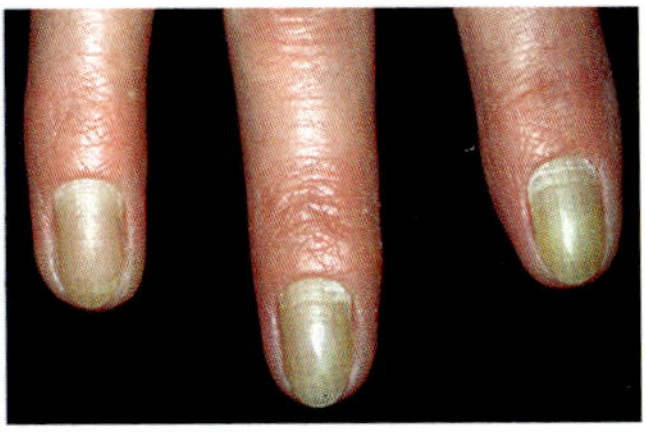

Abb. 18.17 Yellow-Nail-Syndrom. [R299]

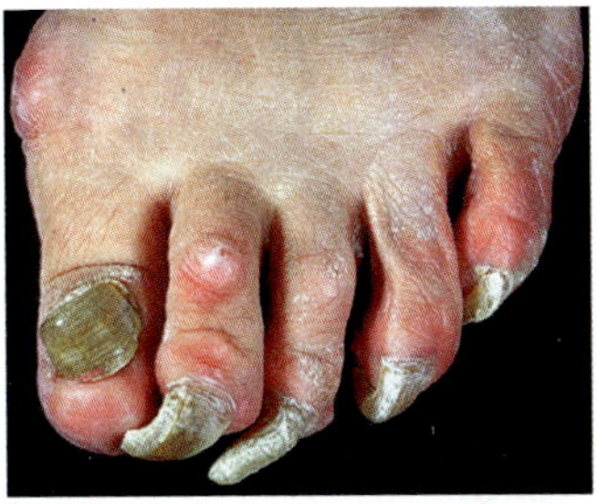

Abb. 18.18 Onychogrypose. [R299]

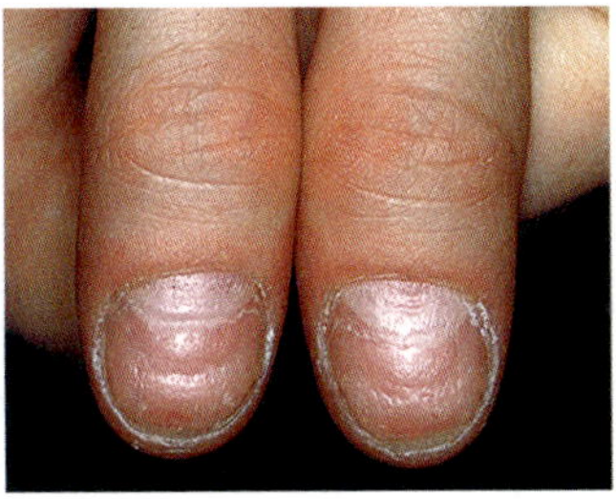

Abb. 18.19 Beau-Reil-Furchen. [R299]

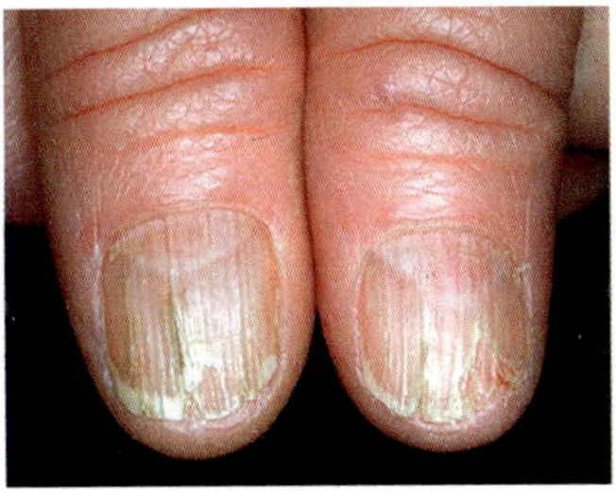

Abb. 18.20 Onychoschisis. [R299]

Fingernägel verteilt, intra- und interindividuelle unterschiedliche Anzahl, auch im erscheinungsfreien Intervall der Haut vorhanden), Alopecia areata (feiner, oft unregelmäßig über alle Fingernägel verteilt), idiopathisch.

- Dellen und Usuren: kleinere (Dellen / Erosiones) oder größere (Usuren) flache, unregelmäßig begrenzte Substanzdefekte → DD: Ekzem, bei / nach paronychialer Entzündung, Ps.
- Querfurchen und -kerben (Beau-Reil-Querfurchen, ▶ Abb. 18.19): Querverlaufende Defekte, bei syst. Ursache alle Nägel betroffen, bei lokaler Ursache einzelner Nagel betroffen → DD: Intoxikationen (Gifte, Medikamente, z. B. Zytostatika), akute Inf., schwere Mangelschäden, Kälteschäden, Traumen.
- Periodische Querrillen: zahlreiche parallel verlaufende Reliefeinsenkungen → DD: Paronychiale Entzündung, Kälteschäden, Artefakte.
- Onychoschisis („brüchige Nägel", ▶ Abb. 18.20): Schichtweise querverlaufende Absplitterungen der Nagelplatte vom freien Rand her → DD: Auslaugungsschäden, Strahlenschäden, Ekzem, idiopathisch.
- Onychorrhexis („brüchige Nägel"): Längsfaseriges Aufsplittern der Nagelplatten infolge Hohlkehlenbildung → DD: Lichen planus (häufigste Ursache), Hepatopathien, Amyloidosen, Anämien, Gicht, idiopathisch.
- Trachyonychie („Sandpapiernägel"): dichte, parallel verlaufende, oberfl. Hohlkehlenbildung, komb. mit grübchenförmigen Dellen ohne Nagelwallentzündung → DD: Idiopathisch (mehr oder weniger Befall aller Nägel), Alopecia areata (meist schwere Formen), Lichen planus, Ps.

- Spaltbildungen: Längs verlaufende tiefe Defekte, unter der Lunula hervorwachsend oder am freien Rand beginnend → DD: Akutes Matrixtrauma, chemischer Schaden.
- Onychodystrophia mediana canaliformis: Mediane Spaltbildung durch in dichter Folge auftretende schmale tiefe Kerben → Ursache unbekannt.
- Perlrillenbildung: Parallel laufende Längsrillen zwischen erhabenen, flachen oder perlschnurartigen Streifen → DD: „Altersnagel", keine pathol. Bedeutung.

**Diagn.:** Bei offensichtlicher Ursache (z. B. Trauma, Psoriasisnagel) keine weitere Diagn., Nativpräp., mykologische Kultur u. PCR (▶ 2.3). Nur bei V. a. Grunderkr. weiterführende Abklärung.

**Ther.:** Behebung der Ursache, Ther. der Grunderkr., soweit mögl.

- Bei Zangennagel Aufweichen der Nagelplatte mit 40 %iger Harnstoffsalbe (z. B. ONYSTER®) 1 × / d unter Okklusion über mehrere Wo. Darunter oft Rückbildung der Zangenform. Ggf. zusätzlich Nagelspangen anbringen.
- Bei „brüchigen Nägeln" Versuch mit Biotin 2,5 mg / d p. o. u. / od. Sililevo® Nagellack.
- Beim Yellow-Nail-Sy. Versuch mit Vitamin E 1200 mg / d p. o. über mind. 6 Mon., wenn Besserung (Nagelwachstum, Bildung des Nagelhäutchens, Rückbildung der Onycholyse) Fortführung der Ther. Erfolg in ca. 50 %.
- Nach Spaltbildungen operative Ther. → Exzision des traumatisch geschädigten Matrixanteils und Zusammenfügen der Exzisionsränder durch Naht.
- Zur Nagelpflege rauer, brüchiger und spröder Nagelplatten Eintauchen der Nägel in lauwarmes Olivenöl 1–2 × / d über 5 min und Sililevo® Nagellack.

**Progn.:** Unterschiedlich; oft keine Besserung erzielbar. Rückbildung der Uhrglasnägel bei suffizienter Ther. der Grunderkr. Bei Trachyonychie (Kdr. > Erw.) in 50 % Spontanheilung innerhalb der ersten 6 J. oder zumindest deutliche Besserung. Beim Yellow-Nail-Sy. in ca. ⅓ der Fälle spontane Besserung.

# 19 Erkrankungen der Mund- und Genitalregion

*Thomas Dirschka, Claus Oster-Schmidt, Jochen Jackowski, Joachim Barth, Wilma Fischer-Barth*

**Untersuchung des Mundbereichs:**
- Materialien: latexfreie Untersuchungshandschuhe, z. B. Vinylhandschuhe, Beleuchtung (am besten LED-Lämpchen), Mundspatel, -spiegel
- systematische Inspektion: äußere Lippen, labiale Schleimhaut, Zungenrücken, laterale Zungenränder, Zungenunterseite, Mundboden, weicher Gaumen mit Uvula, Gaumenbögen mit sichtbaren Tonsillenanteilen, harter Gaumen, Mundvorhof, Zähne, Alveolarfortsätze
- intraorale Palpation: Konsistenz von Hart- und Weichgeweben
- Beurteilung der regionalen LK: submental, submandibulär, sublingual, zervikal
- Glandulae submandibulares, sublinguales und parotideae

# 19.1 Lippenkrankheiten

## 19.1.1 Lippenekzem (K13.0)

**Def.:** Ekzematöse Lippenentzündung unterschiedlicher Genese.

**Klinik:** Flächige Schuppung, schmerzhafte Rhagaden, ausgeprägtes Trockenheitsgefühl.

**Vorgehen bei Erstvorstellung**
- Absetzen aller vermeidbaren Kontaktstoffe (Lippenstift, „Lippenbalsam" u. a.).
- Aufklärung über Schädlichkeit des „Lippenleckens" → austrocknender Effekt.
- Lokalther. mit indifferentem Externum, am besten Vas. album ophthalmicum 3–4 × / d für 1 Wo., dann Wiedervorstellung → bei insuff. Besserung topische Ther. mit Calcineurininhibitor (Protopic 0,03 % oder Elidel 2 × / d, OLU) für 1–2 Wo, dann Wiedervorstellung → bei insuff. Besserung weiterführende Diagn. (s. u.).

**Checkliste: Diagnostik des Lippenekzems:**
- Anamnese / Familienanamnese (V. a. atopisches Ekzem, Asthma bronchiale, Rhinitis / Conjunctivitis allergica?). Zahnspange? → nächtlich induzierter Speichelfluss
- Inspektion: Prädilektionsstellen eines atopischen Ekzems (z. B. Beugenekzem, Ohrläppchenekzem)
- Prick-Test, CAP-FEIA / RAST, IgE im Serum, Diff.-BB
- Epikutantest (alle möglicherweise ursächlichen Kontaktstoffe mitbringen lassen), z. B:
  - Zahnpasta (Fluoridzusätze, Aromastoffe, Konservierungs-, Parastoffe, ätherische Verbindungen)
  - Mundwasser (Menthol, Eugenol, Geschmacksstoffe)
  - Lippenstift (Fluoreszeinfarbstoffe, Eosin, Lanolin, Parfüm, Antioxidanzien, Zimtöl)
  - Bestandteile des Nagellacks, Nagelhärter, Formaldehyd (Nägelkauen!), Parfüme (Duftstoffreihe!)
  - Musikinstrumente (Nickelansatzstücke, tropische Hölzer), Inhaltsstoffe der Zigarettenspitze

- Nahrungsmittel (z. B. Zitrusfrüchte, Artischocken)
- Legierungen im Zahnersatz
- Medikamente (z. B. antibiotika- und virustatikahaltige Cremes)
- Werden Stoffe zwischen den Lippen festgehalten? (Filzstifte, Kugelschreiber, Nägel, Nadeln → Nickel; Radiergummi → Gummiinhaltsstoffe, v. a. Mercaptobenzothiazol)

- mykologisches Nativpräp. (▶ 2.3.2), Kultur (▶ 2.3.3) und Abstrich auf Bakterien
- Ausschluss Impetigo contagiosa, weitere Pyodermien
- Abwehrschwäche gegenüber HSV (→ Ekzema herpeticatum) u. Vacciniavirus (→ Ekzema vaccinatum)
- Biopsie nur wenn Erkr. völlig unklar und Ekzemerkrankung fraglich.

**Prophylaxe:** Lippen regelmäßig einfetten, z. B. mit Vaseline.

**DD:** Ekzematöse Lippenveränderungen ▶ 3.1.2.

## Cheilitis simplex (K13.0)

**Def.:** Häufigstes Lippenekzem. Ätiol.: chron. Irritation (z. B. Lippenkauen u. Belecken, Kälte, UV-Licht, Mundatmung, Xerostomie, UAW durch Retinoide).

**Klinik:** „Aufgesprungene" Lippen, kleine ggf. schmerzhafte Rhagaden, selten auch Hämorrhagien, Erosionen bei mechanischer Irritation durch Inzisalkanten der Zähne (▶ Abb. 19.1).

**Diagn.:** s. o. „Checkliste".

**DD:** ▶ 3.1.2.

**Ther.:** s. o. „Vorgehen bei Erstvorstellung".

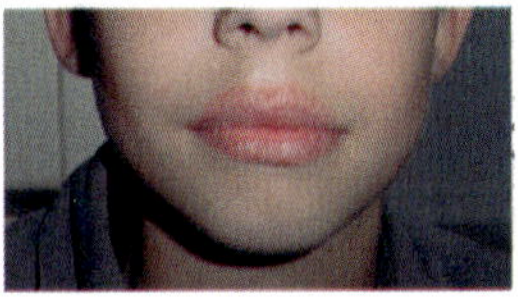

Abb. 19.1 Lippenleckekzem. [R299]

## Kontaktcheilitis (K13.0)

**Def.:** Durch Kontaktstoffe ausgelöstes Ekzem der Lippen. Ätiol.: allergisch (am häufigsten Parabene, Ethylendiamin, Wollwachs, Kollophonium, Bleichmittel, Kobalt, Acrylate, Parfüm), toxisch, medikamentös (Phenylsalizylat, Antibiotikum, Virostatikum, Tromantadin).

**Klinik:** Trockenheit, Schuppung und schmerzhafte Fissuren; selten Erythem, Lippenödem, Bläschen oder Blasenbildung, Nässen, Krustenbildung, Spannungsgefühl, Pruritus.

**Diagn.:** Genaue Anamnese, v. a. nach auslösenden Kontaktstoffen fahnden, auch an nichtallergene toxische Auslöser (Säuren, Laugen u. a.) denken.

**DD:** ▶ 3.1.2.

**Ther.:**

- leichtes Ekzem: Kontaktstoff meiden, blande Ther. mit Augenvaseline über 1 Wo., danach Wiedervorstellung. Nach Abheilung gezielter Allergienachweis (Allergiepass ausstellen). Bei unsicherem Ergebnis weiterführende Diagn.
- ausgeprägtes Ekzem mit Erythem, Bläschen und Fissuren: Feuchte Umschläge (z. B. mit kaltem Schwarztee) und Lokalther. mit hydrokortisonhaltigem Externum (z. B. Muni® 0,5 % HC) über 2–3 d, danach blandes Externum, z. B. Augenvaseline. Weiteres Vorgehen wie bei leichtem Ekzem.

## Atopische Cheilitis (K13.0)

**Def.:** Manifestation eines atopischen Ekzems an den Lippen mit variabler klin. Ausprägung.

**Klinik:** Cheilitis simplex (bei Atopikern evtl. auch ohne habituelles Belecken). Rhagaden, v. a. an der Unterlippe, und Cheilitis angularis (Perlèche; sehr häufig v. a. bei Kdr.). Radiäre Fältelung der Lippen, ggf. chron. Lichenifikation (Schwellung, Schuppenbildung, Rhagaden). Häufig Exfoliatio areata linguae. Evtl. Neigung zu HSV-Inf.

**Diagn.:** Nur bei gesicherter atopischer Genese weitergehende Diagn. Ansonsten Vorgehen wie bei Cheilitis simplex.

**DD:** ▶ 3.1.2.

**Ther.:**

- allg.: Austrocknung meiden (Lippenlecken, trockene Umgebung, Kälte, häufiges Waschen mit Seife, scharfe Speisen und Getränke, Zitrusfrüchte). Mehrmals tgl. rückfettende Externa (Augenvaseline oder wachshaltige Lippenstifte, z. B. Blistex®).
- spezielle Ther.:
  - trockenes Ekzem (Lichenifikation): Kurzzeitig hydrokortikosonhaltiges Externum (z. B. Muni® 0,5 % HC) 2 × / d über einige d, zwischendurch Augenvaseline.
  - nässendes Ekzem (Bläschenbildung): Einfetten der Lippen mit Hydrocortison 0,5 % in Augenvaseline, darüber stundenweise Umschläge mit kaltem Schwarztee (Wattepad), Nachbehandlung Augenvaseline.
- zusätzlich: Eliminierung von Typ I-Allergenen, falls möglich (v. a. bei Hausstaubsens., ▶ 12.2.3), ggf. Klimather. ▶ 23.8.

## Cheilitis angularis (K13.0)

**Syn.:** Perlèche, Faulecken.

**Def.:** Auf die äußere Haut der Mundwinkel begrenzte Erkr.

**Ätiol.:**

- häufig: atopisches Ekzem, habituelles Belecken, Kontaktekzem, Candidose, seborrhoisches Ekzem, bakt. Inf., HSV-Inf., Mundtrockenheit, insuff. Zahnersatz („zu tiefer Biss"), Druck durch zahnärztliche Instrumente (Langenbeck-Haken etc.), Zahnlosigkeit
- seltener: Anämie (hypochrom, perniziös), Diab. mell., konsumierende Krankheiten, Ariboflavinose, Hypersalivation v. a. bei Down-Sy., Bulimie, Plummer-Vinson-Sy., M. Parkinson, Fazialisparese

**Klinik:** Sehr variabel: Rötung, Schuppen, Rhagaden, Nässen, Mazeration mit variabler akuter oder subakuter Ekzematisation, Krustenbildung. Oft Fremdkörpergefühl, Berührungsschmerz, Spannungsgefühl.

**Diagn.:** Weitergehende Diagn., wenn „einfache" Ther. (z. B. Rückfettung, Trockenlegen, Pastenther., antimykotische Lokalther.) erfolglos:

- zunächst auf häufigste Ursachen beschränken: Abstrich auf Bakterien und Pilze (Nativpräp., Kultur, PCR), auch aus dem Mundraum. Bei V. a. Candidose: Stuhl auf Hefen untersuchen. Bei Prothesenträgern: Zahnärztliches Konsil (einwandfreier Prothesensitz, Überprüfung der vertikalen Relation von Ober- zu Unterkiefer).

- bei „frustraner" antimykotischer bzw. antibakt. Ther.: Diff.-BB, Eisen-, Ferritin- und Riboflavinbestimmmung. BZ-Tagesprofil. Nach Kontakt- und Typ-I-Allergie suchen (▶ 12.9).
- bei ausgedehntem, therapieresistentem u. / od. unklarem Befund: Fokus- und TU-Suche ▶ 2.1.1, HIV-Serologie.

**DD:** ▶ 3.1.2.

**Ther.:**
- allg.: Mundwinkel „trocken legen" (Pat. aufklären, ggf. Zahnersatz verändern) u. auslösende Kontaktstoffe meiden. Ther. einer möglichen Grunderkr. (z. B. Diab. mell.).
- spez.: Ther. einer ursächlichen oder überlagernden Candidose (z. B. Nystatin, z. B. Candio-Hermal® Softpaste oder Miconazol, z. B. Micotar ZP postprandial auftragen) od. bakt. Inf. (z. B. Fusidinsäure, z. B. Fucidine®-Creme postprandial auftragen). Bei Candidose Zahnbürstenwechsel, orale u. intestinale Sanierung (z. B. Amphotericin B Ampho-Moronal® Lutsch-Tbl. u. Tbl. 4 × 1 postprandial für 2 Wo.). Anmerkung: Einwachsen von Candida albicans in Prothesen aus Polymethylmetacrylat.
- Ther. mit Glukokortikoiden nur kurzzeitig, z. B. mit Fucicort®-Creme 2 × / d.

## 19.1.2 Cheilitis actinica (L56.8)

**Def.:** Form der aktinischen Keratose an den Lippen, v. a. Unterlippe (▶ Abb. 19.2).

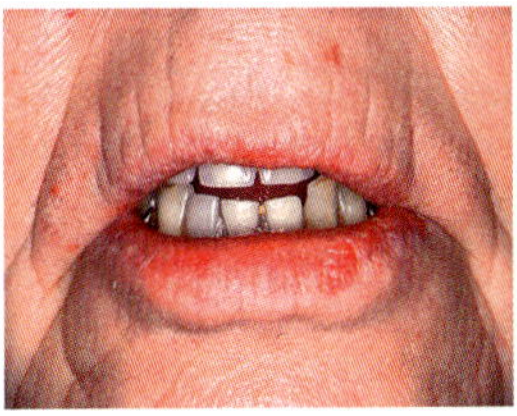

Abb. 19.2 Cheilitis actinica. [R299]

**Klinik:**
- akut: Ödem und Rötung, evtl. Blasenbildung, Erosionen, Krustenbildung
- chron.: Hyperkeratotische oder atrophische Ausprägung, Verwischung der Lippenhaut- / -schleimhautgrenze, z. T. Ulzerationen

**Diagn.:**
- akute Cheilitis: Anamnese (Sonnenexposition vor h) u. Klinik
- chron. Cheilitis: Klinik, Biopsie z. A. eines Lippen-Ca, Ganzkörperunters. auf weitere UV-Schädigungen, erhöhtes Risiko für NMSC

Chron. Lichtschädigung wird vom Patienten oft mit „einfachem" Ekzem verwechselt.

**DD:** ▶ 3.1.2, selten Lichen planus des Lippenrots → bandförmige Weißfärbung.

**Ther.:**
- akute Cheilitis: Hydrokortisonhaltige Externa (z. B. Muni® 0,5 % HC), darüber feuchte Umschläge mit kaltem Schwarztee (Wattepad). Über 2–3 d ausschleichen. Blande Nachbehandlung mit pflegendem Lippenstift (z. B. Blistex®).

- chron. Cheilitis: Pat. über den potenziell malignen Charakter der HV aufklären! Sonne meiden, Lichtschutz (z. B. Ilrido® Lippenstift). Bei sicherer In-situ-Situation, Verfahren ohne Histol. mgl. → Kryochirurgie (▶ 24.5), oberfl. Vaporisation mit $CO_2$-Laser, Solaraze®Gel 1 × / d, photodynamische Ther., bei ausgedehntem Befund oder Ther.-Refraktärität Teil- oder Gesamtexzision (Vermilionektomie). Regelmäßige Kontrolluntersuchungen, da spätere Entwicklung eines SCC möglich. **Merke: Die Lippe zählt zu den Hochrisiko-Lokalisationen für die Entstehung von SCCs.**

### 19.1.3 Lippenkarzinom (C00.9)

**Def.:** SCC meist auf dem Boden chron. aktinischer Exposition, weitere Risikofaktoren: Rauchen u. Alkohol, am häufigsten zwischen 6. und 8. Dekade. Multizentrischer Ursprung („field cancerization"), langsames Wachstum, späte Metastasierung.

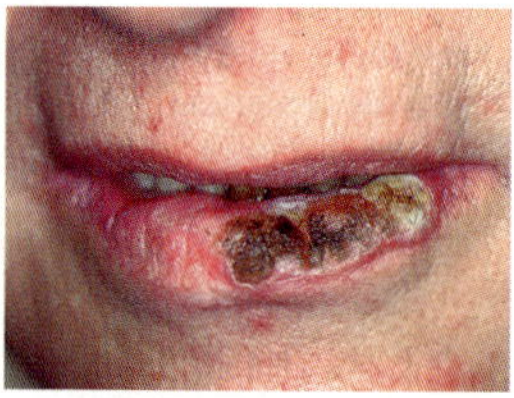

Abb. 19.3 Lippenkarzinom. [R299]

**Klinik:** Verruköser oder ulzerierter TU mit derber Randwallbildung (▶ Abb. 19.3). Meist paramedian an der Unterlippe. Bei M ca. 6× häufiger als bei F.

**Diagn.:** Klinik (Palpation), Biopsie, Palpation und Sono der regionären LK (submental, submandibulär). Histologie: SCC (▶ 11.5).

**DD:** BCC, Keratoakanthom, toxisches Granulationsgewebe, AK.

**Ther.:**

- Exzision mit histologischer Schnittrandkontrolle; erst bei In-sano-Situation Defektdeckung bzw. -verschluss. Anmerkung: Für ein gutes kosmetisches Ergebnis sollte die Lippenrot / -weißgrenze exakt adaptiert werden.
- Stadiengerechte Entfernung unter Einbeziehung der Lymphabflusswege (ab T2).

**Progn.:** Nach früher Diagnose und ohne LK-Befall gut (5-JÜR ca. 90 %), bei LK-Befall 5-JÜR 25–50 %; halbjährliche Nachsorge (Inspektion, Sono regionäre LK und Abdomen, Thorax-Rö. jährlich). 5–20 % aller Pat. entwickeln LK-Filiae während des Follow-up, abhängig von TU-Größe, Differenzierungsgrad, Dicke und vom Vorkommen perineuraler und vaskulärer Invasion. Konsequente Meidung von UV, Alkohol, Rauchen.

**KO:** Metastasierung, v. a. in submentale LK; großer Weichteildefekt.

## 19.2 Zungenkrankheiten

### 19.2.1 Form- und Farbveränderungen

DD der Form- und Farbveränderungen der Zunge, Beläge ▶ 3.1.4. Beispiele: Lingua plicata (▶ Abb. 19.4), Exfoliatio areata linguae (▶ Abb. 19.5), Lingua villosa nigra (▶ Abb. 19.6).

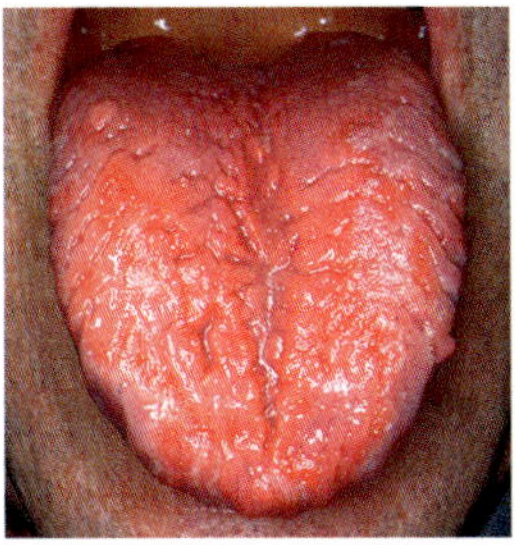

Abb. 19.4 Lingua plicata. [R299]

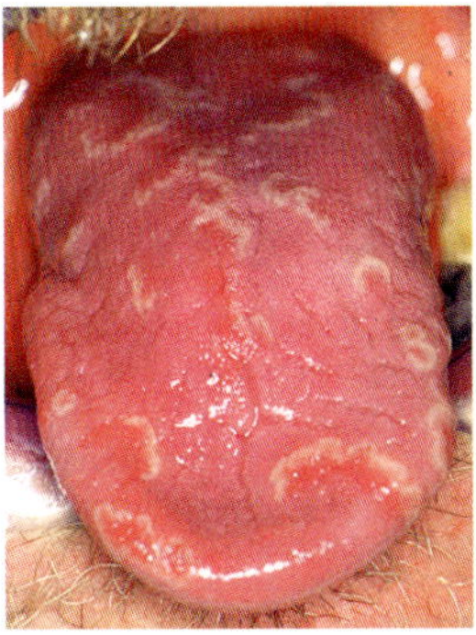

Abb. 19.5 Exfoliatio areata linguae. [R299]

## 19.2.2 Zungenkarzinom (C02.9)

**Def.:** SCC (Risikofaktoren: Rauchen, Alkohol, schlechte Mundhygiene), HPV 16, seltener auch auf dem Boden eines erosiven oralen Lichen planus (▶ 19.3.4) V. a. bei M im 6. / 7. Lebensjahrzehnt. Oft im Spätstadium diagnostiziert.

**Klinik:** Induration, knotiger derber TU, Ulkus, Leukoplakie, Erythroplakie. Meist im posterioren lateral-ventralen Zungenbereich. In ca. 20 % schmerzhaft. Oft Halitosis (Foetor ex ore).

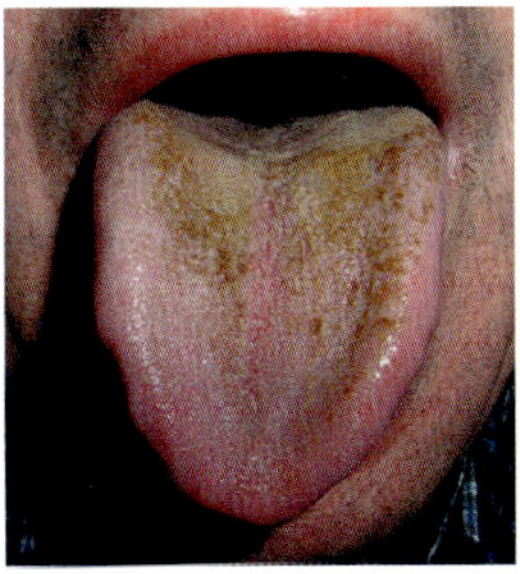

Abb. 19.6 Lingua villosa nigra. [R299]

**Diagn.:** Anamnese (Rauchen, Alkohol, Leukoplakie), Palpation, LK-Palpation, Biopsie, LK-Sono. in 70 % LK-Befall bei Diagnosestellung, auch bds.
Histologie: SCC (▶ 11.5).

**DD:** Zungengrundstruma (evtl. Schilddrüsenszinti), Kaposi-Sarkom (▶ 11.9.4; HIV-Inf.?).

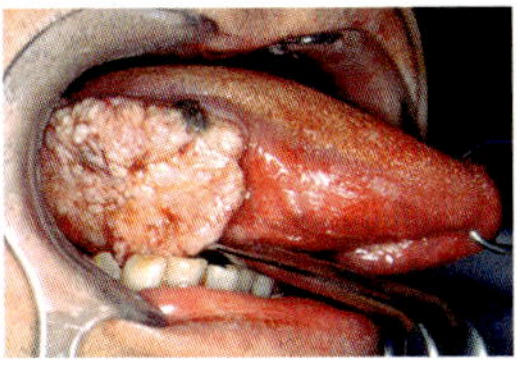

Abb. 19.7 Zungenkarzinom. [R299]

**Ther.:** TU-Resektion abhängig von Lokalisation, Größe, Ausdehnung, ossärem Einbruch, LK-Filiae (regional, generalisiert) des TU, adjuvante (Radio-)Chemother.

**Progn.:** OP und (Radio-)Chemother. bei TU:
- mit niedrigem Risiko (Stadium T1 + 2, $R_0$, Sicherheitsabstand > 5 mm) → 5-JÜR 80 %
- mit mittlerem Risiko (Stadium T3 + 4, $R_0$) → 5-JÜR 60–70 %
- mit hohem Risiko (kapselübergreifend, $R_1$) → 5-JÜR 30–40 %

19

# 19.3 Veränderungen der oralen Mukosa

## 19.3.1 Pigmentierungen der oralen Mukosa

Mundschleimhaut normalerweise pigmentfrei. Pigmentierung endogen od. exogen bedingt. Bei dunkelhäutigen Ethnien physiologisch (orale Melanose).

### Endogene Ursachen

- Pigmentflecke v. a. an Unterlippen- und Wangenschleimhaut bei Peutz-Jeghers-Sy. ▶ 10.4.1: Zusätzlich periorale Lentiginose
- braune, flächige Pigmentierungen bei M. Addison, M. Cushing
- Dunkeltöne bei Hämochromatose (▶ 8.10.3), M. Wilson, M. Gaucher (▶ 8.6.3), M. Niemann-Pick
- hellbräunliche Pigmentierungen bei terminaler, azotämischer Niereninsuff.
- gelbliche Pigmentierungen bei verschiedenen Ikterusformen durch Bili-Einlagerung (bei hämolytischem Ikterus v. a. an weichem Gaumen und Gingiva)
- streifige Pigmentierungen bei Darmerkr. (z. B. Whipple-Krankheit)
- diffuse dunkle Pigmentierung bei metastasierendem MM
- Hyperpigmentierungen bei HIV
- medikamentös: Hyperpigmentierungen durch Antimalariamittel, östrogenhaltige Kontrazeptiva (partiell reversibel), selten Phenothiazine u. Zytostatika (Busulfan)
- bläuliche Gingivapigmentierung bei längerer Minocyclin-Einnahme

### Exogene Ursachen

**Def.:** Pigmentierung v. a. der Gingiva durch Aufnahme von Metallen oder „Tätowierungen" durch Eindringen unlöslicher farbgebender Partikel. Berufsbedingte HV gehen immer mit entsprechender Anamnese und Allg.-Symptomatik einher. Oft ZNS-Beteiligung.

#### Diagn. bei V. a. berufsbedingte Ursachen

Berufsanamnese, genaue Aufschlüsselung der Symptome, toxikologische Unters. in Kooperation mit Arbeitsmediziner, Metallnachweis in anderen Organen.

#### Unfalltätowierungen der oralen Mukosa

Durch Schmutz (Unfall), Metallsplitter (Explosionen), Pulverschmaucheinsprengungen.

**Diagn.:** Anamnese, Inspektion (Narben).

#### Amalgam-Tätowierungen

**Def.:** Verfärbungen durch (rö.-dichtes) Silbersulfid in Nachbarschaft amalgamgefüllter Zähne, nahe korrodierter Goldlegierungen, auf Höhe resezierter Wurzelspitzen mit retrograder Amalgamfüllung, durch Amalgamreste oder -splitter, die nach Extraktion in der Alveole verblieben sind.

**Klinik:** I. d. R. scharf umschriebene, schiefergraue bis graublaue, symptomlose Pigmentierungen; meist nicht erhaben.

**Diagn.:** Anamnese, Klinik, Biopsie (Histologie, in Dunkelfeldtechnik metallische Fremdkörper erkennbar).

! Jede bräunlich-schwärzliche Veränderung, die neu entstanden ist und „wächst", z. A. eines MM unverzüglich exzidieren.

**Ther.:** Bei Leidensdruck operative Entfernung möglich.

## 19.3.2 Potenziell maligne orale Läsionen

### Leukoplakie und Erythroplakie (K13.2)

**Def.:**

- Leukoplakie: Weißer, nicht abwischbarer Schleimhautfleck, keiner anderen definierten Krankheit zuzuordnen (WHO, 1978).
- Erythroplakie: rote, scharf begrenzte Läsion (→ M. Bowen, SCC).

Oft idiopathisch. Prädisponierende Faktoren: Tabak- und Alkoholabusus. In D Leukoplakie-Inzidenz ca. 1,8 % in den alten und ca. 0,9 % in den neuen Bundesländern. Maligne Transformation ca. 0,6–18 %.

#### Klinik

▶ Tab. 19.1, ▶ Abb. 19.8.

**Gefleckte Leukoplakie** (speckled leukoplakia): Mundschleimhautareale aus gemeinsamen leuko- u. erythroplakischen Anteilen.

Typisierung und Graduierung ▶ Tab. 19.2 → Diagn. Verwendung auch in Oro- u. Hypopharynx, Larynx u. Trachea.

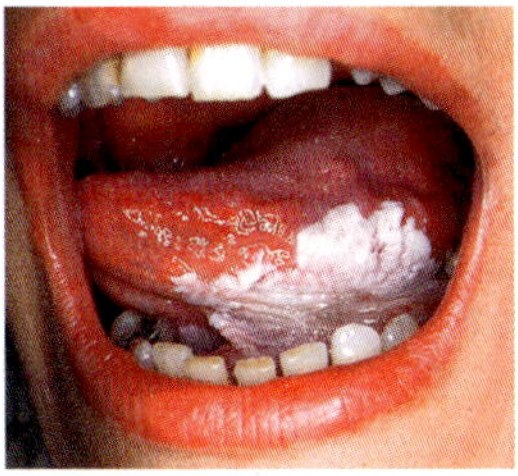

Abb. 19.8 Leukoplakie. [R299]

**Diagn.:**

- Klinik, zahnärztliches Konsil bei V. a. mechanische Irritation (Zahn, Füllungen, Zahnersatz)
- Inzisions- / Exzisionsbiopsie

**Merke**

Bei klin. Malignitätsverdacht immer repräsentative Biopsie gewinnen.

**Tab. 19.1 Klinische Klassifikation oraler Leukoplakien der WHO nach Axell et al. (1996).**

| Klinische Klassifizierung | Klinisches Erscheinungsbild | |
|---|---|---|
| Homogene Leukoplakie | überwiegend weiße Läsion | • flach<br>• gewellt<br>• gefaltet<br>• bimssteinartig |
| Inhomogene Leukoplakie | weiße und rot-weiße Läsionen | • verrukös<br>• nodulär<br>• ulzeriert |
| Erythroplakie | rötliche Läsion | • samtartig<br>• feinkörnig<br>• keratotische Oberfl. |

19

**Tab. 19.2 Prinzipien der WHO-Einteilung von 2017 (Gale et al. 2005, Driemel et al. 2006, Van der Waal 2009, El-Naggar 2017).**

| WHO 2017 | WHO 2005 | Ljubljana-Klassifikation squamöser intraepithelialer Läsionen (SIL) | Squamöse intraepitheliale Neoplasie (SIN) | Squamöse intra-epitheliale Neoplasie (SIN) reduziert |
|---|---|---|---|---|
| | squamöse Hyperplasie | squamöse (einfache) Hyperplasie | | |
| Geringgradige Dysplasie (low grade) | geringgradige Dysplasie | basale und parabasale Hyperplasie | SIN I | SIN: geringes Risiko |
| Mäßiggradige Dysplasie (high grade) | mäßiggradige Dysplasie | atypische Hyperplasie (Risikoepithel) | SIN II | SIN: hohes Risiko |
| Hochgradige Dysplasie (high grade) | hochgradige Dysplasie | | SIN III | |
| Karzinoma in situ | Carzinoma in situ | Carzinoma in situ | | |
| Invasives Karzinom | invasives Karzinom | | | |

**Ther.:**

- Potenzielle Reversibilität von Leukoplakien nach Elimination des irritativen Faktors → irritative Noxen ausschalten (v. a. Rauchen einstellen, zahnärztliche Sanierung) → 10 d abwarten, Ursache und Wirkung nicht verwechseln (z. B. Prothesenränder nicht sich ausdehnenden Vorläuferläsionen anpassen!).
- Erfolgt keine Rückbildung (v. a. verruköse und erosive Formen), Inzisions- / Exzisionsbiopsie.

**Progn.:** Persistierende Läsionen → kurzzeitige Kontrollen in 3-mon. Intervallen.

Jede Leukoplakie ist klinisch als potenziell maligne orale Läsion zu betrachten.

## Plattenepithelkarzinome der Mundschleimhaut (C06.0)

SCC machen ca. 95 % aller Malignome im MKG-Bereich aus. V. a. immer, wenn ein Schleimhautulkus trotz Ausschaltung potenzieller lokaler Ursachen innerhalb von 10 d nicht heilt od. sich sogar vergrößert. Heilungsaussichten bei Frühbefunden (T1 / T2) wesentlich günstiger (ca. 70 %), Früherkennung daher von zentraler Bedeutung. Bei Spätbefunden (T3 / T4) 5-JÜR ca. 43 %. Risikofaktoren: Nikotin- u. / od. Alkoholabusus. HPV 16. Von ungefähr 250 000 Krebsneuerkrankungen bei M entstehen etwa 10 000 / J in Mundhöhle und Rachen, bei F etwas niedriger (ca. 3 500 von 220 000 Neuerkrankungen / J).

**Klinik:** Exophytisches, blumenkohlartiges Wachstum, Randwall, endophytische Ausdehnung; palpatorisch sehr derbe Gewebekonsistenz im Vergleich zum umgebenden gesunden Gewebe. Im fortgeschrittenen Stadium oft Halitosis.

**Diagn.:** Klinik, Biopsie, Palpation und Sono der submandibulären und zervikalen LK. Weiterführende Diagn.: Rö. in 2 Ebenen, CT, MRT, Angiografie.

! Sofortige Exzisionsbiopsie bei V. a. MM.

**Häufige Fehler im Umgang mit Mundschleimhautveränderungen:**
- Zu lange Lokalther. bei unklaren Veränderungen.
- Veränderungen unter partiellem Zahnersatz oder Totalprothesen: durch korrigierende Maßnahmen Zahnersatz dem wachsenden TU angepasst. Verwechslung von Ursache und Wirkung.
- Veränderungen am Zungenrand: Scharfe Kanten an Zähnen, Füllungen oder Zahnersatz (als mögliche Auslöser) werden beseitigt, aber Überprüfung des Ther.-Erfolgs in kurzzeitigen Intervallen unterbleibt.

**DD:** Syphilis I, Kaposi-Sarkom.

**Ther.:** Exzision, ggf. Radiochemother.

### 19.3.3 Gingivahyperplasie (Makrulie; K06.1)

**Def.:** Diffuse od. lokalisierte fibröse Vermehrung des Zahnfleischs, primär entzündungsfrei u. schmerzlos. Ggf. sek. chron. entzündet.

**Ätiol.:** Medikamente (Diphenylhydantoin, Ciclosporin A, Nifedipin, Kontrazeptiva), bakteriell, Schwangerschaft (Schwangerschaftsgingivitis), M. Crohn, Monozytenleukämie, Granulomatose mit Polyangiitis, Skorbut, M. Pringle, Neurofibromatose, M. Fabry, Kinky-hair-Sy. Selten idiopathisch.

**Ther.:** Grunderkr. behandeln; nach Absetzen der verantwortlichen Medikamente i. d. R. spontan reversibel.

### 19.3.4 Oraler Lichen planus (OLP; L43.9)

**Syn.:** Lichen planus mucosae oris.

**Def.:** T-Zell-vermittelte Autoimmunerkr., bei der zytotoxische CD8 + -T-Zellen die Apoptose oraler Epithelzellen triggern. Komplexe Ätiopathogenese. Alle Ethnien, familiäre Häufung, Erstmanifestationsalter > 40 J., F > M. Prävalenz 1–4 %. Ca. ⅓ der Pat. mit kutanem Lichen planus entwickeln gleichzeitig OLP. Umgekehrt entwickeln nur 5 % der Pat. mit OLP kutane HV. Bei **F** in 25 % auch Genitale betroffen, bei **M** in < 5 %. Nagelveränderungen selten. Eine der häufigsten Mundschleimhauterkr. Befallshäufigkeit: Wange > Zunge > Lippenrot > Gaumen > Gingiva.

**Klinik:** Matt- oder milchweiße Maculae, Wickham-Streifung, „Zuckerplätzchenzunge". Symptome in wechselnder Expression häufig über J., bei Ausbildung von Erosionen und Ulzerationen extreme Schmerzhaftigkeit → erschwerte Mundhygiene → Halitosis. Gleichzeitiges Auftreten des OLP mit dem Lichen planus follicularis decalvans capillitii. **Cave:** Entwicklung eines SCC auf dem Boden eines erosiv-ulzerösen u. atrophischen OLP, aber insgesamt selten (<1 % über einen Zeitraum von 5 J.).
Klassifikation ▶ Tab. 19.3.

**Diagn.:** Inspektion sämtlicher (!) Schleimhäute, Konsil HNO, Gynäkologie u. Gastroenterologie; Palpation zum Ausschluss von derben Resistenzen; Status der zervikalen LK; z. A. eines Mundsoors mykologischer Abstrich; Biopsie bei typischer Morphe nicht indiziert.

Tab. 19.3 Klassifikation des oralen Lichen planus (nach Bornstein 2012).

| Klinische Variation | Klinisches Erscheinungsbild |
|---|---|
| 1. Retikulärer Typ | weißliche, farnkrautähnliche Streifen (Wickham'sche Streifen) |
| 2. Papulärer Typ | kleine, weiße Papeln; Frühform des retikulären Typs |
| 3. Plaque-like Typ | flächenhafte, weiße, nicht abwischbare Läsionen (Leukoplakie ?) |
| 1.–3.<br>→ hyperkeratenisierte Form (obj.)<br>→ asympt. (subj.)<br>**Nachkontrolle alle 6 Mon.** | |
| 4. Atrophischer Typ (erythematöser Typ) | ausgedünntes Epithel, weißliche und rötliche Läsionen |
| 5. Ulzerativer Typ | sehr großflächige, fibrinbelegte Ulzerationen im Zentrum der Läsionen, Peripherie mit typischen lichenoiden Zeichnungen |
| 6. BullöserTyp | fragile Bläschen |
| 4.–6.<br>→ erosive Form (obj.)<br>→ symptomatisch (subj.): sehr schmerzhaft („Brennen"), Nahrungsaufnahme ?, Mundhygiene?<br>**Nachkontrolle alle 3 Monate** | |

**DD:**

- Lichenoide medikamenteninduzierte Läsionen: NSAR, Sulfonylharnstoff, einige Antimalariamittel u. ACE-Hemmer sowie β-Blocker, Auftreten nach unterschiedlich langer Einnahmezeit. Zinnamate in Zahnpasta.
- Beim erosiven OLP Schleimhautpemphigoid u. Pemphigus vulgaris der Mundschleimhaut, EEM, erosiver LE, Aphthen → Biopsie mit DIF, SCC → Biopsie, Prothesenstomatitis.

**Ther.:**

- Meiden von Nikotin, Alkohol, scharf gewürzten Speisen. Wegen erhöhter Vulnerabilität Behebung mangelhaft sitzender Zahnprothesen sowie von scharfen Zahnkanten / -füllungen.
- Nichterosives Stadium: Adstringierende (z. B. Repha-Os® Mundspray S od. Tormentill-Myrrhe-Adstringens NRF 7.1. 3 × / d mit Wattestäbchen auftragen), antiphlogistische (z. B. Dexpanthenol-Lsg. 5 % NRF 7.3. mehrmals tgl. auftragen) und antiseptische Präp. (z. B. Chlorhexidindigluconat-Mundspüllsg. 0,1 % NRF 7.2. 2–3 × / d Spülung für 1 min).
- erosives u. induriertes Stadium:
  - lokale u. syst. Steroide: Betamethasonvalerat-Haftpaste 0,1 % (NRF 7.11.) 2 × / d nach dem Essen mit weicher Zahnbürste / Q-Tipp auftragen, bis Erythem od. Erosion abgeheilt.
  - alternativ: Prednisolonsaft 0,5 % NRF 34.1. 3 × / d für 1 min.
  - alternativ: Lösung mit Triamcinolon-acetonid 0,2 g, Lidocain HCl 2,0 g, Nystatin 2 % und aqua conserva ad 200,0
  - Versuch mit Kamistad® Gel 3 × / d über 1 Mon., nach der Applikation für 20 min weder essen noch trinken
  - bei Ther.-Resistenz als second line: Pimecrolimus-Creme (Elidel®) in Hydroxyethylcellulose (HEC)-Gel 4 % (Rp HEC 10.000 4,0 g, Glycerol

85 % 10,0 g, Aq. purificata ad 100,0 g) im Verhältnis 1 : 1 2 × / d (OLU) nach dem Essen auf die getrockneten Läsionen, danach für 30 min Trink-, Ess- und Sprechverbot.

- alternativ: Holzspatel mit Mullgaze umwickeln u. diesen mit Tacrolimus 0,03 % Salbe (Protopic®, OLU) bestreichen. Kontakt mit befallenen intraoralen Läsionen 2x / d über 20 min.
- in sehr schweren Fällen (< 1 % der Fälle): Prednisolon (z. B. Decortin® H) 0,5–2 mg / kg KG / d p. o. morgens mit langsamem Ausschleichen über max. 3 Wo. Wenn keine Besserung Azathioprin (▶ 22) initial 1 mg / kg KG / d p. o. über 6–8 Wo., dann alle 4 Wo. Erhöhung um 0,5 mg / kg KG / d bis zu einer max. Dosis von 2,5 mg / kg KG / d (TPMT-Aktivität beachten). Prednisolon auch mit Acitretin (Acicutan®; ▶ 22) 0,5 mg / kg KG / d kombinierbar → keine Langzeitther.
- Präprandial zur Schmerzreduktion LA-haltige Paste z. B. Lidocainbase 2 % in Hypromellose-Haftpaste 40 % NRF 7.8.

**Progn.:** I. d. R. nicht heilbar, Spontanremissionen mit möglichen Rez. beschrieben. Kontrollen nach 3–6 Mon. → z. A. Malignom Standard Skalpellbiopsie. Konsil: Kontrolle Ösophagus 1 × / J.

## 19.3.5 Benigne Tumoren und mechanisch-traumatische Schädigungen der Mundschleimhaut

### Papillome (K13.7)

**Def.:** Gutartige Geschwulst der Schleimhaut unterschiedlicher Genese (z. B. irritativ, viral, traumatisch).

**Klinik:**

- Gestielte, auch breitbasig aufsitzende weißgraue Geschwulst, meist mit blumenkohlartig zerklüfteter Oberfl. I.d.R. solitär, selten multipel (Papillomatose).
- Lokalisation (in absteigender Häufigkeit): Zunge, Gaumen, Wangenschleimhaut, Gingiva und Lippen.

**Diagn.:** Biopsie (oder direkt Exzision in toto).

**DD:** Glatte Oberfl. → Fibrom. Zerklüftete Oberfl. → Leukoplakie, exophytisch wachsendes SCC, verruköses Ca (Ackerman-TU), Condyloma latum (Syphilis II), Condyloma acuminatum, fokale epitheliale Hyperplasie (M. Heck).

**Ther.:** Exzision. Im Zweifel Überweisung in MKG-Chirurgie.
Candidose der Mundhöhle und des Pharynx ▶ 9.4.7.

### Prothesenstomatitis (K12.1)

**Def.:** Umschriebene Entzündungen (Druckakanthom) der Mundschleimhaut bei Prothesenträgern. Oft Superinf. mit Candida albicans. Ätiol.: insuff. Mund- u. Prothesenhygiene → Plaquebildung am Prothesenkörper, mechanische Irritation durch Zahnersatz, nicht korrekte Bisshöhe.

**Klinik:**

- Typ I: lokalisierte Entzündung, rote Flecken
- Typ II: generalisierte Entzündung, diffuse Hyperämie bei glatter atrophischer Schleimhaut unter der Prothesenbasis
- Typ III: hyperämische Mukosa mit granulärem od. nodulärem Erscheinungsbild.

**Diagn.:**
- Klinik, mykologische Kultur od. PCR, zahnärztliches Konsil
- im Zweifel oder bei frustranem Ther.-Versuch: Biopsie, BB (Anämie), Ferritin, Folatbestimmung, Stuhl auf Hefen

**Ther.:** Effiziente Mund- und Prothesenhygiene (Schulung durch zahnmedizinische Fachhelferin), ggf. Neuanfertigung eines gut sitzenden Zahnersatzes, bei Mundsoor Amphotericin B (Ampho-Moronal® Suspension 4 × 2–6 ml/d für 10 d). Bei fehlender Rückbildung Biopsie.

### 19.3.6 Schleimhautveränderungen mit Bläschenbildung

Herpes simplex (labialis) ▶ 9.1.2, Herpes zoster (Zoster N. trigemini) ▶ 9.1.3, Gingivostomatitis herpetica ▶ 9.1.2, Dermatitis herpetiformis Duhring ▶ 13.3.6, Schleimhautpemphigoid (Gingivitis desquamativa) ▶ 13.3.4, EEM ▶ 12.21.9, Arzneimittelexantheme ▶ 12.21.

### 19.3.7 Aphthen (K12.0)

**Def.:** Sehr häufige, z. T. im Rahmen von Grunderkr. auftretende scharf begrenzte, flache, fibrinbelegte Ulzerationen der Mundschleimhaut mit rötlichem Saum, ohne zu konfluieren. Selten am Genitale. Therapeutisch schwer beeinflussbar.

#### Einteilung und Klinik

**Prodromi:** schmerzhafte u. brennende Missempfindungen einige h vor klin. Symptomatik.
- Minor-Typ (Mikulicz-Typ, ca. 80–90 %): Pro Schub 1–5 meist 2–5 mm große, weißlich-gelbliche schmerzhafte Epitheldefekte mit entzündlichem Randsaum. Lokalisation: Prädilektion an nicht verhornenden Schleimhautregionen. Altersgipfel zwischen 10 u. 40 LJ. Meistens (in > 90 %) narbenfreie Heilung nach 1–2 Wo.
- Major-Typ (Sutton-Typ, ca. 10 %): Pro Schub 1–3 meist 5–30 mm große, sich tief in die Submukosa ausdehnende schmerzhafte Ulzera mit weichem, dann derbem Randwall. Lokalisation: Auch an den verhornenden Schleimhautarealen, selten an der Gingiva, Vulva. V. a. nach der Pubertät auftretend. Häufig (in ca. 65 %) narbige Heilung nach 2–6 Wo., selten nach Mon.
- herpetiformer Typ (Cooke-Typ, max. 5 %): Pro Schub 5–20 (bis zu 100) ca. 1–2 mm große, herpetiform gruppierte stark schmerzhafte graue Epitheldefekte (nie Bläschen nachweisbar), typischerweise kein entzündlicher Randsaum, v. a. an lateralem Zungenrand und Mundboden. V. a. 4.–5. Lebensjahrzehnt betroffen. In ca. 1/3 narbige Heilung nach 1–2 Wo.

#### Chronisch rezidivierende (habituelle) Aphthen (K12.0)

**Def.:** Häufigste nichtinf. entzündliche Mundschleimhauterkr. mit einer Häufigkeit von rez. Aphthen zwischen 5 und 60 % je nach untersuchter Bevölkerungsgruppe (▶ Abb. 19.9). Ätiol.: nicht geklärt, FA in bis zu 40 % pos.,

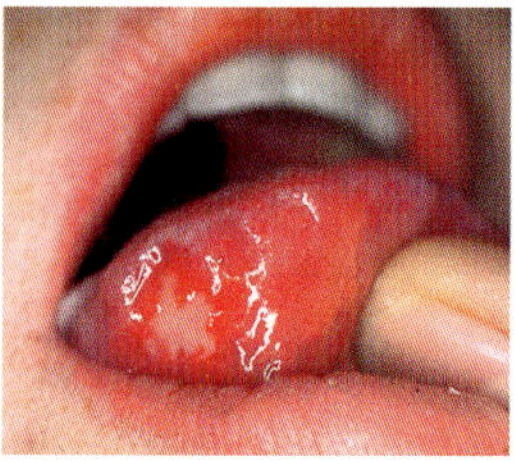

Abb. 19.9 Habituelle Aphthen. [R299]

psychogen, bei Menstruations- und GI-Beschwerden, Ulcus ventriculi, CED, Zöliakie, Folsäure-, Fe- und Vit.-$B_{12}$-Mangel, nach Aufnahme bestimmter Nahrungsmittel (z. B. Nüsse, Tomaten, Feigen, Käse), lokale Schleimhauttraumen, HIV-Inf. und bestimmte Medikamente wie NSAR.

**Diagn.:** Abklärung ggf. zugrunde liegender Systemerkr. → Klinik, Anamnese (v. a. Durchfallkrankheiten → CED). Immunologischer fäkaler Blutokkult-Test (iFOBT). Koloskopie, Gastroskopie, HLA $B_5$ aus Vollblut (pos. bei M. Behçet), Diagn. z. A. M. Behçet (▶ 14.8) → orale Aphthen als häufigste Manifestation i. d. R. J. vor anderen Behçet-Symptomen. Genitale Aphthen zweithäufigstes Symptom.

**DD:** Stomatitis herpetica (Fieber, AZ ↑↓), erosiver Herpes simplex (multiple konfluierende Bläschen), akute traumatische Schleimhautschädigung als sek. inf. Ulkus, Ulzerationen durch kontinuierliche mechanische Reize (keine Spontanheilung), Aphthoid Pospischill-Feyrter (▶ 9.1.2), CED, Hand-Fuß-Mund-Krankheit, Sweet-Sy., Lichen planus mucosae u. a.

## Therapie

Stufenther. rez. oraler Aphthen zur Reduktion von Erkrankungsdauer und Aphthengröße:

| | | |
|---|---|---|
| Stufe 1 | Sucralfat 5 ml Lsg. 4 × 1 g/d p. o. (Ulcogant® Suspension, OLU) | |
| Stufe 2 | Triamcinolonacetonid 0,1 % Haftsalbe (Volon®A Haftsalbe) 3 ×/d | nach der Mahlzeit mit einer weichen Zahnbürste auftragen |
| | Triamcinolonacetonid 0,1 % Haftpaste 3 ×/d (NRF 7.10.) | |
| Stufe 3 | Sucralfat 5 ml Lsg. 4 × 1 g/d p. o. (OLU) | |
| | Colchicin 2 × 0,5–1 mg/d p. o. (Colchicum-Dispert® FT, OLU)* | |
| Stufe 4 | Dapson 100 mg/d p. o. (DAPSON-Fatol, OLU) | |
| | Prednisolon 10–30 mg/d p. o. (Decortin® H Tbl.) kurzzeitig (bis zu 1 Mon.) in absteigender Dosierung | |

* Dosisabbau nach 1–2 Wo., dann Dauerther. je nach Verträglichkeit, bei F während und bis 3 sowie bei M bis 6 Mon. nach Ther.-Ende kontrazeptive Maßnahmen

- Meiden von harten, sauren, salzigen u. scharfen Speisen, alkoholischen u. kohlensäurehaltigen Getränken, Zitrusfrüchten → Schmerzverstärkung. Verwendung natriumlaurylsulfatfreier Zahnpasta.
- Zahlreiche weitere Ther.-Optionen, die alle nicht zufriedenstellend wirken!
- Ther. einer ggf. bestehenden Grundkrankheit.

**Progn.:** Episoden mit zunehmendem Alter i. d. R. immer seltener und weniger schwer.

# 19.4 Äußeres Genitale

## 19.4.1 Anatomische Normvarianten

**Untersuchung bei F**

- Aus forensischen und psychologischen Gründen sollte bei der Untersuchung des äußeren Genitales bei F durch einen männlichen Untersucher immer eine weibliche Hilfsperson anwesend sein.
- Die Untersuchungssituation so entspannend wie möglich gestalten: z. B. Raum anwärmen, Pat. nur teilweise entkleiden lassen, nicht in unangenehmer Untersuchungslage warten lassen.
- Vorgehen:
  - In Steinschnittlage untersuchen (alle Maßnahmen vorab erklären).
  - Latexfreie Handschuhe benutzen (z. B. Vinylhandschuhe).
  - Systematische Inspektion auf HV „von vorne nach hinten": Schamdreieck, große Labien, kleine Labien, Klitoris, Harnröhrenausgang, Introitus vaginae, Analregion. **Cave:** HV in der Schambehaarung nicht übersehen.
  - Auf vaginalen Fluor achten: Konsistenz, Farbe, Geruch? Nativpräp. und Abstrich (Urethra und / oder Vagina) entnehmen.

### Männer

#### Papillae coronae glandis (D29.0)

**Syn.:** Hirsuties papillaris penis.

**Def.:** V. a. an der dorsalen Corona glandis ausgeprägte ein- bis mehrreihige Zipfelbildungen ohne Krankheitswert. Sehr häufig, mehr als 20 % der M.

**DD:** Condylomata acuminata.

**Ther.:** $CO_2$-Laser oder schonender 595-nm-PDL in LA nur bei ausgeprägtem Ther.-Wunsch nach vorheriger Aufklärung.

#### Heterotope Talgdrüsen (D23.L)

**Def.:** Am Präputium, Penisstamm, gelegentlich auch an Glans und im Frenulumbereich (Tyson-Drüsen) angesiedelte stecknadelkopfgroße gelbliche Knötchen (Talgdrüsenektopien).

**DD:** Condylomata acuminata.

**Ther.:** Keine.

### Frauen

#### Papillae vestibularis (D28.0)

**Syn.:** Hirsuties papillaris vulvae.

**Def.:** Distal des Hymenalrings ein- bis mehrreihige Zipfelbildungen ohne Krankheitswert.

**DD:** Condylomata acuminata.

**Ther.:** Keine.

### Heterotope Talgdrüsen (D23.L)

**Def.:** An Labia minora und Innenseiten der Labia majora gelegene, stecknadelkopfgroße gelbliche Erhebungen ohne Krankheitswert.

**Ther.:** Keine.

## 19.4.2 Entzündungen

### Balanitis / Balanoposthitis acuta (N48.1)

**Def.:** Entzündung der Glans penis, häufig unter Beteiligung des inneren Präputialblatts (Posthitis).

- Prädisponierende Faktoren:
  - angeborene oder erworbene Phimose, Harninkontinenz, Stoffwechselerk.: Diab. mell., Gicht
  - Immundefizienz: HIV-Inf., Immunmangelsy., Leukämie, Ther. mit Glukokortikoiden, Zytostatika, Antibiotika
- Auslösende Faktoren:
  - Smegmaretention, Traumen; Toxine; Kontaktallergene (z. B. Gleitgel, Intimspray, Inhaltsstoffe von Präservativen), mangelhafte oder übertriebene Genitalhygiene, irritativ durch WC-Papier, Bekleidung (enge Hosen)
  - Bakterien (z. B. gramneg. Stäbchen), Pilze (z. B. Candida), Viren (z. B. HSV Typ 2), Parasiten (z. B. Skabiesmilbe)

**Klinik:** Beginn meist im Sulcus coronarius mit konsekutiver Rötung und Schwellung von Glans und Präputium. Bei bakt. Genese serös-eitriges Sekret. Seltene **KO:** Phimosen und Paraphimosen nach ausgedehnten Entzündungen.

#### Sonderformen

- Balanitis plasmacellularis Zoon (▶ Abb. 19.10): Bei älteren M; rotbraune, scharf begrenzte Entzündungsinfiltrate mit lackartig glänzender Oberfl., häufig, symptomfrei, wechselnde Farbe von rot bis farblos. Histologie zur Diagnosestellung: Keine Hornschicht, atrophe ödematöse Epidermis, Plasmazellen (typisch, aber unspez.).

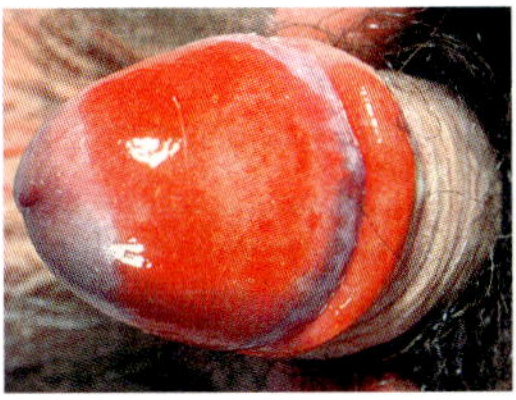

Abb. 19.10 Balanitis plasmacellularis Zoon. [R299]

- Balanitis erosiva circinata: Im Rahmen des M. Reiter (▶ 14.7); girlandenartige, von einem weißlichen Epithelsaum scharf begrenzte, oft konfluierende Erosionen.
- Balanitis candidomycetica: v. a. bei Diabetikern, Immunsupprimierten. Stippchenförmige oder plaqueartige weiße Herde mit abstreifbaren Belägen auf glänzend rotem, feuchtem Untergrund, oft simultaner Befall inguinal oder die periskrotalen Beugen. Erosive Variante ohne weiße Beläge. Bei beschnittenen M viel seltener.

**Diagn.:** Inspektion, mykologisches Nativpräp., Kultur, PCR (auch von der Zunge beider Sexualpartner, sowie ein Vaginalabstrich!), Abstrich auf Bakterien. Wird bei konsequenter Ther. über 1–2 Wo. keine Besserung erreicht → Biopsie z. A. Malignität.

**DD:** Erythematöse flache PIN 3 (≙ Erythroplasie Queyrat), SCC.

**Ther.:**
- Möglichst Beseitigung prädisponierender und / oder auslösender Faktoren (s. o.).
- symptomatisch: Bäder mit Eichenrindenextrakt, lokal Zinkoxid-Neutralöl 50 % (NRF 11.113.).
- austrocknend: Leinenstreifen in den Sulcus coronarius einlegen, 2–3 × / d wechseln; zusätzlich ggf. Pasta zinci mollis 1 × / d dünn auftragen.
- Balanitis plasmacellularis Zoon und Balanitis parakeratotica circinata: Zunächst austrocknend (s. o.), wenn nicht ausreichend lokale Glukokortikoide in fettarmer Grundlage (z. B. Methylprednisolonaceponat Milch 1 %) für max. 1 Wo., häufig nur kurzzeitig wirksam, dann Zirkumzision (▶ 24.8). Bakt. Genese: Lokalther. mit 10 %iger Polyvidon-Jod-Salbe oder Fusidinsäure. Syst. Antibiose nur bei schwerem Verlauf.
- Balanitis candidomycetica: Lokalther. mit Miconazol, Clotrimazol oder Nystatin. Sexualpartnerin mitbehandeln.

> Chron.-rez. Balanitiden heilen oft erst nach Zirkumzision (▶ 24.8) endgültig ab.

## Kranzfurchenlymphangitis und -phlebitis (I80.88)

**Syn.:** Morbus Mondor.

**Def.:** Akute, strangförmige Schwellung im Bereich der Kranzfurche. Ätiol.: Lymphangitis bzw. Phlebitis. Häufig nach Geschlechtsverkehr.

**Klinik:** Prall-elastische, strangförmige Substratvermehrungen proximal der Glans penis. Selten schmerzhaft.

**Ther.:** Spontane Rückbildung nach d / Wo. Evtl. NSAR (z. B. ASS, 2–3 × 500 mg / d p. o.; Ibuprofen 400–600 mg / d p. o.).

## Vulvovaginitis adultorum (N76.0)

**Def.:** Entzündungen unterschiedlicher Ätiol. an Vulva (= sichtbare äußere Sexualorgane mit einem keratinisierenden Epithel) und Vagina in der Geschlechtsreife. Häufig mit Kolpitis vergesellschaftet.
**Auslöser:** Traumen, Toxine, Kontaktallergene, TU, Stoffwechselkrankheiten (Diab. mell.), mikrobielle Erreger (Gonokokken, Spirochäten, Trichomonaden, Chlamydien, Gardnerella vaginalis, Mykoplasmen, Candida, Herpesviren, Oxyuren).

**Klinik:** Entzündliche Rötung, häufig Schwellung. Meist seröser bis eitriger Fluor, manchmal kleine Ulzerationen. Evtl. ist der Perigenitalbereich mitbetroffen. Subjektiv Pruritus und / oder Brennen (▶ Tab. 19.4).

**Diagn.:** ▶ Tab. 19.4.

**Ther.:** Möglichst Beseitigung der ursächlichen Faktoren.
- Bei nichtinf. Genese: Entzündungshemmende Externa wie Linimentum aquosum N (NRF S.39.), Zinkoxid-Neutralöl 50 % (NRF 11.113.), ggf. komb. mit feuchten Kochsalzumschlägen. Bei Nichtansprechen lokale Glukokortikoide (z. B. Mometasonfuroat; nach wenigen d absetzen).
- Ther. inf. Vulvovaginitiden ▶ Tab. 19.4. **Cave:** ggf. Partnerbehandlung (Ping-Pong-Effekt).

**Tab. 19.4 Diagnostik und Therapie infektiös bedingter Vulvovaginitiden / Kolpitiden.**

| Klinik | Diagnostik | Therapie |
|---|---|---|
| Hefepilze (meist Candida albicans) | | |
| Quälender Pruritus, Brennen; weißlich-krümeliger od. cremiger Fluor; weißliche Beläge; deutliches Erythem von Vulva und Umgebung, manchmal Dyspareunie, Dysurie oder Harndrang; häufig gleichzeitig intestinale Candidose als Infektionsquelle | Nativpräp., PCR, kultureller Candida-Nachweis auf Speziesniveau bei häufigen Rez. und Ther.-Resistenz, Stuhlkultur. Merke: Östrogen und Progesteron als Wachstumsstimulanz für C. albicans. | Vaginalcreme/Ovula mit Nystatin, Clotrimazol, Ciclopirox für 1–2 Wo.; bei intestinaler Candidose Nystatin oder Amphotericin für 10 d p. o.; bei Ther.-Resistenz einmalig Itraconazol (Siros®) 2 × 200 mg oder Fluconazol (Fungata®) 1 × 150 mg bei chron. rez. Verlauf Fluconazol 150 mg/d über 3 d, dann 1x/Wo. 150 mg über 6 Wo. |
| Trichomonas vaginalis | | |
| Brennen, Pruritus; übelriechender weißlicher, schaumiger Fluor; häufig Urethritis mit Dysurie | Vaginal-/Urethralabstrich → in 0,9 % NaCl verdünnen und mikroskopieren, ruckartige Bewegungen; im Dunkelfeld- oder Phasenkontrastmikroskop höhere Nachweisrate. Ausschluss einer Gonorrhö | Metronidazol vaginal oder Einmaldosis von 2 g p. o.; bei Therapieversagen 2× 500 mg/d p. o. über 7 d; **KI** in Schwangerschaft, dann Clotrimazol vaginal |
| Chlamydia trachomatis | | |
| Pruritus/Brennen, Kontaktblutungen der Zervix (Zervizitis); Dysurie, Pollakisurie (Urethritis); Unterbauchschmerzen, Fieber (Adnexitis) | Abstrich von Zervix, Urethra; Nachweis der Chlamydien in Zellkultur (McCoy-Zellen), durch immunologische Verfahren, Ausschluss einer Gonorrhö (da häufig assoziiert; ▶ 9.3.4) | Doxycyclin (2 × 100 mg/d) über 1 Wo.; in der Schwangerschaft Erythromycin 4 × 500 mg/d über 1 Wo. Alternativ; Azithromycin 1,5 g p. o. einmalig (bei analem Befall geringere Wirksamkeit) |
| Bakt. Vaginose (Mischinf. mit Gardnerella vaginalis und Fäkalkeimen = Aminkolpitis/Laktobazillenkonz. ↓) | | |
| „Nässegefühl" durch dünnen, weißlichen Ausfluss mit Fischgeruch | Ausfluss mit pH-Wert > 4,5; penetranter Fischgeruch nach Zugabe von 10 %iger Kalilauge = Aminprobe. Nachweis von „Schlüsselzellen" = Clue Cells (Epithelzellen massiv mit gramneg. Stäbchen überlagert) | topisch (Vaginalcreme/-zäpfchen) mit Clindamycin (Sobelin®) oder Metronidazol für 7 d. Wenn nicht effektiv, Metronidazol 2 × 500 mg/d oder Clindamycin 2 × 300 mg/d p. o. für 7 d; in Schwangerschaft Amoxicillin 3 × 750 mg/d über 7 d |

**Tab. 19.4 Diagnostik und Therapie infektiös bedingter Vulvovaginitiden/Kolpitiden.** *(Forts.)*

| Klinik | Diagnostik | Therapie |
|---|---|---|
| Herpes-simplex-Virus | | |
| Pruritus, Brennen, Bläschenbildung, bei Rez. auch asymptomatisch | Meist klin. Diagnose, sonst Virus-Nachweis, z. B. mit NAAT; bei Rez. Verlauf oft subklinisch/blande | lokal Aciclovir-Creme, Antiseptika (z. B. Sitzbäder mit Kamillenblütenextrakt, Clioquinol 0,5 % in Lotio Cordes), oral Aciclovir 5 × 200 mg/d; Famciclovir 3 × 250 mg/d oder Valaciclocir 2 × 500 mg/d über 7–10 d.; Rez.-Prophylaxe: Aciclovir, z. B. 2 × 400 mg p. o., Famciclovir 2 × 250 mg, Valaciclovir 1 × 500 mg 6(–12) Monate |

**KO:** Aszendierende Entzündung (Adnexitis, u. U. Peritonitis). Evtl. mit sek. Sterilität durch Tubenverklebung, v. a. bei Chlamydieninf. (> 50 %).

### Ulcus vulvae acutum (N76.6)

**Syn.:** Morbus Lipschütz.

**Def.:** Akutes Auftreten von Genitalulzera ohne bekannte Ursache (Ausschlussdiagnose). Selten.

**Klinik:** Innerhalb weniger h Ausbildung multipler schmerzhafter Ulzerationen unterschiedlicher Größe an Labia majora, minora und Introitus vaginae. Häufig regionäre LK-Schwellungen und Fieber.

**Diagn.:** Klinik, Abstrich auf Bakterien.

**DD:** Ulcus molle, M. Behçet, Herpes simplex.

**Ther.:** In der Regel selbstlimitierend, hilfreich können sein:
- Desinfizierende Sitzbäder (antientzündliche Externa (z. B. Zinkoxid-Neutralöl 50 % [NRF 11.113], nichtionisches wasserhaltiges Liniment DAC [NRF 11.92.])
- Syst. Analgetika, in schweren Fällen Glukokortikoide, bei Superinf. antibiotische Therapie nach Antibiogramm, Bettruhe, da Ulkus bei Bewegung sehr schmerzhaft.

**Progn.:** Rasche Abheilung unter Ther. Meist einmalig auftretend.

## 19.4.3 Atrophisierende/sklerosierende Krankheiten

### Lichen sclerosus (LS; L90.0)

**Syn.:** Lichen sclerosus et atrophicans, Kraurosis penis bei M, Kraurosis vulvae bei F.

**Def.:** Chron. entzündliche, sklerosierende Erkr. des oberfl. Koriums (Immundysregulierung multifaktorieller Genese) jeden Alters, bei F v. a. präpubertär und postmenopausal. M : F = 1 : 10 bis 1 : 1. In ca. 5 % der Fälle pos. Familienanamnese, wodurch LS deutlich früher auftritt. Risikofaktor: sitzende Tätigkeit.

**Klinik:**

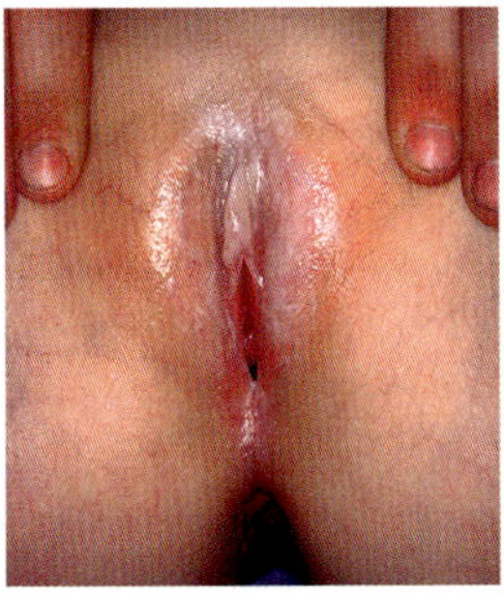

Abb. 19.11 Lichen sclerosus der Vulva. [R299]

- **M:** Kleine (einige mm), weißliche, glänzende, runde Maculae und / oder Papulae (Konfluenz möglich) an Präputium, Sulcus coronarius und Glans penis. Selten Blasenbildung, Teleangiektasien und Purpura. Ausnahmsweise perianaler Befall. Symptome: Schmerzen bei der Erektion, wegen möglicher Urethrastenose Miktionsbeschwerden, v. a. im Stadium der Balanitis xerotica obliterans.
- **F:** Lokalisation der HV (s. o.): genitokrurale Falte, Labia minora et majora (die mit Krankheitsprogress verschmelzen können), Klitoris (▶ Abb. 19.11); perianal in 30 %. Oft erythematöse oder hyperpigmentierte Randzone. Inzidenzpeak: postmenopausal. Symptome: quälender Pruritus (am häufigsten), Brennen, Dyspareunie, Miktionsbeschwerden wegen möglicher Urethrastenose, Defäkationsschmerzen, selten asymptomatisch. 2 Altersgipfel: vor der Pubertät und nach der Menopause.
- Exklusives extragenitales Vorkommen (Hals, Rücken, Handgelenk, Oberschenkel, Gesäß, druckexponierte Körperstellen) in ca. 15 %, kombiniertes in ca. 5 %.

**Diagn.:** Typische Klinik, Biopsie zur Diagnosesicherung, z. A. Malignom und bei Ther. sine effectu, Fotodokumentation zur Verlaufskontrolle, Ausschluss einer (ggf. begleitenden) Vaginalmykose.
Histologie: atrophisches Epithel, Abflachung der Junktionszone, ggf. Spaltbildung zwischen Epithel und Korium, Homogenisierung des subepithelialen Bindegewebes („öde Zone"), darunter bandförmiges Rundzellinfiltrat. Pathognomonisch: kompakte Orthohyperkeratose, zellarme subepidermale Sklerose (fehlt häufiger!), bandförmiges lichenoides Lymphozyteninfiltrat. Im Frühstadium nicht von anderen lichenoiden Entzündungen zu unterscheiden → oft Fehldiagnose.

**DD:** Vitiligo (▶ 10.4.7), Lichen planus (▶ 15.1.1), Morphea (▶ 8.13.6).

**Ther.:**

- Allg. Maßnahmen: Rauchverbot, rückfettende Ther. (z. B. dexpanthenolhaltige Salbe oder Salbe aus Paraffin und Vaseline zu gleichen Teilen), sorgfältige **seifenfreie** Intimhygiene. Keine feuchten Toilettentücher. Meiden enger Kleidung. Bei F Tragen von Seidenunterwäsche.
- Extern Mittel der Wahl: Steroid Klasse IV bei Kdr. und Erw. beim genitalen Lichen sclerosus: z. B. Clobetasolpropionat 0,05 % 1× abends für 1 Mon., dann jeden 2. Abend für 1 Mon., anschließend 2 × / Wo. abends für 1 Mon., dann nach Bedarf. Merke: 30-g-Tube reicht für 3 Mon.! Zur Effektsteigerung beim Mann einige d initial Steroid okklusiv (Tipp: latexfreies Kondom). Häufiger Therapiefehler: zu schwaches Steroid, zu kurz, zu selten eingesetzt.
- Wenn Steroidther. erfolglos, Calcineurininhibitoren (z. B. Protopic®, Elidel®, ▶ 22) 2 × / d (OLU). **Cave:** Unter den Externa Reaktivierung einer HSV- oder HPV-Inf. möglich!

- Wenn Lokalther. ineffektiv und hohe Krankheitsaktivität:
  - **M:** Zirkumzision (▶ 24.8). Anmerkung: In der Frühphase meistens kurativ, wenn LS auf Präputium und Glans penis beschränkt, sodass eine Lokalther. verzichtbar ist.
  - **F:** Einzelfallberichte über effektive system. Ther. mit MTX, Ciclosporin A od. Retinoiden. Vulvektomie als Ultima Ratio mit Vulvoperineoplastie.

**Progn.:** Chron.-schubartiger Verlauf bei Erw., unter Ther. deutl. Remission od. Heilung möglich, bei Kdr. Remission unter Ther. häufig.

**KO:** Maligne Entartung möglich, v. a. bei F regelmäßige Kontrolle, bei chron. Verlauf bei F Biopsie z. A. VIN, Autoimmunthyreoiditis sollte ausgeschlossen werden.

### Senile Vulvaatrophie (N90.5)

**Syn.:** Senile Genitalatrophie.

**Def.:** Progrediente Atrophie des äußeren Genitale bei F in der Postmenopause.

**Klinik:** Rückbildung der Labia majora, minora und der Klitoris mit Exsikkation der Schleimhaut und z. T. quälendem Pruritus. Keine Sklerose und Leukoplakien.

**Ther.:**
- Allg. Maßnahmen: gewissenhafte Genitalhygiene; mit olivenölgetränkten Läppchen nach dem Toilettengang einölen; Versuch mit fettenden Externa (z. B. Vaselinum album)
- Lokalther.: östrogenhaltige Externa (z. B. Linoladiol® N), max. 4 Wo. (hohe Hormonkonz.), bei KI / alternativ

**Progn.:** Fortschreitender Prozess. Gelegentlich Auftreten einer Plasmazellvulvitis, regelmäßige Kontrolle z. A. maligner Entartung.

### Vulvodynie (N90.9)

**Def.:** Persistierende oder intermittierende Vulvaschmerzen über 3 Mon. ohne Vorliegen klinisch sichtbarer Mukosaveränderungen oder neurologischer Erkr.

**Klinik:** Lokalisierte (Vestibulumareal) oder generalisierte (gesamte Vulva) Form.

**Diag.** Biopsie aus unterschiedlichen Arealen: In bis zu 30 % wird Schleimhauterkr. z. B. Lichenoid (LSA, Lichen planus) übersehen.

**Ther.:** Lokalther.: insgesamt unbefriedigend. Versuch mit lidokainhaltigen Lokalanästhetika (z. B. DYNEXAN MUNDGEL®; OLU) als Bedarfsmedikation. Sitzbäder mit Eichenrindenextrakt, Fettpflege des Genitalbereichs, irritierende Faktoren meiden. Bei der generalisierten Form Botulinumtoxininjektionen. Multidisziplinäre Ther., Versuch mit trizyklischen Antidepressiva.

**Progn.:** Bei der lokalisierten Form gut, bei der generalisierten eher schlecht.

## 19.4.4 Gutartige Tumoren

### Epidermale Skrotalzysten (L72.0)

**Syn.:** Steatocystadenomatosis scroti.

**Def.:** Multiple epidermale Zysten in der Hodenwand. Selten.

**Klinik:** Gut tastbare, gelblich tingierte, linsen- bis erbsgroße Knötchen von meist prall-elastischer Konsistenz. Evtl. Spontanentleerung von gelblich-weißlichem Zysteninhalt. Meist disseminiert am Skrotum.

**Ther.:** Bei starker Vergrößerung oder subjektiven Beschwerden operative Entfernung.

**Progn.:** Ohne OP Größenzunahme.

**KO:** Verkalkung, abszedierende Entzündung.

### Angiokeratomata scroti (Fordyce; D29.4)

**Def.:** Bei älteren M relativ häufig auftretende, anlagebedingte Gefäß-TU.

**Klinik:** Stecknadelkopf- bis linsengroße, bläulich-livide, ggf. auch graurote Papeln mit keratotischer Oberfl. Disseminiert am Skrotum. Keine Symptome.

**Ther.:** KTP Laser oder Diodenlaser.

### Condylomata acuminata (Feigwarzen)

▶ 9.3.2.

## 19.4.5 Maligne Tumoren

### Penile und vulväre intraepitheliale Neoplasie (PIN, VIN)

Bei der **bowenoiden Papulose,** beim **M. Bowen** und bei der **Erythroplasie Queyrat** handelt es sich um PIN bzw. VIN Grad 3 (keine Differenzierung in der Gynäkologie).

#### Bowenoide Papulose (A63.0)

**Def.:** Durch High-risk-HPV (v. a. Typ 16) entstandene Inf. der verhornenden Haut an Penis (v. a. bei jungen M) bzw. Vulva und Anus mit **hoher** Spontanremissionsrate. **Cave:** Bei F gynäkologisches Konsil z. A. einer HPV-assoziierten zervikalen intraepithelialen Neoplasie (CIN).

**Klinik:**

- **M:** Multifokales Auftreten von rotbraunen, z. T. konfluierenden Papeln an Glans und Penisschaft (≙ Condylomata plana). Symptomlos.
- **F:** Vulvär und anal gelegene, leicht erhabene, dunkelbraune Papeln mit verruköser Oberfl. Pruritus unterschiedlicher Stärke.

**Diagn.:** Klin., Biopsie. Bei M ggf. Mituntersuchung der Partnerin (dieselben HPV können Zervix-Ca verursachen).
Histologie: Wie M. Bowen (▶ 11.4). Differenzierung nur durch PCR möglich.

**DD:** Lichen planus (▶ 15.1.1), M. Bowen (▶ 11.4), Verrucae seborrhoicae (▶ 11.1.3), Condylomata acuminata / lata (▶ 9.3.2).

**Ther.:** Versuch mit Imiquimod (Aldara®; ▶ 22) 3 × / Wo. (OLU) über 6–12 Wochen. Bei Misserfolg operativ: Abtragung mit Erbium oder $CO_2$-Laser (▶ 24.10) oder Elektrokauter. Bei M Zircumcision empfehlen.

> **Merke**
> Zur Prophylaxe HPV-Impfung mit GARDASIL® 9 (nonavalent) oder Cervarix® (bivalent). STIKO-Empfehlung für Mädchen u. Jungen 9–14 LJ., 2 Injektionen: Monat 1 und Monat 5–13.

**Progn.:** Selten Persistenz als nicht rückbildungsfähige Erythroplasie (= Ca in situ), aus der sich ein Penis- oder Vulva-Ca entwickeln kann.

### Erythroplasie Queyrat (D07.4)

**Syn.:** M. Queyrat.

**Def.:** Intraepidermales Ca der Schleimhäute und Übergangsschleimhäute der Glans, des Präputiums und (selten) der Vulva. Sehr selten an Mundschleimhaut und Anus. Meist ältere (> 60 J.), unbeschnittene M.
Ätiol.: Meist HPV-Genese oder chron. Entzündung infolge mangelnder Genitalhygiene.

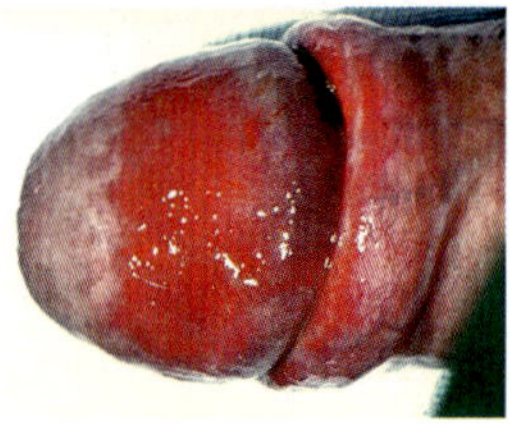

Abb. 19.12 Erythroplasie Queyrat. [R299]

**Klinik:** Meist solitäre, intensiv rote makulöse Veränderung variabler Größe (evtl. gesamte Glans) mit samtartiger Oberfl.; unregelmäßig, aber scharf begrenzt; chron. persistierend (▶ Abb. 19.12).

**Diagn.:** Typische Klinik, Biopsie.
Histologie: plumpe Akanthose, Dyskeratosen, große atypische Zellelemente in der gesamten Epidermis („full thickness atypia"); atypische Mitosen; Parahyperkeratose oder Erosion der Oberfl.; superfizielle Rundzellinfiltrat. Kein infiltratives Wachstum → Ca in situ.

**DD:** Balanitis plasmacellularis Zoon, Vulvitis plasmacelluraris, Balanitis candidomycetica, Lichen planus.

**Ther.:**
- Wie M. Bowen (▶ 11.4). Zunächst topische Ther. (wie M. Bowen ▶ 11.4), wenn nach > 3 Mon. kein Erfolg Lasereinsatz oder Exzision mit Schnittrandkontrolle. Bei topischer Ther. Nachkontrolle initial alle 3 Mon.
- Zirkumzision

**Progn.:** Ohne Ther. Übergang in SCC mit Gefahr der Metastasierung.
HPV-Impfung im Kindes- / Jugendalter möglicherweise prophylaktisch wirksam.

## Peniskarzinom (C60.9)

**Def.:** SCC auf der Basis von Risikofaktoren:
- nicht beschnittene M
- Phimose
- mangelnde Hygiene
- Rauchen
- iatrogene Immunsuppression
- Lichen sclerosus, erosiver Lichen planus, bowenoide Papulose, M. Bowen des Penis, Erythroplasie
- HPV, HIV.

Meist im höheren Alter. Insgesamt selten.

**Klinik:** V.a. an der dorsalen Glans und am inneren Vorhautblatt auftretende Infiltrate oder exophytisch wachsende TU (▶ Abb. 19.13).

**Diagn.:** Klinik, Biopsie. Palpation der regionalen LK (derber, unverschieblicher Tastbefund weist auf Metastasen hin).

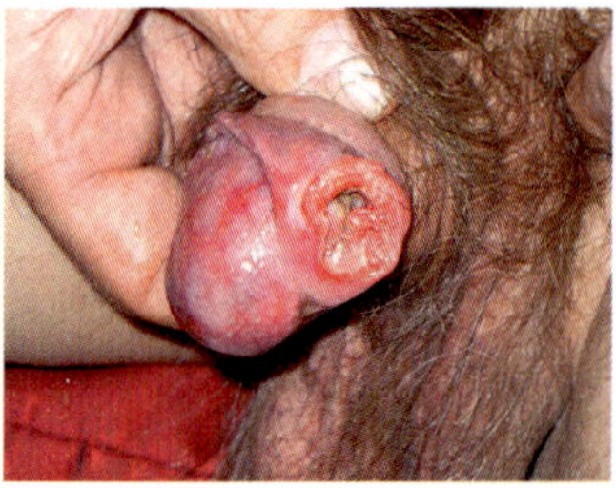

Abb. 19.13 Peniskarzinom. [R299]

**Ther.:** Operative Sanierung und Staging.

**Progn.:** Abhängig vom Befall der inguinalen LK und von der Beteiligung des Corpus cavernosum. HPV-Impfung im Kindes-/Jugendalter prophylaktisch wirksam.

## Vulvakarzinom (C51.9)

**Def.:** In 80–90 % SCC, selten BCC (v. a. alte F). Inzidenz: 8 / 100 000 F / J. (Tendenz steigend). Lokalisation: v. a. Region zwischen Klitoris und Urethra (40 %). Unterscheidung von 2 Entitäten:

- Vulva-Ca. der älteren F auf dem Boden eines Lichen sclerosus (▶ 19.4.3), seltener eines M. Bowen (▶ 11.4) oder eines extramammären Paget-Ca (▶ 11.10.4) vom hoch differenzierten Typ, selten multifokales Auftreten.
- Vulva-Ca der jungen F mit oft pos. HPV-Nachweis (HPV 16 in 80 %, HPV 33 in 10 %) vom histologisch undiff., basaloiden od. kondylomatösen Typ, oft multifokales Auftreten (nicht selten Kombination mit Zervix- u. / od. Anus-Ca).

> Jede nicht heilende Veränderung an der Vulva ist Ca-verdächtig.

**Klinik:** Oft unspezifische Symptome (Pruritus, Schmerzen, Dysurie, Brennen) und Frühveränderungen (z. B. kleine Papeln / Ulkus, erythematöser Herd), auch multifokales Auftreten. An großen oder kleinen Labien exophytisch wachsender, unscharf begrenzter, ggf. ulzerierter TU, weißliche verruköse Oberfl. Oft bretthart induriert.

**Diagn.:** Klinik, Vulvoskopie nach Applikation einer 3–5 %igen Essigsäurelsg., Biopsie.
Histologie: variabel differenzierte Epithelproliferate, Dyskeratosen, multiple Mitosen, ggf. Ausbildung von Hornperlen. Dichtes peritumorales Rundzellinfiltrat.

**DD:** Ulcus durum, Vulvamelanom (selten).

**Ther.:** Zum Staging / zur Ther. Überweisung in gynäkologische Klinik.

**Progn.:** Wenn kein Befall der regionären LK, 5-JÜR ca. 85 %, ungünstig bei LK-Befall.

**Primärprävention** Prophylaktische Gabe eines HPV-Impfstoffes bei Mädchen vor dem 1. Sexualverkehr gemäß STIKO-Empfehlung.

# 20 Proktologie

*Bernhard H. Lenhard*

# 20.1 Leitsymptome und Diagnostik

## Symptome und ihre Differenzialdiagnose

- Pruritus: Ekzem, symptomatische Hämorrhoiden, Anal-Ca, Marisken, Anal-, Hämorrhoidal- u. Rektumprolaps, Analvenenthrombose, Fissur, Fistel, Parasitosen (nächtlicher Pruritus: V. a. Oxyuriasis)
- Blutung: symptomatische Hämorrhoiden, Fissur, Analvenenthrombose, Divertikel, Kolonpolypen, chron. entzündliche Darmerkr. (CED), Ca.
- Schmerz: Abszess, Fissur, Kryptitis, Anitis, Analvenenthrombose, Analprolaps, Ca, Proctalgia fugax, Kokzygodynie, CED, Divertikulitis, Colon irritabile, Fistel
- Knotenbildung: Anal(venen)thrombose, Abszess, Mariske, Analfibrom, ödematöser Analprolaps, Kondylome, Anal-Ca.
- Prolaps: Anal-, Hämorrhoidal- u. Rektumprolaps, Analfibrom, Rektumpolyp
- Sekretabsonderung: anale Inkontinenz, Hämorrhoiden, Fistel, alle Prolapsformen, Kondylome, Pilonidalsinus, Anitis / Proktitis, CED
- Defäkationsstörung: latenter Rektumprolaps, Mukosaprolapssyndrom, Symptomatische Hämorrhoiden, Ca, CED, Divertikel, Colon irritabile
- Okklusionsgefühl: CED, Anal- u. Rektum-Ca, symptomatische Hämorrhoiden, Rektumprolaps, Analfibrom, Rektumpolyp, Mukosaprolapssyndrom, Rektozele, Invagination, Cul-de-sac-Phänomen (Sigmoidozele)

## Diagnostik

### Digital-rektale Untersuchung

- Durchführung: Pat. liegt in Linksseitenlage mit angewinkelten Beinen od. steht breitbeinig mit Unterarmen auf der Untersuchungsliege abgestützt. In SSL auf proktologischem Untersuchungsstuhl.
- Inspektion:
  - normal: Anus trocken, geschlossen, radiäre Fältelung
  - pathol.: Fissur, Fisteln, Analvenenthrombose, prolabierte Hämorrhoide, Marisken, TU, Ekzem
- Pat. pressen lassen. Prolaps von Schleimhaut, Anus, Rektum? Zeigefinger mit Handschuh u. Gleitmittel (z. B. Vaseline) unter leichtem Druck einführen (**cave:** heftige Schmerzen bei Analfissur, ggf. LA erforderlich).
- Beurteilung des Analkanals: Sphinktertonus, Schmerzen, Stenosen, Infiltrationen, Resistenz (TU). **Cave:** Hämorrhoiden sind **nicht** palpabel, außer (selten) bei Thrombosierung od. Fibrosierung.
- Palpation des distalen Rektums:
  - normal: Weiche verschiebliche Darmwand, ventral ca. kastaniengroße Prostata von prallelastischer Konsistenz u. glatter Oberfl. od. Portio palpabel.
  - **Cave:** Kotsteine, Pessare, Tampons, Blasenkatheter können pathol. Resistenzen vortäuschen!
  - pathol.: Fixation od. Resistenzen der Darmschleimhaut, druckdolenter od. fluktuierender Douglas-Raum (z. B. Appendizitis, Douglas-Abszess), z. B. harte, oft holzartige Prostata od. Prostata mit harten Knoten bei normaler Konsistenz.
  - Inspektion des Handschuhs: Blut od. Teerstuhl (Rektum-Ca., blutende Hämorrhoiden, Polypen, CED)?

**Proktoskopie**

**Wichtigste diagn. Maßnahme neben der digital-rektalen Unters.; gibt Übersicht über den gesamten Analkanal.**

- Proktoskope: nach vorne offen (Proktoskop nach Morgan) → z. B. zur Sklerother. nach Blanchard (s. u.), Gummibandligatur nach Barron (s. u.); seitlich gefenstert (Proktoskop nach Blond) → z. B. zur Sklerother. nach Blond (s. u.).
- Durchführung: Pat. in Steinschnittlage digital-rektal untersuchen. Proktoskop mit Gleitmittel bestreichen u. vorsichtig einführen. **Cave:** Bei Analfissur ggf. vorher LA. Proktoskop langsam zurückziehen u. dabei distale Rektumschleimhaut, anorektale Übergangszone u. Anoderm beurteilen.
- Inspektion:
  - normal: Schleimhaut rosafarben, Gefäße gut sichtbar, Anoderm blassrosa
  - pathol.: Rötung, Auflagerungen, Blutungsneigung, Ulzerationen, symptomatische Hämorrhoiden, hypertrophe Papillen, Fissuren, Rhagaden, tumoröse Veränderungen
- Sondierung von Krypten mit gebogener Knopfsonde: Schmerz, Eiteraustritt?
- bei V. a. Analfistel: Evtl. Sondierungsversuch über innere Fistelmündung.
- Biopsie aus TU-verdächtigen Veränderungen.

# 20.2 Nichtentzündliche anorektale Veränderungen

## 20.2.1 Marisken (K64.4)

**Def.:** Solitäre od. multiple, indolente Hautläppchen unterschiedlicher Größe am anokutanen Übergang mit Betonung der beiden Kommissuren (ant. > post.) ohne Rückbildungstendenz. Meist idiopathisch (i. d. R. breitbasig), evtl. sek. nach abgelaufenen Entzündungen od. OPs; Vorpostenfalte am distalen Rand einer Analfissur. Bei allen Ethnien u. in jedem Alter vorkommend. Häufig u. harmlos.

**Klinik / Befund:** Mit Haut bzw. Anoderm überzogene variabel große Falten. I.d.R. asymptomatisch, Schmerzen u. Pruritus bei Mariskenentzündung u. -ödem. Evtl. erschwerte Analhygiene u. damit Ursache eines irritativ-toxischen Analekzems.

**DD:** Prolabierter Hämorrhoidalknoten, Analrand-Ca, prolabierendes Analfibrom (hypertrophe Analpapille, 1–4 cm lang, weich, von Plattenepithel überzogen, hautfarben), segmentärer od. zirkulärer Analprolaps.

**Ther.:** Allg. Maßnahmen: Reinigung mit lauwarmem Wasser ohne Seife, wenn situativ nicht möglich, Säuglingseinmalwaschlappen mit Wasser befeuchten. Bei Analekzem od. Pruritus evtl. Exzision in LA (keine Naht!) zur Erleichterung der Analhygiene.

> **!** Keine Naht, sondern Sekundärheilung unter Ther. mit Analduschen u. Salbenvorlagen (z. B. Dexpanthenol-Salbe); Gefahr der narbigen Schrumpfung mit nachfolgender Stenose bei zirkulärer, einzeitiger Abtragung.

20

## 20.2.2 Analvenenthrombose (AVT; K64.5)

**Def.:** Lokale, intravasale Thrombosierung von Analrandvenen, peri- u. intraanal (subanodermal); häufig junge Pat. Ätiol.: Letztlich ungeklärt, angeschuldigt werden Hämorrhoidalleiden, starkes Pressen (Defäkation, Gravidität, Geburt), Diarrhö, Kraftsport, Analverkehr, nach proktologischen Eingriffen od. Koloskopien. Häufig gleichzeitiges Auftreten mit Analfissuren u. -ekzem.

**Klinik:** Plötzlich auftretender, heftiger Schmerz nach Defäkation (Überdehnung des hoch empfindlichen Anoderms u. der Perianalhaut), Druckgefühl. Bläulich-livide Knoten bis Pflaumengröße am Analrand, ggf. mit segment. Ektropionierung des Analkanals, od. im Analkanal, solitär (evtl. mehrfach gekammert) od. multipel. Evtl. Spontanruptur (Blutung mit sofortigem Schmerzrückgang). Häufigster proktologischer Notfall.

**Diagn.:** Typische Klinik. Palpation u. rektale Untersuchung wegen starker Schmerzen oft unmöglich → nach erfolgreicher Ther. weitere Diagn.

**DD:** Thrombosierter Hämorrhoidalprolaps, periproktaler Abszess, peri- bzw. intraanales MM, Anal-Ca.

**Ther.:**
- konservativ in 2 / 3 der Fälle: Bei geringen Beschwerden mit Kortisonsalben (z. B. Prednicarbat-Salbe) u. durch syst. Gabe eines NSAR (z. B. Diclofenac 2 × 100 mg / d p. o. für 3 d). Evtl. zusätzlich topisches Anästhetikum anwendbar (Cinchocainhydrochlorid als Salbe, DoloPosterine®).
- operativ nur innerhalb von ca. 7 d: Bei hohem Leidensdruck ovaläre Exzision des Thrombus in LA unter Mitnahme der darüberliegenden Haut- u. Gefäßanteile. Nachbehandlung mit Analduschen (klares Wasser) u. Dexpanthenol-Verbänden 3–4 × / d. Stuhlregulierung (ballaststoffreiche Ernährung, Flohsamenschalen-Präp., viel trinken). Digitale Austastung der Wunde nach spätestens 2 d, deren Heilung größenabhängig 4–6 Wo. dauert.
- nach Beschwerderückgang: Rektaluntersuchung, Proktoskopie u. ggf. Behandlung eines Hämorrhoidalleidens.

**Progn.:** Exzision: Heilung; antiphlogistische Ther.: Resorption der AVT unterschiedlich lange, wenige d bis zu 3–4 Wo.

## 20.2.3 Hämorrhoidalleiden (symptomatische Hämorrhoiden; K64.9)

**Def.:** Hämorrhoiden → physiologische venöse Gefäßpolster, bei Geburt vorhanden, zu 15–20 % Beteiligung an der Kontinenzleistung durch Fähigkeit zum Anschwellen (→ Corpus cavernosum recti); Unterbrechung des venösen Ausstroms durch sog. Sphinkteren → Irritierung des Schwellvorgangs.
Hämorrhoidalleiden: Vergrößerung der submukösen, a. v. Gefäßpolster der distalen Rektummukosa (Hämorrhoidalplexus) mit variabler Lokalisation, v. a. bei 3:00, 7:00 u. 11:00 Uhr in Steinschnittlage. Der Hämorrhoidalplexus wird gespeist aus A. rectalis sup., Aa. rectales mediae et inf. Ätiol.: Letztlich ungeklärt; vermutlich multifaktoriell, nicht bewiesen: inadäquates Defäkationsverhalten, starkes u. langes Pressen bei chron. Obstipation (sek. durch Medikamente wie Kalziumantagonisten, L-Thyroxin, Opiate od. einige Erkr. in 60 % d. F, primär bei Defäkationsstörung: slow transit constipation, outlet obstruction in 40 % d. F., od. chron. breiig-flüssiger Stuhlkonsistenz), langjähriges, schweres Heben

(Bauchpresse!); Multipara, erbliche Disposition. Schätzungsweise 70 % aller Erw. > 30 J. betroffen.

**Klinik:** Je nach Stadium hellrote Blutungen am **Ende** der Defäkation (aufgelagert, spritzend, tropfend). Pruritus, Brennen u. Nässen, Fremdkörpergefühl, Gefühl der unvollständigen Entleerung, Nachschmieren, „falscher Freund", Okklusionsgefühl, Prolaps.

### Stadieneinteilung (▶ Abb. 20.1)

Nach Goligher (mod.):

- Grad I: Vergrößerung der Hämorrhoidalpolster, nur proktoskopisch nachweisbar. Hellrote Blutauflagerung, evtl. Pruritus.
- Grad II: Im Pressversuch Prolaps mit spontaner Retraktion; Pruritus, Brennen, Nässen, evtl. Blutung, Stuhlschmieren (fecal soiling) als Folge einer Feinkontinenzstörung.
- Grad III: Prolaps beim Pressen, manuelle Reposition erforderlich u. möglich. Irritativ-toxisches Analekzem, Schleimabgang, häufig Blutung, Stuhlschmieren.
- Grad IV: Fixierter Prolaps, Reposition unmöglich; zusätzlich immer Analprolaps, sonst wie Grad III.

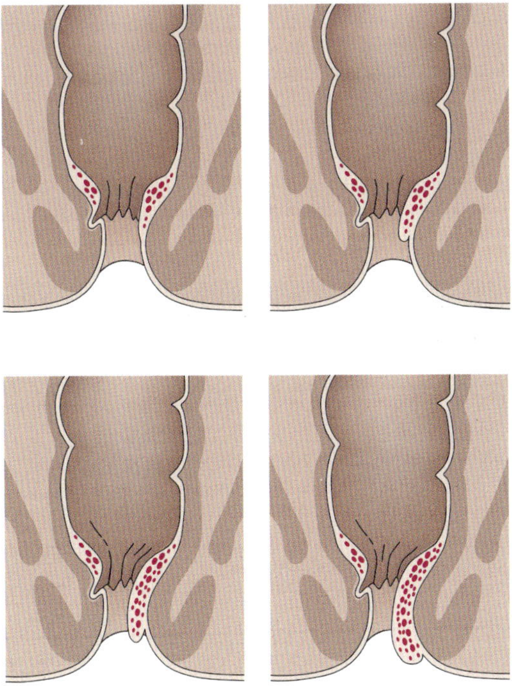

Abb. 20.1 Anatomie des Rektums u. Stadieneinteilung der Hämorrhoidalvergrößerung. [L157]

> Hämorrhoidalleiden nicht zwingend progredient. Intensität der Begleitsymptomatik, z. B. Pruritus ani, kein Indikator für das Krankheitsstadium.

**Diagn.:**
- Inspektion u. Pressversuch: Ab Grad II beim Pressen od. spontan tiefrote, knotige Vorwölbungen erkennbar.
- digitale anale Unters.: Grad I nicht palpabel, Grad II – IV als weiche Resistenz zunehmend palpabel. Ausschluss anderer Erkr.
- Proktoskopie (obligat!) u. Pressversuch: tief dunkelrot, voluminös erscheinende Knoten, ggf. Kontaktblutung.

**DD:** Mukosaprolaps, Analfibrom, Marisken, Fissuren, Rektumpolyp, Anal-, Rektum-Ca, latenter u. totaler Rektumprolaps.

## Therapie

### Basistherapie

Körperliche Aktivität von mind. ½ h/d (www.darmgesundheitscheck.de), ballaststoffreiche (mind. 30 g/d) Ernährung mit genügender Flüssigkeitszufuhr (1,5–2 l/d), evtl. zur Normalisierung der Darmfunktion z. B. Flohsamenschalen (Plantago ovata, z. B. Mucofalk®), adäquates Defäkationsverhalten (Pressverbot, Stuhldrang vor Stuhlgang, hockähnliche Sitzposition, keine langen Sitzungen), Laxanzienkarenz, Analhygiene (keine Seifen, Duschgele, Feuchttücher, Recycling-WC-Papier od. Kosmetika, sondern lauwarmes Wasser). Anmerkung: Bei chron. Obstipation Laxanzieneinnahme wegen fehlenden Abhängigkeitspotenzials unbedenklich.

### Sklerosierung

Vorgehen: Sklerosierungsther. ca. 3–5 × in 2- bis 4-wöchigen Abständen. Die Einnahme von Antikoagulanzien stellt keine KI dar. Zurückhaltung bei Immunsupprimierten. Häufigere Anw. stellen die Ind. der Methode in Frage!
Ind. ▶ Tab. 20.1.

**Tab. 20.1 Stadiengerechte Hämorrhoidaltherapie (in Anlehnung an die Empfehlungen der Deutschen Gesellschaft für Koloproktologie).**

| Grad | Therapie |
|---|---|
| I | Sklerosierung nach Blond, seltener nach Blanchard/Bensaude (s. u.). Adjuvant intraanale Applikation von Hämorrhoidalsalben (z. B. Faktu®) u. Analtampons (z. B. DoloPosterine® Haemotamp) |
| II | 1. Wahl: Gummiringligatur nach Barron (s. u.)<br>2. Wahl: Sklerosierung |
| III | 1. Wahl: Hämorrhoidektomie, evtl. plastische Rekonstruktion des Analkanals od. Stapler-Hämorrhoidopexie nach Longo (KI: CED); individuell abzustimmendes OP-Verfahren (ASS 100 mg od. Clopidogrel 2 Wo. präoperativ absetzen!)<br>2. Wahl: Gummiringligatur nach Barron<br>3. Wahl: Sklerosierung (palliative Ther., falls keine Ligatur od. OP möglich) |
| IV | 1. Wahl: Hämorrhoidektomie mit plastischer Rekonstruktion des Analkanals, offene Hämorrhoidektomie nach Milligan-Morgan (kurzzeitige post-OP Schmerzen, narbige Stenosen), submuköse Hämorrhoidektomie nach Parks (kurzzeitige post-OP Schmerzen) od. rekonstruktive Hämorrhoidektomie nach Fansler-Arnold (aufwändiger), LigaSure-Verfahren; individuell abzustimmendes OP-Verfahren mit einer Rez.-Rate von max. 1,5 %.<br>2. Wahl: Gummiringligatur nach Barron (palliativ) |

- Sklerosierung nach Blond:
  - Material: seitlich offenes Proktoskop, TBC Einmalspritzen (1 ml) mit 0,60 × 60 Kanülen, 0,3 ml Polidocanol (Aethoxysklerol® 3 %). Primäre Erfolgsrate 80 %.
  - Technik: Durch seitliche Proktoskopöffnung 0,3 ml Polidocanol intranodulär, submukös, paravasal injizieren. 2–3 Injektionen pro Sitzung.
  - KO (bis zu 5 %): Analvenen- u. Hämorrhoidalthrombose.

### Gummiringligatur nach Barron

Vorgehen:

- Durchführung in 4- bis 5-wöchigen Abständen. Eine Ligatur pro Behandlung. KI: Ther. mit Antikoagulanzien, 2 Wo. vorher absetzen. Unter ASS 100 Ligatur evtl. möglich, nicht unter der Kombination mit Clopidogrel. Zurückhaltung bei Immunsupprimierten. Pat.-Einwilligung mit schriftlicher Aufklärung über das art. Blutungsrisiko bis 3 Wo. nach der Ligatur! Ind. ▶ Tab. 20.1.
- Unter proktoskopischer Sicht Hämorrhoidalknoten mit Fasszange od. Vakuum in den Zylinder des Ringsetzgeräts ziehen, dann Gummiring überstreifen.
- Auf ausreichenden Abstand (ca. 1 cm) von der Linea dentata achten, sonst sehr schmerzhaft!
- Der Ring wird nach ca. 6–8 d zusammen mit der nekrotischen Schleimhaut abgestoßen → Bildung einer Ulkusnarbe zur Mukosafixation. Primäre Erfolgsrate > 95 %.
  - KO: Schmerz, Druckgefühl u. frustraner Stuhldrang in den ersten 4–5 d. Art. Blutung aus dem Ligaturareal innerhalb der ersten 21 d (1:500, lebensbedrohlich!), Rektumnekrose. Allergische Reaktion auf den Gummiring (Latexadditiva).
  - Es sollten nur noch latexfreie Ringe eingesetzt werden. Rez.-Rate innerhalb der ersten 4 J. 25 %.
- Vor jeder Sklerosierungs- od. Ligaturbehandlung von symptomatischen Hämorrhoiden muss eine proktoskopische Untersuchung erfolgen, die die Ind. der Maßnahme bestätigt u. KI (z. B. schwere akute Systemkrankheiten, bei Ligatur antikoagulative Ther. ausschließt!

## Hämorrhoidalthrombose (K64.5)

**Def.:** Schwerste KO des Hämorrhoidalleidens: partielle od. totale fixierte Ausstülpung des Hämorrhoidalplexus unter Mitnahme des davorliegenden Analkanals.

**Klinik:** Hämorrhoidalknoten u. Anoderm sind von multiplen Thrombosierungen übersät. Sehr schmerzhaft. Stechender Schmerz, falscher Stuhldrang, Nässen, transanale Blutung.

> **!** Keine Inzision od. Exzision einer Hämorrhoidalthrombose → starke Blutungsgefahr. Jede operative Ther. ist in der Akutphase kontraindiziert.

**Diagn.:** Klinik, Inspektion, rektale Palpation, Proktoskopie (Hämorrhoidalthrombose liegt proximal der Linea dentata im Gegensatz zu perianaler od. subanodermaler Thrombose).

**Ther.:** Meist ambulante konservative Ther. möglich.

- Reposition in LA (gelingt wegen des Begleitödems nur selten).
- antiphlogistische u. analgetische Ther.: Diclofenac oral 2–3 × 100 mg / d für mind. 3 d, steroidhaltige Salbenkompressen (z. B. Betnesol®-V) 3–4 × / d.

Analtampons zur Nacht (z. B. DoloPosterine® Haemotamp). Duschen mit klarem Wasser, Eisbeutel-Auflagen, wenn möglich Bauchlage.
- Nach Abklingen der akuten Entzündung u. Schwellung diagn. Einschätzung u. stadienadaptierte Ther. (s. o.).
- allg. Maßnahmen: Ballaststoffreiche Kost, viel trinken (2–3 l / d), zusätzlich bei akuten Beschwerden Mucofalk® 2–3 x / d 5 g (Alter > 12 J.) u. zusätzlich 1–2 Gläser morgens u. abends trinken.



## 20.2.4 Analprolaps (K62.2)

**Def.:** Partielle, semizirkuläre od. totale (ggf. fixierte, also irreponible) Ausstülpung der Analhaut. F:M = 4 : 1. Ätiol.: symptomatische Hämorrhoiden III° od. IV°, mehrere Entbindungen, chron. Obstipation mit Stuhlpressen, erbliche Disposition. Im Vergleich zu Rektumprolaps häufig.

**Klinik:** Meist schmerzlos, aber störend: Pruritus, Inkontinenz, evtl. Blutung. Erschwerte Analhygiene.

**Diagn.:** Inspektion: evtl. sichtbare Linea dentata, anodermale Ektropionierung, Verstärkung im Pressversuch.

**DD:** Marisken, Analvenenthrombosen, Hämorrhoidal-, Rektumprolaps (zirkuläre Fältelung).

**Ther.:** Bei segmentärem Prolaps des Anoderms evtl. OP nach Milligan-Morgan. Plastische Rekonstruktion des Analkanals bei fixiertem Analprolaps meist mit gleichzeitiger Hämorrhoidektomie. Bei Inoperabilität (z. B. sehr alter Pat.) palliative Ther. der KO. Reduktion des Hämorrhoidalstatus (s. o.). Pressen u. Laxanzien meiden, ballaststoffreiche Ernährung.

**KO:** Thrombosiertes Analödem (akut), sensorische, anale Inkontinenz mit folgendem irritativ-toxischem Analekzem.

> Analprolaps nicht sklerosieren → sehr schmerzhaft!

## 20.2.5 Analfissur (K60.2)

**Def.:** Längsgestelltes Ulkus im Analkanal, mit Beteiligung des oberen M. sphincter ani internus, alters- u. geschlechtsunabhängig. Ätiol.: multifaktoriell (kryptoglandulärer Infekt, Sphinkterhypertonus, lokale Minderperfusion, subanodermale Thrombose) mit initialem Trauma (Ruptur). Prädisponierend wirken eine Verengung des Analkanals (z. B. nach längerem Laxanzienabusus) od. evtl. auch ein ausgeprägtes Hämorrhoidalleiden.

**Klinik:** Spindelförmige, wenige mm bis 2 cm lange, ca. 1,5 mm breite Ulzeration. In 80 % bei 6 : 00 Uhr in Steinschnittlage (post. Kommissur), 15 % bei 12 Uhr (ant. Kommissur). Stechender, bis über h persistierender Schmerz während u. nach der Defäkation mit Ausstrahlung in Rücken u. Gesäß. Reaktiver Sphinkterspasmus. Blutung (hellrot, sehr selten tropfend). Mit längerem Verlauf abgeschwächte Symptomatik; Sekundärveränderungen: Vorpostenfalte, derbe Ulkusränder, hypertrophe Analpapille (Fissurkomplex).

> Angst des Pat. vor schmerzhafter Defäkation bedingt oft Laxanzienabusus.

**Diagn.:** Typischer Befund. Inspektion des distalen Analkanals unter leichtem Spreizen. Fissurareal bei starkem Sphinkterspasmus mit LA unterspritzen. Unters. mit Spreizspekulum u. Proktoskop. Ggf. Sondierung einer proximal liegenden Krypte mit der Hakensonde, um eine inkomplette subanodermale bzw. intersphinktäre Fistel auszuschließen.

**DD:** Primäraffekt (atypische Lokalisation, schmerzfrei), Anal-Ca, M. Crohn.



**Ther.:**

- kurze Verlaufsdauer, keine Sekundärveränderungen:
  - Analtampons u. evtl. Analdehnung (z. B. DoloPosterine® Haemotamp zur Nacht. Analdilatator mit DoloPosterine® N Salbe 3 × 10 min / d), vorher warmes Sitzbad. Eher geringe Adhärenz. Bemerkenswert ist eine hohe Placeboheilungsrate von ca. 35 % bei Erw. u. von > 95 % bei Kdr.!
  - Vorsichtige Analdehnung nach lokaler Injektion von Bupivacain 0,5 % (z. B. Carbostesin®) mit Analspekulum nach Parks.
  - Injektion von Botulinumtoxin (Dosierung: 2,5–20 MU) in den M. sphincter ani externus (**cave:** anale Kontinenzeinschränkung bis 6 Mon.).
  - Intraanale Applikation von nitroglyzerinhaltigen Salben (Rectogesic®-Rektalsalbe) → Kopfschmerzen od. von 2 %iger Diltiazemcreme (NRF 5.7.).
  - Ernährungsumstellung (s. o.). **Keine** Laxanzien, ggf. Laxanzienentzug, da die vorhandene Entzündung unterhalten wird.
- Sekundärveränderungen:
  - Fissurektomie nach Gabriel: Exzision aller narbigen Veränderungen, der Vorpostenfalte sowie der hypertrophen Analpapille. **Cave:** Ggf. inkomplette intersphinktäre Analfistel (subfissural) freilegen. Sparsame Entfernung fibrotischer Internusfasern. Ausreichenden Sekretgraben schaffen.
  - Laterale offene u. geschlossene subkutane Sphinkterotomie nur in Ausnahmefällen nach vorsichtigster Abwägung. Keinesfalls Standardther.! (Spät-KO: Inkontinenz verschiedener Grade).
  - OP evtl. amb. in Pudendus-Anästhesie durchführen.
- Postop. Nachbehandlung mit NaCl-Sitzbädern od. lauwarmen Analduschen, Dexpanthenol Salbenverbänden u. Diclofenac 200 mg / d p. o. über 4–5 d. Tgl. digital austasten, um Wundverklebungen zu vermeiden (Rez.-Gefahr!).

> **!** Elektrokaustische Verschorfung u. Sklerosierung des Fissurareals ist obsolet → Fistelbildung im Behandlungsareal.

**KO:** Bei längerem Verlauf intersphinktäre Analfistel. Analstenose. Sensorische Kontinenzeinschränkung mit Nässen u. konsekutivem, irritativ-toxischem Ekzem. Inkontinenz < 5 % bei Fissurektomie, bis zu 30 % bei lat. Sphinkterotomie.

## 20.3 Entzündliche anorektale Krankheiten

### 20.3.1 Kryptitis (K62.8)

**Def.:** Entzündliche Schwellung der Proktodealdrüsen (Morgagni-Krypten). Meist in der hinteren Kommissur. Begleiterkr. des Hämorrhoidalleidens. Häufig bei ständig wechselnder Stuhlbeschaffenheit. Ätiol.: Stuhlunregelmäßigkeiten, Laxanzienabusus, andere Schleimhautirritationen.

**Klinik:** Schmerzen während u. nach dem Stuhlgang, evtl. druckdolente Analpapille am Kryptenostium (Papillitis). Tropfenförmige Entleerung von Eiter aus dem Kryptenausführungsgang.

**Diagn.:**
- Palpation des Analkanals: Nur hypertrophe, evtl. geschwollene Papille tastbar.
- Proktoskopie u. Einstellung mit dem Spreizspekulum: dunkelrotes, entzündetes Anoderm. Auf Druck Entleerung von Sekret u. Eiter.
- Sondierung des Kryptengangs mit einer Hakensonde z. A. einer Fistel.

**Ther.:** Analtampons (z. B. DoloPosterine® Haemotamp). Ther. des Hämorrhoidalleidens (▶ 20.2.3). Bei Rez. Kryptotomie od. Kryptektomie in LA.

**KO:** Bei Persistenz Gefahr der Abszess- u. Fistelbildung.

## 20.3.2 Analabszess (K61.0) u. Analfistel (K60.3)

Analabszess ist Akutmanifestation, Fistel chron. Verlaufsform einer von den Proktodealdrüsen ausgehenden Inf. (▶ Tab. 20.2). Analfisteln führen meist von Krypten der Linea dentata nach außen zur Perianalhaut. Die innere Fistelöffnung kann obliterieren (inkomplette äußere Fistel), die äußere nicht angelegt sein (inkomplette innere Fistel).

**Tab. 20.2 Analabszess u. Analfistel – Übersicht.**

| | Analabszess | Analfistel |
|---|---|---|
| **Klin. Einteilung** | intersphinktärer Abszess<br>ischiorektaler Abszess<br>pelvirektaler Abszess | submuköse u. intersphinktäre Fistel<br>transsphinktäre Fistel<br>suprasphinktäre Fistel |
| **Klinik** | zunehmende, konstante Schmerzen beim Stuhlgang u. Sitzen, Rötung, schmerzhafter TU (Hufeisenabszess, Schüttelfrost, AZ ↓, LK-Schwellung inguinal) | eitrige Sekretion mit konsekutivem Analekzem, Pruritus, selten Schmerzen beim Stuhlgang |
| **Diagn.** | druckschmerzhafte, überwärmte Schwellung perianal od. intraanal; Ausschluss eines Durchbruchs in Nachbarorgane; ggf. rektale Endosono | sichtbare äußere Fistelöffnung (nur perianal), strangförmige subkutane Induration (Fistelgang); Proktoskopie; Fistelsondierung; ggf. rektale Endosono |
| **Ther.** | breitflächige Freilegung in Spinalanästhesie od. Intubationsnarkose; evtl. Sanierung od. Fadendrainage einer Fistel | stat. Exzision des Fistelgangs mit evtl. primärer Rekonstruktion der Schließmuskulatur |
| **KO** | Rez. (v. a. bei Fisteln), Inkontinenz (selten) | Rez. (v. a. bei hohen Fisteln), Inkontinenz (bei OP sofort od. nach J.) |
| **DD** | Anal- od. Rektum-Ca (▶ 20.4.2) Analfissur (▶ 20.2.6), perianale Thrombose; V. a. M. Crohn (▶ 20.5); Acne inversa (▶ 20.3.3, ▶ 18.1.1), Sinus pilonidalis (▶ 20.3.3) | |

Abszesse u. Fisteln außerhalb der anatomisch präformierten Ausbreitungswege sind entweder iatrogen od. einem M. Crohn zuzuordnen.

## 20.3.3 Fistelnde perianale Entzündungen

**Def.:** Perianale Entzündungen mit Abszess- u. Fistelbildung ohne Verbindung zum Analkanal. Ätiol.: Entzündung des Follikelapparats auf dem Boden einer Acne conglobata im intertriginösen Raum.

### Sinus pilonidalis (L05.9)



**Def.:** Subkutane Abszess- u. Fistelbildung über dem Os sacrum mit Fistelostium in der auslaufenden Rima ani (Primäröffnung) sowie kleineren, lateralen Fistelausgängen (Sekundäröffnungen). Inzidenz bei hellhäutigen Europäern 26 / 100000 Einwohner / J., selten bei Afrikanern u. Asiaten. M >> F, 2. u. 3. Lebensdekade. Ätiol.: Veränderung der Haarwachstumsrichtung (Einkräuselung) im intertriginösen Raum. Prädispositionsfaktoren: Starke Behaarung, starkes Schwitzen, Adipositas, Trichteranus, evtl. genetische Disposition.

**Klinik:** In der asymptomatischen Phase reizfreie Pori in der Rima ani ohne akute od. vorausgehende Beschwerden. Schwellung u. Schmerzen paramedian der Rima ani bei akut-abszedierendem Verlauf. Permanente eitrig-seröse Sekretion aus den Pori od. aus lateralen Sekundäröffnungen im chronischen Stadium.

**Diagn.:** Inspektion u. evtl. Sondierung der Fistelgänge. Palpation (nie Fistelgang zum Analkanal). Häufig auch im Rahmen einer Acne inversa → Inspektion der Prädilektionsstellen (v. a. axillär u. inguinal). Bei zugrunde liegender AI unbedingt ganzheitliches Behandlungskonzept erstellen.

**DD:** Anale, kryptogene Fistel; echte Dermoidzyste im Präsakralraum (sehr selten).

**Ther.:** Bei asymptomatischer Form keine ther. Indikation. Inzision u. Drainage bei akuter Abszedierung, in geeigneten Fällen definitive Exzision. Bei chronischem Verlauf, in Abhängigkeit vom Befundausmaß, minimal invasive Techniken („pit picking"), plastisch-rekonstruktive Verfahren ohne Mittellinienverschluss (Karydakis- bzw. modifizierte Limberg-Plastik) od. Exzision mit offener Wundbehandlung als sehr sicheres Verfahren mit sehr langer Wundheilungsdauer. Bei primärem Wundverschluss Single-Shot-Antibiose (z. B. Cefuroxim 500 mg Tbl.).

> Exzision mit sek. Wundheilung → längere Wundheilungsdauer; minimal-invasive Verfahren u. plastisch-rekonstruktive Techniken → höhere Rezidivraten.

## 20.3.4 Analekzem (L30.9)

**Def.:** Peri- od. intraanale Dermatitis als Folge verschiedenster Noxen im intertriginösen Milieu. Mit die häufigste proktologische Krankheit.

**Einteilung u. Ätiologie:**

- irritativ-toxisch: Sezernierende Erkr. (z. B. Marisken, Hämorrhoiden Grad II – IV, Analfistel bzw. -fissur, chron. Diarrhö) od. anale Inkontinenz → direkte Hautschädigung mit nachfolgender Entzündung. Übertriebene Analhygiene wirkt begünstigend.
- konstitutionell: atopisches od. seborrhoisches Ekzem.
- kontaktallergisch: Sens. durch Hautpflegemittel, Intimsprays, Feuchttücher, „Hämorrhoidalsalben". LA-haltige Externa sind die am häufigsten nachgewiesenen Allergene! Prädisponierend wirkt ein vorbestehendes irritativ-toxisches Ekzem.

**Klinik:** In Abhängigkeit zur Akuität (akut, subakut, chron.): Rötung, Nässen, Rhagaden, Erosionen, Exkoriationen u. Lichenifikation. Einordnung der Ekzemform aufgrund des klin. Bilds nicht immer möglich. Wichtigste Symptome: Quälender Pruritus, Brennen, Wundsein u. Nässen.

**Diagn.:** Ausschluss proktologischer Grundkrankheit (s. o.). (Familien-)Anamnese: Atopische Diathese? Inspektion: Zeichen des atopischen Ekzems (▶ 12.10)? Prick-Test mit inhalativen Allergenen. CAP-FEIA / RAST u. IgE-Bestimmung; Epikutantests mit Standard- u. suspekten Substanzen sowie Salbengrundlagen; bei Verdacht: Mykologie (Nativpräp., Kultur od. PCR), Faeces auf Hefen.

**DD:** Ps. inversa, Lichen planus, Lichen sclerosus.

**Ther.:**

- irritativ-toxisches Analekzem: Ther. der Grunderkr. Kurzzeitig Hydrokortison 1,0 % in Pasta zinci mollis od. in Lotio alba aquosa. Später zur Stabilisierung des Hautzustands z. B. Milch-Cordes® od. Cicalfate Lotion. Seifenfreie Analduschen.
- konstitutionelles Analekzem: Schwierige Ther. wegen Rez.-Neigung. Im akuten Stadium kurzzeitig topische Kortikoide wie z. B. Mometasonfuroat-Creme. Nach Rückgang der akuten Entzündung Calcineurin-Inhibitoren (Elidel®-Creme), später optimierte Pflege (z. B. Milch-Cordes®, Cicalfate Lotion, Physiogel Calming Relief A.I.-Creme) u. evtl. proaktive Ther. Ther. begünstigender Analerkr. (z. B. symptomatische Hämorrhoiden; ▶ 20.2.3).
- kontaktallerg. Analekzem: Bei Verdacht alle Externa absetzen. Für 4–5 d Hydrokortison 1,0 % in Lotio alba aquosa. Später Pasta zinci mollis (Tipp: verbesserte Wasser- u. Sekretaufnahme durch Zumischung von 3 % Triglyceroldiisostearat). Epikutantestung u. Allergenkarenz.

> Bei Analekzemen möglichst keine Salben od. gar Fettsalben → Effekt der „feuchten Kammer". Externa der 1. Wahl sind je nach Akuitätsgrad:
> - Lotiones (z. B. Lotio alba aquosa)
> - Pasten (z. B. Pasta zinci mollis DAB 10)
> - Lsg. (z. B. Methylrosaniliumchlorid-Lsg. 0,5 % wässrig NRF 11.69.)
>
> Einlegen von Leinenstreifen in die Analfalte verhindert weitere Mazeration.

**KO:** Perianale Soorinf.: Topische Ther. mit Nystatin-Pasten 2 × / d 14 d über klin. Heilung hinaus (z. B. Candio-Hermal®-Paste) i. d. R. ausreichend, alternativ Miconazol-Pasten (z. B. Infectosoor® Zinksalbe) 2 × / d 14 d über Heilung hinaus.

## 20.4 Analkarzinom (C21.1)

**Def.:** Malignom des Analkanals od. -rands, 2 % der GIT-TU, Inzidenz steigend. Analkanal-Ca: in ca. 80 % SCC, in ca. 15 % Adeno-Ca. Selten BCC od. MM (Def. Analkanal: von Linea anocutanea bis Linea anorectalis → Länge ca. 4,2 cm). Analrand-Ca: in > 90 % SCC, selten Sarkome, MM o. extramammäres Paget-Ca. Wesentlich höheres Risiko bei medikamenten- od. krankheitsverursachter Immunsuppression. Entstehung in 9 % über HPV-assoziierte (high risk HPV-Typen 16, 18, 33) anale intraepitheliale Neoplasie (AIN) → HIV-Pat. mit rezeptivem analem Sexualverkehr als bes. Risikogruppe, gilt auch für heterosexuelle Paare mit Analverkehr u. Organtransplantierte. Erkrankungsgipfel 40.–70. LJ.

**Klinik:** Ekzematoide HV, klein- od. großknotiger TU od. Ulzeration am Analrand. Anale Blutungen (am häufigsten), Schmerz, Druck- u. Fremdkörpergefühl, anale Inkontinenz, Nässen, Pruritus ani, Defäkationsstörung, vergrößerte inguinale LKs. Anmerkung: Oft verspätete Diagnose, da HV häufig falsch eingestuft u. eine frühzeitige histopathologische Abklärung versäumt wird!

**Diagn.:** Inspektion, Palpation (i. d. R. sehr derber, ggf. stenosierender TU intraanal, gelegentlich subanodermales Wachstum), digital-rektale Untersuchung, proktoskopische Abklärung der TU-Ausdehnung u. Biopsie. BB, BSG (ggf. ↑), Koloskopie z. A. Zweit-TU.
Anmerkung: Zur sicheren Identifizierung einer AIN hochauflösende Mikroskopie, vorher Färbung des Anoderms mit 3 %iger Essigsäure → bessere Darstellung abnormer Gefäßbildungen.

**DD:** Analfissur, Analvenenthrombose, Mariske, Rektum-Ca, chron. Ekzem, Condylomata acuminata, extramammäres Paget-Ca, M. Bowen.

**Ther.:** durch Onkologen u. Chirurgen

**Progn.:** Abhängig von Stadium u. Lokalisation. Bessere Progn. beim Analrand- als beim Analkanal-Ca.

20

## 20.5 Stoma (Z93.2)

**Def.:** Darmausleitung über die Bauchwand (Ileostoma, Kolostoma). In 80 % wegen Darm-Ca, seltener bei benignen Erkr. (Polyposis coli / Kolitis). Stoma kann passager (protektiv) od. dauerhaft (kurativ od. palliativ) angelegt werden.

### Ileostoma

Das endständige Ileostoma liegt im re. Unterbauch u. ist meist 2–3 cm prominent. Aus dem Dünndarm ausgeleiteter Stuhl ist dünnflüssig u. aggressiv (Hautschäden!). Die Entleerung erfolgt mehr od. weniger kontinuierlich, v. a. anfangs hohe Wasser- u. Elektrolytverluste. Bei einer kontinenten Ileostomie (z. B. Kock-Reservoir) sammelt sich der Stuhl in einer Darmdopplung u. wird über einen Katheter mehrmals tgl. entleert. Das kontinente Stoma wird mit einer Kappe verschlossen.

### Kolostoma

Das endständige Kolostoma liegt meist im Hautniveau, gelegentlich ist es etwas prominent. Je näher das Stoma dem After ist, desto fester ist die Stuhlkonsistenz.

### Hautprobleme bei Stomaträgern u. deren Therapie

- In den ersten Mon. Stomaschrumpfung → Anpassen der Beutelöffnung. Wenn zu groß → irritative peristomale Dermatitis durch Fäzes: Erythem, Mazeration, Erosion. Weitere Ursachen für fäkale Dermatitis: Fisteln u. postop. Gewichtszunahme. Ther.: kurzzeitige Anwendung einer konservierungsstofffreien betamethasonhaltigen Emulsion (z. B. nach NRF 11.47. 0,05 % Betamethasonvalerat) od. Creme (z. B. Betnesol-V-Creme) → einige min einziehen lassen → Aufkleben der Basisplatte u. Anbringen des Beutels. **Merke:** Weder Gel noch Salbe anwenden → Rückstände auf der Haut → Haftfähigkeit der Basisplatte ↓.DD: Allergisches Kontaktekzem (klin. nicht abgrenzbar!), selten vorkommend (< 1 % der peristomalen Erkr.) → Abklärung durch Epikutantest (alle großen Hersteller von Stomabeutelsystemen stellen entsprechende Testserien zur Verfügung).

- Plattenwechsel häufiger als 2 × / Wo. → mechanisch bedingte Dermatitis als Folge der Entfernung der obersten Epidermisschichten. Bei zusätzlich fehlerhafter Wechseltechnik → Hauteinrisse, v. a. bei alten Pat. → Schulung des Pat.
- Inf.:
  - bakteriell durch Staph. aureus u. Strept.: Follikulitis (▶ 9.2.1) u. Impetigo (▶ 9.2.5)
  - durch Pilze, am häufigsten Candida albicans: juckendes Erythem mit Satellitenherden. Ther.: Cloderm® Puder.
- Psoriasis → Ther. mit einer konservierungsstofffreien 0,1 %igen betamethasonhaltigen Emulsion (NRF 11.47.) bei jedem Plattenwechsel bis zur Heilung, dann als Erhaltungsther. alle 3–4 Wo. 1× beim Plattenwechsel. **Merke:** In manchen Fällen Systemther. erforderlich (▶ 14.6).
- seborrhoisches Ekzem → Ther. mit Antimykotikum, z. B. Bifonazol (z. B. Bifon® Creme) u. einem Steroid Klasse I nach Niedner, z. B. Hydrocortison (z. B. Linolacort® Hydro 1,0) bzw. Pimecrolimus (Elidel® Creme, OLU) bis zur Heilung. **Merke:** Prädilektionsstellen des seborrhoischen Ekzems ebenfalls befallen.
- atopisches Ekzem → Ther. wie Ps. (s. o.) über einen Zeitraum von 2 Wo. Wenn Erhaltungsther. erforderlich, Elidel® Creme. **Merke:** In manchen Fällen Systemther. erforderlich (▶ 12.10).

**Nachsorgemaßnahmen**

- Regelmäßige Stomakontrolle mit digitaler Austastung.
- Blutungen aus dem Lumen endoskopisch abklären. Kontaktblutungen im Stomabereich sind unbedenklich.
- Stomapolypen abtragen u. histologisch befunden. **Cave:** Stoma-Ca.
- Engmaschige endoskopische Kontrollen (nach TU-Nachsorgekriterien).
- Diätempfehlung: Gasbildende u. laxierende Nahrungsbestandteile meiden.
- Irrigationsther. einleiten (Kolostoma). 24-stündige Kontinenz möglich.
- Bei KO (Prolaps, Hernie, Stenose) chirurgische Intervention.
- Psychosoziale Betreuung, auch über Selbsthilfegruppe: Deutsche Ileostomie-, Colostomie-, Urostomie-Vereinigung (ILCO) e. V.

> Die kleinstmögliche Beutelöffnung ist der beste Hautschutz.

# 21 Gefäßerkrankungen

*Stephan El Gammal, Thomas Dirschka, Claus Oster-Schmidt, Markus Stücker, Conrad Falkenberg*

# 21.1 Angiologische Diagnostik

## 21.1.1 Venen

> 90 % familiäre Vorbelastung (Varikosis, chron. venöse Insuff. [CVI], Ulzera). Risikofaktoren: Übergewicht, stehende / sitzende Tätigkeit, Schwangerschaften, Ovulationshemmer, Bewegungsmangel.

### Anamnese, Inspektion, Palpation

- Untersuchung der Beinvenen **im Stehen.**
- starke Venenfüllung, große Varizen: Refluxe im oberfl. Venensystem (V. saphena magna [VSM] / V. saphena parva [VSP]), „blow-down".
- größere tastbare Faszienlücken entlang der Venen: Perforansinsuff. als Hinweis auf Rezirkulationskreise, „blow-out".
- netzartige Venenzeichnung, keine tastbaren Faszienlücken: retikuläre Varikosis und Seitenastvarikosis. Zuordnung zum Abstromgebiet VSM od. VSP.

### Phlebologische Untersuchungsmethoden

- Untersuchungen zur globalen Venenfunktion:
  - klin. Erscheinungsbild
  - dynamische Fotoplethysmografie
  - Venenverschlussplethysmografie
- Untersuchungen zur Venenmorphe:
  - klin. Untersuchungsbefund
  - nichtdirektionale u. direktionale Ultraschall-Doppler
  - B-Bild / Duplex-Sono
  - Phlebografie

### Dynamische Fotoplethysmografie (d-PPG)

**Syn.:** Lichtreflexionsrheografie (LRR).
Infrarotsonde liefert Informationen über Füllungszustand des venösen Hautplexus.

**Ind.:** Feststellung einer hämodynamisch relevanten CVI, Bestimmung der Möglichkeit zur Verbesserung der Venenfunktion (Prognose zur Ther.).

**Durchführung:**

- Entspannt sitzender Pat., Hände nicht auf dem Oberschenkel! Unterschenkel leicht nach vorn gestellt (110° im Kniegelenk), Raumtemperatur 23–25 °C.
- Infrarotsonde ca. handbreit über dem Innenknöchel mit Klebering auf der Haut befestigen.
- Ruhephase: Bis zum Erreichen des Ruhewerts warten.
- Bewegungsphase: Betätigung der Wadenmuskelpumpe mit 10 max. Fußhebungen (zum Metronomsignal) innerhalb von 15 s zum Abpumpen des Venenbluts (Abfall des Füllungszustands der Hautvenen).
- Wiederauffüllphase: Pat. sitzt entspannt, Hautvenen füllen sich wieder. Messung der Wiederauffüllzeit ($T_0$) bis zur Erreichung des Ausgangswerts.
- Normal: $T_0 \geq 25$ s (▶ Tab. 21.1)
- Pathol.: $T_0 < 25$ s (▶ Tab. 21.1) → zusätzlich Tourniquet-Test
- Pro Extremität mind. 2 Messungen

**Tab. 21.1 Einteilung der Muskelpumpeninsuffizienz nach Schweregraden anhand der Wiederauffüllzeit $T_0$ in der d-PPG.**

| Wiederauffüllzeit ($T_0$) | Schweregrad der Muskelpumpeninsuff. |
|---|---|
| < 10 s | III (schwer) |
| 10–19 s | II (mittel) |
| 20–25 s | I (leicht) |
| > 25 s | gesund |

D-PPG-Befunde nicht auswertbar bei folgenden Störungen:
- Vorliegen erheblicher Bewegungseinschränkungen im Sprunggelenk (z. B. arthrogenes Stauungssy.). ΔR dann stark ↓.
- Neurologisch bedingte Störungen mit nicht ausreichender Muskelkontraktion (z. B. Lähmung) oder Muskelentspannung (z. B. M. Parkinson).
- Inflammatorische / erythematöse Hauterkr. mit Weitstellung des Hautplexus (z. B. Erysipel).
- Direkt unter der Messsonde liegende größere Blutgefäße.

### Wiederholung der d-PPG mit Tourniquet (bei Muskelpumpeninsuffizienz Grad I-III)

Differenzierung zwischen oberfl. und tiefer CVI.

**Durchführung:** Pat. sitzt entspannt. Staumanschette (Tourniquet) unterhalb des Knies zur Kompression des oberfl. Venensystems. Identischer Messablauf (Ruhephase, Bewegungsprogramm, Wiederauffüllphase).

**Befund:** Verlängerung von $T_0$ um mind. 5 s → besserbare Venenfunktion.
- besserbare Venenfunktion: Vorliegen einer CVI der epifaszialen Venen
- nicht besserbare Venenfunktion:
  - Insuff. im tiefen Venensystem (z. B. postthrombotisches Sy. [PTS]).
  - Vorliegen hämodynamisch relevanter Perforansinsuff. am Unterschenkel, die den Tourniquet überbrücken. Tiefes Beinvenensystem intakt (Nachweis mittels Ultraschall-Doppler), dann falsch nicht besserbare Venenfunktion.

## Ultraschall-Doppler-Untersuchung

Akustische Beurteilung des Blutflusses. Da Venenfluss sehr langsam, Kompressionsmanöver erforderlich, um Blutfluss hörbar zu machen. Untersuchung üblicherweise am stehenden Pat. (Ausnahme: Bei Thromboseverdacht im Liegen).

**Ind.:** Genaue Lokalisation der funktionsgestörten Venenabschnitte im Rahmen der CVI (▶ Abb. 21.1). Differenzierung zwischen **nicht besserbarer** und **falsch nicht besserbarer** Venenfunktion in Kombination mit der d-PPG (s. o.).

**Technik:** Schräghalten der Stiftsonde (wie ein Kugelschreiber). Messgröße: **Strömungsgeschwindigkeit,** Aussagen über Strömungsvolumen nicht möglich.
- 8-MHz-Sonde beim oberfl. Venensystem: VSM (Stamm, V. accessoria lateralis und medialis, V. arcuata cruris ant. und post.) und VSP.
- Tiefes Venensystem:
  - 4-MHz-Sonde: V. iliaca ext., V. femoralis, V. poplitea.
  - 8-MHz-Sonde: V. tibialis ant. und post., V. fibularis (4-MHz-Sonde).

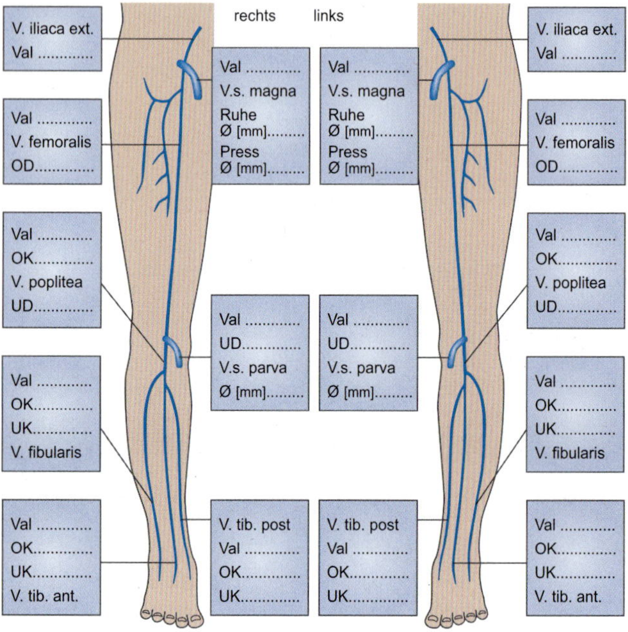


Abb. 21.1 Pathologische Refluxe der Beinvenen. O Oberschenkel, U Unterschenkel; Val Valsalva-Manöver, D Dekompression, K Kompression. [L157]

**Beurteilung:**

- Monophasische Flussgeräusche (Normalbefund):
  - Kompressions-Dekompressions-Test distal der Stiftsonde: nur beim Drücken Flussgeräusche
  - Kompressions-Dekompressions-Test proximal der Stiftsonde: nur beim Loslassen Flussgeräusche
- Biphasische Refluxgeräusche (insuff. Venenabschnitt): sowohl bei Kompression als auch bei Dekompression Flussgeräusche

Kreuzen sich zwei Venen, können punktuell biphasische Refluxgeräusche auftreten. Nur über eine längere Venenstrecke nachweisbare biphasische Geräusche für Veneninsuff. beweisend.

### Valsalva-Manöver

Platzieren der Sonde über einer großen Vene. Pat. pressen lassen (tief inspirieren und in den Bauch pressen). Beim Gesunden herrscht während des Pressens Strömungsstillstand (Verschluss der Venenklappen), im Anschluss verstärkte Strömungswelle. Während des Pressens Refluxgeräusch zwischen der V. cava und Untersuchungsstelle → mind. 1 klappenloser Weg.

### Venenmodulation

Proximal oder distal der Sonde mit dem Finger kurze wiederholte Kompressionen auf die Vene. Überprüfung, ob 2 Venensegmente (z. B. retikuläre Varizen) miteinander in direkter Verbindung stehen und ob Strömung unterhalb der Sonde frei ist. Akustische Auswertung.

## Ultraschall-Doppler zur Prüfung des Beinvenenabflusses

Nachweis einer hämodynamisch relevanten tiefen Beinvenenthrombose in der Becken- und Oberschenkeletage. Untersuchung am liegenden Pat.

**Befund:**

- Normalbefund: Atmungsabhängige Modulation der venösen Strömungskurve (S-[= spontaneous]Sounds) und Strömungsstillstand beim Valsalva-Manöver. Orthogrades Flussgeräusch bei Kompression distal der Sonde (A-[= augmented]Sounds).
- V. a. Phlebothrombose: Durch Valsalva-Manöver nicht unterdrückbare S-Sounds (kontinuierlicher S-Sound). Keine oder stark verzögerte A-Sounds auslösbar → Abstromhindernis proximal der Sondenposition.

> Inkomplette Thrombosen und flottierende Thromben nicht nachweisbar, Kompressionssono bevorzugen!



## Sonografie der peripheren Venen

Bildgebendes sonografisches Verfahren, wo in Grautönen die Anatomie (B-Scan) und in Farbe der Blutfluss (**f**arb**k**odierte **D**uplex-**S**onografie FKDS) dargestellt werden. Neben hämodynamischen Messungen morphologische Beurteilung von Gefäßlumen, -wand und perivasalem Gewebe möglich. Vorteil: Nachweis eines indirekten Verschlusses.

- Kompressionssono (B-Scan oder FKDS) bei Phlebothrombose:
  - Methode 1. Wahl zum Thromboseausschluss an den Beinen!
  - Komprimierbarkeit der Vene aufgehoben, umspülter Thrombus, Gefäßwanddicke (frische Thrombose auf dem Boden eines PTS?)
  - Thrombenalter: homogenes Reflexmuster und Dichte wie bei Blut: frische Thromben. Inhomogenes Reflexmuster, heller wegen größerer Dichte: ältere Thromben
  - Kollateralkreislauf
  - Thrombophlebitis: Ragt der Thrombus über Perforantes oder über die Mündungsregion der VSM / VSP in die tiefe Beinvene?
- FKDS bei Varikose:
  - Beurteilung von Lage, Querdurchmesser, Komprimierbarkeit (das Lumen ist frei)
  - Darstellbarkeit der Klappen (v. a. Mündungsregion der Vv. saphenae magna et parva)
  - Bildliche Dokumentation des Refluxes
  - Dokumentation von insuff. (hämodynamisch relevanten) Perforantes

## MR-Angiografie

Bildgebendes Verfahren zur Beurteilung des Blutflusses. Liefert Kompressionssono widersprüchliche Resultate → MR-Angiografie. Wegen niedriger KO-Rate weitgehende Verdrängung der aszendierenden (Press-)Phlebografie.

**KI:** KM-Allergie.

### Aszendierende (Press-)Phlebografie

KM-Darstellung der oberfl. und tiefen Beinvenen. Verfahren mit hoher Aussagekraft bei der Beurteilung des Venensystems (Goldstandard). Durchführung durch erfahrenen Radiologen. Wegen Strahlenbelastung und KM-Gabe strenge Indikationsstellung!

**Ind.:** Z. A. Phlebothrombose (mehrere Etagen, Unterschenkel?), präop. (zur Dokumentation), vor Lysether., bei unklarer Venensituation (z. B. bei PTS).

**KI:** KM-Allergie (bei Notfallindikation Vorbereitung mit 250 mg Solu-Decortin® H i. v., $H_1$-Blocker, z. B. Fenistil® 8 mg = 2 Amp. i. v.), Gerinnungsstörung.

## 21.1.2 Arterien



### Palpation

Palpation der Pulse an den Extremitäten (A. radialis, A. ulnaris, A. tibialis posterior, A. tibialis anterior): Pulsabschwächung bei vorgeschalteter Stenose, Pulsverlust bei vorgeschaltetem Verschluss, Schwirren bei arteriovenöser Fistel. Seitendifferenz möglich.

### Laufbandergometrie

**Def.:** z. A. einer Claudicatio intermittens („Schaufenstergang"). Pat. muss unter standardisierten Bedingungen bis zum Auftreten von Schmerzen gehen. Bestimmung der schmerzfreien Gehstrecke unter standardisierten Bedingungen, Zuordnung zu den Stadien nach Fontaine und Beurteilung der Verschlusshöhe anhand der Schmerzlokalisation.

### Segmentale Ultraschall-Doppler-Druckmessung

**Def.:** Wichtigste Untersuchungsmethode zur funktionellen Beurteilung von Stenosen und Verschlüssen. Druckmessung am Oberarm und oberhalb des Knöchels des Unterschenkels zur Bestimmung des tibiobrachialen Indexes (Knöchel-Arm-Druck-Index; ▶ Tab. 21.2).

**Tab. 21.2 Tibiobrachialer Dopplerindex.**

| Tibiobrachialer Dopplerindex[1] | Bedeutung | Fontaine-Stadium |
|---|---|---|
| < 0,5 | schwere Ischämie (AVK) | III–IV |
| 0,5–0,75 | mittelschwere Ischämie (AVK) | II–III |
| > 0,75–1 | leichte Ischämie (AVK) | I–II |
| > 1–1,25 | Normalwert | |
| > 1,25 | Hinweis auf Mediasklerose[2] (z. B. Diab. mell., Hyperurikämie, Niereninsuff.) | |

[1] Der höhere systolische Druckwert der A. tibialis post. und ant. (dorsalis pedis) wird verwendet.
[2] Faustregel: Tibiobrachiale Differenz > 50 mmHg → V. a. Mediasklerose.

### Arterielle Fotoplethysmografie

Nichtinvasives optisches Verfahren zur Bestimmung des syst. RR in den Akren.

**Ind.:** Verdacht / Ausschluss einer distalen AVK.

**Durchführung:**
- Vor Unters. 10 min Ruhephase im Liegen.
- Bestimmung des Systemdrucks durch Doppler-Druckmessung (s. o.): Anlegen einer 2,5-cm-Druckmanschette an Finger / Zehen. Infrarotsonde distal davon platzieren. Bestimmung des syst. Druckwerts durch Aufblasen bis zum Verschwinden der Pulswelle. → langsames Ablassen der Luft aus der RR-Manschette bis zum Wiederauftreten der Pulswelle.

**Befund (pathol.):**
- Finger: syst. RR <80 mm Hg
- Zehen: syst. RR < 50 mm Hg; syst. RR < 30: kritische Ischiämie

## Farbkodierte Duplex-Sonografie (FKDS) der Arterien

**Def.:** Bildgebendes Verfahren zur Darstellung des Blutflusses. Neben hämodynamischen Messungen morphologische Beurteilung von Gefäßlumen und -wand möglich.



## Arteriografie

**Def.:** KM-Darstellung von (Extremitäten-)Arterien zur Beurteilung der Durchgängigkeit und Morphe, meist in DSA-Technik.

## Akrale Pulsoszillografie

**Def.:** Funktionelle Untersuchung der Gefäße an den Fingern. Bei allen Formen der Vasospastik, z. B. Raynaud-Sy., auch PSS zur Unterscheidung von funktionellen und organischen Gefäßveränderungen. Zunächst Aufzeichnung der Kurven aller Finger in Ruhe, im Anschluss nach Kälteprovokation und Glyceroltrinitratgabe.

## Kapillar(mikr)oskopie

**Def.:** Auflichtmikroskopische Unters. dermaler Kapillaren am Nagelfalz (Parallelverlauf der Kapillaren zur Hautoberfl.) der Finger 2 bis 5 nach Raumakklimatisation von ca. 20 Min.

**Ind.:** Kollagenosen, Vaskulitiden, RA, Raynaud-Sy., CVI, vasomotorische Störungen.

**Durchführung:** Immersionsöl auf Nagelfalz auftragen, Übersicht bei 5- und 10-facher Vergrößerung. Gezielte Unters. der Finger bei bis zu 260-facher Vergrößerung.

**Befund:**
- normal: Dünnere zuführende Kapillare mit einer Lichte von 8–10 µm, Scheitelregion („Haarnadel"), etwas dickere abführende Kapillare mit einer Lichte von 10–14 µm. Kapillarlänge: 200–300 µm. Kapillardichte 7–17 / mm.
- pathol.: Hyperämie, Hypoämie, venokapilläre Stase, ektatische Kapillardystrophie, Torquierung (afferenter u. efferenter Schenkel kreuzen an mind. 2 Stellen), Verzweigung, Blutung, Elongation (Kapillarverlängerung um 50 %) Megakapillaren (Lumen > 50 µm) und rarefiziertes Gefäßmuster (typisch für PSS).

21

### 21.1.3 Lymphgefäße

#### Quantitative Lymphszintigrafie

**Def.:** Quantitative Bestimmung des globalen Lymphabtransports einer Extremität. Bei V. a. Lymphabflussstörung und nicht eindeutigem klin. Befund. Durchführung durch spezialisierten Radiologen. Nach s. c. Injektion von $^{99m}$Tc-Nanocoll in das Interstitium Messung der Aktivität über den Injektionsdepots an Füßen sowie über den inguinalen / pelvinen LK.

> Bei lokalen Lymphabflussstörungen (z. B. lokalisiertes, posttraumatisches Lymphödem) Lymphabflussraten oft normal. Bei Papillomatosis cutis lymphostatica (▶ 21.4.1) eingeschränkter (globaler) Lymphtransport nur bei 40 % aller Pat. nachweisbar.

## 21.2 Venenerkrankungen

### 21.2.1 Varizen und Varikosis (I83.9)

**Def.:** Sichtbar erweiterte Venenabschnitte des oberfl. Venensystems (Abstromgebiet der VSM od. VSP, Vv. perforantes). M : F = 1 : 3, erhebliche Zunahme mit dem Alter. Risikofaktoren: Erbliche Vorbelastung bei 95 % aller Venenkranken. Vererbung der Bindegewebsschwäche → Dilatation der Venen → Klappeninsuff. Stehende / sitzende Tätigkeit: Varikoseprävalenz bei stehendem Beruf 5- bis 7-fach ↑. Adipositas, Schwangerschaften.

**Klinik:** Anfänglich nur kosmetisch störend. Nach langem Stehen: (abendl.) Schwere- und Spannungsgefühl, Schwellneigung, unspez. Beschwerden wie Pruritus, evtl. nächtliche Muskelkrämpfe (oft vertebragen!), krampf- oder stichartige Schmerzen v. a. beim Stehen oder Sitzen. Sichtbare Erweiterung der Venen.

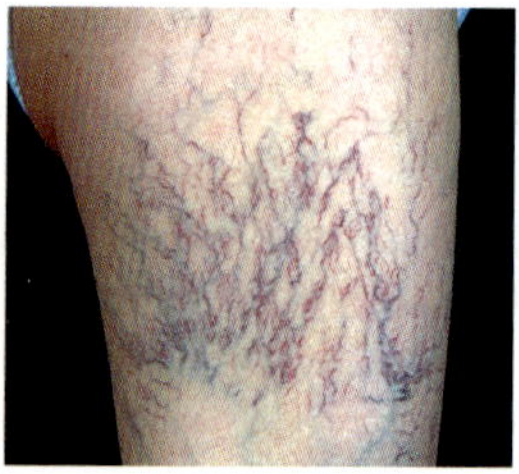

Abb. 21.2 Besenreiser-Varikosis. [R299]

- **Essenzielle Teleangiektasien und Besenreiser** (▶ Abb. 21.2): Netz-, arkaden- oder fächerförmig angeordnete, intradermale Mikrovarizen mit Innendurchmesser von 0,1–1,0 mm. Farbe kaliberabhängig: klein = scharlachrotes Kapillarnetz, größer = blau, oft palpierbar, können über die Hautoberfl. herausragen. Isoliertes Auftreten oder Speisung aus einer Venole, Vene oder Perforansvene. Perimalleolär oder periplantar angeordnete Besenreiser = Corona phlebectatica paraplantaris.
- **Retikuläre Varizen:** Venektasie subkutaner Venen mit einem Durchmesser um 3 mm von dunkelblauer Farbe. Sie können spontan thrombosieren, in der Subkutis rupturieren (Hämatom) od. bei Hautperforation massiv bluten.
- **Varikosis** (▶ Tab. 21.3) **und Perforansinsuff. der VSM u. / od. VSP** (▶ Abb. 21.3): Bis daumendicke Erweiterung der Venen (Krampfadern), die sich über das Hautniveau hervorwölben. Häufig sichtbare ballonartige

| Tab. 21.3 Einteilung der Stammvarikosis nach Hach. | |
|---|---|
| **Grad** | **Befund** |
| V. saphena magna | |
| I | Insuff. der Crosse (Reflux bis handbreit unterhalb des Leistenbands) |
| II | Rückfluss bis in das distale Oberschenkeldrittel |
| III | Rückfluss bis handbreit unterhalb des Kniegelenks |
| IV | Rückfluss bis in Innenknöchelregion |
| V. saphena parva | |
| I | Insuff. der Einmündungsstelle |
| II | Reflux bis zu Unterschenkelmitte |
| III | Reflux bis zum Außenknöchel |



Venenerweiterungen (blow-out), wo eine Faszienlücke zu ertasten ist (Perforansinsuff.). Varikosis der VSM od. VSP führt häufig zur CVI.

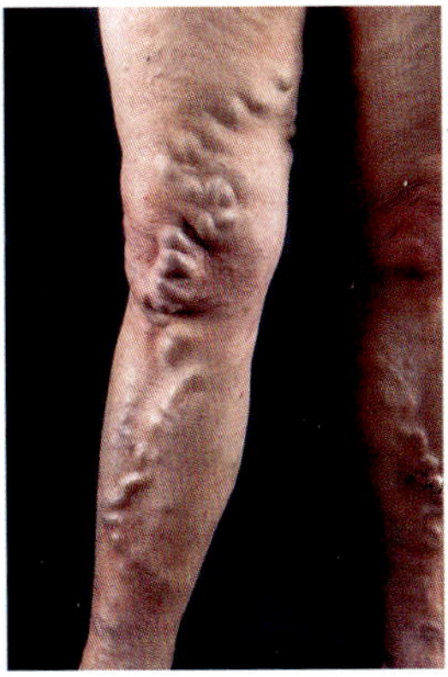

Abb. 21.3 Stammvarikosis der V. saphena magna. [R299]

**Diagn.:**
- Beurteilung der Venenfunktion: d-PPG (▶ 21.1.1)
- Anatomie und Morphe: Ultraschall-Doppler-(USD-)Untersuchung (▶ 21.1.1), FKDS (▶ 21.1.1)

**Ther.:**
- Nur bei klin. Beschwerden erforderlich.
- Risikofaktoren meiden (z. B. Gewichtszunahme), Training der Wadenmuskelpumpe durch regelmäßige sportliche Aktivitäten. Kompressionsther. (obligat; ▶ 21.5).
- Besenreiser, retikuläre Varikosis, insuff. Perforantes: Sklerosierungsther. (nur bei klin. Beschwerden erforderlich).
- Unkomplizierte Stammvarikosis der VSM Grad I – II nach Hach mit Beschwerden: extraluminale Valvuloplastie (chirurgisches venenerhaltendes Verfahren, bei dem ein Dacron-Ring [z. B. Venocuff®] zur Einengung um die Venenklappenebene gelegt wird).
- Stammvarikosis der VSM Grad III – IV nach Hach: Cross- u. Saphenektomie bis zur Boyd-Perforans. Wenn insuff. Perforantes am Unterschenkel, zusätzlich Sklerosierungsther. Radiowellen- oder Laserther. mit endoluminalen Kathetern unter Duplex-Sonografie in spezialisierten Zentren.
- Stammvarikosis der VSP Grad II – III nach Hach: bei Valsalva-pos. Reflux Crossektomie und Saphenektomie. Alternativ Sklerosierungsther.
- Seitenastvarikosis der VSM od. VSP: Miniphlebektomie nach Várády, Sklerosierungsther.

Sklerosierung der Crosse nur durch erfahrenen Phlebologen.
**Cave:** Versehentliche Injektion des Sklerosierungsmittels in A. femoralis → art. Embolie → Notfallsituation.

**Ultraschall-Doppler-kontrollierte Sklerosierungstherapie nach Tournay**
Gute Langzeitergebnisse. Von großen zu kleinen Varizen und von proximal nach distal sklerosieren. Vor Sklerosierung exakte Zeichnung aller insuff. Beinvenenabschnitte erstellen. Verödungsbehandlung bedarf schriftlicher Aufklärung. Fachinformation für Aethoxysklerol® unter www.kreussler.com.

**KI:**

- absolute KI: bekannte Allergie auf Sklerosierungsmittel, akute tiefe Beinvenenthrombose und / oder Lungenembolie, lokale, im Bereich der Sklerosierung gelegene oder schwere Allgemeininf., Immobilität und Bettlägerigkeit. Für Schaumsklerosierung zusätzlich: symptomatisches offenes Foramen ovale
- relative KI: schwere AVK, schlechter AZ, akute oberfl. Venenthrombose, ausgeprägte allergische Diathese, hohes Thromboembolierisiko (bekannte schwere Thrombophilie oder Hyperkoagulabilität mit oder ohne abgelaufener tiefer Beinvenenthrombose, aktives Karzinom). Gravidität, Stillen. Für Schaumsklerosierung zusätzlich: Neurolog. Störungen inklusive Migräne nach vorangegangener Schaumsklerosierung

**Risiken:** Bei sachgerechter Durchführung Verödung effizient und NW-arm. Beachtung folgender unerwünschter Wirkungen:

- allergische Reaktionen: sehr selten lokal als allergische Dermatitis, Kontakturtikaria oder Erythem. In Einzelfällen anaphylaktischer Schock.
- minimale Hautnekrosen: sowohl nach paravasaler Injektion höherprozentiger Sklerosierungsmittel als auch, selten, nach lege artis durchgeführter intravasaler Injektion bei der Sklerosierung von Besenreisern. Sehr selten Embolia cutis medicamentosa (Nicolau-Phänomen).
- Nach versehentlicher i. a. Injektion ausgedehnte Nekrosen → Notfallsituation (lokale kathetergestützte Antikoagulation, Thrombolyse, syst. Steroidgabe).
- überschießende Sklerosierungsreaktion (und Thrombophlebitis).
- (postinflammatorische) Hyperpigmentierung: häufig. Rückbildung i. d. R. nach Wo. oder Mon. → prophylaktisch Meiden einer UV-Exposition für 2 Wo. nach Ther.
- Matting: häufig. Feine Teleangiektasien im Bereich einer verödeten Varize als eine nicht vorhersehbare individuelle Reaktion des Pat. und Folge einer Varizen-OP. Ursächlich oft inadäquate oder fehlende Ther. des zugrunde liegenden Refluxes.
- Nervenschädigung: Sehr selten Auftreten von lokalen Parästhesien.
- Sehstörungen (selten) nach Schaum-, gelegentlich nach Flüssigsklerosierung.
- Kopfschmerzen und Migräne: nach Schaum- gelegentlich, nach Flüssigsklerosierung sehr selten.
- Orthostatischer Kollaps.
- Thromboembolie: selten. Höheres Risiko bei größeren Mengen an Sklerosierungsmittel, v. a. als Schaum, und bei Pat. mit anamnestisch abgelaufener Thromboembolie oder bekannter Thrombophilie → strenge Ind.-Stellung.
- Weitere passagere Erscheinungen nach Sklerosierung: Intravasale Koagel, Phlebitiden, Hämatome, Geschmacksirritationen, Druckgefühl in der Brust,

Schmerzen am Injektionsort, Schwellungen, Indurationen, leichte Herz-Kreislauf-Reaktionen, Übelkeit. Scherkräfte durch Kompressionsverband, z. B. Blasenbildung unter aufgeklebtem Pflaster.

### Sklerosierung mit flüssigen Verödungsmitteln (Flüssigsklerosierung)

Polidocanol (Aethoxysklerol®) in den Konz. 0,25 / 0,5 / 1 / 2 / und 3 %. Max. Dosis von Polidocanol 2 mg / kg KG / d.
Benötigt werden eine leichtgängige Einmal- oder Glasspritze sowie dünnkalibrige Kanülen, zur lokalen Kompression Watte- oder Gazetupfer oder -polster und Papierpflaster.
**Besenreisersklerosierung:** Polidocanol flüssig, Behandlung alle 2 Wo. am selben Bein. Keine Wirkung unter 0,25 % (1. Sitzung), 0,5 % (2. Sitzung) und 0,75 % (3. Sitzung) → Versuch mit Schaumsklerosierung: Injektion einer kleinen Menge eines 0,25 %igen, evtl. auch eines 0,5 %igen Schaums (Risiko einer Hyperpigmentierung ↑).
**Retikuläre und größere Varizen:**

- Punktion der zu verödenden Venen in aufrechter Position oder im Liegen. Retikuläre Varizen, Markierung einer Varize vor Phlebektomie u. a.
- Injektion im Liegen. Nach Punktion der Vene mit freier Kanüle oder aufgesetzter Spritze Überprüfung der intravasalen Lage.
- Langsame Injektion des Sklerosierungsmittels, evtl. fraktioniert und unter Kontrolle der intravasalen Lage der Kanüle. Starke Schmerzhaftigkeit während der Injektion Hinweis auf paravasale Injektion → Injektionsstopp!
- Direkt nach Injektion des Sklerosierungsmittels und Entfernung der Kanüle lokale Kompression im Verlauf der verödeten Vene.
- Am Ende der Sklerosierung stets Kompressionsbehandlung entweder mit Kompressionsstrumpf oder -verband. Kompressionsverband: am Oberschenkel z. B. Acrylastic® für 2 d; am Unterschenkel Kompressionsverband nach Pütter (▶ Abb. 21.10) für 3 d (auch über Nacht), danach tgl., mind. 3 Wo. nach letzter Sklerosierung. Nach der Sklerosierung von Besenreisern und retikulären Varizen Tragen eines Kompressionsstrumpfs (20–30 mmHg, Klasse II) für 1–3 Wo., nach der von Seitenästen und Saphenavenen 3 Wo.
- Lokale Kompression je nach Kaliber und Lokalisation der Varizen für h bis mehrere d und Wo. nach Abschluss der Sklerosierungsbehandlung.
- Nach der Sklerosierung größerer Venen in konventioneller Technik **muss** Pat. zur Thromboseprophylaxe stets mind. 30 min gehen, dabei auf Anzeichen für allergische Reaktionen achten.
- In den ersten Tagen nach der Sklerosierung keine intensive sportliche Betätigung, heißen Bäder, Sauna, Langstreckenflugreisen und ausgeprägte UV-Einstrahlung (Sonnenbank)!

**Duplexsonografisch kontrollierte Applikation:**
Mit Ultraschall-Doppler-Stiftsonde (oder FKDS) Detektion von Venenabschnitten mit path. Refluxen → Markierung an der Haut. Sklerosierung größerer Venen in offener Nadeltechnik (Gefäßpunktion → spritzende, hellrote Blutung?). Nach i. v. Applikation des Sklerosierungsmittels sofortige Kompression der Verödungsstelle → Förderung des Venenspasmus.

**!** Versehentliche i. a.-Applikation von Sklerosierungsmittel → Entstehung ausgedehnter Nekrosen bis hin zur Beinamputation.

### Sklerosierung mit aufgeschäumten Sklerosierungsmitteln

**Ind.:** Ther. größerer Varizen (bei Gefäßen mit Durchmesser < 1 mm Flüssigverödung bevorzugen).
Technik zur Schaumbildung nach Tessari: Feinblasige, in niedrigen Konz. flüssige, in höheren Konz. eher visköse Schaumqualität durch turbulente Mischung von Flüssigkeit und Gas in 2 über einen 3-Wege-Hahn verbundenen Spritzen. Mischungsverhältnis Sklerosierungsmittel:Gas = 1 : 3 oder 1 : 4. DSS-(Doppel-Spritzen-System-, Easy-Foam®-)Technik: Feinblasiger, visköser Schaum durch turbulente Mischung von Polidocanol mit Gas 1 : 5- in 2 über einen Konnektor verbundenen Spritzen. Lebensdauer des Schaumes < 1 Min.
**Punktionstechnik und Injektion:**
- VSM: Direktpunktion der Vene am proximalen Oberschenkel
- VSP: Direktpunktion der Vene am proximalen oder mittleren Unterschenkel
- Perforantes: Injektion nicht direkt in die betroffene Vene
- Sequenzielle „multilokuläre" Technik mit kleineren Schaumvolumina / Injektionsstelle anstelle der ‚single-shot'-Technik

**Schaumherstellung, Konzentrationen und Volumina:**
- Bevorzugte Relation von Sklerosierungsflüssigkeit und Gas zur Herstellung eines Sklerosierungsschaums: 1 + 4 (1 Teil Flüssigkeit + 4 Teile Gas)
- Empfohlene max. (KG-unabhängige) Schaumvolumina pro Sitzung und d (in einer oder in mehreren Injektionen): 10 ml. Kanüle nicht < 25 G
- Behandlung großkalibriger Varizen möglichst mit viskösem Sklerosierungsschaum
- Bei Behandlung von Stammvarizen Injektion 8–10 cm distal der Mündungsstelle

**Pat.-Aufklärung:** Vor Schaumsklerosierung Aufklärung über die gleichen Risiken und möglichen NW wie vor Flüssigsklerosierung, zusätzlich über
- höheres Risiko für meist reversible Hyperpigmentierungen (häufig, Persistenz bis zu 6 Mon.) und Entzündungen,
- Risiko für passagere neurologische Symptome u. Sehstörungen,
- Risiko für Migräneauslösung.

**Sicherheitsmaßnahmen** während Schaumsklerosierung von VSM u. VSP:
- Ultraschallkontrolle der Schaumverteilung
- Injektion sehr viskösen Schaums (2 % oder mehr)
- Vermeidung einer sofortigen Kompression der injizierten Bereiche (Kompression von VSM / VSP nach ca. 10 min, Seitenastvarizen, Varizenrez. oder Perforansvenen nach ca. 5 Min.), da zu schnelle Schaumdislokation
- Keine Pat.- oder Beinbewegung über 2–5 min, kein Valsalva-Manöver
- Aktive Muskelbetätigung (z. B. wiederholte Fußflexionen) bei Nachweis größerer Schaummengen im tiefen Venensystem (FKDS Kontrolle).

### Therapiekontrolle nach Sklerosierung

Rückgang der subjektiven Beschwerden, der sichtbaren Varikosis und / oder des Saphenarefluxes (d-PPG-Kontrolle, FKDS, USD).

## 21.2.2 Chronische Veneninsuffizienz (CVI; I87.2)

**Def.:** Durch langjährige venöse Hypertension im Stehen (ambulatorische Hypertension) bedingte Komb. von Hautveränderungen und klin. Beschwerden. Ursächlich hämodynamisch relevante Rezirkulationskreise im Venensystem. Folge sind Unterschenkelödeme oder Hautkomplikationen.
Risikofaktoren: Bei 95 % aller Venenkranken erbliche Prädisposition („Bindegewebsschwäche"), Bewegungsmangel, stehende / sitzende Tätigkeit, Adipositas, mehrere Schwangerschaften.

**Pathophysiologie:** Alle Venenkrankheiten mit globaler Beeinträchtigung der Hämodynamik an einer Extremität führen zum Symptomenkomplex der CVI.
Erhöhung des peripheren Venendrucks unter dynamischen Bedingungen → Erhöhung des transmuralen Drucks in den (post)kapillären Gefäßen → Schädigung der Hautkapillaren, Dermatoliposklerose oder Atrophie blanche und letztendlich Ulzeration.
Insuff. der sub-, trans- und / oder epifaszialen Venen → Störungen der Makro- und Mikrozirkulation.
Erstes klin. Symptom: Schwellungsneigung im Stehen. Später HV und trophische Störungen (▶ Tab. 21.4) als Folge einer gestörten Mikrozirkulation.
Beim Venengesunden Rücktransport von 95 % des Blutes aus den Beinen zum Herzen durch Betätigung der Wadenmuskelpumpe, Rest über das oberfl. Venensystem (V.-saphena-magna / parva-Abstromgebiet). Bindegewebsschwäche → Weitung der oberfl. Vene, z. B. im Bereich ihrer Mündung ins tiefe Beinvenensystem → insuff. Venenklappenschluss → Rezirkulationskreislauf → „Versacken" von venösem Blut im Unterschenkel.
Im Stehen, Sitzen und bei Betätigung der Bauchpresse fließt das Venenblut über das oberfl. Venensystem zur Peripherie zurück, mit der Folge des Rückstaus der venösen Blutsäule in die Peripherie (anfänglich „Schweregefühl", später Unterschenkelödeme) und einer Volumenbelastung der Wadenmuskelpumpe.

**Klinik:**
▶ Tab. 21.4.

**Tab. 21.4 Klinische Stadieneinteilung nach Widmer.**

| Stadium | Klinik |
|---|---|
| I | Unterschenkelödem und Corona phlebectatica paraplantaris |
| II | I + HV: Purpura jaune d'ocre (Stadium IIa), Induration des Epifaszialraums (Hypodermitis, Dermatolipofasziosklerose [Stadium IIb]) |
| IIIa | I + II + narbig abgeheiltes Ulcus cruris venosum |
| IIIb | I + II + florides Ulcus cruris venosum |

- je nach Schweregrad (▶ Tab. 21.4): Ödem, Schweregefühl, Crampi nocturni, Pruritus.
- Im Stehen sichtbare Varikosis mit chron. Thrombophlebitis (leichte Überwärmung entlang der Varikose) oder Periphlebitis.
- Ausschau nach Hautkomplikationen:
  - chron. Stauungsekzem → erhöhtes Risiko für Typ-IV-Sensibilisierungen auf Salbengrundlagen und Therapeutika
  - Purpura jaune d'ocre: erhöhter ambulatorischer hydrostatischer Druck → Erythrozytenextravasation → flächenhafte ockergelbe Hyperpigmentierung am Unterschenkel als Abbaufolge
  - „Hypodermitis": akute, primär aseptische, schmerzhafte, plattenartige Entzündung des subkutanen Fettgewebes mit dessen bindegewebigem Umbau. Später Übergang in Dermatosklerose
  - Dermatoliposklerose: derbe Verhärtung der Haut mit bindegewebigem Umbau des subkutanen Fettgewebes
  - Dermatolipofasziosklerose: Verwachsung der Bindegewebsplatte mit Muskelfaszie (→ Schmerzen bei Muskelbewegung → Immobilisation → arthrogenes Stauungssy. durch Schonhaltung → Verschlechterung der CVI)

- Atrophie blanche/Capillaritis alba: weißlich-glänzende, porzellanfarbene vernarbende Hautatrophie, v. a. perimalleolär und periulzerös. Bei Ulzeration äußerst schmerzhaft. Spielt sich im Unterschied zur Hypodermitis nicht primär im subkutanen Fettgewebe, sondern im Korium ab. Immer Gefahr einer Ulzeration, die das gesamte Areal der Atrophie blanche betreffen kann.
- Ulcus cruris venosum (▶ 21.5).
- Papillomatosis cutis lymphostatica (chron. Lymphödem).

**Klassifikation:** ▶ Tab. 21.5.

**Tab. 21.5 CEAP-Klassifikation der chron. Veneninsuffizienz (mod. Fassung von 2004).**

| Klassifikation | Befund |
|---|---|
| C: Klinische Klassifikation/Erscheinung der Varizen[1] | |
| C0 | keine sicht- oder tastbaren Venenerweiterungen |
| C1 | Besenreiser, Teleangiektasien, retikuläre Varizen |
| C2 | Varizen (größer als retikuläre Varizen, > 3 mm Querschnitt) |
| C3 | eindrückbares prätibiales Ödem |
| C4 | Hautveränderungen |
| C4a | Pigmentierung und/oder Ekzem |
| C4b | Dermatosklerose und/oder Atrophie blanche |
| C5 | abgeheiltes venöses Unterschenkelgeschwür |
| C6 | florides venöses Unterschenkelgeschwür |
| E: Ätiologische Klassifikation | |
| Ec | Kongenitale Venenerweiterungen |
| Ep | Primäre Varikosis |
| Es | Sekundäre Varikosis |
| En | Venöse Genese nicht identifiziert |
| A: Anatomische Klassifikation | |
| As | superfizielle Venen |
| Ap | Perforansvenen |
| Ad | tiefe Venen |
| An | nicht identifiziert |
| P: Pathophysiologische Klassifikation | |
| Pr | Reflux |
| Po | Obstruktion |
| Pr,o | Reflux und Obstruktion |
| Pn | nicht identifiziert |
| L: Level/Umfang der Diagnostik | |
| L I | klinische Untersuchung, cw-Doppler-Stiftsonde |
| L II | FKDS, Plethysmografie (nicht invasiv) |
| L III | Venendruckmessung, Phlebografie, CT, MRT |

[1] Jede klinische Einteilung wird mit einem Zusatz charakterisiert: S–symptomatisch, A–asymptomatisch, S umfasst Beschwerden wie Schwere, Schmerzen, Spannung, Muskelkrämpfe

Vergleichbarkeit von Untersuchungen: Ersetzen der Schweregradeinteilung nach Widmer durch die CEAP-Klassifikation (S3-Leitlinie).

**Diagn.:**

- Inspektion am stehenden Pat.: Besenreiser, retikuläre Varizen, Varikosis und insuff. Perforantes (blow out?) im Abstromgebiet der VSM u. VSP? Crosseninsuff.?
- HV: s. o.
- apparative Diagn. (▶ 21.2.1)

**Ther.:**

- extrafasziale CVI: Sklerosierung und / oder OP
- intrafasziale CVI: lebenslange Kompressionsther. (▶ 21.5)
- Komb. CVI (extra- und intrafaszial): lebenslange Kompression, bei besserbarer Venenfunktion (d-PPG + venöser Ultraschall-Doppler, ▶ 21.1.1) OP oder Sklerosierung extrafaszialer insuff. Venenabschnitte
- Ther. des Ulcus cruris (▶ 21.5)
- Bei Varikosis der VSM oft gleichzeitige Mündungsklappeninsuff. (Crosseninsuff.), bei Varikosis der VSP auf Perforansinsuff. achten. Stamm- und Seitenäste beider extrafaszialen Venen mittels Ultraschall-Doppler-Untersuchung auf biphasische Refluxe untersuchen.

**Prävention:**

> Merke: **S**tehen und **S**itzen sind schlecht, **l**ieber **L**aufen und **L**iegen!

## 21.2.3 Oberflächliche Venenthrombose (I80.9)

**Syn.:** Thrombophlebitis superficialis, OVT.

**Def.:** Entzündung der Wand oberfl. / epifaszialer Venen mit sek. Thrombenbildung. Steigende Inzidenz mit zunehmendem Alter. Uni-, selten multilokuläres Auftreten. 6-fach erhöhtes Risiko für TVT und 4-fach erhöhtes für Lungenembolie (LE). Einteilung nach Formen und deren Häufigkeit:

- Obstruktion des Venenlumens: Varikothrombose / -phlebitis (ca. 90 %, unilokulär)
- Entzündung der Venenwand: Thrombophlebitis superficialis (ca. 8 %), Thrombophlebitis migrans / saltans (ca. 2 %, multilokulär), oberfl. sklerosierende Phlebitis (Mondor-Sy., < 0,5 %)

**Klinik:**

- Geschwollener, verhärteter, subkutan tastbarer Strang mit starkem Berührungsschmerz, lokaler Rötung und Hyperthermie
- OVT: in bis zu 15 % Einwachsen ins tiefe Venensystem, in bis zu 25 % begleitende TVT oder asymptomatischen LE

> OVT reicht häufig viel weiter als die klin. erkennbare Entzündung. Farbduplexsono inklusive Kompressionssono Methode der 1. Wahl zur Eruierung einer partiellen Lumenobstruktion der großen Venen.

**DD:** Lymphangitis (fadenförmig, nicht druckdolent; ▶ 21.4.2).

**Ther.:**
- kurzstreckige (< 5 cm), mündungsferne OVT ohne Perforansbeteiligung:
  - Kompressionsther. nach Pütter (wichtigste Maßnahme, auch nachts), lokale physikalische Maßnahmen (Kälte, Alkoholwickel), lokal antiphlogistische (z. B. ibuprofenhaltige) Gele
  - bei frischem oberfl. Thrombus: Stichinzision (nach Thrombusexprimierung Schmerz ↓)
  - bei Schmerzen NSAR (z. B. Ibuprofen 3 × 400 mg / d p. o.) kurzzeitig (< 1 Wo.)
  - Viel gehen, nachts Bein hochlagern. Nur bei Bettlägrigkeit Antikoagulation mit NMH!

> **!** Bei V. a. TVT keine i. m. Injektion, da Thrombolyse oder Heparinbehandlung ausgeschlossen.

- Thrombophlebitis eines größeren Varizenabschnitts (≥ 5 cm) mündungsfern (> 3 cm Abstand zur Crosse, duplexsonografischer Nachweis; a), mündungsnah ≤ 3 cm (b)
  - Kompressionstherapie nach Pütter (ggf. bis zu 3 Mon.; ▶ Abb. 21.10).
  - (a): Fondaparinux (z. B. Arixtra®) in einer Dosis von 2,5 mg / d s. c. über mind. 30 d, bei hohem Risiko für thrombembolische Ko. max. 45 d, (b): wie TVT, s. u.
  - ggf. zusätzlich lokale physikalische Maßnahmen.
  - Entfernung des Thrombus durch Stichinzision.
  - Spätere Sanierung der Varikose zur Rezidivprophylaxe unabdingbar.

**Sonderformen: Thrombophlebitis saltans**
- **Septische Thrombophlebitis saltans:** Meist durch Staph. (Staph. aureus), seltener durch Klebsiellen und Enterobakterien. Prozess lokal begrenzt → Einschmelzung, Abszedierung und Ulkusbildung.
- Sklerosierende Phlebitis (**Mondor-Syndrom**)**:** Oberfl. strangförmige Phlebitiden der Vv. thoracoepigastricae. Bei M als OVT der dorsalen Penisvene. Assoziation mit Grundkrankheiten s. u.
- **Thrombophlebitis migrans / saltans:** Rez. segmentäre Entzündung nicht varikös veränderter kutaner / subkutaner Venen der unteren, selten der oberen Extremitäten. Ursächlich vermutet werden u. a. Inf. und Malignome (Abdominal-, Bronchial-, Mamma-TU).

## 21.2.4 Tiefe Venenthrombose (TVT; I80.28)

**Syn.:** Phlebothrombose der unteren Extremität

**Def.:** Akute partielle oder komplette Verlegung der tiefen Leit- und Muskelvenen (Becken-, Oberschenkel-, Unterschenkeletage) durch Gerinnsel. Gefahr des appositionellen Wachstums des Thrombus in der Vene und der pulmonalen Embolisation. Ausnahmsweise weitgehende, die Venenklappen erhaltende Auflsg. der Thromben spontan oder unter Standardther. Im weiteren Verlauf teilweise bindegewebige Organisation, überwiegend mit Rekanalisation und Zerstörung der Klappen. CVI häufige Spätfolge.

**Ätiol.:** Blutflussreduktion → Entzündungsreaktion → Blutgerinnungsaktivierung = Immunothrombose. Virchow-Trias:

- Stase durch Immobilisation oder Kompression (z. B. bei raumforderndem Prozess)
- Alteration der Venenwand (z. B. nach Frakturen, Gravidität, Entzündung, OP)
- Hyperkoagulabilität (Ovulationshemmer, Nikotin, Paraneoplasie)

**Klinik:**

- Einseitiges, meist plötzlich aufgetretenes Ödem der Wade (Umfangsdifferenz > 3 cm; subfasziales pralles Ödem = pos. Ballottement), Missempfindungen und Schmerzzunahme im Stehen oder beim Husten. Glanzhautbildung, zyanotische Verfärbung bei herunterhängender Extremität, diffuse Überwärmung, prätibiale Warnvenen nach Pratt (kleine erweiterte Venen), Fußsohlendruckschmerz.
- bei Beckenvenenthrombose: Schmerzen in der Leiste
- bei Zeichen einer LE: Dyspnoe, Zyanose, thorakaler Schmerz, subfebrile Temperatur

**KO:** Thromboseprogression (20 %), LE (50 %) mit langzeitiger Ausbildung eines PTS (50 %).

**Diagn.:** Bei alleiniger Anwendung klin. Untersuchungstechniken Wahrscheinlichkeit, vorhandene Thrombose zu übersehen, < 10 %, eine nicht vorhandene Thrombose fälschlicherweise zu diagnostizieren, aber 70 %.

- Klin. Zeichen der TVT (Venendruckpunkte):
  - Mayer: Wadenkompressionsschmerz
  - Payr: Schmerz bei Druck auf mediale Fußsohlenmuskulatur
  - Bisgaard: Kulissendruckschmerz hinter dem Außenknöchel
  - Homans: Wadenschmerz bei Dorsalflexion des Fußes
- Lowenberg-May-Test: langsames Aufpumpen einer RR-Manschette an der Wade bis zur Schmerzgrenze. Seitendifferenz beider Waden > 20 mmHg → V. a. TVT mit dem niedrigeren Druckwert (pos. Lowenberg-May-Zeichen).
- Dopplersono: Untersuchung am liegenden Pat. Untersuchung in der Leiste (V. iliaca externa), am Oberschenkel (V. femoralis) und in der Kniekehle (V. poplitea). Beurteilung von S- und A-Sounds (▸ 21.1.1).
- Kompressionssono (▸ 21.1.1) **Methode der 1. Wahl,** um TVT festzustellen bzw. auszuschließen. Keine Komprimierbarkeit des Thrombus in der Vene (Untersuchung der V. iliaca, V. femoralis, V. poplitea). Komplette Verlegung des Lumens → kein Fluss im Lumen, aber erhöhte Flussgeschwindigkeiten im Kollateralkreislauf. In größeren Venen Darstellung von inkompletten Thrombosen und flottierenden Thromben (Beurteilung der Mündungsregion der Vv. saphenae). Keine sichere Darstellung der tiefen Unterschenkelvenen.
- D-Dimer-Test (SimpliRED®) zum TVT-Ausschluss. Anmerkung: hohe Sensitivität, geringe Spezifität, falsch pos. z. B. bei inflammatorischen Reaktionen, in Gravidität und höherem Lebensalter, falsch neg. z. B. unter Therapie mit Gerinnungshemmern.
- Nachweis von 90 % aller Oberschenkelthrombosen durch Komb. aus:
  - klin. Diagn.
  - Lowenberg-May-Test
  - Kompressionssono
- Am Unterschenkel Treffsicherheit bei diesen Untersuchungen < 80 %! Bei V. a. Unterschenkelvenenthrombose → Phlebografie.

> Kein absolut spez. klin. Zeichen für TVT!

21

- Phlebografie: Nachweis kleinster Gerinnsel in Klappentaschen, Beurteilung der Wadenmuskelvenen und Darstellung der Kollateralkreisläufe. Vorteil: Umfassende Dokumentation. Nachteile: Invasivität und Rö.-KM (Allergierisiko) → Bevorzugung der Sonografie. Neg. Phlebogramm → Ausschluss einer TVT mit hoher Sicherheit.
- Antegrade Ablauf- und Pressphlebografie geeignet, TVT sicher nachzuweisen bzw. auszuschließen. Anwendung v. a. unklaren Fällen vorbehalten.

### Umfelddiagnostik (Thrombophilie, Tumorsuche)

Bestimmte angeborene und erworbene Defekte der Blutgerinnung und Fibrinolyse → Thromboserisiko ↑.

**Thrombophiliediagn.** nach thromboembolischem Ereignis in Erwägung ziehen bei idiopathischem Ereignis, jungem Pat., familiärer Disposition, Rez., ungewöhnlicher Lokalisation der TVT (Sinus-, Mesenterialvenen), Auftreten während effektiver Antikoagulation sowie Neigung zu Fehl- / Totgeburten. Untersuchung in Einzelfällen sinnvoll, wenn sog. sek. TVT bei bekanntem Risiko, z. B. bei postop. Status, Schwangerschaft oder Einnahme von oralen Antikonzeptiva. Häufige Risikofaktoren: Protein-S-, Protein-C-, AT-III-Defizienz, Faktor-V-Leiden, Antiphospholipidsy.

Bei Pat. mit transientem Risikofaktor, v. a. bei postop. TVT, mehrheitlich gute Prognose. Bei sog. idiopathischer Thrombose Rez. bei ca. 20 % der Pat. innerhalb von 2 J. nach Absetzen der Antikoagulation. Progn. noch ungünstiger bei persistierendem Risikofaktor, z. B. bei Malignom oder Antiphospholipid-Ak-Sy.

Abklärung bzgl. Thrombophilie ohne Bedeutung für Diagn. und initiale Ther. der akuten TVT, aber für Entscheidung über Dauer der Sekundärprophylaxe und für weitere Beratungsfragen.

Bei TVT ohne erkennbare Ursache Risiko für Vorliegen eines Malignoms innerhalb des auf das Ereignis folgenden J. ↑ → **TU-Suche** sinnvoll.

**Empfohlenes Untersuchungsprogramm:**

- gezielte Anamneseerhebung und körperliche Untersuchung
- Basislabor
- Aktualisierung des geschlechts- und altersspez. gesetzlichen Krebsfrüherkennungsprogramms
- Thorax-Rö.
- Abdomen-Sono
- Test auf okkultes Blut im Stuhl (iFOBT)

### Rezidivthrombose

Diagn. einer Zweitthrombose schwieriger, v. a. wenn dasselbe Venensegment betroffen. Validierter Diagnosealgorithmus fehlt.

> Verlaufskontrollen unter Einbeziehung bildgebender Verfahren und D-Dimer-Bestimmung vereinfachen Diagnosestellung bei Rezidivthrombose.

### Konservative Therapie

- **Ind.:** Verschlussalter > 10 d, Pat.-Alter > 70 J., Malignom, schlechter AZ, isolierte Unterschenkelvenenthrombose.
- **KI** zur Ther.: Hämorrhagische Diathese, manifeste Blutung, OP vor < 10 d, finales Tumorleiden, septische Thrombose.

Isolierte Unterschenkelvenenthrombose → ambulante Behandlung möglich.

- Kompressionsther. zur Behandlung der Symptome einer TVT; dauerhafter Kompressionsverband nach Pütter ebenso wirksam wie angepasster Kompressionsstrumpf. I.d.R. genügen Wadenkompressionsstrümpfe der Klasse II. für 6 Mon., wenn weiterhin Ödemneigung Verlängerung der Dauer, nach proximaler TVT über 5–8 J. zur Verhinderung eines PTS. Bei Ausbildung einer postthrombotischen proximalen Leitveneninsuff. mit venöser ambulatorischer Hypertonie bzw. Zeichen einer CVI Dauerkompressionsther. und phlebologische Kontrolluntersuchungen.
- Ziel der Ther.: Lungenembolie (LE) und die damit verbundene Mortalität und Morbidität sowie das PTS zu verhindern. Sofortige Antikoagulation → bestmögliche Reduktion des LE-Risikos.
  - Initiale Antikoagulation üblicherweise mit NMH s. c. (z. B. Tinzaparin (Innohep®) 175 IE / kg KG / d (auch bei LE), Enoxaparin (Clexane®) 200 IE / kg KG / d (auch bei LE) od. Fondaparinux (Arixtra®) 7,5 mg bei Normal-KG (auch bei LE)) in therapeutischer Dosierung für mind. 5–7 d (Kontrolle der Thrombos vor und während der Ther. wegen sehr seltener, aber gefährlicher HIT II). Bei Heparinunverträglichkeit Hirudin.
  - Überlappende Antikoagulation mit Vit. K-Antagonisten Phenprocoumon (Marcumar®) im Mindestabstand zur NMH-Gabe von 4–6 h am Abend für 3 Mon. (▶ 22). Bestimmung INR bzw. Quickwert am 4. Tag. Wenn INR > 2 bzw. Quick-Wert < 35 % und für weitere 2 d im therapeut. Bereich → Beendigung der NMH-Gabe.
  - Antikoagulation 3 Mon. bei isolierter Unterschenkel-VT, 3–6 Mon. bei Oberschenkel-VT, bei Becken-VT 6–12 Mon., wenn zusätzlich symptomatische LE immer 12 Mon.
- Für die Akutbehandlung der TVT direkter F. Xa-Inhibitor Rivaroxaban (Xarelto®) 2 × 15 mg / d p. o. für 3 Wo., dann 20 mg / d zur Langzeitprophylaxe. Alternativ Dabigatran (Pradaxa®).
- Für Ther. paraneoplastischer TVT NMH über 3 Mon.
- Bei symptomatischer Lungenembolie Rivaroxaban (Xarelto®) 2 × 15 mg / d p. o. für 3 Wo., dann 20 mg / d für Mon. im OLU. Einsatz auch zur Rez.-Prophylaxe (Xarelto® 1 × 10 mg / d p. o.). Alternativ (Pradaxa®).
- 1 × / Wo. Befundkontrolle durch Kompressionssono oder FKDS.

**Oberschenkel- und Beckenetage**

- Bei gesicherter TVT sofortige und suffiziente Antikoagulation, um Thrombusprogredienz und Lungenembolie zu verhüten.
- Heparininduzierte Thrombozytopenie (HIT) Typ II unter NMH wesentlich seltener als unter UFH. Klin. Probleme mit Thrombo ↓ und konsekutiven neuen Gefäßverschlüssen mit beiden Medikamenten nicht vor dem 9. d zu erwarten, sofern keine Vorbehandlung. Vorgesehene Behandlungsdauer > 1 Wo. → Kontrolle der Thrombos.
- UFH ind. bei hochgradiger chron. Niereninsuff. und im Rahmen gefäßrekanalisierender Maßnahmen.
- Bei Ther. mit UFH immer laborchemische Kontrolle, i. d. R. mit aPTT, bei NMH nur ausnahmsweise, z. B. im Verlauf der Gravidität. Labortest: Bestimmung der Anti-Faktor-Xa-Aktivität (Zielbereich bei 1-maliger

Applikation von NMH 1,0–2,0 E / ml, bei 2-maliger Applikation 0,6–1,0 E / ml) jeweils 3–4 h nach s. c. Verabreichung.
- Vollheparinisierung mit 5000 IE Heparin (z. B. Heparin-Natrium Braun) im Bolus i. v. (Zielsetzung aPTT 1,5- bis 2-fach verlängert, TZ bis 4-fach verlängert), dann Dauerinfusion mit Perfusor 15–20 IE / kg KG / h, Dosierung anhand von aPTT und TZ, Kontrolle nach 4 h, dann 2 × / d. Keine Blutentnahme aus Extremität mit Heparininfusion! Vorgehen bei überschießender aPTT-Verlängerung: Heparin ↓, aPTT und TZ kontrollieren. Vorgehen bei Blutungen: Ggf. Antidot Protamin langsam i. v. (1 mg antagonisiert 100 IE UFH); **cave:** aPTT dann nicht mehr auswertbar. Für Pat. mit KI gegen Heparin (z. B. bekannte HIT Typ II) Danaparoid (Orgaran®) → Faktor-Xa-Inhibition. Regelmäßige Laborkontrollen! Fondaparinux (Arixtra®) → Faktor-Xa-Inhibition, kein HIT-Typ-II-Risiko.

> Immobilisierung des Pat. mit TVT jedweder Lokalisation nicht indiziert, außer zur Linderung der Beschwerden bei stark schmerzhafter Beinschwellung!

- Kompressionsther. Siehe isolierte Unterschenkelvenenthrombose. Beginn so früh wie möglich, komb. mit kontrolliertem Gehen.
- Beibehaltung der Mobilisation bei akuter TVT wichtig und effektiv. „Kontrolliertes Gehen" → Pat. geht neben der allg. Mobilität 3 × / d 20–30 min.

### Thrombusbeseitigende Maßnahmen

- Ziel von thrombusbeseitigenden Maßnahmen (zusätzlich zur Antikoagulation): Verringerung von Häufigkeit und Schwere des PTS. Restitutio ad integrum verhindert PTS. Isolierte Unterschenkelthrombose **keine** Lyseind.!
- Thrombusbeseitigende Maßnahme (Lysetherapie, OP, komb. sowie andere interventionelle Verfahren) v. a. bei jungen Pat., bei erster und ausgedehnter Thrombose und kurzer Anamnese Nutzen thrombusbeseitigender Verfahren im Vergleich zur alleinigen Antikoagulation nicht belegt → Ind.-Stellung unter strenger Beachtung der KI (z. B. flottierender Thrombus) und der teilweise lebensbedrohenden KO. Für Phlegmasia coerulea dolens (Gefährdung der art. Versorgung) thrombusbeseitigende Verfahren mit dem Ziel des Extremitätenerhalts empfohlen. Schriftliche Zustimmung des Pat. erforderlich. Durchführung von Thrombolyse oder Thrombektomie in spezialisierten Zentren!

### Sekundärprophylaxe durch Antikoagulation

- Wenn keine invasive Ther., Sekundärprophylaxe am 1. oder 2. d durch überlappende Antikoagulation mit Vitamin-K-Antagonisten (z. B. Phenprocoumon), Zielbereich INR 2,0–3,0 (mind. 6 Mon). Alternativ: Acetylsalicylsäure 100 mg / d p. o. (vor Zubettgehen) und Rivaroxaban (Xarelto®) p. o.
- Langzeitig Kompressionsstrumpf Klasse II nach Maß.
- Dauer der Kompressionsbehandlung abhängig vom Ergebnis phlebologischer Kontrolluntersuchungen (d-PPG, Kompressionssono oder FKDS), die bei Beendigung der Antikoagulation und dann nach 6 Mon. erfolgen sollen. Bei Fortbestehen eines venösen Funktionsdefizits mit Ödemneigung Fortführung der Kompression.

## 21.2.5 Phlebothrombose der oberen Extremität (I80.88)

**Def.:** Akuter Verschluss einer Armvene.
Ätiologie: Kompression (raumfordernder Prozess, Halsrippe), Überanstrengung (Paget-von Schrötter-Sy.).

**Klinik:** Einseitiges, meist plötzlich aufgetretenes Ödem (Umfangsdifferenz > 2 cm), livide Armschwellung, Achseldruckschmerz. Bei massiver Phlebothrombose stasebedingte Ischämie mit Ausbildung einer Gangrän möglich (Phlegmasia coerulea dolens).

**Diagn.:** Klinik, FKDS (▶ 21.1.1). Bei erhärtetem Verdacht Temp., BB, BSG, AST, ALT, γ-GT, Krea, 24-h-Sammelurin für Krea-Clearance, Quick (INR), PTT, TZ, ATIII, EKG, Herz-Echo, Thorax-Rö.

**Ther.:**
- Hochlagerung, Vollheparinisierung mit überlappender Antikoagulation mit Phenprocoumon für mind. 3 Mon.
- Nur bei Phlegmasia coerulea dolens Ind. zur Dekompressions-OP.

**KO:** Dauerhafte Armschwellung, Stewart-Treves-Sy. (▶ 11.9.3).

# 21.3 Arterienerkrankungen

## 21.3.1 Periphere arterielle Embolie (I74.4)

**!** Gefäßchirurgischer Notfall!

**Def.:** Über 80 % aller akuten Arterienverschlüsse durch embolisches Material kardialen Ursprungs. Bei Vorhofseptumdefekt kann embolisches Material der venösen Strombahn entstammen. Multifokales Auftreten (A. carotis, Nieren- u. / od. Mesenterialarterien) mögl.
Prädilektionsstellen: spitzwinklige Teilungsstellen von Arterien, v. a. an der unteren Extremität (Aorten-Iliaka-Femoralis-Poplitea-Gabel). Erkrankungsgipfel 50. – 70. LJ. M = F.

**Klinik:** Typisch sind die „6 Ps“ :

**6 Ps:**
- Pain (Schmerz)
- Paleness (Blässe)
- Pulselessness (Pulslosigkeit)
- Paresthesia (Gefühlsstörung)
- Paralysis (motorische Schwäche / Lähmung)
- Prostration (Erschöpfung bis zum Schock)

Der Embolus bleibt besonders häufig an Gefäßverzweigungen hängen!

**Diagn.:**
- Doppler-Ultraschall, Duplexsonografie, bei kompensiertem Verschluss Angiografie
- Aufwand der Diagn. dem Gefährdungsgrad der Extremität anpassen!

**DD:** AVK (Claudicatio-intermittens-Anamnese), akute Phlebothrombose (Extremität warm, gefüllte Venen), akute periphere Neuropathie (z. B. Bandscheibenprolaps), art. Pseudoembolie durch Arterienspasmus (posttraumatisch), nach versehentlicher i. a. Injektion (Narkotika, Tranquilizer) oder nach Einnahme von Ergotamin-Präp., Aneurysma dissecans, akute Ischialgie, Muskelriss.

**Ther.:**

- sofort:
  - 10.000 I. E. Heparin i. v.
  - Schmerzbekämpfung, z. B. mit 50–100 mg Pethidin (Dolantin®) langsam i. v.
  - Tieflagerung der Extremität → Verbesserung des Perfusionsdrucks
  - großlumiger venöser Zugang → Schockbekämpfung
  - weiche Lagerung in Decken oder Watte → Wärmeverlust ↓
  - Gefäßchirurgen hinzuziehen!



> Vorsicht:
> - Keine i. m. oder i. a. Injektionen, da KI für Fibrinolyse
> - Keine Vasodilatatoren (Steal-Phänomen)

- Innerhalb der nächsten 4 h:
  - Embolektomie durch Gefäßchir., postoperative Antikoagulation
  - Fibrinolyse

## 21.3.2 Arterielle Verschlusskrankheit (AVK; I70.29)

**Def.:** Oberbegriff für Krankheitsbilder, die durch chron. Stenose oder Verschluss größerer Gliedmaßenarterien entstehen.
Chron. Umbauvorgänge von Arterien → Wandverhärtung, Elastizitätsverlust und Lumeneinengung (Arteriosklerose; ▶ Abb. 21.4).
AVK meist multilokulär (z. B. Koronarien, hirnversorgende Arterien, Nierenarterien, Arterien der unteren Extr.). Bei 50 % der Pat. mit Claudicatio intermittens Nachweis klin. relevanter arteriosklerotischer Koronararterienveränderungen und bei 70 % Plaques an der Bifurkation der A. carotis → Untersuchung von Herz, Nierenarterien und hirnversorgenden Gefäßen!

**Klinik:** Einteilung der AVK nach Fontaine (modifiziert nach Bollinger; ▶ Tab. 21.6).

### Stadium II – Claudicatio intermittens

Charakteristische belastungsabhängige, zur Pause zwingende Beinbeschwerden: Schmerzen, muskelkaterartige Beschwerden oder Schwächegefühl. Bei Steigung oder bei schnellerem Gehen Schmerzen

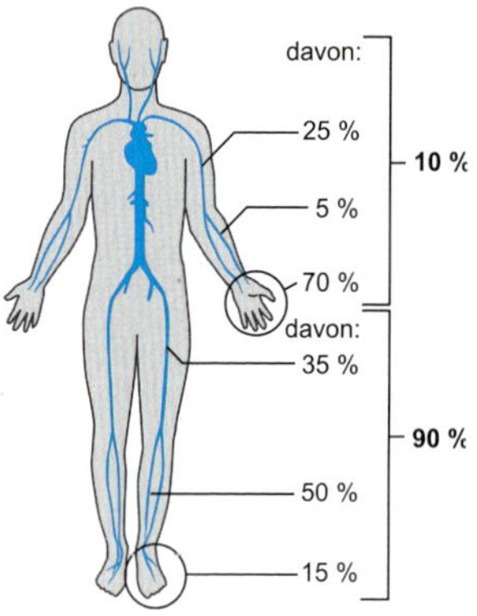

Abb. 21.4 Lokalisationen der AVK. [L157]

| Tab. 21.6 Schweregrade der AVK (nach Fontaine). | |
|---|---|
| **Stadium** | **Klinik** |
| I | Beschwerdefreiheit bei nachgewiesenen atherosklerotischen Veränderungen bzw. Strömungshindernissen |
| II | belastungsabhängige, reversible Schmerzen in poststenotischen Muskelgruppen (Claudicatio intermittens) |
| IIa | schmerzfreie Gehstrecke > 200 m |
| IIb | schmerzfreie Gehstrecke < 200 m |
| III | nächtliche Ruheschmerzen |
| IV | zusätzlich Nekrosen oder Gangrän, Durchblutung kritisch (poststenotischer Druck < 50 mmHg) |



früher und intensiver. Häufig lokal Kältegefühl, belastungsabhängige Abblassung, gelegentlich Parästhesien, nachtbetonter Ruheschmerz, Ulzera oder Nekrosen. „Walking-through"-Phänomen: Schmerzen verschwinden wieder trotz Weitergehens bei guter Kompensation.

### Stadium III – Ruheschmerzen

Anamnestische Kriterien für Ruheschmerzen:

- Schmerzen vorwiegend nachts
- Besserung nach Lagewechsel (z. B. Aufstehen)
- Schmerzlokalisation im Vorfuß
- Schmerzverstärkung nach Anheben der Beine

Begleiterkr. können die Symptomatik beeinflussen, z. B. keine Schmerzen bei (diabetischer, urämischer) Polyneuropathie!

**Diagnostik:**

- Anamnese
- Hinweise für Risikofaktoren?
- Medikamentenanamnese (ergotaminhaltige Präp.)
- Lokalisation des Belastungsschmerzes
- Inspektion: blasse, marmorierte, kühle Haut, evtl. Ulzera akral oder Druckstellen
- Pulsstatus (▶ Tab. 21.7): Fehlender Puls bei Verschluss, Pulsamplitudenabschwächung bei proximal gelegener Stenose
- Arterienauskultation (Stenosegeräusche)

| Tab. 21.7 Verschlusslokalisationen und Pulsbefund. | | | |
|---|---|---|---|
| **Pulse A. femoralis** | **Pulse A. poplitea** | **Pulse A. tibialis posterior, A. tibialis anterior** | **Verschlusslokalisation** |
| – | – | – | Beckentyp |
| + | – | – | Oberschenkeltyp |
| + | + | – | Unterschenkeltyp |
| + | + | + | Peripherer Typ |

- Labor: BSG; BB, Quick, Fibrinogen, BZ, Chol., TG, Harnsäure, HDL, LDL, Krea, Transaminasen
- Makrozirkulation
  - Art. Ultraschall-Doppler-Druckmessung: Knöcheldruck bei Normotonikern > 100 mmHg = leichte Ischämie (Stadium I und IIa); 90–60 mmHg = mittelschwere Ischämie (Stadium IIb – III), < 50 mmHg = schwere Ischämie (Stadium IV). Bestimmung des Knöchel-Arm-Index (**A**nkle **B**rachial **P**ressure **I**ndex (ABPI)) = niedrigster Knöchelarteriendruck dividiert durch den mittleren Armarteriendruck: > 1,3 falsch hohe Werte, > 0,9 Normalbefund, 0,75–0,9 leichte, 0,5–0,75 mittelschwere, < 0,5 schwere AVK
  - Laufbandergometrie zur Stadieneinteilung nach Fontaine (▶ Tab. 21.6)
  - Angiografie zur Ther.-Planung (intraart. Katheterangiografie, alternativ MR-Angiografie)
  - Ulzera, Nekrosen: MRT z. A. Osteomyelitis, Abstrich bei Gangrän
- Mikrozirkulation:
  - Kapillaroskopie (Ausschluss Kollagenose)
  - Art. Fotoplethysmografie zur Bestimmung der akralen art. Drücke
  - Akrale Pulsoszillografie mit Eiswasser und Nitrogabe (z. A. einer funktionellen Durchblutungsstörung z. B. Raynaud-Sy., Ergotismus)

**Therapie:** 50 % der Pat. mit AVK-Stadium IIb haben KHK; in Stadien III und IV 90 % der Pat. betroffen. 70 % der AVK-Pat. haben arteriosklerotische Läsionen der Karotiden. AVK als Multiorgan-Systemkrankheit → interdisziplinäres Vorgehen!

> In symptomatischen AVK-Stadien Langzeitther. Mit Rivaroxaban 2 × 2,5 mg / d kombiniert mit ASS 100 mg / d p. o. (vorm Zubettgehen) oder Clopidogrel 75 mg / d p. o. im OLU. Keine Kombination mit Ibuprofen od. Naproxen, da Wirkungsabschwächung.

- Stadium IIa nach Fontaine: kons. Maßnahmen
- Stadium IIb relative, Stadium III und IV absolute OP-Ind.

**Allg. Maßnahmen:**
- Pat.-Aufklärung: Risikofaktoren meiden, v. a. Nikotin (Vasokonstriktor!) und Kompression. Keine hyperämisierenden Maßnahmen (z. B. heiße Bäder, Heizdecke o. Ä.).
- Bei stabiler Claudicatio intermittens Gehtraining unter Anleitung (Gefäßsportgruppe) über 3 Mon. 3 × / Wo. Selbsttraining nicht so effektiv! **KI:** Stadien III + IV.
- Einstellung von Hyperlipidämie, Diab. mell. und Hypertonie durch Internisten.
- Medikamentöse Th. der AVK durch Internisten / Gefäßchirurgen.
- Stadium III und IV; Absolute OP-Indikation:
- Bei Superinf. im Stadium IV: antibiot. Th. nach Antibiogramm. Bei schwerer Ischämie intraarterielle Applikation von Antibiotika (z. B. Cefotaxim, Ceftriaxon, Mezlocillin) über Perfusor.
- Tieflagerung der unteren Extremitäten; Anlegen eines Wattestiefels.
- Schmerztherapie (Stadien III und IV), wenn keine interventionelle oder operative Ther. möglich:

- ASS 500 bis zu 3 × 2 Tbl. / d (bei Magenverträglichkeit) unter Magenschutz mit PPI, z. B. Omeprazol 40 mg p. o.
- Nur bei unerträglichen Schmerzen bei Versagen aller anderen Ther. oder bei zeitlich begrenzter Ther. ggf. Analgetika z. B. Metamizol (Novalgin®), Tilidin (Valoron N®), Tramadol (Tramal®). Buprenorphin (Temgesic®) u. Pethidin (Dolantin®).

- Interventionelle Th. (durch Radiologen / Chirurgen): perkutane transluminale Angioplastie (Stenoseaufdehnung durch Ballonkatheter unter DSA-Kontrolle) od. lokale Lyse-Th. (i. a. Infusion von Streptokinase, Urokinase oder rt-PA).
- Gefäßchir. Gefäßrekonstruktion: z. B. Thrombendarteriektomie, Bypass. Ultima ratio: Amputation.



## 21.3.3 Thrombangiitis / Endangiitis obliterans (I73.1)

**Syn.:** M. Winiwarter-Buerger, Buerger-Sy., TAO.

**Def.:** Segmentäre, multilokuläre, schubweise verlaufende, immunmediierte chron. Gefäßentzündung **aller** Wandschichten, die typischerweise im Initialstadium die kleinen und mittelgroßen Arterien und Venen der unteren (am häufigsten) und oberen Extremitäten befällt und sek. zur Thrombosierung des Lumens führt. Seltener Befall von viszeralen, renalen, zerebralen (M. Spatz-Lindenberg) und Koronargefäßen.
Epidemiologie: 2 % aller Pat. mit vaskulären Krankheiten in Westeuropa. M:F = 3 : 1 (Anteil der F nimmt zu!), Krankheitsbeginn vor dem 40 LJ.
Ätiologie: Ursache ungeklärt. Fast ausnahmslos Raucher. Krankheitsbild bessert sich nach absoluter Nikotinkarenz (ohne wesentlichen Einfluss auf durchschnittliches Sterbealter, aber auf Amputationsrate!). Allgemein verbindliche diagn. Kriterien existieren nicht!

**Klinik / Diagnostik:**

- Anamnese: Kältegefühl, Parästhesien, schmerzhafte Durchblutungsstörungen der Füße und / oder Hände, beginnend an den Akren.
- Frühsymptom: oft schmerzhafte rez. Phlebitiden (Phlebitis saltans / migrans), die der Erkr. um J. vorausgehen können.
- Plötzlich auftretendes Ischämie-Sy. infolge Obliteration der Unterschenkel- und Fußarterien, oft komb. mit akuten Verschlüssen von Unterarm- und Fingerarterien.
- Leukonychie der Zehennägel, fehlende Lunula, sehr langsames Zehennagelwachstum.
- Art. USD-Druckmessung: Orientierende Diagn., tibiobrachialer Index (▶ Tab. 21.2).
- Angiografie: Segmentaler diskontinuierlicher Befall der Arterien, glattwandige Konturen der nicht erkrankten Gefäße, Fehlen arteriosklerotischer Veränderungen, „cut off" Charakter proximaler Gefäßverschlüsse, zugespitzte Verschlüsse der distalen Arterien, Ausbildung korkenzieherartiger Kollateralen.
- Echokardiografie z. A. einer proximalen Emboliequelle.
- Labor: BB und Diff-BB, Leber-, Nierenwerte, U-Status, BZ nüchtern, Lipidprofil, BSG, CRP, RF, Komplement, ANA, Antizentromer-, Anti-Scl-70-, Antiphospholipid-Ak, Thrombophiliediagnostik.
- Solange keine Superinf. vorliegt, unauffälliges Routinelabor.

- Histologie: Chron. Panangiitis. Im Frühstadium Intimaödem mit fibrinoiden Nekrosen, Proliferation der Fibroblasten und diffuse Infiltration der Gefäßwand mit Lymphozyten, Plasmazellen und mehrkernigen Leukozyten. Zellreiche Thromben verschließen die Gefäßlumina. Im Gegensatz zu arteriosklerotischen Läsionen fehlende Chol.-Ablagerungen und Kalzifikationen.

**Therapie:**
- Wichtigste Maßnahme: Kälteschutz und v. a. absolute Nikotinkarenz
- Kurzzeitiger Steroideinsatz, z. B. Prednisolon 100–150 mg / d p. o. (umstritten)
- Akuter Verschluss → intraarterielle Fibrinolyse. **Cave:** Keine Stent-Implantation, keine mechanische Dilatation.
- Iloprost (Ilomedin®): für 3–4 Wo. (umstritten). Wenn kein Ansprechen → Versuch mit Cyclophosphamid (24) 400 mg / d i. v. für 1 Wo., dann 100 mg / d p. o. für weitere 7 Wo. oder der Endothelin 1-Rezeptorantagonist Bosentan (z. B. Tracleer®, OLU) 2 × 62,5 mg / d p.o für 1 Mon., Erhöhung auf 2 × 125 mg / d p. o. für weitere 3 Mon. oder bis zur Abheilung der akralen Nekrosen.
- Rheologische Maßnahmen als Sekundärprävention nicht belegt: Pentoxifyllin (z. B. Trental® 400 3 × 1 Tbl. / d) und ASS 100 1 × 1 / d.
- Schmerzther. mit Opiaten, selten Schmerzfreiheit erreichbar.

**Progn.:** Amputationsrate bis zu 1 / 3. Meistens wird das Rauchen nicht eingestellt.

## 21.3.4 Malum perforans (L98.4)

**Def.:** KO des diabetischen Fußes (DF, s. u.). Ulkus aufgrund verminderter Schmerzempfindung (fehlende Schutzsensibilität) u. / o. Ischämie, v. a. an Belastungs- und Druckstellen (Druckhypertrophie über Caput ossis metatarsalis II und Calcaneus) sowie nach Bagatelltrauma am Fuß (▶ Abb. 21.5). Bei diabetischer Mikro- und Makroangiopathie zusätzlich Wundheilungsstörungen, im Endstadium ggf. Gangrän, schließlich Amputation.

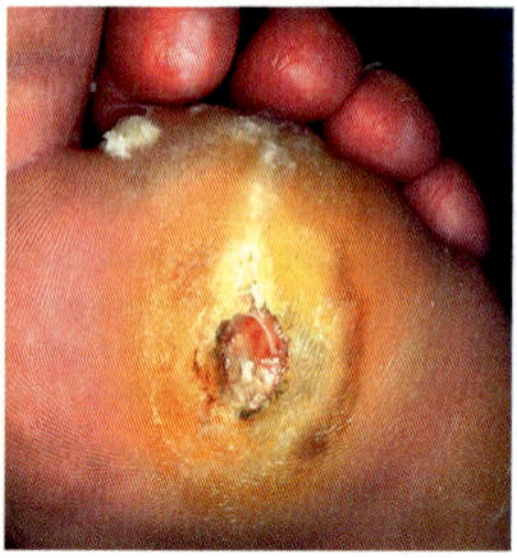

Abb. 21.5 Malum perforans. [R299]

**Epidemiologie:** Ca. 50 % der Diabetiker entwickeln eine relevante periphere Neuropathie. ⅓ hiervon bildet DF aus. Amputationsrisiko für Diabetiker deutlich ↑.

**Klinik:** Folgende Erscheinungsformen der diabetischen Neuropathie werden unterschieden:
- Symmetrische, primär sensomotorische periphere Neuropathie (PNP) distal an den Beinen (70 %)
- Asymmetrische, proximale vorwiegend motorische (amyotrophe) Neuropathie: Schwäche und Schmerzen von Oberschenkel- und Beckenmuskulatur (5–20 %)
- Autonome Neuropathien:

- Herz (Ruhetachykardie, Frequenzstarre, schmerzloser Myokardinfarkt, orthostatische Hypotonie u. a.)
- GIT (nächtliche Diarrhö im Wechsel mit Obstipation, Gastroparese → Völlegefühl)
- Urogenitalsystem (Blasenatonie, erektile Dysfunktion, retrograde Ejakulation)
- Auge (verlangsamte Mydriasis)

- Trophische Störungen: schmerzlose Ulzera an den Druckstellen des Fußes, Hyperkeratosen, Schweißsekretionsstörungen wegen gestörter Thermoregulation
- Knochen (Osteoarthropathie → Charcot-Fuß)

**Diagn.:**

- BZ-TP
- $B_{12}$-, Folsäure-Spiegel
- Anamnese: gezieltes Fragen nach Kribbeln, brennenden Schmerzen, Taubheitsgefühl: Typisch nächtliche Aggravation
- Überprüfung der Ulkustiefe mit anatomischer Pinzette (sog. probe to bone) → Knochenkontakt → Abklärung Ostitis durch MRT, evtl. + Biopsie
- V. a. Inf.: kultureller Erregernachweis mit Antibiogramm
- Ausschluss Makrozirkulationsstörung:
  - USD-Druckmessung. **Cave:** Bei Mediasklerose systolische Druckwerte aufgrund der Arterienwandstarre falsch hoch
  - Ultraschall-Duplex (bei path. USD-Werten)
  - DSA (bei path. USD-Werten)
- Ausschluss Mikrozirkulationsstörung:
  - art. Fotoplethysmografie
  - Nagelfalzkapillaroskopie
- Augenärztliches Konsil (Retinopathie)
- Orientierender Test: Füße in 50 °C heißes Wasser stellen → kein Hitzeschmerz
- Neurologisches Konsil (z. B. Tiefensensibilität; Achillessehnenreflex; Warm-Kalt- und Spitz-Stumpf-Empfinden)
- Ausschluss Beteiligung des autonomen Nervensystems (EKG usw.)

**DD:** Schmerzen in Ruhestellung → PNP; Schmerzen unter Belastung → AVK (außer Stadium III und IV nach Fontaine!) ▶ Tab. 21.8.

**Tab. 21.8 Differenzialdiagnose zwischen PNP und AVK.**

| Parameter | PNP | AVK |
|---|---|---|
| Schmerz | in Ruhe | Stadium II: bei Belastung Stadium III + IV: in Ruhe |
| Füße | warm, trocken | kühl |
| Haut | normal, rosig | blass |
| Fußpulse | normal | keine/schwach tastbar |
| Sensibilität | ↓ | normal |

[1] Bei Diabetikern mit Mediasklerose gemessene systolische Druckwerte aufgrund der Arterienwandstarre falsch hoch.

## Therapie

### Allgemeine Therapie

- Möglichst Vorstellung in spezialisierten Diabetes-Fuß-Zentren
- Normnahe BZ-Einstellung

- Reduktion neurotoxischer Einflüsse, v. a. Alkohol und Vit.-Mangel
- Risikofaktorenmanagement:
  - Behandlung von Hyperlipoproteinämie und Hypertonie (Internist)
  - Nikotinkarenz
- Rheologische Maßnahmen (▶ 21.3.2)
- Schmerzhafte PNP (ca. 15 % aller Diabetiker): Duloxetin (Cymbalta®) 30 mg / d p. o. für 1 Wo., dann 60 mg / d (abendliche Gabe)

#### Lokaltherapie

- Druckentlastung (orthopädisches, weiches Schuhwerk)
- Entfernung von Hyperkeratosen
- Wundreinigung und stadiengerechte Wundpflege (▶ 21.5)

#### Operation



**Ind.:** Symptomatische Deformität des neuropathischen Fußes bei suff. Vaskularisation und akutem Inf.

#### Diabetischer Fuß (E14.74)

Bei langer Bestandsdauer eines schlecht eingestellten Diab. mell. → DF mit sensomotorischer Neuropathie (im Frühstadium) und AVK (im Spätstadium), Osteoarthropathie mit Fußfehlbelastung und späterer Fehlstellung.
Kontrolle der Füße 1 × / J., bei Neuropathie alle 6 Mon., bei Neuropathie + AVK alle 3 Mon.
Prophylaktisch:

- Kein enges Schuhwerk
- Schuhe häufig wechseln
- Fuß trocken und sauber halten
- Füße „einfetten" (Vorbeugung gegen Rhagaden), z. B. harnstoffhaltiges Allpremed diabetic
- Schwielenentfernung durch Podologen
- Kontrolle der Nägel (vorsichtiges Feilen), Verletzungen vermeiden (Schere!)
- Nur lauwarme Fußbäder (Polyneuropathie! → evtl. operative Dekompression an den 3 Nervenengstellen: Fibulakopf, Fußrücken und Tarsaltunnel hinter dem Malleolus internus)
- Keine Heizdecken
- Kein Barfußgehen → Verletzungsgefahr

## 21.4 Lymphgefäßerkrankungen (I89.9)

Drainage- und Transportsystem der Gewebsflüssigkeit: Initiale Lymphgefäße, Präkollektoren, Kollektoren, Lymphstämme mit zwischengeschalteten Lymphknoten. Initiale Lymphgefäße → drainierende Funktion, Kollektoren und Lymphstämme → Transportfunktion.

#### Pathophysiologie

- Ursachen des Lymphödems:
  - Transportkapazität ↓ (Schädigung oder Aplasie des Lymphtransportsystems)
  - lymphpflichtige Last höher als Transportkapazität (z. B. CVI, Erysipel) eines funktionell und anatomisch intakten Lymphgefäßsystems
  - Mischformen
- Manifestes Lymphödem bei Ausschöpfung aller Kompensationsmechanismen

Der entscheidende Unterschied des Lymphödems zu anderen Ödemarten ist der Proteinreichtum der interstitiellen Flüssigkeit. Kontinuierliche Anreicherung mit lymphpflichtigen Lasten (Eiweiße, Zellen, Chylomikronen) → chron. Entzündungsreaktion → Bindegewebsproliferation mit Induration.

## 21.4.1 Chronisches Lymphödem (I89.-)

**Def.:** Primäres Lymphödem: Manifestation einer Lymphsysteminsuff. und gestörter Lymphtransport mit Flüssigkeitsansammlung im Interzellularraum. Sek. Lymphödem: externer Auslöser (s. u.).
Folgen der chron. Lymphostase:

- Proteinreiches interstitielles Ödem
- Anreicherung von adipofibrotischem Gewebe, Sklerose
- Störung des lokalen Stoffwechsels
- Infektanfälligkeit (▶ 9.2.22)
- lymphostatische Hämangiopathie
- lymphogene Arthropathie
- Ligamentosen, Tendinosen

**Klassifikation**

- primäres Lymphödem: Nach Bagatelltrauma wird aus einem subklin. primären Lymphödem ein klin. manifestes chron. Lymphödem.
- sek. Lymphödem: posttraumatisch (Narbenbildung, artifizielles Lymphödem), nach Lymphangiitis (rez. Erysipele, Insektenstichreaktion), Parasitenbefall (Filariosis bancrofti), nach Strahlenther., bei Malignomen, nach Lymphknotenausräumung im Rahmen von Malignomen (z. B. Ablatio mammae), Medikamente (Antipsychotika, Antiparkinsonmittel, Bisphosphonate)

**Klinik:** ▶ Abb. 21.6.

- **Papillomatosis cutis lymphostatica** (▶ Abb. 21.7): hautfarbene bis schmutzigbraune aggregierte Papeln bei lokaler, zirkumskripter kutaner Lymphostase (z. B. bei Amputationsstümpfen, periulzerös an Unterschenkel

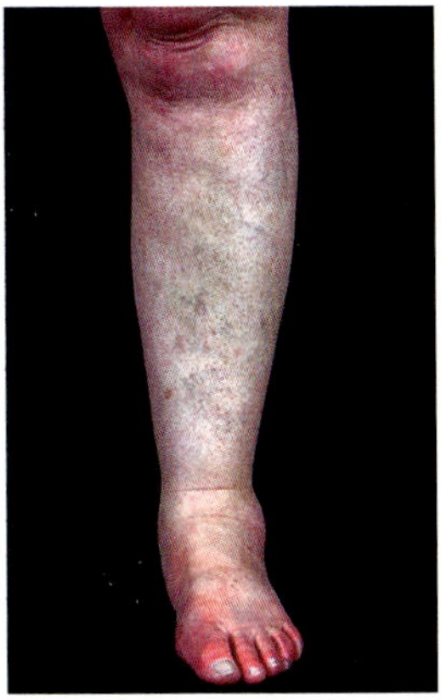

Abb. 21.6 Lymphödem. [R299]

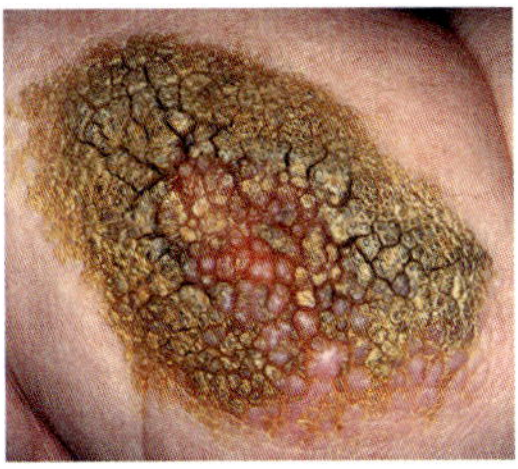

Abb. 21.7 Papillomatosis cutis lymphostatica. [R299]

oder Füßen). Papeln können mehrere mm Durchmesser und eine hyperkeratotisch-verruziforme Oberfl. haben. Häufig Ekzembildung. Maximalvariante Elephantiasis nostras verrucosa.
- **Hypodermitis:** Durch eiweißreiche Lymphe ausgelöste Pannikulitis → Ausbildung eines entzündlichen Infiltrats und einer Bindegewebsvermehrung.

**Diagn.:**
- Inspektion:
  - meist einseitiges Ödem. Wenn beidseitig, dann asymmetrisches Ödem
  - Zehen- oder Fingerschwellung (Stemmer-Zeichen pos.: Haut am Ansatz der 2./3. Akre verbreitert (> 4 mm), schwer oder nicht abhebbar, nie falsch pos., Sensitivität ca. 50 %). Vertiefte Hautfalten im Gelenkbereich
  - an unterer Extr.: Schwellung am Fußrücken, Kissen retromalleolär
- Palpation: Beurteilung der Gewebekonsistenz (Ödem? Fibrosklerose?)
- Umfangs-, Volumenmessungen
- Farbduplexsonografische Untersuchung mit einer 9–12 MHz-Linearsonde
- Bei Papillomatosis cutis lymphostatica Gewebeprobe zur Diagosesicherung (Ausschluss Papillomatosis cutis carcinoides)

> Bei plötzlichem Auftreten eines Lymphödems ohne sichtbare Wunde immer Malignomausschluss!

**Klinische Stadieneinteilung des Lymphödems:**
- Stadium I (reversibel): teigige Weichteilschwellung mit eindrückbaren Dellen. Nach Hochlagerung der Extremität weitgehende Rückbildung. Keine oder nur geringe tastbare Fibrose. Stemmer-Zeichen fraglich pos.
- Stadium II (spontan irreversibel): Keine Rückbildung durch Hochlagerung der Extremität, da bereits beginnende Fibrose. Dellen kaum eindrückbar. Stemmer-Zeichen pos.
- Stadium III (Elefantiasis): Dieses Stadium kann auch als ausgeprägtes Stadium II angesehen werden.

**Therapie:**

> Kompressionsther. bei Herzinsuff.: Zunächst nur leichter Druck, da sonst zu hohe Kreislaufbelastung. Langsame tgl. Steigerung des Kompressionsdrucks.

**Merke:** Meiden von Ca-Kanalblockern → Verschlechterung der lymphatischen Pumpfunktion, Meiden von NSAR → Stimulation der Na-Retention (Ödemzunahme). Wichtigste Behandlung: frühzeitige Kompressionsther. zur Verhinderung der Folgen des chron. Lymphödems.
Initialphase entstauende lymphatische Ther. kombiniert mit Kompressionsther. Erhaltungsphase flachgestrickter und maßgefertigter Kompressionsstrumpf, lymphtransportfördernde Aktivitäten.
Wie beim sek. Lymphödem zirkumferenzielle Aspirationslipektomie effektiv.
Papillomatosis cutis lymphostatica: Keratolyse mit 5 %iger Salizylsäuresalbe, bei gering ausgeprägter Hyperkeratose 5–10 %ige Harnstoffzubereitung 2 × tgl. Bei Residuen trotz entstauender Ther. chirurgische Planierung.
Gewichtsreduktion → Nahrungsmittel mit niedrigem glykämischem Index und einem erhöhten Proteinanteil.

Behandlung fortgeschrittener Lymphödeme in Spezialkliniken.

**Progn.:** Unbehandelt Progression mit Gefahr der sarkomatösen Entartung (Stewart-Treves-Sy. ▶ 11.9.3).

## 21.4.2 Lymphangitis (I89.1)

**Def.:** Entzündung intra- und subkutaner Lymphgefäße. Erreger meist Strepto- oder Staphylokokken.

**Klinik:** Roter, scharf begrenzter Streifen. Eintrittspforte meist an den Extremitäten (z. B Ulkus, Verletzung, Interdigitalmykose).

**DD:** Akutes Erysipel (Frühstadium), Erysipeloid, Phlegmone.

**Ther.:** Ruhigstellung, Hochlagerung, Sanierung der Eintrittspforte, feuchte Umschläge, Antibiotika, z. B. Penicillin G (2 × 5 Mega IE / d) i. v.

**KO:** Sepsis, chron. Lymphödem.



## 21.4.3 Lymphadenitis (I88.9)

**Def.:** Entzündung oberfl. oder tiefer Lymphknoten. Oft vorausgehende Lymphangitis (▶ 21.4.2).

**Klinik:** Druckschmerzhafte LK-Vergrößerung, ggf. mit Rötung und Schwellung der Haut. Chron. Formen sind indolent. Ausgangspunkt meist durch nicht mehr nachweisbaren Entzündungsherd im Zuflussgebiet.

**Ther.:** Bei Fieber bzw. starker Entzündung Penicillin G (2 × 5 Mega IE / d) i. v. Alternativ orales Cephalosporin (z. B. Cefaclor 2 × 1 g / d).

## 21.4.4 Lipödem (E88.28)

**Syn.:** Lipohyperplasie dolorosa.

**Def.:** Nicht erworbene, chron. und meist progrediente Erkr. bei **F,** i. d. R. am Ende der Pubertät, charakterisiert durch umschriebene, symmetrische Verteilungsstörung des subkutanen Fettgewebes. Überwiegend untere Extr. (Beckenkamm bis Knöchel, Reithosenform, malleoläre Kragenbildung, sog. cuff sign), sehr häufig zusätzlich obere Extr. Neigung zu orthostatischen Ödemen sowie Hämatomen nach Bagatelltrauma aufgrund Kapillarfragilität und deutliche Schmerzhaftigkeit nach leichtem Touchieren. Im fortgeschrittenen Stadium lymphostatisches Ödem (Lipo-Lymphödem) als Folge einer Hochvolumeninsuff. In ca. 50 % Adipositas.

**Klinik:** Spannungsgefühl, schwere Beine, teilweise Verbesserung durch Hochlagerung der Beine. Konsultation diverser Ärzte mit häufig identischem „gutem" Ratschlag: „Wir machen mal eine Diät, treiben Sport und sehen dann weiter." Körperstamm nach Diät gertenschlank, Arme und Beine unverändert dick. Lipödem nicht selten mit Stammfettsucht („Frustesser") assoziiert.
Einteilung aufgrund der Morphe und des Palpationsbefunds in drei Schweregrade:

- Schweregrad 1: Hautoberfl. glatt, Subkutis verdickt (> 12 mm, gemessen 6–8 cm oberhalb des Malleolus medialis, s. u.), Fettstruktur feinknotig
- Schweregrad 2: Hautoberfl. uneben, Fettstruktur grobknotig

- Schweregrad 3: Gewebe zusätzlich derber und härter, großlappig deformierende Fettlappen

**Diagn.:** Inspektion: DD Lip- und chron. Lymphödem (▶ Tab. 21.9). Bestimmung des BMI, der Taillen-Hüft-Ratio (bei normalgewichtigen und F mit Lipödem < 0,8) und der Taillen-Größen-Ratio (Alter < 40 J. und Lipödem < 0,5 / Alter > 50 J. und Lipödem< 0,6). Palpationsbefund: weich und sulzig.

**Tab. 21.9 Differenzialdiagnose Lipödem – chron. Lymphödem.**

| Lipödem | Chron. Lymphödem |
|---|---|
| Symmetrisch | Asymmetrisch |
| Druckschmerzhaft | Nicht schmerzhaft |
| Supramalleolärer Fettwulst | Eindrückbares Knöchelödem |
| Fuß-/Handrücken ödemfrei | Fuß-/Handrückenödem |
| Hämatome | Keine Hämatome |
| Keine Erysipele | Häufig Erysipele |
| Stemmer-Zeichen neg. | Stemmer-Zeichen pos. |

Sonografische Einteilung durch Bestimmung der Subkutisdicke 6–8 cm oberhalb Malleolus medialis in drei bzw. vier Schweregrade (adipöse F ähnliche Werte → Fehldiagnose!):

- Schweregrad 1: 12–15 mm = geringgradiges Lipödem bzw. Lipohyperplasie
- Schweregrad 2: 15–20 mm = mäßiggradiges Lipödem
- Schweregrad 3: > 20 mm = deutliches Lipödem
- (Schweregrad 4: > 30 mm = ausgeprägtes Lipödem).

Im Gegensatz zum Lymphödem keine Kutisverbreiterung.

**DD:** Wichtigste DD Lipohypertrophie; klin. weitgehend identisch; jedoch keine Ödeme, keine Druckschmerzen und keine Hämatome und somit auch keine Beschwerden (▶ Tab. 21.10). Keine Krankheit, sondern Variante der Körperform. Beim distalen Lymphödem meist asymmetrische Schwellung beginnend an Zehen

**Tab. 21.10 Differenzialdiagnose Lipödem – Lipohypertrophie – Adipositas.**

| Typische klinische Merkmale | Lipödem | Lipohypertrophie | Adipositas |
|---|---|---|---|
| Fettvermehrung | +++ | +++ | +++ |
| Disproportion | +++ | +++ | + |
| Ödem | +++ | – | (+) |
| Druckschmerz | +++ | – | – |
| Hämatomneigung | +++ | + | – |
| (+):kaum ausgeprägt, +: leicht ausgeprägt, ++ + : stark ausgeprägt, -: nicht vorhanden | | | |

und Fuß. Auch Mischformen wie das Lipo-Lymphödem, das Lipo-Phlebödem und das Lipo-Phlebo-Lymphödem mögl.

Außerdem Ausschluss von Lipomatosen, v. a. benigne symmetrische Lipomatose Launouis-Bensaude (umschriebene Fettvermehrung ohne Schmerzen und ohne Ödeme an Hals [Typ I], Schultern [Typ II], Becken [Typ III] oder Abdomen [Typ IV]).

**Therapie**

**Ziel:** Beschwerdebesserung/-beseitigung durch Ödemreduzierung mittels kons. Maßnahmen und Reduktion des Fettgewebes mittels operativer Verfahren (z. B. Liposuktion).

**Konservative Therapie** (lymphologische Spezialkliniken): Entstauungsgymnastik, Gewichtsreduktion, adäquate Kompression (▶ 21.5), Kompressionsstrumpf Kl. 2–3. Zur Ödemreduktion Einsatz von physikalischen Maßnahmen (KPE):

- Manuelle Lymphdrainage
- Kompression (in Entstauungsphase: Kompressionsverbände, in Erhaltungsphase: medizinische Kompressionsstrümpfe)
- Bewegungsther.
- Hautpflege
- Unterstützend und begleitend: intermittierende pneumatische Kompression

**Ambulante Weiterbehandlung:** Manuelle Lymphdrainage 3 ×/Wo. für 1 h + Bandagen durch Therapeut. Dauer: 6 Mon. Selbstständiges Anlegen von Kompressionsverbänden durch Pat., konsequentes ganztägig dauerhaftes Tragen der flach gestrickten Kompressionsstrümpfe/-ärmel nach Maß auch im Sommer. Ärztliche Kontrollen: alle 3 Mon. Kontrollen: KG, Beinvolumina, Abnutzung der Kompressionsstrümpfe.

**Liposuktion:** Reduktion des krankhaft vermehrten Fettgewebes durch o. g. kons. Ther. nicht möglich → Liposuktion in Tumeszenzanästhesie (TLA) nach einer Einwirkzeit von ca. 2 h, d. h. in Form der „wet technique" mit vibrierenden stumpfen Mikrosonden → klin. ohne relevante Schäden an den Lymphgefäßen → Heilung möglich.

## 21.4.5 Artifizielles Lymphödem (I89.0)

**Def.:** Lymphödem der Extremitäten, hervorgerufen durch Selbsteinwirkung des Pat., i. d. R. durch Abschnürung, seltener durch traumatisierendes Beklopfen.

**Leitsymptome:**

- Beschwerden über die jeweiligen Vorbehandler
- häufiger Arztwechsel
- schmerzhaftes Extremitätenödem
- therapierefraktär gegenüber allen Behandlungsmaßnahmen
- Verschlechterung unter ther. Maßnahmen

**Diagnostik:**

- Anamnese: Nach Bagatelltrauma, meist als BG-Unfall, Bericht über deutliche Verschlechterung des Ödems unter praktisch allen durchgeführten Therapiemaßnahmen. Wunsch nach intensiver Diagn. Auffällig: Angabe von Schmerzen an der betroffenen Extremität; das unkomplizierte Lymphödem ist bekanntlich schmerzfrei. Unerklärliche plötzliche Ödemverschlechterungen oder plötzliches Ödem der anderen Extremität während ther. Maßnahmen als Hinweis auf Selbstschädigung. Häufig ausgeprägtes Rentenbegehren.
- Inspektion: Strangulation durch Abschnürung → lymphogene u./od. ven. Abflussstörung → Extremität hautfarben bis livide. Proximal des Ödems sorgfältige Suche nach Schnürfurchen.
- Fotodokumentation: aus versicherungsrechtlichen Gründen.
- Indirekte Lymphografie: Erhärtung der Diagnose durch indirekte Lymphografie → im Bereich des Ödems nur etwas geschlängelt verlaufende

Lymphgefäße, proximal der Abschnürung normale Lymphkollektoren. Spätformen des artifiziellen Lymphödems wahrscheinlich nicht von anderen Lymphödemformen unterscheidbar.

Die Diagnose Lymphödem durch Selbstschädigung ist meist aufgrund typischer anamnestischer Angaben mögl.

**Ther.:** Im Vordergrund steht die Zusammenarbeit mit entsprechend geschulten Psychotherapeuten.



## 21.5 Chronisches Ulcus cruris (L97)

Epitheldefekt am Unterschenkel mit fehlender Heilungstendenz in vorgeschädigter Haut. Prävalenz in D ca. 0,08 %. 90 % bei chron. Venenleiden, 10 % bei art. Erkr.

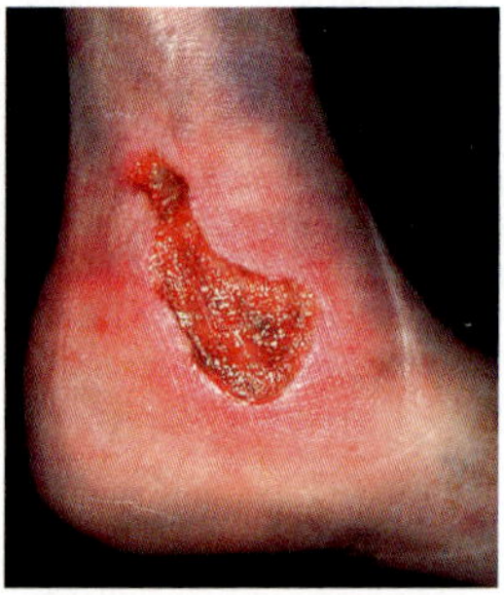

Abb. 21.8 Ulcus cruris. [R299]

**Klinik:**
Lokalisation und Morphe des Ulcus cruris (▶ Abb. 21.8) lassen auf die mögliche Genese schließen:

- CVI:
  - Lang bestehende Varikosis
  - Flache, nicht schmerzhafte Ulzera an Innenknöchel-, seltener Außenknöchelregion
  - Typische HV, z. B. Purpura jaune d' ocre, Beinödeme, Dermatosklerose, ulzerierte Capillaritis alba, äußerst schmerzhaft (▶ Abb. 21.9), kleine ausgestanzte Ulzera in direkter Nachbarschaft von weißlich-atrophischen Hautarealen, die als Narbe nach abgeheiltem Ulkus entstehen (Pseudoatrophie blanche) oder als chron. Zustand einer Capillaritis alba (Atrophie blanche, weniger schmerzhaft).
  - Ulcus cruris, das unter optimaler phlebologischer Ther. innerhalb von 3 Mon. keine Heilungstendenz zeigt bzw. nicht innerhalb von 12 Mon. abgeheilt ist, gilt als therapieresistent. Ulcus cruris venosum gemäß Schweregradeinteilung CVI nach Widmer Stadium 3b (▶ Tab. 21.9), gemäß Stadieneinteilung chron. Venenkrankheiten nach CEAP-Klassifikation aktives venöse Ulkus Stadium C6 und abgeheiltes Stadium C5 (▶ Tab. 21.10).

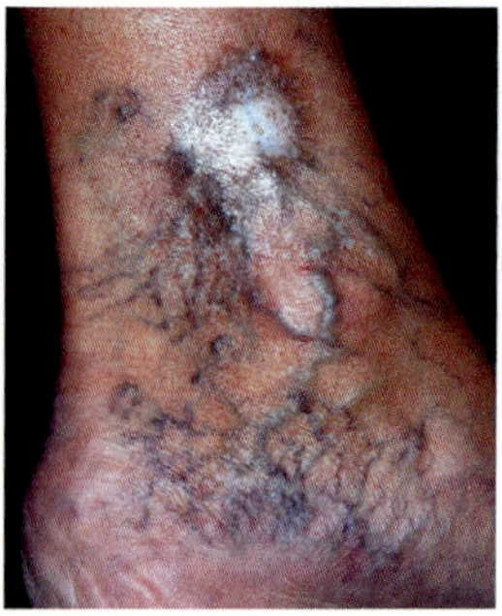

Abb. 21.9 Atrophie blanche. [R299]

- AVK: schmerzhaftes, faszienübergreifendes (tiefes) Ulkus an Zehen oder lateralen Fußkanten
- (nekrotisierende) Vasculitis hyperergica: multiple ekthymaartige Ulzera. Am Rand petechiale Einblutungen. Schmerzhaft.
- Diab. mell. (Syn.: Malum perforans ▶ 21.3.4): druckbelastete Regionen des Vorfußes, Ferse. Nicht schmerzhaft (PNP).
- Seltene Ursachen (< 1 %):
  - Vaskuläre Ursachen: AVK isoliert oder in Komb. mit CVI, Angiodysplasie-Sy., Lymphabflussstörungen.
  - Vaskulitiden: Begleitvaskulitis bei Autoimmunkrankheiten wie Kollagenosen, Livedovaskulopathie, Periarteriitis nodosa, Pyoderma gangraenosum, kutane leukozytoklastische Vaskulitis, ANCA-assoziierte Vaskulitiden.
  - Vaskulopathie / Mikrozirkulationsstörung: diabetische Mikroangiopathie, Kryoglobulinämie, (ulzerierte) Necrobiosis lipoidica, Cholesterinembolien, Calciphylaxie
  - hämatologische Ursachen: Sichelzellanämie, Sphärozytose, Thalassämie, sideroachrestische Anämie
  - myeloproliferative Erkr.: Polycythaemia vera, Thrombozythämie, M. Werlhof
  - Neuropathische Ursachen (z. B. Multiple Sklerose)
  - Infektionen: Mykosen, bakterielle Inf., Inf. durch Protozoen, virale Inf.
  - metabolische Ursachen: Arzneimittel (z. B. Hydroxyurea, Marcumar®), Amyloidose, Gicht, Diab. mell.
  - ulzerierte Haut-TU (z. B. BCC, SCC) → trotz adäquater Therapie keine Abheilung
  - chemische / physikalische Ursachen (z. B. Wärme, Kälte, chemische Noxen, ionisierende Strahlen)
  - Artefakte

**Diagnostik:**

- **Anamneseerhebung:** fam. Belastung, Begleiterkr. (z. B. Diab. mell., Herzinsuff., PNP, Erkr. des rheumatischen Formenkreises), Risikofaktoren wie berufliche Belastung und sportliche Aktivitäten, OPs und Traumatisierungen der unteren Extremitäten und Beckengürtelregion, Anzahl und KO von Schwangerschaften, vorangegangene Thrombosen und Varikothrombophlebitiden, Einschränkung der Gehfähigkeit durch Gelenkerkr. oder AVK (Claudicatio intermittens) sowie Belastung durch toxische Substanzen (z. B. Hydroxyurea). Bekannte Unverträglichkeiten externer Substanzen (Therapeutika, Wundauflagen, Pflegeprodukte und Kosmetika). Viele Pat. klagen über mäßige bis starke Schmerzen.
- Tetanusschutz?
- Ausschluss der o. g. Ursachen durch: Bestimmung von BSG, Leukos, zirkulierenden Immunkomplexen, Paraproteinen, art. USD-Druck-Messung, d-PPG, ven. USD, Sonografie oder FKDS, Gewebebiopsie vom Ulkusrand, BZ-Tagesprofil, Gerinnungsstatus.
- Ausschluss Kontaktsensibilisierung: DKG-Standardreihe nicht ausreichend. Getestet werden sollten: Polyvidon-Jod, tert. Butylhydrochinon, Amerchol L 101, Gentamicinsulfat, Neomycinsulfat, Fusidinsäure, Polidocanol, Hydrogele und Hydrokolloide (> 70 % aller Pat. mit venösen Ulzera bereits kontaktsensibilisiert).

- Bakteriologische Untersuchung des Ulkusgrunds: bei Hinweisen auf eine Inf. ausgehend vom Ulkus → Abstrich nach der Levine-Technik (1 $cm^2$ großes Areal im Zentrum) als Goldstandard oder nach dem Essener Kreisel (von außen nach innen) → Identifizierung des Erregers und Antibiogramm. Bei Hinweis auf Wundheilungsstörung durch bakt. verursachte, im Wundbett lokalisierte nekrotisierende Vaskulitis → intermittierende lokale Anwendung von Antiseptika → Ausmaß der Vaskulitis durch Reduktion der bakteriellen Kontamination ↓ → Wundheilung ↑.

Zur vollständigen Diagnose gehört beim Ulcus cruris die Angabe der Ursache, z. B.: Ulcus cruris durch CVI.



### Therapie

Behebung der Ursache, soweit möglich (▶ 21.2.2, ▶ 21.3.2, ▶ 21.6)!

#### Physikalische Therapie (bei CVI)

Intensives kontrolliertes Gehtraining, bei bereits eingetretener Mobilitätseinschränkung durch krankengymnastische, ggf. apparativ unterstützte Mobilisierung der Pat.

#### Lokaltherapie

Ther. erfolgt phasenadaptiert. In direkter Umgebung oder proximal des Ulkus starke Entzündungsreaktion (z. B. chron. Erysipel, Vaskulitis) → Behandlung zur Vermeidung einer kritischen Ischämie, sonst Zunahme der Nekrose.
Anwendung von wirkstofffreien Fettgazen, Schaumstoffe (z. B. aus Polyurethan), Calciumalginatwatten bzw. -kompressen, Hydrogele, Hydrokolloide und hydroaktive Verbände. Vorteil von Wundauflagen, die ein sog. „feuchtes Wundmilieu" ermöglichen. Schmerzhaftigkeit ven. Ulzera unter hydrokolloidalen und Schaumstoff-Wundverbänden ↓.

- Zielsetzung:
  - Komprimierung der defekten oberfl. Venen.
  - Durch Erhöhung des interstitiellen Drucks Öffnung der Lymphspalten der initialen Lymphgefäße.
  - Venenblut fließt beschleunigt über tiefe Beinvenen mittels Wadenmuskelpumpe zum Herzen zurück.
- KI: AVK (Pulse tasten, art. USD-Druckmessung, ABI < 0,5), ABI 0,8 bis 0,5 Kompressionsdruck leicht, ca. 15–20 mmHg, ABI 0,8 bis < 1, Kompressionsdruck moderat, ca 20–30 mmHg), fortgeschrittene Herzinsuff.
- Bei CVI Kompression (Verband, Kompressionsstrumpf) morgens vor dem Aufstehen! Bei chron. Lymphödem Kompression auch nachts!

**Kompressionsverband nach Pütter (Durchführung)**

Mind. 2 Binden pro Bein verwenden (Haut darf nicht „durchschauen"), Verwendung von Kurzzugbinden (z. B. Pütter® Binden). Binden immer von distal nach proximal am Bein anlegen. Um eine Fußschwellung durch Stauung zu verhindern auch Vorfuß (▶ Abb. 21.10).

- 1. Kurzzugbinde:
  - Fuß rechtwinklig stellen. Die 1. Bindentour (Umwicklung) im Bereich der Fessel beginnen und von außen nach vorne, weiter nach innen und nach hinten wickeln.
  - Nach 2 Touren spiralig nach unten zum Zehengrundgelenk wickeln.

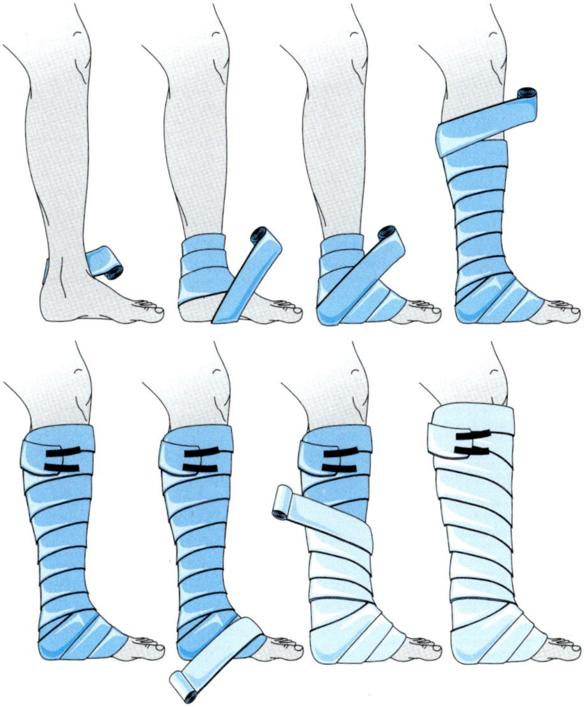

Abb. 21.10 Entstauender Kompressionsverband nach Pütter. [L157]

  - Anschließend zurück zur Ferse unter Einschluss der Ferse wickeln.
  - Spiralig am Unterschenkel hoch bis unterhalb des Knies wickeln.
  - Fixierung der Binde mit 2 Klebestreifen.
- 2. Kurzzugbinde:
  - Beginn am Vorfuß. 2. Binde gegenläufig zur ersten wickeln (damit sich die „Scherkräfte" des Wickelns aufheben) vom Vorfuß nach außen, weiter zur Fußsohle und nach innen.
  - Spiralig über die Ferse am Unterschenkel hoch wickeln.
  - Fixierung der Binde durch Klammern oder Klebestreifen.
- **Cave:** Erst Entstauungsther., dann Anmessen eines Kompressionsstrumpfes!

**Kompressionsstrümpfe**

▶ Tab. 21.11.

Medizinischer Kompressionsstrumpf hat offene oder geschlossene Fußspitze. Fußspitzenbereich sollte elastisch sein, damit es nicht zu Einschnürungen kommt.

**Ind.:**

- Varikose: Varikose primär und sek., Varizen in der Schwangerschaft, die Sklerosierungsther. unterstützend, nach venenchirurgischen Eingriffen

21

**Tab. 21.11 Kompressionsklassen des medizinischen Kompressionsstrumpfs und ihre Anwendung. Andrücke im Fesselbereich nach RAL GZG 387.**

| Kompressionsklasse | Intensität | Druck (mmHg) | Druck (kPa) | Indikation |
|---|---|---|---|---|
| 1 | Leicht | 18–21 | 2,4–2,8 | geringe Varikose |
| 2 | Mittel | 23–32 | 3,1–4,3 | unkomplizierte Stammvarikose |
| 3 | Kräftig | 34–46 | 4,5–6,1 | schwere Stammvarikose, PTSchron. Lymphödem |
| 4 | Sehr kräftig | ≥ 49 | ≥ 6,5 | schwerste Abflussstörungen, chron. Lymphödem |

- Thromboembolie: OVT, TVT, PTS, Thromboseprophylaxe bei mobilen Pat.
- CVI: CVI der Stadien I – III nach Widmer, Ulkusprävention und Ulkusther., Leitveneninsuff., Angiodysplasie
- Ödeme: Lymphödeme, Ödeme in der Schwangerschaft, posttraumatische Ödeme, postop. Ödeme, zyklisch idiopathische Ödeme, Lipödeme ab Stadium II, Lipolymphödem, Phlebolymphödem, Stauungszustände infolge Immobilitäten (arthrogenes Stauungssy., Paresen und Teilparesen der Extremität)

KI:
- absolute KI: fortgeschrittene AVK, dekompensierte Herzinsuff., septische Phlebitis, Phlegmasia coerulea dolens.
- relative KI: Ausgeprägte nässende Dermatosen, Unverträglichkeit auf Kompressionsstrumpfmaterial, schwere Sensibilitätsstörungen der Extremität, fortgeschrittene periphere Neuropathie (z. B. Diab. mell.), PCP.

Risiken und NW: Bei unsachgemäßer Handhabung Hautnekrosen u. Druckschäden auf periphere Nerven. Xerosis cutis (sehr häufig), Pruritus, Schuppung, Temperaturmissempfindungen.
**Sonderanfertigungen:** Für die Versorgung von Zehen- und / oder Fingerödemen werden spezielle maßgefertigte Kompressionsteile angeboten.
**Vermerke auf dem Rezept:** Anzahl, Strumpflänge, Kompressionsklasse, evtl. An- und Ausziehhilfe, Diagnose, Maßanfertigung bei Bedarf vermerken.

**Intermittierende pneumatische Kompression (IPK)**
Def.: Apparative Anwendung pneumatischer Wechseldrücke zur Thromboembolieprophylaxe, Entstauungsther. ven. und lymphologischer Krankheiten und Beeinflussung der art. Durchblutung. Thromboembolieprophylaxe u. Entstauungsther. mit Fuß- od. Extremitätenpumpe.

## 21.6 Vaskulitiden

Def.: Entzündliche Veränderungen der Blutgefäße. Bisher keine einheitliche Klassifikation. Unterscheidung nach überwiegend betroffenem Gefäßtyp: large, medium und small vessel vasculitis. Bei kutaner Vaskulitis Einteilungen (z. B. nach Lage) der betroffenen Blutgefäße (oberer / unterer Gefäßplexus), Klinik (hämorrhagisch, nekrotisierend u. a.), Genese (infektallergisch, medikamentös u. a.), bei

Grunderkr. (TU-assoziiert, bei Autoimmunkrankheiten), als Begleitsymptom (z. B. Tuberkuloide, Leprareaktion). Systemische Vaskulitis: nur bei nachgewiesener extrakutaner Organbeteiligung, nicht aber, wenn nur systemisch Entzündungszeichen vorliegen, z. B. Fieber od. Arthralgien.

**Screening bei V. a. kutane Vaskulitis:**
z. B. plötzliches Auftreten nicht wegdrückbarer Hämorrhagien, Purpura, Erytheme, ggf. verbunden mit knotiger / papulöser Veränderung, Allgemeinsymptomen und / oder Schmerz.

**Anamnese bei V. a. kutane Vaskulitis**

- Medikamente (z. B. NSAR, Sulfonamide, Penicilline, Diuretika, Allopurinol, MTX, Ovulationshemmer)?
- Nahrungsmittel (z. B. glutamathaltig)?
- Stattgehabte Inf. (Durchfall-, bakt. Krankheiten, grippaler Inf., Brennen beim Wasserlassen → Harnwegsinf., Zahnschmerzen)?
- Bekannte Autoimmunkrankheiten?
- Bekanntes Malignom?



## 21.6.1 Immunkomplexvaskulitiden (D69.0)

**Def.:** Gefäßentzündung durch Anlagerung von Immunkomplexen an postkapilläre Venolen.

**Klinik:** Oft Fieber, Abgeschlagenheit, Kopfschmerzen, Arthralgien. Symmetrische, v. a. an den Unterschenkeln (leichtere Ablagerung der Immunkomplexe infolge Stase und vaskulärer Dilatation) auftretende Papeln (= perivaskuläres Infiltrat) mit petechialen Einblutungen unterschiedlicher Größe (▶ Abb. 21.11). HV palpabel, mit Glasspatel nicht wegdrückbar. Unterscheidung von 2 Formen mit nahezu identer Klinik:

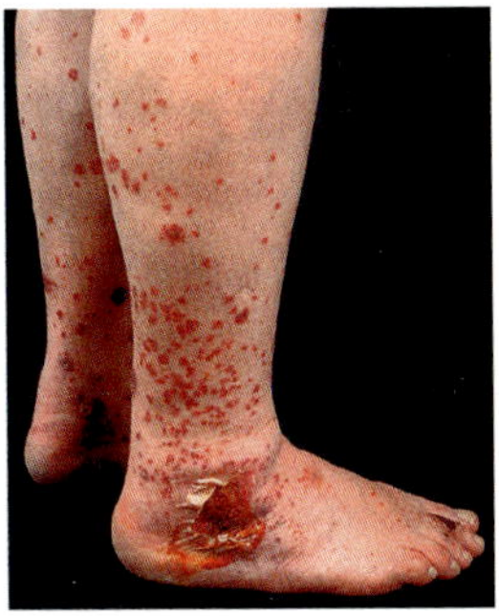

Abb. 21.11 Vasculitis allergica. [R299]

- Non-IgA-Vaskulitis ohne Krankheitsgefühl: keine Therapie außer Bettruhe, Kontrolle der Nierenfunktionsparameter alle 4 Wo. über ½ J.
- IgA-Vaskulitis mit systemischer Beteiligung (Purpura Schoenlein-Henoch): Haut, Gastrointestinaltrakt, Gelenke, Niere, v. a. bei Kdr. (4. – 7. LJ.), parainfektiös (in 50 %), gehäuft im Winter, genet. Prädisposition, Inzidenz bei Kdr. bis zu 25 / 100.000 / J, bei Erw. deutlich niedriger. Palpable Purpura mit monomorphem Bild, akzentuiert an abhängigen Körperteilen, abdominelle Koliken postprandial, Knie- und Sprunggelenkarthritiden. In ca. 20–50 % Nierenbeteiligung (mesangioproliferative IgA-Glomerulonephritis) → Kompressionsverbände. Kontrolle von Urin, Krea und RR zunächst wöchentlich, im 2. / 3. Mon. alle 2 Wo. sowie nach 6, 9 und 12 Mon. Merke:

Bei F Hypertonie-, Proteinurie- und Präeklampsierisiko in der Gravidität ↑. Bei Erw. schwerer Verlauf. Diagnosekriterien der Purpura Schoenlein-Henoch (▶ Tab. 21.12). Diagnosestellung, wenn das Hauptkriterium und mind. 1 Nebenkriterium erfüllt.

**Tab. 21.12 Diagnosekriterien der Purpura Schoenlein-Henoch.**

| | |
|---|---|
| • Hauptkriterium | • Palpable Purpura od. Petechien bei fehlender Thrombozytopenie mit Betonung der unteren Extremität |
| • Nebenkriterien | • abdominelle Schmerzen |
| | • leukozytoklastische Vaskulitis od. proliferative Glomerulonephritis vorwiegend mit IgA-Ablagerungen in der histolog. Untersuchung bzw. DIF |
| | • Arthritis (akute Gelenkschwellung od. -schmerzen mit eingeschränkter Mobilität) |
| | • Arthralgien (akute Gelenkschmerzen ohne Ödem od. eingeschränkte Mobilität) |
| | • Proteinurie (> 0,3 g/24 h) |
| | • Albumin/Kreatinin-Ratio > 30 mmol/mg im Morgenurin |
| | • Hämaturie (> 5 Erys/Feld od. ≥ ++ im Urinstreifentest) |

**Diagnostik:**

- Diff.-BB, CRP, Leber-, Nierenwerte, Gerinnung, Anti-DNase-B- oder Antistreptolysin-O-Titer
- Ausschluss Bakteriämie, Sepsis und ANCA-assoziierter Vaskulitis
- Biopsie für DIF aus hellroter Macula (24–48 h alt) oder aus Quaddel innerhalb 1 h nach i. c. Injektion von Histamin zum Nachweis von perivaskulärer IgA-Ablagerung.
- IgA pos. → Ausmaß der Vaskulitis, mögl. Ursachen (Inf.), Verlaufskontrollen in den folgenden 6 Mon.
- IgG oder M pos. → Ausschluss LE; wenn neg. → Auslösersuche (Medikamente?)
- DIF neg. → 3 × Urinstatus mit Sediment und iFOBT → wenn 1 pos. Nephritis und intestinale Beteiligung möglich → Vorgehen wie bei IgA-Vaskulitis; wenn neg. → Auslösersuche (Medikamente?).
- RR-Kontrolle
- Sono-Abdomen bzw. der Harnwege
- Histologie: Schwellung der Endothelien, fibrinoide Nekrosen, Durchwanderung der Gefäßwand durch Granulozyten, die in der Umgebung der Gefäße zerfallen (Leukozytoklasie) unter Hinterlassung von „Kernstaub", Ery-Extravasate, später Siderophagen

**Therapie:**

- Allg. Maßnahmen: Stat. Aufnahme, Bettruhe (Beine hochlagern, Pütter-Verbände), Ther. einer ggf. auslösenden Grunderkr. Bei nässenden oder ulzerierenden HV: in der Akutphase: feuchte Umschläge. Wundtherapie chron. Wunden.
- Systemther. (bei ausgedehntem Hautbefund und / oder syst. Beteiligung): Prednisolon 1 mg / kg KG / d p. o. für 3 d (z. B. Decortin® H; ▶ 22). Anmerkung: Steroid ohne Einfluss auf die Nierenbeteiligung. Oder Colchicin 1 mg / d p. o., max. 3 × 0,5 mg / d p. o. Bei Unverträglichkeit im OLU DADPS 50–150 mg / d p. o. (DAPSON-Fatol; ▶ 22; vorher Gl-6-PDH und MetHb bestimmen).

- Bei Nierenbeteiligung mit Vorliegen einer Proteinurie ACE-Hemmer.
- Alternativ zu Colchicin / DADPS: I. v. Immunglobuline 1 g / kg KG verteilt über 2 d. Alle 4 Wo. wdh. Auslassversuch nach einigen Mon. (z. B. Privigen®; ▶ 22).

Bei chron. Vaskulitiden sollte Erhaltungsther. so gewählt werden, dass vaskulitische HV eben unterdrückt werden → an niedrigst mögliche Dosierung „herantasten".

## Urtikariavaskulitis (M31.8)

**Def.:** Seltene, unter dem klin. Bild von Urticae verlaufende leukozytoklastische Vaskulitis der postkapillärenVenolen, hat pathogenetisch nichts mit Urtikaria gemein. 2 Formen:

- Normokomplementämische (NUV), mit günstiger Prognose und häufiger
- Hypokomplementämische (HUV), meistens (>80 %) mit systemischer Beteiligung. Erkrankungsgipfel 5. Lebensdekade. F:M = 2 : 1. Assoziation mit Kollagenosen, Inf. (z. B. mit HBV, EBV, Borrelien), Medikamenten (z. B. Cimetidin, Diltiazem, Fluoxetin, Cotrimoxazol), Neoplasien, Licht- oder Kälteurtikaria und anstrengungsinduzierte Urtikaria.

**Klinik:** Urtikarielle HV an verschiedenen Lokalisationen. Brennend / schmerzend. Typische Ortsständigkeit. Meist auch Abgeschlagenheit, subfebrile Temp., Arthralgien kleiner u. mittlerer Gelenke (bei HUV in > 40 % d. F.). Heilung mit Purpura, hämatomartiger Verfärbung, Hypo- oder Hyperpigmentierung.

Anders als bei Urtikaria mit schnell wechselnden Befallsorten, persistieren die HV für mehrere Tage am gleichen Ort.

**Diagn.:**

- Klinik, Biopsie, U-Status, BSG ↑, Diff.-BB (Leukozytose, ggf. eosinophile Granulozyten ↑), C1q, C3, C4 oft ↓, LuFu, EKG, Suche nach entzündlichem Fokus und TU-Suche ▶ 2.1.1, Bestimmung der Kryoglobuline, ANA (bei HUV in > 70 % d. F. pos.).
- Histologie: leukozytoklast. Vaskulitis mit Endothelschwellung, Gefäßwanddestruktion, Granulozytendiapedese, Leukozytoklasie mit perivaskulärem Kernstaub. Immunhistologie: IgG-, IgM-, C3- oder Fibrinablagerungen an dermalen Gefäßen in ca. 70 %.

**DD:** Urtikaria (▶ 12.18).

**Ther.:** Antihistaminika. Ausschalten von Foci, im OLU Beginn mit Glukokortikoiden (▶ 22; 0,2–1 mg / kg KG / d Prednisolon p. o. [z. B. Decortin® H], ausschleichende Dosierung mit möglichst niedriger Erhaltungsdosis). Bei Ther.-Resistenz mit DADPS 100 mg / d p. o. im OLU (DAPSON-Fatol; ▶ 22; vorher Gl-6-PDH und MetHb bestimmen). Bei hochaktivem Krankheitsbild Plasmapherese.

## Purpura pigmentosa et progressiva (L81.7)

**Syn.:** M. Schamberg.

**Def.:** Gruppe von Hautkrankheiten mit ähnlichem klin. Bild. Ätiologie: v. a. idiopathisch, medikamentös (Carbamide, Benzodiazepine, Barbiturate, Paracetamol, ASS, Carbamazepin), chininhaltige Nahrungsmittel (z. B. Grapefruit).

**Klinik:** Feinste Hauteinblutungen von gelb-orange-bräunlicher Färbung (Purpura mit sek. Hämosiderose), v. a. an den Unter- u. Oberschenkeln, Armen, selten am Stamm. AZ gut. Selten Pruritus. Abzugrenzen von der häufigeren „exercise-induced Purpura", die v. a. bei Wärme nach Belastungen am Unterschenkel auftritt.

**Diagn.:** Histologie: subepidermales perivaskuläres Rundzellinfiltrat; diskrete Ery-Extravasate im Str. papillare, Hämosiderinablagerungen im oberen Korium.

**Ther.:** Meidung möglicher Auslöser. Kompressionsther. der unteren Extremität. 2 × 50 mg Rutosid (z. B. Rutinoin®) in Kombi mit 2 × 500 mg Ascorbinsäure p. o. über Mon.

**Progn.:** Chron.-rez., schubartiger Verlauf.



## 21.6.2 Livedovaskulopathie (L95.0)

**Syn.:** Atrophie-blanche-Vaskulitis.

**Def.:** Seltene, chron.-rez. thrombotische Vaskulopathie der kutanen Mikrozirkulation mit der Trias: Livedo racemosa, Ulzera, Atrophie blanche. Symmetrisches Auftreten in der Malleolarregion (80 %) bei jungen F (75 %). Keine Systembeteiligung.

**Klinik:** Malleolarregion (auch Fußrücken), livid-rote Flecken (temp.-abhängige Ausprägung, durch Glasspateldruck fast komplett wegdrückbar), die episodenhaft unter Ausbildung bizarrer, schmerzhafter Ulzerationen mit Nekrosenbildung aufbrechen und narbig unter dem Bild der Atrophie blanche heilen. Prodromalzeichen: malleoläre, brennende Schmerzen → unverzügliche Ther.

**Diagn.:** Typische Klinik. Thrombophiliediagnostik: APL-AK, Lipoprotein a, ATIII. Angiologische bildgebende Verfahren meistens unauffällig. Tiefe Schnittbiopsie (Übergang gesund zu krank), Labor (v. a. Gerinnungsparameter, Homocystein, Vit. $B_6$, $B_{12}$, Folsäure → die sog. idiopathische Form kann vielfach aufgeklärt werden).
Histologie: Okklusion von Kapillargefäßen der oberen und mittleren Dermis durch Fibrinthrombi. Fibrinoide Gefäßwanddegenerationen. Keine Vaskulitis.

**DD:** Polyarteriitis nodosa cutanea (steroidempfindlich!), Pyoderma gangraenosum, Ulcus venosum / arteriosum u. a.

**Ther.:** Frühzeitige Gabe von niedermolekularem Heparin in ther. Dosis im OLU, z. B. Enoxaparin (Clexane®): 1 mg / kg KG / d s. c. tgl. für 1 Mon. → Auslassversuch → Auftreten von Schmerzen → Fortführung der Ther. Alternativ: Im OLU der orale Faktor-X-Inhibitor Rivaroxaban (Xarelto®); Start mit 2× 10 mg p. o., bei Schmerzred. Dosis um 50 % halbieren od. IVIg (z. B. Privigen®) 2 g / kg KG verteilt auf 5 d alle 4 Wo. über 6 Mon. → Schmerzreduktion.

**Merke**
Steroid intern hat keine Wirkung!

## 21.6.3 Livedo racemosa (R23.1)

**Def.:** Klinisches Symptom („Blitzfiguren") als Zeichen verschiedener Grunderkr. Evtl. extrakutane Beteiligung.

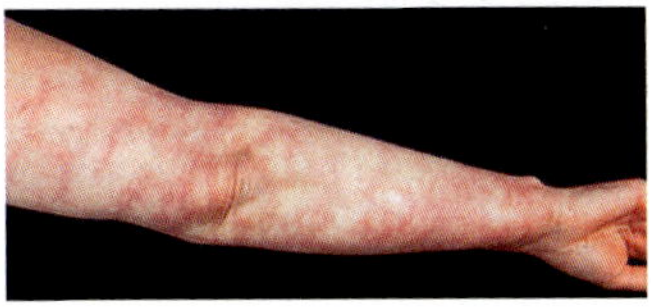

Abb. 21.12 Livedo racemosa. [R299]

**Klinik:** V. a. an den Extremitäten permanent vorhandene blitzfigurenartige bläuliche Streifen (▶ Abb. 21.12). Bei generalisiertem Befall oft extrakutane Beteiligung (Tachykardie, RR ↑, epileptische Anfälle).

**Diagn.:** Screening-Unters. bei V. a. Vaskulitis (▶ 21.6.1), Ausschluss möglicher Grunderkr., v. a. SLE (▶ 8.13.4), Dermatomyositis (▶ 8.13.8), Pan- bzw. Polyarteriitis nodosa (▶ 21.6.4), bakt. Endokarditis (EKG, CK-MB), Syphilis (TPHA/TPPA, VDRL), Plasmozytom.

**DD:** Livedo reticularis (funktionelle Störung, v. a. an den Extremitäten, geschlossene kreisförmige Figuren → Verschwinden bei Wärme, Auftauchen bei Abkühlung). Erythema e calore.

**Ther.:** Ther. einer ggf. vorhandenen Grunderkr., Rauchverbot, Absetzen oraler Kontrazeptiva. ASS 100 mg / d p. o.

### Livedo racemosa generalisata mit zerebrovaskulären Störungen (I77.8)

**Syn.:** Sneddon-Sy.

**Def.:** Thrombotische Vaskulopathie mit AD und AR Vererbungsmodus. Ursache: Proliferation subendothelialer Myozyten der kleinsten Arterien zwischen Cutis und Subcutis. Häufigste Todesursache: Ischämischer Insult. Erw.: V. a. F zwischen 25 und 45 J. Weitere Risikofaktoren: Hypertonie, Hyperlipidämie, Nikotinabusus, orale Kontrazeptiva.

**Klinik:** HV an Körperstamm und proximalen Extremitäten gehen neurologischer Symptomatik (Kopfschmerzen, TIA, epileptische Anfälle u. a.) um J. voraus.

**Diagn.:** Wie Livedo racemosa. Spindelbiopsie aus dem Zentrum (!) der Läsion. In > 50 % Nachweis von Antiphospholipid-AK. Schädel-MRT. Ausschluss SLE (▶ 8.13.4).

**Ther.:** Langzeitther. mit ASS 500 mg / d p. o., ggf. Antikoagulation in ther. Dosierung. Rauchverbot. Orale Kontrazeptiva absetzen.

## 21.6.4 Panarteriitis nodosa (M30.0)

**Def.:** Nekrotisierende Immunkomplexvaskulitis mittlerer und kleiner Arterien. Am häufigsten ab dem 40. LJ. M > F. Ätiologisch meistens ungeklärt, selten Hep.-B-Virusinf. Anmerkung: Abgrenzung von der Panarteriitis nodosa cutanea ohne Befall interner Organe, gekennzeichnet durch Livedo racemosa, kleinere hellrote oder größere livide Knoten, die häufig ulzerieren. Keine Hämorrhagien oder Blasen.

> **!** Syst. Form ist lebensbedrohlich, i. d. R. sofortige hochdosierte Kortikoidther. erforderlich. Auf Nierenbeteiligung achten!

**Klinik:** Meist Fieber, KG ↓, Nachtschweiß, Ödeme, Mikrohämaturie, blutige Diarrhöen, Bauchschmerzen, RR ↑, Angina pectoris, Dyspnoe, Epilepsie. V. a. an der unteren Extremität schmerzhafte kutane oder subkutane Knoten (▶ Abb. 21.13), ggf. Ulzerationen, z. T. Gelenkschmerzen. Livedo racemosa (▶ 21.6.3) → später postinflammatorische Hyperpigmentierung; multiforme Erytheme, ggf. petechiale Einblutungen.

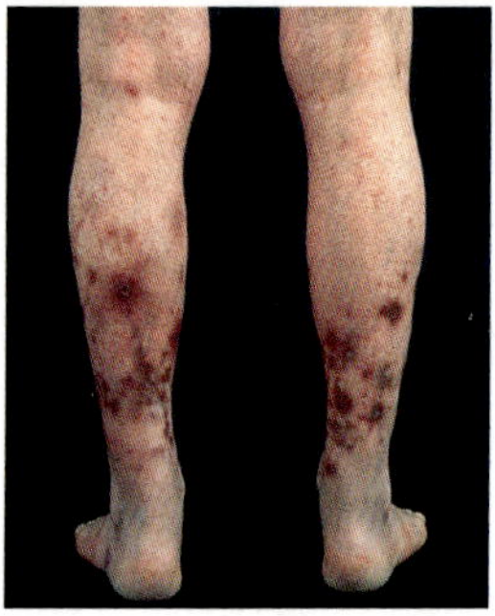

Abb. 21.13 Panarteriitis nodosa. [R299]

**Diagn.:** Screening-Unters. kutane Vaskulitis (▶ 21.6, „Anamnese bei V. a. kutane Vaskulitis"): v. a. BSG / CRP ↑↑, Erregerdiagn. (HBV-, HCV-, HIV-Serologie), DSA zur Abklärung von Ischämiesymptomen und Aneurysmen der Abdominalgefäße, Duplexsono (Nierenarterienstenose? Milz- / Leberinfarkt?).

**DD:** Granulomatose mit Polyangiitis (GPA, früher M. Wegener), eosinophile Granulomatose mit Polyangiitis (EGPA, früher Churg-Strauss-Sy.), rheumatoide Vaskulitis.

**Ther.:**

- Modifiziertes FAUCI-Schema: Cyclophosphamid (z. B. Endoxan®; ▶ 24) 2 mg / kg KG / d p. o. + Prednisolon (z. B. Decortin® H) p. o. (▶ 22) initial 1 mg / kg KG / d (langsame Dosisreduktion!) über 3–6 Mon. Danach Umstellung auf Azathioprin (z. B. Imurek®; ▶ 22) 2–3 mg / kg KG / d p. o. bei Teil- / Vollremission
- Bei HBV-assoziierter Vaskulitis Erregerelimination → Konsil Innere Medizin
- Bei der Panarteriitis nodosa cutanea: Tinzaparin-Natrium (Innohep®) 175 IE / kg KG / d s. c.

**Progn.:** Unter immunsuppressiver Ther. 5-JÜR ca. 80 %.

## 21.6.5 Pyoderma gangraenosum (L88)

**Def.:** Mit schmerzhaften Ulzerationen einhergehende nichtinfektiöse, neutrophile Dermatose. Nicht selten kutane Manifestation einer anderen Grunderkr.: CED (Colitis ulcerosa, M. Crohn), Autoimmunerkr. des rheumatischen Formenkreises (primär chron. Polyarthritis, M. Bechterew, SLE, chron. Hepatitis), maligne Lymphome, Leukämien, monoklonale Gammopathien. Selbstlimitierender Verlauf der Ulzerationen nach Wo. bis Mon. möglich. Meist Erw., M = F.

**Klinik:** (▶ Abb. 21.14): Variabel, meist von punktförmigen, bläulichen kleinen Knötchen ausgehende, sich peripher ausbreitende, Ulzeration mit lividem, bizarr konfiguriertem, ggf. unterminiertem Randsaum. Extreme Schmerzhaftigkeit. Oft schnelles Fortschreiten mit großen Ulzera. In bis zu 80 % an den Unterschenkeln, aber auch an jeder anderen Lokalisation (inkl. Mukosa) möglich. Spezialfall PAPA-Sy.: **p**yogene sterile **A**rthritis (Kleinkindalter), **P**yoderma gangraenosum (Erw.-Alter) und **A**cne conglobata (Pubertät).

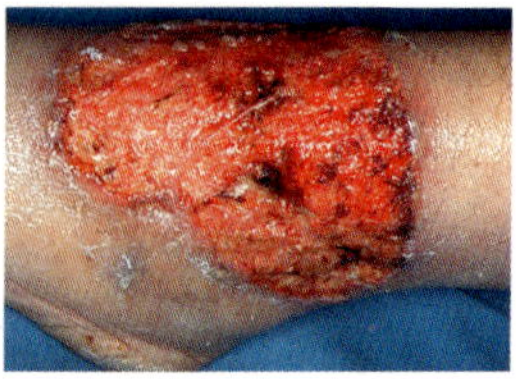

Abb. 21.14 Pyoderma gangraenosum. [R299]

**Diagn.:** Weder spez. laborchemische oder diagn. noch histopathologische Merkmale! Das Pyoderma gangraenosum ist eine Ausschlussdiagnose.

- BSG / CRP ↑↑, Diff.-BB (ggf. Leukozytose), Biopsie (tiefe Messerbiopsie unter Erfassung der Korium-Subkutisgrenze, aus Randwall entnehmen). Pathergietest pos. (in ca. 30 %, nicht krankheitsspez., bei Granulomatose mit Polyangiitis und M. Behçet ebenfalls auslösbar)
- Suche nach ggf. zugrunde liegenden Erkr.: Auto-AK (ANA, AMA, ASMA, ENA, Anti-ds-DNA), RF, zirkulierende Immunkomplexe, Kryoglobuline, Kälteagglutinine, Thorax-Rö., Abdomen-Sono, iFOBT, ggf. Koloskopie, Eiweiße'phorese, Disc-E'phorese im Urin, Calprotectin im Stuhl.
- Histologie: unbehandelt: Neutrophileninfiltrate, oft mit Leukozytoklasie, im Vollbild Ulzeration: Gewebenekrose mit umgebenden mononukleären Infiltraten



**DD:** Ulzerationen bei CVI o. AVK, Granulomatose mit Polyangiitis (früher M. Wegener), eosinophile Granulomatose mit Polyangiitis (früher Churg-Strauss-Sy.), Inf. (Blastomykose, Leishmaniasis u. a.).

**Ther.:**

- First line: hochdosiert Kortikosteroide (z. B. Prednisolon, z. B. Solu-Decortin® H; ▶ 22), 1 g / d i. v., dann 500 mg / d i. v.→ 250 mg / d i. v.→ 100 mg / d p. o. Bei Ansprechen Reduktion auf Erhaltungsdosis (ca. 30 mg / d), die meist über Wo. fortgeführt werden muss. Dann allmählich ausschleichende Ther., wenn die Klinik es zulässt, in therapierefraktären Fällen Kombination mit Mycophenolat-Mofetil (CellCept®; ▶ 22), max. 2 g / d p. o.
- Alternativ: Ciclosporin 4–5 mg / kg KG / d p. o. (▶ 22), Versagerquote ca. 50 %
- Alternativ: Azathioprin 50–150 mg / d (▶ 22), ggf. Kombi mit Prendisolon
- Alternativ: IVIg (▶ 22) 2–3 g / kg KG / Mon. i. v. verteilt auf 2–5 d (z. B. Privigen®)
- Second line im OLU: Infliximab (Remicade®), 5 mg / kg KG i. v. Wo. 0, 2, 6, Adalimumab (Humira®) 80 mg s. c. initial, dann 40 mg / Wo s. c. oder Etanercept (Enbrel®) 50–100 mg / Wo. s. c., Anakinra (Kineret®)100 mg / d s. c.
- Lokalther.: Wundther. (▶ 21.5)

**Progn.:** Hoch-chron. Erkr., meist jahrelange Systemther. erforderlich.

**KO:** Superinf., NW durch jahrelange Systemther. (Leber- und Nierenfunktionsstörungen, TU).

## 21.6.6 Granulomatose mit Polyangiitis (M31.3)

**Def.:** Syn.: GPA (ehemals Wegener Granulomatose). Seltene granulomatöse Entzündung des Respirationstrakts mit nekrotisierender Vaskulitis v. a. kleiner Gefäße. Inzidenz 0,5–15 / 1.000.000 / J. Häufigste Form der primären idiopathischen ANCA-assoziierten small vessel Vaskulitis. M:F = 1 : 1. V. a. ab dem 40. LJ. Ätiol.: ungeklärt (genetische Assoziation!). Multiorganbefall. Potenziell lebensbedrohlich.

**Klinik:**

- Allg.-Symptome (ca. 50 %): Fieber, KG ↓, Nachtschweiß, ggf. Arthralgien
- Nierenbefall (ca. 80 %): Pauciimmune nekrotisierende Glomerulonephritis: Proteinurie, Mikrohämaturie, Ödeme
- Oberer Respirationstrakt und Lunge (≈ 90 %): blutiger Schnupfen, Sinusitis (sinunasaler Befall geht oft dem systemischen voraus, KO: Septumperforation

mit Ausbildung einer Sattelnase), Hörminderung, subglottische Stenose, Dyspnoe, selten Hämoptysen
- Augenbefall (ca. 60 %): Konjunktivitis, Episkleritis, retrobulbäres Granulom → Exophthalmus
- Hautbefall (bis 50 %): palpable Purpura, Hautnekrosen, Knoten
- Herzbefall (ca. 20 %): Tachykardie durch Perikarditis, Vaskulitis der Koronargefäße

**Diagn.:**
- BSG / CRP ↑↑, BB (Leukozytose), RF pos., Biopsie, Pathergie-Phänomen pos., Fluoreszenzmikroskopie (cANCA) und ELISA (Anti-Proteinase / PR 3-ANCA assoziiert mit HLA-DP, Anti-Myeloperoxidase / MPO-ANCA assoziiert mit HLA-DQ), zusammen höchste Sensitivität (ca. 80 %) und Spezifität (>90 %), Urinstatus, 24-h-Sammelurin (Proteinurie?), Krea, Krea-Clearance, Thorax-Rö., Thorax-MR-CT, Schädel-MRT
- Histologie: nekrotisierende Vaskulitis kleiner und mittlerer Gefäße. Perivaskuläre Granulombildung



I. d. R. Betreuung durch Internisten (v. a. Befall von Lunge, Niere).

**DD:** Mikroskopische Polyangiitis (gerechnet zu den primären idiopathischen ANCA-assoziierten small vessel Vaskulitis-Sy., genetisch unterscheidbar) Sarkoidose, kryoglobulinämische Vaskulitis.

**Ther.:**
- Lokalisierte Form (Nase!): Trimethoprim / Sulfamethoxazol (z. B. Eusaprim® forte) 2 × 960 mg / d
- Frühsyst. Form: MTX (24) 0,3 mg / kg KG / Wo. i. v. oder s. c.
- Bei drohender / bestehender Dialysepflicht in den ersten 2 Wo. 5–7 × Plasmapherese
- Generalisierte Form:
  - B-Zell-gerichtete Ther. mit Rituximab (Mab Thera®) 375 mg / $m^2$ KOF i. v. / Wo. über 4 Wo. zur Induktionsther. komb. mit Prednisolon (s.o.) und anschließend allein zur Erhaltungsther. 500 mg i.v. alle 6 Mon.
  - B-Zell-gerichtete Ther. mit Rituximab (Mab Thera®) 375 mg / m 2 KOF i. v. / Wo. über 4 Wo. zur Remissionsinduktion bei Rez. nach Cyclophosphamid-Ther., jungen F und M zum Erhalt der Fertilität, KI oder Unverträglichkeiten von Cyclophosphamid
  - Cyclophosphamid (z. B. Endoxan®; ▶ 24), 2 mg / kg KG / d p. o. plus Prednisolon (z. B. Decortin® H; ▶ 24) 1 mg / kg KG / d p. o. (langsame Dosisreduktion auf 7,5 mg / d p. o.) für 3–6 Mon. (mod. FAUCI-Schema)
  - bei Teil- / Vollremission: Umstellung auf Azathioprin (▶ 24) 2–3 mg / kg KG / d p. o. für 18–24 Mon. → Langzeiterhaltungsther. mit 1,5 mg / kg KG / d p. o. oder MTX 15–25 mg / Wo. s. c.

**Merke**
Titerhöhe der cANCA korreliert mit Krankheitsaktivität!

**Progn.:** Unbehandelt hohe Letalität; unter Ther. 5-JÜR 80–90 %.

### 21.6.7 Eosinophile Granulomatose mit Polyangiitis (M30.1)

**Syn.:** EGPA (ehemals Churg-Strauss-Sy.), allergische Granulomatose.

**Def.:** ANCA-assoziierte Vaskulitis kleiner und mittelgroßer Gefäße unbekannter Ätiol. in Verbindung mit Asthma bronchiale, Nasenpolypen und Bluteosinophilie (> 10 %). Manifestation in jedem Alter. HLA-DRB4-Assoziation.

**Klinik:** Kutan-subkutane Knoten, ggf. schmerzhaft, v. a. distale Extremitäten (in ca. 40 %). Atopische Diathese, Bronchialasthma. Vaskulitis innerer Organe: Lunge, Milz, Herz, Leber, GI-Trakt, Niere mit entsprechenden Symptomen.

**Diagn.:**
- Keine spez. Labortests BSG / CRP ↑↑, BB und Diff.-BB (Eosinophilie> 10 %), IgE ↑, ECP ↑, RF, cANCA oder pANCA pos. (in ca. ⅓), Urinstatus, Biopsie
- Diagnosekriterien gem. ACR (Diagnose wahrscheinlich, wenn mind. 4 Kriterien erfüllt): Asthma bronchiale; Eosinophilie > 10 % im Diff-BB; Mono- oder Polyneuropathie; radiologisch vorhandene, wandernde pulmonale Infiltrate; akute oder chron. rez. Sinusitiden; bioptischer Nachweis einer extravaskulären Eosinophilie. Spez. ca. 100 %, Sensitiv. 85 %, ACR-Kriterien gelten nur bei dokumentierter Vaskulitis
- Histologie: Gewebseosinophilie um Arteriolen und Venolen, intra- / extravaskuläre Palisadengranulome mit zentraler Nekrose.

**DD:** Hypereosinophilie-Sy., GPA, ASS-Intoleranz-Sy., chron. idiopathische eosinophile Pneumonie, Wurminf.

**Ther.:**
- Initial Prednisolon (z. B. Decortin® H; ▶ 22) 1 mg / kg KG / d p. o. für1 Mon. → Dosisreduktion gemäß klin. Ansprechen. Niedrige Dosis von < 5 mg / d p. o. zur Asthmather. erforderlich
- Progn. ungünstige Organbeteiligungen (Niere, Herz, ZNS, GIT): Cyclophosphamid (▶ 22) als Bolusther. 15–25 mg / kg KG alle 3 Wo. als Kurzinfusion komb. mit Prednisolon (▶ 22) 100 mg i. v. (Blasenschutz!). Ther.-Dauer: 6 Zyklen (AUSTIN-Schema). Bei drohender / bestehender Dialysepflicht in den ersten 2 Wo. 5–7 × Plasmapherese
- In therapieresistenten Fällen Mepolizumab (Nucala®): 300 mg alle 4 Wo. s. c., initial komb. mit Prednisolon (s. o.), Rituximab (MabThera®) s. o., IFN-α 10 000–30 000 I.E. s. c. 3-5 x / Wo. (keine Langzeitther.!) Rituximab (Mab Thera®) s. o. und INF-INF- α (24) 10 000–30 000 I. E. s. c. 3–5 × / Wo. (**keine** Langzeitther.!).

**Progn.:** Unbehandelt oft letal. Durch Ther. 5-JÜR > 60 %. Risiko für de novo-TU (Harnwegs-TU, Leukämie, NMSC) ↑, ebenso das für Inf. für alle o. g. Medikamente.

## 21.7 Pannikulitiden (M79.3)

Entzündliche Erkr. des subkutanen Fettgewebes. Unterscheidung zwischen lobulären und septalen Pannikulitiden (artifizielles Konstrukt, da häufig beide Formen in unterschiedlichem Ausmaß vorkommen).
Histologie: Ansammlung von neutrophilen Granulos mit Beimengung einzelner Lymphos und Histiozyten. Zugrunde gegangenes Fettgewebe wird durch resorptives Granulationsgewebe abgebaut (lipophages Granulom mit zahlreichen Schaumzellen). Später ggf. Ausbildung fibrotischer Stränge.

Einteilung:
- Überwiegend septale Formen:
  - Erythema nodosum (häufigste Pannikulitis)
  - syst. Sklerodermie
  - $\alpha_1$-Antitrypsin-Defizienz
- Lobuläre und gemischte Formen:
  - Erythema induratum Bazin (Nodulärvaskulitis)
  - pankreatische Pannikulitis
  - traumabedingte Pannikulitis (Kältepannikulitis, injektionsbedingte Pannikulitis)
  - infektionsbedingte Pannikulitis (z. B. Mykobakterien, Sporothrix u. a.)
  - Lipodermatosklerose bei CVI
  - Kollagenosen (SLE, Dermatomyositis)
  - malignomassoziierte Pannikulitis (zytophagische histiozytäre Pannikulitis)
  - Sclerema neonatorum und Adiponecrosis subcutanea neonatorum



## 21.7.1 Pannikulitis bei α1-Antitrypsinmangel (M35.6)

**Def.:** Syst. Pannikulitis ohne Geschlechts- und Alterspräferenz mit unbekannter Häufigkeit. $\alpha_1$-Antitrypsin: in der Leber produzierter **Ser**in-**P**rotease-**In**hibitor (SERPIN). Mangel → Leberzirrhose, Emphysem, Pankreatitis, RA-, cANCA-pos. Vaskulitis, Angioödem.

**Klinik:** Große, erythematöse, schmerzhafte Knoten und Plaques v. a. an den proximalen Extremitäten und am unteren Körperstamm, die ulzerieren (öliges Exsudat) und schlecht / narbig heilen. In einigen Fällen Fieber und Arthritis.

**DD:** Pyoderma gangraenosum (nekrotische unterminierte Ränder), Erythema induratum Bazin, andere Pannikulitiden.

**Ther.:**
- Am effektivsten: Enzymersatzther. mit $\alpha_1$-Antitrypsininhibitor (neuerdings $\alpha_1$-Proteinaseinhibitor $\alpha_1$-Pi, Normalwert 0,9–1,8 g / l) 60 mg / kg KG / Wo. i. v. (z. B. Prolastin®) über 3–7 Wo.
- milde Fälle: Doxycyclin (▶ 22) 2 × 200 mg / d für 3 Mon.
- Alkohol meiden!

## 21.7.2 Zytophagische histiozytäre Pannikulitis (M35.6)

**Syn.:** Subcutaneous panniculitis-like T-cell lymphoma with cytophagocytosis.

**Def.:** Eigenständige Form einer histiozytären Pannikulitis unbekannter Ätiol. mit Fieber, Panzytopenie, Polyserositis und letaler hämorrhagischer Diathese. Erw. >> Kd. ohne Geschlechtspräferenz.

**Klinik:** Hautfarbene bis erythematöse subkutane (manchmal schmerzhafte) Knoten oder hämorrhagische Plaques v. a. an Körperstamm und Extremitäten. Ulzerationen kommen vor. In schweren Fällen Fieber, Hepatosplenomegalie, Serositis, Leberversagen, Panzytopenie.

**Diagn.:** BB, Leberwerte, Abdomen-Sono, Biopsie (→Zytophagozytose).

**Ther.:** z. B. CHOP-Schema (▶ 11.12.1), wobei längere Remissionen die Ausnahme bilden.

### 21.7.3 Panniculitis nodularis nonsuppurativa febrilis et recidivans (M35.6)

**Syn.:** Pfeifer-Weber-Christian-Sy.

**Def.:** Seltene Pannikulitis, v.a. F zwischen 30. und 60. LJ. Unklare Genese (infektallergisch? medikamentenallergisch?).

**Klinik:**

- AZ ↓ (Fieber, Abgeschlagenheit, arthritische Beschwerden). Entwicklung einzelner oder mehrerer, bis zu 10 cm großer derber, z. T. schmerzhafter subkutaner Knoten
- Prädilektionsstellen: Stamm, Oberarme, Oberschenkel und Mammae. Gesicht stets frei. Nodi anfangs gegen darüberliegende Haut gut verschieblich, verbacken aber später mit der Oberfläche und konfluieren. Evtl. Ausbildung von Fistelgängen. Größere Herde können einschmelzen und hinterlassen dann eine trichterförmige Einsenkung

21

**Diagn.:** Anamnese (Medikamente?), Klinik, BSG ↑↑, BB (Leukopenie), Fokussuche ▶ 2.1.1, Abdomensono (Beteiligung des intraabdominalen und peritonealen Fettgewebes).

**DD:** Erythema nodosum, Trichophytia profunda, symptomatische Pannikulitiden.

**Ther.:**

- Verdächtige Medikamente absetzen, Entzündungsherde beseitigen
- Kortikosteroide wie Prednisolon (z. B. Solu-Decortin® H; ▶ 22), initial 100 mg i. v. über einige d, danach bis auf möglichst niedrige Erhaltungsdosis ausschleichen; ggf. Komb. mit Azathioprin (z. B. Imurek®; ▶ 22)
- Lokalther.: Steroide, (z. B. Mometasonfuroat unter Folienokklusion).

**KO:** Perforation des subkutanen Fettgewebes. Ggf. Entleerung verflüssigten Fettgewebes.

**Progn.:** Selten Spontanremissionen, meist chron.-rez. Verlauf. Die symptomfreien Intervalle betragen oft J. Bei Mitbeteiligung des intraabdominellen Fettgewebes ggf. letal.

### 21.7.4 Lipogranulomatosis subcutanea (M79.8)

**Syn.:** Lipogranulomatosis Rothmann-Makai.

**Def.:** Seltene Pannikulitis ohne Allgemeinsymptome, unklare Ätiol. Meist ältere Kdr. und F im mittleren Alter betroffen.

**Klinik:** Wie Panniculitis nodularis non suppurativa febrilis et recidivans (▶ 21.7.3), keine Allgemeinsymptomatik.

**Diagn., DD, Ther.:** Wie Panniculitis nodularis nonsuppurativa febrilis et recidivans (▶ 21.7.3).

**Progn.:** Schubweiser Verlauf über Mon. oder J., danach Abheilung.

## 21.8 Primäre Erythromelalgie (I73.8)

**Def.:** Seltene, AD vererbte, neurovask. Störung (Kanalopathie) mit der Trias brennender neuropathischer Schmerz, rez. Rötung mit Ödem und Überwärmung, v.a der Extremitäten (untere >> obere, symmetrisches Auftreten!). F > M. Beginn: Kindheit. Auslösung durch Wärme, Anstrengung, Gravidität.

**Anmerkung:** Sek. Erythromelalgie häufiger. Beginn im Erw.-Alter, oft asymmetrisch. Zugrunde liegende Erkr.: Thrombozythämie, SLE, AVK Stadium III / IV, Thrombangitis obliterans, Diab. mell., Polyzythämie, außerdem bestimmte Medikamente.

**Klinik:** Auffallend hellrote überwärmte Extremitäten (selten Kopf), auslösbar durch Temp. > 31 °C (32–36 °C) → Ausbildung eines mäßigen Ödems.

**Diagn.:** Typische Klinik. Ausschluss zugrunde liegender Erkr.

**DD:** Burning-feet-Sy., Restless-legs-Sy. (keine Besserung durch Kälte), Raynaud-Sy. (Besserung durch Wärme), Perniones (Besserung durch Wärme), ischämische Neuropathien, PNP, M. Sudeck u. a.

**Ther.:**

- Bei den sek. Formen Behandlung der Grunderkr.
- Bei der primären Form: Hochlagerung der Beine, Schuhwerk ohne Wärmestau, Kühlen (kaltes Wasser, kein Alkohol) → Vasokonstriktion. Fehlen einer effektiven Schmerzther. Versuch mit $Na^+$-Kanal- und Sympathikusblockern. Vorstellung beim Schmerztherapeuten.

**Progn.:** Keine Spontanheilung. Lebensqualität deutlich beeinträchtigt. Suizidgefahr! Langzeitbetreuung, da eine „primäre" in eine sekundäre Erythromelalgie übergehen kann.

## 21.9 Burning-feet-Syndrom (E53.9)

**Def.:** Polyätiol. Krankheitsbild geprägt von Parästhesien und ausgesprochener Berührungsempfindlichkeit der Plantae bzw. von v. a. nachts auftretenden, unangenehmen stechenden / brennenden Sensationen der unteren Extremität → Besserung durch Beinbewegungen. Pat. stehen oft auf und gehen herum (restless legs).

**Klinik:** Erythem, Druck- und Berührungsempfindlichkeit der Beine. Verschlechterung durch Wärme und Hochlagerung der Beine.

**Diagn.:** Abklärung: Vit.-Mangel (Alkoholabusus?), Medikamente (z. B. INH, Nitrofurantoin), Diab. mell., Kollagenosen, Paraproteinämien, Urämie, Neoplasien, HIV u. a.

**DD:** Erythromelalgie, psychogene Störungen u. a.

**Ther.:**

- Behandlung der Grunderkr.
- symptomatisch: Kühlen, Herabhängen der Beine
- Restless legs: Antiparkinsonmittel, z. B. 100 mg Levodopa plus 25 mg Benserazid (Restex®) 1–2 Tbl. / d 1 h vor dem Zubettgehen.

## 21.10 Erkrankungen mit Teleangiektasien

### 21.10.1 Teleangiectasia hereditaria haemorrhagica (HHT; I78.0)

**Syn.:** M. Osler-Rendu-Weber.

**Def.:** Seltene, AD vererbte Systemerkr. mit mukokutanen und viszeralen AV-Malformationen. 2 Hauptformen:

- HHT 1 kombiniert mit pulmonalen AV-Malformationen
- HHT 2 kombiniert mit AV-Malformationen der Leber

**Klinik:**
- Erstmanifestation: spontanes, rez. Nasenbluten meist in der Pubertät
- Läsionen nehmen an Zahl und Größe mit dem Alter zu: Gesicht, Zunge, Lippen, Nasenschleimhaut, Hände und Fingerbeeren. Selten Hämaturie (renale Beteiligung), intestinale Blutung, Blutung in Leber, Milz, Lunge (→Hämoptoe) und ZNS.

**Diagn.:** Familienanamnese, Klinik, BB, Ferritin, Leberwerte. Leber (Farbduplexsono), Herz (KM-Echokardiografie), GI-Trakt (Gastroskopie, Koloskopie), ZNS (Schädel-MRT mit KM).

**Ther.:** Multidisziplinär in Spezialzentrum. HV: falls gewünscht Laserther. (▶ 25.12). Pflege der Nasenschleimhaut mit Salben oder Ölen.



**KO:** Hautblutungen, Nasen-, Zahnfleischbluten, Makroglossie, Hämoptysen, Hämaturie, Meläna. Chron. Blutungen → Fe-Substitution, häufig auch Ery-Konzentraten → prophylakt. HBV-Impfung.

**Progn.:** Klin. Manifestationen nehmen im Alter zu. Anleitung zur Selbsttamponade der Nase. In der Gravidität erhöhtes Risiko für Hämoptysen und Hämatothorax.

## 21.10.2 Ataxia teleangiectatica (AT; G11.3)

**Syn.:** Louis-Bar-Sy., ATM-Sy.

**Def.:** Sehr seltene, AR vererbte, neurodegenerative Erkr. mit Multisystembeteiligung und weitem phänotypischem Spektrum. Charakterisiert durch Bewegungsstörungen (zerebelläre Ataxie, Dystonie, Chora, Myoklonus) assoziiert mit systemischen Abnormalitäten (Immundefizienz, Malignome, okulokutane Teleangiektasien, erhöhtes Alpha-Fetoprotein). Pränataldiagn. möglich.

**Klinik:**
- Ataxie mit Beginn des Gehens
- Mit 3–6 J. Teleangiektasien der lateralen und medialen Konjunktiven (symmetrische horizontale Streifen). Weitere Teleangiektasieentwicklung an Ohren, Augenlidern, Wangen, Ellenbeugen, Kniekehlen und prästernal
- Vorzeitige Alterungsveränderungen → Grauwerden der Haare, Gesichtshaut atrophisch und sklerotisch bei ca. 90 % der Kdr. („maskenhafter Gesichtsausdruck")
- Neigung zu sinopulmonalen Inf. (→ Bronchiektasien).

**Diagn.:** Familienanamnese, Klinik, Ig↓, Thorax-MRT (Thymushypo- oder -aplasie), MRT Kopf (Kleinhirnatrophie), Immunoblot für das ATM-Gen, Alpha-Fetoprotein↑.

**DD:** Friedreich-Ataxie (solange Teleangiektasien fehlen), infektiöse Konjunktivitis (Chronizität, kein Pus und Größe der Teleangiektasien sprechen dagegen), Bloom-Sy. (keine neurologischen Symptome).

**Ther.:** Keine Kausalther. Ther. von KO, UV-Schutz.

**KO:** Infektneigung, Neigung zu Malignomen (Mamma-Ca, Lymphome, Leukämien).

**Progn.:** Frühzeitiger Exitus durch sinopulmonale Inf. (in ca. 50 %) oder Malignome (in ca. 15 %). Genetische Beratung durch Arzt für Humangenetik.

Teleangiektasia macularis eruptivaperstans ▶ 11.1.7.
Angiokeratoma corporis diffusum ▶ 8.6.3.

# 21.11 Hämorrhagische Diathesen

**Def.:** Krankheiten mit erhöhter Neigung zu Blutaustritt ins Gewebe oder nach außen. Ätiol.: Koagulopathie, Thrombozytopathie / Thrombozytopenie, Vasopathie.

## 21.11.1 Koagulopathien (D68.9)

**Def.:** Erkr. mit Störungen im Gerinnungssystem. Oft flächige livide Hauteinblutungen.

### Hämophilie A (D66) und B (D67)

**Def.:** XR vererbter Aktivitätsmangel an Faktor VIII (80 %, Hämophilie A) oder Faktor IX (20 %, Hämophilie B). 50 % Neumutationen! Häufigkeit: 1: 10 000. M erkranken, F (Konduktorinnen) erkranken selten. In D ca. 10.000 Fälle.

**Klinik:** Beide Formen nicht unterscheidbar. Ausgedehnte Blutungen bei Bagatelltraumata sowie Einblutungen in Gelenke und Muskulatur. Wundheilungsstörungen. Häufig Gelenkschmerzen, gefolgt von Kopfschmerzen.

**Diagn.:** Pos. Familienanamnese, aPTT ↑, in schweren Fällen auch Thrombinzeit und Quickwert ↑. Konsil in hämatologischer Abteilung.

**Ther.:** In spezialisierten Hämophiliezentren.

**Progn.:** Intrakranielle Blutungen in 25 % Todesursache. Körperbehinderungen (Muskelatrophien, Gelenkversteifungen).

> **Merke**
> Keine i. m. Injektionen! Thrombozytenaggregationshemmer kontraindiziert!

### Von-Willebrand-Jürgens-Syndrom (D68)

**Def.:** Überwiegend AD vererbte Störung des von-Willebrand-Faktors (vWF, quantitativer u. / od. qualitativer Mangel). Häufigste hereditäre Gerinnungsstörung. 3 bekannte Typen mit unterschiedlichen Blutungsrisiken:

- Typ 1: ca. 80 % der Fälle, quantitativer Defekt mit vWF ↓, leichte Symptomatik
- Typ 2 (A, B, M, N): ca. 15–20 % der Fälle, qualitativer Defekt, leichte bis mittelschwere Symptomatik
- Typ 3: < 1 % der Fälle, vWF fehlt, schwere Symptomatik (Gelenkeinblutungen möglich), zusätzlich F. VIII ↓. Selten als erworbenes Krankheitsbild mit identer Klinik und identen Laborparametern im Rahmen von lymphoproliferativen, kardiovaskulären, myeloproliferativen oder immunologischen Erkrankungen.

**Klinik:** Sehr variabel. Typisch: Verstärkte Hämatomneigung, Epistaxis, Gingivablutungen, längeres Bluten nach OPs, Hypermenorrhagie.

**Diagn.:** Blutungszeit ↑, Faktor VIII ↓. Anmerkung: Beim Typ 1 können beide Werte normal sein!

**Ther.:** Durch Internisten.

### Erworbene Koagulopathien

Vorkommen: z. B. Lebererkr. (v. a. Leberzirrhose), Schock (disseminierte intravasale Gerinnung mit Verbrauchskoagulopathie), Waterhouse-Friderichsen-Sy. (Koagulopathie bei Meningokokkensepsis).

## 21.11.2 Thrombozytopathie / Thrombozytopenie

### Thrombozytopathie (D69.1)

**Def.:** Thrombos mit gestörter Funktion. Angeboren (selten, z. B. Bernard-Soulier-Sy.) oder erworben, z. B. medikamentös bedingt (ASS, Diclofenac, Clopidogrel, Dextran u. a.), Urämietoxine, Polycythaemiavera u. a.

**Klinik:** Meist Petechien und kleinflächige Blutungen an Haut und Schleimhäuten.

**Diagn.:** Blutungszeit ↑, Quick und PTT normal.

**Ther.:** Keine spez. Behandlung.

### Thrombozytopenie (D69.6)

**Def.:** Thrombozytenzahl< 100 000 / µl (schwer, wenn < 20 000 / µl). Ätiol.:

- KM-Bildungsstörungen:
  - Aplastische Störung: kongenital beim XR vererbten Wiskott-Aldrich-Sy., erworben durch KM-Infiltration bei lymphoproliferativen Erkr., M. Gaucher, Mukopolysaccaridosen, durch KM-Schädigung bei Zytostatikather., Inf. oder Strahlen
  - Ineffektive Thrombopoese bei Vit.-$B_{12}$-, Folsäuremangel
- Periphere Umsatzsteigerung:
  - Immunthrombozytopenien durch Allo-AK nach Transfusionen oder durch Auto-AK: Postinfektiös, medikamentös (Co-trimoxazol, Chemotherapeutika, Thiazide, Heparin u. a.) und sek. bei malignen Lymphomen, SLE, HIV u. a.
  - gesteigerte Thrombinaktivität durch Inf. und Malignome
- Komb. Form, z. B. alkoholtoxische Leberzirrhose.

**Klinik und Diagn.:** Wie Thrombopathie.

**Ther.:** Ausschaltung ursächlicher Faktoren.

#### Immunthrombozytopenie (ITP) D69.3

**Syn.:** M. Werlhof, früher idiopathische thrombozytopenische Purpura.

**Def.:** Seltene, akquirierte TP als Folge einer Autoimmunreaktion gegen Thrombo- und Megakaryozyten. Primär ohne eruierbare Ursache in 80 %, sek. durch Medikamente und andere Krankheiten (z. B. Autoimmunkrankheiten, Antiphospholipid-Sy., vir. Inf., nach Impfungen). Unterscheidung pädiatrische (M > F, v. a. postinfektiös) und adulte (F > M) Form. Stadieneinteilung: **neu diagnostiziert** (bis zu 3 Mon. nach Diagnosestellung, oft Spontanremission), **persistierend** (3–12 Mon. nach Diagnosestellung), **chron.** (> 12 Mon. nach Diagnosestellung).

**Klinik:** Petechien v. a. untere Extremitäten, seltener obere Extremitäten und Rumpf, Schleimhautblutungen von Mund und Nase, verstärkte Blutungen nach Bagatelltraumata, verstärkte Menses, Purpura, zusätzlich Erschöpfungssymptome. Chron. Form in 30–40 % **ohne** Blutungssymptome.

**Diagn.:** **Neu diagnostiziertes Stadium:** Anamnese, Thrombos **wiederholt**< 100 000 / µl, Blutausstrich (obligat, Beurteilung durch Hämatologen), Thromboplastinzeit, INR, aPTT, Fibrinogen, BZ, Haemoccult, Urin. Ausschlussdiagnose! **Persistierendes und chron. Stadium zusätzlich:** Blutgruppe (Notfallausweis!), Autoimmun-, Schilddrüsendiagnostik, Thrombozyten-AK gegen Glykoproteinrezeptor, H. pylori-Testung, Hepatitis-Serologie, KM-Punktion, Abdomensono u. a.

**DD:** Andere TP.

**Ther. und Progn.:** Durch Internisten. Zunächst watch and wait.

## 21.11.3 Vasopathie (I99)

**Def.:** Durch Veränderungen der Blutgefäße verursachte Blutungsneigung.

**Klinik.:** Sehr variabel, meist kleine Petechien, seltener Sugillationen und flächenhafte Einblutungen.

**Diagn.:** Anamnese (Glukokortikoideinnahme, z. B. bei Asthma bronchiale, Diab. mell.), Quick, PTT normal, Blutungszeit ↑, Rumpel-Leede-Test path. (nach Stauung am Oberarm kleine Petechien am Unterarm).



### Purpura senilis (D69.2)

Sehr häufig. V. a. nach 60. LJ. an sonnenexponierten Arealen kleine Einblutungen durch aktinische Schädigung der Gefäßwände.

**Ther.:** Lichtschutz (z. B. textil oder Eryfotona® AK). Hautpflege u. Ölbäder.

### Purpura bei Diabetes mellitus oder chron. Glukokortikoidzufuhr

Sehr häufig bei älteren Menschen, wahrscheinlich durch Kollagenverlust. V. a. an Hautarealen, die angestoßen werden (v. a. Unterarme).

**Ther.:** Wie Purpura senilis.

Purpura pigmentosa progressiva ▶ 21.6.1.

Vasculitis allergica ▶ 21.6.1.

# 22 Lokal- und Systemtherapie

*Claus Oster-Schmidt, Lutz Schmitz, Gregor von Kobyletzki, Thomas Dirschka*

# 22.1 Allgemeine Therapieprinzipien: lokale Therapie

### Therapierichtlinien

- Externe Ther., wenn möglich, immer vor Systemther.
- Wahl der Grundlage nach Erkr., Behandlungsregion, Hauttyp, individueller Verträglichkeit des Pat. → Durchführung einer **Salbenverträglichkeitstestung** (an einem kleinen Hautareal verschiedene Grundlagen auftragen, nach 24 h ablesen: Rötung, Irritation, subjektives Empfinden des Pat.?).
- Pat. nach Unverträglichkeiten / Typ-IV-Sens. (Allergiepass!) fragen, v. a. bei möglicherweise polysensibilisierten Pat. (z. B. bei Ulcus cruris).
- Ggf. vor externer Ther. Epikutantest (▶ 2.4.1) mit Salben- und Konservierungsstoffreihe.
- Wirkstoff muss mit Grundlage kompatibel sein.
- Erfolgreiches Therapieregime beibehalten; häufigen Wechsel vermeiden.
- Grundlage und Wirkstoff der Akuität der HV anpassen.
- Polypragmasie (viele verschiedene Grundlagen, viele Wirkstoffe) vermeiden.
- Lokalther. der Jahreszeit anpassen → im Sommer eher Öl in Wasser, im Winter eher fett.
- Kein Auftragen auf aufgewärmte Haut (z. B. nach dem Duschen) → Wirkstoffresorption ↑.

22

### Häufige Kontaktallergene in Externa

- Grundlagen / Wirkstoffe: Perubalsam > Lanolinalkohole (= Wollwachs) > Clioquinol (= Vioform®)> Gentamicin-, Neomycinsulfat
- Emulgatoren: Triethanolamin, Cetylstearylalkohol
- Konservierungsstoffe: Parabene (häufig!)

> Vaseline: allergologisch unverdächtig (Sens. ca. 0,3 %), gut hautverträglich, gut mit Wirkstoffen mischbar, preiswert. Nachteil: Bei zu hohen Temp. Pustelbildung möglich, nicht „hautaffin", da nicht den epidermalen Lipiden entsprechend.

## 22.1.1 Wichtige Grundlagen

In der Dermatologie reichen wenige Grundlagen (▶ Tab. 22.1) zur externen Ther. aus.

> Erfahrung mit 5–10 häufig eingesetzten Grundlagen ist besser als unkontrollierte Polypragmasie.

### Hydrophobe Grundlagen

#### Vaselinum album

- Eigenschaften: sehr fette Grundlage, penetrationsfördernd, mit vielen Wirkstoffen kompatibel, preiswert, fast nie Typ-IV-Sens., wirkt wärmend.
- Nachteil: Bei warmer Witterung okkludierend, Auslösung von Follikulitiden, ggf. juckreizfördernd.
- Ind.: z. B. im chron. Stadium einer Dermatose (chron. Ekzem), Lippenpflege, Aufweichen / Ablösen von Krusten.

**Tab. 22.1 Grundlagen: Eigenschaften, Effekte auf der Haut und Anwendungsgebiete.**

| Galenisches System, Eigenschaften | Effekte auf der Haut | Anwendungsareale/ Dermatosen |
|---|---|---|
| **Lösung (hydrophil)** Wässrige; alkoholisch-wässrige Lsg. | kühlend, austrocknend, nicht fettend, nicht okkludierend, rückstandslos | behaarte Areale; große Areale; Teil eines feuchten Umschlags; akute, feuchte/nässende Dermatosen |
| **Lösung (lipophil)** Ölige Lsg. | nicht kühlend, stark fettend, stark okkludierend, stark hydratisierend, schwierig abwaschbar | ölige Lsg. als Badezusätze; ölige Lsg. mit Emulgatoren → Emulsionsbäder; ohne Emulgator → Spreitungsbäder; große Areale; sehr trockene Areale; chron. Dermatosen wie Ps., atopisches Ekzem |
| **Schüttelmixtur (hydrophil)** Wässrige; alkoholisch-wässrige Lsg. mit dispergierten Partikeln | kühlend, stark austrocknend, nicht fettend, nicht okkludierend, abwaschbar | mäßig große bis kleine Areale; lipidreiche Areale; akute feuchte bis subakute Dermatosen, selten eingesetzt |
| **Hydrogel (hydrophil)** Wässrige; alkoholisch-wässrige Lsg. mit gelierenden Zusätzen | kühlend, austrocknend, nicht fettend, nicht okkludierend, meist rückstandslos | große bis kleine Areale; lipidreiche Areale, akute bis subakute Dermatosen; auch zur Behandlung von tieferen Strukturen (Muskulatur, Gefäße u. a.); auch auf Schleimhäuten |
| **Lipogel (lipophil)** Ölige Lsg. mit gelierenden Zusätzen | nicht kühlend (!), stark fettend, stark okkludierend, stark hydratisierend, führt zu glänzender Haut, schwierig abwaschbar | große bis kleine Areale; sehr trockene Areale; chron. Dermatosen und Ichthyosen; selten eingesetzt |
| **Emulsionsgel (hydrophil)** Mit gelierenden Substanzen stabilisierte O/W-Emulsion mit geringem bis mittlerem Lipidanteil | leicht kühlend, leicht fettend, nicht okkludierend, rückstandslos | große Areale; mäßig trockene Areale; subakute Dermatosen; oft zur Behandlung von tieferen Strukturen (Muskulatur, Gefäße u. a.) |
| **Hydrolotion (hydrophil)** Fließfähige O/W-Emulsion mit geringem bis mittlerem Lipidanteil | leicht kühlend, leicht fettend, nicht okkludierend, leicht bis mäßig befeuchtend, gut abwaschbar | große Areale; mäßig trockene bis mäßig lipidreiche Areale; akute, feuchte bis subakute Dermatosen; auch für behaarte Areale; Anwendung tags, in Komb. mit Lipolotion nachts |
| **Creme (hydrophil)** Streichbare O/W-Emulsion mit geringem bis mittlerem Lipidanteil | leicht kühlend, leicht fettend, wenig okkludierend, leicht befeuchtend, gut abwaschbar | mäßig große bis kleine Areale; mäßig trockene bis mäßig lipidreiche Areale; akute, feuchte bis subakute Dermatosen |

22

**Tab. 22.1 Grundlagen: Eigenschaften, Effekte auf der Haut und Anwendungsgebiete.** *(Forts.)*

| Galenisches System, Eigenschaften | Effekte auf der Haut | Anwendungsareale / Dermatosen |
|---|---|---|
| **Cremepaste (hydrophil)** Streichbare O/W-Emulsion mit geringem bis mittlerem Lipidanteil und dispergierten Partikeln | wenig kühlend, mäßig bis stark austrocknend, nicht fettend, nicht okkludierend, abwaschbar | mäßig große bis kleine Areale; feuchte bis mäßig feuchte Areale; bei subakuten bis akuten intertriginösen Dermatosen |
| **Lipolotion (lipophil)** Fließfähige W/O-Emulsion mit mittlerem bis hohem Lipidanteil | nicht kühlend, mäßig bis stark fettend, mäßig okkludierend, mäßig hydratisierend, mäßig gut abwaschbar | große Areale; mäßig trockene bis trockene Areale; bei trockenen, chron. Dermatosen wie atopisches Ekzem; Anwendung nachts, in Komb. mit Hydrolotion tags |
| **Fettcreme (lipophil)** Streichbare W/O-Emulsion mit mittlerem bis hohem Lipidanteil | nicht kühlend, mäßig bis stark fettend, leicht bis mäßig okkludierend, mäßig hydratisierend, führt zu glänzender Haut, mäßig gut abwaschbar | mäßig große bis große Areale; trockene bis sehr trockene Areale; bei trockenen, chron. Dermatosen wie Ps. sowie bei bestimmten Berufsdermatosen |
| **Fettsalbe (lipophil)** Streichbare einphasige lipidbasierte Grundlage | nicht kühlend, stark fettend, stark okkludierend, stark hydratisierend, führt zu glänzender Haut, mäßig bis schwierig abwaschbar | kleine bis mäßig große Areale; stark trockene Areale; bei trockenen, hyperkeratotischen, chron. Dermatosen wie Ps.; aus kosmetischen Überlegungen evtl. nur nachts anwenden; Schutz vor Kälte |
| **Paste (lipophil) = Salbenpaste** Streichbare lipidbasierte Grundlage mit dispergierten Partikeln | nicht kühlend, stark fettend, stark okkludierend, hydratisierend, nicht austrocknend (s. Cremepaste), schwierig abwaschbar | kleine bis mäßig große Areale; Abdecken von Wundrändern; Schutz vor hydrophilen Irritanzien; Prophylaxe der Windeldermatitis |
| **Wasseraufnehmende Salbe (amphiphil)** Streichbare Grundlage, die mit Wasser mischbar ist oder unter Emulsionsbildung Wasser aufnehmen kann | wasseraufnehmend, aber nicht austrocknend, nicht fettend bis fettend, gut abwaschbar | mäßig große bis große Areale; mäßig trockene bis mäßig feuchte Areale; häufig zur Tagespflege (Glyzerol). Hinweis: Vorm Passieren der Sicherheitskontrolle an Flughäfen keine Glyzerol-haltigen Externa (Gesicht, Hände) auftragen, da Auslsg. eines Sprengstofffehlalarms möglich |
| **Puder** Pulver | austrocknend, leicht „schmierend" (Talk) empfunden | Füße, Intertrigines; komb. mit Antimykotikum als Pulverspray |

### Wollwachsalkoholsalbe DAB (Eucerinum anhydricum), hydrophobe Basiscreme DAC

- Eigenschaften: hydrophobe Salbe. Standardsalbe des DAB. Gut mit verschiedenen Wirkstoffen mischbar.
- Ind.: wie Vaselinum album.
- **Cave:** Wollwachssens.

### Kühlsalbe DAB (Unguentum leniens, enthält Erdnussöl!), weiche Salbe DAC (Unguentum molle DAB 6), Lanolin DAB

- Eigenschaften: Hydrophobe Cremes, wirken stauend → Strömungsrichtung der Hautfeuchtigkeit nach innen gerichtet, nicht abwaschbar.
- Ind.: wie Vaselinum album.
- **Cave:** Wollwachssens. bei Ungt. molle / Lanolin.

## Ambiphile Grundlagen

### Basiscreme DAC

- Eigenschaften: ambiphile Creme, für verschiedene Hauttypen verwendbar, leicht verstreichbar, leicht kühlend, gut haftend.
- Ind.: z. B. Ekzemther., Anw. an Skrotum und Vulva mgl.

22

## Hydrophile Grundlagen

### Hydrophile Salbe DAB (Ungt. emulsificans)

- Eigenschaften: Ähnliche Eigenschaften wie Vaseline, Emulgator Cetylstearylalkohol erhöht Hautaffinität und Wirkstoffabgabe (Typ-IV-Sens. beachten!).
- Ind.: Ohne Wasserzusatz selten verwendet, nach Wasserzusatz ähnlich Vaselinum album.
- **Cave:** Cetylstearylsens.

### Wasserhaltige hydrophile Salbe DAB (Ungt. emulsificans aquosum)

- Eigenschaften: sehr gut streichbar, gut einziehend, kühlend, meist subjektiv als „angenehm" empfunden, wasserlöslich, bei trockener Haut oft als „austrocknend" empfunden, gut mit Urea mischbar.
- Ind.: z. B. subakute und chron. Dermatosen, Anw. am Kapillitium (wasserlöslich), zur „Hautpflege", gut bei fettigem Hauttyp geeignet.
- **Cave:** Kühle Lagerung erforderlich. Verfall binnen 1 Wo. Cetylstearylsens.

### Lotionen / „Hautmilch"

- z. B. Emulsionsgrundlage nach NRF S.25., Asche Basis® Lotio
- Eigenschaften: gut zu verteilen, hohe Kühleigenschaft, schnell einziehend (Kleidung verfettet nicht!), gut abwaschbar, subjektiv meist als „angenehm" empfunden.
- Ind.: akute und subakute Dermatosen (z. B. Dermatitis solaris), Anw. an Kapillitium, Gehörgang, Analbereich (wasserlöslich).

> **Cave:** Der Begriff Lotio ist in der Dermatologie doppelt besetzt (flüssige Öl-in-Wasser-Emulsion und Schüttelmixtur, s. u.).

### Hydrophile Gele

- Eigenschaften: fettfrei, gut abwaschbar, kühlend, nach Verdunstung bleibt auf der Haut ein Film.
- Ind.: z. B. bei Arthropodenstichreaktionen, Akne, seborrhoischer Dermatitis / Tinea, Ps., Rosazea.

### Lösungen

- Eigenschaften:
  - Als Lösungsmittel wird meist Wasser od. Alkohol, seltener Aceton oder Ether eingesetzt.
  - Ethanol od. Isopropanol steigern Austrocknung und Tiefenwirkung.
  - Glyzerol verlangsamt Trocknungsgeschwindigkeit.
- Ind.: z. B. als Polyhexamid-Lsg. (NRF 11.128.).

### Schüttelmixturen

- z. B. Zinkoxidschüttelmixtur DAC (NRF 11.22.) = Lotio alba aquosa.
- Eigenschaften: durch Verdunstung des wässrigen Anteils kühlend, austrocknend, entzündungshemmend; zu dickes Auftragen → Wärmestau.
- Ind.: großflächige, entzündliche, trockene bis leicht nässende Dermatosen; ggf. bei Seborrhoikern.

> Großflächige Anw. mit kleinem Pinsel oder Vinylhandschuh möglich. Schüttelmixtur immer sehr dünn auftragen, sonst Wirkungsumkehr und Wärmestau.



### Pasten

- z. B. Pasta zinci mollis DAB.
- Eigenschaften: austrocknend, sekretbindend.
- Ind.: Intertrigines, z. B. bei Candida-Intertrigo (▶ 9.4.7).

## 22.1.2 Topische Glukokortikoide

- Wirkungsprofil: antiinflammatorisch, immunsuppressiv, antiproliferativ.
- Depotbildung in der Hornschicht sorgt für Wirkung über Anw. hinaus.
- Wirkstärke ist in Klasse I – IV nach Niedner eingeteilt.

### Bei Therapie mit lokalen Glukokortikoiden beachten

- V. a. NW beachten → bei Langzeitanw. über Wo. Dünnerwerden der Haut, Teleangiektasien, Fettgewebsatrophie, Striae distensae.
- Penetration in Intertrigines (Leiste, Achselhöhle, submammär, Bauchfalten) ↑↑.
- Penetration bei Sgl. und alten Menschen ↑ → möglichst keine Klasse-III- / -IV-Glukokortikoide!
- Syst. Glukokortikoidwirkung bei großflächiger Anw.
- Wirkstärke nach Erkr. und Behandlungsareal auswählen:
  - Klasse I und II → chron. Dermatosen, z. B. atopisches Ekzem; Intertrigines
  - Klasse III und IV → Lichen planus, Ps.; Capillitium, Palmae und Plantae
- Starke Glukokortikoide nicht im Gesicht (Abusus v. a. bei Rosazea und perioraler Dermatitis).
- Kein abruptes Absetzen → langsames Ausschleichen, z. B. über die Wirkstoffkonz.
- **Cave:** Glukokortikoide können inf. Hautkrankheiten maskieren (v. a. bei Tinea).

> **Tipp:** Zusatz von 10 % Harnstoff spart Steroid!

Bei Ther.-Resistenz einer chron. Dermatitis immer auch an Möglichkeit einer Kontaktsens. gegenüber lokalem Glukokortikoid denken.

**Anwendungsrichtlinien lokaler Glukokortikoide**

- Applikation 1 × / d (morgens!) i. d. R. ausreichend.
- Initial stärkeres Glukokortikoid, bei beginnender Abheilung Übergang auf schwächeres. Klasse III bei Erw. max. 100 g / Wo.
- Ps.: Klasse III / IV erforderlich; atopisches Ekzem: Klasse II / III ausreichend.
- Behandlung an Palmae, Plantae, Nagelorgan immer unter Okklusion über 2–4 h (Haushaltsfolie).

## 22.1.3 Rezepturen

### Allgemein

- Rezepturquellen: Neues Rezeptur-Formularium (NRF) und Angebot von herstellergeprüften Rezepturen basierend auf Fertigarzneimitteln.
- Ein korrekt ausgefülltes Rezept über eine Rezeptur muss neben den Standardangaben enthalten:
- Beispiel:
  Hydrophile Prednicarbat-Creme 0,08 % NRF 11.144. 100 g (**Rp!**)
  S: 1× morgens, mittags und abends (**wann und wie oft?**) dünn auf beide Unterarme (**wo?**) auftragen, 14 Tage (**wie lange?**), **Rp!** bedeutet verschreibungspflichtig

Tipp: Download eines kostenlosen Vordrucks für die Gebrauchsanweisung für den Pat. unter www.dac-nrf.de/arzt sowie eines kostenlosen Merkblatts zur Berechnung der erforderlichen Menge unter www.arzneimittelleitfaden.de.
Der Apotheker fügt die Aufbrauchfrist hinzu. Beispiele ▶ Tab. 22.2.

**Tab. 22.2 Beispiele für Aufbrauchfristen.**

| Darreichungsform | Konservierung | Aufbrauchfrist |
|---|---|---|
| Emulsionen, hydrophile Cremes | unkonserviert | 1 Wo. |
| | konserviert | ½J. |
| Lipophile Cremes | unkonserviert | 1 Mon. |
| | konserviert | ½J. |
| Wasserfreie Salben | | ½J. |

**Gründe für die Verordnung von Rezepturen**

- Rezeptierte Mengen ab 100 g häufig kostengünstiger als Fertigarzneimittel
- Konservierungsstofffreie Zubereitungen möglich
- Berücksichtigung von Typ-IV-Allergien
- Fehlen adäquater Grundlagen adaptiert an die Akuität des Krankheitsprozesses, sowie Fehlen bestimmter Wirkstoffkonzentrationen und -kombinationen
- Erhöhung der Therapieadhärenz

**Körperregionsadäquate topische Ther. und Pflege**

Orientierungshilfe ▶ Tab. 22.3

| Tab. 22.3 Körperregionsadäquate topische Ther. und Pflege. | |
|---|---|
| Gesicht | Creme, wasserreich |
| Extremitäten | Salbe, lipidreich |
| Akute Dermatitis | Creme, wasserreich |
| Chron. Dermatitis | Salbe, lipidreich |
| Sommer | Creme, wasserreich |
| Winter | Salbe lipidreich |
| Haut junger Menschen | Creme, wasserreich |
| Haut im Senium | Salbe, lipidreich |

## Auswahl von Rezepturen

### Antiseptika

▶ Tab. 22.4

- Polihexamid-Lsg. 0,02 / 0,04 % NRF 11.128. zur Wunddesinfektion
- Hydrophiles Polihexamid-Gel 0,04 / 1 % NRF 11.131.
- Polihexamid-Macrogolsalbe 0,04 / 1 % NRF 11.127. zur Behandlung einer Impetigo contagiosa
- Hydrophile Chlorhexidindigluconat-Creme 0,5 / 1 % NRF 11.116. Anmerkung: Chlorhexidin hemmt Wundheilung.

22

| Tab. 22.4 Lipophile Octenidindihydrochlorid-Creme 0,1 % (freie Rezepturformel). | |
|---|---|
| Octenidindihydrochlorid | 0,1 g |
| Glycerol 85 % | 14,9 g |
| Aqu. purif. | 35,0 g |
| Emulgierendes hydrophobes Basisgel DAC | 50,0 g |
| Behandlung von Impetigo contagiosa, oberfl. Pyodermien. **Cave:** nicht intertriginös bei Klein-Kdr. | |

### Glukortikoide (Rp!)

▶ Tab. 22.5

- Hydrophile Prednicarbat-Creme 0,08 / 0,15 / 0,25 NRF 11.144., TIX-Wert 2, Wirkstärke II

**Tab. 22.5 Tgl. Steroidmenge für einen Erw. bei Einmalanwendung in g**

| Areal | Tgl. Steroidmenge in g | Fingertip Unit(s) (FTU) |
|---|---|---|
| Komplette Hand | 0,5 | 1 |
| Kompletter Fuß | 1,0 | 2 |
| Brust + Abdomen | 3,5 | 7 |
| Rücken + Nates | 3,5 | 7 |
| Gesicht + Nacken | 1,25 | 2,5 |
| Komplette obere Extremität | 2,0 | 4 |
| Komplette untere Extremität | 4,0 | 8 |
| 1 FTU = Länge des Präp.-Stranges aus einer 5-mm-Tubenöffnung von der distalen Seite des Endgliedes des Zeigefingers bis zu dessen palmarem Ende = 2 % der KOF | | |

- Hydrophile Prednicarbat-Creme 0,08 / 0,15 / 0,25 % mit Octenidindihydrochlorid 0,1 % NRF 11.145.
- Prednicarbat 0,25 % in hydrophilem Zinkoxid-Liniment 25 % SR (NRF 11.109.)
- Prednicarbat 0,25 % in weicher Zinkpaste DAB (NRF 11.21.)
- Mometasonfuroat 0,1 % in hydrophilem Zinkoxid-Liniment 25 % SR (NRF 11.109.), TIX-Wert 2, Wirkstärke III (▶ Tab. 22.6, ▶ Tab. 22.7)
- Mometasonfuroat 0,1 % in weicher Zinkpaste DAB (NRF 11.21.)
- Hydrocortisonbutyrat 0,1 % in weicher Zinkpaste DAB (NRF 11.21.), TIX-Wert 2, Wirkstärke II
- Triamcinolonacetonid-Haftpaste 0,1 % NRF 7.10 zur Behandlung von Lichen planus mucosae, Aphthen, Balanitis u. a., TIX-Wert 1,06, Wirkstärke II
- Betamethasonvalerat-Haftpaste 0,1 % NRF 7.11. zur Behandlung wie NRF 7.10., TIX-Wert 1,2, Wirkstärke III
- Clobetasol-Nagellack (freie Rezeptur), TIX-Wert 1,5, Wirkstärke IV, Behandlung einer (ischierten) Nagelpsoriasis ▶ Tab. 22.8



**Tab. 22.6 Hydrophile Mometasonfuroat-Creme 0,1 % (freie Rezepturformel).**

| | |
|---|---|
| Mometasonfuroat, mikrofein | 0,1 g |
| Mittelkettige Triglyzeride | 1,0 g |
| Basiscreme DAC | 98,9 g |
| Hinweise: KI Alter < 12 J., max. 50 g/Wo. | |

**Tab. 22.7 Hydrophile Mometasonfuroat-Creme 0,1 % mit Ciclopirox-Olamin 1 % (freie Rezepturformel).**

| | |
|---|---|
| Mometasonfuroat, mikrofein | 0,1 g |
| Mittelkettige Triglyzeride | 1,0 g |
| Ciclopirox-Olamin | 1,0 g |
| Wasserfreie Zitronensäure | 0,5 g |
| Basiscreme DAC | 98,5 g |

**Tab. 22.8 Clobetasol-Nagellack nach Prof. Abeck (freie Rezeptur), TIX-Wert 1,5, Wirkstärke IV.**

| | |
|---|---|
| Clobetasolpropionat | 19,25 mg |
| DMSO Merck | 2,20 ml |
| **Stammlsg.** | **2,20 ml** |
| Sililevo Nagellack | 3,30 ml |
| Stammlsg. | 0,20 ml |
| **Gesamtmenge** | **3,50 ml** |
| Arbeitsanweisung: Nagellackgefäß öffnen und 0,2 ml Stammlsg. zupipettieren, verschließen, 20× kräftig schütteln | |
| S: 1× abends auf die befallen Nägel über mehrere Wo. auftragen | |
| Behandlung einer (isolierten) Nagelpsoriasis | |

**Antimykotika**

- Ölige Clotrimazol-Ohrentropfen 1 % NRF 16.4. (**Rp!**)
- Hydrophile Miconazolnitrat-Creme 2 % NRF 11.79.

**Proktologika (Rp!)**

- Hydrophile Diltiazemhydrochlorid-Rektalcreme 2 % NRF 5.7. zur Behandlung von Analfissuren
- Hydrophile Glyceroltrinitrat-Rektalcreme 0,2 % NRF 5.10.

**Vitamin-A-Säure-Präparate (Rp!)**

- Lipophile Tretinoin-Creme 0,025 / 0,05 / 0,1 % NRF 11.123. zur Behandlung von Krankheiten mit Verhornungsstörungen
- Lipophile Tretinoin-Salbe 0,025 / 0,05 / 0,1 % NRF 11.101.
- Tretinoin-Haftpaste 0,05 / 0,1 % NRF 7.9. zur Behandlung des Lichen planus mucosae

**Antiinfektiosa (Rp!)**

▶ Tab. 22.9

**Tab. 22.9 Hydrophile Albendazol-Creme 10 % (freie Rezepturformel).**

| | |
|---|---|
| Albendazol | 10,0 g |
| Basiscreme DAC | 90,0 g |
| Behandlung einer Larva migrans cutanea | |

**Antipruriginosa**

▶ Tab. 22.10, ▶ Tab. 22.11

**Tab. 22.10 1-2-3-Creme (freie Rezepturformel).**

| | |
|---|---|
| Chloralhydrat | 3,0 g |
| D-Campher | 2,0 g |
| Levomenthol | 1,0 g |
| Basiscreme DAC | 94,0 g |
| Anmerkung: max. 10 % der KOF / d | |

**Tab. 22.11 Argininhydrochloridsalbe 2,5 % (freie Rezepturformel).**

| | |
|---|---|
| L-Argininhydrochlorid | 1,25 g |
| Cetylstearylalkohol | 0,25 g |
| Wollwachsalkohole | 3,0 g |
| Vas. alb. | 46,75 g |
| Aqu. purific. | 50,0 g |
| S: Mehrmals tgl. auftragen, Langzeitther. | |
| Behandlung des urämischen Pruritus auf nicht entzündlicher Haut bei terminaler Niereninsuffizienz | |

- Hydrophile Capsaicinoid-Creme 0,025 / 0,05 / 0,1 % NRF 11.125.
- Lipophile Capsaicinoid-Creme 0,025 / 0,05 / 0,075 / 0,1 / 0,25 % NRF 11.146.

**Diversa**

▶ Tab. 22.12, ▶ Tab. 22.13, ▶ Tab. 22.14

**Tab. 22.12 Propranolol-Gel 1 % (freie Rezepturformel) RP!**

| | |
|---|---|
| Propranolol-HCl | 0,2 g |
| Natrosol 250 G-Gel 7,2 % kons. | 19,8 g |
| Natrosol 250 G (Hydroxyethylcellulose) | 7,2 g |
| Edetathaltige Benzalkoniumchlorid-Lsg. | 10,0 g |
| Aqu. purificata | 82,8 g |
| S: 2× täglich dünn auf das betroffene Areal auftragen und ca. 2 h mit einer Folie oder Kompresse abgedeckt einwirken lassen. Tube im Kühlschrank aufbewahren. | |
| Behandlung eines proliferierenden Hämangioms | |

**Tab. 22.13 Methotrexat-Creme 0,25 / 0,5 % (freie Rezepturformel) RP!**

| | |
|---|---|
| Methotrexat (Säureform) | 0,25/0,5 g |
| Basiscreme DAC | 99,75/99,5 g |
| S: 1× täglich dünn auf die betroffenen Areale mit Fingerling auftragen | |
| Behandlung einer lymphomatoiden Papulose, einer Mykosis fungoides im Ekzemstadium (begrenzte Areale) | |
| Anmerkung: Monitoring wie bei systemischer MTX-Gabe empfohlen | |

**Tab. 22.14 Pimecrolimus-Adhäsivgel (freie Rezepturformel) RP!**

| | |
|---|---|
| Hydroxyethylcellulose 250 G | 1,35 g |
| Propylenglykol | 1,125 g |
| Natriumedetat | 0,01125 g |
| Methyl-4-Hydroxybutyrat | 0,009 g |
| Propyl-4-Hydroxybutyrat | 0,003 g |
| Aqu. purific. | ad 15,0 g |
| Elidel® Creme | ad 30,0 g |
| S: 2× tgl. auf die betroffenen Stellen im Mund auftragen (Langzeitther.) | |
| Behandlung des Lichen planus mucosae | |

## 22.1.4 Lokaltherapeutika in der Schwangerschaft

▶ Tab. 22.15

Beratungsstellen für Medikamente in Schwangerschaft und Stillzeit:

- Pharmakovigilanz- und Beratungszentrum für Embryonaltoxikologie, Charité-Universitätsmedizin, Berlin, Augustenburger Platz 1, 13353 Berlin, Tel.: 030 / 450525700 (Beratung), www.embryotox.de.
- Institut für Reproduktionstoxikologie, Universitätsfrauenklinik, Ulm, Prittwitzstr. 43, 89075 Ulm, Tel.: 0731 / 50058655, www.reprotox.de

Tab. 22.15 Lokaltherapeutika in der Schwangerschaft.

| Wirkstoffgruppe | Wirkstoff | Schwangerschaft | Stillzeit |
|---|---|---|---|
| **Aknemittel** | Benzoylperoxid | + (KI im letzten Trimenon) | + |
| | Isotretinoin | – | – |
| | Tretinoin | – | (+) |
| | Azelainsäure | + (nicht im 1. Trimenon) | (+) |
| **Antibiotika** | Erythromycin | + | (+) |
| | Fusidinsäure | + | + |
| | Metronidazol | + | (+) |
| **Antimykotika** | Clotrimazol | + (nicht vaginal) | + |
| | Ketoconazol | ± (Präp. 2. Wahl) | + |
| | Miconazol | + | + |
| | Ciclopirox | + (Präp. 2. Wahl) | + |
| | Nystatin | + | + |
| **Virustatika** | Imiquimod | ± | + |
| | Podophyllotoxin | – | + |
| | Aciclovir | + | + |
| | Penciclovir | ± (Präp. 2. Wahl) | + |
| **Antipruriginosa** | Polidocanol | + | + |
| **Antipsoriatika** | Harnstoff | + | + |
| | Tacalcitrol, Calcipotriol | + | + |
| **Antiseptika** | Benzalkoniumchlorid | + | + |
| **Keratolytika** | Salicylsäure | + (kurzzeitig, kleine Areale, nicht okklusiv, nicht im 3. Trimenon) | + |
| **Glukokortikoide** | Hydrokortisonderivate | + | + |
| | Prednicarbat | + (< 20 % KOF) | + (< 20 % KOF) |
| **Insektizide** | Permethrin | + | (+) |
| | Benzylbenzoat | + | + |
| **Immunsuppressiva** | Tacrolimus | – | + |
| | Pimecrolimus | – | + |

+ = ja, - = kontraindiziert, (+) = nicht an den Brustwarzen anwenden, ± = wahrscheinlich sicher
Anmerkung: Risiko erhöht für niedrigeres Geburtsgewicht, wenn in der Gravidität > 300 g eines topischen Steroids der Klasse III oder IV appliziert werden.

## 22.1.5 Lokaltherapie bei Säuglingen und Kleinkindern

Bei Sgl. u. Kleinkindern ist das Verhältnis KOF (in $cm^2$) zu KG (in kg) ca. 2½ – 3× so groß wie bei Erw. → Risiko für unerwünschte syst. Effekt bei großflächiger Applikation, v.a. auf ekzematöser Haut sowie unter Okklusivbedingungen (Windeln!) deutlich ↑. Die Haut ist beim Neugeborenen anatomisch-physiologisch komplett entwickelt, mit Ausnahme bestimmter Hautfunktionsparameter (z. B.

red. Hornschichtfeuchtigkeit, da Konz. der natural moisturizer erst Ende des 1. LJ. normal wie beim Erw.). Zahl der Talgdrüsen / Fläche höher als beim Erw., aber lebenslang konstant (Eintrittspforte für potenziell risikobehaftete Stoffe). Inkomplette dermoepidermale Verzahnung (Blasenbildung z. B. bei Skabies). Haut-pH bei Geburt neutral, fällt deutlich in den ersten d und weiter über 3 Mon. Saurer pH erforderlich für Funktion des Str. corneum und die bakterielle Homöostase.

### Prinzipien der Lokaltherapie im Kindesalter

- Stets Einsatz von Monopräp.
- Meiden potenzieller Kontaktallergene in Basistherapeutika: Wollwachs (-alkohole) pestizidarm, aber nicht -frei, Cetylstearylalkohol (Lanette® O), Propylenglykol (Konz. > 20 %), Duftstoffe, polyethylenglykol-(PEG-) bzw. makrogolhaltige Emulgatoren, Erdnussöl.
- Nach einem Bad Resorption wegen Hyperämie der Haut deutlich ↑→ Intoxikationsrisiko ↑→ Kdr. erst 1 h später behandeln.

### Besonderheiten

- Meiden folgender Wirkstoffe: Salicylsäure, Mupirocin, Milchsäure, Clioquinol (→ nicht bei Sgl., da neurotoxisch), PVP-Jod (→ nicht bei Neugeborenen und Sgl. < 6 Mon. wegen Jodresorption), Gentamicin-, Neomycinsulfat, Harnstoff (erst bei Kdr. ab 3 J.), LA (z. B. Lidocain → Met-Hb-Bildung ↑, da hepatische Enzymaktivität ↓→ kein EMLA® lokal in den ersten 3 Lebensmon.), Triclosan (→endocrine disruptor).
- Vorsicht bei Anwendung von Glukokortikoiden: nur Klasse-I- und -II-Präp. (nur mit TIX 2, z. B. Prednicarbat 0,1 %: bei Kdr. < 6 Mon. 1 : 2 verdünnt, bei Kdr. 6 Mon. bis 2 J. 1 : 1 verdünnt): Max. 8 h auf der Haut belassen, bei Okklusivther. < 10 % der KOF behandeln.
- Benötigte Menge (in g) bei Ganzkörperther. 1 × / d: Im Alter von 3 Mon. 4 g, von 6 Mon. 5 g, von 1 J. 6 g, dann bis zum 10. LJ. pro J. 1 g mehr.
- Benötigte Mengen (Salbe / Creme, 1 × / d) bei Kdr. Fingertip unit (FTU) .

| Körperregion und Alter | Anzahl der FTU |
|---|---|
| Rücken + Gesäß, 4–6 Mon. / 1–2 J. / 3–5 J. / 6–10 J. | 1,5 / 3 / 3,5 / 5 |
| Gesicht + Nacken, 4–6 Mon. / 1–2 J. / 3–5 J. / 6–10 J. | 1 / 1,5 / 1,5 / 2 |
| Arm + Hand, 4–6 Mon. / 1–2 J. / 3–5 J. / 6–10 J. | 1 / 1,5 / 2 / 2,5 |
| Bein + Fuß, 4–6 Mon. / 1–2 J. / 3–5 J. / 6–10 J. | 1,5 / 2 / 3 / 4,5 |
| Brust + Bauch, 4–6 Mon. / 1–2 J. / 3–5 J. / 6–10 J. | 1 / 2 / 3 / 3,5 |

### Beispiele für Basisexterna und Rezepturen

#### Lipophile Creme (freie Rezepturformel)

| Rp. | |
|---|---|
| Triglyzeroldiisostearat | 4,0 g |
| Glycerolmonooleat | 2,0 g |
| Cera alba | 3,0 g |
| Ol. neutrale | 3,0 g |
| Octyldodecanol | 10,0 g |
| Isopropylmyristat | 10,0 g |
| Glycerol 85 % | 5,0 g |
| Mg-Sulfat ×7 $H_2O$ | 1,0 g |
| Aqua purific. | ad 100,0 g |

### Lipogel (freie Rezepturformel)

| **Rp.** | |
|---|---|
| Cera alba<br>Ol. cacao<br>Ol. neutrale<br>Ol. amygdalarum | 18,0–26,0 g<br>4,0 g<br>4,0 g<br>ad 100,0 g |

Anmerkung: Mit fast allen Wirkstoffen kompatibel.

### Weiße Mandelölsalbe FH A.4

Ind.: Windeldermatitis.

| **Rp.** | |
|---|---|
| Zinc. oxid<br>Cera alba<br>Paraff. solid.<br>Paraff. perliq.<br>Ol. amygdalarum | 5,0 g<br>10,0 g<br>5,0 g<br>5,0 g<br>ad 100,0 g |



### W/O-Absorptionssalbe (freie Rezepturformel)

Ind.: Intervallther . bei atopischem Ekzem; Subakute Dermatosen, mäßige Hauttrockenheit. Anmerkung: Mit 5 % Harnstoff kompatibel.

| **Rp.** | |
|---|---|
| Zinc. oxid.<br>Dexpanthenol<br>Cera alba<br>Triglyzeroldiisostearat<br>Ol. neutrale<br>Ol. amygdalarum | 4,0 g<br>5,0 g<br>18,0 g<br>10,0 g<br>4,0 g<br>ad 100,0 g |

### Pseudo-W/O-Creme (z. B. Ungt. leniens)

Ind.: Subakute und chron. Dermatosen.
Anmerkung: Nicht kompatibel mit Milchsäure/Harnstoff ≥ 10 % und NaCl > 5 %.

| **Rp.** (Ungt. leniens) | |
|---|---|
| Cera flava<br>Cetylpalmitat<br>Ol. arachidis<br>Aqua purific. | 7,0 g<br>8,0 g<br>60,0 g<br>ad 100,0 g |

| **Rp.** (Ungt. leniens modifiziert, freie Rezepturformel) | |
|---|---|
| Cera alba<br>Cetylpalmitat<br>Ol. amygdalarum<br>Aqua purific. | 7,0 g<br>8,0 g<br>60,0 g<br>ad 100,0 g |

Ind.: Subkutane Dermatosen

### Lipophile Lotion (freie Rezepturformel)

| **Rp.** | |
|---|---|
| Arlacel® 481 | 1,0 g |
| Arlacel® 989 | 5,0 g |
| Mittelpolare Öle | 19,0 g |
| Propylenglykol | 3,8 g |
| Mg-Sulfat ×7 $H_2O$ | 0,7 g |
| Aqua purific. | ad 100,0 g |

Ind.: subakute Dermatosen.

### Hydrophile anionische Creme (freie Rezepturformel)

| **Rp.** | |
|---|---|
| Tegin® | 10,0 g |
| Isopropylmyristat | 4,0 g |
| Luvitol® EHO | 4,0 g |
| Glycerol | 3,0 g |
| Sorbitol 70 % nicht kristallisierend | 1,0 g |
| Aqua purific. | ad 100,0 g |



### Hydrophile anionische Lotion (freie Rezepturformel)

| **Rp.** | |
|---|---|
| Tegin® | 6,0 g |
| Mittelkettige Triglyzeride (Miglyol® 812) | 20–30 g |
| Propylenglykol | 14,8–12,8 g |
| Aqua purific. | ad 100,0 g |

Ind.: akute Dermatosen, Pflege bei akneiformen Krankheiten, geeignet für intertriginöse und behaarte Areale.

### Schüttelmixtur (z. B. wässrige Zinkoxidpaste FH 7.3.)

| **Rp.** | |
|---|---|
| Zinc. oxid. | |
| Talcum | |
| Propylenglykol | ää 15,0 g |
| Bentonit (Veegum®) | 5,0 g |
| Aqua purific. | 50,0 g |

Ind.: akute und subakute, nicht nässende Dermatosen, Varizellen, Acne vulgaris.
Anmerkung: Hydrokortison wird katalytisch zerstört!

## 22.1.6 Lokaltherapie im höheren Lebensalter

Mehr als ⅔ der über 70-Jährigen haben eine trockene Haut. Bei F Str.-corneum-Hydratation nach dem 50. LJ. konstant, bei M stark ↓. Bei F nach dem 40. LJ. Talgproduktion ↓, bei M konstant oder ↑. Bei F normalerweise pH-Wert > 5, bei M < 5, die mit zunehmendem Alter sich angleichen. Merke: Hautpflege bei älteren F mit lipidreichen Produkten, bei älteren M mit hydrophilen Produkten, die Moisturizer (z. B. Urea) enthalten. Anmerkung: Bei hautgesunden Dunkelhäutigen TEWL (g / $m^2$ KOF / h) ↑ → Tendenz zur Xerosis.

Ursache: Wasserbindungsvermögen im Korium ↓, Zahl und Aktivität der Talg- und Schweißdrüsen ↓, zusätzlich periphere Durchblutung ↓. Aufgrund der Störung der Barrierefunktion → Penetration von Externa ↑, deren Abtransport ↓.

**„Gift" für die Haut**

- Kernseife → Zerstörung des Säureschutzmantels → Störung der Aktivierung von Enzymen zur Synthese epidermaler Lipide.
- Franzbranntwein und Arnikatinkturen → Entfettung.
- „Schrubben" mit Bürsten, Bürstenmassagen zur Durchblutungsförderung.
- Langzeitanwendung von mineralöl- und silikonhaltigen Präp. (z. B. Vaseline, Melkfett) → TEWL ↓ → Gewöhnungseffekt der Haut → Vorprogrammierung trockener Haut.
- Nikotinsäureester, Capsaicin → Erweiterung der korialen Blutgefäße → Blutfluss ↓.
- Heparin und Heparinoide → Gefäßmembranpermeabilität ↑.
- Heißes (> 36 °C) und langes Duschen (> 5 min) bzw. Baden (> 20 min) → Verschlechterung der Hautschutzbarriere. Gleiches gilt für Emulgatoren.

22

> Reaktionsfähigkeit der Altershaut gegenüber irritierenden und entzündlichen Reizen deutlich ↓! Im Epikutantest z. B. nur schwache Reaktionen, die als **pos.** zu werten sind.

**Exemplarische Darstellung der differenten Therapie mit Kortikoidexterna**

> Gleicher Wirkstoff in identer Konz. aus verschiedenen Vehikeln (Lotio, Creme, Salbe, Paste) penetriert ganz unterschiedlich in die Haut und wirkt somit unterschiedlich stark.

Steroide mit starker antiproliferativer Wirkung wie Betamethasondipropionat und Clobetasolpropionat sollten möglichst vermieden werden (Ausnahme: z. B. Ps.). Bevorzugt werden solche mit starker antiphlogistischer und geringer antiproliferativer Wirkung (hoher therapeutischer Index, TIX 2), z. B. Prednicarbat, Methylprednisolonaceponat (Advantan®), Hydrocortisonbutyrat (Alfason®) und Mometasonfuroat wegen ihres geringeren Atrophierisikos. Bei längerzeitigem Steroideinsatz empfiehlt sich eine diskontinuierliche Ther. (Tandem- oder Intervallther.).

## 22.2 Therapieprinzipien: Systemtherapie

*Lutz Schmitz, Claus Oster-Schmidt, Thomas Dirschka*

### 22.2.1 Allgemeine Hinweise

- Oral einzunehmende Medikamente stets mit genügend Flüssigkeit, i. d. R. mit Trinkwasser (100 ml) einnehmen.
- Lipophile Arzneimittel (z. B. Isotretinoin, Alitretinoin) mit fetthaltiger Mahlzeit oder fetthaltigem Getränk (z. B. Milch) einnehmen.
- Generikum versus Orginalpräparat: Die max. Wirkstoffkonz. und die Zeit, in der sie erreicht wird, dürfen um 20 % nach unten und um 25 % nach oben abweichen.
- Achten auf ausreichende Dosierung („halbherzige" Ther. meist erfolglos).
- Berücksichtigung von Komb.-Möglichkeiten mit Lokalther. → oft wechselseitig günstige Beeinflussung.

- Bei OLU **gleichzeitige** Erfüllung folgender 3 Bedingungen:
  - chron., vital bedrohliche Erkr. mit nachhaltiger Lebensqualitätseinbuße
  - erfolgversprechende Ther.
  - ausgeschöpfte konventionelle Ther.

  Anmerkung: OLU auch gegeben, wenn Medikamente über- oder unterdosiert werden!
- Pat.-Aufklärung über das Präp. und seine NW. Ansprechen der Kostenübernahme durch GKV sowie von Ther.-Alternativen. Dokumentation des Gesprächs.
- Vor Ther.-Beginn:
  - Berücksichtigung von Gravidität, Stillzeit oder Kinderwunsch bei Präp.-Wahl
  - genaue Medikamentenanamnese (WW), Erfragen von Unverträglichkeiten
  - Aufklärung über mögliche NW u. nicht nur Verweis auf Produktinformation → Adhärenz ↑
  - ggf. Durchführung von Laborkontrollen (www.labtestsonline.de), v. a. bei Leber- und Niereninsuff. Dosis ↓, Anmerkung: Nur für wenige Medikamente existieren klare Empfehlungen zur Dosisanpassung.
- Während der Ther.
  - Ind. zur Systemther. regelmäßig überprüfen
  - Labor-, Blutspiegelkontrollen, wo erforderlich.



## 22.2.2 Antibiotika

### Therapierichtlinien

- Fragen nach Unverträglichkeiten vor Ther. (Allergiepass?).
- Achten auf Kreuzallergien vor Ther. (z. B. Penicillinallergie – Allergie allgemein auf andere Präp. ↑, Kreuzallergie mit Cephalosporinen der II. Generation ca. 5 %, der III. / IV. 1–3 %).
- Möglichst bakt. Abstrich vor Ther. → Erregeridentifikation, Antibiogramm; Ther. der Inf. zunächst „blind“ gemäß vermutetem Erreger, ggf. Ther.-Umsetzung nach Antibiogramm.
- Keine Umstellung eines erfolgreichen Therapieregimes.

### Penicilline

Bzgl. Erregerspektrum, NW, KI und WW ▶ Tab. 22.16.

**Tab. 22.16 Penicilline.**

| Wirkstoff (z. B.) Erw.-Dosis | Erregerspektrum / wichtige Indikationen | NW / KI | WW / Bemerkungen |
|---|---|---|---|
| **Penicillin G / Oralpenicilline** | | | |
| **Penicillin G** (Penicillin Grünenthal®) 3–4 × 3 Mio. IE/d i. v.; Erysipel: 1–3 × 10 Mio. IE/d über 10 d | β-häm. Strept., Meningo-, Gonokokken (**cave:** penicillinresist. Stämme), Pneumokokken, Corynebakterium **Ind.:** z. B. Erysipel, Syphilis, PSS | **NW:** Urtikaria, Exanthem, Vaskulitis, angioneurot. Ödem, SJS/TEN, AGEP, Anaphylaxie; hämolyt. Anämie, Thrombo-, Leukopenie; Krämpfe (bei schneller i. v. Injektion); selten interstitielle Nephritis **KI:** Penicillinallergie | **WW:** mit Antikoagulanzien: Blutungs-KO; Wirkung der „Pille“ ↓ |

**Tab. 22.16 Penicilline.** *(Forts.)*

| Wirkstoff (z. B.) Erw.-Dosis | Erregerspektrum / wichtige Indikationen | NW / KI | WW / Bemerkungen |
|---|---|---|---|
| **Penicillin G / Oralpenicilline** | | | |
| **Penicillin V** (Isocillin®1,2 Mega) 3 × 1,2 Mio. IE/d p. o. (nüchtern) | wie Penicillin G | **NW:** wie Penicillin G (außer Nephritis)<br>**KI:** Penicillinallergie | **WW:** Wirkung der „Pille" ↓<br>**Bem:** GFR ab 10 ml/min Dosis ↓ |
| Staphylokokken-Penicilline (penicillinasefest) | | | |
| **Flucloxacillin** (Staphylex®) 3–4 × 0,5–1,0 g/d p. o., i. m. oder i. v. (je nach Schwere) | Staph., Strept., Corynebacterium, Neisseria meningitidis<br>**Ind.:** Furunkel, Karbunkel, Abszess | **NW:** GI-NW, Fieber, Exanthem, Leukos ↓, Transaminasen ↑<br>**KI:** Penicillinallergie | **WW:** Wirkung der „Pille" ↓<br>**Bem:** strenge Ind.-Stellung in der Gravidität; bei i. m. Gabe max. 2 g/d |
| Ampicillin, Aminopenicilline | | | |
| **Ampicillin** 3(– 4) × 1 g/d p. o. (je nach Schwere); 3 × 2–5 g/d i. v. (je nach Schwere) | grampos. und v. a. gramneg. Bakt., v. a. Haemophilus influenzae und Salmonellen, Enterokokken, E. coli, Proteus mirabilis, Listerien; säurefest, nicht penicillinasefest<br>**Ind.:** Auch bei Harnwegsinf. i. d. Gravidität möglich | **NW:** Ampicillin-Exanthem, Urtikaria, Vaskulitis, Anaphylaxie, angioneurot. Ödem, AGEP, SJS/TEN; Krämpfe, Übelkeit Mundtrockenheit; Emesis, Nephritis, pseudomembranöse Kolitis; Leukos ↓, Thrombos ↓<br>**KI:** Inf. Mononukleose, Penicillinallergie, CLL | **WW:** mit Antikoagulanzien: In hohen Dosen Blutungs-KO; Wirkung der „Pille" ↓<br>**Bem.:** Relativ häufig massive allerg. Reaktionen → Pat. aufklären und v. a. bei i. v.-Gabe initial beobachten! Bei GFR < 30 ml/min Dosis ↓ |
| **Amoxicillin** 3–4 × 750(– 1000) mg/d p. o., (je nach Schwere, nüchtern) | grampos. (ohne Staph. aureus) u. gramneg. Bakterien, säurefest | **NW:** GI-Symptome, Fieber, Nephritis, Exantheme, selten passager Leberenzyme ↑<br>**KI:** wie Ampicillin | **Bem:** bei GFR < 30 ml/min Dosis ↓ |
| **Ampicillin / Sulbactam** (Unacid®/PD oral)<br>**Erw.:** 0,75–3 g alle 6–8 h i. v. bzw. 2 × 375–750 mg/d p. o. (nüchtern) | wie Ampicillin; u. gegen Anaerobier, sowie β-Lactamase-Bildner | **NW:** wie Ampicillin<br>**KI:** wie Ampicillin, zusätzlich Gravidität | **WW:** Allopurinol, Probenecid |
| **Amoxicillin / Clavulansäure** (Augmentan®) 3 × 625(– 1250) mg/d p. o. (je nach Schwere, nüchtern); (Amoxclav-HEXAL®) 3 × 1,2–2,2 g/d i. v. (je nach Schwere) | wie Ampicillin; u. gegen Anaerobier, sowie β-Lactamase-Bildner | **NW:** wie Ampicillin; zusätzlich Hepatitis, cholestatischer Ikterus, akutes Leberversagen (nicht vorhersehbar, Coombs-Test pos., selten EEM, AGEP, SJS/TEN<br>**KI:** wie Ampicillin, zusätzlich Gravidität u. Leberfunktionsstörungen | **WW:** wie Ampicillin |

## Cephalosporine (Auswahl)

Bzgl. Erregerspektrum, NW, KI und WW ▶ Tab. 22.17.

**Tab. 22.17 Cephalosporine (Auswahl).**

| Wirkstoff (z. B.) Erw.-Dosis | Erregerspektrum / wichtige Informationen | NW / KI | WW / Bemerkungen |
|---|---|---|---|
| Cephalosporine der I.-V. Generation | | | |
| **Cefuroxim (II)** (Elobact®, Zinnat®) 2 × 125–500 mg/d p. o. (je nach Schwere, nüchtern 1 h vor od. 2 h nach einer Mahlzeit) | v. a. gramneg. Kokken u. gramneg. Keime (v. a. E. coli, Klebsiellen, Proteus, auch Haemophilus influenzae, Borrelia burgdorferi), teils Anaeorbier; nicht wirksam gegen: Enterokokken („Enterokokkenlücke") Acinetobacter u. Pseudomonas | **NW:** Exanthem, Urtikaria, Pruritus, Anaphylaxie, angioneurotisches Ödem, ggf. EEM, SJS/TEN, AGEP; GI-NW (Übelkeit, Erbrechen), ggf. pseudomembranöse Kolitis; Aminotransferasen ↑, Eos ↑, Thrombos ↓, Leukos ↓, ggf. hämolytische Anämie; Thrombophlebitis **KI:** Cephalosporinallergie | **WW:** pos. Coombs-Test; falsch-pos. Harnzucker bei nicht-enzymat. Methoden; Nephrotoxizität ↑ durch Aminoglykoside und Schleifendiuretika; mit Antikoagulanzien in hohen Dosen Blutungs-KO; Wirkung der „Pille" ↓ **Bem.:** keine Anpassung der Dosis bei renaler Insuff., wenn Dosis nicht > 1 g/d. Kreuzallergie bei Penicillinallergie. Strenge Ind.-Stellung in Gravidität u. Stillzeit |
| **Cefaclor (II)** 3 × 500–1000 mg/d p. o. (je nach Schwere, nüchtern 1 h vor od. 2 h nach einer Mahlzeit) | v. a. gramneg. Kokken; geringere β-Lactamase-Resistenz als bei Cephalosporinen der III. Generation | **NW:** Rash, diverse Exantheme, selten TEN, GI-NW, selten pseudomembranöse Kolitis, selten BB-Veränderungen | **WW:** Antikoagulanzien vom Cumarin-Typ: Prothrombinzeit ↑, Bakteriostatika: Wirkung von Cefaclor ↓ |
| **Ceftriaxon (III)** (Rocephin®) 1 × 1–2 g/d i. v. | v. a. gramneg. Erreger; wenig gegen Staph. **Ind.:** gramneg. Fußinf., Borreliose | **NW:** wie Cefuroxim, reversible Ausfällungen in Galle und Nieren | **Bem.:** wie Cefotaxim; hohe β-Lactamase-Stabilität |
| Cefepim (IV) (Maxipime®) i. v. | grampos. u. gramnegative Kokken | **NW:** wie Cefuroxim | WW: Inkompatibilität mit Metronidazol, Vanco-, Tobramycin, Genta-, Netilmicin |
| **Ceftarolin (V)** (Zinforo®) 2× 0,6 g/d i. v. über 1 h | grampos. u. gramneg. Kokken, komplizierte Haut- u. Weichteilinf. (5–14 d), Pneumonie (CAP) | **NW:** wie Cefuroxim | **Bem.:** bei MRSA, MRSE, PNSP, Vancomycin-resistenten Enterokokken wirksam, bei GFR > 30 bis < 50 ml/min Dosis ↓ |

## Tetrazykline

Bzgl. Erregerspektrum, NW, KI und WW ▶ Tab. 22.18.

**Tab. 22.18 Tetrazykline.**

| Wirkstoff (z. B.) Erw.-Dosis | Erregerspektrum / Ind. | NW / KI | WW / Bemerkungen |
|---|---|---|---|
| **Doxycyclin** 2 × 100 mg/d p. o., i. v., und ab 2. d 1 × 100 mg/d 1 × 40 mg/d (Oraycea®) nur bei Rosazea (nüchtern 1 h vor od. 2 h nach einer Mahlzeit) | grampos. u. viele gramneg. Erreger; Chlamydien, Borrelien, Mykoplasmen **Ind.:** Akne, Rosazea, periorale Dermatitis, Weichteilinf. | **NW:** GI-NW → auch an pseudomembranöse Enterokolitis denken! Mundtrockenheit, Angstzustände, irrevers. Zahnverfärbung u. -schädigung; Exantheme, Urtikaria, EEM, fixes Arzneimittelexanthem, AGEP, Angioödem; Onycholyse, Pruritus ani, Sweet-Sy., Induktion einer Hypogkykämie, dosisabhängige Fotosens. (höheres Risiko bei einer Dosis ab 100 mg/d, **fototoxisch**), RR ↑, Vaginalmykosen; selten Bronchospasmus od. Anaphylaxie; Schwindel, Reaktionsvermögen ↓ **KI:** Gravidität (passiert zu 50 % Plazenta) u. Stillzeit. Achlorhydrie, Tetrazyklin-Überempfindlichkeit; Child-Pugh-Stadium C, Kdr. < 8 J., bei Oraycea® Kdr. < 12 J. Anmerkung: geringere NW als Minozyklin | **WW:** Doxy-Resorption ↓ von eher geringer Relevanz im Ggs. zu Tetrazyklin- durch Fe, Antazida, Milch, Aktivkohle, Mg, Al, Kalzium, Carbamazepin, Phenytoin, Primidon, Rifampicin → Serum-Konz. von Doxycyclin ↓; Wirkung oraler Antikoagulanzien ↑; Toxizität von Ciclosporin und MTX ↑; Hirndruck ↑ durch Isotretinoin; Wirkung der „Pille" **nicht**↓, Digoxinspiegel ↑; gestörte Harnzuckerbestimmung **Bem.:** Langsame i. v. Gabe! Diese auf ca. 2 Wo. beschränken; keine Dosisanpassung bei Niereninsuff. Ther.-Dauer bei Akne nicht länger als 3 Mon. → Resistenzentwicklung ↑ Diese Antibiotika besitzen eine paraantiinfektiöse, antiinflammatorische Wirkung bei Rosazea und perioraler Dermatitis. Oft niedrige Dosierung ausreichend. Bei Oraycea® sind **NW** weniger wahrscheinlich, da die subantimikrobielle Dosis von 40 mg zu rel. niedrigen Plasmaspiegeln führt |
| **Minocyclin** 2 × 50(– 100) mg/d p. o. (nüchtern 1 h vor od. 2 h nach einer Mahlzeit) | wie Doxycyclin **Ind.:** Acne vulgaris, Präp. der 2. Wahl | **NW:** GI-NW → selten pseudomembranöse Enterokolitis! Nephro- u. hepatotoxisch (Autoimmunhepatitis), DRESS, AGEP, Urticaria, Pruritus ani, Hyperpigmentierung (in bis zu 15 % bei kumulativer Dosis von ≥ 50 g oder mehrmonatiger bis mehrjähriger Einnahme) von Haut und selten Mukosa, Nägel, reversible LE-ähnliche Reaktion v. a. F bei Langzeitther., neg. Beeinflussung der Spermaqualität | **Bem.:** 2 Formen der Hyperpigmentierung: Typ I (pigmentbeladene Makrophagen in der Dermis → Ther. mit einem gütegeschalteten Nd:YAG-Laser) u. Typ II (Lage: Epidermale Basalmembran→ Ther. mit gütegeschalteten Rubin-Laser) |

## Fluorchinolone

Bzgl. Erregerspektrum, NW, KI und WW ▶ Tab. 22.19.

**Tab. 22.19 Fluorchinolone.**

| Wirkstoff (z. B.) Erw.-24-h-Dosis | Erregerspektrum / wichtige Informationen | NW / KI | WW / Bemerkungen |
|---|---|---|---|
| **Ciprofloxacin** 2 × 100–750 mg, p. o. nüchtern 1 h vor od. 2 h nach einer Mahlzeit; 2 × 200 bis 3 × 400 mg i. v. | nahezu alle grampos. u. gramneg. Erreger; nicht Anaerobier, gute Gewebepenetration **Ind.:** Weichteilinf., gramneg. Fußinf. | GI-NW → selten pseudomembranöse Kolitis; Exantheme, Pruritus, auch Quincke-Ödem, Vaskulitis, neurotoxisch → früh auftretende periphere Neuropathie, auch irreversibel → Ther.-Stopp; Fotosens. **(fototoxisch);** relativ häufig Schwindel, Kopfschmerzen (Pseudotumor cerebri), Psychosen, Unruhe, QT-Intervall verlängert, auch Hör-, Seh-, Geschmacks- u. Geruchsstörungen; selten: Leberwerte ↑, schwere Leberschäden, Hypoglykämie, BB-Veränderungen; Reaktionsvermögen ↓, Tendopathien und dosis**un**abhängige Achillessehneruptur beschrieben; Aortenaneurysma, Aortendissektion (↑ Risiko über 2 Mon. nach Einnahme) **KI:** Gravidität **(teratogen)** u. Stillzeit; Myasthenia gravis, anam. Epilepsie od. Hirndurchblutung ↓, Kdr. in der Wachstumsphase, Komedikation mit bestimmten Neuroleptika, Kollagen-Erkr., Risikofaktoren für Aortenaneurysmen | Einsatz bei fehlender Alternative wegen der seltenen, aber gravierenden NW durch Schädigung bestimmter Kollagene! Resorption ↓ durch: Zn, Fe, Ca, Mg, Al, Antazida; Theophyllin-Spiegel ↑ → TDM sinnvoll. Bei gleichzeitiger Gabe von<br>• Ciclosporin → Krea ↑<br>• NSAR (außer ASS) → Krampfbereitschaft ↑<br>• Glibenclamid → BZ ↓↓<br>• Grapefruitsaft → Wirkstoffspiegel ↓↓<br>**Bem.:** bei GFR < 60 ml/min Dosis ↓, nicht bei Leberinsuff. Falsch neg. Kulturergebnisse auf Mycobacterium tuberculosis! |

22

## Sonstige Antibiotika

Bzgl. Erregerspektrum, NW, KI und WW ▶ Tab. 22.20.

**Tab. 22.20 Sonstige Antibiotika.**

| **Wirkstoff (z. B.) Erw. Dosis** | **Erregerspektrum / wichtige Informationen** | **NW / KI** | **WW / Bemerkungen** |
|---|---|---|---|
| **Makrolid(-Derivat)** | | | |
| **Erythromycin** p. o. (nüchtern 1 h vor od. 2 h nach einer Mahlzeit): 3–4 × 250–500 mg/d; i. v.: 3–4 × 250–500 mg/d, je nach Schwere; Erysipel: 2 × 1 g/d i. v. | grampos. Erreger, v. a. Strept. (z. B. bei Penicillinallergie oder -resistenz), Corynebact., Mykoplasmen, Pneumokokken **Ind.**: Ther. des Erysipels bei Penicillinallergie; Akne, Schweinerotlauf, Legionellen-Pneumonie | **NW:** GI-NW → auch an pseudomembranöse Kolitis denken! Pruritus, Exantheme, Urtikaria; fototoxisch, selten Leberschäden (cholestatischer Ikterus, v. a. bei längerer Gabe), reversibler Hörverlust, Kopfschmerzen, SJS, Schwindel, AGEP, rel. KI: Leberinsuff. | **Bem.:** bei gleichzeit. Gabe von:<br>• Theophyllin*, Digoxin*, Carbamazepin*, Ciclosporin A*, einige HMG-CoA-Reduktasehemmer (z. B. Simva-, Lova-, Atorvastatin), Benzodiazepine (z. B. Midazolam): Spiegel ↑ → TDM der Präp. mit * sinnvoll<br>• Antikoagulanzien-Wirkung ↑<br>• Dihydroergotamin: Vasokonstriktion ↑<br>• oralen Kontrazeptiva: Wirkung **nicht** ↓ |
| Aminoglykoside | | | |
| **Gentamicin** 2–3 mg/kg KG/d i. v., z. B. 2 × 100 mg i. v. | grampos. (wenig ausgeprägt) und gramneg. Keime (v. a. Enterobakterien) | **NW:** Stark oto-, neuro- und nephrotoxisch! → TDM (Spitzenspiegel < 10 µg/ml!); Fotosensibilisierung **(fototoxisch)** Parästhesien, Atemdepression, Augenmuskellähmung; BB-Veränderungen; Nieren-, Leberschäden; Exanthem, Urtikaria, selten Anaphylaxie, AGEP **KI:** terminale Niereninsuff., 1. Trimenon, danach Gabe nur bei vitaler Ind. | **WW:** pos. Coombs-Test möglich; ggf. falsch-pos. Harnzucker bei nicht-enzymatischen Methoden **Bem.:** Flüssigkeitszufuhr, auf adäquate Diurese achten! TDM bei Pat. mit eingeschränkter Nierenfunktion. Monatl. Audiogramm. Dosierung an Krea-Clearance anpassen; Gabe in Stillzeit möglich. Keine gleichzeitige Gabe nephro-/ototoxischer Präp. sowie von Furosemid |

| Tab. 22.20 Sonstige Antibiotika. *(Forts.)* | | | |
|---|---|---|---|
| **Wirkstoff (z. B.) Erw. Dosis** | **Erregerspektrum / wichtige Informationen** | **NW / KI** | **WW / Bemerkungen** |
| **Makrolid(-Derivat)** | | | |
| Lincosamid | | | |
| **Clindamycin** (Clindasaar®) 0,6–1,8 g/d p. o. in 3–4 ED oder i. v. in 2–4 EG als Kurzinfusion | grampos. Kokken, grampos. und gramneg. obligate Anaerobier und bestimmte Protozoen | **NW:** Übelkeit, Erbrechen, Diarrhö, Abdominalschmerzen, Lokalreaktionen nach i. m.-Applikation; Phlebitis bei i. v. Gabe; Thrombo-, Leuko-, Granulozytopenie (selten); transitorisch Aminotransferasen ↑; pseudomembranöse Enterocolitis (selten) → Ther.-Stopp **KI:** schwere Störungen des GIT-Trakts (z. B. CED), Anwendung bei Früh- u. Neugeborenen, Störungen der neuromusk. Übertragung (z. B. Myasthenia gravis, M. Parkinson), Leberfkt. ↓ (CHILD C) | **WW:** Wi. von oralen Kontrazeptiva ggf. ↓; neuromuskuläre Blockade ↑ durch Muskelrelaxanzien antagonistischer Effekt von Makrolide **Bem.:** Behandlungsalternative bei Penicillinallergie |
| Nicht weiter klassifiziert | | | |
| **Metronidazol** (2-)3 × 500 mg/d i. v.; (2-)3× 400 mg/d p. o. | Anaerobier, Amöben, Lamblien, Trichomonaden | **NW:** GI-NW, auch bitterer Geschmack; Pankreatitis; Exanthem, Urtikaria; Kopfschmerzen, Ataxie, Aminotransferasen ↑, Schwindel, Verwirrtheit, periphere Neuropathien; DRESS, AGEP, V. a. Kanzerogenität **KI:** 1. Trimenon | **WW:** Durch disulfiramartige Wirkung alkoholinduzierte Kopfschmerzen → kein Alkohol bis mind. 3 d nach Ther.; Wirkung oraler Antikoagulanzien ↑ **Bem.:** Langsam i. v.: bei 100 ml als Kurzinfusion nicht mehr als 5 ml/min! Hoher Na-Gehalt! |

**Tab. 22.20 Sonstige Antibiotika.** *(Forts.)*

| Wirkstoff (z. B.) Erw. Dosis | Erregerspektrum / wichtige Informationen | NW / KI | WW / Bemerkungen |
|---|---|---|---|
| **Makrolid(-Derivat)** | | | |
| **Isoniazid** (ISOZID®) 1 × 5 (– 10) mg/kg KG/d (max. 0,3 g/d) p. o., morgens 1 h präprandial oder direkt nach einem leichten Frühstück | M. tuberculosis, bovis, kansasii u. leprae; Tbc-Chemoprävention u. -prophylaxe als Monother. | **NW:** Reaktionsvermögen!, Panzytopenie, Akne, Arthralgien, Neuritis n. optici, Krampfanfälle, DRESS, AGEP, periphere Polyneuropathien, Fieber, Exanthem, Aminotransferasen ↑ (bei 20–30 % der Pat.), INH-Hepatitis, akutes Leberversagen (nicht vorhersehbar), Pellagra, Onycholyse **KI:** Akute Hepatitis, Koagulopathien, periphere Neuropathien, zerebrale Anfallsleiden, Psychosen; **rel. KI:** Gravidität u. Stillzeit | **WW:** INH → Wirkung der „Pille" ↓, Spiegel von Theophyllin, Disulfiram, Phenytoin, Carbamazepin, Cumarinen ↑, Wirkung von MAO-Hemmern ↑ **Bem.:** Keine Dosisanpassung bei Niereninsuff., jedoch bei chron. Hepatopathien. Kein Alkohol während der Ther. BB-Kontrolle alle 4 Wo. Aminotransferasen bis auf das 5-Fache der Norm ohne Symptome ↑ → kein Ther.-Abbruch, prophylaktisch 30–50 mg/d Pyridoxin p. o. |
| **Rifampicin** (Rifa®) 1 × 10 mg/kg KG/d (min. 0,4 g/d, max. 0,6 g/d) p. o., morgens 1 h präprandial oder direkt nach einem leichten Frühstück | M. tuberculosis, M. bovis, M. kansasii, M. avium-intracellulare, M. marinum, M. leprae | **NW:** GI-NW, Pruritus, Urtikaria, Transaminasen u. AP ↑, rot-orange Verfärbung von Körperflüssigkeiten u. weichen Kontaktlinsen, selten Panzytopenie, Eosinophilie, ZNS-Symptome, Neuritis n. optici, DRESS **KI:** Ikterus, Child-Pugh-Stadium C | **WW:** INH → Wirkung von β-Blockern, Enalapril, Verapamil, Diltiazem, Clofibrat, Ciclosporin, Doxycyclin, Clarithromycin, Chloramphenicol, Antiarrhythmika, oralen Antidiabetika, Azolen, Cumarinen, Theophyllin, Tamoxifen, Phenytoin, Azathioprin, PI, NNRTI, Morphin, der „Pille" ↓ **Bem.:** keine Dosisanpassung bei Niereninsuff., Kontrolle von BB, Aminotransferasen, AP, Krea alle 4 Wo. |

22

## 22.2.3 Antimykotika

Für die folgenden Tabellen (▶ Tab. 22.21, ▶ Tab. 22.22) gilt: D = Dermatophyten, H = Hefen, S = Schimmelpilze.

**Tab. 22.21 Triazole.**

| Wirkstoff (z. B.) Erw.-Dosis | Wirkungsspektrum / Indikationen | NW / KI | WW / Bemerkungen |
|---|---|---|---|
| **Itraconazol** Sempera® 10 mg/ml<br>• Dermatophytosen: 1 × 100 mg/d (= 1 Kps.) mit einer Mahlzeit (als Saft stets nüchtern einnehmen!)<br>• Onychomykose: 2 × 100 mg/d (= 2 Kps.)<br>• Stoßther. über 7 d mit 400 mg/d, dann 3 Wo. Pause; dies max. 3× wdh.<br>• Systemmykosen: 2 × 200 mg/d als 1-stündige i. v. Inf. | D +, H +, S +<br>**Ind.:** Dermatophytosen, Onychomykose, endemische Mykosen, z. B. Blastomykose, Sporotrichose, Kokzidioidomykose, Histoplasmose | **NW:** hepato- und nephrotoxisch, gelegentlich GI-NW, Hypokaliämie, Beinödeme und Kopfschmerzen, bei Dosis > 600 mg/d Hypertonie, NNR-Insuff., AGEP<br>**KI:** Gravidität u. Stillzeit, Kdr. < 18 J., schwere Leberinsuff. u. Herzerkr. (negativ inotrope Wirkung, QT-Intervall ↑, Arrhythmierisiko ↑) | keine Milchprodukte, keine gleichzeitige Gabe von $H_2$-Inhibitoren u. PPI; WW mit zahlreichen Pharmaka (v. a. Cytochrom-$P_{450}$-[CYP-]3A4-mediiert), z. B. Cholesterinsenker (→ Rhabdomyolyserisiko ↑); Carbamazepin, Phenytoin → Serum-Konz. von Itraconazol ↓; bei oraler Ther. von Systemmykosen TDM empfehlenswert bei insuff. Ansprechen, da keine lineare Pharmakokinetik. Keine wirksamen ZNS-Konzentrationen! Fungistatisch. SUBA-Itraconazol (Itraisdin®) ½ Dosis (äquieffektiv) |
| **Fluconazol**<br>• Dermatophytosen: 1 × 50 mg/d p. o. (über 2–7 Wo.)<br>• Onychomykose: 150–300 mg/Wo. p. o. über 6–9 Mon.<br>• Systemcandidose, Kryptokokkenmeningitis: 1 × 400(– 800) mg/d p. o. oder i. v<br>• seborrhoisches Ekzem 1 × 300 mg/Wo. p. o. für 4 Wo. | D +, H +, S (+)<br>**Ind.:** Dermatophytosen, Pityriasis versicolor, Vaginalcandidosen, Onychomykose, oropharyngeale und Systemcandidosen, Kryptokokkenmeningitis, OLU: seborrhoisches Ekzem | **NW:** GI-Beschwerden; Kopfschmerzen, periphere Nervenstörungen; Veränderungen von Leber-, Nieren-, u. Blutwerten; selten EEM, Anfälle, AGEP<br>**KI:** Gravidität u. Stillzeit (Übertritt in Muttermilch); schwere Leberfunktionsstörungen | Anw. auch bei Kdr. (Saft) gut möglich; bei Niereninsuff. Dosisreduktion. Anpassen der Kumarindosis. Interaktion mit Simvastatin → Rhabdomyolyserisiko ↑ → zeitversetzte Gabe. Bei oraler Ther. von Systemmykosen kein TDM erforderlich, da lineare Pharmakokinetik |

22

**Tab. 22.22 Allylamine.**

| Wirkstoff (z. B.) Erw.-Dosis | Wirkungsspektrum / Indikationen | NW / KI | WW / Bemerkungen |
|---|---|---|---|
| **Terbinafin** 1 × 250 mg/d p. o. (über 1 Mon., danach 125 mg/d über weitere 2–5 Mon.) Seborrhoisches Ekzem 250 mg/d p. o. für 4 Wo. | D +, H (+), S (+); **Ind.**: Onychomykose, Tinea, OLU: seborrhoisches Ekzem | **NW:** Häufig GI-NW, Kopfschmerzen; selten DRESS, AGEP, Urtikaria; Arthralgien, Myalgien, Geschmacksstörungen → reversibel innerhalb von 4 Mon. **KI:** Gravidität u. Stillzeit, Kdr. < 18 J. | Wenn komb. mit Rifampicin → Plasmaclearance ↑, wenn komb. mit Cimetidin → Plasmaclearance ↓; Wirkung von Ciclosporin A u. Warfarin ↓, Wirkung von β-Blockern, SSRI, trizyklischen Antidepressiva ↑. Bei Leber- und Nierenschäden Dosisreduktion (Krea ≥ 3 mg/dl → Dosis halbieren). Fungizid |

## 22.2.4 Virustatika

Bzgl. Erregerspektrum, NW, KI und WW ▶ Tab. 22.23.

**Tab. 22.23 Virustatika.**

| Wirkstoff (z. B.) Erw.-Dosis | Indikationen | NW / KI | WW / Bemerkungen |
|---|---|---|---|
| **Aciclovir** (Zovirax®) Immunkompetente Pat.: 3 × 5 mg/kg KG/d i. v. oder 5 × 800 mg/d p. o. Immungeschwächte Pat.: 3 × 10–15 mg/kg KG/d i. v. | Herpes zoster, Varicella-Zoster-Inf., HSV1- und HSV2-Inf., CMV-Prophylaxe nach Lebertransplantation | **NW:** Venenreizung bei i. v.-Gabe, Urtikaria, Exanthem, Vaskulitis, Quincke-Ödem, Lyell-Sy.; neurotoxisch → Krämpfe (v. a. bei bekannten renalen Störungen); selten interstitielle Nephritis, Hämaturie u. Nierenversagen durch intratubuläre Kristallbildung (prophylaktisch Alkalisierung des Urins z. B. mit Blemaren® N Tbl. u. reichlich Flüssigkeit); Mundtrockenheit; GI-NW; Leuko- und Thrombopenie; Hb-Abfall; **cave:** Hepatitis, Cholestase **KI:** Gravidität | **WW:** mit ASS oder Sulfonamiden: Verdrängung aus Eiweißbindung **Bem.:** wenn p. o., dann 1 h präprandial; bei Niereninsuff. Dosisreduktion |

**Tab. 22.23 Virustatika.** *(Forts.)*

| Wirkstoff (z. B.) Erw.-Dosis | Indikationen | NW / KI | WW / Bemerkungen |
|---|---|---|---|
| **Brivudin** (Zostex®) 1 × 1 Tbl./d über 7 d | Varizella-Zoster-Virus-Inf. bei Immunkompetenten | **NW:** GI-Störungen, Kopfschmerzen, Schwindel, Müdigkeit, Proteinurie, Glukosurie, Krea ↑, Bili ↑, AST ↑, ALT ↑, AP ↑, Granulozyten ↓, Thrombos ↓<br>**KI:** Gravidität u. Stillzeit; mind. 4-wöchiger Abstand zwischen Ther. mit Brivudin und der Gabe von Sirolimus und von bestimmten Antimetaboliten (Flucytosin, 5-FU und dessen orale Prodrugs: Gimeracil, Oteracil, Tegafur, Uracil, Capecitabin, 5-FU-haltige Topika: Actikerall®-Lsg., Verrumal®-Lsg. und Efudix® Creme), da ↑ Toxizität, evtl. letaler Verlauf | **Bem.:** Bei Nieren- u. Leberinsuff. keine Dosisreduktion. Irreversible Inhibition der Dihydropyrimidin-dehydrogenase durch den aktiven Metaboliten Bromovinyluracil, woraus sich die erhöhte Toxizität von z. B. 5-FU bei gleichzeitiger Gabe erklärt. Wenn versehentliche Gabe, sofortige stationäre Einweisung. Unwirksam bei HSV2-Inf., wirksam bei HSV1-Inf. |



## 22.2.5 Glukokortikoide

### Allgemeine Therapierichtlinien

- Vor Ther.-Beginn genaue Anamnese, v. a. Diab. mell., Glaukom, Herz-Kreislauf-Erkr., peptisches Ulkus?
- Bei Ther.-Beginn BZ-Tagesprofil, E'lyt- u. ggf. Augeninnendruckkontrolle, v. a. bei Langzeitther.
- I. d. R. initial hochdosierte Gabe i. v., Rückführung auf möglichst niedrige Erhaltungsdosis p. o. (Einnahme mit Mahlzeit einmal frühmorgens zwischen 6 und 8 Uhr = zirkadiane Gabe od. bei Langzeitther. jeden 2. d die doppelte Dosis der üblichen Tagesdosis = alternierende Ther. → vorübergehendes „Anspringen" der NNR).
- Zur Verringerung einer Erhaltungsdosis, die weit über der „Cushingschwelle" liegen würde (keine generell gültige Konstante, s. u.), Komb. mit anderen Immunsuppressiva (z. B. Azathioprin).
- Osteoporoseprophylaxe: F < 50 J. / M < 60 J., wenn Tagesdosis ≥ 7,5 mg Prednisolonäquivalent über ≥ 3 Mon., F > 50 J. / M > 60 J. dosisunabhängig, wenn über ≥ 3 Mon. Anmerkung: Bei tgl. oraler Gabe von > 2,5 mg Prednisolonäquivalent über ≥ 3 Mon. bei M / F Risiko v. a. für Wirbelkörperfrakturen ↑.
- Komb. mit PPI (nie abrupt absetzen) zur Prophylaxe von gastroduodenalen Ulzera nicht erforderlich, außer bei gleichzeitiger Gabe eines NSAR.
- Euphorisierende Wirkung der Kortikosteroide → bei Ther.-Beginn oft spontanes Wohlbefinden, ggf. depressive Verstimmung bei Dosisreduktion.
- Prinzipiell identische pharmakodynamische Wirkungen aller Kortikoide.
- Ind. und KI ▶ 24.6.2, NW ▶ 24.6.3.

**Tab. 22.24 Übersicht: Glukokortikoide.**

| Substanz | Präp.-Beispiel (Einzelmenge) | Entzündungshemm. Potenz | Mineralo-kort. Potenz | Cushing-SD[1] (mg/d) | Biol. HWZ[2] (h) |
|---|---|---|---|---|---|
| **Prednison** (δ1-Dehydrocortison) | Decortin® Tbl. (1/5/20/50 mg) | 4 | 0,8 | 7,5 | 12–36 |
| **Prednisolon** (δ1-Dehydrocortisol) | Decortin® H Tbl. (1/5/10/20/50 mg), Solu-Decortin® H Inf. (10/25/50/100/250/500/1000 mg) | 4 | 0,8 | 7,5 | 12–36 |
| **Methylprednisolon** (6α-Methylprednisolon) | Urbason® Tbl. (4/8/16/40 mg), Urbason® solubile Inf. (16/32/250/1000 mg) | 5 | < 0,5 | 6,0 | 12–36 |
| **Triamcinolon** (9α-Fluor-16α-hydroxyprednisolon)[3,4] | Volon® Tbl. (4/8/16 mg), Volon® A 10/40 Kristallsusp., Volon® A solubile 40/80 mg | 5 | < 0,1 | 6,0 | 12–36 |
| **Cloprednol** | Syntestan® Tbl. (2,5/5 mg) | 8 | < 0,1 | 12,5 | 12–36 |
| **Dexamethason** (9α-Fluor-16α-methylprednisolon)[3,4] | Fortecortin® Tbl. (0,5/2/4/8 mg), Fortecortin® Inject (4/8/40/100 mg) | 30 | < 0,1 | 1,5 | 36–72 |
| **Betamethason** (9α-Fluor-16β-methylprednisolon) | Celestamine® N 0,5 liquidum/Tbl., Celestan® solubile 4 mg Injektionslsg. | 30 | < 0,1 | 1,0 | 36–72 |

[1] SD = Schwellendosis, [2] HWZ = Halbwertszeit, [3] = Hirsutismus ↑, [4] = Myopathie ↑

Bzgl. einer Übersicht über die gängigen Glukokortikoide ▶ Tab. 22.24.

**Kontraindikationen der systemischen Steroidtherapie**

- absolute KI: Herpes-simplex-Keratitis, Systemmykosen, Glukokortikoid-allergie, vor und nach Schutzimpfungen.
- relative KI: Hypertonie, Herzinsuff., Psychosen, florides peptisches Ulkus, Tbc (auch in der Anamnese!), Diab. mell., Osteoporose, Glaukom, Katarakt, Gravidität.

## Nebenwirkungen

**Exogener Hyperkortizismus**

- endokrines System:
  - diabetogene Wirkung mit Hyperglykämie, ggf. Glukosurie; Steroiddiabetes
  - iatrogenes Cushing-Sy. mit Stammfettsucht, Vollmondgesicht, Stiernacken: Bei Dosen oberhalb der Toleranzdosis (Cushing-Schwellendosis = 7,5 mg Prednis(ol)on-Äquivalent für einen Erw. als grober Orientierungswert). Allerdings: Cushing-Schwelle interindividuell sehr unterschiedlich, alters- u. geschlechtsabhängig. Fehlen einer absoluten Untergrenze, unter der eine Glukokortikoidther. sicher!
  - Eiweißkatabolie ↑. Mobilisation von Aminosäuren aus verschiedenen Geweben, v. a. lymphatischem Gewebe, Muskulatur, Knochenmatrix und Haut

  - Wachstumshemmung bei Kdr. durch Langzeitther., verzögerter Epiphysenschluss, Somatotropin i. S. ↓
- E'lyt-Wasser-Haushalt: Na- und Wasserretention ↑, K-Ausscheidung ↑ → Hypertonie, Ödeme, Gewicht ↑, ggf. Alkalose. **Cave:** Restriktion der NaCl-Zufuhr, ggf. K-Gabe.
- hämatopoetisches und lymphatisches Gewebe: Lymphos ↓, Eosinophile ↓, Basophile ↓, B- und v. a. T-Lymphozytenaktivität ↓, Neutrophile ↑, Erys ↑, Thrombos ↑, fibrinolytische Aktivität ↓ → Thromboseneigung ↑.
- Knochen, Skelett: Osteoporose. *Cave:* Bei Erw. irreversibel, eine der schwersten NW. Aseptische Knochennekrosen, v. a. Femur- und Humeruskopf (z. B. bei hochdosierter Langzeitther.).
- Gastrointestinaltrakt: Neigung zu GI-Ulzera. Appetitsteigerung, Gewichtszunahme, Fettleber. **Cave:** Bei Leberfunktionsstörung anstelle von Prednison Prednisolon (gestörte Umwandlung von Prednison in seine aktive Form), akute Pankreatitis.
- Haut:
  - Atrophie des subkutanen Fettgewebes, Pergamenthaut, Striae cutis distensae, Schwund der elastischen Fasern
  - Steroidakne, Hirsutismus (v. a. bei Dexamethason und Triamcinolon)
  - Kortikoidpurpura, verzögerte Wundheilung
- Sonstige:
  - Psyche: Euphorie, Depression, Angstzustände, Schlaflosigkeit, Halluzinationen, Demenz; alles reversibel
  - bei Kdr. evtl. intrakranielle Druckerhöhung
  - Auge: evtl. intraokuläre Drucksteigerung in den ersten 6 Behandlungswo. (**cave:** Glaukom). Posteriore, subkapsuläre Katarakt bei Langzeitther.
  - Motorik: Muskelschwäche und -atrophie durch katabolen Effekt; ggf. Paresen der Becken-, Oberschenkel-, Schulter- und Oberarmmuskulatur
  - Infektionskrankheiten: erhöhtes Risiko für Auftreten oder Verschlechterung von Inf.
  - Arteriosklerose bei Langzeitther.: erhöhtes kardiovaskuläres Risiko (Myokardinfarkt, Schlaganfall)
  - Kortisonallergie: meist allergische bzw. anaphylaktische Reaktionen auf Lösungsmittel oder pharmazeutischen Zusatz, nur sehr selten auf das Kortikoid selbst.
  - Fertilität: reversible Störung der Spermatogenese bei Hochdosisther. (ab 30 mg Prednisolonäquivalent / d) über mind. 4 Wo.
  - Bildung einer Lippengaumenspalte beim Fetus intrauterin: Selbst in der sensiblen Phase (SSW 8–11) bei 10–15 mg Prednisolon / d extrem gering bzw. vernachlässigbar.

### Störung des adrenalen Regelkreises

#### Iatrogene NNR-Insuffizienz

- Bereits nach 5 Behandlungstagen Beginn regressiver Veränderungen in der NNR → totale Suppression des Regelkreises nach 3- bis 4-wöchiger oraler Gabe von 20–30 mg Prednisonäquivalent / d.
- Besonders ungünstig: Kortikoideinnahme unter Missachtung des zirkadianen Rhythmus (abendliche Einnahme, i. m. Injektion eines Depotpräp.), Verwendung stark hemmender, d. h. fluorierter Präp.

#### Kortisonentzugssyndrom

- Ätiol.: NNR-Atrophie → abruptes Absetzen der Ther. → schrittweise Red. („Tapering") zur Vermeidung

- Klinik: Antriebsarmut, Appetitlosigkeit, Übelkeit, Erbrechen, Muskelschwäche, Depression, Fieber, Kopfschmerz, Schwindel, Muskelschmerzen (Steroid-Pseudo-Rheumatismus). **Cave:** Ggf. Exazerbation der Grunderkr.
- Ther.: Solu-Decortin® H 100 mg i. v.; danach langsames Ausschleichen

## 22.2.6 Immunsuppressiva

**Merke**
Vor Ther.-Beginn Standardimpfungen gemäß RKI-Empfehlungen plus Influenza- (jährlich), Pneumokokken- und Zoster-Impfung.

▶ Tab. 22.25.

**Tab. 22.25 Immunsuppressiva / Zytostatika bei schweren Dermatosen und Kollagenosen.**

| Wirkstoff (z. B.) Erw.-Dosis | Indikationen / NW / KI | WW / Bemerkungen |
|---|---|---|
| **Azathioprin** (Imurek®) initial 100 mg/d p. o. mit einer Mahlzeit u. reichlich Flüssigkeit, später Dosisreduktion | **Ind.:** SLE, PSS, Pemphigus vulgaris, bull. Pemphigoid, M. Behçet, Dermatomyositis, CED, schwerstes atopisches Ekzem (Wirkungseintritt nach 1–2 Mon.) **NW:** Übelkeit, Diarrhö, Schwindel, Fieber, Schüttelfrost, Muskel- u. Gelenkschmerzen, Pankreatitis, hepatotoxisch; geringes emetogenes Potenzial, Nierenfunktion ↓; Hypotension; Herzrhythmusstörungen; in bis zu 50 % Hb ↓, Leukos ↓, Thrombos ↓; Risiko für Inf. u. peripheres T-Zelllymphom ↑, Risiko für SCC ↑, wenn kumulative Dosis > 500 g und Ther. >11 J., interstitielle Pneumonie; Cholestase, Alopezie, Fotosen. **(fototoxisch),** Lunula rubra, Warfarinresistenzinduktion; DRESS **KI:** In der Stillzeit nach strenger Nutzen-Risiko-Abwägung, Stillpause von 4 h nach Einnahme, schwere Leber-, Nieren- u. KM-Funktionsstörungen; in der Gravidität nach strenger Nutzen-Risiko-Abwägung, Dosis nicht > 1,5–2 mg/kg KG/d p. o. | **WW:** Allopurinol: → Azathioprinabbau durch Hemmung der Xanthinoxidase ↓ → KM-Toxizität ↑ (Dosis auf ¼ ↓); ACE-Hemmer → verstärkte BB-Veränderungen; Wirkung von nicht depolarisierenden Muskelrelaxanzien (d-Tubocurarin) ↓; Wirkung von depolarisierenden Muskelrelaxanzien (Succinylcholin) ↑ **Bem.:** Bei M während Ther. (u. bis 6 Mon. danach) sicherer Konzeptionsschutz, bei F kein IUP, da unsicher (mutagen) ! Während Ther. nicht mit Lebendvakzinen impfen → atypische Reaktionen; bei abgetöteten Erregern → Immunantwort ↓; BB wegen Myelosuppression Wo. 1–8 wöchentl., dann monatl. kontrollieren; konsequenter Sonnenschutz, da Hautkrebsrisiko wegen ↓ UVA-Lichtschwelle (SCC) ↑; palmoplantare NZN-Bildung. Prätherapeutisch genetischer TPMT-Test mit Pat.-Einverständnis (homozygot für das Gen 0,3 %, heterozygot ca. 10 % der Bevölkerung). **Dosisanpassung bei red. TPMT-Aktivität:** > 23 nmol/h/g Hb bis 2,5 mg/kg KG/d, 10–23 nmol/h/g Hb bis 1,5 mg/kg KG/d u. < 10 nmol/h/g Hb bis 0,5 mg/kg KG/d! **Praxistipp:** Abrupter Anstieg der Serumaminotransferasen kurz nach Ther.-Beginn als Hinweis auf reduzierte TPMT-Aktivität. |

**Tab. 22.25 Immunsuppressiva / Zytostatika bei schweren Dermatosen und Kollagenosen.** *(Forts.)*

| Wirkstoff (z. B.) Erw.-Dosis | Indikationen / NW / KI | WW / Bemerkungen |
|---|---|---|
| **Cyclophosphamid** (Endoxan®) Dauerther.: 1–3 mg/kg KG/d p. o. (z. B. 100 oder 200 mg/d) Stoßther.: 10 oder 15 mg/kg KG (z. B. 700 od. 1000 mg) i. v. als Einmaldosis alle 2–4 Wo.; bei immunsuppressiver Ther. Verteilung der Stoßther.-Dosis auf 2 d in Folge möglich (→ KM-Depression) | **Ind.**:Granulomatose mit Polyangiitis, Dermatomyositis, SLE, Pemphigus vulgaris, bullöses Pemphigoid, Arthropathia psoriatica, syst. Vaskulitiden, Panarteriitis nodosa, MF, Pannikulitis, Pyoderma gangraenosum<br>**NW:** moderat emetogen (chemotherapieinduzierte Nausea u. Emesis = CINE 30–90 % oral und i. v.), Kopfschmerzen; GI-NW; Änderung von Haarbeschaffenheit u. -farbe, Alopezie; Nagel- und Hauthyperpigmentierung; Panzytopenie; Kardiomyopathie, hämorrhagische Zystitis → Prophylaxe mit Mesna (Uromitexan®) i. v. (nicht komplett verhinderbar!): Bei Standarddosis je 20 % Mesna nach 0, 4 u. 8 h; viel trinken; Melanosis unguium longitudinalis, Harnblasenfibrose; toxische Hepatitis; Azoospermie, Anovulation; Amenorrhö, moderates emetogenes Risiko<br>**KI:** Gravidität, v. a. 1. Trimenon (stark mutagene Potenz) → sichere Kontrazeption während der Ther. und bis mind. 3 (– 6) Mon. danach; Stillzeit, schwere KM-Depression, akute Inf. | **WW:** Allopurinol / Hydrochlorothiazid → KM-Depression ↑; Antidiabetika → BZ ↓; Succinylcholin → Apnoe ↑; Carbamazepin, Phenytoin → Serum-Konz. von Cyclophosphamid ↓<br>**Bem.:** M: Information über Kryokonservierung von Spermien, F: Fertilitätsverlust; BB-Kontrollen alle 5–7 d, falls Leukos < 3000/µl (< 3 Gpt/L) → tgl. BB; Leberwerte alle 2 Wo. kontrollieren; Harnsedimentkontrollen; Dosis ↓ bei schweren Leber- u. Nierenfunktionsstörungen; hämodialysierbar. Direktes Karzinogen. Kumulative Dosis > 25 g → Risiko für Urothel-Ca ↑; Cyclophosphamid = Prodrug → aktive Metabolitenbildung in der Leber: Aldophosphamid → spontane Abspaltung von Akrolein → Phosphoramidmustard. |

**Tab. 22.25 Immunsuppressiva / Zytostatika bei schweren Dermatosen und Kollagenosen.** *(Forts.)*

| Wirkstoff (z. B.) Erw.-Dosis | Indikationen / NW / KI | WW / Bemerkungen |
|---|---|---|
| **Methotrexat** (Prodrug, aktiver Metabolit MTX-Polyglutamin) Erw.: 7,5 bis max. 25 mg/Wo. als ED p.o., i.m., i.v., s.c. (neu metex® PEN), Kdr.: 10 bis max 30 mg/m² KOF/Wo. p.o. | **Ind.:** mittelschwere bis schwere Ps. vulgaris, Ps. erythrodermica, Ps. pustulosa, Arthropathia psoriatica, schwerstes atopisches Ekzem (Wirkungseintritt nach ca. 2 Mon., max. Wirkung nach 2–3 Mon., Wirkungsverlust in LZ-Ther. bei bis zu 10 %), **NW:** akut: gering emetogen (CINE 10–30 %, i.v.), minimal emetogen (CINE <10 %, oral), Kopfschmerzen, Fieber, Übelkeit, Diarrhö, Krampfanfälle; nach längerer Applikation: KM-Depression; hepato- u. nephrotoxisch; Pneumonitis (sehr selten), bei M selten Infertilität (reversibel), Alveolitis, GIT-Ulzera, Pankreatitis; Risiko für Nierenzell-, Lungen-Ca., MM u. Non-Hodgkin-Lymphome ↑, reversible Alopezie (sehr häufig), Fotosens. **(fototoxisch),** photo-recall-phenomenon (fototoxisch), Perforation des Septum nasi; MTX-Intoxikation: Bestimmung des S-Spiegels, sofortige Gabe von Leucovorin® i.v./i.m. mit initialer Mindestdosis von 10 mg/m² KOF, stationäre Überwachung **KI:** Gravidität **(teratogen, fetotoxisch)** → sichere Kontrazeption (MTX 3–6 Mon. bei F u. M (bei M unter MTX kein erhöhtes Risiko für Fehlbildungen beim Kind!) vor einer geplanten Gravidität absetzen, nach Absetzen bis Ende der Gravidität Folsäuresubstitution), Stillzeit, PUVA- oder Retinoid-Ther., Immundefizienz, GIT-Ulzera, schwere Leber-(Alkoholabusus!, Bilirubinwert > 5 mg/dl, Leberenzyme > 3-Fache des oberen Normwertes), Nierenschäden (Krea-Clearance < 20 ml/min) u. Lungenkrankheiten. (Lungenfibrose) | **WW:** renale Elimination ↓ u. Toxizität ↑ durch: NSAR, Tetrazykline, Penicilline, Sulfonamide (verstärkter Antifolateffekt), Metamizol, Ciclosporin, Colchicin; KM-Toxizität ↑ durch Chloramphenicol, Cotrimoxazol, Sulfonamide, NSAR; Hepatotoxizität ↑ durch Tetrazykline, Retinoide, Leflunomid; bei übermäßigem Konsum von Kaffee/Tee Wirkung ↓ **Bem.:** 24 h nach MTX-Gabe 5–10 mg Folsäure (50 % der MTX-Dosis; z. B. Folsan®) als ED p.o. (Rp des Präp. zu Lasten der GKV!). Weinstein-Schema aufgegeben. Gravidität unter MTX → keine sofortige Interruptio, sondern erst genetische Beratung! Bei Leukopenie < 2500/µl, Granulopenie < 1500/µl, Thrombopenie < 80000/µl und Transaminasenanstieg > 3-Fache der Norm Ther.-Pause. Resorption bei oraler Gabe zwischen 25 und 90 %, Einnahme zwischen den Mahlzeiten. Vor Ther. Ausschluss von Hepatitis B, C u. Gravidität. Laborkontrolle 1 Wo. nach Ther.-Beginn, dann nach 1 u. 2 Mon., anschließend alle 2–3 Mon.: BB u. Diff.-BB, Leber-, Nierenwerte, U-Status, Serumalbumin, Prokollagen Typ III aminoterminales Propeptid (PIIIPN) i. S., Elastografie der Leber, wenn vorhanden. Kombinierbar mit Biologics in einer Dosis von 7,5–10 mg/Wo. **Nicht** hämodialysierbar; Leberbiopsie vor Ther. u. nach Gesamtdosis von 1,5–2 g nicht mehr routinemäßig, alle 6 Mon. Abdomensono. Lebendimpfungen erst 3 Mon. nach MTX-Stopp. Meiden von UV-Exposition/-Ther. u. Alkohol. Risikofaktor Diab. mell. Typ 2↑ deutlich Risiko für Hepatotoxizität unter MTX-Ther. (stärker als Alkoholabusus) |

**Tab. 22.25 Immunsuppressiva / Zytostatika bei schweren Dermatosen und Kollagenosen.** *(Forts.)*

| Wirkstoff (z. B.) Erw.-Dosis | Indikationen / NW / KI | WW / Bemerkungen |
|---|---|---|
| **Dimethylfumarat** (Skilarence®) 1. Wo.: 1 Tbl. initial / d 2. Wo.: 2 Tbl. initial / d 3. Wo.: 3 Tbl. initial / d Ab 4. Wo.: 1 Tbl. / d; weiter Steigerung bis max. 6 Tbl. / d | **Ind.:** mittelschwere bis schwere Plaques-Ps. **NW:** Flush; GI-NW; Leukopenie, Lymphopenie, Eosinophilie. **Cave:** sehr selten Niereninsuff.; auf Krea u. Proteinurie achten! **KI:** Gravidität u. Stillzeit | **WW:** geringes Risiko, da Metabolisierung nicht über Cytochrom $P_{450}$abhängige Monooxygenasen, sondern v. a. über ubiquitäre Esterasen **Bem.:** bei ausgeprägter Flush-Symptomatik abendliche Einnahme, evtl. zusätzliche Gabe von ASS 100 mg/d; Einnahme mit Milch verbessert GI-Verträglichkeit, evtl. parallel Gabe eines Antihistaminikums, langsamere Dosissteigerung. Kontrazeption obligatorisch. Kontrolle von BB, Diff-BB, Krea, Transaminasen, U-Status alle 3 Mon., def. Ther.-Stopp, wenn Lymphos < 700/µl 2× bestätigt, bei Leukos < 3000/µl Merke: Immunmodulator, kein Immunsuppressivum! |
| **Ciclosporin A** (Sandimmun® Optoral) 2,5, max. 5 mg / kg KG / d p. o. (bei höheren Dosierungen irreversible Nierenschäden) in 2 ED als Kurzzeit- (4–6 Wo.), Intervall- (2–4 Mon.) od. LZ-Ther. (max. 2 J.); Dosisreduktion bei gleicher Wirksamkeit bei Nüchterngabe morgens. Substitutionsverbot! | **Ind.:** schwere therapieresistente Ps. vulgaris, schweres atopisches Ekzem, Pemphigus vulgaris, M. Behçet, Vasculitis allergica, Pyoderma gangraenosum. Als Add-on Ther. bei NW auf bestimmte Organsysteme unter onkologischer Immunther. **NW:** GI-NW; Bili ↑, AST ↑, ALT ↑; Gingivahyperplasie, Tremor, Müdigkeit; Krea ↑, Harnstoff ↑, Harnsäure ↑; Hyperglykämie; Hypertrichose, Hirsutismus, Gynäkomastie; Pruritus, allerg. HV; Hb ↓, Thrombos ↓, Leukos ↓, selten thrombotisch-thrombozytopenische Purpura mit hoher Mortalität **Abs. KI:** erythrodermische u. pustulöse Ps., Nierenfunktionsstörung., schwere Hypertonie, Inf., TU (nicht BCC!), schwere Lebererkr., bei gleichzeitiger Ther. mit PUVA, SUP, Retinoiden, nach langjähriger MTX-Ther.; Lebendimpfstoffgabe, wenn Impfung Ther.-Pause 2 Wo. vor u. 4–6 Wo. nach der Impfung; **rel. KI:** Gravidität u. Stillzeit | **WW:** nicht vor Ablauf von 4 Wo. nach Acitretin-Ther.; Azolantimykotika, Makrolidantibiotika (nicht Azithromycin), Doxycyclin, Kontrazeptiva, Allopurinol, Imatinib, Colchicin, PI, Amiodaron, Kalziumantagonisten (Diltiazem), Metoclopramid, Grapefruit → Ciclosporin-Spiegel ↑; Terbinafin, Bosentan, Ticlopidin, Johanniskraut, Rifampicin, Carbamazepin, Phenytoin, Orlistat, Rotwein → Ciclosporin-Spiegel ↓ **Bem.:** keine Beeinträchtigung der Fertilität beim M. Vor Ther. Ausschluss latente Tbc u. Gravidität; Mollusken, Kondylome u. Verrucae behandeln. Alle 4 Wo. Kontrolle von RR, BB, γ-GT, AP, Bili, Na, K, Mg, Krea, Harnstoff, Harnsäure, Chol., TG, U-Status. Absetzen des Präp. bei insuff. Wirkung nach 3–4 Mon. Meiden gleichzeitiger Gabe von nephrotoxischen Präp. wie NSAR, Fibrate u. einige Antibiotika sowie K-sparenden Diuretika, ACE-Hemmern u. $AT_1$-Antagonisten. Bei Dosen < 5 mg/kg KG/d GFR-Reduktion um mind. 25 % bei > 25 % der Pat.; größte Veränderungen der GFR in den ersten 3–6 Mon. der Ther. Konsequenter Sonnenschutz, da Hautkrebsrisikowegen ↓ UVA-Lichtschwelle (SCC) ↑ |

| Tab. 22.25 Immunsuppressiva / Zytostatika bei schweren Dermatosen und Kollagenosen. *(Forts.)* | | |
|---|---|---|
| **Wirkstoff (z. B.) Erw.-Dosis** | **Indikationen / NW / KI** | **WW / Bemerkungen** |
| **Mycofenolat-mofetil** (CellCept®, Myfortic®) max. 2 × 1 g/d p. o. | **Ind.:** Lupusnephritis, schweres atopisches Ekzem, das nicht auf Ciclosporin A anspricht (OLU) Als Add-on-Ther. bei NW auf bestimmte Organsysteme unter onkologischer Immunther. (z. B. Hepatitis)<br>**NW:** GI-NW (vorübergehender Natur), Sepsis, Inf.-Risiko ↑, Thrombos ↓, Leukos ↓, Störung der E'lyte, Fotosen., komb. mit anderen Immunsuppressiva, Auftreten von Bronchiektasien (Husten, Dyspnoe) und Hypogammaglobulinämien (rez. Inf.), Hautkrebsrisiko ↑<br>**Abs. KI:** Gravidität u. Stillzeit. | **WW:** gleichzeitige Gabe von Aciclovir → Aciclovir-Spiegel ↑<br>**Bem.:** regelmäßige BB-Kontrolle wegen Neutropenierisiko; Absetzen 6 Wo. vor geplanter Konzeption bei **M** u. **F;** sicherer Konzeptionsschutz wegen Teratogenität (nichthormonell, da Wirksamkeit der „Pille" ↓) während der Ther. und bis 6 Wo. nach Ther.-Ende. Vor Ther.-Beginn Vorlage eines neg. Schwangerschaftstests. Konsequenter Lichtschutz! Prodrug → intestinale Aktivierung zu Mycophenonlensäure → Hemmung der Inosin-Monophosphat-Dehydrogenase |

## 22.2.7 Biologika

Biologika zur Therapie inflammatorischer Erkrankungen (▶ Tab. 22.26).

| Tab. 22.26 Biologika. | | | |
|---|---|---|---|
| **Wirkstoff (z. B.) Erw.-Dosis** | **Indikationen** | **NW / KI** | **Bemerkungen** |
| **TNF-α-Inhibitor** | | | |
| **Infliximab** (REMICADE®) 5 mg/kg KG i. v. über 2 h mit Wdh. der Ther. in Wo. 2 u. 6 (bei gutem Effekt alle 6–8 Wo.) | Second-line-Ther. der fortgeschrittenen u. aktiven PsA u. der mittelschweren bis schweren Plaque-Ps. Als Add-on-Ther. bei NW auf bestimmte Organsysteme unter onkologischer Immunther. (z. B. Colitis) | **NW:** Schwindel, Kopfschmerzen, Hypertonie, Übelkeit, Diarrhö, BB-Veränderungen, psychiatrische Krankheiten, anaphylaktische Reaktionen, selten ein Drug-Induced LE Alopecia areata, KG ↑v. a. bei M u. schwerer Ps. → Diät od. MTX-Gabe, u. a.<br>**KI:** Sepsis, akute Tbc, Hepatitis B, Abszesse, opportunistische Inf., Gravidität, Stillzeit, Herzinsuff. NYHA III u. IV, Malignome, demyelisierende ZNS-Krankheiten, COPD, Alter < 18 J. | Infusionsreaktionen akut (innerh. 10 min bis 4 h) od. verzögert (nach 4–7 d) bei ca. 5–10 % der Pat., Infusionsstopp. Überwachen1–2 h nach Ther.! Durch niedrig dosierte MTX-Gabe deutliche Senkung der Infusionsreaktion |

**Tab. 22.26 Biologika.** *(Forts.)*

| Wirkstoff (z. B.) Erw.-Dosis | Indikationen | NW / KI | Bemerkungen |
|---|---|---|---|
| **TNF-α-Inhibitor** | | | |
| **Etanercept** (Enbrel®) 25/50 mg als Fertigspritze od. als Fertigpen (MYCLIC®) Plaque-Ps.: 2 × 50 mg/Wo. s. c. bis zu 12 Wo., danach 2 × 25 mg/Wo. s. c. bis Remission (zugelassen für Langzeitther.) Arthropathia psoriatica: 2 × 25 mg/Wo. s. c. od. 1 × 50 mg/Wo. s. c. | wie Infliximab | **NW:**lokale Reaktion an der Einstichstelle (häufig), Kopfschmerzen, Pruritus, Hypertonie, BB-Veränderungen, psychiatrische Krankheiten, Drug-Induced LE, Alopecia areata, allergische Reaktionen, kein erhöhtes Risiko für einen Herpes zoster, u. a.<br>**KI:** Sepsis, akute Tbc, Hepatitis B, opportunistische Inf., Gravidität, Stillzeit, Herzinsuff. NYHA III u. IV, Malignome, demyelisierende ZNS-Krankheiten, Alter < 8 J. | latexhaltige Verschlusskappe der Fertigspritze! Bei Kdr. Dosis bei Plaque-Ps. 0,8 mg/kg KG s. c. 1 ×/Wo. Inf.-Risiko ↑ durch Anakinra (Kineret®); Hautkrebsrisiko ↑ durch PUVA; Immunsuppression ↑ durch MTX, Ciclosporin. Kombinierbar mit Acitretin → Dosis von Etanercept ↓ |
| **Adalimumab** (Humira®Pen und Fertigspritze latexfrei) Plaque-Ps.: 80 mg s. c. initial, dann 40 mg s. c. jede 2. Wo. Arthropathia psoriatica: 40 mg s. c. jede 2. Wo. Kdr. ab 4 J. 0,8 mg/kg KG, max. 40 mg Bei fehlendem Ansprechen nach 16 Wo. → Ther.-Abbruch | wie Infliximab, zusätzlich Hidradenitis suppurativa | **NW:** grippale Symptomatik, Übelkeit, Diarrhö, Kopfschmerzen, BB-Veränderungen, RR ↑, selten ein Drug-Induced LE, Alopecia areata, u. a.<br>**KI:** Sepsis, akute Tbc, Hepatitis B, opportunistische Inf., Gravidität, Stillzeit, Herzinsuff. NYHA III u. IV, Malignome, demyelisierende ZNS-Krankheiten, Alter < 18 J. | wie Infliximab. Inf.-Risiko ↑ durch Anakinra (Kineret®); Hautkrebsrisiko ↑ durch PUVA; Immunsuppression ↑ durch MTX, Ciclosporin. Kontrazeption bis 5 Mon. nach Ther.-Ende |

| Tab. 22.26 Biologika. *(Forts.)* | | | |
|---|---|---|---|
| **Wirkstoff (z. B.) Erw.-Dosis** | **Indikationen** | **NW / KI** | **Bemerkungen** |
| IL-12 und IL-23Inhibitor (Hemmung von p40 → gem. Untereinheit) | | | |
| **Ustekinumab** (Stelara®) 45/90 mg als Fertigspritze Wo. 0 u. 4 s.c., dann alle 12 Wo. 45 mg s.c. | mittelschwere bis schwere Plaque-Ps. und PsA | **NW:** Schwindel, Diarrhö, Kopf-, Rückenschmerzen, Arthralgien, Husten, Pruritus, Depression, Müdigkeit, Risiko für Malignome ↑, verstopfte Nase, Dermatitis exfoliativa u. a. **KI:** Sepsis, akute Tbc, opportunistische Inf., Gravidität, Stillzeit, Herzinsuff. NYHA III u. IV, Malignome, demyelisierende ZNS-Erkr., Alter < 18 J. | vor, während und nach der Ther. Kontrolle auf Tbc. Zuverlässiger Konzeptionsschutz während u. bis zu 15 Wo. nach Ther.-Ende. KG > 100 kg → Dosis verdoppeln. Wenn nach 28 Wo. kein Erfolg → Absetzen des Präp. ½ h vor der Injektion bei Raumtemp. lagern |
| IL-23 Inhibitor (Hemmung von p19 → Untereinheit von IL-23) | | | |
| **Guselkumab** (Tremfya®) 100 mg s.c. in den Wo. 0 und 4, gefolgt von Erhaltungsdosis alle 8 Wo., bei fehlendem Ansprechen nach 16 Wo. → Ther.-Abbruch | mittelschwere bis schwere Plaque-Ps. bei Erw., wenn Systemther. indiziert | **NW:** Inf. des oberen Respirationstrakts, HSV-Inf., Diarrhö, Kopfschmerzen, Arthralgien, Urtikaria **KI:** schwere Inf., Lebendimpfungen, Gravidität, Stillzeit | |
| **Tildrakizumab** (Ilumetri®) 100 mg s.c. in den Wo. 0 und 4, gefolgt von Erhaltungsdosis alle 12 Wo., bei fehlendem Ansprechen nach 28 Wo. → Ther.-Abbruch | mittelschwere bis schwere Plaque-Ps. bei Erw., wenn Systemther. indiziert | **NW:** Inf. der oberen Atemwege, Kopfschmerzen, Übelkeit, Diarrhö, Rückenschmerzen, Schmerzen an der Injektionsstelle **KI:** schwere Inf., Lebendimpfungen, Gravidität, Stillzeit | Bei hoher Erkr.-Schwere, KG ≥ 90 kg → Dosiserhöhung auf 200 mg mgl. |
| **Risankizumab** (Skyrizi®) 75 mg s.c.: Wo 0 150 mg, Wo 4 150 mg, Erhaltungsdosis alle 12 Wo 150 mg | mittelschwere bis schwere Plaque-Ps. bei Erw., wenn Systemther. indiziert | **NW:** Infekte der oberen Atemwege, Müdigkeit, Reaktionen an Injektionsstelle, Juckreiz, Kopfschmerzen **KI:** schwere Inf., Gravidität, Stillzeit | |

**Tab. 22.26 Biologika.** *(Forts.)*

| **Wirkstoff (z. B.) Erw.-Dosis** | **Indikationen** | **NW / KI** | **Bemerkungen** |
|---|---|---|---|
| IL-17 Inhibitor | | | |
| **Secukinumab** (Cosentyx®) 150 mg/ml Fertigspritze/Fertig-PEN, Ps.: 300 mg s. c. Wo. 0, 1, 2, 3, dann monatl.; PsA:150 mg s. c. Wo. 0, 1, 2, 3, dann monatl.; bei begleitender Ps. u. unzureich. Ansprechen auf TNF-α Inhib.: Dos. wie bei Ps. OLU: initial wie bei Ps., dann alle 2–4 Wo 300 mg s. c. | mittelschwere bis schwere Ps. als First-Line-Präp. bei Erw. u. Kdr. ab 6 J., wenn System- oder Fotother. indiziert. PsA. als Monother. oder in Komb. mit MTX bei insuffizientem Ansprechen auf DMARD OLU: Hidradenitis suppurativa | **NW:** Nasopharyngitis, Inf. des oberen Respirationstrakts, oraler Herpes, Diarrhö, Urtikaria KI (abs.): Latexallergie, floride Inf., Lebendimpfungen, (rel.): M. Crohn, chron. Inf., Gravidität, Stillzeit | keine Komb. mit Leflunomid, Anakinra, Azathioprin → Risiko für Inf. ↑ |
| **Ixekizumab** (Taltz®) Ps.: 160 mg s. c. in Wo. 0, gefolgt von 80 mg in den Wo. 2, 4, 6, 8, 10 und 12; Erhaltungsdosis 80 mg alle 4 Wo., bei fehlendem Ansprechen nach 16–20 Wo. → Ther.-Abbruch; PsA.: 160 mg s. c. in Wo. 0, dann 80 mg alle 4 Wo. | mittelschwere bis schwere Plaque-Ps. mit genitaler Beteiligung; aktive PsA., die unzureichend auf eine od. mehrere DMARDs angesprochen hat, allein oder in Komb. mit MTX | **NW:** Inf. des oberen Respirationstrakts, injektionsbedingte Reaktionen, Übelkeit, Tinea, Urtikaria **KI** (abs.): schwere Inf., Lebendimpfungen, (rel.): CED, chron. Inf., Gravidität, Stillzeit | |
| IL-17 Rezeptor-Inhibitor | | | |
| **Brodalumab** (Kyntheum®) 210 mg s. c. in Woche 0, 1 und 2, gefolgt von 210 mg alle 2 Wo.; bei fehlendem Ansprechen nach 16–20 Wo. → Ther.-Abbruch | mittelschwere bis schwere Plaque-Ps. | **NW:** Grippe, Tinea, Kopfschmerzen, Diarrhö, Übelkeit, Arthralgien, Myalgien, Konjunktivitis, injektionsbedingte Reaktionen **KI:** aktiver M. Crohn, aktive Inf., Gravidität, Stillzeit | |

| Tab. 22.26 Biologika. *(Forts.)* | | | |
|---|---|---|---|
| **Wirkstoff (z. B.) Erw.-Dosis** | **Indikationen** | **NW/KI** | **Bemerkungen** |
| IL-4- und IL-13-Rezeptor-Inhibitor (Hemmung der α-Untereinheit an den Rezeptoren) | | | |
| **Dupilumab** (Dupixent®) 600 mg s. c. in Wo. 0, dann 300 mg s. c. alle 2 Wo.; bei fehlendem Ansprechen nach 16 Wo. → Ther.-Abbruch | mittelschwere bis schwere atopische-Dermatitis, die mit top. Steroiden nicht suff. therapierbar ist od. für die eine syst. Ther. infrage kommt | **NW:** injektionsbedingte Reaktionen, Konjunktivitis (persistiert während Ther.), Herpes labialis, andere HSV-Inf., trockenes Auge (→ ab Ther.-Start Gabe von Augentropfen) **KI:** Lebendimpfungen, Gravidität, Stillzeit | Komb. mit topischen Steroiden, nicht steigerungsfähiger Ther.-Effekt nach 16 Wo., Totimpfstoffe während Ther. mgl., kein ↑ Risiko für Zoster u. Eczema herpeticatum, Epikutantest durchführbar |
| IgE-Inhibitor (humanisierter monoklonaler IgG1λ-Antikörper) | | | |
| **Omalizumab** (Xolair®) in Abhängigkeit von IgE-Basiswert (I. E./ml) und KG (kg) 75–600 mg in Form von 1–4 s. c.-Injektionen alle 2–4 Wo. über mind. 12–16 Wo. (Maximaldosis: 600 mg alle 2 Wo.) | allergisches, IgE-vermitteltes Asthma bei Erw., Jugendlichen und Kdr. (6 bis < 12 J.) als Zusatztherapie zur verbesserten Kontrolle eines schweren persistierenden Asthma allergicum, das trotz adäquater Therapie mit schweren Exazerbationen einhergeht chronische, spontane Urtikaria (CSU) bei Erw. und Jugendlichen mit unzureichendem Ansprechen auf eine Behandlung mit nichtsedierenden H1-Antihistaminika (4-Faches der Normaldosis, OLU) OLU: Lichturtikaria und andere induzierbare Urtikariaformen | **NW:** Kopf-, Bauchschmerzen, injektionsbedingte Reaktionen, Fieber bei Kdr., Somnolenz, Fotosens., grippeähnliche Symptome, anaphylaktische Reaktionen **KI** (rel.): Gravidität, Stillzeit, Leber-, Niereninsuff., Autoimmunerkr. | |

**Tab. 22.26 Biologika.** *(Forts.)*

| **Wirkstoff (z. B.) Erw.-Dosis** | **Indikationen** | **NW / KI** | **Bemerkungen** |
|---|---|---|---|
| IL-1 Rezeptor-Inhibitor | | | |
| **Anakinra** (Kineret®) initial 1–2 mg/kg KG/d s. c.→ alters- und diagnoseunabhängig, max. 8 mg/kg KG/d (Fertigspritze mit 20–100 mg) | autoinflammatorische Sy. | **NW:** Kopfschmerzen, injektionsbedingte Reaktionen **KI** (abs.): Lebendimpfungen, Krea-Clearance < 30 ml/min, Allergie auf E.-coli-Proteine, (rel.): TNFα-Blocker, floride Inf., Malignome, Krea-Clearance 30–50 ml/min | abs. Neutrophilenzahl < 1,5 × $10^9$/l → Therapiestopp |
| Interleukin-1β-Inhibitor | | | |
| **Canakinumab** (Ilaris®) 150 mg s. c. bei TRAPS, HIDS, FMF alle 4 Wo.; bei CAPS alle 8 Wo. | periodische Fiebersyndrome, z. B. familiäres Mittelmeerfieber (FMF), Hyperimmunglobulin-D-Syndrom (HIDS), Tumornekrosefaktor-Rezeptor-assoziiertes periodisches Syndrom (TRAPS), Cryopyrin-assoziierte periodische Syndrome (CAPS) | **NW:** Nasopharyngitis, Tonsillitis, Otitis, Pneumonie, Infekt der oberen Atemwege, Abdominalbeschw., Arthralgien, Leukozytopenie, Proteinurie, Reaktionen an der Einstichstelle **KI:** Lebendimpfungen; aktive schwere Infekt. u. chron.virale (HIV, aktive od. persistierende Hep. B/C) | wenn nach 7 d kein ausreichender Effekt, erneute s. c.-Gabe von 150 mg. Bei Ansprechen Fortführung der Ther. in der doppelten Dosis; Behandlung in Spezialzentren anstreben |
| BLyS-/BAFF-Inhibitor (humaner monoklonaler IgG1λ-Antikörper) | | | |
| **Belimumab** (Benlysta®) 10 mg/kg KG an den Tagen 0, 14, 28, danach alle 4 Wo. zunächst für 6 Mon | Add-on-Ther. bei aktivem, Auto-AK-pos. SLE | **NW:** bakt. u. virale Inf., Diarrhö, Übelkeit, Depression, Fieber, Schlafstörungen **KI** (abs.): Lebendimpfungen, (rel.): HIV, schwerer aktiver ZNS-LE, Hep. B/C, interne Malignome | - |

22

## Biologika zur Therapie onkologischer Erkrankungen

▶ Tab. 22.27

**Tab. 22.27 Biologikazur Therapie onkologischer Erkrankungen.**

| Wirkstoff (z. B.) Erw.-Dosis | Indikationen | NW/KI | Bemerkungen |
|---|---|---|---|
| PD1- od. PD-L1-Inhibitor | | | |
| **Nivolumab** (Opdivo®) **Monother.**: 240 mg i. v. alle 2 Wo. oder 480 mg i. v. alle 4 Wo. **Kombinationsther.** mit Ipilimumab: 1 mg/kg i. v. Nivo mit anschließend 3 mg/kg i. v., Ipi alle 3 Wo. für die ersten 4 Zyklen → dann Nivo-Monother. **Adjuvante Ther.**: 3 mg/kg i. v. alle 2 Wo. über max. 12 Mo. | **Mono-** oder **Kombinationsther.** mit Ipilimumab beim Malignen Melanom (fortgeschritten → nichtresezierbar oder metastasiert) **adjuvante Ther.** beim Malignen Melanom (→ mit LK-beteiligung od. Metastasierung nach vollständiger Resektion) | autoimmunbedingte **NW:** Kolitis, Exanthem, Hypophysitis, Hyper-/Hypothyreose, Pneumonitis, Hepatitis | Auftreten immunmediierter NW bereits ab der 1. Behandlungswo. mgl. Auftreten auch Mon. nach der letzten Infusion mgl. NW unter Kombither. ↑ |
| **Pembrolizumab** (Keytruda®) **Monother. / Adjuvante Ther.**: 200 mg od. 2 mg/kg i. v. alle 3 Wo. (adjuvant max. für 12 Mon.) **Kombinationsther.** mit Ipilimumab: 2 mg/kg i. v. Pembro mit anschließend 3 mg/kg i. v., Ipi alle 3 Wo. für die ersten 4 Zyklen → dann Pembro-Monother. | Malignes Melanom (fortgeschritten →nichtresezierbar oder metastasiert) Adjuvant bei komplett reseziertem MM Stadium III A–C | s. Nivolumab | s. Nivolumab |
| **Avelumab** (Bavencio®) 10 mg/kg KG i. v. alle 2 Wo. | Monother. Merkelzellkarzinom (metastasiert) | autoimmunbedingte **NW:** Kolitis, Exanthem, Hypophysitis, Hyper-/Hypothyreose, Pneumonitis, Hepatitis | vor den ersten 4 Infusionen: Gabe von Antihistaminikum u. Paracetamol. Wenn 4. Infusion ohne Zwischenfälle, Prämedikation bei weiteren Gaben nach Ermessen. Ansprechrate bei therapienaiven Pat. ca. 60 %, nach Chemother. ca. 30 % |

**Tab. 22.27 Biologikazur Therapie onkologischer Erkrankungen.** *(Forts.)*

| Wirkstoff (z. B.) Erw.-Dosis | Indikationen | NW / KI | Bemerkungen |
|---|---|---|---|
| **Cemiplimab** (Libtayo®) 350 mg i. v. alle 3 Wo. | Monother. bei metastasierten od. lokal fortgeschritt. kutanen SCC, die für kurative OP od. Radiatio nicht in Betracht kommen. → Beurteilung muss in interdisziplinärem Tumorboard erfolgen! | autoimmunbedingte **NW:** Kolitis, Exanthem, Hypophysitis, Hyper-/Hypothyreose, Pneumonitis, Hepatitis | s. Nivolumab |
| CTLA-4-Inhibitor | | | |
| **Ipilimumab** (Yervoy®) **Monother.:** 3 mg/kg KG i. v. alle 3 Wo. für 4 Zyklen **Kombinationsther.** mit Nivolumab: 1 mg/kg KG i. v., Nivo mit anschließend 3 mg/kg KG i. v., Ipi alle 3 Wo. für die ersten 4 Zyklen → dann Nivo-Monother. | Malignes Melanom (fortgeschritten → nichtresezierbar oder metastasiert) | autoimmunbedingte **NW:** Kolitis, Exanthem, Hypophysitis, Hyper-/Hypothyreose, Pneumonitis, Hepatitis | häufiger AI-Kolitis als bei PDL1-Inhib. NW unter Kombither. ↑ |
| CD20-Inhibitor | | | |
| **Rituximab** (MabThera®) im CHOP: 375 mg/m² KOF i. v. 1x/3 Wo. über 8 Behandlungszyklen; Granulomatose mit Polyangiitis/mikroskopische Polyangiitis: 375 mg/m² KOF i. v. 1x/Wo. über 4 Wo.; Erhaltungsther. 500 mg alle 6 Mon. Pemphigus vulgaris: 1 g i. v. Tag 1 u. 15 komb. mit Prednison 0,5 mg/kgKG/d p. o. (mittelschwerer PV) bzw. 1 mg/kgKG/d p. o. (schwerer PV) für 4 Wo., danach Dosisreduktion über 3 bis 6 Mon. Nach 1 u. 1,5 J. jeweils 0,5 g RTX i. v. | CD20-pos. großzelliges diffuses B-Zell-Non-Hodgkin-Lymphom; schwere, aktive Granulomatose mit Polyangiitis und mikroskopische Polyangiitis, mittelschwerer bis schwerer Pemphigus vulgaris **OLU:** Pemphigus vegetans, Pemphigus foliaceus, paraneoplastischer Pemphigus, Epidermolysis bullosa acquisita, kutanes B-Zell-, Marginalzell-, großzelliges Lymphom, Dermatomyositis, chron. Graft-vs.-Host-Disease (GvHD) | **KI:** aktive, schwere Infektionen; schwere Herzinsuffizienz (NYHA IV), schwere unkontrollierte Herzerkr.; stark immunkompromittierte Pat.; umfangreiches NW Profil | Fälle von PML unter Rituxmimab beschrieben →bei V. a. umgehend MRT und neurolog. Konsil |

**Tab. 22.27 Biologikazur Therapie onkologischer Erkrankungen.** *(Forts.)*

| Wirkstoff (z. B.) Erw.-Dosis | Indikationen | NW / KI | Bemerkungen |
|---|---|---|---|
| CD30-Inhibitor (Antikörper-Wirkstoff-Konjugat) | | | |
| **Brentuximab Vedotin** (Adcetris®) 1,8 mg/kg KG i. v. alle 3 Wo. | Mycosis fungoides ab Stadium IIB, Sézary-Sy., CD30+ lymphproliferative Erkr. (lymphomatoide Papulose, pcALCL) nach mind. 1 vorangegangenen syst. Ther. u. CD30+ Hodgkin-Lymphom im Stadium IV in Komb. mit Doxorubicin, Vinblastin, Dacarbazin | **NW:** Infektionen, Neutropenie, anaphylaktische Reaktionen, peripher. Neuropathie, Husten, Dyspnoe, GI-Beschwerden, Exanthem, Pruritus, Myalgie, Athralgie, Fatigue, Pyrexie, Gewichtsverlust **KI:** gleichzeitige Anwendung mit Bleomycin → pulmonale Toxizität ↑ | Auftreten von: PML, Tumorlyse-Sy., schwere Pankreatitis, pulmonale Toxizität, febrile Neutropenie, SJS mgl. |
| CC-Chemokin-Rezeptor 4 (CCR4) Antikörper | | | |
| **Mogamulizumab** (Poteligeo®) 1 mg/kg KG i. v. ersten 5 Gaben wöchentl., dann alle 2 Wo. | Mycosis fungoides und Sézary Sy. nach vorangegangener Systemther. (Second-line) | **NW:** Infusionsreaktion, Kopfschmerzen, Übelkeit, Fieber, Infektrisiko ↑, GI-NW, Hepatitis, Ödeme, TLS, schwere Hautreaktionen (z. B. SJS/TEN), BB-Veränd. **KI:** schweren GvHD durch allogene Stammzelltx im Anschluss an Mogamulizumab-Ther. beobachtet | Prämed. bei 1. Infusion: Paracetamol 500 mg p. o. + Clemastin 2 mg i. v., wenn Infusionsreaktion auch bei weiteren Infusionen. Gute Wi bes. bei leukämischen Formen. |

## 22.2.8 Signaltransduktionsinhibitoren

▶ Tab. 22.28

**Tab. 22.28 Signaltransduktionsinhibitoren.**

| Wirkstoff (z. B.) Erw.-Dosis | Indikationen | NW / KI | Bemerkungen |
|---|---|---|---|
| Phosphodiesterase-4-Inhibitor (PDE4) | | | |
| **Apremilast** (Otezla®) 2× 30 mg/d p. o. (Aufdosierung: Beginn mit 10 mg 1x/d und Steigerung um jeweils 10 mg/d) | Second line bei mittelschwerer bis schwerer Ps., wenn andere Systemther. (Ciclosporin, MTX, PUVA) erfolglos, kontraindiziert oder unverträglich waren; bei PsA als Monother. oder komb. mit einem DMARD, wenn vorangegangene DMARD-Ther. mit insuff. Ansprechen oder bei deren Unverträglichkeit. Orale Aphthen bei M. Behçet. | NW: Diarrhö, Nausea, Inf. des oberen Respirationstrakts, Depressionen, Kopfschmerzen, red. Appetit, Schlafstörungen, Husten<br>KI (rel.): Galaktoseintoleranz, Laktasemangel | Depressionen → sofortiger Therapiestopp<br>Komb. mit UV-Ther. mgl. |
| Kombinationen aus BRAF-Inhibitoren (erstgenannt) und MEK-Inhibitoren (zweitgenannt); aufgrund des Einsatzes werden auch bei ggf. vorhandener Zulassung für die Monother. nur die Kombinationsther. im Folgenden dargestellt | | | |
| **Dabrafenib** (Tafinlar®) 2× 150 mg/d p. o.<br>**Trametinib** (Mekinist®) 1 × 2 mg/d p. o. (in adjuvanter Ind. Ther. max. 12 Mon.) | **Kombinationsther.** beim nicht resezierbarem oder metastasiertem malignen Melanom mit $BRAF^{V600}$-Mutation<br>**adjuvante Ther.** beim malignen Melanom mit $BRAF^{V600}$-Mutation im Stadium III | **NW:** Pyrexie, LVEF-Abfall, QTc-Verlängerung, CK-Anstieg, ophthalmologische NW, Fotosensitivität (insb. Vemurafenib), Leberwerte↑, Übelkeit, Erbrechen, Durchfall, Fatigue, Schüttelfrost, Kopfschmerzen, Arthralgie, Hypertonie, Exanthem, Husten, palmoplantares Erythrodysästhesie-Sy. | Bei Auftreten von NW kann eine Dosisreduktion, eine vorübergehende Unterbrechung oder ein Behandlungsabbruch erforderlich sein; NW teilweise für BRAF- bzw. MEK-Inhib. spez. → Dosisanpassung entsprechend |
| **Vemurafenib** (Zelboraf®) 2× 960 mg/d p. o.<br>**Cobimetinib** (Cotellic®)60 mg 1x/dp.o. über 21d; 7d Behandlungspause → erneuter Beginn | nichtresezierbares od. metastasiertes malignes Melanom mit $BRAF^{V600}$-Mutation | | |
| **Encorafenib** (Braftovi®) 450 mg 1x/d p. o.<br>**Binimetinib** (Mektovi®) 45 mg 2x/d p. o. | nichtresezierbares oder metastasiertes malignes Melanom mit $BRAF^{V600}$-Mutation | | |

**Tab. 22.28 Signaltransduktionsinhibitoren.** *(Forts.)*

| **Wirkstoff (z. B.) Erw.-Dosis** | **Indikationen** | **NW/KI** | **Bemerkungen** |
|---|---|---|---|
| Hedgehog-Signaltransduktionsweg-Inhibitoren | | | |
| **Vismodegib** (Erivedge®)150 mg 1x/d p. o. | metastasiertes BCC (smBCC) od. lokal fortgeschrittenes BCC (laBCC), bei dem OP od. Strahlenther. ungeeignet OLU: Gorlin-Goltz-Sy. mit identer Dosierung | **NW:** Muskelspasmen, Dysgeusie, Übelkeit, Erbrechen, Arthralgien, Obstipation, Diarrhö, Amenorrhö, Dehydratation, Bauchschmerzen, Myalgien, Aminotransferasen ↑, CK ↑, Krea ↑ u. a. **KI** (abs.): Gravidität, Stillzeit, Johanniskrautpräp., (rel.): Statine | Sichere Kontrazeption Therapiedauer: individuell abstimmen CK-Erhöhung → Management s. Fachinf. |
| **Sonidegib** (Odomzo®) 200 mg 1x/d p. o. | lokal fortgeschrittenes BCC (laBCC), bei dem OP od. Strahlenther. ungeeignet | s. Vismodegib | s. Vismodegib |
| Tyrosinkinase-Inhibitor | | | |
| **Imatinib** (Glivec®)1 × 600 mg/d p. o. über Wo. | nicht operables Dermatofibrosarcoma protuberans (DFSP), rez. u./od. metastasiertes DFSP; im OLU R1- od. R2-reseziertes DFSP od. nach Resektion | **NW:** Pruritus, Exantheme, Ödeme in ca. 90 %!, Abgeschlagenheit, Völlegefühl, Flüssigkeitsretention, Übelkeit, moderates emetogenes Potenzial, Panzytopenie, Lichtempfindlichkeit, Verschlechterung einer Vitiligo, Hypo-/Depigmentierungen v. a. bei Dunkelhäutigen, AGEP **KI:** Gravidität, Stillzeit, Herzinsuff. NYHA III u. IV, schwere Niereninsuff., Alter < 2 J. | Primäre u. sek. Resistenz; nach max. 8 Wo. keine TU-Red. → Ther.-Stopp |

## 22.2.9 Talimogen laherparepvec (T-VEC)

- Indiziert beim nicht resezierbaren, lokal oder fernmetatstasierten malignen Melanom im Stadium IIIB und C sowie IVM1a ohne ossäre, pulmonale, zerebrale oder andere viszerale Beteiligung.
- Enthält replikationsfähige attenuierte Aciclovir-empfindliche HS-Viren Typ 1.
- Injektionslösung mit $10^6$ / $10^8$ PFU (plaque-forming units) / ml zur intraläsionalen s. c.-Applikation in Abhängigkeit von der Läsionsgröße (≤ 0,5 cm = 0,1 ml; > 0,5 bis 1,5 cm = 0,5 ml; > 1,5 bis 2,5 cm = 1 ml; > 2,5 bis 5 cm = 2 ml; > 5 cm = 4 ml).
- Mehrere Behandlungszyklen mgl.: 1. Zyklus mit $10^6$ PFU der größten Läsion(en), 2. Zyklus nach frühestens 3 Wo. mit $10^8$ PFU zunächst neuer Läsion(en) und alle folgenden Zyklen mit $10^8$ PFU im Mindestabstand von 2 Wo.
- Häufige NW: peripheres Ödem, Kopfschmerzen, Husten, Erbrechen, Übelkeit, Diarrhö, Obstipation, Myalgie, Arthralgie, grippeähnliche Symptome, Pyrexie, Fatigue, Schüttelfrost, Schmerzen an der Injektionsstelle.
- Beachte: Applikation nur durch med. Fachpersonal mit entsprechender Schutzkleidung.

## 22.2.10 Immunglobuline

▶ Tab. 22.29.

**Tab. 22.29 Immunglobuline.**

| Wirkstoff (z. B.), Erw. Dosis | Indikationen | NW / KI | WW / Bemerkungen |
|---|---|---|---|
| **Privigen®, Intratect® 100 g / l** 400 mg/kg KG über 5 d oder 1 g/kg KG über 2 d; initial alle 4, dann alle 6 Wo. wdh. Auslassversuch nach 12 Mon. **Cave:** Langsam infundieren (1 Trpf. alle 3 s), da NW geschwindigkeitsabhängig | Immunglobulinmangel, Kawasaki-Sy. (1 × 2 g/kg KG). Im OLU adjuvante Gabe zur Einsparung von Steroiden und anderen Immunsuppressiva bei TEN (1 × 3 g/kg KG), Dermatomyositis, SLE, Livedovaskulopathie, schwere Vaskulitisformen, Pemphigus vulgaris, bullöses Pemphigoid, Epidermolysis bullosa acquisita, weniger eindeutige Ind.: Skleromyxödem, Pyoderma gangraenosum, atopische Dermatitis, Autoimmunurtikaria | **NW:** insgesamt selten. Milde Kopfschmerzen, Übelkeit, Schüttelfrost, Bauchschmerzen, kurzzeitiger Krea-Anstieg, hämolytische Anämie, Blutviskosität ↑ → Risiko für Myokardinfarkt, ischämischen Insult, Phlebothrombose u. Lungenembolie ↑ **KI:** Überempfindlichkeit auf humane Immunglobuline | **WW:** Lebendimpfstoffe (Inaktivierung bis 3 Mon. nach Immunglobulingabe) **Bem.:** Vor Ther. Ausschluss IgA-Mangel, Hepatitis A/B, HIV-Inf., BB u. Diff.-BB, Krea, Harnstoff, HS, thromboembolische Ereignisse in der Anamnese. Regelmäßige Überwachung bei Herz- u. Niereninsuff.; einsetzbar in Gravidität (signifikante Mengen passieren die Plazentaschranke nach SSW 32) u. Stillzeit. Absetzen, wenn nach 3, bei Dermatomyositis nach 6 Zyklen keine Besserung! |

## 22.2.11 Chloroquin / Hydroxychloroquin

### Therapierichtlinien Chloroquin (CQ) / Hydroxychloroquin (HCQ)

- Vor Ther. augenärztliches Konsil (Augenhintergrundspiegelung), Kontrolle von BB, Leberwerten, Bestimmung der Glucose-6-phosphat-Dehydrogenase (Gl-6-PDH).
- Während der Ther. augenärztliches Konsil jährlich bei CQ, jährlich bei HCQ bei Risikofaktoren, ohne solche nach 5 J. jährlich.
- Gesamtdosis nach WHO: 100 g (≈ Behandlung mit 250 mg / d Resochin® über ca. 2 J.).
- BB-Kontrolle alle 2 Mon. (auf Zytopenien achten).

### Medikamentenbeschreibung

- **Handelspräp.:** Chloroquin (Resochin®), Hydroxychloroquin (Quensyl®).
- Standard-**Dosierung** von Erw.:
  - Chloroquin: Je nach Ind.: 120–250 mg / d p. o. (max. ≤ 2,3 mg / kg KG / d), bei Untergewichtigen aktuelles KG, Kdr.: Fachinformation berücksichtigen!
  - Hydroxychloroquin: Anfangsdosierung 400–600 mg / d p. o., Erhaltungsdosis 200–400 mg / d p. o. (max. ≤ 5 mg / kg KG / d), bei Untergewichtigen aktuelles KG, Kdr.: 5–7 mg / kg KG / d p. o. Faustregel für Erw.: KG < 65 kg 200 mg / d, > 65 kg 400 mg / d.
- **Ind.:** Basisther. kutaner und syst. LE, chron. Polyarthritis, Porphyria cutanea tarda, Hautsarkoidose, Dermatomyositis, Lichen planus mucosae, Granuloma anulare, Muzinose, Urtikariavaskulitis, Morphea u. a.
- **KI:** Gravidität (Ausnahme: Hydroxychloroquin bei SLE, Malariaprophylaxe) u. Stillzeit (Ausnahme: Hydroxychloroquin bei SLE), Myasthenia gravis, Retino-, Makulopathie.
- **NW:** Nausea, Emesis, Diarrhö, Magenschmerzen, Hautausschläge, histaminunabhängiger Pruritus, Pigmentstörungen, Hypoglykämien, Achromotrichie, reversible Hyperpigmentierung (Auftreten nach Mon. bis J. durch vermehrte Melaninproduktion, bei Absetzen Verschwinden nach wenigen Mon.) des Nagelbetts, der Gingiva, des harten Gaumens und des Gesichtes, schmerzlose Myopathien begleitet von Neuropathien, Ablagerungen an Kornea und Netzhaut (geringeres okulotoxisches Risiko bei Hydroxychloroquin), Tinnitus, GI-Störungen, Leberschädigungen, BB-Veränderungen (Thrombozytopenie, Agranulozytose, Panzytopenie in Einzelfällen), EKG-Veränderungen (selten Depression der T-Welle), Verschlechterung einer Ps., rötlicher Urin, Fotosens. (**fototoxisch** → Meiden intensiver Sonnen- und UV-Exposition), AGEP, pos. Nebeneffekt Senkung des Thromboserisikos und von LDL.
- **WW:** andere Basistherapeutika (NW ↑), Phenylbutazon, Probenecid, Kortikoide (BB-Veränderungen ↑), Digoxin (Digoxin-Spiegel ↑), MTX (Wirkung ↑), Ampicillin, Cimetidin, Metronidazol, Pyrimethamin, Aminoglykoside (neuromuskuläre Blockade ↑). Rauchen mindert Wirkung!
- **Antidot:** Diazepam (z. B. Diazep-CT) 1–2,5 mg / KG i. v. als Bolus.

## 22.2.12 Dapson

### Dapson (DADPS)

- **Ind.:** blasenbildende Dermatosen, v. a. DHD, Pemphigus vulgaris, M. Hailey-Hailey, Schleimhautpemphigoid, im OLU bullöses Pemphigoid,

Krankheiten mit Eosinophilie, subkorneale Pustulose, viele andere autoimmunologisch bedingte Hautkrankheiten (steroidsparend und antiinflammatorisch), Pneumonie durch Pneumocystis jiroveci.
- **Handelspräp.:** DAPSON-Fatol (laktosehaltig).
- Standard-**Dosierung** Erw.: Je nach Ind. 50 / 100 / 200 mg / d p. o. abends postprandial mit Wasser. Zusätzlich Vit. C 1 g / d p. o. (z. B. Cebion®).
- **KI:** Gravidität u. Stillzeit, Porphyrie, Sulfonamidüberempfindlichkeit, Gl-6-PDH-Mangel (kein Trimethoprim, keine Antimalariamittel, da Hämolyserisiko ↑), schwere Lebererkr.
- **NW:** Methämoglobulinämie (bis zu einem gewissen Ausmaß bei allen Pat.), Hämolyse (innerhalb von 2 Wo. nach Ther. möglich!), Anämie, BB-Veränderungen, Agranulozytose (unvorhersehbar, Auftreten nach 1–3 Mon. Ther. mit hoher Letalität, bei DHD Risiko um mehr als das 25-Fache gegenüber anderen Pat. ↑), Thrombozytopenie, Urtikaria, DRESS, TEN / SJS, EEM, Erythema nodosum, Fotosens., Muskelschwäche, Gelenkschmerzen, Kopfschmerzen, Depression, periphere Neuropathie, Diarrhö, Nierenversagen, Hypothyreose, Cholestase (selten), Hypersensitivitätssy. (Dapson-Sy., dosisunabhängig, 2–6 Wo. nach Ther.-Beginn, sehr selten, an infektiöse Mononukleose erinnernd). Einschränkung des Reaktionsvermögens.
- **WW:**
  - Hämatologisches Risiko ↑ durch: MTX, Trimethoprim, HCQ, CQ, Lokalanästhetika
  - DADPS-Wirkung ↑: Aprepitant, Indometacin, Probenecid, Omeprazol, Trimethoprim
  - DADPS-Wirkung ↓: Rifampicin, Carbamazepin, Phenobarbital, Paraaminobenzoesäurederivate (Benzocain, Procain, Tetracain), Antazida, Bosentan, Ursodeoxycholsäure
- **Antidot:** Bei schwerster Methämoglobinämie: Methylenblau (Methylthioniniumchlorid Proveblue 5 mg / ml) 2–4 mg / kg KG (= 0,2–0,4 ml / kg KG) langsam i. v. über 5 min Verdünnung in 50 ml 5 %iger Glukoseinjektionslsg. Idente Dosis für Sgl. > 3 Mon. und Erw. Während und nach Ther. EKG und RR-Kontrolle. NW: Herzrhythmusstörungen, Hypotonie, blaugrüne Urin-, blaue Hautverfärbung.

### Therapierichtlinien

- Vor Ther. obligate Bestimmung von Gl-6-PDH und Met-Hb im Vollblut (s. u.). Rauchverbot. Ernährungsberatung: Meiden nitrat- / nitrithaltiger Lebensmittel, da Inhibition der Met-Hb-Reduktase.
- Laborkontrollen (Abklärung Malabsorption (Fe, Ferritin, MCV, Glukose, Schilddrüsenhormone), U-Status, zunächst alle 14 d, nach 3 Mon. alle 4 Wo.).
- Bestimmung von Met-Hb 6 h nach Ersteinnahme, dann im 1. Mon. 1x / Wo., im 2. und. 3 Mon. alle 2 Wo., ab 4. Mon. alle 3–6 Mon., sowie von BB und Diff.-BB, Kreatinin und Aminotransferasen (ALAT, ASAT).Präp. absetzen bei: Hb < 10 g / dl, allergischen Reaktionen, Polyneuropathie.
- Met-Hb-Erhöhung auf ≤ 5 % ist unbedenklich, klin. Symptome i. d. R., wenn > 20 %.
- Bei Met-Hb von 5–10 %: Dosishalbierung u. orale Vit.-C-Gabe (2 g / d p. o.).
- Bei Met-Hb ≥ 30 %: Dyspnoe, Übelkeit, Tachykardie (zusätzlich ab 55 % Stupor, Bewusstseinstrübung, ab 75 % i. d. R. letal) → Verlegen auf Intensivstation.

## 22.2.13 Vit.-A-Derivate: Retinoide / Rexinoide / Panagonisten

**Therapierichtlinien Acitretin (Neotigason®, Acicutan®)**

- F im Fortpflanzungsalter: Kontraindiziert! Anw. nur bei sehr schwerer Erkr. u. bei Fehlen anderer Behandlungsmöglichkeiten. Graviditätsauschluss vor Ther. (2 neg. Tests im Abstand von 1 Mon.!) u. 2 Kontrazeptionsmethoden vor, während u. im Zeitraum von 3 J. nach Ther.; Blutspendeverbot über 1 J. nach Ther.-Ende, absolute Alkoholkarenz während der Ther. und bis 2 Mon. nach Ther.-Ende.
- M: keine mutagenen Eigenschaften, kein neg. Einfluss auf Spermien
- Kdr.:
  - möglichst keine Langzeitther. bei Kdr. < 7 J.
  - regelmäßige Kontrolle der Wachstumsparameter (z. B. Größe, Wachstumsgeschwindigkeit)
  - Initialdosis 0,1–0,2 mg / kg KG / d, Maximaldosis 35 mg / d
- Therapiebegleitheft aushändigen, schriftliches Einverständnis nach ausführlicher Aufklärung (alle NW reversibel!), langsamer Wirkungseintritt (z. B. bei Ps. pustulosa nach ca. 3 Mon.).
- Individuelle Dosisabstimmung (z. B. nach Schweregrad der Erkr., Wirkung, Verträglichkeit). Dosisempfehlungen ▶ Tab. 22.30.
- Remissionserhaltung ggf. (je nach Ind.) durch niedrig dosierte Langzeitther. erzielbar.
- Wegen Gefahr von Langzeit-NW Dosiseinsparung (z. B. alternierende Einnahme jeden 2. d, therapiefreie Intervalle).
- Kontrollen: 2 Wo. vor Ther. u. alle 4 Wo. bis 2 J. (3 J. in GB u. USA) nach Ther.-Ende: Schwangerschaftstest; alle 2–4 Wo. für 2 Mon., dann alle 3 Mon.: AST, ALT, γ-GT, AP, Bili, TG, Gesamtchol., HDL. Bei atypischen muskuloskelettalen Beschwerden **gezieltes** Rö. und Bestimmung der CK.
- Begleitther.: blande rückfettende Behandlung für Lippen (z. B. Augenvaseline, Linola® Fett), Nase (z. B. Bepanthen® Augen- und Nasensalbe), restliches Integument (z. B. Excipial® U Lipolotio), künstliche Tränen (z. B. Liposic® Augengel), künstlicher Speichel (z. B. Saseem® Mundspray). Sonnenschutzcreme!
- Zu Indikationen, NW, KI, WW ▶ Tab. 22.31.

**Tab. 22.30 Dosisempfehlungen Acitretin.**

| Indikationen | Initial (mg / d) | Erhaltung (mg / d) |
|---|---|---|
| Ps. vulgaris | 30–50 | 25 (während UV) |
| Ps. pustulosa generalisata | 20–35 (55) | 30–50 |
| Ps. pustulosa palmoplantaris | 20–35 (55) | 30–50 |
| Palmoplantarkeratosen | 10–35 | 10–30 |
| Ichthyosen | 10–35 | 10–50 |
| M. Darier | 10 (3x/Wo.), langsame Steigerung | 10–20 |
| Pityriasis rubra pilaris | 35–50 | 10–20 |
| Lichen planus | 30–50 | 30 |
| Einnahme der Kps. verteilt auf 2 Hauptmahlzeiten. | | |

**Tab. 22.31 Retinoide / Rexinoide – Dosierung, Indikationen, Nebenwirkungen, Kontraindikationen, Wechselwirkungen.**

| Wirkstoff (z. B.) Erw.-Dosis | Indikationen | NW / KI | WW / Bemerkungen |
|---|---|---|---|
| **Acitretin** (Neotigason®, Acicutan®) Initial: 0,1–1,5 (s. o.) mg/kg KG/d (max. 75 mg beim Erw.) über 2–4 Wo. Erhaltungsdosis: 0,5–0,8 mg/kg KG/d (Standarddosierung), ggf. niedriger (s. o.) | Ps. pustulosa generalisata, Ps. pustulosa palmoplantaris, Ichthyosis vulgaris, Ichthyosis congenita, Lichen planus, Keratosis palmoplantaris, M. Darier, Pityriasis rubra pilaris | **NW:** GI-NW; Cheilitis sicca, Xerosis cutis, trockene Schleimhäute, Pruritus, Nasenbluten; Effluvium, palmoplantare Desquamation; Urtikaria, TEN/SJS; LDH ↑, AST ↑, ALT ↑, Harnstoff ↑, Krea ↑, AP ↑, Bili ↑; Chol. ↑, TG ↑; Hyperostosen, Osteoporose; Konjunktivitis, brüchige Nägel, Mees-Bänder, Sehstörungen, selten Hyperglykämie, Hyperhidrose, passagere Hornhauttrübung; schwere Hepatitis, Muskel- u. Gelenkschmerzen (**Cave:** Leistungssportler); erhöhte UV-Empfindlichkeit<br>**KI:** Leber- u. Niereninsuff., Gravidität u. Stillzeit (embryotoxisch u. teratogen).<br>**Isotretinoin** (Alter < 12 J.) u. **Alitretinoin** (Alter < 18 J.), außerdem deutlich erhöhte Blutfettwerte u. Allergie auf Erdnüsse od. Soja | **WW:** unter Alkohol Etretinatbildung ↑, keine gleichzeitige Gabe von anderen Vitamin A-Derivaten (potenzierte Vit.-A-Wirkung); Phenytoinspiegel ↑; Tetrazykline → intrakranieller Druck ↑<br>**Bem.:** vor Ther. Ausschluss Gravidität, Kontrolle der Zähne, Kariesrisiko ↑, da Speichelfluss ↓. Einnahme mit fetthaltiger Mahlzeit, ggf. mit Milch; Kontaktlinsenträger → Brille tragen; keine LASIK (→ neuroparalytische Keratoconjunctivitis sicca in bis zu 20 %) 6 Mon. vor u. nach Ther.; während und bis 1 J. nach Ther. keine Blutspende; Laborkontrollen: s. o. |
| **Isotretinoin** (Aknenormin®) Initial: 0,5–1,0 mg/kg KG/d Erhaltungsdosis: 0,5 mg/kg KG/d max. Gesamtdosis: 120–150 mg/kg KG (entspricht etwa 6 Mon. – 1 J. Ther.-Dauer) | schwere Acne papulopustulosa oder conglobata, Acne fulminans, Rosazea, gramneg. Follikulitis, Aknenormin®im OLU für Ind. mittelschwere/schwere Rosazea (0,3 mg/kg KG/d p. o.) | CK-Bestimmung unter Ther. (in seltenen Fällen Rhabdomyolyse ohne/mitsportlichen Aktivitäten); bei Symptomen eines sog. Pseudotumor cerebri (Übelkeit, Erbrechen, Schleier vor den Augen, Papillenödem) od. kardialer (reversibel!) Arrhythmien Präp. sofort absetzen! Fotosens. **(fototoxisch),** Beau-Reil-Querfurchen, Paronychie, Nachtblindheit (permanent) → Ther.-Stopp → Elektroretinogramm.<br>**Cave:** Piercen, Dermabrasion u. Tätowierungen frühestens 6 Mon. nach Ther.-Ende, da Narbenbildungs- u. Wundheilungsrisiko möglicherweise ↑! Gilt wahrscheinlich nicht für Lasern, Dermaroller- und Mikro-Needling-Ther. | **WW:** Alkohol ohne Einfluss auf Metabolismus<br>**Bem.:** wie Acitretin, aber Konzeptionsschutz während und bis zu 5 Wo. nach Ther., RP-Gültigkeit 1 Wo., Menge für 1 Mon., dann erneuter Schwangerschaftstest mit Mindestempfindlichkeit von 25 mIU/ml unter ärztlicher Kontrolle; Wirkung der „Pille“ durch Johanniskraut ↓. Bei dunkelhäutigen M/F Beginn mit 0,2 mg/kg KG/d wegen schlechterer Verträglichkeit<br>Gute Ergebnisse unter Low-dose-Ther., z. B. 10 mg/d bei NW ↓ |

**Tab. 22.31 Retinoide / Rexinoide – Dosierung, Indikationen, Nebenwirkungen, Kontraindikationen, Wechselwirkungen.** *(Forts.)*

| Wirkstoff (z. B.) Erw.-Dosis | Indikationen | NW / KI | WW / Bemerkungen |
|---|---|---|---|
| **Alitretinoin** (Toctino®) Als Monother. mit 30 mg/d p. o. mit einer Mahlzeit für 12–24 Wo. bzw. bis zur Abheilung | schweres chron. Handekzem, steroidrefraktär | **NW:** meist passagere Kopfschmerzen (sehr häufig), ggf. Dosisreduktion, TSH ↑; Transaminasen ↑, Chol. ↑, TG ↑, selten Hauttrockenheit. **KI:** Leber- u. Niereninsuff., Gravidität **(teratogen!)** u. Stillzeit. Alter < 18 J. Schriftliche Aufklärung | **WW:** wie Acitretin **Bem.:** wie Acitretin, HWZ 2 h, **F** Konzeptionsschutz 1 Mon. vor, während u. bis zu 4 Wo. nach Ther., RP-Gültigkeit 1 Wo., Menge für 1 Mon., dann erneuter Schwangerschaftstest mit Mindestempfindlichkeit von 25 mIU/ml unter ärztlicher Kontrolle. Keine Blutspende während u. 1 Mon. nach Ther. Höhere Ansprechrate beim Handekzem vom hyperkeratotisch-rhagadiformen als vom dyshidrotischen Typ |
| **Bexaroten** (Targretin®) 150 mg/m² KOF/d p. o. mit einer Mahlzeit, schrittweise Erhöhung der Dosis auf 300 mg/m² KOF/d | CTCL im fortgeschrittenen Stadium als Second-line-Ther. | **NW:** Chol. ↑, TG ↑, Leukos ↓, zentrale Hypothyreose (TSH ↓, $fT_4$↓) Kopfschmerzen, Pruritus, Schmerzen, GI-NW. **KI:** Leberinsuff., Gravidität u. Stillzeit, anamnestisch Pankreatitis, Alter < 18 J. | **WW:** Medikamente, die über CYP-3A4 metabolisiert werden **Bem.:** sicherer Konzeptionsschutz; kombinierbar mit PUVA, Fotophorese, IFN u. Denileukin Diftitox (ONTAK®); keine Blutspende; toxizitätsbedingte Hypertriglyzeridämie (in 75 %), Hypercholesterinämie (in 30 %), zentrale Hypothyreose (in 30 %) |

22

**Was tun bei ...**

- Diab. mell.: engmaschige Stoffwechselkontrolle (BZ-Tagesprofile)
- Muskelschmerzen: Bestimmung der CK. Absetzen des Präp.
- Knochenschmerzen: Rö.-Kontrolle der betroffenen Bereiche, ggf. Dosis ↓, keine exzessiven sportlichen Aktivitäten, ggf. Gabe von NSAR (z. B. Diclofenac)
- Leberenzym- / Lipiderhöhungen: kein Alkohol, fett- u. kohlenhydratarme Diät, ggf. Lipidsenker (→ internistisches Konsil) einsetzen, ggf. Dosis ↓, bei fortbestehenden pathol. Werten (> 2-facher Normalwert) Ther.-Abbruch

**Therapierichtlinien Isotretinoin**

- Ggf. 4–6 Wo. nach Ther-Beginn kurzzeitige Verschlechterung des Hautzustands, sehr selten Übergang in Acne fulminans.
- Dosierung: Variiert mit Ind. und klin. Bild sehr stark (initial zwischen 0,1 und 1,5 mg / kg KG / d). Dosis auf 1–2 ED (während der Mahlzeiten) verteilen; bei weitgehender klin. Besserung schrittweise (0,1 mg / kg KG alle 4 Wo.) Reduktion auf Erhaltungsdosis (0,5–0,1 mg / kg KG / d). **Cave:** Niedrigdosierung (0,1 mg / kg KG / d) ähnlich erfolgreich und wesentlich nebenwirkungsärmer als Hochdosisther. (0,5 mg / kg KG / d), jedoch etwas höhere Rezidivrate.
- Behandlungsdauer: 4–6 Mon., in Einzelfällen bis zu 12 Mon. In ca. 20 % nach 3 Mon. Pause für 3 Mon., 2. Ther.-Zyklus (gleiche Dauer, gleiche Dosierung).
- Laborkontrollen: BB, TG, Chol., AST, ALT, AP, CK, γ-GT, Krea, Bili, Harnsäure, Urinstatus vor u. nach 1 Mon. unter Ther. Wenn Laborwerte o. p. B. → Kontrolle alle 3 Mon. Selten Rhabdomyolyse → Frage nach Muskelschmerzen → Ther.-Abbruch.
- Zu Ind., NW, KI, WW ▶ Tab. 22.31.
- Dermabrasion auch unter Isotretinoin ohne Wundheilungsprobleme, Abwarten von 6–12 Mon. nach Ther. wahrscheinlich nicht erforderlich.

**Therapierichtlinien Alitretinoin (Toctino®)**

- Dosierung: 30 mg / d p. o. mit fetthaltiger Mahlzeit, 10 mg / d bei Risiko-Pat.: Pat. mit Diab. mell., Adipositas, Fettstoffwechselstörungen, kardiovaskulären Erkr.
- HWZ 2 h, keine Akkumulation.
- Behandlungsdauer: 12–24 Wo. od. bis zur Abheilung.
- Laborkontrollen: BB, TG, Chol., AST, ALT, AP, γ-GT, Krea, Bili, Harnsäure, Urinstatus vor und alle 4–6 Wo. unter Ther.; TSH u. $fT_4$ bei klin. V. a. Schilddrüsenfunktionsstörung.
- Begleitther.: blande rückfettende Behandlung, z. B. mit Dexeryl® Creme.
- Medikamentenumstellung: Von Acitretin auf Alitretinoin: 2 Wo. warten, sichere Kontrazeption 2 J. über Ther.-Ende hinaus; von MTX auf Alitretinoin: Sichere Kontrazeption bis 3 Mon. nach Ther.-Ende; von Ciclosporin A auf Alitretinoin: 1–2 Wo. warten.
- Zu Ind., NW, KI, WW ▶ Tab. 22.31.

**Therapierichtlinien Bexaroten (Targretin®)**

- Dosierung: Initial 150 mg / m² KOF / d mit fetthaltiger Mahlzeit, schrittweise Erhöhung auf 300 mg / m² KOF / d in Abhängigkeit vom Ansprechen u. den Blutfettwerten. **Cave:** Fotosens.
- Behandlungsdauer: Dauerther.
- Laborkontrollen: BB u. Diff.-BB, $fT_4$, (5–12 µg / dl) TG (≤ 200 mg / dl), Chol. (LDL ≤ 160 mg / dl u. HDL ≥ 50 mg / dl), AST, ALT, AP, γ-GT, Krea, Harnsäure, Urinstatus vor Ther., dann für 4 Wo. wöchentl. TG, LDL, HDL, Leberwerte, alle 2 Wo. CK, TSH, $fT_4$, dann 1 × / Mon.
- Begleitther.: mit Ther.-Beginn L-Thyroxin 50 µg / d p. o. (falls erforderlich Dosis ↑), 1 Wo. vor Ther. Gabe eines Lipidsenkers z. B. Fenofibrat **(fototoxisch!)** 100–200 mg / d p. o. (z. B. Lipidil® 200 mg), Dosis ↓, wenn Krea > 1,5 mg / dl. LDL > 160 mg / dl → Fenofibrat auf 300 mg / d ↑ od. Gabe eines Statins, ggf. internistisches Konsil. TG < 200 mg / dl → Fenofibratdosis konstant für 1 Mon. → Bexarotendosis konstant. TG 200–400 mg / dl →

Fenofibratdosis ↑ für 1 Mon. → Bexaroten 150 mg / $m^2$ KOF / d. TG 400–800 mg / dl → Fenofibrat 300 mg / d für 1 Mon. → Bexarotenstopp. TG > 800 mg / dl → sofortiger Ther.-Stopp.
- Zu Ind., NW, KI, WW ▶ Tab. 22.31.

## 22.2.14 Antihistaminika

### Therapierichtlinien Antihistaminika (AH)

- Bis auf wenige Ausnahmen sedierende Wirkung → Pat. aufklären, keine aktive Teilnahme am Straßenverkehr, keine Bedienung von Maschinen, keine Tauchgänge etc.
- Sedierender Effekt älterer AH ggf. unter stat. Bedingungen erwünscht.
- Nüchterneinnahme → Wirkung ↑
- In Gravidität AH der 1. u. 2. Generation (Dimetinden, Cetirizin, Loratadin), keine Dosissteigerung (s. u.), Alternative bei starkem Pruritus: Diazepam.
- Keine Komb. mit zentral dämpfenden Präp.
- V. a. bei Sgl. und Kdr. genaue Dosierung → Vergiftungsgefahr ↑.
- Vorgaben zur Verordnung gemäß AMR: Ab dem 12. Geburtstag zunächst Einsatz von rezeptfreiem AH. Wirkung insuff. oder Unverträglichkeit (Dokumentation!) →Wechsel zu rezeptpflichtigem. Ausnahmen: Bei Pat. vor dem 12. oder bei Pat. mit Entwicklungsstörungen (Dokumentation!) vor dem 18. Geburtstag oder schwere rez. Urticaria (Dokumentation!) bzw. schwerwiegende Rhinitis allergica und insuff. Wirkung eines rezeptfreien oder -pflichtigen nasalen Steroids (Dokumentation!) zunächst rezeptfreies AH zu Lasten der GKV. Letzteres mit ungenügender Wirkung→Umstellung auf rezeptpflichtiges AH.
- Für Notfallset zu Lasten der gesetzlichen Krankenkassen rezeptierbar.
- Zu Ind., NW, WW ▶ Tab. 22.32.

### Antihistaminika-Vergiftung

#### Klinik

I. d. R. dreiphasiger Verlauf: Sedierung → Erregung → Koma / Herz-Kreislauf- und Atemstillstand.
- peripher vagolytische Wirkungen: Mydriasis, Mundtrockenheit
- ZNS-Wirkungen: Delirien, Halluzinationen, Albträume, Erregungszustände, Muskelzuckungen, Athetosen, klonisch-tonische Krämpfe (Erbrechen, Hyperthermie). Anfänglich Reizung, dann terminale Lähmung des Atemzentrums, Kreislaufkollaps, Koma

Tab. 22.32 Antihistaminika – Präparatebeispiele.

| Handelsräp. (z. B.) (Generikum / ED) | Dosis | Indikationen / KI | NW | WW / Bemerkungen |
|---|---|---|---|---|
| Fenistil®-24-Stunden Retardkps. (Dimetinden 4 mg) | Erw. > 18 J.: 1 × 1/d | **Ind.:** Pruritus, Urtikaria, Kontaktdermatitis, Ekzeme, atopische Dermatitis, Pruritus bei Diab. mell., Hepatopathien, Leukämie, Lymphogranulomatose und Infektionserkr., Pruritus senilis, Insektenstiche, Nahrungs- und Arzneimittelallergie, Serumkrankheit, Asthma<br>**KI:** Generell: Sgl. < 1 Mon., Stillzeit, Taucher; strenge Ind. in der Gravidität<br>Retardkps.: Kdr. und Jugendliche<br>Drg.: Kdr. < 3 J. | GI-NW, Sedierung (**Cave:** Adaptation!), Mundtrockenheit, Überempfindlichkeitsreaktion, Übelkeit, Schwindel, Kopfschmerzen, Erregung, Ödem, Muskelkrampf, Beeinträchtigung der Atmung, Wärmegefühl, Brustbeklemmung, Geschmacksirritationen, Frösteln, Muskelzittern; bei Kleinkindern Exzitationen (bei Überdosierung), Unterdrückung der REM-Schlafphasen, wichtig für Erholung des Gehirns → keine Langzeitgabe, sonst Auslsg. von Albträumen | s. o.; Niereninsuff. keine Dosisanpassung, gleichzeitige Einnahme von Antidepressiva kann bei gefährdeten Pat. einen Anfall auslösen. |
| Fenistil® Drg. (Dimetinden 1 mg) | Pat. > 12 J.: 3 × 1–2/d<br>3–12 J.: 3 × 1/d | | | |
| Fenistil® Trpf. (Dimetinden 1 mg/ml [≈ 20 Trpf.]) | Pat. > 12 J.: 3 × 20–40 Trpf./d<br>1–8 J.: 3 × 10–15 Trpf./d<br>9–12 J.: 3 × 20 Trpf./d | | | |
| Fenistil® Injektionslsg. (Dimetinden 4 mg) | 1–2 ×1 Amp./d | | | |

22

**Tab. 22.32 Antihistaminika – Präparatebeispiele.** *(Forts.)*

| Handelsräp. (z. B.) (Generikum / ED) | Dosis | Indikationen / KI | NW | WW / Bemerkungen |
|---|---|---|---|---|
| Aerius®, Desloraderm® Filmtbl./. Schmelztbl. (Desloratadin 5 mg) | 1 × 1/d | **Ind.:** Rhinitis allergica, alle Formen der Urtikaria **KI:** Generell: Kdr. < 12 J., schwere u. terminale Niereninsuff. (GFR < 30 ml/Min.) Strenge Ind.-Stellung in Gravidität u. Stillzeit | Müdigkeit (in 1,2 %), Mundtrockenheit, Kopfschmerzen (in 0,6 %) | Keine **WW,** jedoch Unverträglichkeit bei Pat. mit Lapp-Laktase-Mangel, Galaktoseintoleranz, Glukose-Galaktose-Malabsorption. **Cave:** Zurückhaltung bei Tauchern, da Sedierung nicht ausschließbar! Präp. erforderlich, mehrere d vorher ausprobieren → max. Tauchtiefe 20 m; Leber-/Niereninsuff. |
| Aerius® Lsg, Desloraderm® Lsg. | Kdr. 1–5 J. 1 × 2,5 ml/d,Kdr. 6–11 J. 1 × 5 ml/d | **Ind.:** Rhinitis allergica, alle Formen der Urtikaria bei Kdr. > 1 J. | Diarrhö, Fieber, Schlaflosigkeit, Kopfschmerzen | Keine **WW,** jedoch Unverträglichkeit bei Fruktoseintoleranz, Glukose-Galaktose-Absorptionsinhibition u. Saccharase-Isomaltase-Insuff. |
| Xusal® Filmtbl., Levocetirizin® STADA (Levocetirizin 5 mg, Me-Too-Präp.) | 1 × 1/d | **Ind.:** Rhinitis allergica, chron. Urtikaria **KI:** Generell: Kdr. < 6 J. Außerdem Gravidität, Stillzeit, Überempfindlichkeit gegenüber Piperazinderivaten. Terminale Niereninsuff. (GFR < 10 ml/Min.) | Kopfschmerzen, Mundtrockenheit, Müdigkeit, Bauchschmerzen, Schwindel, Harnverhalt, Suizidgedanken | Keine **WW,** jedoch Unverträglichkeit bei Laktoseintoleranz Galaktosämie, Glukose-Galaktose-Malabsorption sowie bei gleichzeitiger Einnahme von Alkohol möglich. **Cave:** Zurückhaltung bei Tauchern, da Sedierung nicht ausschließbar! Präp. erforderlich, mehrere d vorher ausprobieren → max. Tauchtiefe 20 m; Dosisanpassung bei GFR < 50 ml/Min. 1 Tbl. alle 2 d, GFR < 30 1 Tbl. alle 3 d, keine Dosisanpassung bei Leberinsuff. |

| Tab. 22.32 Antihistaminika – Präparatebeispiele. *(Forts.)* | | | | |
|---|---|---|---|---|
| **Handelsräp. (z. B.) (Generikum / ED)** | **Dosis** | **Indikationen / KI** | **NW** | **WW / Bemerkungen** |
| Xusal® Trpf. (Levocetirizin 5 mg [1 ml = 20 Trpf.]) | 20 Trpf. / d; 2–6 J.: 10 Trpf. / d | **Ind.:** Rhinitis allergica, chron. Urtikaria **KI:** Generell: Kdr. < 2 J. Außerdem Gravidität, Stillzeit, Überempfindlichkeit gegenüber Piperazinderivaten. Dosisanpassung bei Niereninsuff. Paragruppenallergie | Wie Xusal® Filmtbl. | |
| Bitosen® Tbl. (Bilastin 20 mg) | 1 × 1 / d | **Ind.:** Rhinitis allergica, Urtikaria **KI:** Generell: Kdr. < 12 J., Gravidität, Stillzeit, bei GFR < 30 ml / Min. und Child-Pugh-Stadium C nicht empfohlen | Oft Schläfrigkeit, Kopfschmerzen | Einnahme 1 h prä- oder 2 h postprandial, Wirkungsverstärkung von Bilastin bei Gabe von P-gp-Inhibitoren (Erythromycin, Ciclosporin, Diltiazem, Rifampicin) → bei mäßiger Niereninsuff. Dosis ↓, Fahrtüchtigkeit ↓. |
| Urtimed® Tbl. / Rupafin® Tbl. (Rupatadin 10 mg, Me-Too-Präp.) | 1 × 1 / d | **Ind.:** Rhinitis allergica, Urtikaria **KI:** Generell: Kdr. < 12 J., Gravidität, Stillzeit, bei Leber- / Niereninsuff. nicht empfohlen | Müdigkeit, Schläfrigkeit, Mundtrockenheit, Schwäche, Schwindel, Kopfschmerzen | Wirkungsverstärkung von Rupatadin bei gleichzeitiger Einnahme von Erythromycin, Grapefruitsaft; keine Statine, da CK-Anstieg, Fahrtüchtigkeit ↓. |
| Urtimed® Lsg. (Rupatadin 1 mg / ml) | 1 × 2,5 oder 5 mg / d | **Ind.:** Rhinitis allergica, Urticaria ab 2 J. **KI:** Generell: Kdr. < 2 J. bzw. KG < 10 kg. | Wie Urtimed® Tbl. | s. o. |

## 22.2.15 Rheologika

▶ Tab. 22.33.

**Tab. 22.33 Rheologika – Dosierung, Indikationen, Nebenwirkungen, Kontraindikationen, Wechselwirkungen.**

| Wirkstoff (z. B.) Erw. Dosis | Indikationen | NW/KI | WW/Bemerkungen |
|---|---|---|---|
| **Pentoxifyllin** (Trental®) Orale Ther.: 2–3 × 400 mg/d oder 1–2 × 600 mg/d p. o. nach dem Essen. I. v. Ther.: 1–2 × 1 Amp./d am liegenden Pat. langsam über 5 min Infusionsther. insgesamt 200–600 mg/d, gelöst in 500 ml NaCl, max. 100 mg/h | AVK im Stadium II nach Fontaine | **NW:** Flush; Diarrhö, Herzrhythmusstörungen, Angina pectoris: Hypotension; Blutungen; Beeinträchtigung der Nierenfunktion, Thrombos ↓, AST ↑, ALT ↑ **KI:** Gravidität, GIT-Ulzera, schwere kardiale Arrhythmien, SLE und MCTD | **WW:** Wirkungsverstärkung von Antikoagulanzien, Antidiabetika u. Theophyllin **Bem.:** Dosisreduktion bei eingeschränkter Nieren- (Krea-Clearance < 30 ml/min) u. Leberfunktion |
| **Alprostadil** (Prostavasin®) 1 × 3 bzw. 2 × 2 Amp. (= 60 µg bzw. 80 µg Alprostadil) i. v.; 1 h/Amp.1 × 0,5–1 Amp. (= 10 µg bzw. 20 µg) über Perfusor i. a., 1–2 h/Amp. | AVK im Stadium III u. IV nach Fontaine | **NW:** lokale Reizung mit Schmerz u. Rötung (v. a. bei i. a. Ther.); Kopfschmerzen, zerebrale Krampfanfälle; Flush; GI-NW; Hypotonie, Tachykardie; AST ↑, ALT ↑, Leukos ↓ ↑, Thrombos ↓, Gelenkbeschwerden; Fieber **KI:** Gravidität u. Stillzeit, GIT-Ulzera, Herzinfarkt innerhalb der letzten 6 Mon., schwere kardiale Arrhythmien, schwere COPD | **WW:** Wirkungsverstärkung von Antihypertensiva, vasodilatierenden Pharmaka, Antikoagulanzien u. Thrombozytenaggregationshemmern **Bem.:**vor Ther. EKG, Pat. mit KHK, Herz- und Niereninsuff. (Krea > 1,5 mg/dl) während der Ther. bis 1 Tag danach stationäre Überwachung; langsames Infundieren! |

22

## 22.2.16 Antikoagulanzien

▶ Tab. 22.34.

**Tab. 22.34 Antikoagulanzien – Dosierung, Indikationen, Nebenwirkungen, Kontraindikationen, Wechselwirkungen.**

| Wirkstoff (z. B.) Erw. Dosis | Indikationen | Nebenwirkungen / Kontraindikationen | Wechselwirkungen / Bemerkungen |
|---|---|---|---|
| **Phenprocoumon** (z. B. Marcumar®) Dosierung nach Ausgangswert der Gerinnungsparameter Tag 1: 6–9 mg (= 2–3 Tabl.), Tag 2: 6 mg, ab Tag 3 regelmäßig TPZ-Bestimmung: Zielwert erreicht → 3 mg/d; Zielwert niedriger → 4,5 mg/d, Zielwert höher → 1,5 mg/d | Prophylaxe u. Langzeitther. von venösen/arteriellen Thrombosen u. Embolien | **NW:** Exanthem, Pruritus, Hautnekrosen, reversible Alopezie, „Purple Toes" (→ Ther.-Abbruch), GI-Blutungen, Osteoporose, Übelkeit, Diarrhö **KI:** Gravidität, Stillzeit, GIT-Ulzera, i. m. Injektion, hämorrhagische Diathese u. a. | **WW:** Metabolisierung über CYP-2C9 und -3A4, z. B. Wirkung ↓ durch Johanniskraut, Alkohol (unbedenklich 1–2 Glas Wein/Wo.), Metformin, Azathioprin, Wirkung ↑ durch COX2-Hemmer, Verapamil, diverse Antibiotika (z. B. Tetrazykline, Glucosamin, Cephalosporine), Heparine **Bem.:** Vit.-K-haltiger Gemüse (z. B. Spinat, Kohl) in Maßen, sonst Wirkung ↓ u. von Vit. E (> 400 IU) → Wirkung ↑! Therapeutischer Bereich: INR 2–3. Ab INR 4,5 keine Marcumar®-Gabe. Wenn INR stabil, alle 3–4 Wo. Kontrolle der Gerinnung mit INRatio® 2 PT/INR Monitoring-System, auch durch Pat. Antikoagulanzieninduzierte Hepatopathien: 3-fache Erhöhung von AST u. ALT Hinweis auf Leberschädigung. Bili-Wert > 2-Fache des Referenzwerts Hinweis auf Ikterus, in 10–15 % letal → Ther.-Abbruch. Antidot bei schweren Blutungen Prothrombinkomplexkonzentrat Beriplex® und rekombinanter F. VIIa, auch für das NOAK z. B. Rivaroxaban (Xarelto®). |
| **Rivaroxaban** (Xarelto®) 2 × 15 mg/d p. o. für 3 Wo., dann 20 mg/d p. o. als Langzeitprophylaxe AVK 2 × 2,5 mg/d p. o. OLU: Livedovaskulopathie 2 × 10 mg/d p. o., wenn Schmerzen um 50 % ↓→ ½ Dosis | Ther. u. Prophylaxe von VTE, sympt. AVK in Komb. mit ASS 100 | **NW:** Übelkeit, Dyspnoe, Aminotransferasen ↑, Erys ↓, schwere Blutungen → Ther.-Abbruch, Schwindel → kein Führen von Fahrzeugen KI: Künstliche Herzklappen, Niereninsuff. (Krea-Clearance <15 ml/min), Schwangerschaft, Stillzeit, Alter < 18 J. | **WW:** Blutungsrisiko ↑ bei Einnahme von Azolantimykotika, NSAR, anderen Gerinnungspräp. (z. B. Clopidogrel, Enoxaparin), Wirkung ↓ bei Einnahme von Johanniskrautpräp., Rifampicin, Antiepileptika (z. B. Phenytoin, Carbamazepin) **Bem.:** kein regelmäßiges Gerinnungsmonitoring, kein Bridging vor OP, Absetzen 24 h vor OP, Ansetzen 8 h nach OP Antidot bei schweren Blutungen: Andexanet α (Ondexxya) i. v. nur im stationären Setting |

# 23 Fototherapie, Klimatherapie

*Thomas Dirschka, Percy Lehmann, Lutz Schmitz*

# 23.1 Allgemeine Prinzipien der Fototherapie

- Aufsicht über Fotother. durch Dermatologen mit ausgewiesener Erfahrung in der Foto(chemo)ther.
- Handhabung der Geräte durch geschultes medizinisches Personal, wenn Behandlungsschema durch Arzt vorgegeben.
- Während der Bestrahlung direkte Erreichbarkeit des behandelnden Arztes.
- Aufklärung des Pat. über Bestrahlungsther. u. schriftliches Einverständnis.
- Ausschluss der Einnahme fototoxisch od. -allerg. wirkender Pharmaka (▶ 10.3.2) vor Ther.-Beginn.
- Möglichst Bestrahlungsgeräte mit integriertem Dosimeter. Geräte ohne Dosimeter od. Geräte, bei denen Strahlendosis über Bestrahlungszeit berechnet wird, regelmäßig mit Dosimetriegeräten (z. B. Fa. Waldmann) kontrollieren.
- Lichtschutzbrillen bei jeder UV-Ther. obligat.
- Gesicht (falls erscheinungsfrei) abdecken (TU-Prophylaxe), z. B. mit Aluminiumfolie (kein Schutz der Genitalregion, da TU-Rate nicht ↑).

# 23.2 Fototherapie mit UVB, UVA plus UVB

- **Breitspektrum-UVB-Ther.:** Teil- od. Ganzkörperbestrahlung mit polychromatischem UVB (280–320 nm; ▶ Abb. 23.1); ≈ Aktionsspektrum des Erythems
- **selektive Fotother. (SUP):** Breitbandstrahlung (UVA u. UVB) mit Maxima bei 305 u. 325 nm (▶ Abb. 23.1)
- **Schmalspektrum-UVB-Ther.:** monochromatische Strahlung bei 311 nm (z. B. Philips TL 01 Lampe); ≈ Aktionsspektrum der Ps.
- **UVA plus UVB:** gleichzeitige Bestrahlung mit UVA- (320–400 nm) u. UVB- (280–320 nm) emittierenden Fluoreszenzlampen

23

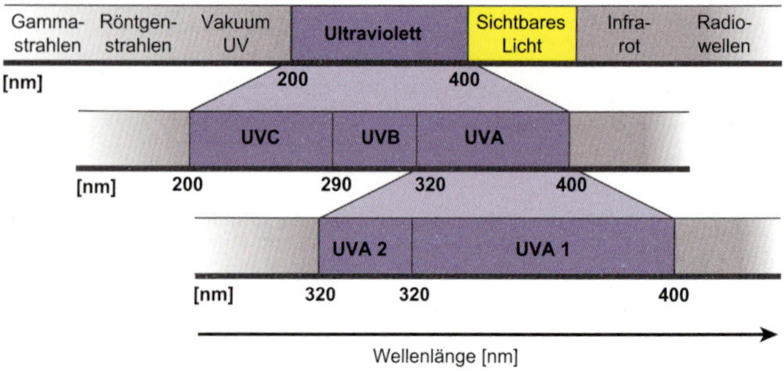


Abb. 23.1 Wellenlängenspektrum. [L157].

## 23.2.1 Breitspektrum-UVB/Selektive Fototherapie (SUP)

**Ind.:** Ps. vulgaris, Paraps. en plaques, Pityriasis lichenoides, atopisches Ekzem, Pruritus sine materia, hepatischer, diabetischer u. renaler Pruritus, Prurigo simplex subacuta, polymorphe Lichtdermatose (Prophylaxe).

**KI:** Stark erhöhte UVB-Empfindlichkeit, anamnestisch lichtprovozierbare Dermatose (z. B. LE; Ausnahme: Hardening bei polymorpher Lichtdermatose).

**Durchführung:**
- Amb. möglich.
- Die erste Bestrahlungsdosis wird entsprechend dem Photohauttyp nach Standardschema festgelegt (▶ Tab. 23.1).
- Steigerung um 15–30 % der vorausgegangenen Dosis, um eine leichte Erythemreaktion aufrechtzuerhalten (wichtig für Ther.-Erfolg).
- Bestrahlungsfrequenz: 3–5×/Wo.
- Gesamtanzahl der Behandlungen: ca. 20–25.
- Bei Auftreten eines mäßigen Erythems: keine Dosissteigerung.
- Bei Auftreten eines starken Erythems: Bestrahlungspause u. Ther., z. B. mit externen Steroiden in fettarmer Grundlage (z. B. Methylprednisolonaceponat [Advantan® Milch]).
- Besonders bei Ps. empfehlen sich zur Fotother. Komb.-Behandlungen (Kortikosteroide, Cignolin, Vit-$D_3$-Analoga) → Verbesserung der Wirksamkeit → kumulative UV-Dosis ↓.

**Tab. 23.1 Empfehlung für die Anfangsdosis bei UVB-Phototherapie.**

| Photohauttyp | UVB-Breitband J/cm² | UVB-Schmalspektrum (311 nm) J/cm² |
|---|---|---|
| I | 0,02 | 0,2 |
| II | 0,03 | 0,3 |
| III | 0,05 | 0,5 |
| IV | 0,06 | 0,6 |

### Sole-UV-Therapie

**Def.:** Komb. Anwendung von Salzbädern mit anschließender UVB/SUP-Bestrahlung.

**Ind.:** Ps. vulgaris, atopisches Ekzem.

**KI:** Pat. mit Exkoriationen (exkoriierte Haut kann brennen).

**Durchführung:** Bad in einer gesättigten 27 %igen Kochsalzlsg. (Starksole) über 15 min (Bezug z. B. Fa. Phametra GmbH), dann UVB- od. SUP-Bestrahlung.

**NW:** Hautreizungen, selten Köbner-Phänomen bei Ps.
**Nachteile:** Einrichtung eines Badebereichs, evtl. Einrichtung einer Aufarbeitungsanlage für Starksole, hohe Entsorgungskosten für das salzhaltige Wasser, hohe Hygieneanforderungen.

> Zur Reduktion der Badevolumina auf ein Minimum von 4 l lassen sich Folienbäder verwenden (z. B. für ein 15 %iges Solebad zur Ther. der Ps.: 1 kg Salz in 4 l Wasser. Folienbezug z. B. über Fa. Phadimed).

UVB-Komb.-Ther. ▶ 14.6.10.

## 23.2.2 Schmalspektrum-UVB-Therapie

Narrow-band-UVB, monochromatische Strahlung bei 311 nm (z. B. Philips TL 01 Lampe) = Aktionsspektrum der Ps.

**Ind.:** Ps. vulgaris, atopisches Ekzem, Pruritus, Prurigo, Vitiligo, Paraps.

**KI u. allg. Durchführung:** S. Breitspektrum-UVB-Ther. (▶ 23.2.1). Initiale Dosis: 50–80 % der MED-UVB 311 nm. Dosimetrie: MED nicht bestimmbar, Beginn mit 0,2–0,4 J/cm² u. Steigerung um 0,2 J/cm²/d.
**Nachteil:** Höhere kumulative Dosis als bei anderen UVB-Ther.
**Vorteil:** Ther.-Effizienz entspricht häufig nahezu der der PUVA-Ther.
Fast gänzliche Ablösung der Breitspektrumther. wegen Überlegenheit der Schmalspektrum-UVB-Ther.

### 23.2.3 Fototherapie mit UVA plus UVB

Gleichzeitige Bestrahlung mit UVA- u. UVB-emittierenden Fluoreszenzlampen.

**Ind.:** Atopisches Ekzem, Pruritus, polymorphe Lichtdermatose (Prophylaxe).

**KI u. Durchführung:** s. UVB-Ther. (▶ 23.2.1). UVA-Dosierung (320–400 nm): initial z. B. 1 J/cm², Steigerung um 1 J/cm²/d.
**Vorteil** gegenüber SUP-Ther.: unabhängige Dosierung von UVA u. UVB möglich.

## 23.3 $UVA_1$-Fototherapie

23

UV-Ther. mit Wellenlänge 340–400 nm als Ganz- od. Teilkörperbestrahlung.
- niedrigdosierte $UVA_1$-Bestrahlung: ED bis 30 J/cm²
- Mitteldosis-$UVA_1$-Bestrahlung: ED ≈ 60 J/cm²
- hochdosierte $UVA_1$-Bestrahlung: ED bis 130 J/cm²

**Ind.:** Atopisches Ekzem, zirkumskripte Sklerodermie.

**Durchführung:** Bestrahlung 4–5×/Wo. Bestrahlungszeit richtet sich nach Leistung der Bestrahlungseinheit. I.d.R. bereits zu Ther.-Beginn volle Dosis. Bei atopischem Ekzem ggf. zunächst ½ Dosis über 2 d, dann ¾ Dosis über weitere 2 d, schließlich volle Dosis. Mitteldosis-Bestrahlung bei Atopie vergleichbar effektiv bei besserer Verträglichkeit.

## 23.4 Fotochemotherapie mit Psoralenen

Komb. von topisch od. syst. appliziertem UV-sensibilisierendem Psoralen (P) u. UVA-Strahlung. Ziel: kontrollierte fototoxische Reaktion.

### 23.4.1 Systemische Fotochemotherapie

#### Orale PUVA-Therapie

Orale Gabe des Psoralens (8-MOP, 5-MOP), UVA-Bestrahlung nach 1–3 h.

**Ind.:**
- **Haupt-Ind.:** Ps. vulgaris, kutanes T-Zell-Lymphom
- **weitere Ind.:** aktinische Prurigo, aktinisches Retikuloid, Alopecia areata, chron. aktinische Dermatitis, Druckurtikaria, Graft-versus-Host-Reaktion, Gr. anulare, Hidroa vacciniformia, Lichen planus, Lichturtikaria, lymphomatoide Papulose, Paraps. en plaques, persistierende Lichtreaktion, Pityriasis lichenoides, Prurigo nodularis, Vitiligo, Urticaria pigmentosa

KI:

- absolut: Bloom-Sy., Cockayne-Sy., Dermatomyositis, dysplastisches Naevus-Sy., Goltz-Gorlin-Sy., MM, SLE, Trichothiodystrophie, Xeroderma pigmentosum, Ciclosporin-Ther.
- relativ: Anam. SCC, BCC, Rö.-, begleitende immunsuppressive Ther., Schwangerschaft, Stillzeit, Alter <10 J., Katarakt, Einnahme fototoxisch od. fotoallergisch wirkender Medikamente (▶ 10.3.2), Anw. ionisierender Strahlen, Funktionsstörungen von Leber u. Niere (syst. PUVA-Ther.)

Durchführung:

- Aus Praktikabilitätsgründen richtet sich die UVA-Anfangsdosis nach dem Photohauttyp (▶ Tab. 23.2).
- Psoralenapplikation: 0,6–0,8 mg 8-MOP/kg KG od. 1,2–1,4 mg 5-MOP/kg KG p. o. 1–3 h vor UVA-Bestrahlung.
- Dosis des Fotosensibilisators u. Zeitintervall zwischen dessen Einnahme u. UVA-Bestrahlung während der gesamten Ther. konstant!
- Behandlungsfrequenz (▶ Tab. 23.3): max. 4×/Wo. (z. B. Mo-Di-Do-Fr).
- Steigerung der UVA-Dosis (▶ Tab. 23.3): Individuell angepasst an bestehendes Erythem (sog. PUVA-Erythem), frühestens nach 72 h um max. 50 % der initialen UVA-Dosis od. 0,5 J/cm² nach jeweils 2 komplikationslosen Behandlungen.

**Tab. 23.2 Empfehlung für die Anfangsdosis bei Photochemotherapie.**

| Photohauttyp | PUVA oral (8-MOP) J/cm² | PUVA oral (5-MOP) J/cm² | PUVA-Bad (1,0 mg/l 8-MOP) J/cm² |
|---|---|---|---|
| I | 0,3 | 0,4 | 0,2 |
| II | 0,5 | 1,0 | 0,3 |
| III | 0,8 | 1,5 | 0,4 |
| IV | 1,0 | 2,0 | 0,6 |

**Tab. 23.3 Dosierungsbeispiel für PUVA oral (MDB 1,2 J/cm²).**

| Tag | 1 | 2 | 3 | 4 | 5 | 6 | 7 | 8 | 9 | 10 | 11 | 12 | 13 | 14 | 15 | 16 |
|---|---|---|---|---|---|---|---|---|---|---|---|---|---|---|---|---|
| Erythem | – | – | | – | – | | – | + | + | – | – | – | | | – | – |
| J/cm² | 0,6 | 0,6 | 0 | 0,8 | 0,8 | 0 | 0 | 0,8 | 0,8 | 0 | 1,1 | 1,1 | 0 | 0 | 1,5 | 1,5 |

UVA-Schutzbrille bis 12 h nach erfolgter Ther. wegen Kataraktgefahr (z. B. Claret rosé®, Fa. Zeiss od. UV 400-Gläser; beste Absorption im langwelligen UV-Bereich, ohne den sichtbaren Anteil des Lichts nennenswert abzuschwächen), zusätzlich starke Lichtschutzpräp. (z. B. Actinica®).

## PUVA – NW u. Langzeitfolgen

Entstehung von Haut-TU, v. a. BCC u. SCC (abhängig von Hauttyp u. kumulativer Gesamtdosis → Ca-Risiko linear ↑ ab kumulativer Gesamtdosis von ca. 3000 J/cm² ≈ 400 Bestrahlungen), aktinische Elastose.

## 23.4.2 Balneofotochemotherapie

**Syn.:** PUVA-Bad-Fotochemother.
Externe Applikation von Psoralen in Form eines Medikamentenbads (Ganz- od. Teilkörperbad). Unmittelbar nach dem Bad UVA-Bestrahlung. Fotosensibilisatoren: 8-MOP.

**Ind.:** s. syst. PUVA-Ther. (▶ 23.4.1), zudem zirkumskripte Sklerodermie.

**Durchführung:**

- Psoralenapplikation:
  - für ein PUVA-Vollbad: 25 ml Methoxsalen-Badekonzentrat 0,5 % (NRF 11.83) dem mit 50 °C einlaufenden Badewasser zugeben. Dann kaltes Wasser hinzufügen, bis 37 °C u. ein Endvolumen von 150 l erreicht sind. 20 min Warmwasserbad bei 37 °C.
  - für ein Teilkörperbad: Methoxsalen-Badekonzentrat 0,5 % (NRF 11.83) 0,5 ml je 3 l Badewasser.
- initiale UVA-Dosis: 0,2–0,3 J/cm² (▶ Tab. 23.2)
- Behandlungsfrequenz (▶ Tab. 23.4): max. 4×/Wo. (z. B. Mo-Di-Do-Fr); nach 2 aufeinanderfolgenden Ther.-Tagen 1 d Pause
- Steigerung der UVA-Dosis (▶ Tab. 23.4): individuell angepasst; frühestens nach 72 h u. zu Beginn frühestens bei jeder 3. Behandlung um max. 50 % der initialen UVA-Dosis bzw. um 0,2–0,3 J/cm².

**Tab. 23.4 Dosierungsbeispiel für PUVA-Bad.**

| Tag | 1 | 2 | 3 | 4 | 5 | 6 | 7 | 8 | 9 | 10 | 11 | 12 | 13 | 14 | 15 | 16 |
|---|---|---|---|---|---|---|---|---|---|---|---|---|---|---|---|---|
| Erythem | – | – | – | – | – | – | – | – | – | – | – | – | – | – | + | – |
| J/cm² | 0,2 | 0,2 | 0 | 0,2 | 0,2 | 0 | 0 | 0,3 | 0,3 | 0 | 0,5 | 0,5 | 0 | 0 | 0,5 | 0,5 |

**Vorteile im Vergleich zur syst. Ther**

- Kein Auftreten von Übelkeit u. Erbrechen nach topischer Applikation von 8-MOP.
- Keine unterschiedlichen Wirkspiegel von 8-MOP aufgrund variabler Resorption od. Metabolisierung.
- Nur kurze Fotosens. der gebadeten Hautareale (max. 3 h).
- Keine Fotosensibilisierung von nicht gebadeten Hautarealen (z. B. Gesicht).
- Tragen einer Brille mit UVA-Schutz nicht erforderlich.
- Niedrigere kumulative UVA-Dosen → niedrigeres karzinogenes Risiko?

**Nachteile**

- Installation einer Badewanne erforderlich.
- Ther. im Gesicht unmöglich.

**PUVA-Bad-NW u. -Langzeitfolgen** Prinzipiell identisch mit denen der oralen Fotochemother. Kumulative Dosen bei Balneofotochemother. deutlich geringer → evtl. weniger Langzeit-NW zu erwarten.

## 23.4.3 Lokale Fotochemotherapie

Topische Applikation von Psoralen an umschriebenen Stellen (v. a. an Händen u. Füßen, Kapillitium) mit anschließender lokaler UVA-Bestrahlung.

**Ind.:** Ps. palmoplantaris, chron. Hand-/Fußekzeme, umschriebene Vitiligo, Alopecia areata.

**Durchführung:**

- Psoralenapplikation:
  - lokale PUVA-Bad-Ther. (an Händen u. Füßen): Als Teilbad einer Balneofotochemother. (▶ 23.4.2)
  - Auftragen einer hydrophilen Methoxsalen-Creme 0,0006 % NRF 11.96 (sog. PUVA-Creme-Fotochemother.) mit Handschuhen. Auf konstante Einwirkzeit achten!
- initiale UVA-Dosis: Bei PUVA-Teilbädern u. Verwendung der PUVA-Creme Dosierung wie bei der Balneofotochemother (▶ 23.4.2).
- Behandlungsfrequenz: max. 4 × /Wo. (z. B. Mo-Di-Do-Fr); nach je 2 d Ther. 1 d Pause.
- Bestrahlungszeitpunkt:
  - bei Teilbädern direkt nach Psoralenbad
  - bei Verwendung der Creme 1 h nach dem Auftragen

Steigerung der UVA-Dosis: Bei PUVA-Teilbädern u. bei Verwendung der Creme Steigerung wie bei Balneofotochemother.

## 23.5 Light-Hardening

„Abhärten" durch eine Fotother. (UVB, UVB/UVA, PUVA) mit sehr vorsichtiger Dosissteigerung. Prophylaktische Behandlung von Fotodermatosen im Frühjahr bzw. vor Reisen in Länder mit intensiverer Sonneneinstrahlung. Nach dem Hardening Lichtschutzmittel verwenden (z. B. im Urlaub).
**Nachteile:** jährliche Wiederholung; u. U. hohe kumulative UV-Dosen, evtl. Provokation von HV.

### UVB/UVA-Hardening

**Ind.:** Polymorphe Lichtdermatose; auch bei Lichturtikaria als Unterstützung zur Lichttoleranz, jedoch ohne Langzeitwirkung.

**Durchführung:**

- Initialdosis: möglichst niedrig, z. B. 1 J/cm² UVA u. 0,01–0,02 J/cm² UVB bzw. 0,1–0,2 J/cm² Schmalspektrum-UVB (311 nm)
- Steigerung: UVA um 0,5 J/cm² bei jeder Sitzung, UVB um 0,01 J/cm² bzw. 0,1 J/cm² Schmalspektrum-UVB (311 nm) bei jeder Sitzung
- Ther.-Schema: 5 × /Wo. für 4–6 Wo.
- Beginn 4–6 Wo. vor verstärkter Sonnenexposition (z. B. vor einem Urlaub)

### PUVA-Hardening mit oraler Fotochemotherapie

Hochwirksam, jedoch erst bei Versagen eines herkömmlichen Light-Hardenings.

**Ind.:** Polymorphe Lichtdermatose, Lichturtikaria, chron. aktinische Dermatitis (aktinisches Retikuloid, persistierende Lichtreaktion).

**Durchführung:**

- Initialdosis entsprechend dem Photohauttyp (▶ Tab. 23.2)
- Steigerung bei jeder 3. Ther. um 0,1 bis max. 0,2 J/cm²
- Bei sehr starker Lichtempfindlichkeit ggf. Beginn unter syst. Kortikosteroidther.

**Cave:** Bei Lichtdermatosen kein Hardening mit Balneofotochemother.

# 23.6 Photodynamische Diagnostik u. Therapie

Diagn.- u. Ther.-Modalität mit Licht im roten Spektralbereich, die auf der besonderen Affinität exogener Fotosensibilisatoren (i. d. R. Porphyrine u. deren Derivate) zu entzündlich verändertem Gewebe u. TU basiert.

**Generelles Wirkungsprinzip:** Sämtliche $O_2$-verbrauchenden Zellen des Organismus benötigen Häm zur Cytochrom-Bildung u. besitzen die Enzymausstattung zur Porphyrinbiosynthese. Exogene Zugabe von δ-Aminolävulinsäure (ALA) führt aufgrund von veränderten Enzymverhältnissen im TU zur selektiven Akkumulation von insb. Protopophyrin IX (PPIX) im erkrankten Gewebe. In gesunden Zellen akkumuliert PPIX deutlich geringer. PPIX ist photosensibel u. weist Absorptionsmaxima in versch. Wellenlängenbereichen auf. Bei Lichtexposition kommt es

- mit Wood-Licht zur Rotfluoreszenz (→ photodynamische Diagn.),
- mit höherenergetischem Licht zur selektiven Gewebsnekrose (→ photodynamische Ther.).

**Ind. zur fotodynamischen Diagn. u. Ther.:** Aktinische Keratose, M. Bowen, BCC.

## Photodynamische Diagnostik

### Durchführung

- Physikalische Vorther. der Läsion mittels Kürettage od. ablativem (fraktioniertem) Laser zur Entfernung von Hyperkeratosen u. Anrauen des Behandlungsareals (verbesserte Wirkstoffpermeation). Dabei sollte es nicht zu Blutungen kommen.
- Appllikation von ALA bzw. des Methylester (MAL) auf die Läsion bzw. das zu behandelnde Feld. Fertigpräp. je nach Ind.: Metvix®, Luxerm®, Ameluz®, Alacare®.
- Abdecken mit Okklusionsfolie (z. B. Tegaderm®) u. lichtdicht verbinden (z. B. Alufolie), um Penetration zu verstärken u. „Photobleaching", d. h. Intensitätsabnahme, zu vermeiden (bei Alacare® Pflastern nicht notwendig).
- Inkubationszeit 3 h bei konventioneller PDT (cPDT), max. 30 min bei Tageslicht (daylight) PDT (dlPDT), danach Verband u. überschüssige Wirkstoffreste entfernen.
- Bestrahlung mit Wood-Licht → ausschließlich im TU typische Rotfluoreszenz. Entsteht durch Anregung der Porphyrine zur Fluoreszenz in ihrem Absorptionsmaximum, der Soret-Bande (400–410 nm), kleinerer Peak u. a. bei 630 nm.

## Photodynamische Therapie

### Konventionelle PDT (cPDT)

Vorbereitung wie bei photodynamischer Diagn., anschließend:

- Belichtung mit kohärentem od. inkohärentem rotem Licht, Wellenlänge um 630 nm (→ Wirkungsmaximum):
  - inkohärente Rotlichtquelle mit einer Wellenlänge von 570–650 (750) nm (Gesamtlichtdosis von 75 $J/cm^2$)
  - kohärente Rotlichtquelle mit der Wellenlänge 630 nm (Gesamtlichtdosis von 37 $J/cm^2$)
  - Lichtintensität sollte 200 $mW/cm^2$ nicht übersteigen

- Belichtungsdauer: i. d. R. 10 min. Bei Anpassung der Belichtungsintensität verändert sich analog dazu die Belichtungsdauer.
- Durch die Belichtung kommt es in Verbindung mit $O_2$ in den Zellen mit akkumulierten PPIX zur Bildung von $O_2$-Radikalen, wodurch es zur Apoptose der Zellen kommt.
- Selektives Verfahren, das unter Ausbildung von sterilen Pusteln sowie Erythembildung mit anschließender Nekrosen- u. Krustenbildung nach einigen d zur narbenfreien Abheilung führt.

▶ Abb. 23.2.

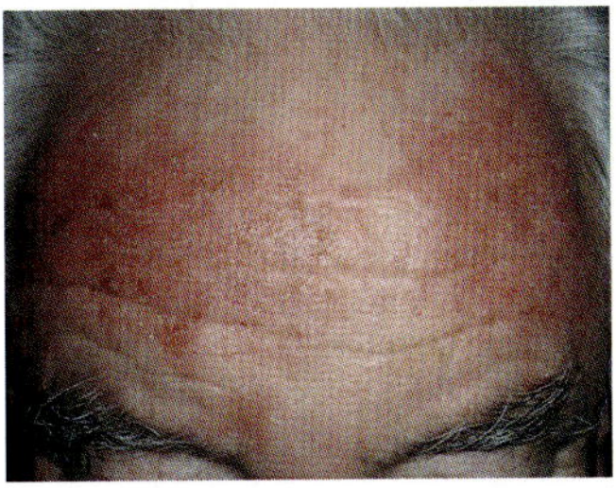

Abb. 23.2 Photodynamische Therapie; Hautreaktion am 1. Tag nach Behandlung der Stirn. [R299].

### Tageslicht PDT (dlPDT)

- Zunächst Aufbringen eines chemischen (keinesfalls physikalischen) Sonnenschutzes (mind. LSF 30, besser 50) auf alle sonnenlichtexponierten Areale inkl. des Behandlungsareals.
- Nach Einziehen des Sonnenschutzpräp. (ca. 15–20 min) Vorbereitung (Kürettage) u. Wirkstoffapplikation entsprechend der cPDT.
- Nach max. 30 min Inkubationszeit Belichtung mit Tageslicht für 2h. Deutlich geringere Schmerzhaftigkeit während der Belichtung im Gegensatz zur cPDT → kontinuierliche Reaktion des stetig gebildeten PPIX vs. einmalige Reaktion des über 3 h akkumulierten PPIX bei der cPDT.
- Voraussetzungen: kein Regen, Außentemp. >10 °C, nicht zu heiß (Schwitzeffekt). → in Deutschland meist zw. April–Oktober.

Tipp: Belichtungsstärke mittels Luxmeter messbar.

### Simulated/artificial dlPDT

- Vorteile der geringen Schmerzhaftigkeit bei vergleichbarer Wirkung ganzjährig, wetterunabhängig u. unter kontrollierten Bedingungen.
- Kein Sonnenschutz bei fehlender UV-Strahlung notwendig.
- Entwicklung verschiedener Belichtungsquellen (z. B. MEDISUN, Fa. Schultze u. Böhm; Dermaris®, Fa. Surguris), die Tageslicht imitieren.
- Aufgrund großer Heterogenität der Belichtungsquellen (Spektrum, Belichtungsstärke) u. geringer Studienlage derzeit kontrollierter Einsatz erforderlich (OLU) → nicht jede Lampe mit „weißem" Licht entspricht dem Spektrum von Tageslicht.

Nur oberfl. TU können kurativ behandelt werden → Wirkstoffanreicherung u. Eindringtiefe des Lichts limitieren den Einsatz. Richtwert: max. 2 mm TU-Dicke.

**NW:** Parästhesien, Schmerzen (einerseits nehmen schmerzempfindliche Nervenzellen (NZ) wie TU-Zellen ALA bzw. MAL auf, bei Belichtung kommt es zur NZ-Aktivierung = Schmerzauslsg., andererseits scheiden TU-Zellen ACh in die

Haut aus = Schmerzauslsg.), Dermatitis („Induktion einer lokalen Porphyrie") → Nervenblockade für große Ther.-Areale, alternativ Kaltluftanalgesie (-35 °C), LA mit EMLA®-Creme mit geringem Effekt. Nach PDT: Ödem, Erythem, Erosion, Krusten, sterile Pusteln, selten Ulzeration. Heilung nach einigen d bis wenigen Wo.
KO: nicht heilende pustulöse Dermatose. Insb. bei stark atropher Altershaut im Bereich des unbehaarten Kapillitiums. Ther. mit steroid. Paste über einige d, um entz. Kreislauf zu durchbrechen. Abschließend Zinkpaste ausreichend.

**Progn.:**
- komplette Abheilung bei oberfl. multizentrischem BCC in ca. 90 %
- auch bei ausgeprägten Befunden (z. B. multiple BCC od. M. Bowen nach Arsenexposition, Xeroderma pigmentosum) möglich
- gute kosmetische Ergebnisse
- auch in operativ schwierigen Zonen (z. B. Augenlid, Ohrmuschel)

## 23.7 Extracorporale Photopherese (ECP)

UVA-Bestrahlung von Lymphozyten u. Plasma in einem extrakorporalen Kreislauf nach Sens. mit Psoralen (syst. PUVA ▶ 23.4.1). Nur in einigen Zentren verfügbar. Effekt wahrscheinlich durch Immunmodulation. Photopheresesystem CELLEX® der Fa. Therakos.

**Ind.:** Kutanes T-Zell-Lymphom (insb. bei Erythrodermie u. B1,2), Sézary-Sy., PSS, Pemphigus vulgaris, andere Autoimmunerkr., Graft-versus-Host-Reaktion.

**KI:** Herzinsuff.

**Durchführung (an spez. Zentren):**
- Punktion einer großlumigen Armvene (v. a. V. mediana cubiti) mit Dialysekanüle. Bei sehr schlechten peripheren Venenverhältnissen u. langer Ther.: Implantation eines großlumigen Portsystems (z. B. Titan-Port-Kathetersysteme des Fa. PakuMed®). Steuerung von Sammelphase u. Rückführung über Photopheresegerät. Zugabe der lichtsens. Substanz (Uvadex® liquid) in den Sammelbeutel.
- Sammelphase → Entnahme von 500 ml Blut. Auftrennung des Bluts in einer Zentrifuge. Erys werden zum Pat. zurückgeführt, Buffy Coat (v. a. Lymphos) u. Plasma mit UVA-Licht bestrahlt (insgesamt 6 Zyklen, ca. 4 h Ther.-Dauer).
- Durchführung der stat. Ther. alle 4 Wo. an 2 aufeinanderfolgenden d über mind. 6 Mon. (frühester Wirkungseintritt). Kutanes T-Zell-Lymphom: zunächst 14-tägige Ther., bei Erythrodermie schnellerer Wirkungseintritt möglich.

## 23.8 Klimatherapie

Verlegung der Ther. vom Wohnort in ein Klima mit günstigen Schon- u. Reizfaktoren.

> Wenn amb. u. stat. Beh. am Heimatort keinen befriedigenden Erfolg bringen, sollten Gesundheitsrisiken in der Umwelt durch Wechsel in andere Klimabereiche ausgeschaltet werden.

23

In Abhängigkeit vom Kostenträger (s. u.) u. der Schwere der Erkr. stehen 3 unterschiedlich intensive Behandlungskonzepte zur Verfügung:

- amb. Badekur
- stat. Kur
- stat. Krankenhausbehandlung

Fest etabliert sind die Thalassoklimather. am Meer u. die Hochgebirgsklimather.

**Ind.:** Atopische Erkr. (atopisches Ekzem, Rhinoconjunctivitis allergica, Asthma bronchiale), Ps. vulgaris, Ps. arthropathica, toxisch-degenerative Dermatitis, mikrobielles Ekzem, diverse Kontaktdermatitiden, Paraps. en plaques, Mycosis fungoides u. sonstige kutane Lymphome, chron. Urtikaria.

**KI:** Schwere Lichtdermatosen (fotoallergische, fototoxische Dermatitis, chron. aktinische Dermatitis), dekompensierte Herzinsuff.

### Nordseeküste/Nordseeinseln

- Hohe UV-Strahlenintensität mit relativ hohem UVB-Anteil gegenüber dem Binnenland – auch im Herbst u. Frühjahr.
- Schadstoffarme u. allergenarme Luftqualität, zyklonales Westwindklima.
- Natürliches Aerosol in der Brandungszone, Schwachsole-Meerwasserbäder (2,9–3,7 %ige Sole), Peloide (Schlick).

### Hochalpen (> 1500 m)

- Hohe UV-Strahlenintensität im UVA- u. UVB-Spektrum; relativer UVB-Anteil deutlich höher als am Meer.
- Im Vergleich zum übrigen Zentraleuropa (Flachland) deutlich differierendes Pollenspektrum. Hausstaubmilben-Konzentration >1500 m nicht signifikant geringer als im Flachland.

### Totes Meer

- Aufgrund der Tieflage relativ hoher UVA-Anteil, Starksole-Meerwasser mit ca. 28 % Salzgehalt (**cave:** Bei exkoriierter Haut, z. B. Kratzartefakten, wird Starksole nicht toleriert).
- **Ind.:** v. a. Ps., weniger bei atopischem Ekzem (hohe Lufttemp.) geeignet.

> Die alleinige Klimaexposition, z. B. im Rahmen eines Urlaubs, kann bei leichten Formen der Atopie u. Ps. zur Remission od. zur Verlängerung des rezidivfreien Intervalls führen (nicht zu unterschätzen: pos. psych. Wirkung des Urlaubs).

### Kostenträger

I. d. R. Krankenkassen, Rentenversicherungsträger u. bei BK die zuständige Berufsgenossenschaft. Antrag muss beim zuständigen Kostenträger gestellt werden. Viele Rehabilitationskliniken bieten Antragsvordrucke an.

- bei chron. Krankheit eines im Berufsleben stehenden Pat. → Rentenversicherer
- bei nicht erwerbstätigen Familienangehörigen u. Kdr. sowie aus dem Berufsleben ausgeschiedenen Pat. → Krankenkasse
- bei allen Formen einer akut behandlungsbedürftigen Dermatose → Krankenkasse

# 24 Therapieprinzipien: operative Dermatologie, Lasertherapie, Strahlentherapie

*Thomas Dirschka, Aletta Eberlein, Wolfgang Kimmig, Lutz Schmitz*

# 24.1 Dermatochirurgische Grundlagen

## 24.1.1 Anamnese und präoperative Diagnostik

In Ergänzung der speziellen dermatol. Anamnese und Diagn. präop. abklären:

- Gerinnungsstörungen oder Einnahme von Antikoagulanzien / Thrombozytenaggregationshemmern) → periop. Umgang mit Gerrinungshemmern (▶ 24.1.3). Anmerkung: Eine Umstellung der Medikation auf Heparin (Bridging) wegen einer OP an der Haut sollte nicht erfolgen.
- Herzschrittmacher? Implantierbarer Kardioverter-Defibrillator (ICD)? → keine Verwendung monopolarer Kauter! Bipolare Kauter möglich.
- Arzneimittel-Unverträglichkeiten (v. a. LA, Analgetika, Antibiotika)?
- Latex-Allergie → latexfreie OP-Handschuhe, morgens als 1. Eingriff im OP-Plan.
- Wundheilungsstörungen (Kortikosteroide, Polyneuropathie, AVK, Diab. mell., Nikotinabusus)?
- Relevante internistische Erkr. (v. a. kardiovask., pulmonal, renal)?
- Inf. Erkr. → aktuelle Hepatitis- und HIV-Serologie vorhanden?
- Berufsanamnese (realistische Einschätzung der postop. Ther.-Möglichkeiten)?
- Infizierte Wunde? → an den Schluss des OP-Plans stellen.

> Die Entscheidung über die amb. oder stat. Durchführung einer OP ist – unter Berücksichtigung der jeweiligen Leistungsfähigkeit der Praxis oder Klinik, der individuellen Risikofaktoren des Pat. sowie seiner Compliance – für jeden Einzellfall zu treffen.

Die meisten dermatologischen Eingriffe sind amb. durchführbar.

## 24.1.2 Patientenaufklärung

24

Jede OP erfüllt im juristischen Sinne gemäß §§ 223 ff. StGB den Tatbestand der Körperverletzung, es sei denn, der Pat. erteilt eine rechtswirksame Einwilligung. Deshalb umfassende Aufklärung über den zu erwartenden Nutzen, spezifische Risiken und mögliche Alternativen zum vorgesehenen Eingriff. Möglichst schriftliche Einwilligung, bei mündlicher Zusage Dokumentation unter Angabe von mind. 2 Zeugen. Präop. Fotodokumentation sinnvoll. Fehlende Aufklärung ist strafbar und kann mit Freiheitsstrafe bis zu 5 J. oder Geldstrafe belegt werden.

**Beispiele für Aufklärungsinhalte**

- Nachblutung, Inf., Verletzung von Nerven und Nachbarorganen (konkret gefährdete Strukturen benennen)
- Wundheilungsstörungen und Untergang von Gewebe (Wundrand- oder Lappennekrosen)
- mögliches Wiederauftreten der Erkr. (z. B. Rez.-Gefahr bei BCC)
- ggf. mehrzeitiges Vorgehen (serielle Exzision, sek. Defektverschluss durch Hautverpflanzung oder Lappenplastik bei mikrografischer Chirurgie ▶ 24.2.3, über alle relevanten Möglichkeiten aufklären)
- unschöne oder schmerzhafte Narbenbildung (Möglichkeit späterer Narbenbehandlung oder -korrektur ansprechen)
- spezielles postop. Verhalten des Pat. (Verbände trocken halten, Ruhigstellung, Extremitätenhochlagerung, Sprech- und Kauverbot, Sportverbot, AU)

- Thrombosegefahr bei Bettruhe oder Beinschienung (prophylakt. Antikoagulation erforderlich)
- Behandlungsalternativen
- verminderte Fahrtüchtigkeit bzw. Fahrverbot nach LA, Sedierung, Narkose, größeren Eingriffen

Zeitpunkt der Aufklärung: Pat. darf sich noch nicht im Handlungsgefüge des Eingriffs befinden (z. B. Aufklärung in der Umkleide oder dem OP-Tisch), keine Aufklärung nach Prämedikation oder Sedierung; bei Sprachschwierigkeiten Dolmetscher und immer dokumentieren!

Es muss dokumentiert werden, dass ein individualisiertes Arzt-Pat.-Gespräch stattgefunden hat. Dies wird z. B. durch kleine Zeichnungen / Vermerke auf dem Aufklärungsbogen erreicht.

## 24.1.3 Antikoagulation in der Dermatochirurgie

Übersicht zur Vorgehensweise bei Operationen an der Haut gemäß der S3-Leitlinie 2015 zum Umgang mit Antikoagulation bei Operationen an der Haut.

**Eingriffe mit ↑ Risiko einer interventionspflichtigen postoperativen Blutung:**

- schichtübergreifende Eingriffe (z. B.: Einbeziehung von Faszie, Muskulatur, Periost, Knorpel, Knochen)
- stark durchblutete Gewebe im Kopf-Hals-Bereich (z. B.: Kopfschwarte, Nase, Lippe, periorbital), Genitalbereich oder Metastasenchirurgie
- Eingriffe mit geringerer Übersicht des OP-Situs (z. B.: Liposuktion, Schweißdrüsenkürettage, Phlebochirurgie, Proktochirurgie, Lymphknotenchirurgie)
- großflächige (> 4 $cm^2$) mehrzeitige oder ablative (z. B.: Dermabrasion, Laserablation) Eingriffe
- großflächiger (> 4 $cm^2$) Hauttransfer (z. B.: lokale, gestielte oder mikrovaskuläre Lappenplastiken, Hauttransplantationen)

**Perioperativer Umgang mit Gerinnungshemmern, adaptiert an deutsche S3-Leitlinie 2015** (▶ Tab. 24.1)

24

**Tab. 24.1 Perioperativer Umgang mit Gerinnungshemmern (adaptiert an S3-Leitlinie 2015).**

| Medikation | Perioperative Maßnahmen | Anmerkung |
|---|---|---|
| ASS, Clopidogrel ± anderer TAH | i. d. R. keine, Medikation fortführen | • bei höher dosierter Einnahme (> 500 mg ASS) innerhalb 72 h präoperativ + elektiver Eingriff mit hohem Blutungsrisiko → OP verschieben<br>• bei doppelter AK prüfen, ob Umstellung auf Monother. zeitnah erfolgen soll. Sonst Durchführung der OP |
| DOAK | Absetzen 24h präop.; Wiedereinleitung frühstens 1h postop. | Anpassung der Zeiten bei Niereninsuffizienz gemäß Fachinformation |
| VAK mit ↓ **Blutungsrisiko** | keine | |

**Tab. 24.1 Perioperativer Umgang mit Gerinnungshemmern (adaptiert an S3-Leitlinie 2015).** *(Forts.)*

| Medikation | Perioperative Maßnahmen | Anmerkung |
|---|---|---|
| VAK mit ↑**Blutungsrisiko** | **Blutungsanamnese** (BA):<br>→ **neg.**: keine weiteren<br>→ **pos.**: INR-Bestimmung präop. | BA: spontane Blutungen/Einblutungen (z. B. Nasenbluten/blaue Flecke), blutungsrelevante Med., Blutungen unter VAK bei vorherigen OPs |
| VAK mit ↑**Blutungsrisiko + BA pos.** | **INR-Bestimmung präop.**<br>→ INR **im ther. Bereich:** keine weiteren<br>→ INR **außerhalb** des ther. Bereichs: OP verschieben | Wenn INR außerhalb d. Ther. Bereichs: Anpassung der VAK und erneute Bestimmung bis ther. Bereich erreicht |

TAH: Thrombozytenaggregationshemer; DOAK: direkt wirkende orale Antikoagulanzien; VAK: Vitamin-K-Antagonisten; ASS: Acetylsalicylsäure

## 24.1.4 Desinfektion und Sterilität

Das Inf.-Risiko bei epifaszialen dermatol. OP ist im Vergleich zu Eingriffen an anderen Organen relativ gering. Prinzipiell sind die Anforderungen an die Sterilität umso höher, je größer die Wundfläche, länger die OP-Dauer, schlechter die Durchblutung und höher das individuelle Infektionsrisiko (z. B. Immunsuppressiva, Diab. mell., hohes Alter u. a.) sind.

### Präoperative Hautdesinfektion

- Sprühdesinfektion: z. B. mit Cutasept®. Falls Haarentfernung erforderlich, Einmal-Rasierer oder -Aufsätze verwenden.
- chirurgische Desinfektion: bei ausgedehnten Eingriffen v. a. an Rumpf und Extremitäten. Desinfektion mit Kornzange und Tupfer zentrifugal mit farbiger Desinfektionslsg. (z. B. Kodan® Forte gefärbt) zur Kontrolle des desinfizierten Areals.
- in Schleimhautnähe und bei verletzter Epidermis: alkoholfreie, z. B. 0,1 % Benzalkoniumchlorid-Lsg., Octenisept®.
- Einwirkzeit je nach Anforderungen an die Sterilität: 1–5 min bei alkoholischen Hautdesinfektionsmitteln (z. B. Cutasept®), doppelte Einwirkzeit bei alkoholfreien 0,1 % Benzalkoniumchloridlsg. oder talgdrüsenreicher Haut.

### Sterile Arbeitsmaterialien und OP-Kleidung

- obligat steril: Abdecktücher, Instrumente, Handschuhe, Naht- und Verbandsmaterial
- fakultativ steril: steriler OP-Kittel oder OP-Ärmel bei erhöhtem Inf.-Risiko
- OP-Kleidung: saubere OP-Wäsche, Mundschutz, OP-Haube, ggf. Augenschutz bei erhöhtem Inf.-Risiko.

## 24.1.5 Anästhesie der Haut

### Kryoanästhesie (Vereisen)

**Ind.:** Sehr kurze und oberfl. Eingriffe (z. B. Kürettage, Abszessspaltung).

**Durchführung:** Chloraethyl-Spray (z. B. Chloraethyl Dr. Henning® Spray) senkrecht auf die Haut sprühen, bis eine Weißfärbung auftritt. Wirkung hält nur wenige Sek. an, ggf. OP während Hilfsperson Chloraethyllsg. aufsprüht.

## Oberflächenanästhesie

**Ind.:** Oberfl. Eingriffe (z. B. Kürettage, Biopsie, Blutabnahme), v. a. bei Kdr. ab 5. Lebenswo.

**Durchführung:** Auftragen einer anästhesierenden Creme (z. B. EMLA® Creme) mit nachfolgender Okklusion unter Folie. Einwirkzeit: 30–60 min
Anmerkung: top. anästhesierende Gele als Rezeptur zeigen hohe Wirksamkeit (z. B. Lidocain Gel 10 % / 20 % / 30 %, Lipothene 133™ Base ad 100 % od. Lidocain 23 %, Tetracain-HCI 3,5 %, Tetracain-Base 3,5 %, Lipothene 133™ Base ad 100 %). Keine Okklusion. Kein großflächiges Auftragen (Lidocain ist proarrhythmisch!). OLU. Anwendung nur in KH oder Praxis, kein Hausgebrauch. Keine Anwendung unter 18 J. Erhältlich z. B. über Receptura Apotheke, Frankfurt, Tel. 069-92880300.

## Infiltrationsanästhesie

**Def.:** Direkte Infiltration des OP-Gebiets mit einem LA.
**Material:** Injektionsspritzen (2, 5, 10 ml), Kanülen (z. B. 31 G → Volumina bis 2 ml, am Auge, dünne Haut; 18–26 G → Volumina ≥ 2 ml, dickere Haut). LA mit Adrenalin: Nekroserisiko an den Akren nicht erhöht. **Cave:** Gilt nicht für Leitungsanästhesie!

**Durchführung:**
- Entlang der beabsichtigten Schnittführung intrakutane, im Bereich der Mobilisation subkutane Infiltration.
- Schmerzarme Infiltrationstechnik: Möglichst langsame Infiltration, nächster Einstich in bereits anästhesiertem Areal, möglichst wenige Einstiche, fächerförmige Nadelführung.
- Feldblock: Ringförmiges Umspritzen z. B. bei kontaminierten Wundrändern, sehr kleinen subkutanen TU (bei Infiltration der unmittelbaren Umgebung kaum auffindbar).

## Leitungsanästhesie

24

**Def.:** Proximale Nervenblockade durch perineurale Infiltration von LA im Nervenverlauf.
Vorteil: Anästhesie einer größeren Region mit relativ wenig LA, schmerzarme Infiltration. Nachteil: Verzögerter Wirkungseintritt, mögliche Keimverschleppung in tiefere Gewebeschichten.

**Ind.:** U. a. großflächige Eingriffe, entzündete Wundränder, OP in schmerzempfindlichen Arealen (Lippe, Nasenspitze, Ohr, Glans penis, Fingerkuppen, Zehen).

**Durchführung:**
- Fingerblock nach Oberst (Sterilität! **Cave:** Handphlegmone!): In jedem Quadranten der Grundphalanx je 1–2 ml LA **ohne Adrenalin.** Wirkungseintritt nach ca. 5 min
- Blockade von Ästen des N. trigeminus v. a. bei größeren Eingriffen im Gesicht:
  - N. mentalis (Unterlippe und Kinn): Infiltration am Foramen mentale unter 2. Prämolaren.
  - N. infraorbitalis (Unterlid und mediale Wange): Infiltration von Mundinnenseite über 2. Prämolaren am Foramen infraorbitale.
  - N. supraorbitalis (Stirn und Nasenrücken): Infiltration oberhalb der Augenbraue.

- Peniswurzelanästhesie: 1–2 ml LA **ohne Adrenalin** jeweils lateral der palpablen A. dorsalis penis, zusätzliche Infiltrationsanästhesie der Gegenseite bis zum Frenulum.
- Prämedikation mit Midazolam (z. B. Dormicum®) 3–5 mg i. v. führt zur (ggf. erwünschten) retrograden Amnesie für den OP-Zeitraum (Atemdepression! Antidot: Flumazenil = Anexate®). Wirkungseintritt nach 2–5 min
- Auch bei LA Aufklärung über verminderte Fahrtüchtigkeit!
- Häufig eingesetzte Lokalanästhetika ▶ Tab. 24.2.

**Tab. 24.2 Häufig eingesetzte Lokalanästhetika bei Eingriffen an der Haut.**

| Substanz | Wirkdauer | Max. Dosierung mit Vasokonstriktion | Max. Dosierung ohne Vasokonstriktion | Bemerkungen |
|---|---|---|---|---|
| Lidocain (z. B. Xylocain®) | 1–2 h | | 200 mg (z. B. 20 ml Xylocain® 1 %) | gute Verträglichkeit, Vasodilatation |
| Mepivacain (z. B. Scandicain®) | 1,5–3 h | | 300 mg (z. B. 15 ml Scandicain® 2 %) | geringere Vasodilatation |
| Prilocain (z. B. Xylonest®) | 1,5–3 h | 600 mg (z. B. 60 ml Xylonest® 1 % mit Adrenalin) | 400 mg (z. B. 40 ml Xylonest® 1 %) | gute Verträglichkeit, Met-Hb-Bildung bei hoher Dosis (Lippenzyanose) |
| Bupivacain (z. B. Carbostesin®) | 4–12 h | | 150 mg (z. B. 30 ml Carbostesin® 0,5 %) | hohe anästhetische Potenz |



## Tumeszenzanästhesie

**Def.:** Injektion **größerer Volumina** eines stark mit isotonischer Kochsalzlösung verdünnten Lokalanästhetikums mit Adrenalinzusatz in Haut und Subkutis (z. B. 1000 ml NaCl 0,9 %, 1000 mg Lidocain, 1000 µg Adrenalin, 12,5 mmol Natriumbicarbonat [als Puffer]): Anschwellen des Gewebes, Separation einzelner Hautschichten, hervorragende Analgesie eines großen Operationsgebiets (ohne Überschreitung der zulässigen Höchstmenge des LA) und verminderte Blutungsneigung durch Vasokonstriktion (durch Adrenalinzusatz).

**Ind.:** Phlebochirurgie, Liposuktion, größere Exzisionen.

### Nebenwirkungen und Sofortmaßnahmen bei LA

- Allerg. Reaktionen: Bei leichten Reaktionen $H_1$-Blocker wie Dimetinden, z. B. Fenistil® 4 mg = 1 Amp. i. v., bei anaphylaktischem Schock Adrenalin 300–500 µg i. m. (z. B. Emerade® Pen) und Prednisolon, z. B. Solu-Decortin® H bis zu 1 g i. v.
- Zentralnervöse NW: Schwindel, Unruhe, Angst, Ohrensausen, Echo-Hören, Kribbeln der Lippen, Metallgeschmack, Krämpfe → Midazolam (z. B. Dormicum®) 2–5 mg i. v. oder Diazepam (z. B. Valium®) 5–10 mg i. v., ggf. nach 10 min wdh., $O_2$-Zufuhr (4 l / min).

- Kardiovaskuläre NW: Bradykardie → Atropin 0,5–1 mg i. v.; Hypotonie → Beine hochlagern, evtl. fraktioniert 1 Amp. Akrinor® (Cafedrin, Theodrenalin) oder Atropin i. v.

**Cave:** Keine größere LA ohne i. v.-Zugang! Notfallmedikamente und Beatmungsmöglichkeit immer griffbereit halten! Hilfe im Notfall und Zuständigkeit für Reanimationsmaßnahmen vor OP klären!

**Kontraindikationen**

- KI für LA allgemein: Bekannte Überempfindlichkeit (Zahnarztanamnese!), Gerinnungsstörungen, Sepsis, Entzündung im zu infiltrierenden Bereich.
- KI für LA mit Vasokonstriktorenzusatz: i. v. Injektion, Injektion in Endstromgebiete, Glaukom, paroxysmale Tachykardie, hochfrequente absolute Arrhythmie, Hypertonie, Mitralstenose, KHK, Hyperthyreose, Diab. mell., Halothannarkose, Einnahme von MAO-Hemmern oder β-Blockern (bei größeren LA-Mengen).

Das Risiko zentralnervöser und kardiovaskulärer NW ist geringer bei Verwendung von LA mit Vasokonstriktorenzusatz und einer begleitenden Sedierung (z. B. 3–5 mg Midazolam, z. B. Dormicum®, p. o. oder i. v.).

## 24.1.6 Wundverband

Verbände sollten dem Prinzip „feucht auf feucht, trocken auf trocken" folgen. Ein steriler OP-Verband ist ein sehr guter Schutz gegen Keime, deshalb Verbände – v. a. bei amb. OP – nicht ohne Anlass (Schmerz, Blutung, Sekretion, Geruch) zu früh / zu häufig wechseln!

### Feuchter Verband

**Ind.:** Offene oder nässende Wunden, Hauttransplantate, Spalthautentnahmedefekte.

**Durchführung:**

- Antiseptische Salbe (z. B. Braunovidon® Salbe) und Fettgaze (z. B. Sofra Tüll, Oleo Tüll®) oder Silikongaze (z. B. Mepitel®), darüber sterile Kompressen. Fixierung mit elastischem Klebeband (z. B. Fixomull® stretch) oder Mullbinden. Alternativ Hydrokolloidverbände (z. B. Varihesive® extradünn).
- Verbände nach Hauttransplantaten und Spalthautentnahmen möglichst über mehrere d belassen. Frühzeitiger Verbandswechsel nur bei Nässen, Schmerz, Infektzeichen.
- Septische Verbände (Eiter, Geruch, Infektzeichen) ggf. mehrfach tägl. wechseln.

### Trockener Verband

**Ind.:** Trockene, primär geschlossene Wunden, abgeschlossene Schorfbildung z. B. nach Kürettage.

**Durchführung:**

- Wunde mit saugfähiger Kompresse abdecken und mit elastischem Klebeverband (z. B. Fixomull® stretch) oder Mullbinden fixieren. Alternativ Pflasterverband (z. B. Mepore®-Pflaster)

24

- Bei komplikationslosem Verlauf 1. Verbandswechsel am 2.–4. postop. d. Danach je nach Wundverhältnissen und Zustand des Verbands alle 1–3 d.

> Feuchte Pflaster (Waschen, Schwitzen!) unverzüglich wechseln! Will Pat. duschen, wasserundurchlässiges Pflaster verwenden (z. B. Opsite Post-OP®).

**Tipps für die Verbandsvisite**

- Vor jedem neuen Verband Händedesinfektion bzw. neue Handschuhe (möglichst puderfreie Latex- oder Vinylhandschuhe).
- Angetrocknete Verbände aufweichen (Ringerlsg., 0,9 % NaCl-Lsg.). Unterste Verbandsschicht bei Transplantaten vorsichtig mit Pinzette im „Aufrollverfahren" (wie beim Öffnen einer Sardinendose) lösen.
- Trockene und haftende Steristrip®-Streifen möglichst lange belassen.
- Drainagen-Behälter möglichst tägl. wechseln, auf Sog achten! Bei Schienung: Wattepolsterung prüfen!

> **!** Freiliegenden Knorpel oder Knochen sowie Hauttransplantate feucht halten, um Austrocknung zu verhindern! Nekrosegefahr!

## 24.1.7 Wundinfekt und antibiotische Therapie

### Antibiotikaprophylaxe

I. d. R. bei Elektiveingriffen an der Haut entbehrlich.

**Ind.:** Fälle mit erhöhtem Infektionsrisiko, lange OP-Zeiten oder aufwendige OP im Gesicht.

24

**Durchführung:** Einmalige Gabe ½–1 h vor OP-Beginn ausreichend (single shot). Antibiotika mit möglichst breitem Spektrum verwenden, z. B. 1 × 1,5 g Ampicillin mit Sulbactam (z. B. Unacid®; ▶ 22) i. v. oder 500 mg Cefuroxim (▶ 22) p. o.

### Wundinfektion

Meist verursacht durch Staph. aureus.

**Klinik:** Rubor, Calor, Dolor.

**Therapie:**

- Bei leichter Wundrandrötung lokale antiseptische Behandlung ausreichend, bei Druck- und Klopfschmerz ggf. zusätzlich syst. antibiotische Ther. (z. B. 2 × 1,5 g / d Ampicillin mit Sulbactam, z. B. Unacid® i. v. oder 500 mg / d Cefuroxim p. o. für wenige d).
- In ischämischen Arealen oder bei venös gestauten Lappen: Piperacillin / Tazobactam (z. B. Tazobac® EF) 3 × 4,5 g / d i. v.
- Bei eiternden Wunden für Sekretabfluss sorgen, Nahtmaterial teilweise oder ganz entfernen, Wundspülung (z. B. Braunol®-Lsg.) **Cave:** Wundhöhlen nie mit Octenisept® spülen, da Nekrosegefahr! Bei Wundhöhle austamponieren und Lascheneinlage, um Abfluss zu gewährleisten. Tgl. Wundkontrolle und Spülung / Laschenwechsel. **Cave:** Abstriche für die Erregerbestimmung vor Antibiotikagabe!

## 24.1.8 Narbenbehandlungen

### Hypertrophe Narben und Keloide

**Unterscheidungsmerkmale**

| Hypertrophe Narbe | Keloid |
|---|---|
| Auf ursprüngliche Stelle beschränkt | Ursprüngliche Stelle überschreitend, tumorös wachsend |
| Häufig, keine genetische Prädisposition | Selten, genetische Prädisposition, ggf. spontanes Entstehen aus zunächst unauffälliger Narbe |
| Kollagenfasern Typ III, wellenförmig parallel zur Epidermis, mit α-Actin pos. Myofibroblasten und großen extrazellulären Kollagenfilamenten | Kollagenfasern Typ I u. III in unorganisierter Anordnung, zellarmes Zentrum, verdickte hyalinisierte Fibrillen, starke Vaskularisierung |
| Gehäuft bei Dunkelhäutigen u. Hispanics | Gehäuft bei Dunkelhäutigen u. Asiaten |
| Ohne Alterspräferenz, Ausnahme: OP im Wachstumsalter (Pubertät) | Alter < 30 J., gehäuft 2. Lebensdekade |
| v. a. Beugeseiten von großen Gelenken u. Fingern (Zugbelastung im Narbenverlauf) | v. a. Wange, Ohrläppchen, Sternum, Oberarm, Schulter |
| Auftreten nach 4–6 Wo., Peak nach 6 Mon., Abblassen nach ca. 6–18 Mon., dann ggf. chirurgisch Korrektur, wenn nicht bereits spontane Regression | Auftreten nach 3–4 Mon. postoperativ/-traumatisch, Dicke > 4 mm, Wachstum über J., kein Abflachen nach J. Möglichst frühzeitiger Ther.-Beginn |

#### Hypertrophe Narbenbildung (L91.0)

**Def.:** Wulstige, seitlich nicht über die eigentliche Narbe hinausgehend.

**Klinik:** Derbe strangförmige Narbe (▶ Abb. 24.1), ggf. Rötung und Pruritus.

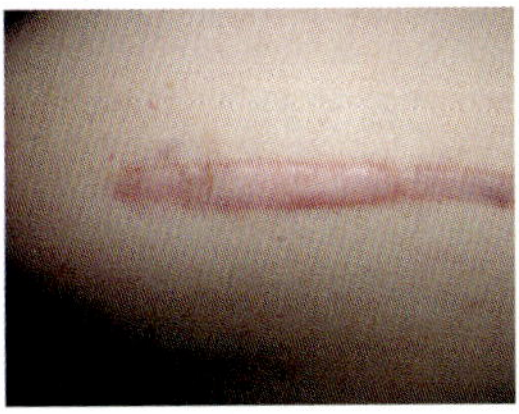

Abb. 24.1 Hypertrophe Narbe. [R299]

**Ther.:** Wahl des Ther.-Verfahrens hängt von der Lokalisation, den Erfahrungen des Behandlers sowie dem individuellen Verlauf ab. Ther. oft langwierig, Komb. oft erforderlich. Ausführliche Aufklärung des Pat., da viele Ther.-Formen OLU.

- Kompression (Druck 20–30 mm Hg). Frühzeitige konsequente ganztägige (mind. 12–18 h) Durchführung, sehr aufwändig, zur Prophylaxe / Ther. v. a. bei Kdr. Durch elastische Binden, Pelotten, speziell maßgefertigte Kompressionskleidung (z. B. von Jobskin®) gut durchführbar an Gelenken und Thorax. Ther.-Erfolg frühestens nach 6 Mon. beurteilbar. Kompression bis zu 2 J. fortsetzen. Supportiv mehrmals tgl. (10–15 × ) über mehrere min Narbenmassage „gegen den Strich“ → Narbendickenreduktion u. Lösung der Verklebung von Unterhautfettgewebe mit Muskelfaszie.
- Lokale Kortikosteroid-Ther.: Möglichst in Komb. mit Kompressionsther. Intraläsionale Injektion von Triamcinolon-Kristallsuspension (z. B. Volon® A pur oder 1 : 2 bis 1 : 4 verdünnt mit NaCl 0,9 % oder 1 % Lidocain alle 1–2 Wo., mehrmaliges Wdh. abhängig vom Ther.-Erfolg). **Cave:** Lokale Steroid-NW (Atrophie, Teleangiektasien, Erytheme), max. 5 mg / cm²!

- Kryochirurgie (▶ 24.5): Im offenen Sprühverfahren mit flüssigem $N_2$ in 2 Gefrier-Auftau-Zyklen (initial 10 s, dann bis zu 20 s) mit mehrmaligem Wdh. im Mindestabstand von 1 Mon. Direkt im Anschluss intraläsionale Kortikoidgabe. Alternativ intraläsionale Kryochirurgie über eine Spezialkanüle. **Cave:** Oft Hypopigmentierung bei Dunkelhäutigen.
- Operative Planierung (Dermabrasion, Kürettage ▶ 24.2.1, Laser-Ablation ▶ 24.10).
- Exzision: Bei Narbenhypertrophie infolge Zugbelastung möglichst frühzeitig Z- oder W-Plastik (▶ 24.4.2).
- Silikongel als Folie (z. B. Epi-Derm®) oder Gel (z. B. Dermatix®, Kelo-cote®, Kelo-cote® UV mit LSF 30): Beginn frühestens 2 Wo. nach OP, LZ-Ther. (4–16 Mon.): Folie über mind. 12 h belassen, Gel 2 × / d auftragen; gleichzeitig Kompression.
- Laserbehandlung: Blitzlampengepumpter, gepulster Farbstoff-, Nd:YAG-, Fraxel-Laser. Mehrfache Sitzungen erforderlich, alle 4–6 Wo.

### Keloide (L91.0)

**Def.:** Seitlich über die eigentliche Narbe hinausgehende Bindegewebsproliferation.

**Klinik:** Ggf. mit persistierender Entzündung und Pruritus einhergehende, überschießende harte Bindegewebsvermehrung (▶ Abb. 24.2).

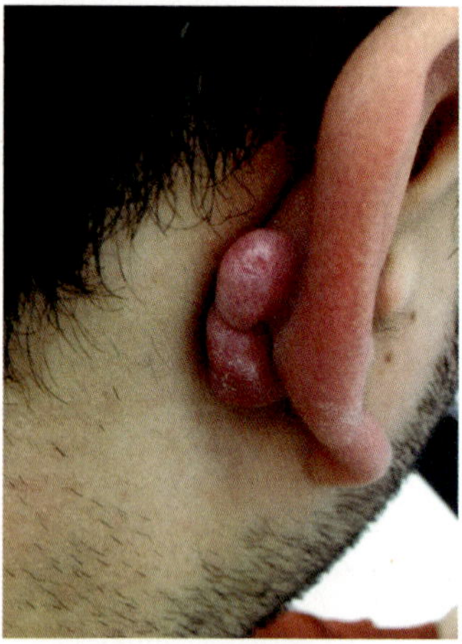

Abb. 24.2 Keloid nach OP. [R299]

**Ther.:** Prinzipiell wie bei hypertropher Narbe.

- Da sich Keloide durch alleinige chirurgische Behandlung erheblich verschlechtern können, Ther. immer problematisch und langwierig. Strategie mit dem Pat. planen.
- Beispiel: Versuch mit Kompression und / oder Silikongel-Folie (s. o.) oder Silikongel (s. o.); bei fehlendem Erfolg operative Planierung. Da nach kompletter Exzision sehr häufig Rez. direkt im Anschluss Radiother.: 1–2 Gy tgl. oder alle 2 d bis zu einer Gesamtdosis von 12 Gy. UV-Schutz für 1 J. Alternativ intra- / postoperative Kryochirurgie oder Triamcinoloninjektion.
- Bei Ther.-Resistenz: Im OLU streng intraläsionale Injektion des Fibroblastenproliferationsinhibitors 5-FU (50 mg / ml) pur wöchtl. bis zu 16 Wo. (BB-Kontrolle vor Ther. und nach 4 Injektionen) oder in Komb. mit Triamcinolon (40 mg / ml) im Verhältnis 1 : 3 über max. 8 Wo.

## Narbenkontrakturen (L90.5)

Problematisch v. a. am Hals und in Beugen (Axilla, Ellenbeuge, Kniekehle, Fingergelenke).

**Ther.:** Möglichst vollständige Exzision der Narbenplatte. Verschluss mit Längengewinn durch W- oder Z-Plastiken (▶ 24.4.2), freies Transplantat oder Lappenplastik (▶ 24.4.1).

### Aknenarben (L90.5)

Tief eingesunkene Narben: Entfernung durch Punch-Exzision (z. B. mit Punch-Kegeln, 2–6 mm, Fa. Stiefel) oder spindelförmige Exzision möglich. Anschließend Niveauangleichung von hypertrophen bzw. atrophischen Narben durch Dermabrasion oder Laser-Ablation (▶ 24.10), ggf. mehrere Sitzungen nötig.
Flache Narben: Auf Wunsch des Pat. Unterspritzung und Niveauausgleich mit Hyaluronsäurefüllern (z. B. Belotero®).

> **!** Keine OP von Aknenarben im entzündlichen Stadium!

# 24.2 Dermatochirurgische Grundtechniken

## 24.2.1 Scherenschlag, Kürettage, Biopsie

### Scherenschlag

**Ind.:** Gestielte epidermale HV wie Fibroma pendulans.

**Durchführung:** LA meist nicht notwendig. Mit Pinzette fassen und an Basis abschneiden. Pflasterverband.

### Kürettage

**Ind.:** Epidermale HV wie seborrhoische Keratosen, Mollusca contagiosa, Verrucae vulgares.

**Durchführung:**

- Desinfektion, bei großen HV LA, Hautbereich zwischen Daumen und Zeigefinger einer Hand spannen, mit anderer Hand vorsichtiges mehrschichtiges Abtragen der HV mit der Kürette. Ggf. Blutstillung mit 3 %iger $H_2O_2$-Lsg. oder Eisen-III-Chlorid-Lsg. auf Stieltupfer (nicht im Gesicht!).

> **!** Zu gewaltsame Kürettage kann tiefen, narbig abheilenden Defekt verursachen. Vorsicht über Gelenken (v. a. Finger- und Zehenbereich), bei dünner oder atrophischer Haut.

- Nachbehandlung: Steriler Pflasterverband oder offene Wundbehandlung. Entstehende Kruste soll selbstständig abfallen.
- Vorgehen bei:
  - Seborrhoischer Keratose: LA, große stumpfe Kürette (dadurch Erhalt der unteren Epidermis), Pflasterverband. Abheilung unter trockener Kruste.
  - Mollusca contagiosa: Kryoanästhesie, z. B. mit Chloräthyl-Spray, oder Oberflächenanästhesie (z. B. Anesderm®-Creme, EMLA®-Creme), kleine Kürette, Pflasterverband.
  - Verruca vulgaris: LA, stumpfe oder scharfe ringförmige Kürette, elektrokaustische Nachbehandlung des Wundgrunds, Povidonjod-Verband (z. B. Braunovidon®). **Cave:** Kürettage muss etwas über eigentliche Warze hinausgehen, da bereits latente Inf. der umgebenden Epidermiszellen vorliegen kann.

## Biopsie

▶ Abb. 24.3.

### Stanzbiopsie

**Ind.:** Biopsie und Entfernung sehr kleiner HV. Für Biopsie ≥ 3 mm Stanzdurchmesser nehmen; sonst meist unzureichende histologische Beurteilbarkeit. Verwendung vorgefertigter Stanzzylinder (2–6 mm Durchmesser, z. B. Fa. Stiefel).

**Durchführung:** Haut senkrecht zu Hautspaltlinien zwischen zwei Fingern spannen, Stanzzylinder eindrehen und entfernen, Abschneiden des Stanzpräp., Hautnaht (im Sgl.-Alter nicht erforderlich, Ausnahme: Gesicht). Steriler Pflasterverband.

> Durch Anspannen der Haut senkrecht zu den Hautspannungslinien entsteht ein ovalärer Defekt, der sich leicht verschließen lässt.

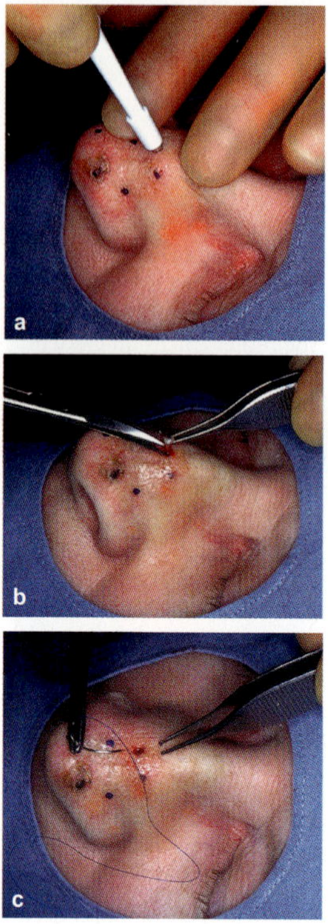


Abb. 24.3 Stanzbiopsie. [R299]

### Messerbiopsie

**Ind.:** Beurteilung des Übergangs von krankem zu gesundem Areal erforderlich; wenn tiefe Gewebeanteile (Subkutis) miterfasst werden müssen, z. B. bei V. a. Pannikulitis, Sklerodermie.

**Durchführung:** I. d. R. spindelförmige Exzision einschließlich des subkutanen Fettgewebes mit dem Skalpell, Hautnaht. Trockener Pflasterverband.

## Shave-Exzision

Vorteil: Häufig unauffällige Narbe, problemlose Wundheilung, keine Naht erforderlich.

**Ind.:** Epidermale und oberflächliche dermale HV, z. B. oberflächliche BCC.

**Durchführung:** Desinfektion, Kryo- oder LA, tangentiale Abtragung mit Skalpell oder scharfer ringförmiger Kürette (z. B. Fa. Stiefel, Durchmesser 4 oder 7 mm).
Nachbehandlung: Sekundärheilung unter trockener Kruste oder feuchtem Verband.

24

Keine Shave-Exzision bei Melanomverdacht! Möglichst Exzisionsbiopsie anstreben.

## 24.2.2 Exzision von Hautveränderungen

### Schnittführung

- Möglichst immer parallel zu den Hautspaltlinien und senkrecht zum Muskelzug.
- Im Gesicht Schnittführung v. a. abhängig von den ästhetischen Einheiten sowie Mimik- und Alterungsfalten (▶ Abb. 24.4; Pat. lächeln und Grimassen schneiden lassen!).
- Wenn längere Längsschnitte in Beugen unumgänglich → Verschluss mit W- oder Z-Plastik.
- Möglichst 2 Wo. präop. bis 1 Wo. postop. Rauchen einstellen bzw. reduzieren.

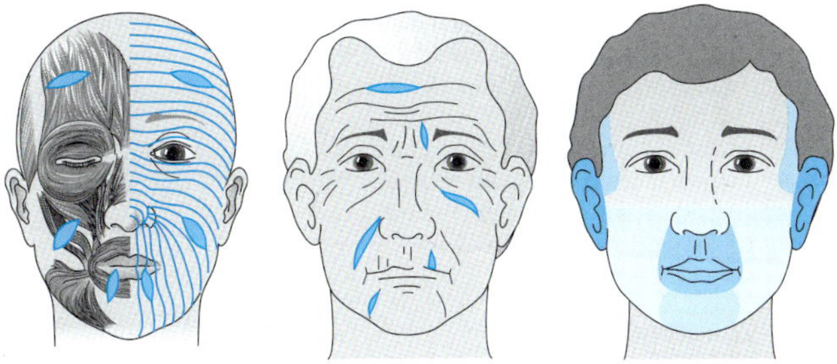


Abb. 24.4 Schnittrichtungen im Gesicht: a) RSTL, b) Altersfalten, c) Ästhetische Einheiten. [L157]



### Dermale und epidermale Hautveränderungen

- Kleine HV können meist spindelförmig exzidiert werden, Schnittführung beachten.
- Ausreichenden Sicherheitsabstand wahren, v. a. bei V. a. malignem Haut-TU.
- Exzision mit dem Skalpell immer senkrecht bis in das Fettgewebe, sonst häufig Nahtdehiszenz.
- Bei größeren Defekten Verschluss mit Dehnungs-, Hautlappenplastik oder freiem Transplantat.

### Subkutane Hautveränderungen

- Lipome und Epidermoidzysten können i. d. R. über kurze Skalpellinzision mit der Präparierschere subkutan mobilisiert und durch leichten seitlichen Druck an die Oberfläche gebracht werden, bei großer Wundhöhle Saugdrainage.
- **Cave:** Im abdominellen Bereich können Bauchwandhernien mit prolabierenden Darmschlingen klinisch mit Lipomen verwechselt werden (Sono!).
- Hornzysten in toto exstirpieren: Hornmaterial aus rupturierten Zysten ruft Entzündungsreaktionen hervor, verbleibende Reste der Zystenwand können zu Rez. führen.
- Bei narbigen Verwachsungen spindelförmige Exzision des gesamten Areals.

## 24.2.3 Mikrografische Chirurgie

**Prinzip:** Mehrzeitiges operatives Vorgehen.

- Exzision des TU im makroskopisch Gesunden und Fadenmarkierung bei z. B. 12 Uhr, passagere Defektdeckung mit Polyurethanschaum-Platten (z. B. Cutinova®) oder feuchtem Verband.
- 3-dimensionale histologische Aufarbeitung mit Schnittrandkontrollen.
- Nach Erhalt des histologischen Ergebnisses entweder Nachexzision oder Defektdeckung.
- Merke: MKC nur bei ausreichend großen Exzidaten (mind. 1 cm) sinnvoll und technisch durchführbar.

**Ind.:** Maligne Haut-TU mit makroskopisch unklarer Ausdehnung, v. a. Problem- und Rez.-BCC, SCC, Dermatofibrosarcoma protuberans.

**Durchführung:**

- **Mohs-Technik:** Exzision des TU in mehreren horizontalen Scheiben, jeweils Segmentierung und Skizze zur topografischen Zuordnung. Kryostatschnittunters., Nachexzision entsprechend dem pos. TU-Nachweis. Vorteil: OP und hist. Beurteilung zumeist durch gleiche Person, OP kann an einem d abgeschlossen werden. Nachteil: erschwerte histologische Beurteilung des Kryostatschnitts.
- **Histografisch kontrollierte Chirurgie:** Exzision des TU in toto, intraop. Fadenmarkierung zur topografischen Zuordnung, Formalinfixierung, anschließende Segmentierung, Rand- und Tumorbasisschnitte. Vorteil: bessere histologische Beurteilbarkeit.

## 24.2.4 Wundverschluss

### Allgemeines

- Defektverschluss primär oder sekundär (z. B. nach histologischer Schnittrandkontrolle oder Reinigung und Granulation des Wundgrunds).
- Wundrandunterminierung mit Schere oder Skalpell in unterschiedlichen Ebenen zur spannungsfreien Wundrandadaptation (▶ Abb. 24.5).
- Subtile Blutstillung v. a. bei dünner Dermis (Augen, Genitalbereich) und ausgedehnter Wundrandunterminierung (oft „versteckte Blutung" im Fettgewebe). **Cave:** Verletzung von oberflächlich verlaufender Nerven durch elektrokaustische Blutstillung und Umstechungen!
  - kleinere Blutung: Elektrokoagulation. **Cave:** Keine monopolaren Elektrokauter bei Pat. mit Herzschrittmacher / ICD → bipolare Kauter verwenden.
  - größere Blutungen: Anklemmen und Umstechung / Ligatur.
- Mehrschichtige Naht mit Adaptation des Fettgewebes vermeidet eingesunkene Narben und Verwachsungen mit der Faszie! Drainage bei umfangreicher Mobilisation und diffuser Restblutung.

### Nahtmaterialien

Für die Hautnaht eignen sich i. d. R. atraumatische (Fadenende am Nadelende verpresst) und monofile Fadenmaterialien (schneiden weniger durch das Gewebe als geflochtene Fäden), für Ligaturen und Umstechungen möglichst geflochtene Fäden (Knotensitz besser).

- Hautnaht: nichtresorbierbar monofil: Polypropylen (z. B. Prolene®), Polyamid (z. B. Ethilon®).
- Subkutannaht:

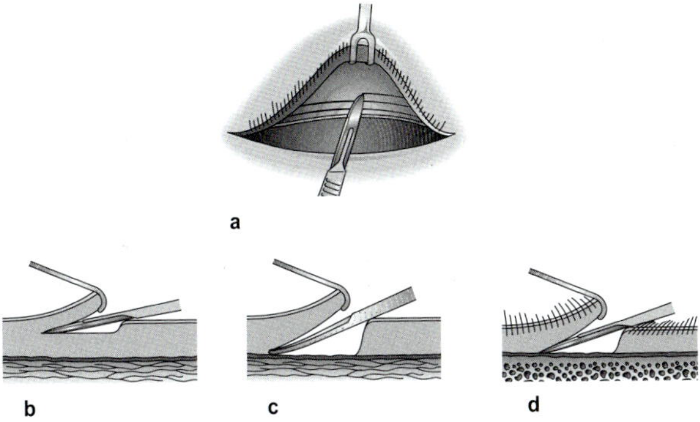

Abb. 24.5 Wundrandunterminierung: a) Multiple Entlastungsschnitte in der Galea aponeurotica, b) Unterminierung im Gesicht: In der Subkutis, c) Unterminierung am Rumpf: Entlang der Faszie, d) Unterminierung am Kopf: Kapillitium zwischen Periost und Galea. [L157]

 - resorbierbar monofil: Poliglecaprone (z. B. Monocryl®, Resorption nach ca. 90–120 d), Polydioxanon (z. B. PDS®, Resorption nach ca. 180 d).
 - resorbierbar geflochten: Polyglactin (z. B. Vicryl®, Resorption nach ca. 70 d).
- Schleimhautnaht: weiche, geflochtene Fäden (z. B. Vicryl®).
- Fadenstärke in Abhängigkeit von Spannung und Lokalisation, z. B. Gesicht 4–0 bis 7–0, Rumpf und Extremitäten 2–0 bis 4–0.

### Nahttechniken

▶ Abb. 24.6.

- Spannungsfreie Wundrandadaptation: intrakutan fortlaufende Naht, perkutane Einzelknopfnähte, Klammernaht.



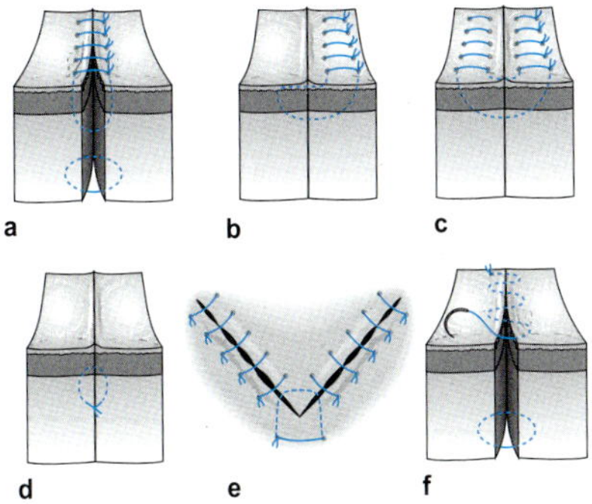

Abb. 24.6 Nahttechniken: a) Einzelknopfnaht, b) Allgöwer-Naht, c) Donati-Naht, d) Subkutannaht, e) Dreiecksnaht, f) Intrakutannaht. [L157]

- Verschluss unter Spannung: mehrschichtiger Wundverschluss mit einzelnen Subkutannähten, Rückstichnähte nach Donati oder Allgöwer.
- Kosmetisch schönstes Ergebnis ohne „Hühnerleiter": intrakutan fortlaufende Naht (setzt Spannungsfreiheit voraus, ggf. vorher solide Subkutannaht).
- Subkutannaht mit resorbierbarem Nahtmaterial: Einstich in Subkutis, Ausstich aus oberer Dermis, erneuter Einstich in oberer Dermis der Gegenseite, Ausstich aus Subkutis, Knoten. Lage der Knoten in Subkutis mindert die Gefahr von Fremdkörperreaktionen bei resorbierbarem Nahtmaterial.
- Ecknaht: Vorteil: Bei korrekter Durchführung geringe Gefahr der Lappenspitzennekrose.

> **!** Ursache von Wundrandnekrosen und -entzündungen sind oft zu stramme Nähte!

**Fadenextraktion**

Zeitpunkt variiert in Abhängigkeit von Lokalisation, Alter, Nahtspannung, Nahttechnik und individueller Wundheilung. Der frühest mögliche Zeitpunkt sollte vom Operateur vorgegeben werden. Zu spät gezogene Nähte hinterlassen oft die unschöne „Hühnerleiter"-Narbe. Richtwerte: Rumpf / Extremitäten ≈ 10–14 d, Gesicht ≈ 4–7 d, bei Kindern ≈ 3–10 d.

**Wundkleber**

Gut adaptierte Wundränder können mit Acrylatkleber (Dermabond®; Verzicht auf Hautnaht!) mehrschichtig geklebt werden. Material löst sich nach 7–10 d vollständig ab. Kein Wundverband erforderlich. Post-OP Duschen möglich.

## 24.3 Hauttransplantation

24

Freie Hauttransplantate sind v. a. bei geringer Verschiebung der Haut auf dem Bewegungsapparat geeignet (Schädel, Stirn, Schläfen, Nasenrücken, Unterschenkel). Einheilung auch auf Fettgewebe, Faszie, vitalem Periost / Perichondrium möglich.

**Ind.:** Deckung oberflächlicher Defekte.

> Vor allem an den Extremitäten entstehen durch Hauttransplantate oft unschöne Stufenbildungen, hier möglichst Hautplastiken (▶ 24.8) anstreben.

### 24.3.1 Vollhauttransplantat

**Def.:** Aus Epidermis und Dermis bestehendes Gewebestück, das zur Defektdeckung eingesetzt werden kann. Vorteil: Im Vergleich zur Spalthaut gute mechanische Beanspruchbarkeit, mäßige Schrumpfung, geringere Hyperpigmentierung, unauffällige Narbe an Entnahmestelle. Nachteil: Erfordert gut vaskularisiertes, sauberes Wundbett, aufwendiger Verschluss des Hebedefekts bei größerem Transplantat.

**Durchführung:**

- Entnahmestellen mit möglichst ähnlicher Pigmentierung und Textur wählen, z. B. periaurikulär, Hals, Gelenkbeugen (Ellenbeuge, inguinal, Handgelenk). Defektgröße mit Schablone anzeichnen.

- Transplantat mit großer Skalpellklinge tangential abpräparieren oder zunächst Exzision bis auf das Fettgewebe und anschließend vollständige Fettentfernung mit der Schere. Subtile Blutstillung des Wundgrunds und Blutkoagel entfernen.
- Exaktes Einpassen und Einnähen unter leichter Spannung. Kontakt zum Wundgrund sichern: Kleine Inzisionen (Sekretabfluss). Mäßiger Druck für 4–7 d. Druckverband (z. B. mit nicht anklebender Silikonschicht, z. B. Mepithel®), bei konkaven Flächen Überknüpfverband.

## 24.3.2 Spalthauttransplantat und Meshgraft

**Def.:** 0,2–0,5 mm dicke Hautschicht, die mit Spezialmesser (Dermatom) an günstiger Entnahmestelle abgenommen wird. Meshgraft = durch Meshgraft-Dermatom netzartig geschlitzte Spalthaut zur Deckung größerer Flächen.
Vorteil: Gegenüber Vollhauttransplantaten komplikationsloses Einheilen auch in schlechter vaskularisierten Arealen, Deckung großer Defekte möglich. Meshgraft v. a bei kontaminiertem Wundgrund (z. B. Ulcus cruris) und sezernierenden Wunden (kein „Abschwimmen“).
Nachteil: Schrumpfung, Hyperpigmentierung, flächige Entnahmestelle, die sekundär heilen muss, geringe mechanische Belastbarkeit, Gittermuster bei Meshgraft.

### Durchführung

#### OP-Technik

- Spalthaut: Entnahme, z. B. mit Humby-Messer oder Elektrodermatom. Entnahmestellen: glatte Areale an Rumpf und Extremitäten (z. B. lateraler Oberschenkel → bevorzugte Schlafseite vorher mit Pat. besprechen) oder Kopfhaut (Vorteil: nach zügigem Nachwachsen der Haare unsichtbarer Hebedefekt). Haut mit Öl oder Salbe bestreichen und spannen, Dermatom einstellen (Spalthautdicke 0,2–0,5 mm), Entnahme unter gleichmäßigem Druck möglichst in toto.
- Zur Meshgraft-Herstellung 1 : 1,5-Vergrößerungsraster ausreichend (größere Maschen sind unschön und nur bei limitierten Spenderarealen wie z. B. bei Schwerstbrandverletzten erforderlich).
- Transplantat mit Einzelknopfnähten oder Klammernahtgerät fixieren (Ränder können überstehen).

#### Postoperative Behandlung

- Entnahmestelle: feuchter Verband (z. B. Varihesive® extradünn, Hydrosorb®). Den ersten intraop. Verband möglichst lange belassen (ca. 10 d), sonst unnötige Kontamination und Blutung beim Verbandswechsel. Erneute Spalthautentnahme in gleicher Lokalisation nach 3–6 Wo. möglich.
- Empfängerregion (▶ Abb. 24.7): nicht anklebender Verband (z. B. Allevyn®, Oleo Tüll-Gaze, Mepitel®), leichter Druck, z. B. durch Schaumstoff günstig. Ruhigstellung über 3–7 d. Oder „Überknüpfverband“ anlegen, um für einige d konstante Auflage des Transplantats zu gewährleisten (z. B. dünn Fucidine® Salbe, nicht-adhäsive Wundauflage, z. B. UrgoTül®, auf Transplantat, komprimierte Kompressen, kreuzweise Übernaht der Kompressen mit stabilen kutanen Faden, z. B. 3–0).
- Erster Verbandswechsel nach ca. 5 d, bei sauberem Verband kann die untere Verbandschicht 7–10 d belassen werden.

24

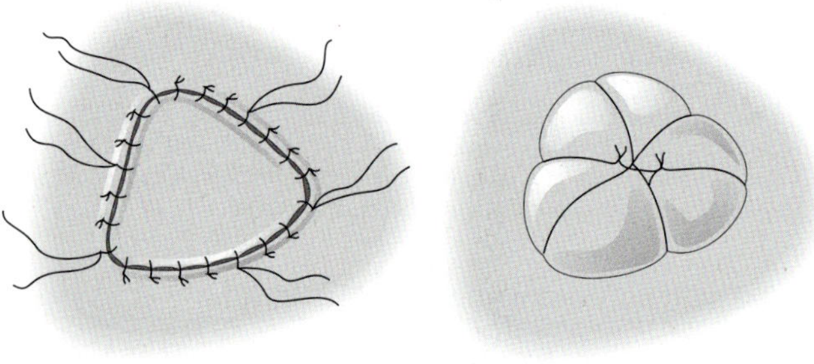

Abb. 24.7 Druckverband bei Hauttransplantat (Überknopfverband). [L157]

**KO:** Inf., Transplantatnekrose. Vorgehen → nicht angegangene Transplantatreste entfernen, offene Wundbehandlung (▶ 24.1.6) und Sekundärheilung, evtl. später erneute Transplantation.

# 24.4 Hautplastiken

## 24.4.1 Hautlappenplastiken zur Defektdeckung

**Hautlappen**

- Bestehen aus Kutis und Subkutis und werden in den Defekt verlagert, wobei der resultierende Hebedefekt primär verschlossen oder transplantiert werden kann.
- Vorteil gegenüber Transplantaten v. a. dort, wo die Haut über der Faszie starken Verschiebungen ausgesetzt ist (Schultern, Rücken, Bauchwand, proximale Extremitäten, Gelenke), ferner bei freiliegendem Knorpel oder Knochen.
- Häufige Anwendung als sog. „Random-Pattern-Lappen“, d. h. die arteriovenöse Versorgung bleibt dem Zufall überlassen. Deshalb sollte das Verhältnis Lappenlänge: Lappenbasis je nach Körperregion maximal 1 : 1 (Unterschenkel), 2 : 1 (Stamm) oder 5 : 1 (Gesicht) betragen.
- Bei problematischen Defekten oder chron. infizierten Wunden rechtzeitige Ind. zu myokutanen Lappenplastiken oder freien gefäßgestielten Transplantaten → Verlegung des Pat. in plastische Chirurgie.

**Häufige Hautlappenplastiken**

- Dehnungsplastik (▶ Abb. 24.8, ▶ Abb. 24.9): häufigste Plastik in der Dermatochirurgie. Hat im Vergleich zu anderen Hautlappen kürzeste Narbenstrecke → primär anstreben; bei Spannung gute Wundrandunterminierung und solide Subkutannaht unabdingbar.
- M-Plastik (▶ Abb. 24.8b): an konvexen Flächen (z. B. Kapillitium, Kinn, Wade) statt Dehnungsplastik.
- Rotationslappen (▶ Abb. 24.8e): bei größeren Defekten auch als Doppelrotationslappen möglich. Im Gesicht u. a. als mediale Wangenrotation nach Imre entlang der Nasolabialfalte oder als Schläfenrotation.
- Transpositionslappen (Schwenkplastik; ▶ Abb. 24.8g): Die resultierende annähernd Z-förmige Narbe kann bei Längsspannung vorteilhaft sein.

- VY-Plastik (▶ Abb. 24.8f): Geeignet z. B. im medialen Wangenbereich kranial der Nasolabialfalte, unschön am Nasenflügel (Verziehung der Nase). Technik: V-förmige Lappenumschneidung bis in tiefe Subkutis, breite Basis des subkutanen Stiels belassen!

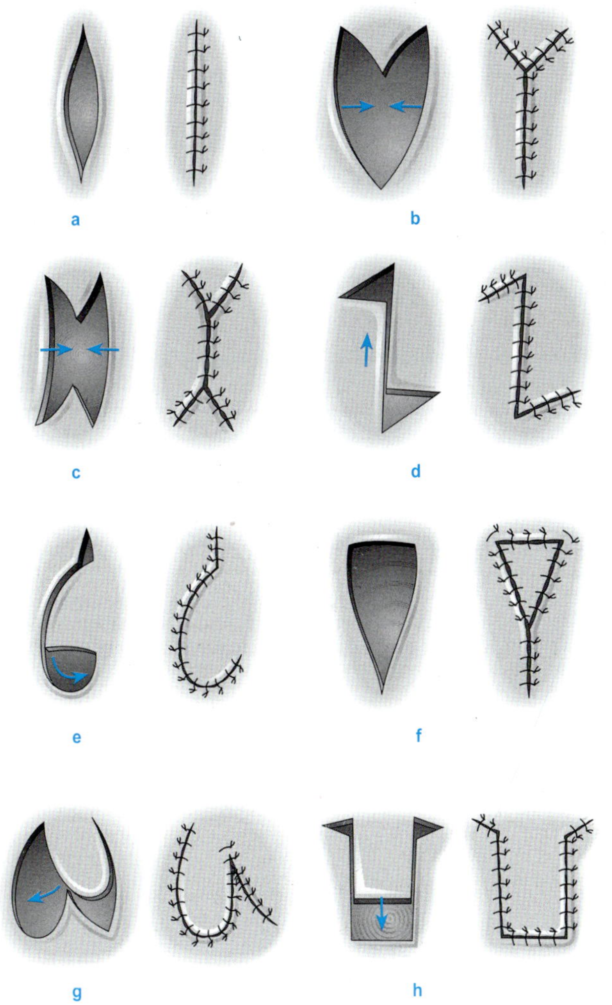


Abb. 24.8 Hautlappenplastiken: a) Dehnungsplastik, b) M-Plastik, c) Doppel-M-Plastik, d) Verschiebeplastik nach v. Burow, e) Rotationsplastik, f) VY-Plastik, g) Transpositionslappen, h) Verschiebeplastik. [L157]

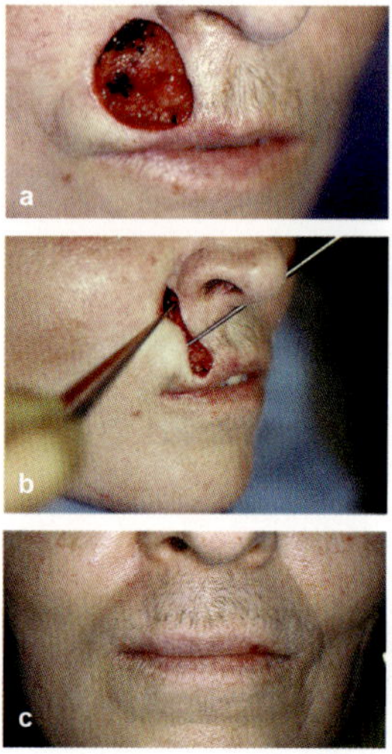


Abb. 24.9 Dehnungsplastik an der Oberlippe: a) Z.n. histografisch kontrollierter Basaliom-Exzision, b) Nach ausgedehnter Wundrandmobilisation, c) 9 Mon. postop. [R299]

- Axtlappen (hatched-flap, ▶ Abb. 24.8d, e): Vorteil: gute Mobilisation des Lappens durch schmale Lappenbasis. Anwendung v. a. im Gesicht. Technik: Rotationsplastik mit „back cut" statt Ausgleichsdreieck, Verschluss des Hebedefekts als VY-Plastik.
- Gelegentlich sind intraop. Schnittverlängerungen nötig. Deshalb bei Lappenpräparation zunächst auf Ausgleichsdreiecke verzichten und nach Einnähen des Lappens die überschüssige Haut wie bei der Bürzelkorrektur entfernen.
- Die jeweils günstigste Hautplastik ergibt sich oft erst intraop. nach Wundrandmobilisation. Häufig lässt sich die Wunde auch unerwartet gut direkt verschließen (evtl. mit Bürzelkorrektur, ▶ Abb. 24.10). Deshalb v. a. bei größeren Exzisionen keine Lappenpräparation vor der Exzision!

### Tipps für OPs im Gesicht

- Schnittführung abhängig von Mimik- und Alterungsfalten (Pat. lächeln und Grimassen schneiden lassen!) sowie ästhetischen Einheiten (▶ Abb. 24.1c).
- Lappen so planen, dass Narben möglichst entlang der Haargrenze, in vorbestehenden Falten oder präaurikulär zu liegen kommen.
- Rasur so viel wie nötig, so wenig wie möglich, Haare gut desinfizieren.
- Falls postop. Ruhigstellung notwendig: Sprech- und Kauverbot (passierte Kost!).
- Bei Lappenplastiken mit U-förmiger Schnittführung (z. B. Transpositionsplastiken) kommt es durch Narbenschrumpfung / Lymphstau häufig zu einer unschönen Aufwerfung des Lappens (sog. Trap-Door-Narbe).

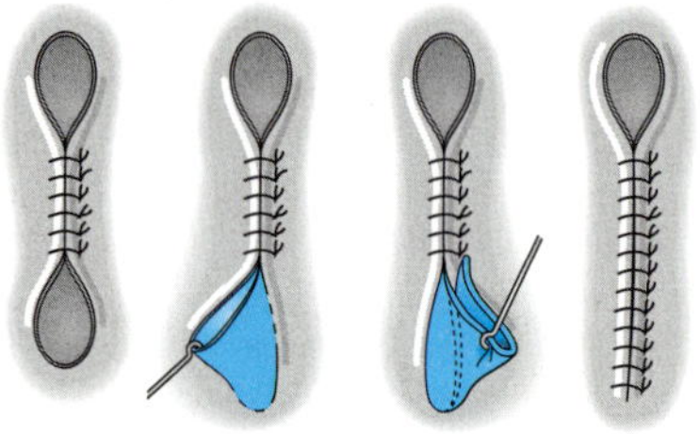

Abb. 24.10 Bürzelkorrektur. [L157]

- Ästhetische Einheiten sollten möglichst beachtet und nicht "überschritten" werden.

! Ektropium durch horizontale Dehnungsplastik oder Transplantatschrumpfung am Unterlid möglich!

## 24.4.2 Hautplastiken zur Narbenkorrektur

### Z-Plastik

**Ind.:** Längengewinn bei schmalen Kontrakturen, auch zur Prophylaxe von Narbenhypertrophien bei unvermeidbarem Längszug auf die Wunde (▶ Abb. 24.11).

**KI:** Großflächig vernarbte Hautareale.

**Durchführung:** Exzision des Narbenstrangs, Anzeichnen des Z, wobei der gemeinsame Schenkel des Z im Kontrakturverlauf liegt. Winkelgröße ca. 40–60°. Präparation der Lappen und Einnähen in Austauschposition. Bei langen Narben auch serielle Z-Plastik.

### Multiple W-Plastik

**Ind.:** Revision einer dehiszenten, eingezogenen oder hypertrophen Narbe mit dem Ziel einer weniger auffälligen und dehnbaren Zickzack-Narbe.

**Durchführung:** Narbenexzision, Wundrandmobilisation, Inzision der Wundränder unter Bildung gleichschenkliger Dreiecke, je nach Spannung und Größe ein- oder mehrschichtige Naht.

Verwachsungen der neuen Narbe mit der Faszie durch sorgfältige Adaptation des subkutanen Fettgewebes vermeidbar.

24

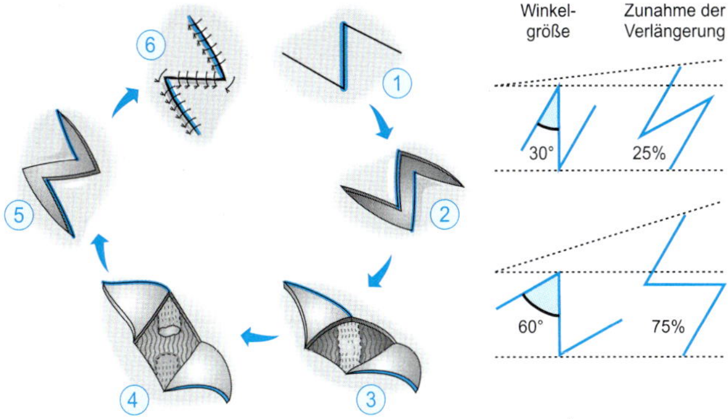


Abb. 24.11 Z-Plastiken zur Narbenkorrektur. [L157]

## 24.5 Kryochirurgie

**Def.:** Lokale Anwendung extremer Kälte mit dem Ziel eines definierten Gewebeuntergangs. Ggf. gute Alternative zur Skalpellchirurgie v. a. bei erhöhter Blutungsneigung, hohem Lebensalter oder erhöhtem Inf.-Risiko (HIV, Hepatitis).

**Indikation:**
- BCC: Nur superfizielle BCC ≤ 2 mm Invasionstiefe (präop. PE oder OCT)
- SCC bei ≤ 2 mm Invasionstiefe (präop. PE oder OCT), wenn Exzision nicht möglich
- Epidermale HV (aktinische Keratose, Cheilitis actinica, M. Bowen, Leukoplakien, Verruca vulgaris)
- Hämangiome, Kaposi-Sarkome
- Hypertrophe Narben, Keloide
- Entzündliche Dermatosen (LE, Gr. anulare, Lichen sclerosus)
- Benigne melanozytäre HV (Lentigo simplex): Während Melanozyten bereits bei Temp. von – 4 °C bis – 7 °C zerstört werden, überleben Keratinozyten durchaus bei Temp. von – 20 °C.

> **!** Bei unklarer klinischer Diagnose keine Kryother. ohne vorherige PE!

**KI:** Rezidiv-TU, Infiltration der tiefen Dermis, Lokalisation über oberflächl. verlaufenden Gefäßen und Nerven (z. B. A. temporalis), Kryoglobulinämie, Kälteurtikaria, AVK, Raynaud-Sy.

**Durchführung:**
- Gewebe mit einer Mindesttemp. von – 30 °C bei einer Gefriergeschwindigkeit von 100 °C / min einfrieren. Geeignetes Kryogen: Flüssiger Stickstoff (– 195,8 °C), z. B. CRYOSPEED® MED.
- Kälte wird in LA durch Aufsprühen des Kryogens (Sprayverfahren, offenes Verfahren; ▶ Abb. 24.12) oder Kontakt mit einer Kryosonde (Kontaktverfahren, geschlossenes Verfahren; ▶ Abb. 24.13) appliziert. Dauer der Applikation bis zum Eintreten einer weißen Reifung.

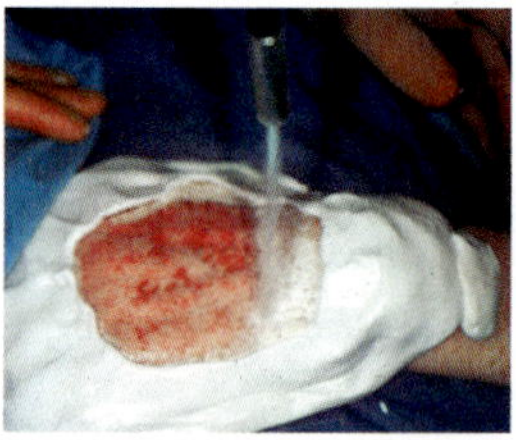

Abb. 24.12 Kryochirurgie: Offenes Sprayverfahren. [R299]

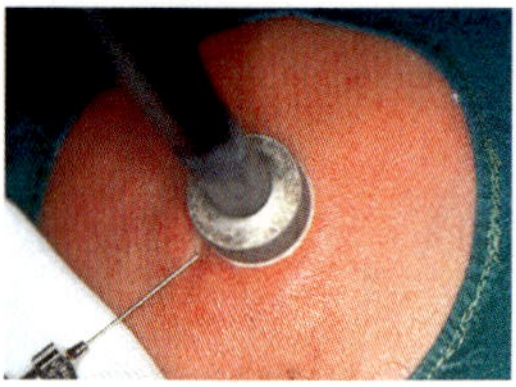

Abb. 24.13 Kryochirurgie: Geschlossenes Kontaktverfahren. [R299]

### Postoperative Behandlung
- Reguläre postop. Kryoreaktion: Ödembildung ggf. mit Lid- und Lippenschwellungen, Blasenbildung nach 1–2 d.
- Größere Blasen werden abgetragen und feucht verbunden (z. B. Varihesive® extradünn für 5–10 d). Kleine Blasen, v. a. nach amb. Kryochirurgie, können unter trockenem Pflasterverband spontan eintrocknen.

> **!** Durch wiederholte Gefrierzyklen (= Einfrieren und vollständiges Auftauen) oder zu lange Kontaktzeiten sind Nekrosen bis in die Subkutis möglich.

**KO:** Wundinf., Wundheilungsstörungen, Nerven- und Gefäßschäden, Pigmentverschiebungen, Atrophie der Kutis und Subkutis, hypertrophe Narbenbildungen, Milien.

## 24.6 Sentinel-lymph-node-Biopsie (SLNB)

**Def.:** Minimalinvasive OP-Technik zur Auffindung und Entfernung des sentinel lymph node (SLN) = Wächter-LK (erster drainierenden LK) als Staging-Maßnahme (z. B. bei MM (▶ 11.6), Merkel-Zell-Ca (▶ 11.7). Keine Bedeutung als Ther.-Maßnahme.

**Ind.:**
- MM mit TU-Dicke nach Breslow > 1 mm. Wenn Pat. ≤ 40 J. oder Primär-TU ulzeriert oder Mitoserate > 1 / mm$^2$, dann SLNB auch ab 0,8 mm zu diskutieren.
- Merkel-Zell-Ca unabhängig von TU-Dicke wegen ↑ Häufigkeit einer lymphogenen Metastasierung.

> Um das Lymphabstromgebiet unmittelbar um den TU zu erhalten, darf eine Nachresektion erst nach oder im Rahmen der SLNB erfolgen.

- Vorraussetzung für SLNB sind stets klinisch und sono. unauff. LK. sowie eine M0-Situation, da SLNB rein diagnostisch.
- Anmerkung: Keine generelle Empfehlung beim cSCC, da keine ausreichenden und genügend validen Daten zur prognostischen und therapeutischen Wertigkeit.

**Durchführung:**
- Durch Facharzt für Nuklearmedizin: 2–24 h vor OP Injektion des Tracers 99 m-Technetium-Tilmanocept (Lymphseek) streng i. c. um den Primär-TU. Unmittelbar nach Injektion Erstellung von Sequenzbildern und zwar so lange, bis der SLN zur Darstellung gelangt. Danach statische Bilder in 2 Ebenen zur Lokalisation des SLN und Markierung zur intraop. Orientierung.
- 10 min vor OP periläsionale Injektion von Patentblau-V (gleiche Technik wie Tracer, s. o.) zum Anfärben der Lymphbahnen und des SLN.
- Hautschnitt über Markierung des SLN. Subtile elektrokaustische Verödung angefärbter Lymphbahnen, Auffinden des angefärbten SLN (zusätzlicher Einsatz eines Gammadetektors intraop. hilfreich) und Entfernung desselben.
- Anschließend histologische und immunhistochemische Untersuchung des LK.

Bei pos. Befund ggf. ther. radikale Lymphadenektomie (Bedeutung für Gesamtüberlebenszeit nicht abschließend bewertet) durch Chirurgen und ggf. adjuvante Therapien.

## 24.7 Nagelchirurgie

### Nagelextraktion

**Def.:** Erkr. von Nagelplatte u. -bett, z. B. Unguis incarnatus, Paronychie.

**Durchführung:** LA nach Oberst (▶ 24.1.5). In Blutsperre (max. 15–20 min) Ablösen der Nagelplatte mit Knopfsonde, Nagel mit Extraktionszange fassen und vorsichtig herausdrehen. Keine chemische oder elektrokaustische Blutstillung! Antisep. Salbenverband (z. B. Braunovidon® Salbe) und Hochlagerung der Extremität. Postoperativ Nikotinkarenz für 1 Wo.

### Emmert-Plastik

**Def.:** Spezielles Exzisionsverfahren bei **Unguis incarnatus:** Exzision des lateralen Nagelrands und -betts bis Matrix bzw. Periost. Heute wenig gebräuchlich.

### Phenol-Emmert

**Def.:** Modif., heutzutage gängige Beh. bei **Unguis incarnatus:** nur Entfernung der seitl. Nagelrandplatte. Anschließendes Betupfen des Wundgrund u. der Nagelmatrix mit konzentrierter Phenollsg. (Phenolum liquefactum DAC, z. B.: Phenol 9,09 g, gereinigtes Wasser ad 10,0 g) für einige min (mind. 3× für 60 s) führt zu Verätzung. **Cave:** Phenollsg. ist kardiotox.! Anwendung im OLU!

> Nach Extraktion zur Biopsie aus dem Nagelbett kann der gereinigte Nagel zum Schutz wieder refixiert werden (Pflasterstreifen oder Haltenaht).

**KO:** Durch zu heftiges „Reißen" Luxationsgefahr der kleinen Gelenke. Verletzung der Nagelmatrix → Nagelwachstumsstörung möglich. → Pat.-Aufklärung vor Eingriff.

## 24.8 Zirkumzision

24

**Ind.:** Phimose nach dem 3. LJ., chron. Balanitiden, Lichen sclerosus, rez. Condylomata acuminata.

**KI:** Phimose vor dem 3. LJ., floride Balanitis, kongenitale Anomalien des äußeren Genitales.

**Durchführung:**

- Vorbereitung: am Vorabend gründliche Rasur und antiseptisches Sitzbad (z. B. mit Braunol®-Lsg.).
- Intubations- oder Masken-Narkose und / oder Peniswurzelanästhesie (▶ 24.1.5). Anklemmen des Präputiums mit 4 scharfen Klemmchen, dorsale Längseröffnung. Markieren der Resektionsgrenzen mit der Kocherklemme und Resektion beider Vorhautblätter im Niveau der Glansspitze. Nachresektion des inneren Blatts bis auf einen 2–3 mm breiten Saum am Sulcus coronarius. Subtile Blutstillung, ggf. Umstechung der Frenulumarterie. Zirkuläre Adaptation der Vorhautblätter durch (resorbierbare) Einzelknopfnähte (kein Fadenziehen erforderlich).

> Bei Lichen sclerosus das äußere Vorhautblatt möglichst weitgehend belassen, falls später ein defektdeckender Eingriff an der Glans erforderlich wird.

Nachbehandlung: Postop. ruhig verhalten (kein Sport, keine extensive Bewegung), Wunde nach Miktion desinfizieren (z. B. Braunol®-Lsg. ans Bett).

KO: Nachblutung (häufigste KO), Verletzung von Glans oder Urethra.

## 24.9 Venenchirurgie

Ind.: Stamm-, Perforans-, Seitenastvarikose. Bes. Ind. bei Kompl. der Varikose (abszend. Varikophlebitis und / oder Varikothrombosen der Stammvenen, Varizenblutung).

**KI zur elektiven Operation:**
**Absolute KI:** akute tiefe Bein- u. Beckenvenenthrombose (TVT), pAVK ab Stadium III nach Fontaine (außer bei speziellen Indikationen).
**Relative KI:** schwere Allgemeinerkrankung (ASA ≥ 4), pAVK Stadium IIb nach Fontaine, Schwangerschaft, Störung der Hämostase, prim. / sek. Lymphödem.

KO: **Intraoperativ:** Blutung, Nervenverletzung, Verletzung der (Lymph)gefäße. **Postoperativ:** Nachblutung, Hämatom, Wundheilungsstörung, Pigmentierungsstörung, Thrombophlebitis, Infektion, Lymphfistel, Lymphzyste, Lymphödem, Nekrose, tiefe Beinvenenthrombose u. / od. Lungenembolie, Besenreiserentstehung, Matting, pathologische Narbenbildung, Kompartmentsyn.

**Durchführung:**
Präoperativ klinische u. duplexsono Kontrolle des Befunds, der Indikation und Ausdehnung der OP. Duplexsono Anzeichung der Crosse, Stammvarikose, Perforansvarikose, und Seitenastvarikose. Prinzip: Unterbrechung des Refluxes am prox. und dist. Insuffizienzpunkt, selektive Entfernung insuff. Abschnitte des epifaszialen Venensystems (Unterbrechung der Rezirkulationskreise nach Hach) und damit dauerhafte Normalisierung der venösen Hämodynamik. Operative Entfernung auf erkrankte Venenanteile beschränken.
OP der primären Varikose besteht aus folgenden Schritten:

- Unterbrechung der insuff. transfaszialen Kommunikation(en).
- Krossektomie der VSM
  - niveaugleiche Ligatur des saphenofemoralen Übergangs, Unterbrechung aller in das Mündungssegment einmündenden Seitenäste sowie Resektion des krossennahen Segments der VSM.
  - mündungsnahe Ligatur der VSP: Mündung der VSP in die V.poplitea ist variantenreich, möglichst mündungsnahe Ligatur.
- Ausschaltung von Perforansvenen
  - Bei klinischer und / oder hämodynamischer Relevanz Unterbrechung insuff. Perforansvenen erwägen.
  - Ausschaltung insuff. transfaszialer Verbindungsvenen dient der Vermeidung oder Abheilung trophischer Hautschädigungen.
  - 2 Operationstechniken:
    - direkte epi- oder subfasziale Ligatur bzw. Unterbrechung
    - subfasziale endoskopische Ausschaltung.
- Entfernung erkrankter Stammvenenabschnitte:
  - VSM u. / od. VSP kann – je nach Lage des proximalen und distalen Insuffizienzpunktes – partiell oder komplett entfernt werden.
  - Gesunde Venensegmente erhalten.
  - Entfernung einer Stammvene bis zur Knöchelregion ist mit höherer Inzidenz von Sensibilitätsstörungen behaftet.

24

- Für inkomplette Formen der Stammvarikose, bei denen der proximale Insuffizienzpunkt distal der Krossenregion liegt, ist Teilentfernung ausreichend.
- Zur Entfernung erkrankter Stammvenenabschnitte verschiedene OP-Techniken (z. B. auffädelndes und invaginierendes Stripping, Kryoexhairese, extraluminales Stripping, Phlebektomie). Keine eindeutigen Vorteile für bestimmte Methoden.
- Entfernung erkrankter Seitenäste. Seitenastentfernung über kleinstmögliche Hautinzisionen.
- Kombination mit einer Sklerosierungsther. oft sinnvoll.

• Minimal-invasive Methoden in LA: Radiofrequenzther. (VNUS Closure™ / Venefit™ und RFITT) oder endoluminale Dioden-Laserther. bei Stammvarikose der VSM, VSP und Seiten- sowie Perforansvarikose (s. Spezialliteratur). KO: endovenöse hitzeinduzierte Thrombose.

Nachbehandlung: Stripping: Direkt intraop. Kompressionverband, am 1. postop. d nach duplexsono Kontrolle Kompressionstrumpf Klasse II für 3 Wo., auch bei endovenösen Eingriffen.
Anmerkung: Für die Behandlung der Stammvarikose stehen mehrere im Prinzip gleichrangige Verfahren zur Verfügung: Cossektomie und Stripping, endovenöse thermische Ablation und Schaumsklerosierung.

**KO:** Wundheilungsstörungen, Nervenläsionen.

## 24.10 Lasertherapie

Blinde Methode, die zur Zerstörung von (krankhaften) Strukturen der Haut führt. Die Diagnose muss daher immer zweifelsfrei vor der Laserther. feststehen, im Zweifel vorher Biopsie.

> **!** Behandlung von malignen oder infiltrierend wachsenden TU sowie pigm. NZN i. d. R. kontraindiziert, da histologische Kontrolle der Ther.-Wirkung bzw. histologische Befundung nicht möglich.

24

Verwendung hochenergetischer Laser mit unterschiedlichen Wellenlängen und Ausgangsleistungen. Unterscheidung folgender Wirkungsweisen:

- Thermische Gewebewirkung mit Koagulation, Karbonisation und Vaporisation
- Selektive Fotothermolyse mit gepulsten, hochenergetischen Lasern.

### Voraussetzungen

- NiSG: Gesetz zum Schutz vor nichtionisierender Strahlung: §5: Rechtsverordnung ab 31.12.2020 NiSV regelt auch den Einsatz von Lasern an der menschlichen Haut, Ärztevorbehalt für bestimmte Indikationen, auch kosmetischer Art.
- Ausbildungsnachweise (Teilnahme an einem medizinischen Laserkursus und Erfahrung gemäß Weiterbildungsordnung), s. www.ddl.de.
- Technisch-hygien. Voraussetzungen (Entlüftung und Rauchgasabsaugung) zur Vermeidung der Exposition von tox., karzinogen und inf. Partikeln und bauliche Anforderungen gem. Unfallverhütungsvorschrift und Medizinproduktegesetz (Schutz vor Laserstrahlung).
- Persönliche Schutzausrüstung: Kittel, Handschuhe, Mund- und Nasenschutzmasken mit höherer Filtrationseffizienz (Partikelgröße < 2 μm!), zertifiziert

nach CE, EN 19 FFP35 oder FFP3SL. Merke: chirurgischer Mundschutz nicht wirkungsvoll.
- Bestellung eines Laserschutzbeauftragten gemäß Unfallverhütungsvorschrift.
- Aufklärung des Pat. über Methode, Risiken, NW und alternative Behandlungsmethoden.
- Immer Dokumentation der Befunde, möglichst Fotodokumentation (vorher und nachher).
- Zum Schutz der Augen des Pat.: Sperian AID-Augenpflaster.
- Nach Ther. Anwendung z. B. von Cicalfate Post-Acte.

## 24.10.1 KTP-Laser

Wellenlänge 532 nm, durch KTP-Kristall frequenzverdoppelter Neodym:YAG-Laser, wird vorwiegend in Hb und Melanin absorbiert.

**Ind.:**
- Spezifisch bei Gefäßveränderungen: N. araneus, Lippenrandangiom, senile Angiome, kavernöse Anteile von Feuermalen bei Erw.
- Unspezifisch zur Gewebekoagulation: Talgdrüsenhyperplasien, Syringome, Xanthelasmen.

**KI:** Feuermale und Hämangiome im Kindesalter → Narbenbildung.

**Durchführung:** Gewebekoagulation mit einzelnen Pulsen (bis zu 5 mm Durchmesser). Eindringtiefe 1–2 mm. Nach Ther. Weißfärbung im Behandlungsareal mit Krustenbildung nach einigen d. Abfall der Krusten nach ca. 14 d und Abheilung der Läsion. Bei kleineren Läsionen einmalige Ther. oft ausreichend, größere Areale mehrfach im Abstand von 4–6 Wo. behandeln.

**NW:** Hyperpigmentierungen (konsequenter Lichtschutz unter Ther., keine Ther. in Sommermon.); Anw. im Gesicht evtl. sehr schmerzhaft; Narbenbildung auch bei sorgfältiger Durchführung möglich, daher **cave** bei kosmetischen Ind.!

## 24.10.2 Farbstofflaser

Blitzlampengepumpter, gepulster Farbstofflaser (577 oder 585 nm, 200–450 µsec Pulsdauer, bzw. als Langpulsvariante mit 595 nm bei 5–40 msec) bewirkt wegen Absorption im Hb selektive Fotothermolyse, d. h. Zerstörung von Zielstrukturen ohne Beeinträchtigung des umliegenden Gewebes.

**Ind.:**
- Hämangiome an Problemstellen (Augen, Mund, Genitalbereich) im makulösen Frühstadium, N. flammeus beim Erw., Rubeosis faciei (Rosazea, Teleangiektasien), N. araneus, Lippenrandangiom, kindliche, hellrosafarbene Feuermale.
- Besenreiser (nur feine rote oberflächliche Teleangiektasien), flache Kaposi-Sarkome, plane Warzen.

**Durchführung:** Gewebebehandlung mit einzelnen Pulsen (Durchmesser: Bis zu 10 mm, Eindringtiefe: 1–2 mm) → unmittelbare blau-schwarze Verfärbung des behandelten Areals → Purpura (Schädigung der Gefäßwand durch thermisch aufgeheizte Erys). Bei Feuermalen sind normalerweise 6–15 Wiederholungsbehandlungen in 2- bis 3-monat. Abständen notwendig. In einer Sitzung können auch größere Areale (bis zu ½ Gesichtshälfte) behandelt werden. Für Teleangiektasien ist i. d. R. eine Sitzung ausreichend.

Verlauf: Die entstehende Purpura bildet sich nach einigen d wie ein übliches Hämatom zurück. Grundsätzlich narbenlose Ausheilung und Aufhellung der behandelten Gefäßstrukturen. Endgültige Beurteilung nach 6–8 Wo. möglich, da erst dann der Aufhellungseffekt abgeschlossen ist; in dieser Zeit konsequenter Lichtschutz. Schmerzhaft, bei Kindern i. d. R. unter Vollnarkose durchführen.

Nn. flammei schon im Kleinkindalter mit dem gepulsten Farbstofflaser behandeln.

## 24.10.3 $CO_2$-Laser

Wellenlänge 10 600 nm, starke Absorption im Gewebewasser, wird im Dauerstrichbetrieb (cw-Modus) fokussiert zum Schneiden und defokussiert zum Gewebeabtragen (Gewebeablation) eingesetzt.

**Ind.:** Leukoplakien im Schleimhautbereich, Condylomata acuminata, Verrucae vulgares, Unguis incarnatus, periunguale Angiofibrome, epidermale benigne TU (seborrhoische Keratosen, Mollusca contagiosa, epidermale Naevi), peri- und subungualer M. Bowen.

**Durchführung:** Geringe Eindringtiefe → hohe Leistungsdichte mit nachfolgender Vaporisation (Verdampfung) des Gewebes. Durch wiederholte Einwirkung (Pulsbetrieb) lässt sich das Gewebe in definierten Schichtdicken (50–100 μm) abtragen. Unmittelbar nach Ther. Weißverfärbung des Gewebes. Dieses Material vor erneuter Applikation entfernen. Der Gewebedefekt heilt wie eine Erosion ab. **Cave:** Thermische Belastung des umgebenden Gewebes! Behandlung ist schmerzhaft und nur unter Anästhesie durchführbar.

**NW:** Narbenbildung (außer bei der Abtragung epidermaler Läsionen).

- Im Vergleich zur Elektrokaustik sind die thermischen Nekrosezonen kleiner und die Abheilung erfolgt i. d. R. schneller.

24

### Modifikation des $CO_2$-Lasers

Ultrapuls-Laser mit kurzen Pulszeiten; Silk-Touch-Handstück (rotierender Fokus mit hohen Leistungsdichten) → gewebeschonende Abtragung mit geringer thermischer Tiefenwirkung möglich.

**Ind.:** Abtragung von Gewebe und „Skinresurfacing" bei Aknenarben, Unfallnarben, lichtinduzierter Hautschädigung und Faltenbildung im Gesicht (Glättung durch Abtragung der Epidermis und anschließender kontrollierter thermischer Wirkung auf das dermale Bindegewebe).

## 24.10.4 Erbium:YAG-Laser

Wellenlänge 2940 nm, wird noch stärker als der $CO_2$-Laser in den obersten Geweschichten absorbiert → wirkungsvolle Gewebeablation ohne Koagulation und thermische Wirkung auf die Umgebung („kalte Ablation").

**Ind.:** Im Wesentlichen dem Spektrum des $CO_2$-Lasers entsprechend (▶ 24.10.3); v. a. zur Ther. oberfl. Läsionen wie Lentigines, seborrhoische Keratosen, aktinische Keratosen, aber auch Xanthelasmen, Syringome.

Durch die weitaus geringere thermische Nekrose sind im Vergleich zum $CO_2$-Laser das Narbenrisiko geringer und die Abheilungszeit kürzer.

## 24.10.5 Fraktionierte Fotothermolyse

Lasertypen: Erbium:YAG, Erbium:Glass, Nd:YAG oder $CO_2$. Zielstruktur: Gewebewasser.

**Ind.:** Skinresurfacing (▶ 24.10.3).

**Durchführung:** Durch spezielle Linsensysteme wird der Laserstrahl so fokussiert, dass er eine bestimmte Tiefe innerhalb der Dermis erreicht und eine sog. fraktionierte Thermolyse, d. h. punktuelle koagulative Effekte bewirkt.
Fortentwicklung: Fraktionierte ablative Lasertherapie: Hierbei werden mit einem $CO_2$-Laser oder Erbium:YAG-Laser punktuelle Gewebeabtragungen durchgeführt. Der Eingriff nimmt hinsichtlich der Risiken und NW eine Mittelstellung zwischen fraktionierter Fotothermolyse und ablativer Lasertherapie der Haut dar.

## 24.10.6 Dauerstrich-Neodym:YAG-Laser

Wellenlänge 1064 nm. Tiefenkoagulation von bis zu 6 mm möglich.

**Ind.:** Knotige angiomatöse HV. Schnell wachsende Säuglingshämangiome. Ansonsten nur noch selten eingesetzt.

**Durchführung:** Transkutan oder durch Einschieben der unbewehrten Glasfiber in das Hämangiom → durch Laserstrahlung wird thermische Energie appliziert → Gewebeerwärmung (keine Koagulation!), die das Gefäßendothel schädigt → Rückbildung des Hämangioms.

## 24.10.7 Gütegeschaltete Festkörperlaser

Selektive Fotothermolyse von exogenem und endogenem Pigment. Einsatz verschiedener Lasertypen, Pulsdauer im Nano-, neuerdings auch im Picosekundenbereich.

- Gütegeschalteter (Q-switched-)Rubinlaser (Wellenlänge 694 nm) → blaues, grünes, schwarzes Pigment
- Q-switched-Alexandrit-Laser (Wellenlänge 755 nm) → blaues, grünes, schwarzes Pigment
- Q-switched-Neodym:YAG-Laser (Wellenlänge 532 und 1064 nm) → blaues, schwarzes, rotoranges und gelbes Pigment

**Ind.:** Narbenlose Entfernung von Tätowierungen (Nd:YAG-Laser: durch Frequenzverdoppelung Ther. farbiger Tätowierungen; ▶ Abb. 24.14), Schmutztätowierungen, narbenlose Aufhellung pigmentierter HV, wie z. B. Café-au-Lait-Flecken, Lentigines, N. Ota, Urticaria pigmentosa.
Die Tätowiermittelverordnung vom 1.5.2009 ist eine Negativliste. Tattoos mit Eisen- oder Titanoxid-haltigen Pigmenten kaum oder gar nicht be-

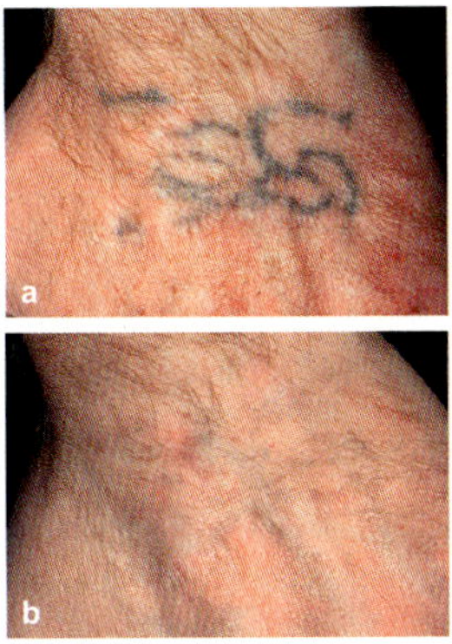

Abb. 24.14 Tätowierung vor und nach Lasertherapie. [R299]

handelbar. Erfolgsaussichten red. durch Tattoogröße und -alter, zu kurze Ther.-Intervalle, Lokalisation an Händen / Füßen, bestimmte Farben (ausgenommen Schwarz und Rot, bessere Erfolge auch bei anderen Farben durch PicoSure, einem 755 nm Alexandritlaser), Rauchen. Anmerkung: Sog. Schwarzlichttattoos, können auf Grund fehlender Farbpartikel nicht entfernt werden.

**Durchführung:**

- Die zu behandelnde Fläche wird scannerartig überlappend abgefahren. Nachfolgende Weißfärbung des Str. corneum, die sich nach ca. 30 min zurückbildet. Es kommt dabei **nicht** zu einer Gewebekoagulation! Durch fotoakustische Effekte wird das Pigment fraktioniert und somit optisch nicht mehr sichtbar. Außerdem erfolgt eine Phagozytose der freiliegenden Partikel durch Makrophagen → Aufhellungseffekt.
- Behandlung bei Tätowierungen mehrfach wiederholen. Häufig 10–15 Sitzungen für komplette Entfernung notwendig. Lentigines lassen sich i. d. R mit einer Behandlung entfernen. Ther. nur mäßig schmerzhaft und ohne Anästhesie durchführbar. Anschließende Kühlung sinnvoll.

> Der Ausgang einer Tattooentfernung mittels Laser ist nicht vorhersagbar. NW: Narbenbildung, Pigmentverschiebungen. Genaue Aufklärung!

## 24.10.8 Festkörperlaser im Langpulsbetrieb

### Gefäßbehandlung

- Typen: Farbstofflaser als Langpuls-Variante, langgepulster Nd:YAG-Laser.
- Ziel: Entfernung von Gefäßstrukturen ohne störende Einblutungen in das Gewebe. Narbenlose Beseitigung größerer Gefäße bis zu 3 mm Durchmesser (z. B. auch Besenreiservarizen an den Beinen) möglich.

24

### Epilation

- Typen: langgepulste Laser: Rubin, Alexandrit, Nd:YAG.
- Ziel: Auflösung des Haarfollikels durch Laserenergie. Insb. dunkle Haare lassen sich in wenigen Sitzungen dauerhaft narbenlos entfernen.
- Bedeutung: häufigste Lasereingriffe.

## 24.10.9 Hochenergetische Blitzlampe

Hochenergetische Lampe, per definitionem kein Laser. Aufgrund identischer Ind.-Spektren aber in der dermatol. Laserther. eingesetzt.

**Ind.:** Gefäßveränderungen (Nn. flammei, Teleangiektasien im Gesicht, flache Hämangiome), Epilation.

Durchführung

- Änderungsmöglichkeit verschiedener Parameter (Pulsfolgen, Frequenz) → Anw. bei Gefäßstrukturen unterschiedlicher Kaliber.
- Unmittelbar nach Applikation Auftreten einer leichten Rötung. Blasenbildungen unbedingt vermeiden!
- Risiko einer Narbenbildung prinzipiell gegeben, aber durch sorgfältiges Arbeiten vermeidbar.
- Wdh. in Abständen von einigen Wo. möglich. Ther. mäßig schmerzhaft.

# 24.11 Dermatologische Röntgentherapie

Durch fehlende strahlenther. Ausbildung, hohe Gerätekosten bei überalteten Geräten und nicht geringer Spätfolgenrate wird die Rö.-Ther. in der Dermatologie immer seltener. Vorteile: Schonung des umgebenden Gewebes, keine Anästhesie erforderlich, amb. Behandlung möglich. An wenigen spez. Zentren verfügbar.

**Ind.:**

- Strahlensensible TU an operativ ungünstigen Arealen (z. B. Lippen, Augenwinkel),
- multifokales TU-Geschehen, weit fortgeschrittenes TU-Leiden (z. B. BCC),
- Operative Ther. (Multimorbidität, hohes Lebensalter) kontraindiziert.

> Nicht zu geringe Feldgröße wählen. Die kosmetischen Seiteneffekte sind minimal gegenüber der Rezidivgefahr. Faustregel: Bei unscharfer TU-Kante → Mindestabstand von 1 cm zu allen Seiten.

Behandlungsfolgen, KO und deren Prophylaxe ▶ 10.1.5.

# Register

## M

## N

## O



## P

## Q



## R

U



V